3rd edition

의료영상정보학

Medical Imaging Informatics

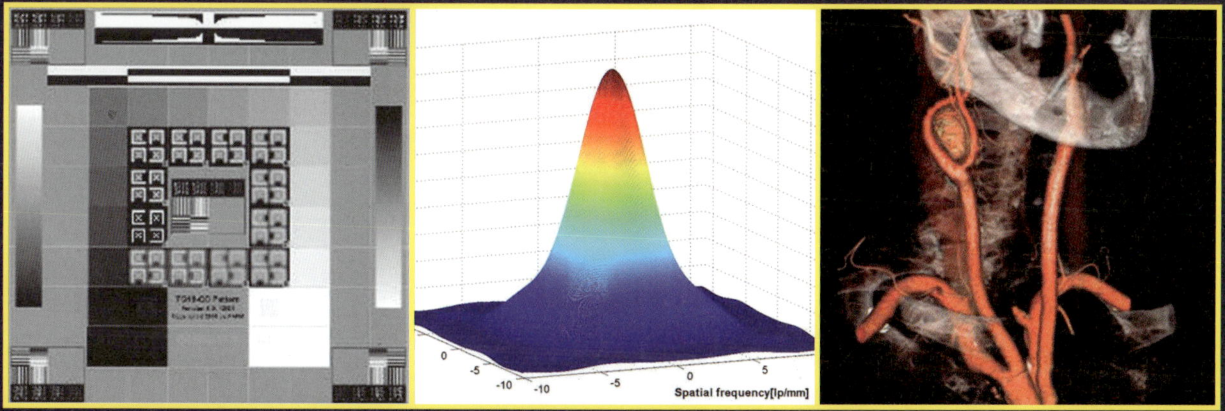

의료영상정보연구회 지음

머리말

의료영상정보학은 일반 촬영장치는 물론 최첨단 영상장치에 대한 특성 및 원리를 이해하고 이들 영상들에 포함된 환자의 진단 및 치료와 관련된 영상정보에 대해 공부하는 학문 분야이다. 최근 방사선학 분야는 IT, BT, NT, RT 기술의 발전과 함께 최첨단 영상의학 분야로의 눈부신 발전을 거듭하였다. 이런 결과로, 방사선학은 아날로그 영상에서 디지털 영상으로, 2-D 영상에서 3-D 또는 4-D 영상으로, 정지영상에서 동영상으로 지속적인 발전을 거듭하고 있다. 이와 함께 의료영상정보학은 영상저장 및 전송시스템(PACS)을 설치하여 필름 없는 디지털 병원의 임상환경으로 발전하는데 중추적인 역할을 하였고, 향후 유비쿼터스 병원으로의 발전 및 영상정보학의 차세대 신기술 분야인 컴퓨터에 의한 자동진단(CAD)으로의 발전에도 중심적인 역할을 할 것으로 기대한다.

의료영상정보 분야의 급속한 발전에 따라 방사선학의 기초원리, 다양한 영상장비, 디지털영상학은 물론, PACS 및 CAD의 원리와 응용을 아우를 수 있는 기초 및 첨단 교육의 필요성이 절실한 상황이다. 이런 필요성에 따라 영상기기, 방사선물리, 첨단 영상장비, 아날로그-디지털 영상학은 물론 PACS와 CAD 분야를 포함하는 의료영상정보학을 집필하게 되었고, 본서가 독자들에게 매우 유익하고 꼭 필요한 의료영상정보학 교과서 및 참고서가 될 수 있도록 구성하였다.

본서는 초반부에서 방사선영상의 개요 및 기기, 방사선물리, 아날로그 및 디지털영상기기에 대해 기술하였고, 중반부에 영상정보학의 중심부를 차지하는 디지털영상 및 첨단영상장치의 원리 및 특성을 포함하였다. 특히 종반부에서 PACS와 CAD 분야에 대하여 집필함으로써 의료영상정보학분야를 체계적이며 종합적으로 이해할 수 있도록 하였으며 동시에 필요에 따라 각 분야별로 선택하여 공부할 수 있도록 집필하였따. 특히 이번 개정판을 위하여 중반부의 의료영상의 평가 및 디지털 영상처리 분야를 이해하기 쉽고 효율적으로 공부할 수 있도록 보완하였다.

이제 의료영상정보학 개정판을 출간하며, 최선을 다하고자 하였음에도 불구하고 눈부시게 발전하는 최첨단의 내용들을 모두 수록하기에는 아직도 미흡하고 부족한 부분이 많음에 독자들에게 미안한 마음이 앞서는 것을 금할 수 없다. 그러나 한편으로는 본 교과서가 의료영상정보학을 대표하는 꼭 필요한 교과서로 발전하는 데 초석이 되었으면 하는 기대와 함께 독자들의 비판과 관심을 기대해본다.

이 책의 발간을 앞두고 강의, 연구, 학회 및 국제화를 위한 과중한 업무에도 불구하고, 각 분야의 원고 및 집필에 최선의 노력을 다 해주신 의료영상정보학 연구회 여러 교수님들께 진심으로 감사드리며, 이 책의 출판을 맡아 수고와 도움을 아끼지 않으신 청구문화사 이상태 사장님과 임직원 분들께 깊은 감사를 드린다.

2020년 2월

저자 일동

목차

CHAPTER 1
의료영상의 종류

1. 서 론
2. 의료영상의 종류
3. X-ray diagnostics image
4. Nuclear medicine
5. Ultrasound image
6. Computed tomography image
7. MR image
8. PACS 환경과 의료영상의 발전

개 요

의료영상은 급속히 디지털화 되고있다. 영상의 디지털화는 CT가 개발된 1972년에 시작되었다. 그후 새로운 디지털 의료영상 장비가 속속 개발되었으며 지금은 모든 의료영상을 PACS로 완성 시키고 있는 추세이다. 본 장에서는 현재 임상에서 이용되고 있는 다양한 영상장치와 의료영상에 대한 특징과 역사 및 활용분야를 전망하고 이해하도록 학습한다.

학습목표

- 방사선의 이용분야에 관하여 설명할 수 있어야 한다.
- 의료영상의 종류를 열거할 수 있어야 한다.
- 아날로그 영상과 디지털 영상의 특징을 설명 할 수 있어야 한다.
- 아날로그 영상의 획득방법을 설명 할 수 있어야 한다.
- 디지털 영상의 획득방법을 설명 할 수 있어야 한다.
- 영상장비 모달리티별 특성을 설명 할 수 있어야 한다.
- PACS 환경과 신영상 분야를 전망 할 수 있어야 한다.

1. 서 론

1. 방사선의 이용분야를 이해한다.

2. 의료영상의 종류

1. 아날로그 영상의 특성을 이해한다.
2. 디지털 영상의 특성을 이해한다.

3. X-ray diagnostic image

1. 단순 촬영용 X선영상을 이해한다.
2. 투시조영영상을 이해한다.
3. 혈관조영영상을 이해한다.
4. 유방영상을 이해한다.
5. 치아촬영영상을 이해한다.
6. 내시경영상, 적외선 진단영상을 이해한다.
7. 3차원 영상을 이해한다.

4. Nuclear medicine

1. 핵의학 영상 특성을 이해한다.
2. 단일광자 컴퓨터 단층촬영 영상을 이해한다.
3. 양전자 방출 단층촬영 영상을 이해한다.

5. Ultrasound image

1. 초음파영상의 특성을 이해한다.
2. Doppler 효과를 이용하여 임상적 적용을 이해한다.

6. Computed tomography image

1. CT영상의 특성을 이해한다.
2. CT Housfield unit을 이해한다.

7. MR image

1. MR영상의 특성을 이해한다.
2. MR영상 구성의 시스템을 이해한다.

8. PACS 환경과 의료영상의 발전

1. PACS를 이해한다.
2. 신의료영상을 전망해 본다.

CHAPTER 1
의료영상의 종류

1. 서 론

사람의 생명을 유지하기 위해 필요한 여러 가지 요소가 있다. 그 중에서 가장 소중한 것이 공기와 물일 것이다. 그러나 이것들은 우리 주변에 늘 있어온 것들이어서 그 가치를 잊고 살 때가 많다. 또 다른 소중한 것을 하나 더 추가한다면 아마도 방사선일 것이다.

방사선하면 흔히 긍정적인 면보다 부정적인 면을 생각하기 쉽다. 러시아에서 폭발한 원자력발전소를 생각케하거나 북한이 갖고 있다는 핵폭탄을 기억나게 해서 일 것이다. 무섭고 두려움의 대상이 되는 방사선은 그러나 의료에서는 환자 진단과 치료에 매우 소중하게 이용되고 있다.

표 1-1 방사선 및 방사성동위원소의 이용분야

분야	이용
첨단 개발	우주개발, 해양개발, RI전지
농 업	식품보존, 농작물품종개량, 지질 지하수 조사
의 료	인공장기, 의료기구 멸균, 병의 진단, 병의 치료
공 업	공업용 측정, 비파괴 검사, 화학물질 검출, 화학반응 촉진, 강화수지 생산
연 구	식물생리연구, 동물생리연구, 물성변화연구, 고고학연구
조사 분석	공해조사, 유해물질, 분해, 범죄수사, 미술품 검사

방사선은 의학분야에서 뿐만 아니라 농업이나 공업에도 이용되고 있고 조사분석에도 매우 유용하다. 그 중에서도 원자력발전분야에서는 절대적이라 할 수 있다(표 1-1). 이렇게 귀하고 이용분야가 많음에도 불구하고 부정적인 생각을 갖게 하는 이유는 무엇일까? 그 이유는 아마도 방사선을 잘 모르는데서 오는 오해일 것이다.

방사선으로 진단하면 방사선피폭을 받게 되며 이것이 또 다른 방사선의 부정적 요소일 수 있다. 대부분 방사선은 병원에 가서 촬영이나 치료를 할 때에만 피폭되는 것으로 알고 있다.

우리의 생활공간, 즉 공기나 땅, 심지어 물이나 음식물에서도 방사선은 존재하고 있다. 이 같이 자연상태에서 존재하는 방사선을 자연방사선이라 하고 연간 2.4 mSv의 양을 피폭받게 된다.

인공방사선은 사용목적이나 필요에 의해 만들거나 발생시키는 것으로 진단이나 치료에 많이 이용되고 있다. 이 같은 방사선을 다룰 때에는 법으로 엄격히 규정하고 있으며 방사선사는 이 같은 방사선의 이용과 관리 및 방어하는 일에 종사하는 전문가이다.

다음의 그림 1-1은 자연방사선으로부터의 피폭유형과 인공방사선을 이용할 때의 피폭 양을 표시한 것이다.

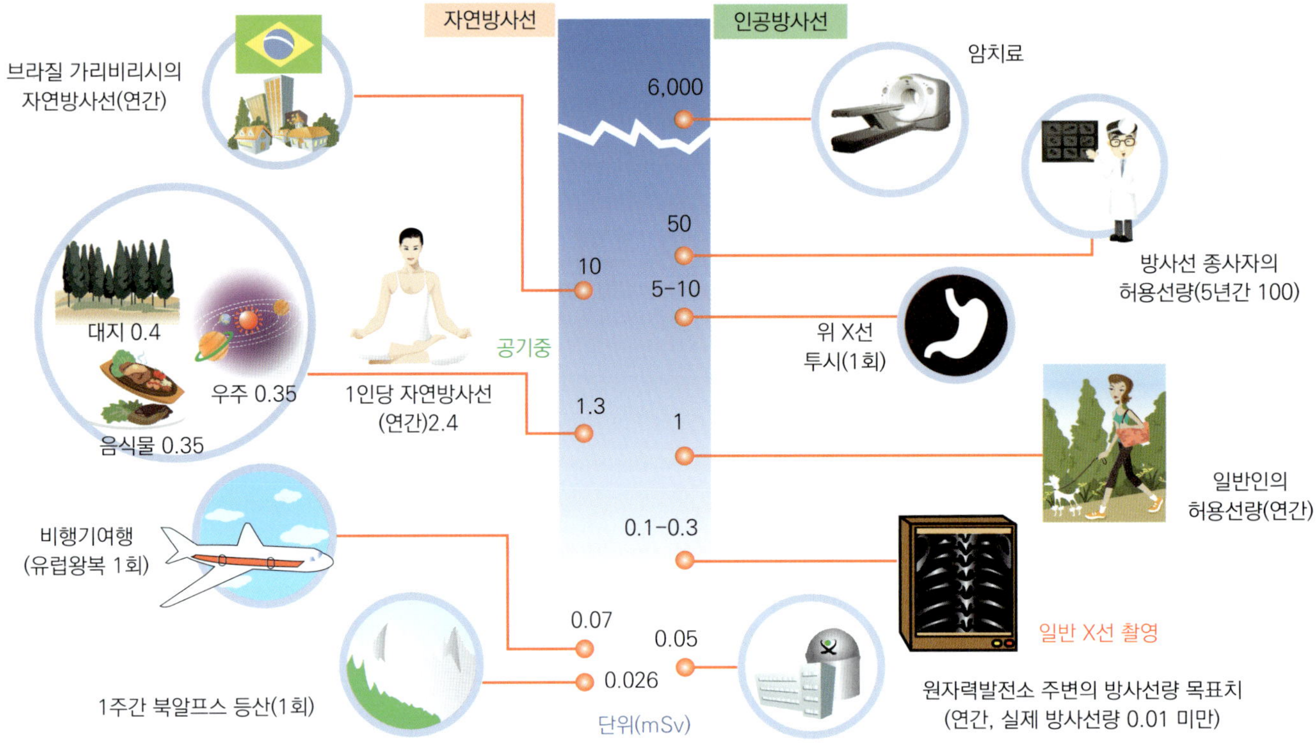

그림 1-1 **자연방사선과 인공방사선**

이와 같은 방사선 중에서도 진료에 이용하는 방사선이 우리의 관심사이다. 진료에 이용하는 방사선은 진단과 치료 두 분야로 나뉜다. 진단분야에서의 방사선은 영상을 만들어 내는 매개체로 이용되며 의료영상의 대부분이 여기에 속한다. 본 장에서는 방사선으로 생성된 영상뿐 아니라 비전리방사선으로 생성되는 모든 의료영상의 종류와 특성을 열거하였다.

2. 의료영상의 종류

요 약

아날로그영상 · 디지털영상

사진이나 카메라는 물론 TV까지 디지털로 생성되지 않는 영상은 없다. 아날로그영상과 디지털영상은 각각 특징이 있으며 장점과 단점을 가지고 있다.
아날로그영상은 필름/스크린 방식이라고도 하며, 필름감광유제를 통해 영상이 기록되며 해상력과 화질이 매우 우수하다. 디지털영상은 디텍터 방식이라고도 하며 특수하게 제작된 영상 판넬을 통해 직접 영상을 제공한다. 화질은 거칠지만 영상조작이 가능하고 가공과 응용범위가 넓다.

1) 아날로그 X선영상(analog X-ray image)

아날로그영상은 투과 X선이 감광재료인 할로겐화은에 조사되면 광을 흡수하여 자유전자를 생성시키며 이것이 감광핵에 포획된다. 이곳으로 격자간 은 이온이 이동하여 표획된 전자와 결합하며 은 원자를 생성한다. 이 과정의 반복으로 감광핵에 은 원자의 집단이 생겨 잠상이 된다. 잠상형성은 감광재료에 대한 광화학과정 중 첫 단계이다. 이것은 결국 짧은 시간 동안에 변화된 할로겐화은 결정에 기록되어 보여지는 모든 정보를 의미한다.

그 후 현상을 통해 가시영상으로 전환시키고 그 영상을 관찰, 해석하는 작업을 거친다(그림 1-2~4).

2) 디지털 X선 영상(digital X-ray image)

일반 X선 촬영분야에 처음 디지털방식이 도입된 것은 1983년에 일본 후지사가 상용화시킨 CR(computed radiography) 시스템을 사용하면서부터이다. 그 이후 드럼방식의 셀레늄검출기(필립스 thoravision)가 출현했고, 뒤를 이어 TFT(thin film transistor) 방식의 평판형 검출기가 출현하면서 digital radiography의 유망기술로 인식되었다.

현재는 형광판과 CCD카메라를 결합한 간접형 digital radiography도 보급 중이며 최근에는 gasionization을 이용한 scanner 방식도 상용화되고 있다. 또한 촬영한 필름을 디지타이징하여 디지털 데이터를 얻는 방법도 digital radiography에 속한다 할 수 있다.

(1) CR 영상

1973년 CR이 개발되고 1981년 RSNA(Radiological Society of North America ; 북미방사선의학회)에 처음 소개되었다. 1983년 FUJI사의 CR이 일본에 설치 운영되었으며, 한국에는 1985년 용산 중앙대학교 병원에 처음 설치되었다. 이후 방사선의료기기는 아날로그시대에서 디지털시대로 대 변혁을 이루는 전환기가 되었다.

Digital radiography란 인체를 투과한 X선 에너지 강도에 따른 정보를 전기신호로 변환시킨 후

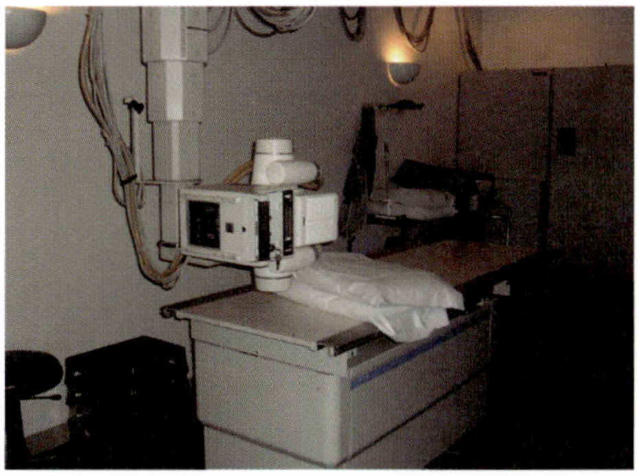

그림 1-2 X선 발생장치

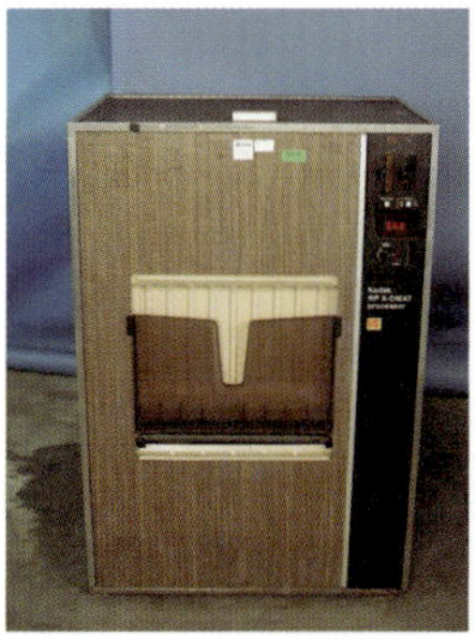

그림 1-3 자동현상기

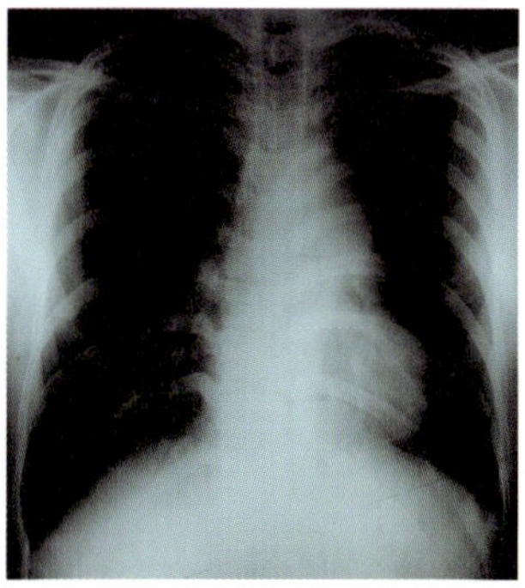

그림 1-4 아날로그 엑스선 영상

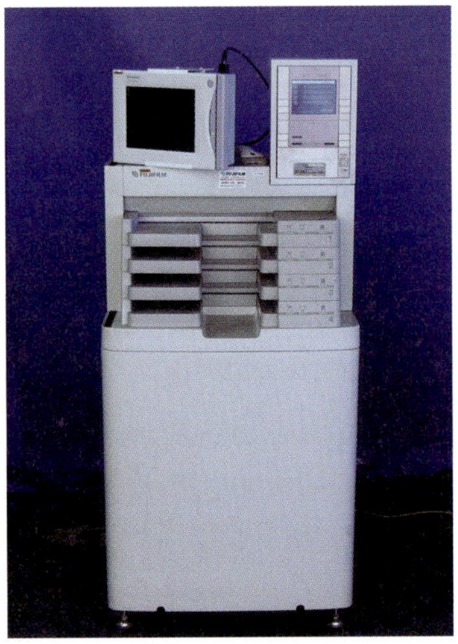

그림 1-5 CR 영상판독기 (image reader)

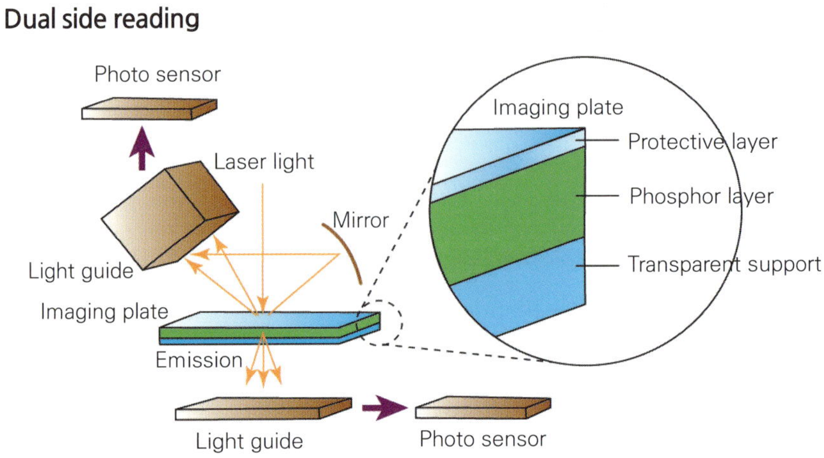

그림 1-6 영상판독 과정

아날로그-디지털 변환과정을 거쳐 화소의 그레이 스케일을 얻은 초기 상태의 데이터를 적절한 영상처리 과정을 통해 잡음이나 불균일성을 제거하고 이를 다시 아날로그 신호로 변환하여 필름으로 출력시키거나 CRT나 LCD 모니터에 표시하는 것을 말한다.

디지털 영상을 얻는 방법은 재래식 영상을 디지털 매트릭스를 통해 디지털신호로의 영상으로 바꾸는 방법과 디지털 검출기로 직접 신호를 받아 디지털 영상을 만드는 방법이 있다. 전자는 생체를 투과한 X선이 영상 강화기를 통해 빛의 영상으로 증폭시키고 광학 시스템을 지나 비디오카메라에 나타난 영상을 디지털매트릭스를 통해 디지털 영상으로 바꾸어 표현한다. 이때에 각 단계를 지날 때마다 X선 신호는 질이 떨어지게 되어 결과적으로 최종 영상을 얻을 때에는 40% 미만의 정보만을 활용하게 되었다.

이에 비해 후자의 경우는 영상 강화기, 카메라 광학 시스템, 비디오카메라, 디지털매트릭스 등 4단계를 디지털 검출기 하나로 대치하는 것이기 때문에 처음 영상의 80%의 정보를 활용할 수 있어 고품질 영상을 얻을 수 있는 장점이 있다.

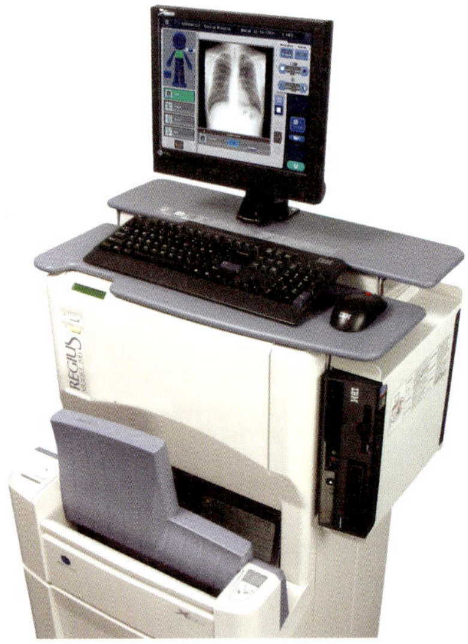

그림 1-7 CR 판독기 및 모니터

현재 일반적으로 상용화되고 있는 디지털 장비는 광 자극 인광 plate를 detector로 사용하여 X선을 디지털화 시키는 CR과 CCD(charge coupled device) detector, 비정질 셀레늄(amorphous selenium)또는 비정질 실리콘(amorphous silicon)을 flat panel digital detector로 사용하여 X선을 디지털 영상화하는 방식과 gas의 ionization을 이용한 scanner 방식이 있다(그림 1-5~7).

(2) DR 영상

① DR 방식의 특징

DR은 크게 직접 변환방식과 간접 변환방식으로 나누어 볼 수 있으며, 직접 변환방식에는 a-Se을 사용하는 TFT 방식과 gas ionization을 이용한 ion counter가 있다. 간접 변환방식에는 a-Si를 이용한 TFT 방식과 CCD 카메라를 사용하는 방식이 있다.

DR은 flat panel detector(FPD)가 투과된 방사선의 정보량을 신호로 받아 직접 영상을 출력하는 방식이다.

그림 1-8에서 X선관, FPD가 장착된 table과 stand 그리고 조절기(control box)를 볼 수 있다. 그림 아래에는 촬영된 영상이 표시된 workstation이 있고 오른쪽 상단에 FPD의 외형이 보인다.

② 평판검출기의 구조

평판검출기(FPD)는 2차원의 평면에서 미소면적의 픽셀을 독립적으로 구동시킨 형태로 되어 있다. 이 방법은 수백만개의 작은 X선 검출기(예 : 가로 × 세로 = 140마이크론 × 140마이크론)가 각각 독립적으로 구동되며 반도체 공정에서 일괄적으로 제작이 가능하다(그림 1-9).

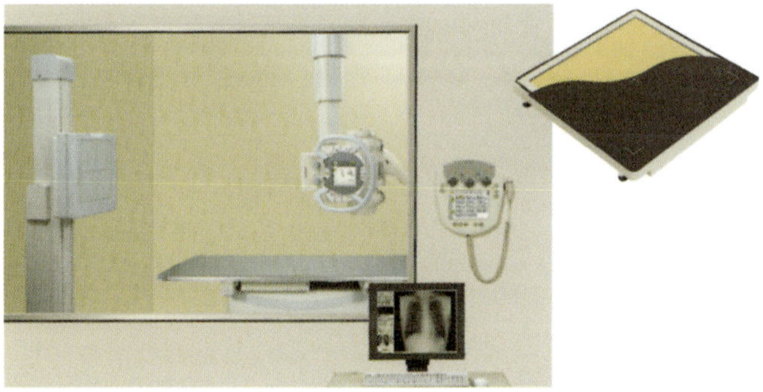

그림 1-8 FPD가 장착된 DR 촬영실의 구성

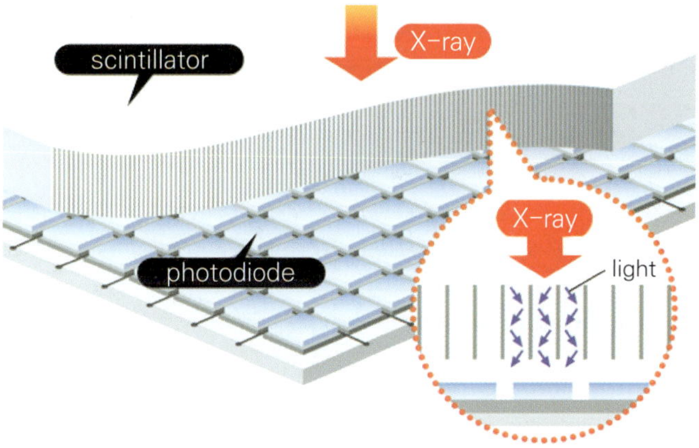

그림 1-9 FPD를 확대해서 그린 모식도

③ 직접변환방식에 의해 얻어진 DR 영상(그림 1-10)

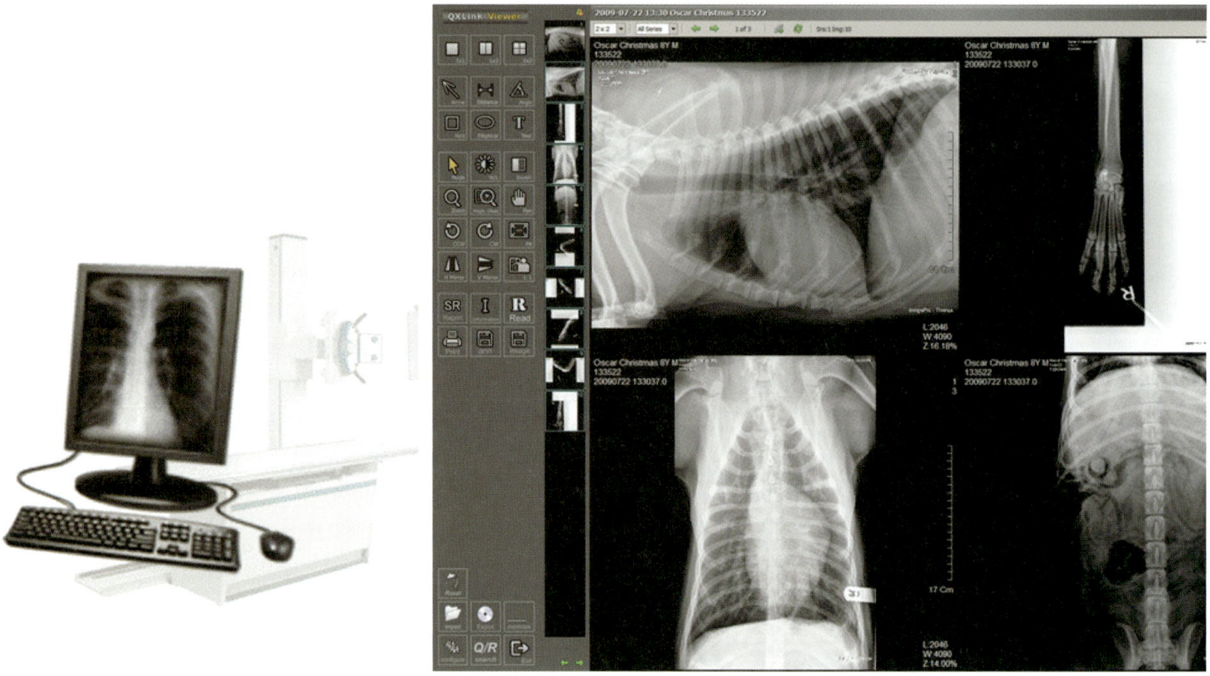

그림 1-10 DR 영상

3. X-ray diagnostic image

요 약

- 1895 독일의 W.C.Roentgen에 의해 X선이 최초로 발견되다.
- 1896 X선이 진단과 치료에 이용되기 시작하다.
- 1913 Coolidge 관이 만들어지다.
- 1920 Iodine 조영제가 사용되기 시작하다.
- 1929 회전양극형 X선관이 제작되다.
- 1942 Pako사에 의해 자동현상기가 만들어지다.
- 1956 Xeroradiography가 도입되다.
- 1956 Roller형 자동현상기가 Eastman Kodak 사에서 만들어지다.
- 1972 유방촬영용 단면유제 필름이 개발되다.
- 1978 Digital radiography가 의료영상에 광범위하게 도입되다. image intensifier TV chain이나 digital luminescence.
- 1979 디지털 투시 조영술이 도입되다.
- 1996 TFT(thin film transistor) 방식이 도입되다.
- 1998 DR에서 amorphous silicon과 amorphous selenium 방식이 도입되다.
- 2000 PACS 환경이 정착되다.

1) 인류 최초의 X선 사진

1895년 Roentgen에 의해 발견된 X선은 이듬해인 1896년부터 의료영상진단과 치료에 이용되기 시작하였다.

의료영상을 표현하는 방식에 있어 1972년 까지를 흔히 아날로그 의료영상의 시대라고 하고 CT가 개발된 1972년 이후를 디지털 의료영상의 시대라고 한다. 디지털 의료영상이 일반화 된 이후 지금은 영상조작과 운영의 편리성이 계속 추구되어 PACS와 3D 영상의 시대라고도 한다. 그 뿐 아니라 최근에는 영상을 합성하는 퓨전영상과 기능까지도 영상으로 표현하는 기술로 발전하고 있다.

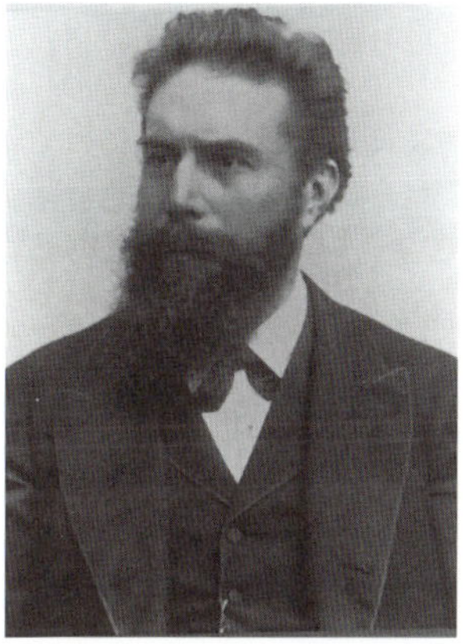

그림 1-11 W.C. Roentgen

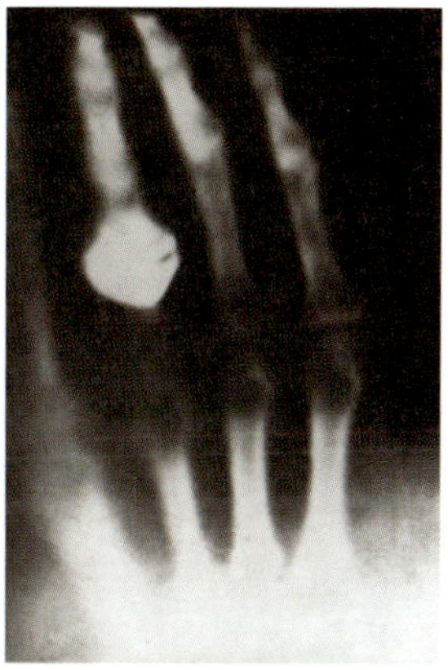

그림 1-12 인류 최초의 X선 영상

2) 단순촬영용 X선 영상

가장 전통적인 방식의 촬영법이며 X선 장치를 가지고 얻을 수 있는 영상이다. 주로 뼈를 관찰하기 위해 촬영된다. 촬영부위는 손과 발, 척추 및 흉부를 촬영할 수 있다. 촬영장치의 용량이 크지 않아도 되나 흉부촬영일 때는 장치의 용량이 커야 촬영시간을 단축할 수 있다(그림 1-13).

아날로그 영상인 경우에는 촬영된 필름을 현상해서 관찰하는 과정을 거쳐야 하고 디지털 영상인 경우는 그렇지 아니하다. 아날로그 영상을 얻기 위해서는 X선 발생 장치도 중요하지만 현상방식도 매우 중요하다. 수동현상에서 자동현상으로 처리된 것은 꽤 오랜 후의 일이다(그림 1-14).

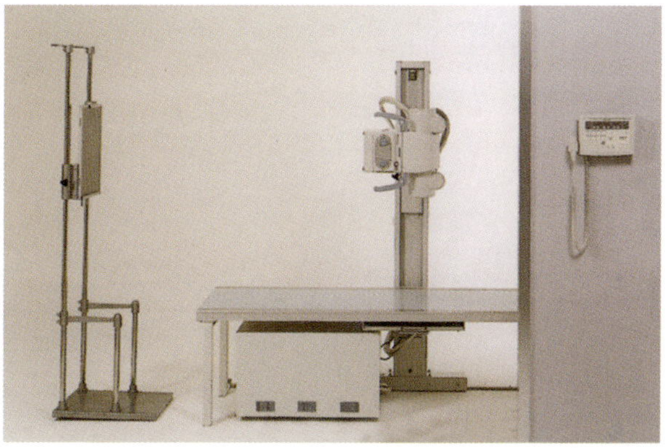

그림 1-13 단순촬영용 system

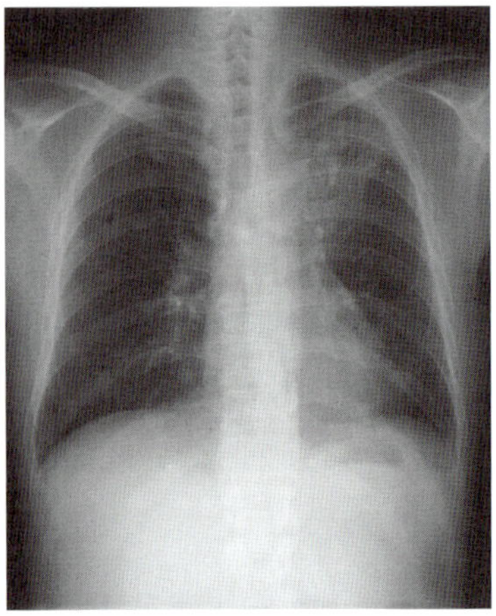

그림 1-14 단순촬영을 통해 얻어진 흉부영상

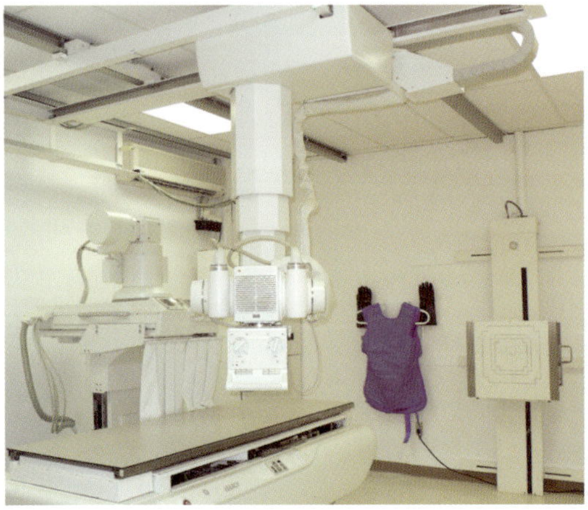

그림 1-15 투시검사기기

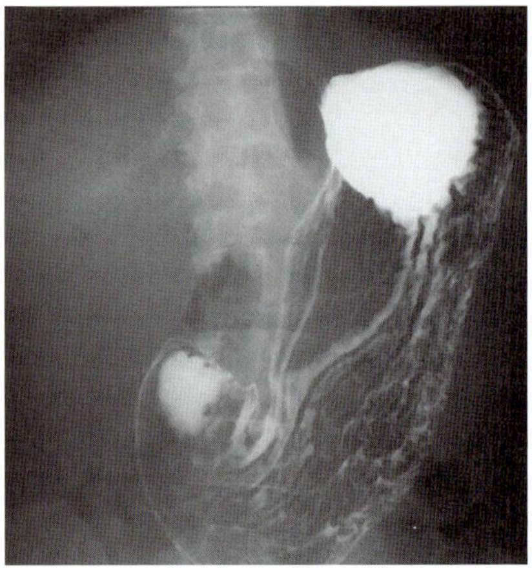

그림 1-16 투시촬영을 통해 얻어진 위장 조영 영상

3) 투시조영촬영 영상

(1) 촬영장치의 구성

① 형식

- Under tube 방식 : 투시대 천장판의 아래쪽에 X선관을 장착하고 피검자의 위쪽에 형광판 등의 영상장치를 설치한다. 위쪽부터 영상장치-피검자-투시촬영대-X선관의 순서로 구성된다.
- Over tube 방식 : 위쪽부터 X선관-피검자-투시촬영대-영상장치의 순서가 되도록 X선관을 위쪽에 장착한 방식이며 초점-피검자 사이의 거리 가변이 가능하고, 압박을 하기 쉬워서 X선 텔레비전을 조합시킨 원격조종 방법에 많이 사용된다.

② 영상장치

피검자의 투과 X선상을 가시상으로 변환시키기 위한 영상장치로서는 그림 1-15와 같이 형광판, 형광증배관, X선 TV가 있다. 이들은 단독 또는 복합시켜 사용할 수 있으며 다음 방식이 있다.

- 형광판상을 암실에서 관찰한다.
- 형광증배관 출력상을 tandem lens를 통한 렌즈계로 확대관찰을 한다.
- 형광판상을 텔레비전 촬상관에서 받아 모니터로 관찰한다.
- 형광증배관 출력상을 촬상관에서 받아 모니터로 관찰한다.

③ 필름 기록방식

- 스포트(spot) 영상으로 기록하는 방식에는 직접촬영, cut film에 의한 축소촬영(간접)이 있다.
- 움직이는 화면으로 기록하는 방식에는 형광증배관의 출력영상을 cine film에 영화촬영을 한다. 비디오테이프 레코더에 녹화하는 방식 등도 있다(그림 1-16).

4) 혈관조영영상

DSA(digital subtraction angiography) 영상을 얻기 위해서는 조영제가 주입되기 전의 영상을 반전시켜 디지털 신호로 받아 디지털 IC 메모리에 마스크상(mask image)으로 기록, 저장하고 조영제가 투입된 대조도상(contrast image)을 저장된 마스크상과 연속적으로 감산처리한다. 감산처리와 동시에 대조도상은 디지털 디스크에 저장된다. DSA 검사가 끝나고 저장 되었던 영상을 재생하여 post-processing(remasking, pixel shift, windowing, filtering 등) 처리를 하여 최종영상을 PACS에 저장한다(그림 1-17~20).

5) 유방영상(mammography image)

최초 유방암의 증가에 따라 유방촬영은 건강진단의 필수항목이 되었다. 대체로 유방암은 잠행성으로 특별한 증상 없이 몇 년 동안 천천히 숙주에 증식을 하다가 육안으로 충분히 관찰되는 크기가 되는 시점에서 임상학적으로 발견된다. 이 경우 대부분 전이가 되어 있거나 주변조직에 침윤하여 산재되어 있으며 원격전이가 되어있을 가능성이 높다.

그러나 유방조직은 연부조직으로 되어 있기 때문에 X선 촬영 특성상 조기식별이 쉽지가 않다. 그렇기 때문에 유방촬영 영상에서 요구되는 것은 매우 높은 선예도의 영상을 요구하게 된다. 이와 같은 이유로 촬영장치도 일반촬영장치와 다르며

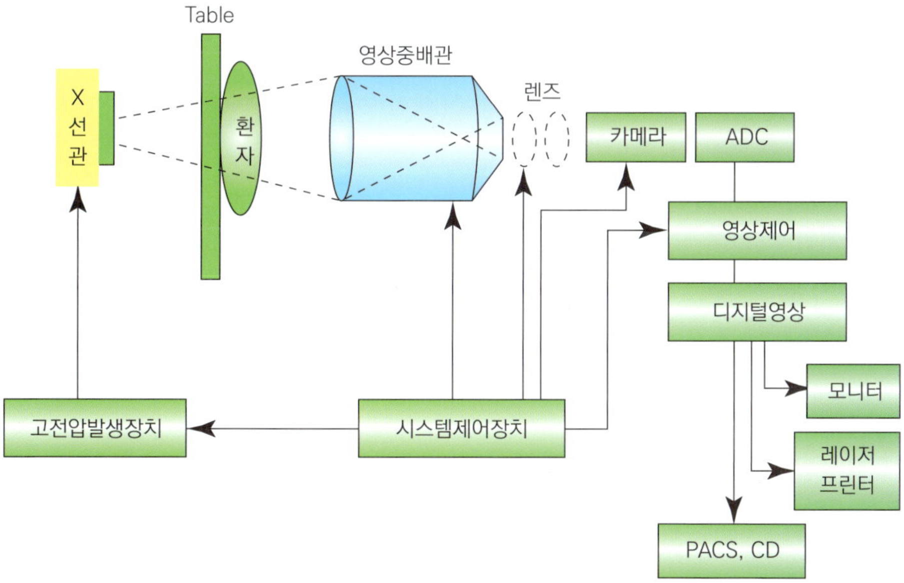

그림 1-17 혈관조영촬영 시스템의 구성

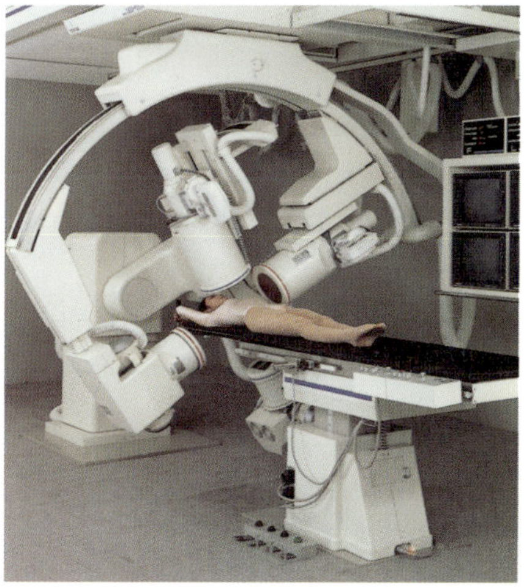

그림 1-18 혈관촬영장치

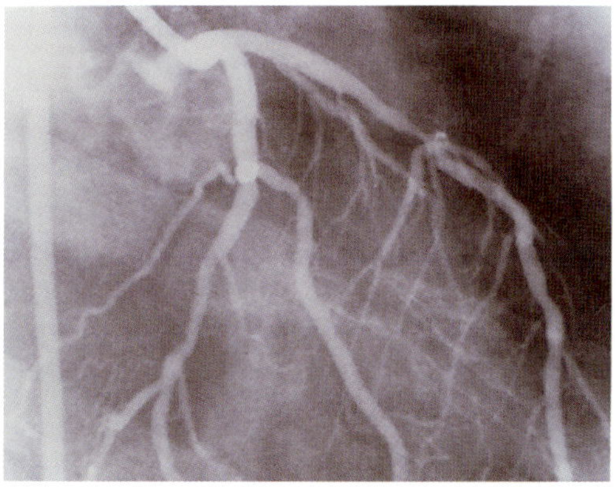

그림 1-19 Cine angiography 영상

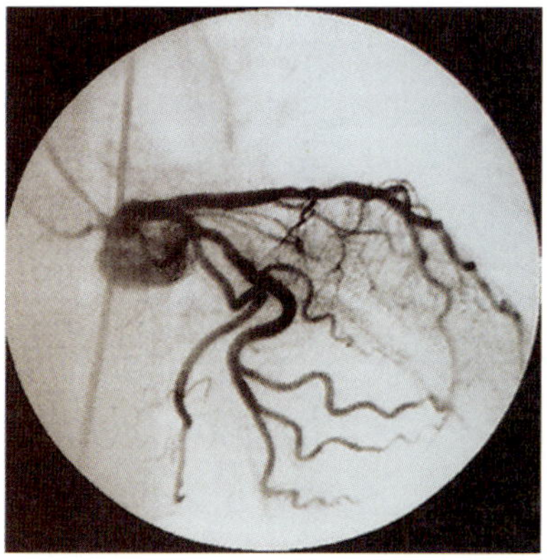

그림 1-20 DSA 영상

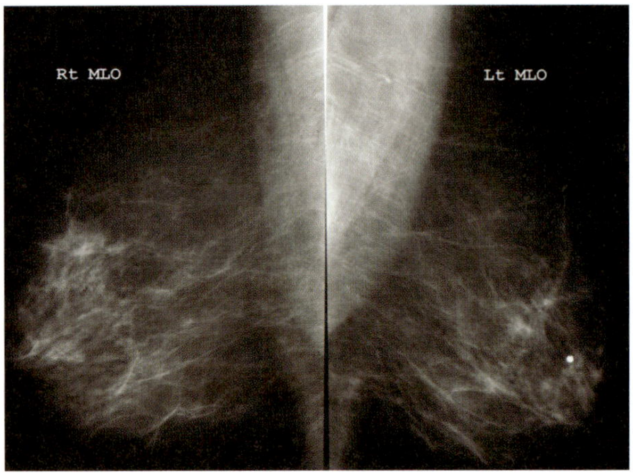

그림 1-21 유방촬영영상

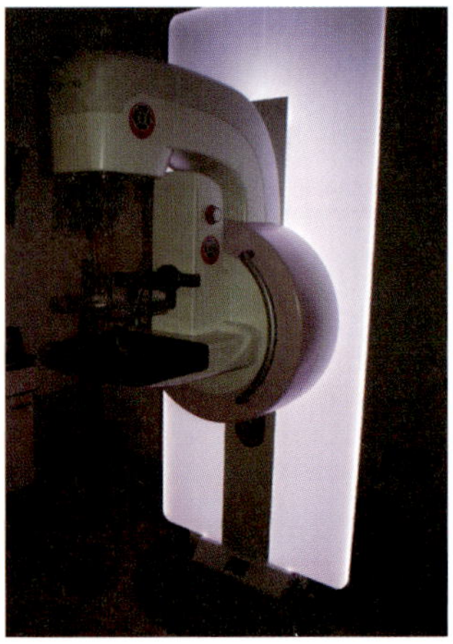

그림 1-22 유방검사기기

증감지와 필름 또한 고해상도의 제품을 적용하고 있다(그림 1-21).

유방촬영은 1913년 A. Salomon(독일)에 의해서 처음시도 되었으나 실질적 촬영은 1926년 초부터였다. 그 후에도 유방촬영 발전을 위한 많은 시도가 있었으며 1967년에는 C.M. Gros에 의해 유방전용 장치로 검사하는 sonography를 창안한 바 있다(그림 1-22).

1960년대 후반에는 Xeroradiography가 소개되기도 하였으나 최근에는 위에서 열거한 초음파나 MRI 등 비침습 촬영기법에 많은 관심을 가지게 되었다.

6) 적외선 진단영상(thermography image)

적외선 진단은 생체로부터 발생하는 체표온도를 계측하여 영상화하는 진단이다.

이 촬영의 특징은

① 비침습적이다.

② 생체로부터 발생하는 열에너지인 3~15μ(체온 36.5℃)의 적외선 영역에 있으므로 이것을 측정한다.

③ 0.07~0.05℃의 온도차를 표시할 수 있다.

④ 특수한 액정을 체표면에 대므로서 color 색조가 온도에 따라 변화하기 때문에 비교적 용이하게 표시할 수 있다.

⑤ 체표면 온도가 변화하는 질환인 종양, 염증성질환 및 혈행장해 등을 진단 할 수 있다.

영상형성의 원리는 피사체에서 측정 점이나 면을 scan하여 특정 파장영역의 적외선을 전기량으로 변환하고 처리 후 온도 분포상을 표시한다(그림 1-23).

7) 내시경 영상

내시경은 몸속을 가시광으로 관찰하여 진단, 치료 등을 하는 의료기기로서 직경이 20~200 ㎛인 강화유리섬유(optical glass fiber)의 한쪽 단면에 빛을 입사시키면, 빛은 유리 내벽을 따라 진행하여 다른쪽 단면에 도달하는 light guide와 직경 30 ㎛ 이하의 가는 광섬유를 1만개 이상 묶으면 물체의 영상을 전송할 수 있는 image guide로 구성되어 있다. 이렇게 빛과 영상을 전달하여 모니터에서 인체 내부를 육안으로 확인하고 영상을 PACS에 전송하기 위해서는 모니터 내에 표시되는 영상을 capture하는 DICOM gateway을 이용하여 DICOM으로 변환하여 PACS 서버에 저장, 관리한다(그림 1-24, 25).

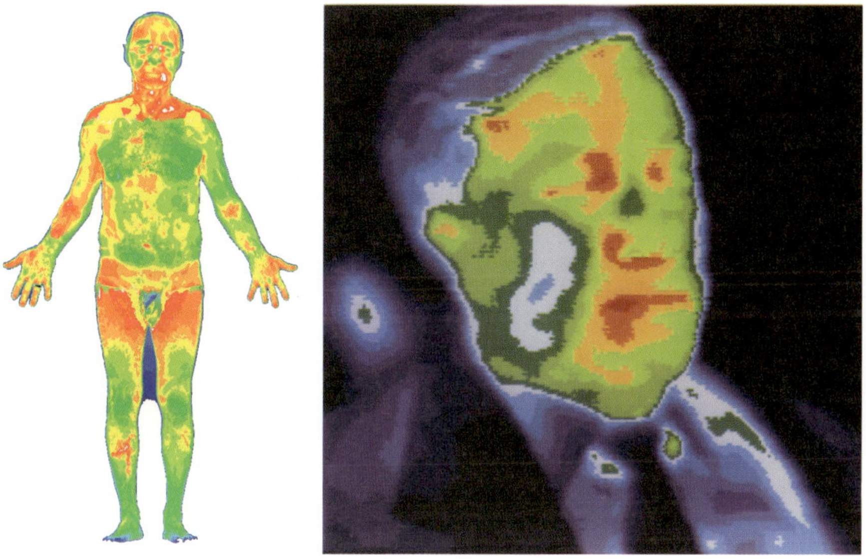

그림 1-23 적외선 진단영상

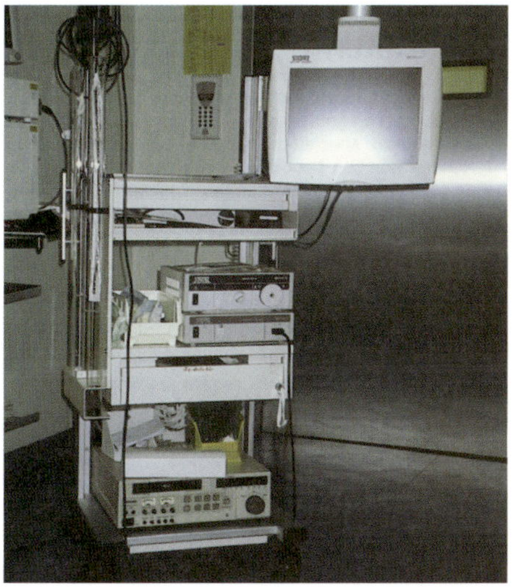

그림 1-24 내시경 영상장치

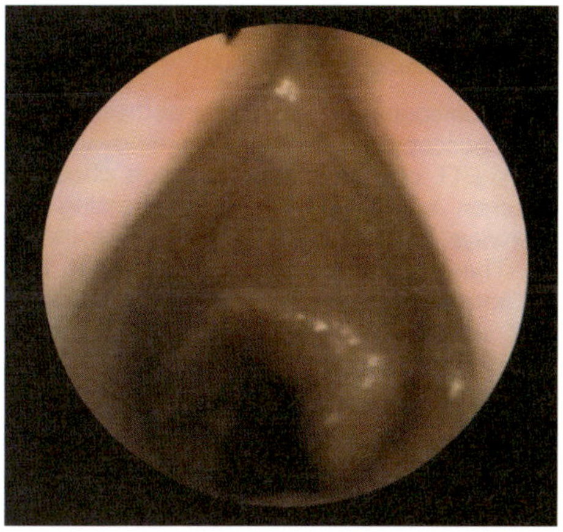

그림 1-25 내시경을 통해 관찰된 성대

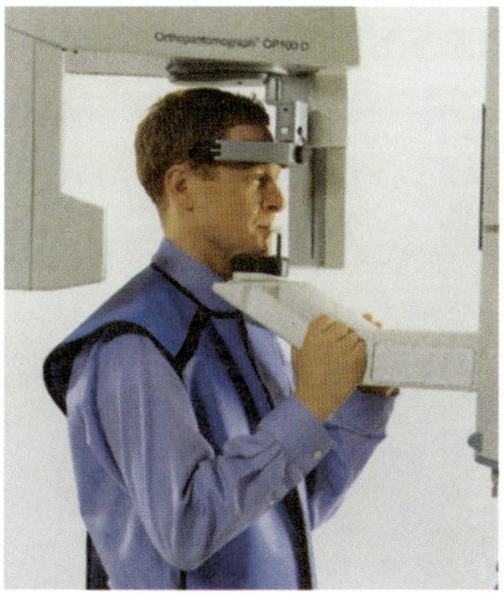

그림 1-26 파노라마 촬영장치

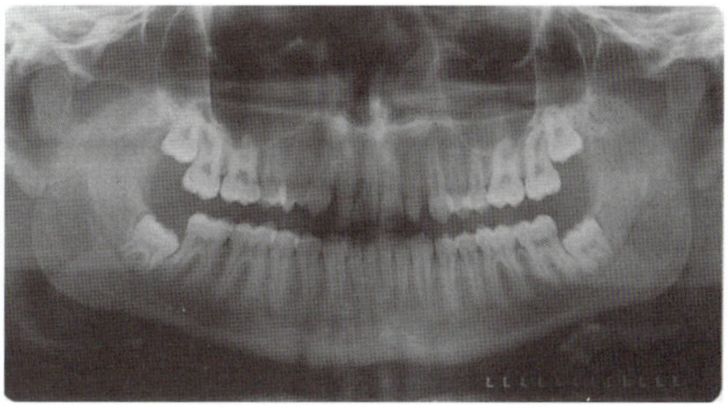

그림 1-27 파노라마 치아영상

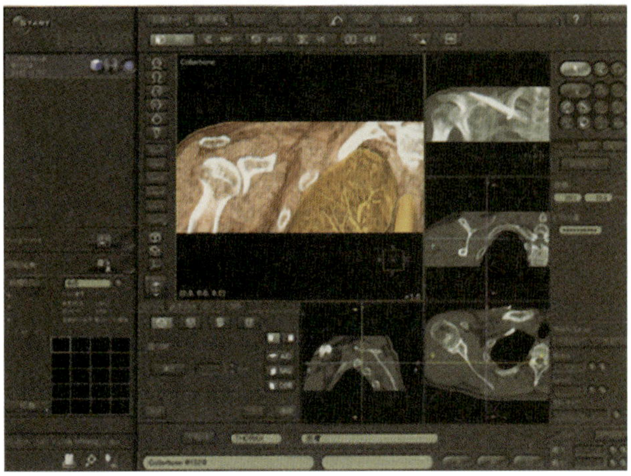

그림 1-28 3D workstation

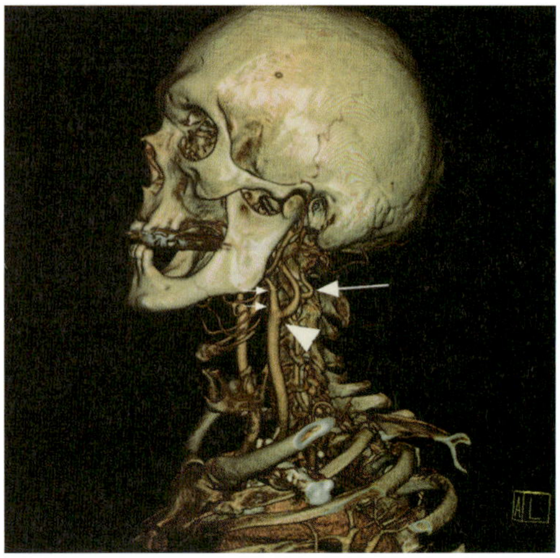

그림 1-29 3차원 영상

8) 치아 촬영 영상

치아손상이나 치아 질환진단을 위해 촬영하고 있으며 보통 작은 치과용 필름을 입안에 넣고 몇 개씩 촬영하는 방법을 사용하고 있다.

하악골을 촬영하는 경우에는 필름을 될 수 있는 한 입안에 깊게 넣고 촬영한다. 상하악골 전체를 보기 위한 촬영을 위해서는 X선관을 상하악골 주위를 회전시켜 촬영하여 panoramic 방사선 영상을 얻을 수 있다. Panorama 촬영인 경우 X선관의 초점을 구강내에 넣고 촬영하는 panography 단층촬영의 원리를 사용한 orthopantomography 및 pantomography법이 있다(그림 1-26, 27).

9) 3차원 영상(3D image)

3차원 의학영상은 컴퓨터 그래픽 전시를 통하여 보고자 하는 고해상능의 영상을 원하는 여러각도에서 입체적으로 연출하며, 그 밖의 다양한 렌더링 방법을 통하여 해부학적 입체영상을 제공한다. 이 영상은 CRT상에 디스플레이 하거나 컬러 페이퍼 또는 필름에 하드카피할 수 있다. 최초의 컴퓨터기술의 발전과 나선형 CT와 volumetric MRI 영상법의 개발로 의학영상의 거의 모든 분야에 적용되었으며 최근에는 3차원 컬러 도플러 초음파의 개발로 더욱 범위를 넓히고 있다.

3차원 영상은 혈관계통의 진단과 중재적 치료, 그리고 방사선 치료를 위한 3차원 시뮬레이션과 보상체의 제작에도 이용되고 있다. 그 밖에도 성형이나 재건을 위한 수술계획의 수립과 수술 후의 평가와 서로 다른 모달리티간의 영상합성, 로봇에 의한 수술의 계획에도 이용되고 있다.

영상형성의 원리는 양질의 3차원 영상을 얻기 위해서 2차원의 단면영상 데이터의 획득이 중요하다. 획득된 영상은 영상처리과정을 거치며 3차원 영상의 재구성이란 시간 차이를 갖는 영상을 포함하는 모든 연속된 단면영상데이터로부터 보고자하는 3차원의 구조물을 구성하는 처리과정을 말한다. 결과적으로 단층촬영한 영상을 3차원적으로 재구성하기 위해서는 대상물체에 대한 공간적 모델(object space model)을 구축한 후에 이를 렌더링 함으로써 완성된다(그림 1-28, 29).

4. Nuclear medicine image

요 약

- Roentgen(1895) – X선 발견
- Hevesy, Paneth – 방사성추적자를 이용한 실험법 개발
- Hevesy(1923) – 방사성추적자 희석법개발 – 체내 검사응용
- Blumgart(1920년대 말) – 방사성추적자를 이용한 임상연구
- Cassen(1951) – 핵의학검사장치 개발 – 직선이동형 스캐너
- 감마카메라(1958) – anger camera
- 단일광자방출 컴퓨터 단층촬영(SPECT)장치 개발(1980)
- 양전자방출 단층촬영(PET)장치 개발(1988) – 임상응용
- PET – CT 개발(2000)

1) 핵의학 영상

핵의학 검사는 방사성 동위원소(radioisotope, RI)를 이용하여 질병의 진단, 치료 및 질환의 병태, 생화학적 연구를 하는 검사로서 체내에 RI를 투여하여 시간에 따른 기능이나 형태 등을 해석, 분석하는 in vivo 검사가 영상으로 표시된다.

현재 대부분의 핵의학 기기는 섬광검출기(scintillation detector)를 응용한 것으로 섬광체는(감마)선에 검출효율이 좋은 NaI(Tl)이다. 섬광체에 방사선이 조사되면 흡수에너지에 비례하여 섬광을 발하는데 매우 약하여 광전자증배관(photomultiplier tube, PM tube)의 광전음극에서 전자로 변환하여 증배, 수집하고 위치신호연산회로, 전자회로(파고분석기, 계수기 등)를 통하여 영상표시장치에 나타난다.

핵의학 분야도 디지털 영상이 나온지 오래되었고 데이터 양이 적어 이미 80년대 초부터 여러 병원에서 네트워크에 연결하여 왔다. 표준화도 80년대 초에 interfile 형식이 개발되어 핵의학과 내에서만 네트워크가 구축되어 mini PACS의 형태를 하고 있있다.

그러나 방사선과 위주의 main PACS에 비해 뒤쳐진 이유는 DICOM 표준방식을 채택하는데 늦어지고 시장성이 떨어져 상업적 투자가 안되었기 때문이다.

또한 핵의학이 다양한 검사의 특성상 컬러영상, 동영상, 체적표현 등 소프트웨어 개발비가 많이 필요한 분야이기 때문이다. 최근 개발되는 핵의학 장비는 DICOM을 지원하거나, DICOM 형태로 변환이 가능하다. 그러나 아직 상당수의 병원에서는 오래된 아날로그 감마카메라가 있어 아날로그 디지털 변환보드(ADC)를 이용하고 있다.

2) 섬광카메라 영상

인체에 투여한 방사성의약품이 검사대상 장기에서 발생시키는 감마선을 검출기로 정적(static) 또는 동적(dynamic) 영상을 관찰자가 볼 수 있도록 영상 및 계수치로 나타내 주는 장치를 말하며 일명 감마카메라라고 불리운다(그림 1-30).

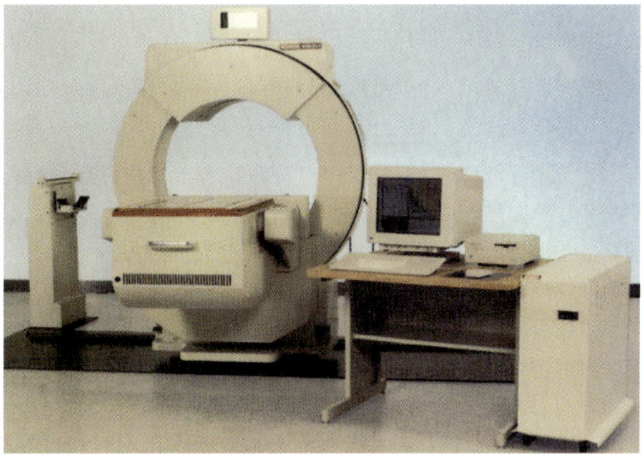

그림 1-30 감마카메라

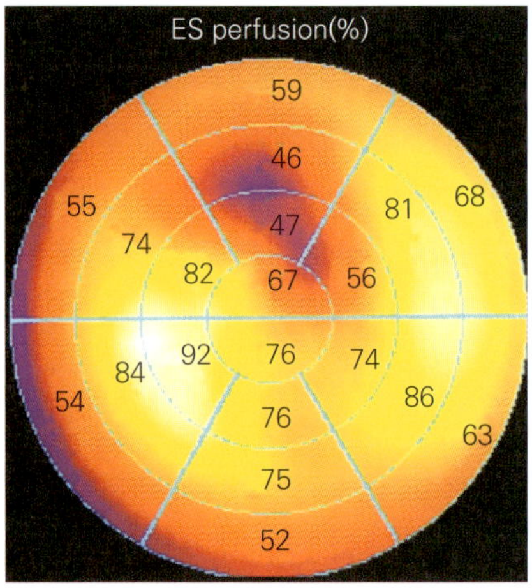

그림 1-31 SPECT 영상

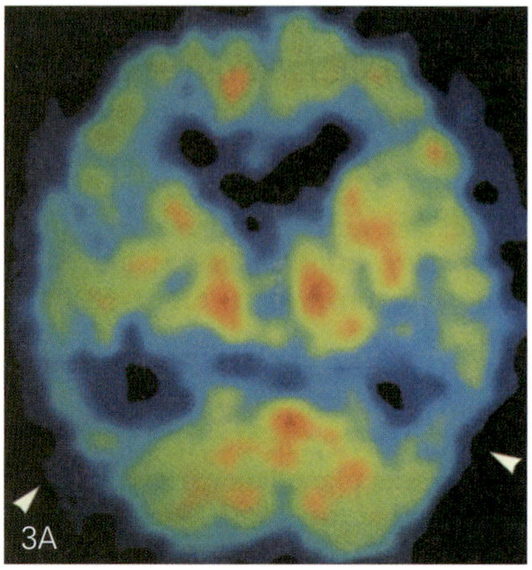

그림 1-32 PET 영상

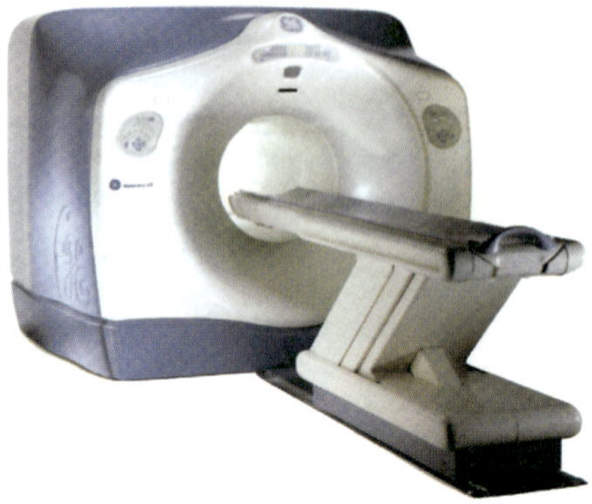

그림 1-33 PET-CT 기기

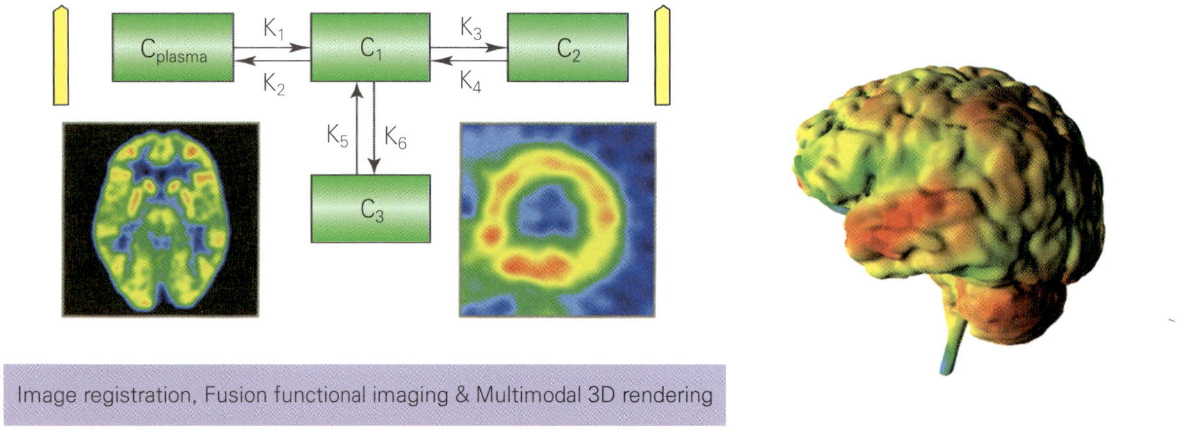

그림 1-34 핵의학 fusion 및 3D 영상

3) 단일광자 컴퓨터 단층촬영(SPECT) 영상과 양전자방출 단층촬영(PET) 영상

SPECT은 체내에서 발생하는 감마선을 체축과 수직인 여러 방향에서 일정한 각도의 간격으로 일정시간 동안 또는 일정각의 계수를 측정하여 얻은 데이터를 조합한 후 횡단면, 관상면 및 시상면의 단층상을 얻을 수 있다(그림 1-31).

PET 장치란 양전자를 방출하는 방사선 의약품을 투여한 후 방사능의 생체내 분포를 스캔하고 장기의 생리, 화학적 기능을 측정하는 장치로 SPECT보다 감도, 분해능, 정량성이 모두 우수하다(그림 1-32).

4) PET/CT 영상

핵의학 영상도 전자기술의 발전에 힘입어 날로 새로운 영상이 만들어지고 있다. 2000년도 초반부터 핵의학 영상은 CT 영상과 PET 영상을 합성한 fusion 영상이 만들어지는가 하면 최근 PET-MR 영상을 fusion하려는 시도가 국내의 한 의료 연구기관에서 시도된 바 있다. 핵의학 영상 또한 다른 모달리티 영상에서와 같이 3D 영상이 시도되고 있다(그림 1-33, 34).

5. Ultrasound image

요 약

- Titanic 탐사(1912)
- 세계 2차대전 - U-Boat 탐지
- Douglas Howry, John Wild(1940년대 후반)
  - 초음파 영상진단법 발전의 선구자
- Leskel, Elder(1950년대)
  - echoencephalography, echocardiography
- Donald(1960년대) - contact compound scan 개발
- VIDOSON에서 real time ultrasound가 사용화 되었다.
- Pulsed doppler(1978)
- Color flow imaging(1986)

1) 초음파 검사의 특성

초음파 검사는 사람이 들을 수 있는 소리(15~20,000 Hz/sec)이상의 주파수(1~20 MHz)를 이용하여, 인체에 투사하고 조직간의 밀도 차이에 의해서 반사되는 음파의 크기와 위치를 영상으로 변환, 모니터에 나타내는 검사이다. 초음파 probe에서 발생된 초음파는 인체 내부로 투사되고 음향 임피던스가 다른 생체 조직의 경계면에서 반사된다. 반사된 파는 동일한 probe에 의해 echo 신호로 수신되는데 50 ㎶~1 V 정도로 미약하여 전치증폭기에서 증폭되고, TGC(time gain compensation) 또는 DGC(depth gain compensation)에 의해 감약이 많은 부위에 대하여 gain을 높혀 주는 보상을 한다. 그리고 넓은 범위의 dynamic range를 압축하고 복조, 제파 과정이 수신기에서 이루어진다. 이렇게 처리된 신호는 probe의 진동 위치신호와 펄스발사의 timing 신호를 기준으로 반사된 신호에 대한 반사위치(점)을 구하고 신호의 강도에 따라 영상으로 표시된다(그림 1-35).

2) D-mode 및 3D 초음파 영상

Doppler 효과를 이용하여 혈류의 속도 및 방향을 측정할 수 있는 검사로 펄스파를 이용하거나 연속파를 이용한다. 펄스를 이용한 D-mode 진단은 심장내의 일정부위 또는 대혈관에서 혈류양상을 도플러 음으로도 나타낼 수 있으며 심판막에서 혈류의 역류, 판막의 협착, 선천성질환 등의 진단에 이용되고 연속파를 이용한 D-mode는 빠른 속도의 혈류를 진단할 수 있다. 최근에는 3D 초

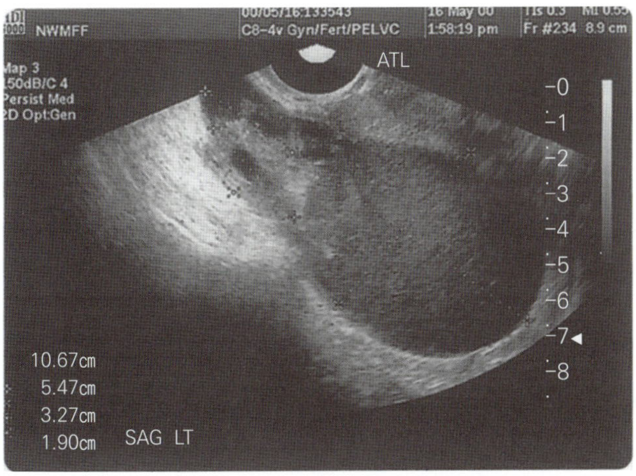

그림 1-35 초음파 검사영상

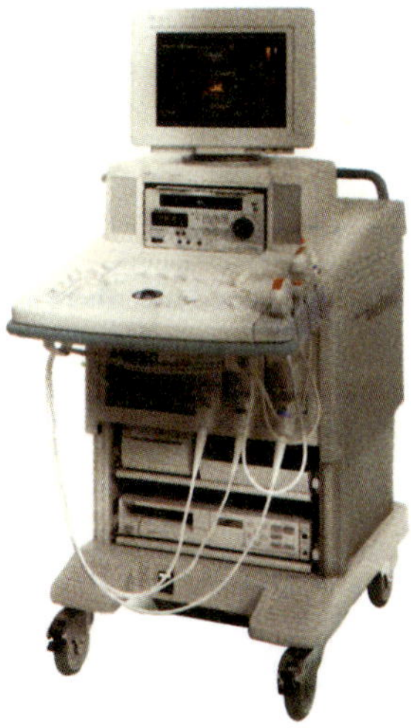

그림 1-36 D-mode 초음파 기기

음파 영상분야의 연구가 활발해지고 있다.

초음파는 가장 쉽게 접근할 수 있는 의료영상 분야이며 최근 국내에서도 임상초음파사 제도를 시행하고 있으며 복부, 산부인과 및 유방 등 전문 분야로 세분화되어 있다(그림 1-36~38).

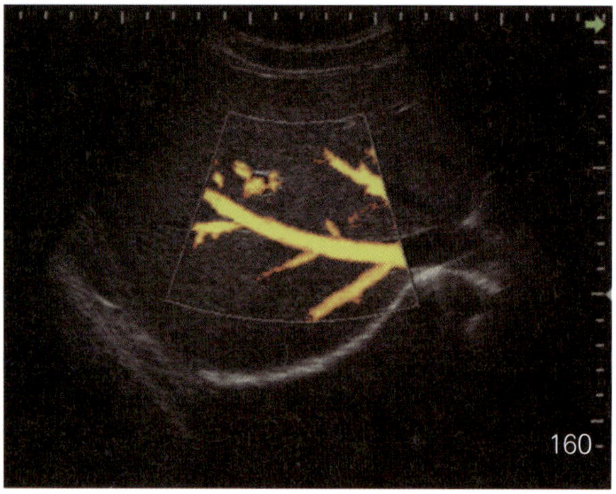

그림 1-37 Doppler 영상

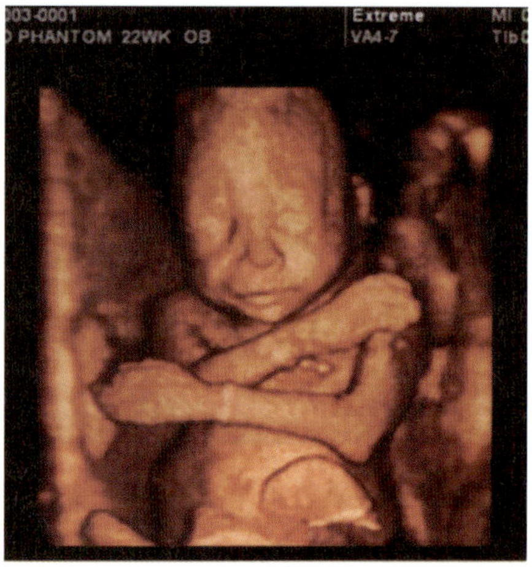

그림 1-38 초음파 3D 영상

6. Computed tomography image

요 약

- Hounsfield(1972) - Head 전용 CT 개발
- Spiral CT(1990) - Toshiba에서 개발
- Twin-slice CT(1994) - Elscint에서 개발
- Multi-slice CT(1998) - GE에서 개발
- Sixteen-slice spiral CT 개발(2002)

1) CT 영상

CT(computed tomography) 영상은 X선관과 검출기가 환자의 주위를 360° 회전하면서 피사체 투영에 의하여 얻어진 X선 감약 정보를 검출기에 의해서 검출한 후 검출기에서 아날로그 형태의 전기적인 신호로 변환하여 DAS(data acquisition system)에 보내진다(그림 1-39). DAS에서는 여러가지 과정을 거쳐 영상 재구성에 필요한 데이터인 감약 데이터(attenuation data, measurement data)를 만들어 컴퓨터에 전송한다. 즉 DAS에서 광증배관을 통하여 아날로그 형태의 전기신호를 전기증폭기(pre-amplifier)에서 증폭하여 로그증폭기(log-amplifier)에서 대수변환(logarithm conversion)과정을 거쳐 ADC에서 디지털 신호로 변환 후 컴퓨터로 전송한다(그림 1-40).

전송된 디지털데이터는 전처리(pre-processing), 합성곱(convolution), 역투영(back-projection) 단계를 거쳐 image data로 전환된다. 이렇게 만들어진 영상은 PACS에 전송되거나 3차원 영상기법을 이용한 작업 등을 하는 영상후처리(post processing) 작업을 할 수 있다.

CT의 영상은 CT Housfield unit(HU)이라는 여러 생체 조직의 상대적인 선감약계수를 물을 기준으로 하여나타낸 수치로서

$$\text{CT HU} = k\,\frac{t - \omega}{\omega}$$

으로 계산한다.

t는 조직의 감약계수, ω는 물의 선감약계수, k는 확대정수(=1,000)을 의미한다.

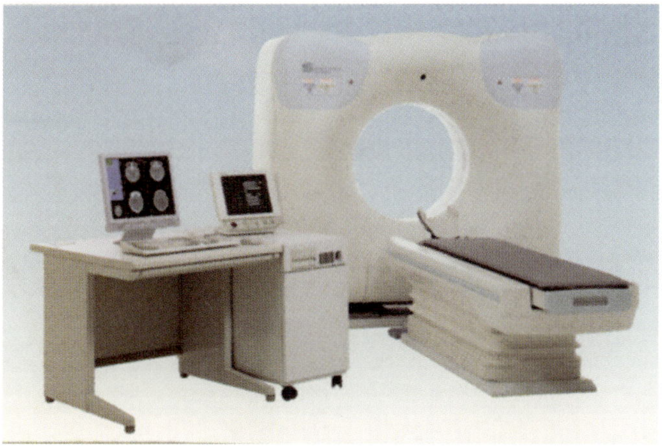

그림 1-39 CT 장치

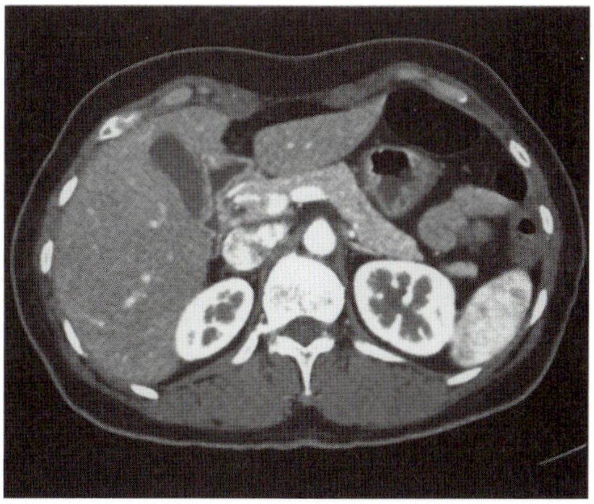

그림 1-40 복부 CT 영상

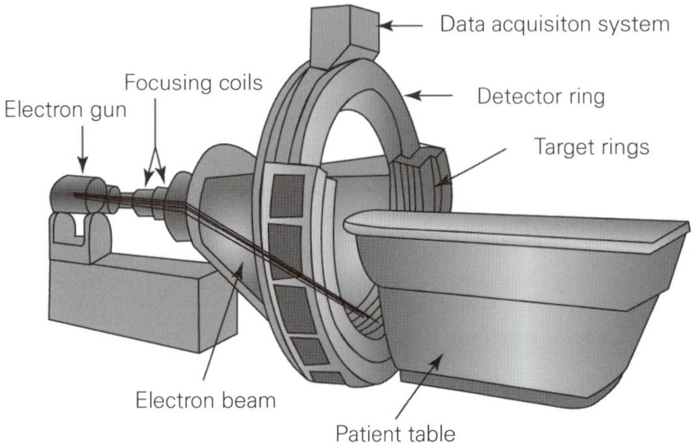

그림 1-41 EBCT 기기

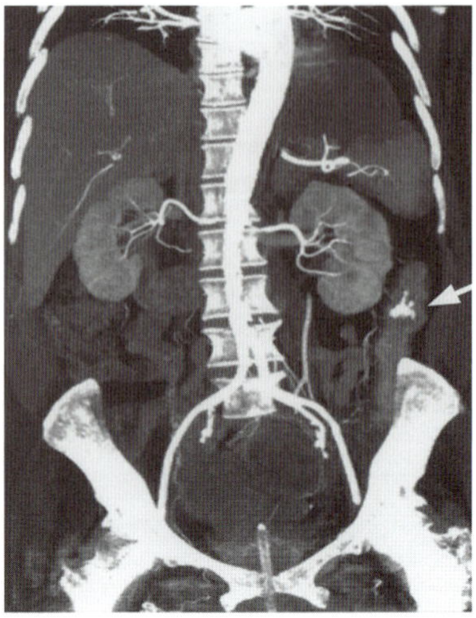

그림 1-42 혈관조영 CT 영상

2) CT영상의 특징

① 단층면상의 정보를 2차원 영상으로 표현한다.
② 피사체 내부의 근소한 흡수계수의 차(±0.5%)를 영상으로 표시할 수 있다.
③ 정량적 진단이 가능하다.
④ 조영제 없이도 두개내 질환이나 흉복부의 대조도를 얻을 수 있다.
⑤ 3차원 영상으로 재구성하여 제공할 수 있다.

3) CT 검사

CT 검사는 전신을 단층으로 나타낼 수 있는 정보량이 많은 검사기법이다. 실제 진단에 이용된 CT 장치의 개발로 인하여 의료영상은 디지털화의 전기를 마련하게 되었으며 영상진단 환경의 급격한 변화도 주도하게 되었다(그림 1-41).

CT는 뇌질환이나 호흡기계 및 소화, 비뇨기계 등 광범위한 부위와 질환진단이 가능하며 그동안 촬영이 취약했던 혈관계 검사도 수행할 수 있게 되었다(그림 1-42).

혈류계통 검사는 3차원 영상으로 표현할 수 있는 자동화 프로그램이나 PET의 또 다른 영상과의 fusion 영상을 얻어낼 수 있다.

7. MR image

요 약

- Purcell, Bloch(1946) - 핵자기 공명현상 발표
- Damadian(1971) - 암세포와 정상세포 간의 조직 이완시간이 다르다는 사실 증명
- Damadian, Lauterbur(1973) - 경사장 코일개발, 영상화 가능
- Superconducting MRI system 개발(1980)
- Whole body MRI(1980)
- 국내최초 MRI 설치(1984) - 신화병원

1) MRI의 개요

MRI(자기공명영상)은 자장과 비전리 방사선인 라디오파를 이용하여 체내의 원자핵에 핵자기 공명현상을 일으켜 원자핵의 밀도 및 물리화학적 특성을 영상화한 것으로서, 조영제 없이 조직의 병변부위를 양질의 대조도로 나타낼 수 있고, 모든 조직의 검사가 가능하며 특히 골 조직, 중추신경계 등의 검사에 유용하며 환자의 위치변화 없이 횡단면, 시상면, 관상면, 촬영이 가능하다.

MRI의 computer는 main computer와 micro computer로 구성되어 있다. Main computer는 CPU, memory device, input-output device, array processor, image processor 등으로 구성되어 있으며 gradient coil, RF coil, acquisition data processing 등 많은 기능을 제어한다.

Micro computer는 주로 세 가지 기능을 담당하는데 첫째는 gradient waveform과 RF waveform 같은 다양한 파형을 만들어 내고, 둘째는 gate control signal과 ADC(analog to digital converter) 등의 MR 영상구성에 필요한 제어신호를 만들어 낸다. 셋째로는 data acquisition으로 MR 신호를 AD변환시켜 main computer로 보내서 영상을 구성하게 하는 역할을 한다.

MR은 computer에서 생성된 디지털영상을 DICOM 기능을 통해 PACS에 전송되어 저장, 조회 등을 할 수 있도록 되어 있다(그림 1-43, 44).

2) MR의 특수기법

① MR angiography

Flow artifact가 혈류로 인해 나타나는 현상

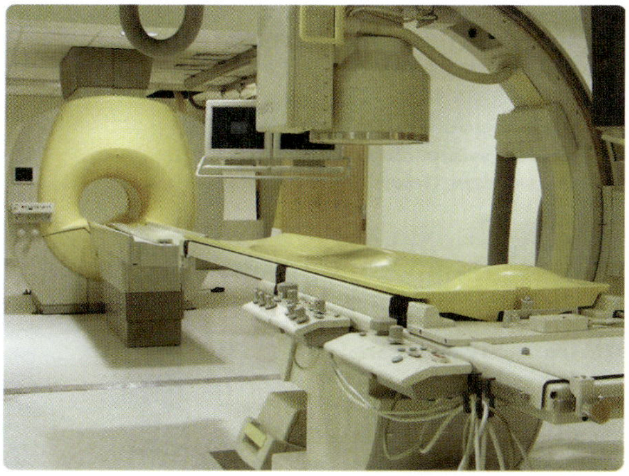

그림 1-43 그림 앞에는 투시조영촬영장치가 있고 그림 뒤에는 MR장치가 있다.

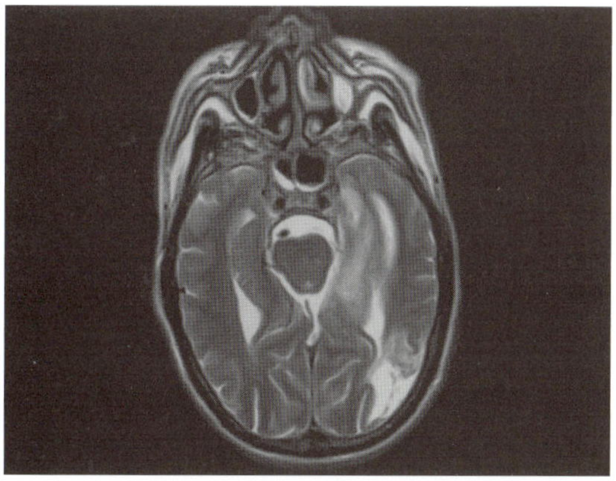

그림 1-44 머리의 자기공명영상

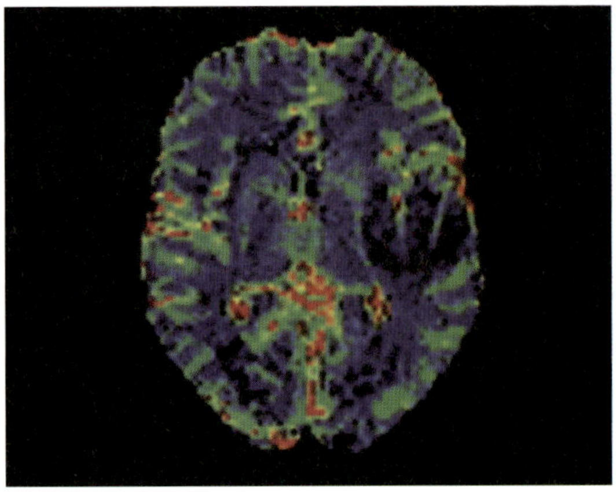

그림 1-45 PET 영상과 fusion한 영상

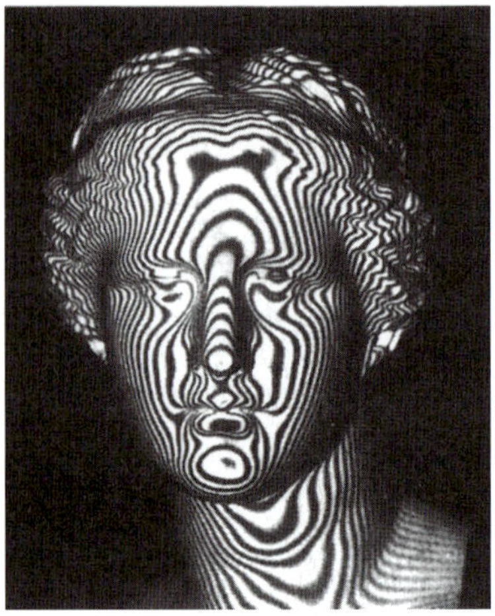

그림 1-46 Moire 영상

② 3D fourier transform 방법

GE에서 Fast scan 방법과 S/W 결합을 통해 3D FT법이 개발되었으며 이 S/W는 주로 head, knee 등 각 조직의 정확한 진단 및 치료, 수술계획을 위해 이용된다.

③ Functional MRI

인체의 생리학적 기능을 영상으로 나타내는 기법이다. 이외에도 MR spectroscopy나 MR - interventional 등의 기법도 있으며 최근 가장 추구하고자 하는 것은 MR-PET 기법으로 이 기법은 자기공명영상의 장점과 양전자방출형 전산화단층촬영(PET)의 장점을 fusion한 것이다.

④ Moire 영상

2종류 이상의 무늬를 중첩시키고 있을 때 생기는 무늬를 Moire 현상이라 한다. Moire 등고선법은 물체의 요철(凹凸)을 Moire 무늬에 따라 등고선으로 나타내는 방법이며 물체와 접촉되지 않고 복잡한 형태라도 측정이 될 수 있다(그림 1-46). Moire 등고선법은 인체에 무해한 것이기 때문에 초등학생, 중학생들을 대상으로 척추측만증의 screening 진단에 일부 이용되고 있다.

8. PACS 환경과 의료영상의 발전

요 약

- PACS에 대한 연구개발(1980) - 방사선사, 의공학자, 의학물리사
- 의료분야에 PACS 도입(1982)
- 임상진료에 PACS 적용(1990)
- PACS 설치 filmless 병원실현(1997) - 삼성서울병원

PACS란 picture archiving and communication system의 약자로 영상관리시스템이라고 번역된다. 그 개요는 CT나 MRI, X선 진단장치 등의 각종 영상 진단기기에서 발생한 영상을 자기디스크나 광 디스크 등의 대용량 파일에 보관하여 LAN으로 결합된 영상 표시장치(영상 workstation)로 영상을 전송하는 시스템으로 그 의도는 영상의 디지털 보관관리와 filmless화이다.

PACS가 요구하는 배경으로서는 사회일반의 사무자동화 경향 면에서 ① 보관 장소의 저감 ② 분실, 분산방지 ③ 검색의 고속화 ④ 절약화 등이다. 한편 CT, MRI 등의 새로운 영상 진단기기의 출현과 더불어 ① 전회 영상의 참조의 용이함 ② 영상처리에 의한 정보 추출강조(각종 영상처리) ③ 종합 영상진단 등을 들 수 있다.

PACS 실현에 필요한 기능의 분류와 개략은 다음과 같다.

(1) 영상 생성기능

CT, MRI, CR, DSA 등의 디지털 영상진단기기

(2) 영상 수집기능

종래 필름의 디지털화 장치 및 상기 각종 진단기기로부터의 출력데이터 수집과 일시적 보관기능이 있다. 이 부분에서는 인터페이스가 중요하다. 병원 내에서의 각 회사 각종 진단기기를 접속하기 위하여는 인터페이스의 표준화가 필수적이다.

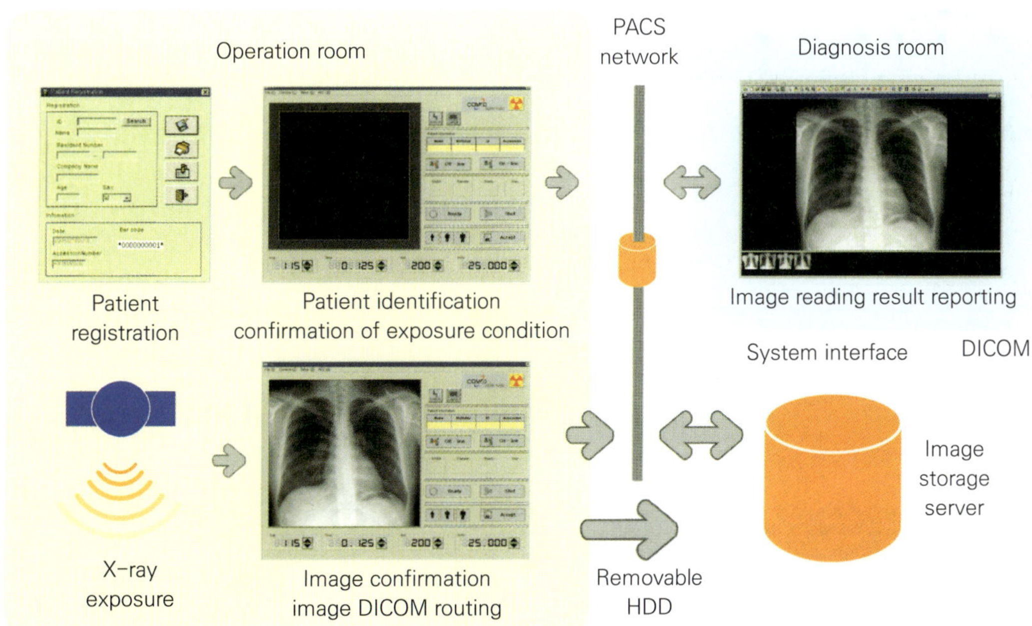

그림 1-47 PACS의 구성

(3) 영상 보관기능

영상을 대용량 기억매체에 기록하고 검색하는 기능. 현재의 기억매체로 보아 광 디스크 및 집합형 광 디스크가 가장 유리하다. 그러나 집합형 광 디스크를 사용하여도 큰 병원의 전 데이터의 장기간 보관은 곤란하며, 영상 압축기능(비가역)이 필수적이다. 압축에는 화질 보존이 중요하다.

(4) 데이터 관리기능

영상데이터를 관리하는 기능이며, 환자정보, 검사정보의 데이터베이스를 할 수 있다.

(5) Workstation 기능

영상을 검색하여 CRT 또는 LCD상에 표시하고 판독을 함과 동시에 영상처리 등을 한다. Workstation은 사용자와의 접점이며 그 사용하는 상황이 중요하다. 또한 CRT 또는 LCD와 view box의 비교에서 휘도, 콘트라스트 표시속도 등이 중요한 문제가 된다.

(6) 영상 처리기능

영상을 관찰하기 쉽거나 진단의 보조로서 work station상에서 각종 영상처리를 시행한다.

(7) 영상 통신기능

영상 진단기기와 영상 보관, workstation 등의 사이를 결합하여 이들 사이에서 고속으로 데이터를 주고받는 기능(LAN : local area network)이다. 의료영상은 문서 데이터와는 달리 하나의 영상이 수 MB나 되는 큰 데이터이다.

이와 같은 대량의데이터를 고속으로 전송하기 위하여는 영상전송에 적합한 LAN이 필요하다.

(8) Hard copy 기능

디지털 데이터를 다시 필름에 재현하는 기능으로 이러한 각종의 기능을 결합함으로서 다양한 기능의 PACS는 실현할 수 있다. 한편, 사용자로부터 보았을 때 PACS는 병원의 운영이나 진단에 큰 영향을 미친다.

환자측면에서의 장점(진단시간 단축, 정밀도 높은 진단, 의료비의 저감), 의사측면에서의 장점(영상의 신속한 검색, 분실방지, 영상처리 및 multi modality에 의한 진단 능의 향상), co-medical의 장점(film control 업무의 저감), 병원 경영자의 장점(보관 장소의 저감) 등이다.

그러나 PACS 도입의 문제로 그 시설, 운용형태에 있어 시스템 구축을 어떻게 하는가가 중요하다.

CHAPTER 2 아날로그 영상과 디지털 영상

1. 아날로그 영상의 형성
2. 디지털 영상의 형성
3. 디지털 영상의 화질

개 요

아날로그와 디지털 신호를 정의하고 차이점을 이해하여야 한다. 디지털 영상의 형성과정과 ADC 변환 방식을 이해하고 영상의 획득과정을 설명 할 수 있어야 한다. 디지털 영상의 방법과 과정을 이해하고 디지털 영상의 화질요소를 학습하고자 한다.

학습목표

- 아날로그 영상과 디지털 영상의 획득 방법을 설명할 수 있어야 한다.
- 디지털 영상의 형성과정을 설명할 수 있어야 한다.
- 디지털 영상의 ADC 변환 방식을 설명할 수 있어야 한다.
- 디지털 영상의 획득과정을 설명할 수 있어야 한다.
- 디지털 영상 처리 과정을 설명할 수 있어야 한다.
- 디지털 영상의 화질요소를 설명할 수 있어야 한다.

1. 아날로그 영상의 형성
2. 디지털 영상의 형성
3. 디지털 영상의 화질

1. 아날로그 영상의 형성

1. 아날로그 영상의 획득과정을 이해한다.

2. 디지털 영상의 형성

1. 아날로그 신호의 디지털 변환 ADC의 원리와 변환과정을 이해한다.
2. 디지털 영상의 형성 과정인 표본화와 양자화 및 부호화 과정을 이해한다.
3. 디지털 장치 모달리티 별로 영상획득 특성을 이해한다.
4. 디지털 영상처리 과정과 유형을 이해한다.

3. 디지털 영상의 화질

1. 화소의 정의를 이해한다.
2. Aperture 효과 및 거짓 윤곽에 대해 이해한다.

CHAPTER 2
아날로그 영상과 디지털 영상

의료영상의 획득은 크게 아날로그(analog)방식과 디지털(digital)방식으로 나눌 수 있다. X선이 피사체를 투과하고 나면 아날로그방식은 필름-증감지에 의하여 영상정보가 형성되고, 디지털방식은 검출기와 전기적인 신호처리를 통해 영상이 형성된다. 아날로그방식을 통한 신호와 자료는 연속적인 물리량으로, 단락 지어 신호와 자료를 나타내어 손실되는 정보가 있는 디지털 방식과는 달리 나타낼 수 없는 정보를 나타낸다. 즉, 아날로그 신호의 정보는 연속적인 반면, 디지털 신호는 정보의 켜짐과 꺼짐의 상태만을 나타낸다. 아날로그의 사전적 의미는 비슷한 물건 또는 유사한 등의 뜻으로 쓰이고 디지털은 손가락 모양의 손가락의 뜻으로 셀 수 있는 상태이다.

그림 2-1은 CT 영상에서 아날로그 신호를 디지털로 변환하는 과정을 재구성과 함께 보여주고 있다.

아날로그 신호는 그림 2-2와 같이 크기(전압, 전류 등)가 시간에 따라 연속적으로 변화하는 신호를 말한다. 어떤 임의의 순간에서의 신호의 크기는 모두 의미를 가지고 있는 정보이다. 디지털 신호는 전압 또는 전류의 상태 등, 정보로써 의미를 갖는 신호가 단위변화량의 정수 배의 값으로 한정되고, 그 이외의 상태에서는 무의미하다는 특징이 있다.

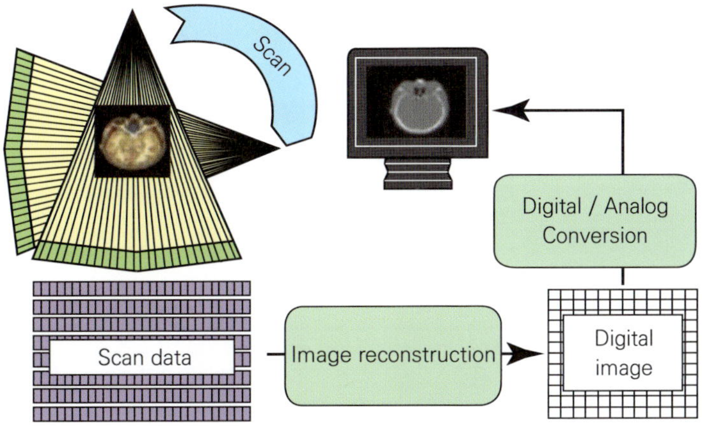

그림 2-1 CT에서 재구성과 함께 아날로그 신호를 디지털 신호로 변환하는 과정

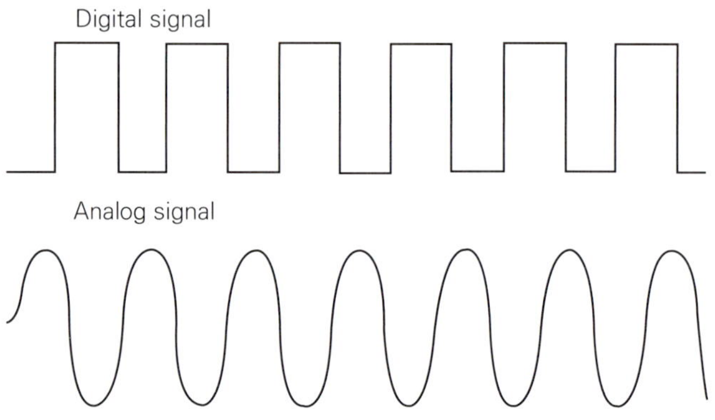

그림 2-2 아날로그와 디지털 신호

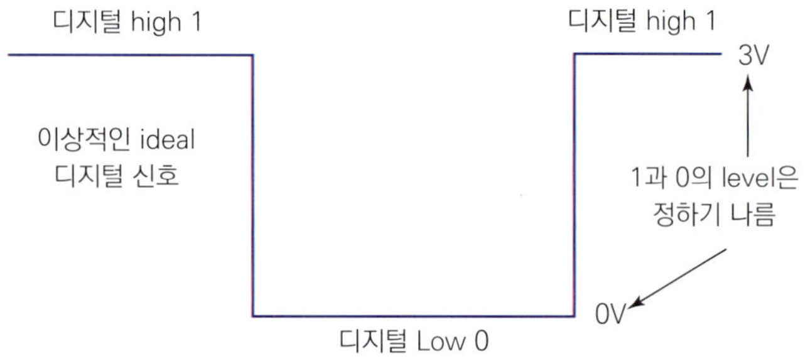

그림 2-3 디지털 신호

그림 2-3에서 디지털은 '전압이 있는 상태'와 '전압이 없는 상태', 또는 '전압이 높은 상태'와 '전압이 낮은 상태'와 같이 두 종류의 상태밖에 존재하지 않고, 이 두 종류의 상태 조합에 의해 모든 정보를 취급하려는 것이다. 이때 전압이 있는 상태를 '1', 없는 상태를 '0'으로 나타내며 또, 전압이 높은 상태를 'H', 낮은 상태를 'L'로 나타내기도 한다. 디지털 신호 값은 부정이다. 따라서 가장 일반적인 디지털 신호에서의 단위변화량을 무한히 작은 값으로 놓으면, 그것은 아날로그 신호로 생각할 수도 있다. 그림 2-4는 흉부영상에서 아날로그 영상과 디지털 영상을 비교하였다.

Bit(binary digit)는 2진수를 말한다. 만약 전구의 스위치가 하나가 있다면 그것이 표현할 수 있는 것은 켜짐과 꺼짐의 상태 두 개만을 나타낼 수 있을 것이다. 이것을 2의 제곱으로 표현하면 1 bit가 된다. 같은 방법으로 3 bit는 스위치가 3개이고 그것으로 표현할 수 있는 상태가 8가지이다. 수학에서 2의 거듭제곱은 2의 음이 아닌 정수 거듭제곱을 말한다. 1은 2의 (0번째) 거듭제곱이

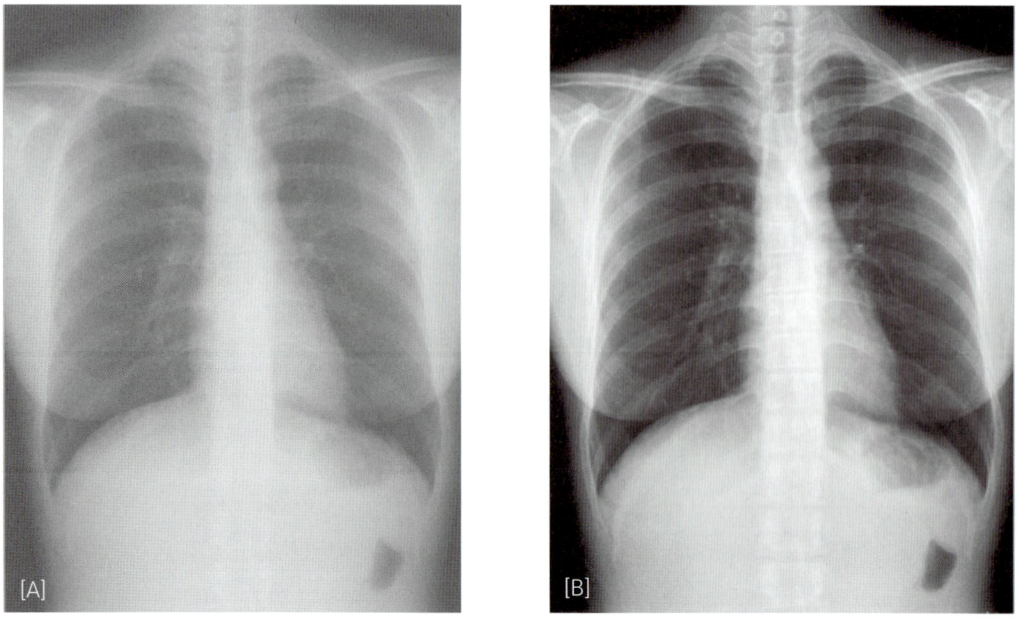

그림 2-4 필름의 아날로그 영상[A]과 디지털 영상[B]

다. 2가 이진수의 밑이므로 2의 거듭제곱은 전산학에서 중요한 수가 된다. 2의 n제곱은 n-비트로 표현할 수 있는 어떤 상태의 가지 수가 된다. 1 킬로바이트는 1024 (2의 10거듭제곱) 바이트이다. 컴퓨터의 레지스터는 2의 거듭제곱 크기(현재의 개인용 컴퓨터는 32비트 또는 64비트)로 되어 있다. 하드디스크의 크기나 주소도 2의 거듭제곱 꼴이 된다. 그래픽 해상도와 같이 2의 거듭제곱 꼴이 아닌 경우에도 대개 둘 또는 세 개의 2의 거듭제곱, 또는 거듭제곱보다 하나 작은 수 의 합 또는 곱의 형태로 나타낼 수 있다. 그림 2-5는 2의 거듭제곱을 표현하고 있다.

Mammography에서 아날로그와 디지털의 영상처리과정을 비교한 그림 2-6에서 아날로그는 X선을 필름을 통해 영상을 형성하지만, 디지털은 검출기(detector)를 통해 영상의 정보를 검출하여 영상을 형성하고 있다.

2^{1} =	2	2^{11} =	2,048	2^{21} =	2,097,152	2^{31} =	2,147,483,648
2^{2} =	4	2^{12} =	4,096	2^{22} =	4,194,304	2^{32} =	4,294,967,296
2^{3} =	8	2^{13} =	8,192	2^{23} =	8,388,608	2^{33} =	8,589,934,592
2^{4} =	16	2^{14} =	16,384	2^{24} =	16,777,216	2^{34} =	17,179,869,184
2^{5} =	32	2^{15} =	32,768	2^{25} =	33,554,432	2^{35} =	34,359,738,368
2^{6} =	64	2^{16} =	65,536	2^{26} =	67,108,864	2^{36} =	68,719,476,736
2^{7} =	128	2^{17} =	131,072	2^{27} =	134,217,728	2^{37} =	137,438,953,472
2^{8} =	256	2^{18} =	262,144	2^{28} =	268,435,456	2^{38} =	274,877,906,944
2^{9} =	512	2^{19} =	524,288	2^{29} =	536,870,912	2^{39} =	549,755,813,888
2^{10} =	1,024	2^{20} =	1,048,576	2^{30} =	1,073,741,824	2^{40} =	1,099,511,627,776

그림 2-5 2의 거듭제곱

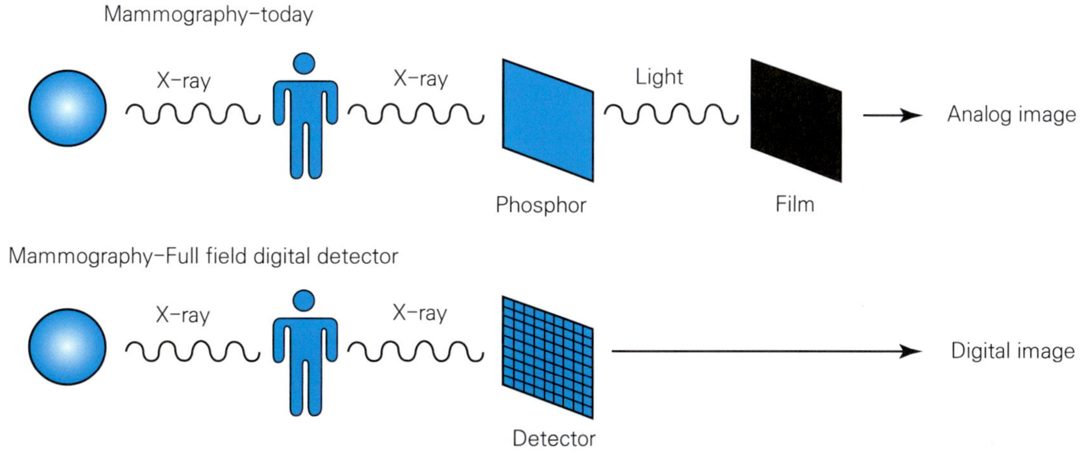

그림 2-6 아날로그와 디지털 영상의 비교

1. 아날로그 영상의 형성

1) 영상획득과정

요 약

- 1단계 : X선 발생
- 2단계 : X선과 물질과의 상호작용
- 3단계 : 증감지에 의한 형광 강도 분포
- 4단계 : 필름에 영상 형성
- 5단계 : 사진 및 농도분포로 신호변환
- 6단계 : 사진농도를 관찰자 판독

아날로그 영상에서 2차원 영상형성은 X선을 정보매체로한 증감지 필름 시스템이 대표적이다.

아날로그 영상을 획득하기 위해서는 여섯 단계를 거치게 되는데 첫 단계는 X선관으로 부터 X선이 발생되는 단계이다. 피사체에 「X선을 조사」(조사시간은 매우 적음)하면 두 번째 단계에서는 인체의 구성물질과 상호작용을 하는 단계이다. 여기에서 정보매체에 입사한 X선이 피사체를 구성하는 물질과 상호작용한 후 X선으로 정보가 전달된다.

화질 저하의 요인은 피사체의 움직임이나 X선관 초점의 크기가 클 때 등이 있으며, 이 외에 영상의 대조도를 악화시키는 요인으로 산란선이 있다. X선 영상은 3차원 정보를 2차원 정보로 압축해버리기 때문에 흉부단순 X선 사진에서와 같이 인체내부구조가 서로 겹치게 되어 진단을 어렵게 한다.

영상획득 3단계에서는 「증감지」에 의하여 2차원 형광강도 분포를 얻는다. 이 단계에서는 X선상의 형광상의 선형적인 신호변환이 일어난다. 이때 증감지에 의한 영상의 흐림이 일어나고 또 X선 광자의 mottle이나 증감지에 의한 구조 mottle로 부르는 입상성이 발생한다.

영상획득 4단계에서는 필름에 의하여 영상의 2차원 빛 강도분포(잠상)가 맺어지는 단계이다. 여기서는 증감지에서 발광한 2차원 빛 강도분포에 의해 필름이 감광되고, 필름 상에 2차원 빛 강도분포가 전달된다. 증감지로 인한 흐림에 비하여 무시할 수 있으나 여기서도 필름자체에 의한 흐림이 발생되고 또 필름의 유제구조로 기인하는 입상성이 발생할 수 있다.

영상획득 5단계에서는 「사진처리」가 행해지는 단계로, 영상의 2차원 농도분포를 기반으로 신호변환이 이루어진다. 이 단계는 비선형의 전달이지만 선형화 할 수도 있다. 이 단계에서는 현상효과에 의한 화질의 변화나 필름의 입상이 부가된다.

영상획득의 마지막단계는 사진농도에 제시된 영상을 관찰자가 「관찰」(판독)을 하는 단계이다. 농도정보가 진단(판독) 결과로 최종출력되며(비선형), 관찰자의 시력, 관찰장치의 밝음, 환경 등이 최종결과에 영향을 미친다.

이와같은 영상획득 단계는 정보의 전달 또는 신호변환이 될 때 선형 전달로와 비선형 전달로가 있으므로 정량적인 처리를 할 때에는 취급함에 있어 주의해야 한다. 또한 각 단계에서 발생하는 화질 저하요인이 있으며 이러한 현상은 영상 평가항에서 다룰 것이다. 모든 영상획득 5단계까지는 모두 물리적으로 평가하며 영상획득 6단계까지 포함한 것은 심리적 평가법이다.

2. 디지털 영상의 형성

1) 아날로그 신호의 디지털 변환

아날로그 신호의 디지털 변환과정을 설명하려면 적분을 생각하면 된다. 아날로그-디지털 변환회로를 ADC(analog digital converter)라 하며, 아날로그 전기 신호를 디지털 전기 신호로 변환하는 장치이다. 즉, 연속적인 값을 표현하는 아날로그 형태로 구성된 신호를 입력 받아서 이산적인 양의 값을 표현하는 디지털 형태의 신호로 변환하

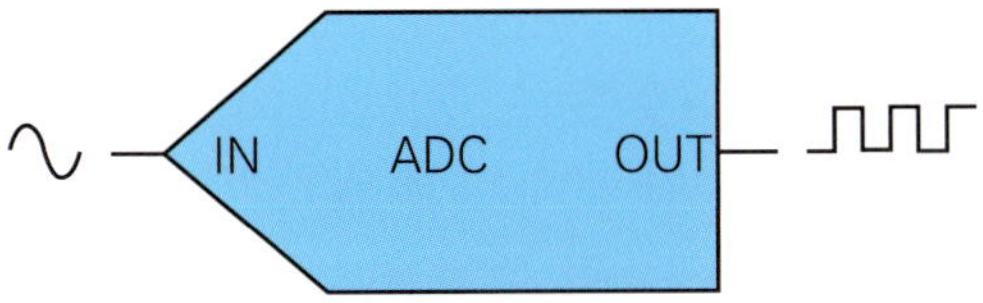

그림 2-7 ADC

여 주는 장치이다. A/D 변환기에서는 어떤 입력된 신호의 샘플링 타임을 적분 구간으로 계산한다. 즉 적분에서 구간을 잘게 나누면 나눌수록 원래의 함수의 체적을 정확히 구할 수 있듯이 A/D 변환기에서도 표본화 타임이 빠르면 빠를수록 입력된 아날로그 신호 값들을 정확히 얻을 수 있다(그림 2-7).

ADC는 아날로그-디지털 변환기로 번역되고 있으며, 아날로그 신호량을 디지털신호 값으로 바꾸는 장치를 말한다. ADC Converter의 변환 원리는 전자회로를 사용하지 않는다. 동작개념을 알아보기 위해 물탱크에 들어있는 수량의 측정방법을 생각해자. 수량을 측정하는 방법은 일정한 크기의 작은 용기로 전체를 퍼내어 작은 용기 몇 개로 나타내거나 눈금이 표시되어 있는 용기에 넣어 얼마인가를 나타내는 등의 방법을 생각할 수 있다. Converter의 변환 원리는 이와 같이 나타내기가 곤란한 어떤 것을 객관화하는 작업이라고 할 수 있다.

빛, 온도, 거리, 음량 등과 같이 자연계의 물리량은 거의 아날로그 양이다. 만약 체중을 남에게 전달할 경우 체중계의 눈금을 읽고 그것을 말하면 정보의 오류를 줄일 수 있다. 이와 같이 영상의 전기 신호를 ADC를 이용하여 변환하면 신호량을 객관화할 수 있기 때문에 해당 양만큼의 흑화도를 줄 수 있고, 강조, 삭제 등의 처리가 필요한 경우 객관화된 상태에서 정확한 처리를 할 수 있다.

아날로그-디지털 변환은, 계속해서 변화하는 아날로그 신호가 본질적인 내용은 달라지지 않은 채, 여러 수준의 디지털신호로 바뀌는 전자적 처리과정이다. ADC의 입력은 이론상으로 무한한 개수의 값들 사이에서 변화하는 전압들로 구성된다. 이러한 것들의 예로는, 사람의 말을 표현하는 파형, 그리고 재래식 텔레비전 카메라로부터의 신호인 사인 곡선이 있다. 이와는 달리, ADC의 출력은 미리 정의된 차원들 또는 상태들로 구성된다. 상태의 개수는 2, 4, 8, 16 등 거의 항상 2의 배수이다. 가장 단순한 디지털 신호들은 오직 두 개의 상태만을 갖는데, 이것을 바이너리라고 부른다. 모든 숫자들은 "0"과 "1"의 조합으로 이루어진 바이너리 스트링의 형태로 표현될 수 있다. 디지털 신호들은 대부분 아날로그 신호보다 좀더 효율적으로 전달되는데, 그 이유는 디지털 신호가 보다 명확하고 규칙적이라서, 무질서한 잡음으로부터 구분하는 전자회로를 쉽게 만들 수 있기 때문이다. 이것이 디지털 통신이 가지는 주된 장점이다. 컴퓨터들은 2진 디지털 데이터 특유의 표현으로 "말하고", 또한 "생각"하므로, 마이크로프로세서가 아날로그 데이터를 분석할 수 있을 지라도, 컴퓨터가 그것을 감지할 수 있도록 디지털 형

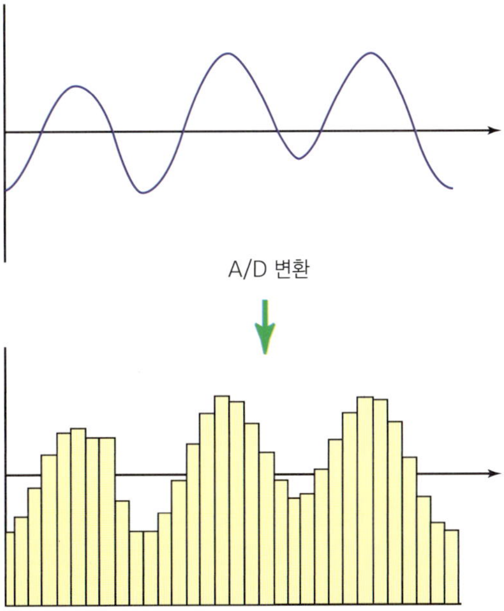

그림 2-8 아날로그의 디지털 변환

태로 변경해야 한다. 일반적으로 전화 모뎀은, 꼬임대선을 통해 들어오는 오디오 신호를 컴퓨터가 이해할 수 있는 신호로 바꾸기 위해 ADC를 사용한다. 이와 같이 디지털신호처리시스템(DSP)에서 만약 입력신호가 아날로그면 ADC가 필요하다.

Nyquist 이론은 디지털 전송에서 부호 간 간섭을 없애는 조건으로 표본화를 할 때 입력 신호의 최고 주파수의 2배 이상의 주파수로 표본화하면 원래의 신호를 충실하게 재현할 수 있다는 정리이다. Nyquist라는 명칭은 1920~1930년대에 전송신호의 표본화 등에 관한 연구 논문을 발표한 미국 벨 전화 연구소의 H. Nyquist(1889~1976)의 이름을 따서 붙인 것이다.

디지털에서 44 kHz sampling, 16 bit word length는 전압의 변화를 1초에 44,000번 일정 간격으로 측정하고 각각의 측정값을 16 bit의 수로 기록한다는 것이다. 1920년대에 미국의 Nyquist는 '모든 신호는 그 신호에 포함된 가장 높은 진동수의 2배에 해당하는 빈도로 일정 간격 sampling을 하면 원래의 신호를 완벽하게 기록할 수 있다'고 발표하였다. 이 이론을 Nyquist의 정리(Nyquist theorem)라고 하는데 디지털의 이론적 배경이 되었다.

표본화는 아날로그 데이터를 컴퓨터에 저장하기 위해 처음으로 해야 할 과정이다. 또한 표본화 이론은 디지털 통신의 가장 기본적인 내용이고, 확실히 이해해야 한다. 여기서는 이해도를 높이기 위해 수식과 함께 그림을 첨가한다.

영상처리에서 Nyquist 정리에 의하면, 일반적으로 A/D 변환에서 입력 아날로그 신호에 포함된 최고주파수의 2배 이상이 되는 주파수로 샘플링하여야만 노이즈가 없는 원래의 신호를 재현할 수 있다. 따라서 고주파 신호일수록 고속의 A/D 변환기가 요구된다.

(1) ADC의 변환 방식

아날로그 측정값을 디지털로 바꾸는 장치들은 디지털 영상획득의 핵심을 이룬다. 이런 장치들 가운데 가장 일반적인 것이 ADC이다. ADC란 이런 변환 장치들을 통칭하는 일반적인 개념이긴 하지만, 여기서는 특정 전압을 디지털 값으로 바꾸는 특정한 전자 소자를 말한다. 주로 사용되는 ADC로는 몇 가지 변환방식이 있으나 가장 고속의 변환 방식이며 일반적으로 사용되는 방식이 병렬형 A/D 변환기이다. 이는 이 외에도 입력전압을 모든 변환 요소들에게 동시에 적용시켜 이 요소들에서 출력되는 것들로부터 직접 디지털 출력을 받아내는 것이다.

또 다른 방식은 연속 근사치 변환기(successive approximation converter)이다. 이 변환기는 초기 이진수 값을 설정하여(보통, 최상위 비트만 1로 놓고 나머지는 모두 0으로 한다) 그것을 아날로그 전압으로 전환시킨 다음에 입력전압과 비교를 한다. 이렇게 도출한 근사 값 전압이 입력전압보다 크면 그 비트는 0으로 깎아 내려서 고정시키고, 그 값을 넘지 않으면 1로 결정한다. 그 다음, 한 단위 아래의 비트를 1로 설정하고 이 과정을 반복하고, 이런 과정을 거쳐 병렬식 변환기의 출력 값과 동등한 디지털 값으로 만들어 간다. 변환에 필요한 작업이 복잡하게 보일 수도 있지만 정확성이 높은 점이 특징이다. 그러나 입력시 빠른 전압 스파이크 발생은 변환 값의 에러를 일으킬 수 있다.

입력전압을 가변 주파수 펄스들의 연속으로 바꾸어서 파동들의 주파수를 세는 기법도 사용된다. 이 방법은 직선성이 매우 우수하지만 주파수 계산회로가 부가적으로 필요하므로 앞의 두 방법에 비해 처리속도가 느리다.

이와 유사한 변환장치로는 단일 기울기 적분 변환기(single-slope integrating converter)가 있다. 변환의 초기 단계에서 회로는 입력전압에 비해 지속적으로 증가하는 전압(ramp 전압이라고 함)을 발생시키며, 매우 안정적인 펄스 발생장치가 동시에 가동되어 ramp 전압이 입력전압과 일치할 때까지의 펄스 수를 센다. 세어진 펄스 수는 입력전압의 세기에 정확히 비례한다. 이 유형의 ADC는 매우 단순하지만 정확성이 요구되므로 전압 비교기(voltage comparater)나 ramp 전압 발생장치(ramp generator)에 대한 요구조건이 매우 엄격하다.

또 다른 기법은 이중 기울기 적분 변환기(dual-slop integration converter)이다. 이 변환 장치들에서는 입력전압을 어느 일정한 시간 간격으로 축전기에 충전하고 그 다음에 축전기를 일정한 전류 단위로 출력 전압이 0에 도달할 때까지 방전시킨다. 이중 기울기라는 이름은 축전기가 충전될 때의 올라가는 직선 기울기와 방전될 때의 내려가는 직선 기울기에서 기인하는 것이다. 축전기를 0 전압까지 방전 시키는데 걸리는 시간은 입력 전압의 세기에 비례하며, 방전되는 시간 동안 축전기 전압이 0이 될 때까지 펄스를 카운터 한다. 이 카운터의 최종 값이 입력전압과 비례하며, 디지털 출력으로 사용된다. 입력 충전과 출력 방전에 동일한 축전기가 사용되기 때문에 정확성은 이 축전기의 정밀도와 관계가 없다. 뿐만 아니라, 이 기법에는 많은 잠재적인 에러 요인들을 제거시킬 수 있다는 장점들이 많다. 이중 기울기 변환은 매우 정밀한 A/D 변환이기 때문에 매우 각광 받는 방법이나 다른 기법들에 비해 변환속도가 느리다.

ADC의 마지막 방법은 내부적으로 생성한 전류로서 입력신호를 상쇄시키는 회로를 사용하는 변환기이다. 입력신호를 상쇄시키는데 필요한 전류 펄스를 세어서 이를 디지털 출력으로 활용한다. 이러한 방법을 이용하는 대표적인 장치가 switched capacitor converter이다. 변환속도와 정확성은 ADC의 성능을 평가하는 중요한 특성이며 서로 역비례 관계를 갖는다. 즉 변환의 정확성을 위해서는 디지털화 하는데 시간이 많이 걸리게 된다. 광증배관이나 저속형 촬상관인 비디콘, 고체 검출기(solid state detector), 라디오 주파수 측정기 등에 사용되는 ADC 소자들의 선택에는 위의 특성들이 고려되어야 한다.

2) 디지털 영상의 형성

대부분의 시스템에 사용되는 정보원은 음성, 음악, 또는 영상과 같은 아날로그 형태이다. 따라서 이와 같은 아날로그 정보원에 대한 디지털 처리 시스템의 첫 번째 과정은 아날로그 신호를 디지털 신호로 변환하는 것이다. 이 변환된 신호는 여러 가지의 필요한 처리과정을 거친 후 디지털-아날로그 변환을 통해 다시 아날로그화 되어 필름, 모니터를 통해 출력된다(그림 2-9).

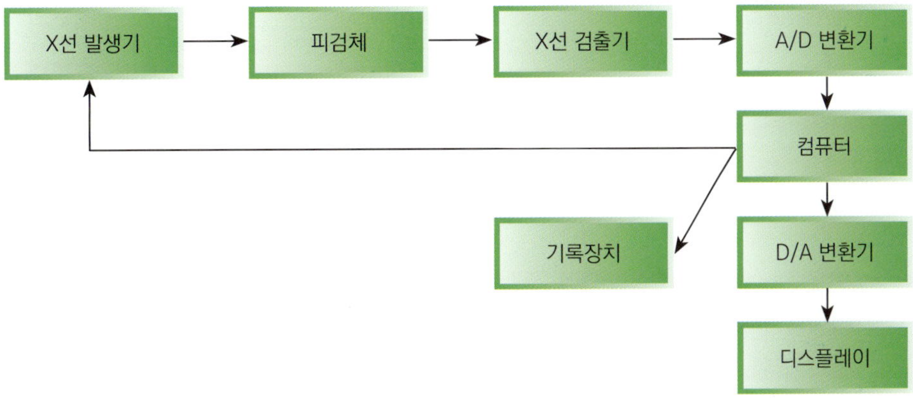

그림 2-9 Digital system의 기본적인 구성도

그림 2-10은 X선을 이용하여 검출기로 영상의 정보를 획득하여 생성하는 과정을 보여주고 있다.

디지털 신호는 시간에 따라 진폭이 이산적인 값을 갖는다. 아날로그 신호의 디지털 변환은 입력되어지는 아날로그 신호를 3개의 분리된 과정으로 진행된다. 이 과정은 이산화 조작인 표본화(sampling), 표본화된 진폭 값을 일정한 이산 값으로 변환시키는 과정인 양자화(quantization), 양자화된 디지털 값을 일정한 법칙에 따라 이진 부호로 바꾸는 부호화(coding)이다. 그림 2-11, 12는 아날로그 신호를 디지털로 변환하는 과정이다. 일반적으로 양자화와 부호화는 같은 집적회로에서 수행된다. 기본적인 디지털 영상 획득 소자로써 입력되어지는 아날로그 신호를 디지털로 변환시키는 역할을 하므로 보통 A/D 변환기 또는 ADC라고 표기한다.

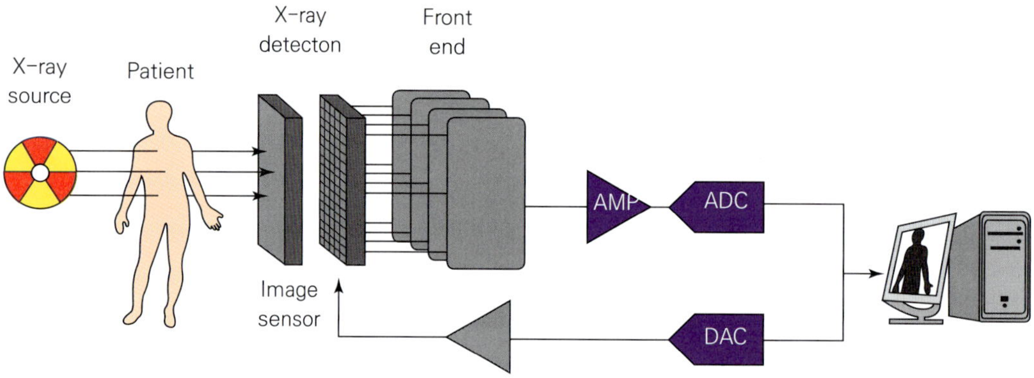

그림 2-10 디지털 영상의 획득과 생성

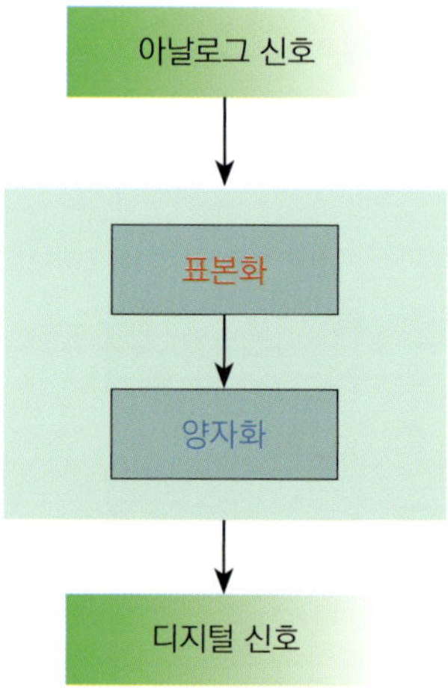

그림 2-11 아날로그 신호의 디지털화 변환

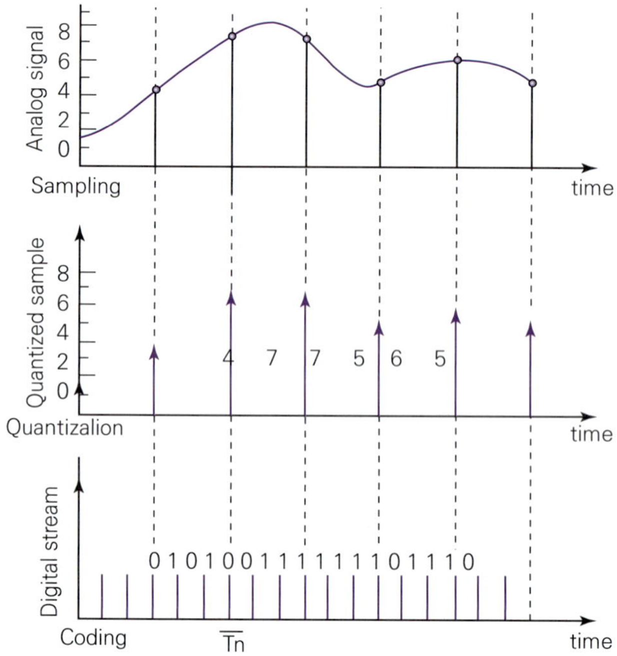

그림 2-12 아날로그의 디지털 변환 과정

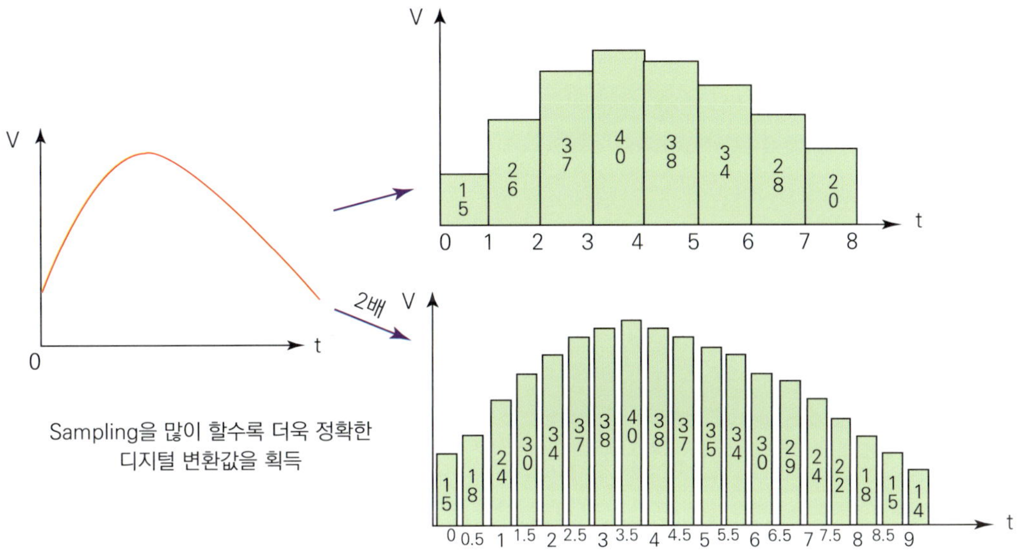

그림 2-13 표본화

그림 2-13과 같이 짧은 표본화 간격으로 이산화된 값들이 어떤 단계에 해당하는지를 알아야 한다. 아날로그 영상신호가 입력될 때 표본화에 의해 어느 한 시점의 아날로그 값을 얻지만 이 값과 정확히 일치하는 디지털 값으로의 변환은 사용하는 A/D 변환기의 비트 수에 따라 단계가 결정된다. 예를 들어 3 비트의 A/D 변환기를 사용하면 2^n(n : 비트 수)에 의해 8단계로 나눌 수 있다. 즉 표본화한 값을 컴퓨터가 알 수 있는 이진수로 표시되는 디지털 값으로 나타내기 위해서 샘플링한 값을 A/D 변환기의 단계에 매칭시켜는 작업을 해야 하는데 이 과정을 양자화라고 한다(그림 2-14). 이때 ADC가 갖는 출력 이진수의 비트 수가 많을수록 ADC의 해상능이 높다고 말하며, 해상능이 높다는 것은 양자화 단계가 더욱 세분화되어 원래의 신호에 더욱 가까운 디지털 값을 갖는다는 뜻이다.

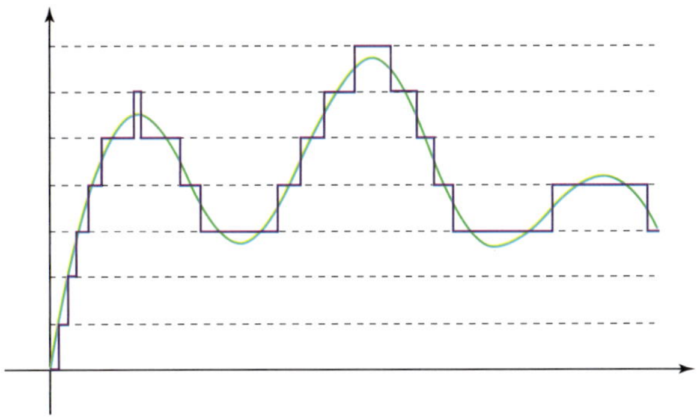

그림 2-14 양자화

양자화에 의해 어느 단계의 값인지 도출된 이후 마지막 과정으로 부호화를 해 주어야 한다. 부호화란 A/D 변환기에 의해 나누어진 단계 값을 이진화하는 작업이며 이러한 부호화 과정을 마쳐야만 비로소 컴퓨터에 저장할 수 있다. 결론적으로 A/D 변환은 아날로그 신호에 대해 샘플링 주기의 결정, 양자화, 부호화의 과정을 거쳐 디지털 신호로 바꾸는 것이다.

일반적인 인간의 계산은 십진법이고 컴퓨터는 2진법의 체계를 사용한다. 컴퓨터의 계산의 기본이 되는 최초 전자 소자는 스위치이며 이는 on/off 상태만을 나타낼 수 있다. 전기 신호는 아날로그이며, 아날로그 신호는 시간적으로 연속적이다. Computer에서 영상을 처리하려고 하면 컴퓨터가 인식할 수 있도록 신호를 변환시켜야 한다. 연속적인 값을 단락 지어 해석하고자 하면 변환이 행해질 어떤 지점이 반드시 선택되어야 한다. 이 과정을 표본화라고 하며 이 변환을 디지털화 또는 양자화라 한다.

CT 장치에서 8 비트의 A/D converter가 장착되어 있고 입력신호가 100 MHz인 CT 영상이라고 하면, 우선 샘플링 주파수는 Nyquist 정리에 의해 최소 200 MHz 이상이 될 것이다. 그 이유는 다시 아날로그 신호로 변환할 때 원래의 신호를 복원할 수 있다. 주기=1/주파수이므로 1/(200×1,000,000) = 0.000000005초에 한번씩 값을 얻을 것이다. 또한 8 비트이므로 양자화 레벨은 256 (0~255 단계) 레벨이 된다.

이것은 영상의 검고 흰 정도를 256단계로 나누어 놓은 것으로 생각하면 된다. 얻어진 영상의 한 점의 값이 10이라는 레벨에 속한다면 이 값을 부호화하여 00001010(10진수로 10)이라는 이진수의 디지털 값으로 표시될 것이다.

3) 디지털 영상획득

디지털 방사선장치(digital imaging system)는 X선을 투과시키는 방법에 따라 분류되는 기기적 결합(system geometry), 투과된 X선을 포획하는 검출장치(detection system), 아날로그-디지털 변환 과정, 영상처리 과정, 그리고 영상출력 과정으로 구분할 수 있다. 영상처리나 영상출력 장치는 모든 디지털 장치에 공통적인 특징을 갖지만 검출 방식, 영상처리 등은 각 장치마다 서로 다른 특성이 있다. 현재 의료 영역에 운용되고 있는 디지털 영상 장치는 다음과 같다.

- Film digitizer based DR
- Storage phosphor based DR or CR(Computed Radiography)
- Image intensifier based DR
- Direct Radiography(Direct Ray TM) : TFT array(aSi:H)-Selenium
- TFT array(aSi:H)-Indirect conversion (Scintillator T/Photo diode Method)
- DF(digital fluoroscopic system) & DSA

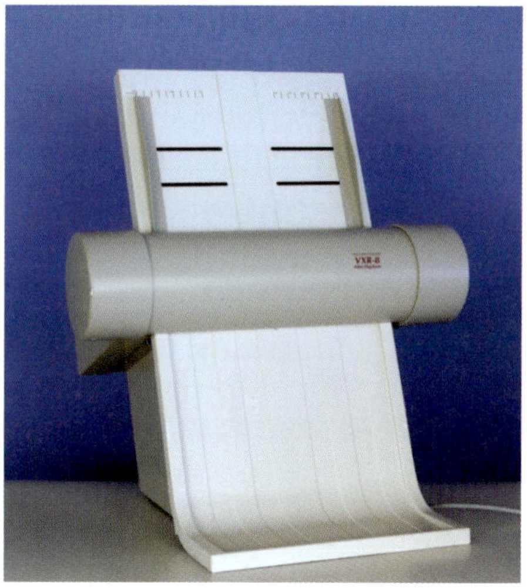

그림 2-15 X-ray film digitizer

(1) Film digitizer based DR

빛을 필름에 투과시켜 통과한 빛의 양을 측정하여 필름의 농도, 즉 조직의 농도를 산출하고 난 뒤 아날로그 디지털 변환기로 디지털화 하는 것으로서 이미 촬영된 필름을 디지털화 하는 유일한 방법이다(그림 2-15). Video camera, linear diode array camera, drum type의 microdensitometer, charge coupled device, 그리고 laser scanner를 이용하는 digitizer가 있으며 현재 가장 많이 사용되는 방법은 laser film scanner(digitizer)를 이용하는 것이다. Laser film digitizer의 주요 특성을 살펴보면 100 μm^2의 laser scanning pitch를 갖는 scanner의 공간 해상력 5 lp/mm의 scanner와 12 bit의 210 μm^2의 pixel size를 갖는 시스템이 상용화되고 있다.

(2) CR(computed radiography)과 phosphor based DR

종래의 film-screen radiography 대신에 휘진성형광체를 사용한 영상판(image plate ; IP)을 사용하며 투사된 X선에 의해 영상판에 축적된 신호를 레이저 빔으로 주사하면, 빛으로 변환하고, 이 빛을 광섬유-광증배관이 받아 증폭된 전기 신호로 변환시킨다. 이 아날로그 전기 신호를 디지털 신호로 변환시켜 영상처리 과정을 거쳐 디지털 영상을 얻는다.

IP에 사용되는 휘진성형광체는 X선, 전자선, 자외선에 자극을 받으면 그 에너지를 흡수하고 가시광선이나, 적외선을 받으면 흡수한 에너지를 빛 에너지로 발산하는 물질(photostimulable phosphor ; PSP)을 말하는데 이 빛을 '휘진성 형광'이라고 한다. 물리적인 피로에 의한 휘진성 형광의 퇴화 현상은 무시해도 좋을 정도로 작다. 휘

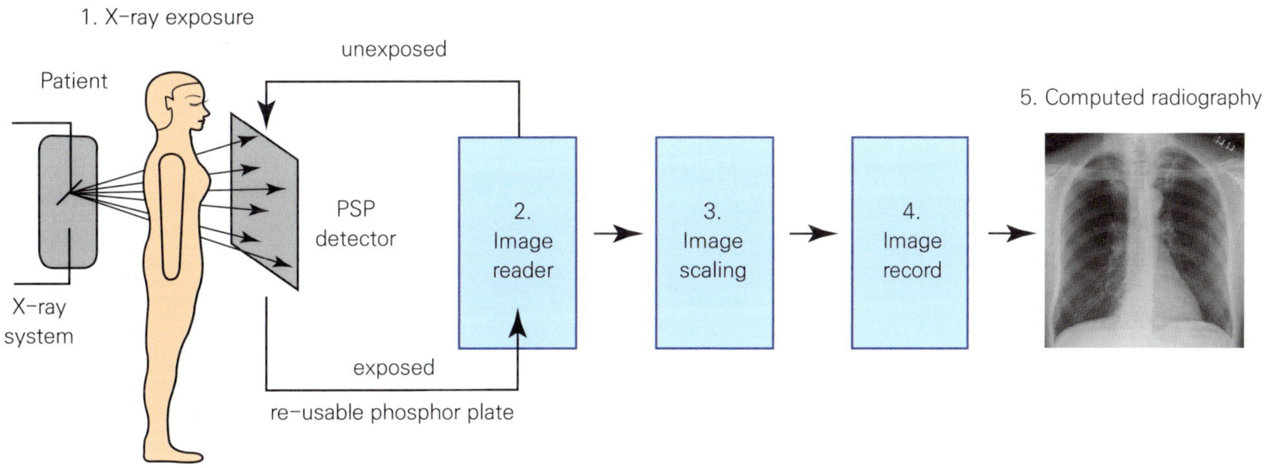

그림 2-16 CR 영상 획득

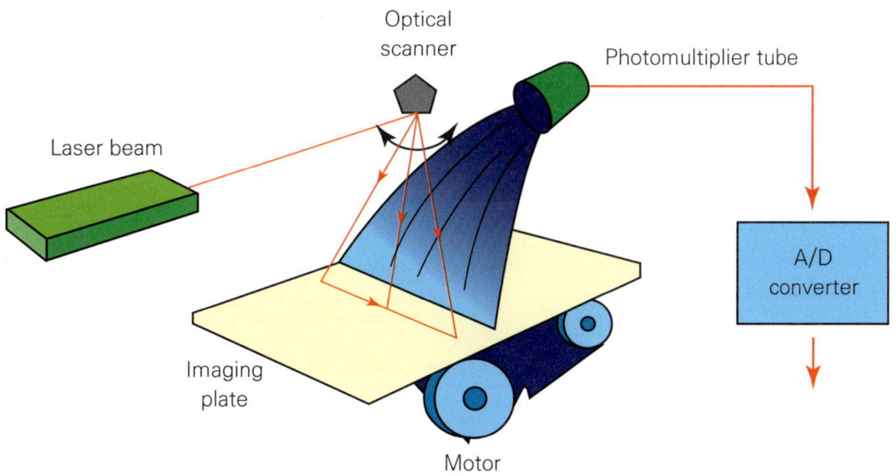

그림 2-17 CR에서 레이저 스캔에 의한 영상 획득

진성형광체의 발광 파장은 390 nm의 청자색이며 laser는 발광 파장이 778 nm의 semiconductor laser, 675 nm의 HeNe의 적색을 사용한다.

4) 디지털 영상처리

방사선 영상의 특성을 결정하는 처리 과정은 잠상으로부터 시그널을 얻어내고 디지털 데이터로 변환시키는 동안에 일어나는 과정으로서 데이터의 획득 과정 또는 획득 후 즉시 진행되는 전처리 과정(pre-processing procedure)과 획득한 데이터를 영상으로 변환시키는 후처리 과정(post-processing procedure)으로 구분할 수 있다(그림 2-16, 17). 그밖에 영상 정보로부터 혈류 속도 및 면적이나 체적의 측정 등의 생리학 적인 정보를 얻는 information extraction 이나 image analysis가 있다.

(1) Image enhancement

영상의 어떤 특성을 다음에 수행되는 영상 해석이나 출력을 위해서 강조하는 방법이다. Contrast enhancement, edge enhancement, pseudo coloring, noise filtering, sharpening, magnifying 등이 있으며 특성 추출, 영상 해석, 영상 정보 표시 등에 유용하게 적용된다. 이 방법은 단순히 영상의 어떤 특징을 강조하는 방법이지 본래의 정보를 증가시키는 것은 아니다.

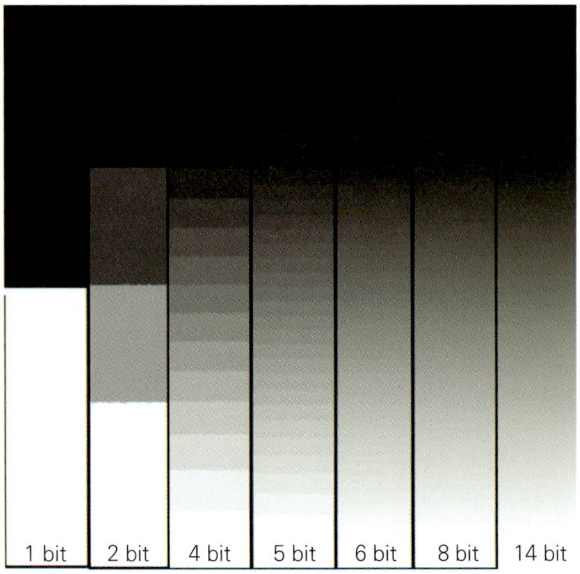

그림 2-18 Gray scale

(2) Image restoration

영상의 질이 저하된 경우 이것을 제거하거나 최소화하는 처리다. 화질 개선은 영상을 보다 쉽게 고르고 정확한 것으로 만들기 위해서 보정(correction), 잡음 제거(noise reduction), 복원(restoration), 강조(enhancement) 등을 한다.

(3) 계조 변환(grey scale transformation)

디지털 영상은 화소(pixel)들의 2차원적 배열(matrix)로 정의 할 수 있는데 각 화소들은 위치 정보와, 밝기에 관한 정보(gray scale value)를 가진다. 계조(gray scale)는 화소 농도의 정도를 나타내는 척도를 말하는데 광원, 색채 주위 조건 등에 의해 절대치가 변하기 때문에 분해능으로 규정한다. 이러한 계조는 화면 기초 농도의 level의 불균일성을 보정 하는데 사용된다. 각각의 화소가 갖는 회색조(gray scale value)의 범위는 bit number(bit depth)로 나타내는데, 예를 들어 8 bit의 계조의 경우 가장 밝은 부분 0에서 가장 어두운 부분 255까지 2의 8승인 256 단계의 값을 가진다. 디지털 방사선 영상에서는 최소한 10 bit의 gray scale이 필수적이다. 육안으로 농도를 판단할 수 있는 것은 5 bit 정도가 된다.

(4) Image analysis & recognition

영상에 대한 해석(image analysis)과 인식(recognition)은 입력 영상에서 진단과 치료에 유용한 정보를 추출, 계측하거나 영상에 관한 판단을 내리기 위한 정보 압축 과정이다.

전처리로써 국소병렬처리, 문턱값처리, 화소 상태의 분류, 연결성분처리, 선 도형화, 선 도형처리, 영역 생성, 최적화의 완화 기법과 단계를 거친다. 그 다음 영상의 특징추출(feature extraction)과 분류를 결정하여 결과를 출력하는 패턴 인식(pattern recognition) 등의 최종 단계에 들어간다. 의료용에서의 영상 해석과 인식은 현재 혈액 세포의 구별 등의 제한적인 응용만이 이루어지고 있으며 향후 발전 가능성이 높은 분야다.

(5) Image reconstruction

여러 set의 1차원 데이터로부터 2차원 또는 3차원 영상을 만드는 과정을 말한다. CT, MRI, 초음파 영상과 전파천문영상, 비파괴검사 등에 이용한다.

(6) Image compression

영상 정보를 저장하거나 전송할 때 필요한 정보량을 줄이는 방법으로 원래의 정보를 그대로 복원할 수 있는 무손실 압축(lossless coding) 방법과 약간의 정보가 손상되어 원래의 정보로 복구할 수 없는 손실압축(lossy coding) 방법이 있다. 무손실 압축은 통계적인 방법이 주로 이용되고 압축률이 낮은 반면 손실압축은 주로 transform 방법을 이용하고 압축률이 높다. 의료 진단 영역에서는 무손실 압축을 주로 이용한다.

(7) 기하학적 변환(geometrical transformation)

영상의 평행이동, 회전, 확대, 축소 등 일반적으로 좌표 변환으로 영상을 기록한다.

3. 디지털 영상의 화질

1) 화소(pixel)

픽셀(pixel)은 디지털 영상에서 표본화되어 영상의 최소 기본단위의 집합으로 구성된다. 디지털 영상은 정사각형(가끔은 사각형)의 픽셀을 규칙정연하게 가로/세로로 나열 함으로써 한 장의 영상을 표현한다. 복셀(voxel)은 3차원 화소를 의미한다.

요 약

pixel치(화소치)

pixel값은 입력의 최소치에서 최대치까지를 정수로 표현한 것이다. 이것은 digital 영상을 표현하는 최소의 영역인 pixel(화소)이 가지는 값이며 digital값이라 한다. 연속적인 과정을 양자화(quantization)라 한다.
pixel값의 획득범위, 즉 digital 영상의 그레이 level 수(계조수)는 영상 시스템마다 다르고 bit수는 예를 들어 2의 10승을 10bit라하며 하나의 화소가 표현하는 pixel치는 0부터 1023까지 1024단계의 계조수인 것을 의미한다(12bit의 경우 2의 12승으로 0부터 4095까지의 4096계조). 많은 의료영상에서는 10bit 이상의 계조수를 가지고 있다.

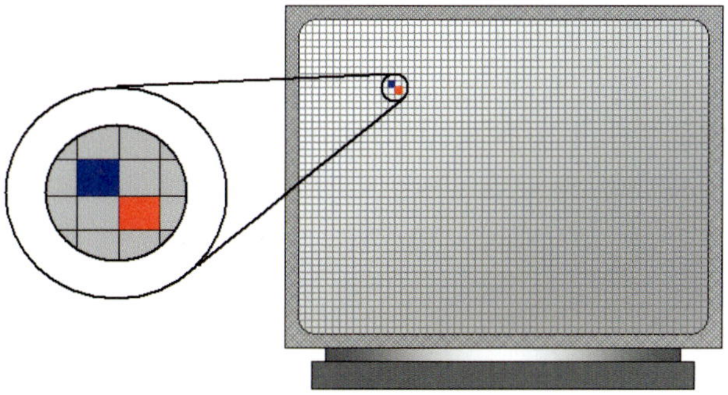

그림 2-19 화소

2) Aperture effect

그림 2-20과 같이 표본화에서 sampling을 할 때 이상적으로 1점의 위치에 있어서의 농도정보만을 꺼내는 것이 아니라 어떤 일정 범위 영역 데이터를 평균화 하는 것을 사용하는 것을 말한다.

3) 거짓 윤곽(false contour)

양자화의 화질에의 영향은 천천히 변화하는 분포의 영상을 커다란 양자화 간격으로 양자화 했을 때 계단상의 윤곽으로 나타나는 것으로 그림 2-21과 같이 양자화 영향으로 등고선의 거짓 윤곽이 발생하였다.

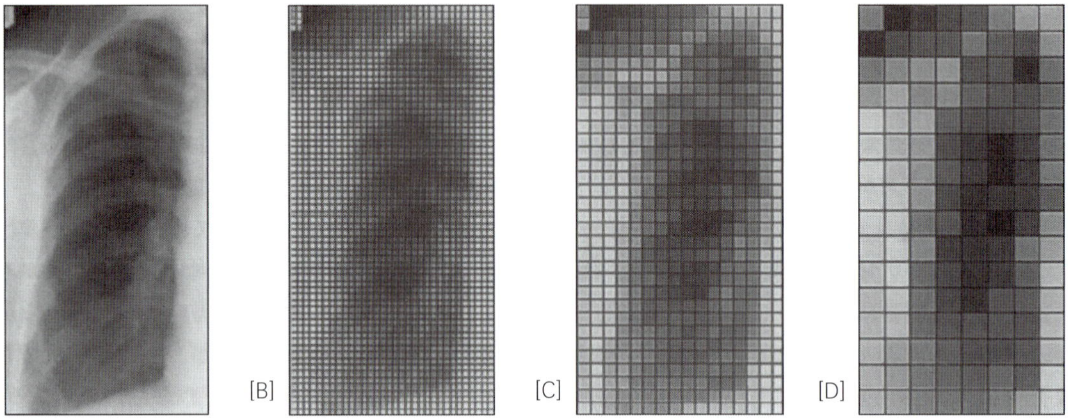

[A] [B] [C] [D]

그림 2-20 영상의 aperture 효과
[A] analog 영상 [B] 64×64 화소배열 [C] 32×32 화소배열 [D] 16×16 화소배열

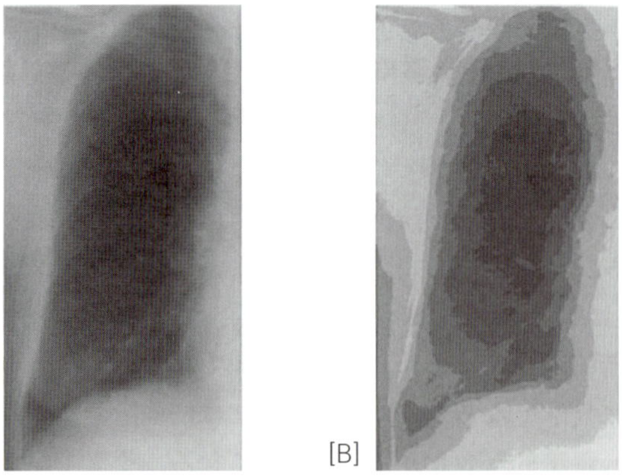

[A] [B]

그림 2-21 양자화 영향으로 등고선상의 false contour이 발생하였다.
[A] 원 영상 [B] 계조도 양자화

CHAPTER 3
방사선과 에너지

1. 방사선의 양과 단위
2. 방사선과 에너지
3. 운동과 힘
4. 전기장과 자기장, 전자기파
5. 에너지
6. 원자와 광자
7. 물질의 현대이론

개 요

방사선의 물리량을 이해하는 것은 대부분의 의료영상이 방사선을 매체로 얻어지는 것을 감안할 때 매우 중요하다. 의료영상의 매체는 매우 다양해서 방사선 이외에도 비전리 방사선인 초음파, 자기공명 현상을 영상 매체로도 많이 이용한다. 의료영상을 획득하기까지 많은 이론이 적용되고 있으며 그 이론의 바탕에는 물리적 요소가 있다. 본장에서는 의료영상의 물리학적 기초 이론을 학습한다.

학습목표

·방사선의 양과 단위를 설명 할 수 있어야 한다.
·종전의 특수단위와 SI 단위와의 변환을 설명 할 수 있어야 한다.
·다양한 방사선량의 단위가 필요한 이유를 설명 할 수 있어야 한다.
·전자기파 스펙트럼을 설명 할 수 있어야 한다.
·전자기파의 생성과 물질과의 상호작용을 설명 할 수 있어야 한다.
·전자의 운동에 의한 에너지에 관해 설명 할 수 있어야 한다.
·원자의 구조와 특성 및 특성 X선의 발생에 관하여 설명 할 수 있어야 한다.
·전자기와의 입자성과 파동성에 관하여 설명 할 수 있어야 한다.

1. 방사선의 양과 단위

1. 방사선의 물리량을 정의하고 이해한다.
2. 방사선의 양과 단위 및 종류를 이해한다.

2. 방사선과 에너지

1. 방사선과 에너지의 개념을 이해한다.
2. 에너지 단위에 따른 물리량을 이해한다.

3. 운동과 힘

1. 운동, 힘, 중력과 파동운동의 개념을 설명하고 이해한다.

4. 전기장과 자기장, 전자기파

1. 전기장의 원리를 설명하고 이해한다.
2. 자기장의 원리를 설명하고 이해한다.
3. 전자기파의 성질을 이해한다.

5. 에너지

1. 전자의 운동에 의한 에너지를 설명하고 이해한다.

6. 원자와 광자

1. 원자의 구조와 특성을 이해한다.
2. 광자의 구조와 특성을 이해한다.
3. 특성 X선의 발생에 대해 설명하고 이해한다.

7. 물질의 현대이론

1. 전자기파의 입자성과 입자의 파동성을 이해한다.
2. 파동과 입자의 이중성을 이해한다.

CHAPTER 3
방사선과 에너지

1. 방사선의 양과 단위

방사선의 물리량에 대한 정의를 이해함으로써 방사선안전의 표준기준을 정할 수 있다. 따라서 방사선의 양(quantity)과 단위(unit)에 대한 정확한 이해가 필요하다.

종전의 특수단위(special unit)인 R, rad, rem, Ci에 대응되는 특수명칭(special name)을 가진 SI 단위는 조사선량(C/kg), 흡수선량(Gy), 선량당량 및 등가선량(Sv), 방사능(Bq)이다. 국제방사선단위측정위원회(ICRU)는 특수단위를 1985년까지만 잠정적으로 사용하도록 권고하였다. 그러나 아직도 실용성과 친숙성 때문에 특수단위의 일부, 특히 R을 많이 사용하고 있는 실정이므로 이 두 단위와의 관계를 알 필요성이 있다.

1) 방사선의 양과 단위 (radiation quantity and unit)

(1) 개요(introduction and overview)

방사선을 측정하는데 쓰는 단위가 다양하고 각기 다른 종류의 물리량이 쓰이게 되는 이유는 방사선의 총량을 표현하는데 쓰일 수 있는 X선 혹은 감마 방사선의 수많은 일면들이 존재하기 때문이다. 적정량의 선택은 특수한 사용범위에 따라 달라진다. 3장의 주된 목적은 다양한 방사선량과 단위에 대한 개념적 이해도를 높이고 실제 사용에 이용될 실제적인 지식을 충분히 얻도록 하는데 있다.

(2) 단위계(unit systems)

다양한 물리량을 표현하는데 쓰이는 단위계의 변화가 서서히 일어나기 때문에 방사선학을 이해하는데 어려움이 있다. 나날의 생활속에서 보통 사용해왔던 영국단위계(feet, pound, mile)에서 미터계(m, kg, km)로 점차 변해가고 있다는 것을 볼 수 있다. 방사선학에서 일반적인 미터 단위뿐만 아니라 국제단위계(SI 단위)로 알려진 기본적인 미터(m) 단위 체계의 선택에 대해서도 많은 변화를 경험하게 된다. SI 복사선 단위의 선택은 다소 늦은 진전을 보이고 있는데, 그 까닭은 관습적 단위계에 있어 별다른 이상점이 없으며, SI 단위는 실제 적용의 수많은 사례에 대해 다소 어색한 점이 있기 때문이다. 이번 장을 통틀어 가장 유용한 단위를 사용 할 것이며 이번 장에서는 두 가지 단위계를 모두 비교 검토할 것이다.

표 3-1 방사선의 단위

Exposure	Conventional Unit	SI Unit	Conversions
Exposure	Roentgen(R)	Coulomb/kg of air(C/kg)	1 C/kg = 3876 R 1 R = 2.58×10^{-4} C/kg
Dose	rad	Gray(Gy)	1 Gy = 100 rad
Dose equivalent	rem	Sievert(Sv)	1 Sv = 100 rem
Activity	Curie(Ci)	Becquerel(Bq)	1 mCi = 37 MBq

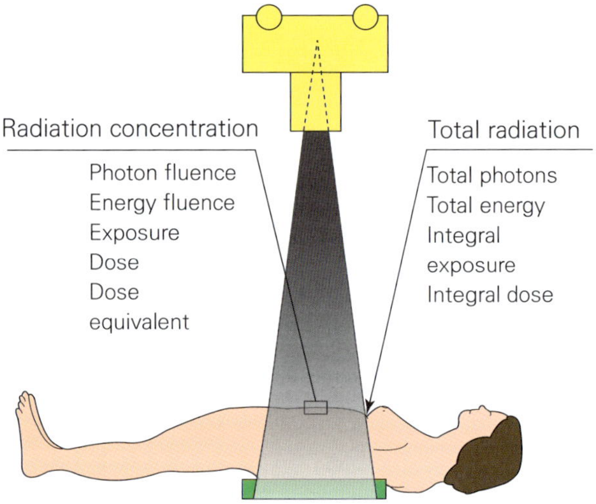

그림 3-1 방사선의 양과 단위

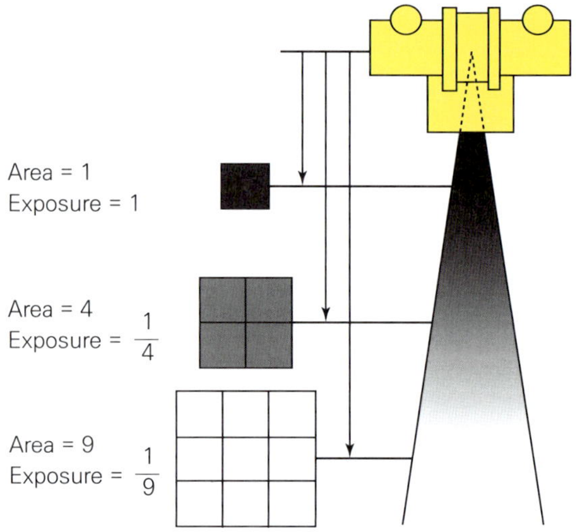

그림 3-2 거리역제곱의 법칙

표 3-1은 방사선에서 쓰이는 물리량과 단위의 리스트이다. 이것은 한 단위계에서 다른 단위계로 바꾸는데 필요한 참고 자료로 사용한다.

(3) 물리량(quantities)

X선(방사선)을 표현하는데 사용되는 방사선량은 그림 3-1에 있는 두가지 영역으로 나누어진다. 그 하나는 방사선의 총량을 나타내는 것이고, 또 하나는 특정부위에 대한 방사선 농도를 나타내는 것이다. 특정 물리량을 다루기전에 이런 구분을 분명히 해 둘 필요가 있다.

상대적으로 작은 광원으로부터 발산된 X선 빔이나 다른 형태의 방사선의 특성은 그림 3-2에서 보는 바와 같이 일정하게 퍼져나간다는 점이다. 빔을 따라가는 과정에서 한 지점을 선택하면 그 지점에서 커버된 영역의 넓이는 광원으로부터의 거리에 비례한다. 1 m 거리에서 빔의 횡단면을 1 단위로 볼 때, 2 m 거리에서는 4 단위, 3 m 거리에선 9단위가 된다. 그러므로 X선에 의해 커버된 영역은 광원으로부터의 거리 제곱에 비례하여 증가하게 된다.

첫째, 3개 영역을 통과하는 방사선량을 살펴보자. 세번째 영역에 도달하기 전에 방사선은 빔으로부터 제거되거나 빔으로 흡수되지 않는다고 하자. 첫번째 영역을 지나는 모든 방사선은 두 번째,

세 번째 영역도 지나가게 된다. 다른 표현으로 말하면, 방사선 총량은 모든 영역에 걸쳐 동일하며, 광원으로부터의 거리에 의존하지 않는다.

이제 3개 영역에 걸친 방사선의 농도를 살펴보자. 첫 번째 영역에서 모든 방사선은 1단위 영역에 집중된다. 광원에서 2 m 거리 지점에서는 방사선이 4단위 평방영역에 퍼지게 되며 3 m 거리에선 9단위 영역에 퍼지게 된다. 방사선의 총량이 같은 조건에서 보다 넓은 범위로 분산된다면, 집중도가 떨어진다는 것은 확실해진다.

여기서 관찰한 바는 방사선이 광원으로부터 멀어지게 될 때, 방사선의 총량은 변화하지 않고 집중도-선농도가 감소하게 된다는 점이다.

주어진 거리에서 선농도는 빔에 의해 커버된 영역에 반비례하고, 그 영역은 광원으로부터의 거리제곱에 비례한다. 방사선의 농도가 광원거리의 제곱과 반비례 한다고 결론짓게 된다. 이것이 역제곱법칙이라고 알려진 것이다. 이제 선농도와 방사선의 총량을 표현하는데 사용될 수 있는 물리량과 관계된 단위를 살펴보도록 하자.

(4) 광자(photon)

X선빔과 감마선이 개별광자의 집합체이기 때문에 광자의 숫자는 방사선의 양을 표현하는데 사용될 수 있다. 실례로서, 광자의 수는 널리 사용되지 않지만, 방사선의 성질과 농도 및 총방사의 차이점을 이해하는 데 필요한 개념으로선 매우 유용한 것이다. 그림 3-1에서의 경우로 돌아가서 환자 몸의 작은 영역에 분산된 방사선의 농도를 설명하는 다른 방식을 검토해 보자.

① photon concentration(fluence)

환자 신체면의 1 cm^2 영역을 떼어내서 방사선 측정과정 동안 그 영역을 지나가는 광자의 숫자를 세어보면, 환자에게 전달된 방사선의 농도에 대한 지표를 얻게 된다. 단복부 방사선 노출 과정동안 약 1,010개 광자가 1 cm^2 영역을 지나간다는 사실을 발견하게 된다. 광자의 농도에 대한 보다 공식적인 용어는 photon fluence이다.

② 총광자(total photons)

노출된 총 면적을 통과하는 광자의 수를 세어보면, 환자 몸에 도달한 방사에너지의 총량에 대한 지표를 얻게 된다. 이 양은 노출부위 면적의 크기 및 방사선 농도에 따라 달라진다. 방사선이 노출부위에 단일형으로 분산될 경우 환자에게 들어가는 광자의 총수는 노출면적과 선농도를 곱해서 얻을 수 있다. 노출 영역의 크기를 변화시킨다 해도 빔의 중심부로 들어가는 선농도는 영향을 받지 않는다. 그러나 노출 영역을 줄이게 되면 광자의 총수 및 환자에 접근하는 방사선의 수를 줄이게 된다.

(5) 노출(exposure)

킬로그램당 뢴트겐이나 쿨롱으로 표시된 노출은 일종의 농도이기 때문에 그것은 인체로 전달된 복사선 총량을 나타내지는 않는다. 전달된 총 복사 혹은 표면적분노출(surface integral exposure, SIE)은 노출과 노출부위의 차원으로 결정된다.

표면적분노출은 R-cm^2 단위로 표시한다. 방사선 노출이 전 영역에 걸쳐 단일형이라고 하면 SIE는 뢴트겐 단위의 노출과 평방 센티미터 단위로 표시된 노출면적을 곱한 것이다. 노출이 노출영역 전체에 걸쳐 동일하지 않을 경우 SIE는 노출면의 cm^2에 대한 노출 측정치를 더하면 된다. 수학적으로 이것은 전 면적에 걸친 노출의 적분과정이다. SIE는 X선 빔에다가 이온화 방의 특정 타입을 갖다 놓음으로써 X선 시험도중 측정할 수 있다.

SIE의 중요성은 노출이 특정 부분의 방사선 농도만을 알려주는 반면, 환자에게 전달된 전체 방사선량을 나타낼 수 있다는 것이다.

그림 3-3은 표면적분노출을 설명하고 있다. 만약 동일한 노출은 신체의 어느 부위에 받을 때, 표

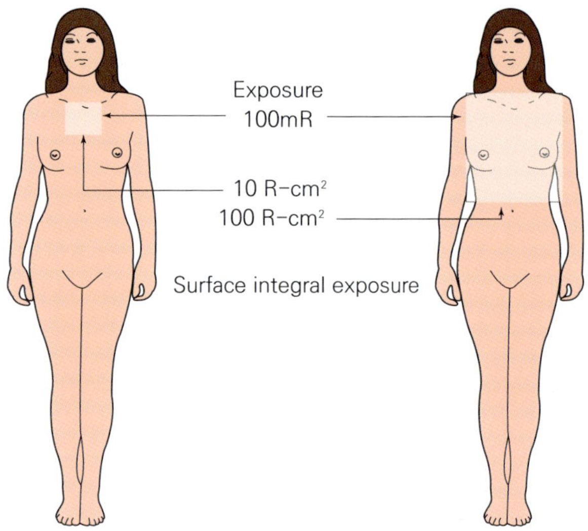

그림 3-3 SIE(surface integral exposure)

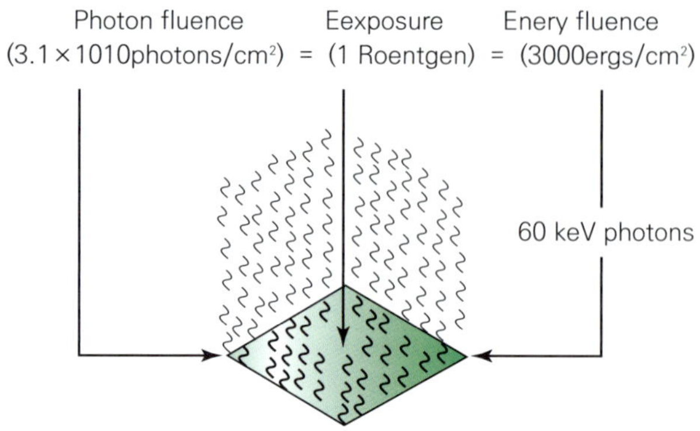

그림 3-4 선량과 광자

면적분노출은 노출 (mR)과 노출부위 (cm^2)의 곱으로 나타낼 수 있다. 두 환자 모두 동일한 노출 100 mR이 전달되었지만, 동일한 양의 방사선을 받았다고 할 수 없다. 좌측환자의 노출 면적보다 우측 환자의 노출 면적이 10배 크기 때문에, 좌측 환자의 표면적분노출이 10 R-cm^2인데 비해 우측 환자의 표면적분노출이 100 R-cm^2이다. 이것은 노출 (100 mR)을 아는 것이 전부가 아니라는 것을 말해주는 좋은 예이다.

선량(뢴트겐)은 그 자체로서는 인체에 전달된 총방사선량을 나타낼 수 없다. 총 노출면적 또한 반드시 고려해야 한다.

(6) 에너지(energy)

X선빔과 다른 형태의 방사선들은 인체에 에너지를 전달한다. 이론상으로 전달된 방사선의 총량은 에너지 단위로 표시될 수 있다(Joules, erg, kiloelectrons, Volts, etc). X선빔의 에너지 함량은 임상에서 널리 활용되지 못하고 있으므로 측정이 다소 어렵다. 그러나 X선 빔으로 전달된 에너지를 고려한다는 것이 다른 방사선량을 이해하는데 도움을 줄 것이다.

① 에너지 플루엔스(energy fluence)

에너지 플루엔스(농도)는 단위면적에 전달된 방사에너지의 총량이다. 방사에너지 농도의 단위는 mJ/cm^2, erg/cm^2이다. 일정 광자 에너지에 대하여 플루엔스는 노출에 비례한다. 에너지 플루엔스와 노출간의 관계는 그림 3-4에 있다. 그러한 관계는 광자반응속도변화에 영향을 받는 광자에너지에 따라 변하게 된다. 그러나 60 keV의 광자에너지가 있다고 할때 1 R 노출에 대한 에너지 플루엔스는 대략 0.3 mJ/cm^2에 가깝다.

X선 빔으로 전달된 에너지는 그것을 태양광으로 전달된 에너지로 비유함으로써 이해할 수 있다(그림 3-5). X선 노출을 위하여 3 R/min의 속도로 5분간의 직접 투시도적 요소를 사용하게 된다. 15 R 노출을 하면 60 keV의 효과적인 광자에너지를 생각할 경우 4.5 mJ/cm^2의 농도로써 환자에게 X선 에너지를 전달하게 된다.

태양에 의해 전달된 에너지는 지리적 위치, 계절, 시간, 대기 조건 등을 포함한 여러 요소들에 의존한다. 아틀란타의 청명한 날 전형적인 정오 여름의 노출은 대략 100 mJ/sec/cm^2이다. 5분 후 사람은 30,000 mJ/cm^2의 에너지 플루엔스에 노출된다. 이러한 예를 통해 X선 빔의 에너지 함량은 태양광과 견주어 볼 때 상대적으로 작다는 것을 알 수 있다. 그러나 X선과 감마 방사선은 일

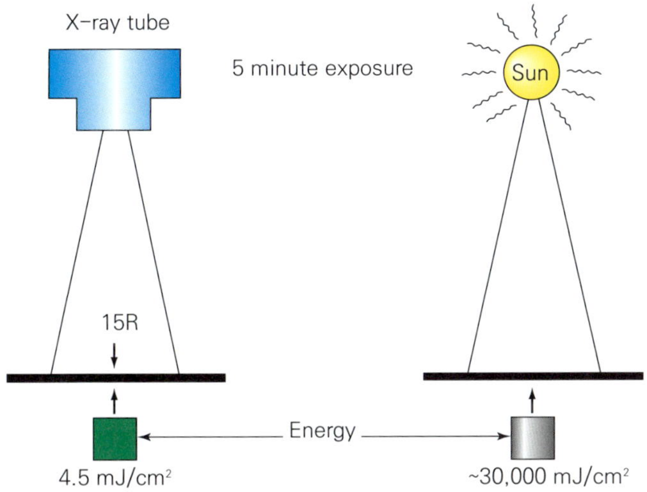

그림 3-5 엑스선과 태양광의 에너지 비교

반적으로 두 가지 중요한 차이점 때문에 태양광보다 훨씬 거대한 에너지 단위당 생물학적 효과를 낳게 된다. X선, 감마선은 내부조직으로 뚫고 들어가 에너지를 저장하고, 개별광자의 고에너지 함량은 그들이 흡수된 개별원자 부위에 거대한 에너지 농도를 만들어낸다.

② 총 에너지(total energy)

X선 빔을 통해 인체로 전달된 총에너지는 에너지 플루언스와 노출영역의 사이즈로써 결정된다. 방사선이 전면에 걸쳐 단일하게 퍼져나갈 때, 전달된 총에너지는 플루언스와 전면적의 곱으로 표시할 수 있다.

(7) 흡수 선량(absorbed dose)

① 개념(concept)

인체는 전달된 방사에너지의 대부분을 흡수한다. 흡수된 X선 빔 일부는 방사선의 투과능력 및 노출된 인체 영역의 크기와 밀도에 의존한다. 대개의 임상 사례에서 90% 이상이 흡수된다고 알려져 있다. 핵 영상처리과정에서 방사성 핵종에 의해 발산된 에너지의 대부분이 인체내로 흡수된다. 흡수된 방사에너지의 두 가지 면을 고려해야 한다. 체내 전 영역에 걸쳐 다양한 장소에 흡수된 양(농도)과 흡수된 전체 방사 에너지량이다.

흡수선량은 체내 조직내부의 특정위치에 흡수된 방사에너지의 농도를 표현한다. X선빔이 체내를 통과할 때 흡수에 의해 빔의 강도가 희석되는 양상을 뛰므로, 빔내부 모든 조직들이 똑같은 선량을 흡수하지는 않는다. 흡수된 선량은 체내 깊숙한 부위보다는 피부조직에서 더 많이 나타날 것이다. 흡수된 선량은 조직의 단위 질량에 흡수된 방사에너지의 양으로 정의한다.

② 단위(unit)

흡수된 선량의 관습적인 단위는 rad이고, 그것은 조직의 단위 그램당 흡수에너지 100 erg에 해당한다. SI 단위는 그레이(Gy)이고, 그것은 조직 1 kg당 방사에너지 1 J을 흡수한 양이다. 그 두 단위의 관계는 다음과 같다.

$$1 \text{ rad} = 100 \text{ erg/g} = 0.01 \text{ J/kg} = 0.01 \text{ Gy}$$
$$1 \text{ Gy} = 100 \text{ rad}$$

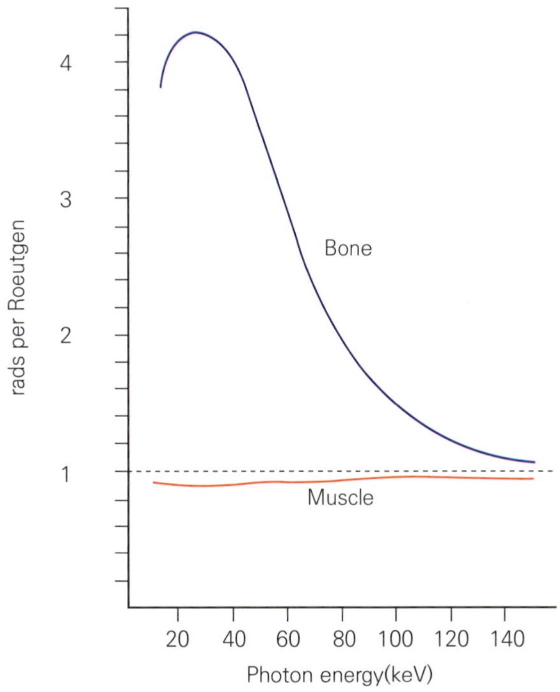

그림 3-6 조사선량과 흡수선량의 관계

조직과 광자에너지 스펙트럼의 특정 타입에 대해 흡수된 용량은 조직으로 전달된 노출에 비례한다. 그림 3-6에서 부드러운 조직에 흡수된 선량은 광자에너지 전 범위에 걸친 노출의 1 rad/R보다 약간 작다. 뼈에 대한 관계는 광자에너지에 따라 매우 다양하다. 전형적인 진단 방사선 스펙트럼에 대하여 1 R의 뼈 피폭은 거의 3 rad의 흡수선량을 낸다.

③ 적분 선량(integral dose)

적분 선량은 체내에 흡수된 총 에너지량이다. 그것은 흡수선량 값 뿐만 아니라 노출된 총 조직 질량에 의해 결정된다.

적분선량에 대한 관습적 단위는 gram-rad이며, 흡수에너지 100 erg에 해당한다. 이 단위를 사용함에 있어 숨어있는 중요한 개념이 있는데, 체내 단위 그램당 흡수선량을 더하게 되면 전체 흡수에너지에 대한 지표를 얻게 된다는 것이다.

적분선량은 에너지량이므로 SI 단위는 줄(Joule) 단위가 된다. 두개 단위간의 관계는 다음과 같다.

1 J = 1,000 gram-rad

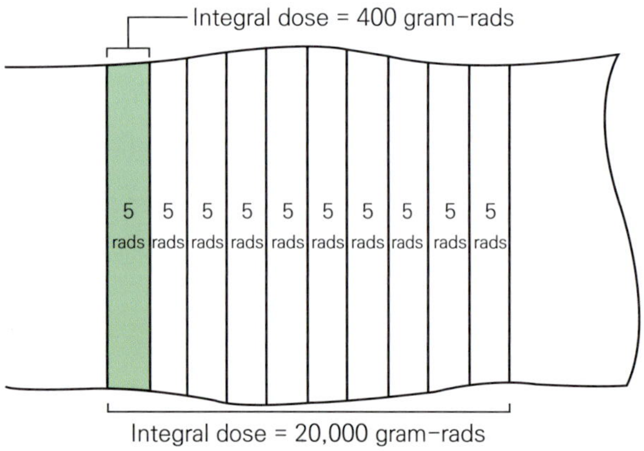

그림 3-7 적분선량

적분선량(흡수된 총방사에너지)은 진단 과정 중에서 잠재방사선으로 인한 위험과 가장 밀접하게 관련된 방사량일 것이다. 이것은 적분선량이 조직 내에 흡수된 방사선 농도뿐 아니라 방사선에 의해 영향을 받은 총 조직 또한 반영하기 때문이다.

체내 적분선량을 측정하는 실제적인 방법은 전무한 상태이다. 그러나 체내에 도달한 방사에너지의 대부분이 흡수되기 때문에 적분선량은 체내에 도달한 총에너지의 2~3 퍼센트 내에서 측정될 수 있다.

전산화 단층촬영은 그림 3-7에 설명된 것처럼 적분선량을 나타내는데 사용될 수 있다. 우선 단층 검사도 시작하는데 단층조직에 대한 평균선량치를 5 rad이라고 가정 해 보자. 단층조직 400 g이 있을 때, 적분선량은 2,000 gram-rad이 된다. 10개 층의 검사를 해보기로 하자. 그러나 다른 모든 요소는 그대로 둔다. 이때 각 층에 대한 선량(에너지 농도)은 동일하게 될 것이다. 그러나 적분선량(전에너지)은 층수에 비례하고, 따라서 2,000×10 = 20,000 gram-rad가 된다. 본 실례에서 어떤 방사선도 하나의 층에서 다른 층으로 흩어지지 않는다는 가정을 단순화시켰다. 실제로 어떤 방사선은 연속층끼리 서로 교환되기도 하지만 여기 제시된 개념에 영향을 주지 않는다.

(8) 생물학적 충돌(biological impact)

복사선의 실제적 혹은 상대적인 생물학적 충돌을 표현하는 것이 때때로 바람직스러울 때가 많다. 모든 타입의 방사선이 생물학적 변화를 일으키는 데에 대한 동일한 잠재력을 가진 것은 아니기 때문에 생물학적 충돌과 방사선의 물리량간의 차이점을 연구하는 것도 필요하다. 예를 들면, 방사선 한 타입의 1 rad은 다른 타입의 1 rad보다 더 큰 방사선 위험을 낳을 수 있다.

생물학적 충돌은 방사선량 및 그것이 생물학적 효과를 일으키는 능력에 의해 결정된다는 것이다. 두 방사선량은 생물학적 충돌과 연관을 가진다.

상대적인 생물학적 효과(relative biological effectiveness)의 일반적인 위험도는 차치하고 특수 방사 효과를 우선적으로 고려할 경우, 방사선의 상대적인 생물학적 효과(RBE)를 고려해야 한다. RBE의 값은 방사선 특성과 특수 생물학적 효과에 의존한다. 이러한 방사선의 성격은 진단과정과 잘 들어맞지 않는다. 본 개념에 대한 부가적 고찰은 방사선 생물학 교재에서 살펴보기 바란다.

(9) 빛(light)

방사선학에서 만날 수 있는 빛의 기본적인 양과 단위들은 두개의 영역으로 편리하게 나눌 수 있다. 광원에서 발산된 빛의 총량을 표현하는 것과 한 필름과 같은 어떤 표면에 떨어지는 빛의 양을 표현하는 것이다. 몇 가지 빛의 양들과 단위에 대한 관계식은 그림 3-8에 제시되었다.

① 휘도(luminance)

휘도는 일반적으로 "밝기"라고 불려지는 빛의 물리량이다. 그것은 광원 표면으로 부터 발산되고 있는 빛의 총량을 나타낸다. 휘도의 기본 단위는 nit이고 그것은 광원영역의 제곱미터당 1 candela(Cd/m^2)에 해당한다.

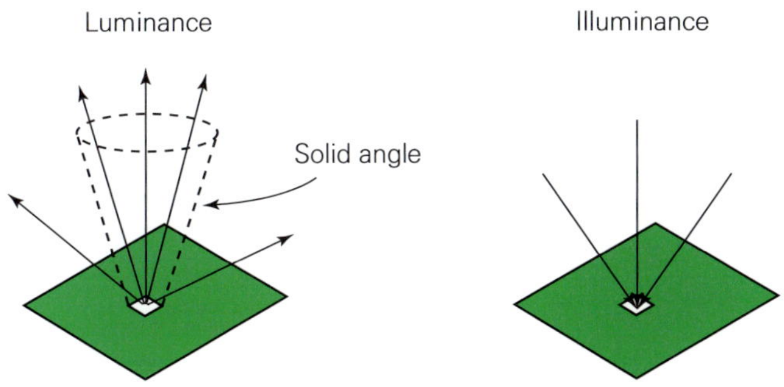

1 nit = 1 candela/m^2
1 candela = 1 lumen/steradian
1 lumen = 3.8×10^{15}photons/sec(at 540 nm)
1 footlambert = 3.426 nits
1 lux = 1 lumen/m^2
1 footcandle = 10.764 lux

그림 3-8 빛의 양과 단위

휘도의 개념은 광자수와 연관시킬 때 이해하기가 다소 쉬워진다. 빛의 양을 결정하는 물리량은 루멘(lumen)이다. X선 영상시스템(540 nm)에서 볼 수 있는 파장을 가진 1루멘의 빛은 단위 초당 3.8×10^{15}개의 광자에 해당한다. 휘도를 결정하는 다른 요소는 주어진 방향에서의 선농도이다. 이것은 Steradians(Sr)으로 측정되는 원반(cone) 혹은 고체뿔(solid angle)로서 표현할 수 있다.

광원이 1 Cd/m^2의 세기로 빛을 낸다면 1 nit의 휘도를 갖게 된다. 영상 증배관의 출력 스크린과 같은 광원의 1mm^2 영역으로부터 발산되는 빛의 양을 고려하는 것이 아마도 더욱 현실적일 것이다.

1 mm^2는 10^{-6} m^2이다. 증배관이 1 nit의 휘도를 가질 경우 1 mm^2 영역의 강도는 1단위 solid angle에서 10^{-6} lumen이 된다. 이것은 1초당 3.8×10^9개의 광자에 해당하고 1 Sr 원뿔(고체뿔)을 통해 1 mm^2의 면적을 남긴다.

휘도를 나타내는 다른 단위는 foot-candle이고 3.426 nits에 해당한다.

② 조도(illuminance)

조도는 어떤 면적으로 떨어지는 빛의 양을 나타낸다. 기본단위는 lux이다. 1 lumen/m^2은 lux의 조도를 만들어낸다. 1 mm^2 필름한장을 살펴보자. 540 nm의 파장을 가진 빛에 대해서 루멘당 초당 3.8×10^{15}개 광자(3.8×10^{15}개/sec/lumen)가 존재한다. 1 lux 필름에 대한 조도는 1 mm^2 영역에 대해 초당 3.8×10^9개 광자에 해당한다. 필름에 대한 총 빛의 피폭은 lux 단위 조도와 초단위 피폭시간을 곱하여 얻어지며, lux-second 단위로 나타낸다.

조도를 나타내는 몇 가지 문헌에서 사용된 다른 단위는 foot-candle이며 10.764 lux에 해당한다.

(10) 방사선 진동수 방사 (radio frequency radiation)

진동수(RF) 방사는 MRI에서 쓰인다. 영상화과정에서 RF 에너지의 펄스는 환자 체내로 들어가게 된다. 관능적인 에너지 단위로 체내로 들어간 RF 에너지의 총량을 표현하는데 사용된다.

전력은 에너지가 전달되는 속도를 나타낸다. 전력의 단위는 와트이고 1 Joule/second의 속도로써 에너지를 전달하는 것에 해당한다.

MRI의 획득상(acquisition phase)에서 시스템은 어떤 전력레벨에서 환자체내로 에너지를 전달한다. 실제 전력(와트)은 검사와 더불어서 여러 요소에 의존한다.

환자 체내에 대한 효과의 견지로부터 더욱 중요한 물리량은 조직내에서의 전력의 농도이다. 이것은 조직의 킬로그램당 와트의 단위로 표현하며, 특성 흡수비(SAR)로 나타내어진다. RF 에너지는 체내로 균일하게 분산되지 않기 때문에 두 물리량을 고려해야 한다. 특정 장소의 SAR과 전신의 평균 SAR, 조직에 의해 흡수된 RF 에너지는 열로 전환된다. 그러므로 전력농도는 특정 조직 내에서 열이 생성되는 속도를 나타내는 지표가 된다.

2) 방사선의 입자수와 에너지

방사선장(radiation field) 내에서 방사선의 입자수와 에너지의 양을 나타내는 선속(flux)과 플루언스(fluence)에 대한 정의는 다음과 같다.

(1) 방사선의 입자수

시간 dt 동안에 입사된 입자수 dN일 때 입자선속(particle flux) F는

$$F = \frac{dN}{dt} \qquad (3\text{-}1)$$

로써 SI 단위는 s^{-1}이다.

입자의 흐름에 대해서 수직인 단면적 da에 들어오는 입자수가 dN일 때 입자 플루언스(particle fluence) Φ는

$$\Phi = \frac{dN}{da} \qquad (3\text{-}2)$$

이며, 단위는 m^{-2}이다.

(2) 방사선의 에너지

시간 dt 동안에 입사된 방사선 에너지가 dE일 때 에너지 선속(energy flux) R은

$$R = \frac{dE}{dt} \qquad (3\text{-}3)$$

이며, SI 단위는 J/s(=Watt)이다.

방사선에너지의 흐름에 대해서 수직인 단면적 da에 들어오는 에너지가 dE일 때 에너지 플루언스(energy fluence) Ψ는

$$\Psi = \frac{dE}{da} \qquad (3\text{-}4)$$

로써 단위는 J/m^2이다.

3) 방사능

방사능(radioactivity)은 방사성 핵종이 스스로 붕괴하면서 원자핵 내부로부터 방사선(α선, β선, γ선)을 방출하는 현상을 설명하는데 사용되는 용어로써 방사성 물질의 방사능을 비교할 때는 그의 강도로 나타낸다. 시간 dt 동안에 자발적 핵변환으로 생기는 원자핵의 붕괴수를 dN이라면 방사능 A는

$$A = \left| -\frac{dN}{dt} \right| \qquad (3\text{-}5)$$

이다. 일반적으로 매 초당 붕괴수로 정의되는 원자핵의 붕괴율을 나타낸다.

방사능의 SI 단위는 Bq이며, 이것은 방사능을

최초로 발견한 프랑스의 물리학자 베크렐(Antoine Henry Becquerel)의 이름에서 인용하였다. 1초 동안에 1개의 원자핵이 붕괴될 때의 그 물질의 방사능을 1 Bq이라 한다. 즉,

$$1\ \text{Bq} = 1\ \text{s}^{-1} = 1\ \text{dps}$$

이다. Bq 대신에 dps(disintegration per second)나 dpm(disintegration per minute)을 사용하기도 한다. 이전에 사용했던 특수단위는 라듐을 발견한 퀴리 부부(Pierre Curie & Marie Curie)의 이름에서 인용하여 Ci로 표시하였다. Ci단위는 1910년 브뤼셀 방사선회의에서 처음으로 채택되었으며, 1g의 ^{226}Ra에서 나오는 방사능을 1 Ci로 정의하였다.

$$1\ \text{Ci} = 3.7\times10^{10}\ \text{dps} = 3.7\times10^{10}\ \text{Bq}$$
$$= 37\ \text{GBq}$$

같은 방사성 원소일지라도 그 물질의 질량에 따라서 방사능의 강도가 다르므로 비방사능(specific activity)으로 비교하는 것이 효과적이다. 비방사능은 방사성 물질의 단위질량당 방사능으로써 ^{226}Ra의 비방사능은 1 Ci/g (= 3.7×10^{10} Bq/g)이 된다.

4) 조사선량

조사선량(exposure)은 1956년 ICRU에 의해 도입된 개념으로써 광자(X선, γ선)에 의한 공기에서의 전리능력에 따라서 표시되는 방사선의 양을 말한다.

미소부피의 질량 dm의 공기 중에서 광자에 의해서 발생된 모든 2차 전자가 완전히 정지할 때까지 생성된 양전하 또는 음전하 중의 어느 한쪽의 총전하량이 dQ라면 조사선량 X는

$$X = \frac{dQ}{dm} \qquad (3\text{-}6)$$

이다. 조사선량의 SI 단위는 C/kg이며, 1 C/kg은 표준상태(0℃, 1atm)의 공기 1 kg 중에 1 C의 이온쌍을 만드는 X선 또는 γ선의 양을 말한다.

이전에는 X선을 발견한 뢴트겐(W.C. Roentgen)의 이름을 따서 지은 R(Roentgen)이라는 단위가 사용되었는데, 1R은 표준상태의 공기 1 cc에서 1정전단위(esu, electrostatic unit)의 이온쌍을 만드는 X선 또는 γ선의 양을 말한다.

광자의 에너지가 커지면 2차 전자의 비정이 매우 길어져서 조사선량의 절대측정이 곤란하므로 조사선량은 3 MeV 이하의 X선 및 γ선에만 적용된다.

조사선량률(exposure dose rate)은 시간에 대한 조사선량의 변화율이다. 즉 시간 dt 동안에 변화된 조사선량이 dX라면

$$X = \frac{dX}{dt} \qquad (3\text{-}7)$$

로 주어진다. 조사선량률의 SI 단위는 C/kg·s이고, 이전단위는 R/s이다.

노출은 한 점으로 도달하는 방사총량을 나타내는데 가장 널리 사용되는 물리량이다. 노출에 대한 관습적인 단위는 렌트겐(R)이고, SI 단위는 C/kg이다.

$$1\text{R} = 2.58\times10^{-4}\ \text{C/kg}$$
$$1\text{C/kg} = 3876\ \text{R}$$

노출이 방사선량에 널리 통용되는 이유는 측정하기가 용이하기 때문이다. 방사측정의 모든 형태는 방사선이 물질과 작용할 때 만들어진 효과에 근거를 두고 있다. 노출 측정에 사용되는 특수효과는 방사에 의해 만들어지는 대기속 이온화 현상이다.

노출은 소규모 부피의 공기를 측정지점에 놓고 공기속에서 일어나는 이온화의 총량을 측정함으로써 얻어지게 된다. 이러한 측정기를 전리함

(ionization chamber)이라고 한다.

노출 및 그 단위의 개념은 그림 3-9를 보면 더 쉽게 이해할 수 있다. 소규모 공기가 이온화 방사선(X선, 감마선 등)에 노출되면 광자의 몇 몇은 원자 외각 전자들과 반응하게 된다. 그 반응은 원자로부터 전자를 분리시켜 이온을 만들어낸다. 음전하를 띤 전자가 제거되면 원자는 양성이온이 된다. 일정 질량의 대기 내에서 이온화된 부분의 양을 두 가지 요소로 측정하게 된다. 복사선 광자의 농도 및 개별광자의 에너지 1뢴트겐 노출은 표준 온도 및 기압(STP 상태)하에서 공기의 단위체적(cm^3)당 2.08×10^9개의 이온을 만들어 내는 효과가 있다. STP 상태에서의 공기 1 cm^3는 0.001293 g의 질량을 가진다. 뢴트겐의 공식적인 정의는 공기 1 kg당 2.58×10^{-4} C의 이온을 만들어낸다. 1쿨롱은 전기적 전하의 단위이다. 이온화 과정에서 대전된 입자(이온)를 만들어내게 되므로, 만들어진 총 이온의 양은 쿨롱단위로 표시할 수 있다. 1쿨롱은 6.24×10^{18}의 이온화를 통해 만들어지는 양이다.

노출은 방사선 농도의 물리량이고 일정 광자 에너지에 대하여 노출은 광자농도 곧 플루엔스(fluence)에 비례한다. 노출과 광자농도간의 관계는 그림 3-4에서 볼 수 있다. 그 관계는 반응에 참여 할 광자의 수와 각각에 반응하는 광자의 이온수는 모두 광자에너지에 의존하기 때문에 광자에너지에 따라 변하게 된다. 60 keV의 광자에너지를 생각해 볼 때 1R(뢴트겐)의 노출은 단위면적(cm^2)당 거의 3.1×10^{10}개 광자의 농도에 해당하게 된다.

5) 흡수선량

조사선량의 정의에 이용되는 방사선은 X선이나 γ선이고, 조사되는 대상물질은 공기에 국한되지만, 흡수선량은 모든 전리방사선에 의한 모든 물질에 적용될 수 있다.

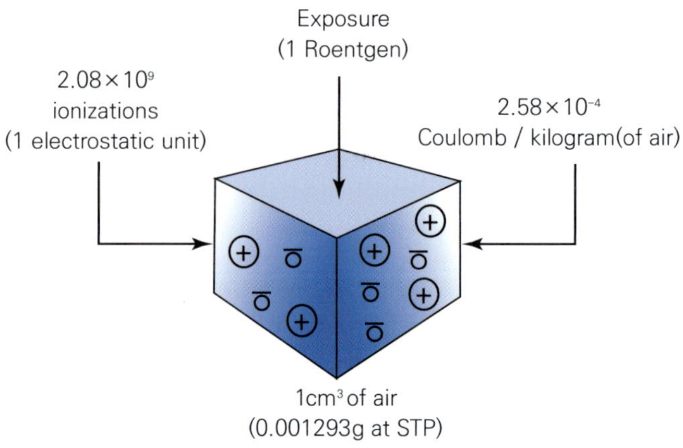

그림 3-9 **노출(exposure)**

흡수선량(absorbed dose) D는 어떤 물질의 미소부피의 질량 dm에 흡수된 방사선의 평균 에너지 dE의 양으로써 다음과 같이 표현된다.

$$D = \frac{dE}{dm} \qquad (3-8)$$

흡수선량의 SI 단위로는 1975년 국제도량형총회에서 Gy(gray)로 채택하였으며 J/kg으로 표시되는 유도단위와 함께 사용할 수 있다. 영국의 물리학자 그레이(L. H. Gray)의 이름을 따서 붙인 단위명이다. 1 Gy는 물질의 질량 1 kg에 1 J의 방사선 에너지가 흡수된 양, 즉 1 Gy = 1 J/kg이다.

종전의 흡수선량의 특수단위는 rad(radiation absorbed dose)이며, 1 rad는 물질 1 g당 100 erg의 에너지가 흡수되었을 때의 방사선량의 크기(1 rad= 100 erg / g = 0.01 J/kg)로 정의한다. 따라서 Gy와 rad의 관계는 다음과 같다.

$$1\ Gy = 100\ rad \text{ 또는 } 1\ rad = 1\ cGy$$

시간에 대한 흡수선량의 변화율을 흡수선량률(absorbed dose rate)이라 한다. 따라서 흡수선량률 D는

$$D = \frac{dD}{dt} \qquad (3\text{-}9)$$

로 표현되며, SI 단위는 Gy/s(=J/kg s)이고, 이전단위는 rad/s이다.

6) 커마(Kerma)

커마(kerma, kinetic energy released per unit mass)는 중성자나 광자(X선, γ선) 등 비하전 방사선에만 관계되는 양으로써 어떤 종류의 방사선효과를 일으킬 수 있는 잠재능력을 나타낸다. 비하전입자가 물질 내에 입사되면 하전입자를 발생시키고 이들 하전입자에 운동에너지를 부여한다. 물질의 미소부피의 질량 dm에서 간접전리방사선에 의하여 발생한 모든 하전입자의 초기 운동에너지의 총합을 dE라고 하면 커마 K는

$$K = \frac{dE}{dm} \qquad (3\text{-}10)$$

로 정의한다. 단위는 흡수선량의 단위와 같은 Gy (=J/kg)이다. 이전에 사용했던 특수단위로는 rad가 있다. dE는 간접전리방사선에 의해서 발생된 하전입자의 초기 운동에너지의 합이므로 하전입자에 의한 제동복사의 에너지 또는 2차 과정에서 생기는 모든 입자의 에너지가 포함된 것이다.

커마는 물질 내의 어떤 지점에서 하전입자 평형이 성립되며, 제동복사로 인한 손실이 무시될 때에는 그 점에서의 흡수선량과 같다. 그러나 일반적으로 커마는 흡수선량보다 약간 작은 값을 갖는다. 높은 에너지의 X선, γ선, 중성자선에서는 하전입자의 준평형이 생길 수 있다.

시간 dt 동안에 발생한 커마의 양을 dK라면 커마율(kerma rate) K는

$$K = \frac{dK}{dt} \qquad (3\text{-}11)$$

이며, 단위는 Gy/s(=J/kg/s)가 된다.

7) 등가선량

생체 내의 흡수선량이 같더라도 방사선의 종류, 에너지, 조사조건 등에 따라서 생물학적효과가 다르므로 흡수선량은 생물학적 영향 정도를 정확하게 나타낸다고 할 수 없다.

따라서 방사선의 종류와 에너지가 다른 방사선이 생체에 미치는 효과에 주목하여 1962년 ICRU

표 3-2 ICRP 권고 26에서의 선질계수 Q와 ICRP 권고 60에서의 방사선가중계수 W_R의 비교

ICRP publication 60(1990)			ICRP publication 26(1977)	
방사선의 종류	에너지범위	W_R	방사선의 종류	Q
광자(X선, γ선)	전체 영역	1	X선, γ선	1
전자, 뮤온	전체 영역	1	전자	1
중성자	10 keV 이하 10 keV ~ 100 keV 100 keV ~ 2 MeV 2 MeV ~ 20 MeV 20 MeV 이상	5 10 20 10 5	열중성자 에너지 불명의 중성자	2.3 10
양성자(반조양성자 제외)	2 MeV 이상	5	에너지 불명의 양성자	10
α입자, 핵분열 조각, 중이온		20	입자 및 다중하전입자	20

에서는 선량당량을 채택하여 사용했다. 선량당량은 방사선의 종류, 에너지 등을 고려하여 방사선 방호 목적에 사용되는 양으로써 흡수선량에 생물학적 효과에 관계되는 모든 인자들을 보정한 방사선량이다. 조직 내의 특정한 지점에서의 선량당량(dose equivalent) H는

$$H = DQN \qquad (3\text{-}12)$$

으로 정의한다(ICRP publication 9, 1965). 여기서 D는 흡수선량, Q는 선질계수(quality factor), N은 기타 모든 보정계수(modifying factor)의 곱이다. 보정계수 N을 외부피폭에 대해서는 보통 1로 하였으나, 1977년 ICRP 권고 26에서 폐지되었다. 선질계수 Q는 방사선의 비정에 따른 선에너지 전달(LET)의 크기에 따라 정해지는데, 실제로는 X선, γ선 및 β선은 그 에너지에 상관없이 1로 한다.

1990년 ICRP 권고 60에서 선질계수 Q를 방사선가중계수(radiation weighting factor) W_R로 변경시키고(표 3-2), 선량당량(dose equivalent) H의 개념을 기호 H_T를 써서 등가선량(equivalent dose)이라 하고 다음과 같이 표현하였다.

① 선량당량(dose equivalent)

선량당량(H)은 직업적인 피폭 또는 환경으로 인한 피폭을 감수하는 사람들에 대한 방사선의 생물학적 충돌을 표현하는데 널리 사용된다. 의료기관에 종사하는 직원들의 피폭은 자주 검사되며, 선량 등가로서 기록된다.

등가선량은 흡수선량(D), 선질계수(Q)로 이루어진다. 진단과정에서 마주치는 대개의 방사선(X-ray, gamma, beta)들은 선질을 가지고 1의 변수치(modifying factor value)를 갖는다. 여기서 등가선량은 흡수선량과 숫적으로 동일하다. 거대입자(전자에 비해서 큰)로 구성된 몇 가지 방사선 타입들은 1보다 큰 선질 요소 값을 가진다. 예를 들어 알파입자는 약 20의 선질 요소 값을 갖는다. 등가선량에 대한 관습적 단위는 rem이고 SI 단위는 sievert(Sv)이다. 선질요소가 1일 경우 등가선량(H)와 흡수선량(D)간의 관계는 다음과 같다.

$$H=DQ$$
$$H(rem)=D(rad)$$
$$H(Sv)=D(Gy)$$

등가선량 값은 한 단위계에서 다른 단위계로 바꿀 수 있는데 다음이 그 경우이다.

$$1\ Sv=100\ rem$$

그림 3-10은 세 가지 선질 요소간의 일반적인 관계를 요약한 것이다. 그 세 요소는 피폭, 흡수선량 및 등가선량이다. 각 요소가 방사선의 다른 양상을 나타냄에도 불구하고, 그들은 모두 방사선 농도를 나타낸다. 진단과정에 쓰인 방사타입에 대하여 3가지 선질요소를 관계짓는 요소들은 부드러운 조직 내에서 약 1의 측정치를 갖는다. 그리고 그것은 1 rem의 선량등가를 만든다.

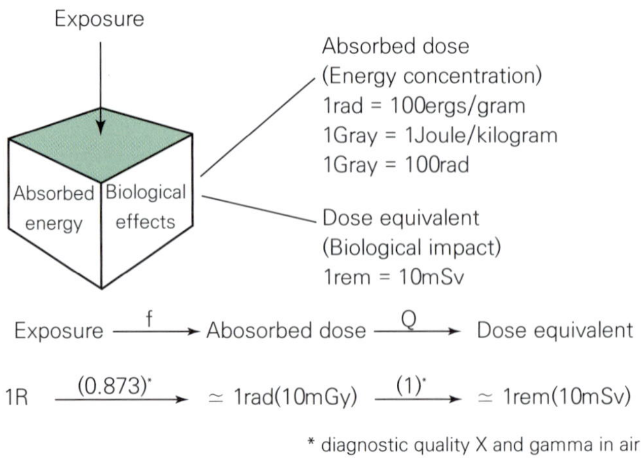

그림 3-10 흡수선량과 선량당량과의 관계

$$H_T = W_R D_{T,R} \qquad (3\text{-}13)$$

여기서 $D_{T,R}$은 방사선 R에 의한 조직이나 장기 T에서의 평균 흡수선량이다. 방사선가중계수는 조직에 의존되지 않으며, 선질계수와 비슷하다.

등가선량의 SI 단위는 1979년에 제정된 Sv (Sievert)인데, 이 명칭은 스웨덴의 물리학자 시버트(R.M. Sievert)에서 유래하였다. 흡수선량을 rad로 했을 때 사용해왔던 선량당량의 특수단위는 rem(Roentgen equivalent in man)이었다.

Sv와 rem의 관계는 다음과 같다.

$$1\ \text{Sv} = 100\ \text{rem}$$

시간 dt 동안의 등가선량이 dH라면 등가선량률(equivalent dose rate)은

$$\dot{H}_T = \frac{dH_T}{dt} \qquad (3\text{-}14)$$

이다. 단위는 Sv/s이다.

8) 유효선량

같은 등가선량을 받았어도 인체의 조직 또는 장기에 따라 방사선의 영향 정도가 다르므로 어느 한 장기의 등가선량만으로 종합적인 피폭 위험도를 나타내기는 어렵다. 따라서 선량분포에 따른 인체 장기의 위험 정도를 하나의 양으로 평가될 수 있는 유효선량을 사용한다.

유효선량(effective dose) E는 각 장기의 등가선량 H_T에 그 장기의 조직가중계수(tissue weighting factor) W_T를 곱하여 얻어진 값을 피폭된 모든 장기에 대해 합한 양으로 나타낸다. 즉,

$$E = \sum_T W_T H_T = \sum_T W_T \sum_T W_R D_T \qquad (3\text{-}15)$$

으로 정의된다. 1990년 ICRP권고에서는 치사성 암의 발생확률뿐만 아니라 비치사성 암의 발생확률, 유전적 영향의 발생확률, 수명단축 등을 고려하여 각 장기의 기여율을 토대로 조직가중계수가 결정되었다. 표 3-3은 ICRP 26과 60에서 결

표 3-3 유효선량을 계산할 경우 사용되는 조직가중계수 W_T

장기	조직가중계수	
	ICRP 60	ICRP 26
생식선(gonads)	0.20	0.25
적색골수(red bone marrow)	0.12	0.12
결장(colon)	0.12	
폐(lung)	0.12	0.12
위(stomach)	0.12	
방광(urinary bladder)	0.05	
유방(breast)	0.05	0.15
간장(liver)	0.05	
식도(esophagus)	0.05	
갑상선(thyroid)	0.05	0.03
피부(skin)	0.01	
골표면(bone surface)	0.01	0.03
나머지 조직의 합	0.05	0.30
합 계	1.00	1.00

표 3-4 방사선과 관계있는 단위

구분	SI 단위	이전단위	변환
강도	$J/m^2s = W/m^2$		
조사선량	C/kg	Roentgen(R)	$1\ R = 2.58 \times 10^{-4}\ C/kg$ 1 C/kg = 3876 R
흡수선량, 커마	Gray(Gy = J/kg)	rad	1 rad = 0.01 Gy 1 Gy = 100 rad
등가선량	Sievert(Sv = J/kg)	rem	1 rem = 0.01 Sv 1 Sv = 100 rem
방사능	Becquerel(Bq = s^{-1})	Curie(Ci)	$1\ Ci = 3.7 \times 10^{10}\ Bq$ $1\ Bq = 2.703 \times 10^{-11}\ Ci$

정된 조직가중계수의 값을 나열하였다. 조직가중계수는 모든 방사선에 적용된다.

유효선량의 단위로는 Sv를 사용하며, 유효선량은 외부피폭과 내부피폭 선량을 가산할 수 있다는 것이 특징이다. 전신에 대한 조직가중계수의 합은 1이므로 전신에 걸쳐 동일한 등가선량을 받았다면 유효선량은 그 등가선량과 같다. 표 3-4는 방사선에 관계되는 SI 단위와 이전에 사용한 특수단위를 비교하였다.

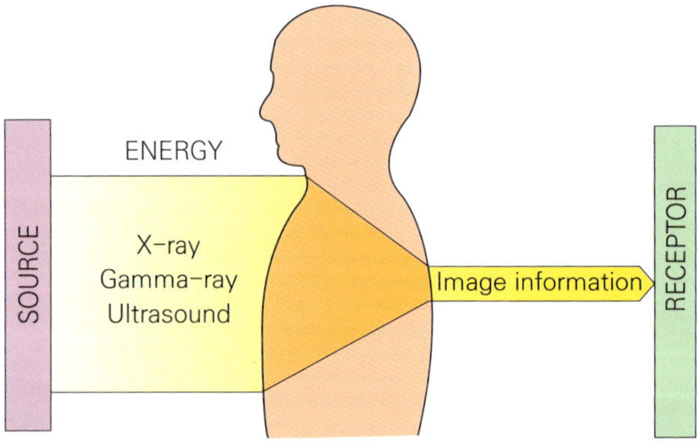

그림 3-11 의료영상에서 에너지

2. 방사선과 에너지 (radiation and energy)

1) 에너지의 개념

물리적 세계에는 두 가지 구성요소가 있다. 그것은 에너지와 물질이다. 대개의 물리적 프로세스들 중에는 그 두 가지 요소간의 지속적인 작용과 교환이 존재한다. 의료영상 역시 예외는 아니다. 모든 영상방식들에 있어, 영상들은 에너지와 인체조직(물질)간의 상호작용에 의해 형성된다. 에너지 타입의 다양성은 의료영상에서 유용하게 사용된다. 이것은 부분적으로 영상 방식간의 차이점을 설명하는 것이다. 이번 장에서는 몇가 지 기본적 에너지 개념들을 다시 훑어보고 움직이는 에너지인 방사선과, 에너지 전송자에서 전자의 역할에 대해 자세히 살펴보고자 한다.

인체내부구조영상들은 그림 3-11에서 보인 바와 같이 에너지원에서 인체내로, 인체 내부에서 적정한 수용체(receptor)로 에너지의 전송이 이루어져야 한다. 비록 타입은 다를지라도 그런 특성은 영상화 과정에서 모든 에너지에 적용된다.

에너지가 인체를 관통할 수 있어야 한다는 것이 가장 필수적이다. 일상생활에서 영상정보를 제

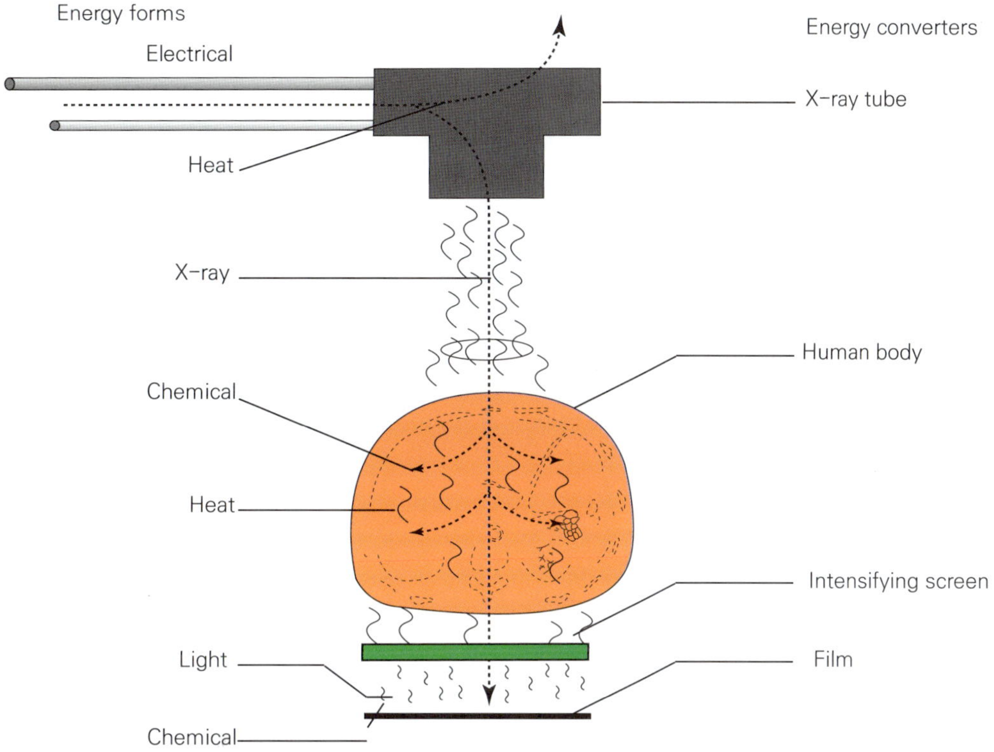

그림 3-12 엑스선 영상과 에너지 형성

공해주는데 사용되는 에너지타입이 바로 가시광선이다. 그렇지만 가시광선은 인체를 관통할 수 없기 때문에 인체 내부의 관찰하기 위해서는 다른 형태의 에너지를 검토해야 한다.

영상에 사용되는 에너지의 또 다른 특성은, 영상정보를 만들어내는 형태로써 인체 내부 구조와 상호작용을 일으켜야 한다는 것이다. 모든 영상방식의 공통된 속성은 사용하는 에너지의 대부분이 인체조직 내에 축적된다는 것이다. 그렇다고 그런 에너지 형태 그대로 축적된다는 의미는 아니고, 다른 에너지 형태 즉, 열에너지와 화학에너지 등으로 변형되어 축적된다. 축적된 에너지가 바람직스럽지 못한 생물학적 효과를 발휘할지 모를 가능성도 생각해 둬야 한다.

우리가 의료영상 프로세스에 접근하게 될 때 에너지의 두개의 큰 범주를 알아두는 것이 도움이 된다. 그 하나는 자신이 안주할 수 있는 물질을 요하는 그룹이고 다른 하나는 그런 물질이 필요 없는 그룹이다.

후자의 에너지 그룹(독립적으로 존재할 수 있는 에너지 그룹)이 비록 자신의 존재를 위해 아무런 물질을 요구하지 않을지라도, 물질의 구성 체속에 항상 존재하며 어느 한 장소에서 다른 곳으로 이동하면서 에너지를 전달한다는 것 역시 사실이다. 이런 형태의 에너지가 바로 방사선이다. 의료영상에 사용되는 모든 에너지 형태(단, 초음파는 제외)가 방사선의 형태이다.

2) 에너지 형태와 변환 (energy forms and conversions)

의료영상에서 물질과 관련된 에너지 형태의 중

요성은 그러한 에너지가 자신의 에너지를 공급하여 방사선을 형성하고, 방사선이 흡수될 경우 다시 에너지를 포획한다는 것이다.

우주의 기본 물리적 원리는 에너지는 생성하지도 소멸하지도 않는다는 것이다. 그러나 그 에너지를 다른 형태로 바꿀 수는 있다. 그림 3-12는 X선을 만들어내는데 쓰이는 에너지 형태를 보여주고 있다. 영상 시스템의 다양한 구성요소들은 에너지의 이러한 변형을 일으킨다.

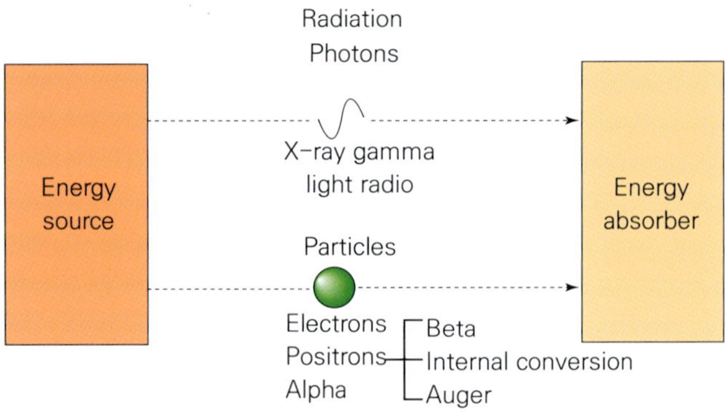

그림 3-13 방사선 종류의 비교

3) 방사선(radiation)

방사선은 공간속을 휘젓고 다니면서 한 물체(복사체)에서 다른 물체(흡수체)로 이동하는 에너지이다. 방사선원(source)은 에너지의 한 형태를 방사선으로 바꾸어 주는 장치의 집합으로 이루어져 있다. 몇 가지 경우에서 변형될 에너지는 물체 내에 저장된다. 일례로 태양과 방사능 물질이 있다. 다른 케이스는 방사선원은 단지 에너지 컨버터(converter)이고, 다른 형태의 에너지가 방사선을 생산하기 위해 사용되어야 하는 경우도 있다.

방사선의 대부분의 형태는 물질을 관통할 수 있다. 그러나 대개의 경우, 방사선에너지는 물질에 흡수되고 다른 에너지 형태로 바꾸어져야 한다.

(1) 전자기파 방사선 (electromagnetic radiation)

그림 3-13에서 보인 바와 같이 방사선은 일반적으로 두개의 타입이 있다. 한 가지 타입에서는 에너지가 광자나 양자와 같은 작은 단위체에 포함되어 있다. 에너지의 광자 혹은 양자는 물질은 포함하지 않으며, 오직 에너지만을 포함한다. 아무런 물질을 포함하지 않기 때문에, 질량이나 중량을 갖지 않는다. 이런 타입의 방사선은 전자기 방사선형태로 디자인된다. 전자기 방사선 그룹에는 각기 다른 목적으로 사용될 특수방사선 타입이 매우 많이 있다. 이것들은 라디오 신호, 빛, X-radiation(X선 방사) 그리고 감마선 방사(gamma radiation) 등을 포함한다. 이런 디자인들은 각 광자내에 "포장된" 에너지의 총량에 의해 결정된다.

(2) 입자 방사선(Particle radiation)

방사선의 또 다른 일반적인 타입은 매우 빠른 속도로 공간속으로 움직이는 소규모 입자들로 이루어진다. 입자들은 그들의 움직임과 더불어 에너지를 전달한다. 입자복사(방사)는 방사능 물질들, 외부공간 혹은 선형가속기, 베타트론, 사이클로트론과 같은 고성능의 입자 가속기에서 찾아볼 수 있다. 입자복사는 입자는 물질로 이루어져 있으며 질량도 갖는다는 점에서 전자기복사와 구별된다. 임상에서 자주 만나게 되는 입자복사의 타입은 고속 전자복사이다. 입자복사는 조직관통능력이 부족하기 때문에 일반적으로 영상복사방식으로는 잘 쓰이지 않는다. X선 복사가 인체조직과 같은 물질과 작용할 경우 에너지를 전자에 제공하여 물질내에 전자복사의 형태를 생성한다.

입자복사의 몇 가지 타입들은 의료영상에서 사용되는 수많은 방사능 물질에 의한 광자의 생산과정에서 부산물로서 만들어진다.

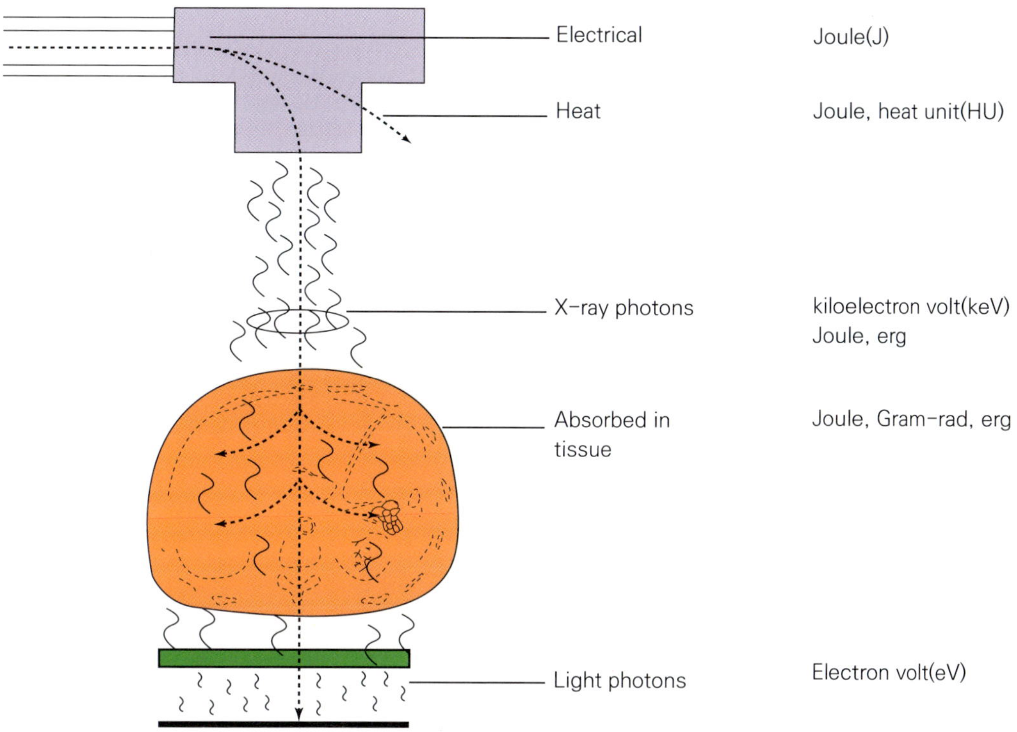

그림 3-14 엑스선 영상과 에너지 단위

4) 에너지 단위 및 관련된 물리량(energy units and related quantities)

영상 프로세스에 포함된 에너지의 총량을 염두에 두어야 할 경우가 있다. 각기 다른 단위체계(미터단위, 브리티쉬, 영국 단위 등) 그리고 단위별 사이즈의 범위의 다양함 등과 같은 원인이 단위의 다양성을 초래한다.

이때 방사선과 의료영상과정에서 접하게 되는 에너지 단위만을 살펴보는 것이 현명할 것이다. 에너지 단위간의 주된 차이점은 특수한 쓰임새를 결정짓는 단위자체의 크기이다.

(1) 줄(Joule)

줄(J)은 미터 국제단위계(SI)에서 가장 기본적인 에너지 단위이다. 이것은 방사선에서 접하게 되는 가장 큰 단위이다. 1 J은 1 W·S(와트×초)에 해당한다. 100 W 전구는 초당 100 J의 에너지를 소모한다. 일반적으로 줄 단위는 상대적으로 좀 규모가 큰 에너지량을 다루는데 쓰인다.

(2) 열단위(heat unit)

열단위는 X선관을 통해 발생한 열에너지의 양을 표현하기 위한 편리한 단위로써 방사선 분야에서 발달되었다. 열단위는 줄단위의 71%에 해당한다. 열단위는 줄단위로 점차 바뀌어지고 있는 형편이다.

(3) 그램라드(gram-rad)

gram-rad는 인체내에 흡수된 전체 방사선 에너지를 표현하기 위해 방사선 분야에서 발견된 또 다른 단위이다. 그 용도는 다음장에서 다루었다. 일반적인 경향은 역시 이것에서 점차적으로 줄단위를 선호하는 편이다.

(4) 에르그 단위(erg)

에르그단위는 SI 단위계는 아니나, 미터계로 표현된 단위이다. 이것은 줄단위보다 훨씬 작은 단위이다. 조직내에서 흡수된 방사선에너지의 총량을 표현하는데 주로 쓰인다.

(5) 엘렉트론 볼트(electron volt)

엘렉트론 볼트(eV)는 가장 작은 에너지 단위이다. eV와 keV(킬로엘렉트론볼트) 및 MeV(메가엘렉트론볼트)는 개별전자 및 광자의 에너지를 의미한다. 광자 1개의 에너지는 수 eV 범위내에 있다. 영상과정에서 사용된 X선과 감마선의 광자들은 15~수백 keV 범위에 걸친 에너지를 갖는다.

세 가지 기본 에너지 단위들 간의 관계는 다음과 같다.

1 Joule = 10^7 ergs
1 Joule = 6.24×10^{18} electron volts

(6) 전력(power)

전력은 특정 프로세스에서 에너지가 전송되는 속도를 의미한다. W(watt)가 전력의 기본단위이다. 1 watt는 1 J/sec와 같다. 위에서 언급한 바대로 100 W 전구는 100 J/sec의 속도로 에너지를 소모한다고 볼 수 있다. 의료 영상에서 전력은 X선 generator의 능력, X선관의 한계, 초음파 transducer의 출력, MRI시에 에너지가 조직에 저장되는 속도 등을 기술하는데 사용된다.

(7) Intensity

Intensity는 전력의 공간적 분포상태-농도이며 에너지가 단위면적을 뚫고 지나가는 속도를 나타낸다. 그것은 제곱미터당 와트(W/m^2) 또는 제곱센티미터당 와트(W/cm^2)이다. intensity는 X선의 노출비율, 빛의 밝기, MRI에서의 라디오 진동수(RF) 시그널의 세기 등을 나타내는 데에도 사용된다.

5) 방사선의 양자적 속성 (quantum nature of radiation)

전자기 복사가 광자나 양자의 형태로 포장되었다는 점을 살펴본 바 있다. 이것은 때로는 복사의 양자적 속성(quantum nature of radiation)으로 불리며 복사선이 만들어지고 흡수되는 메커니즘을 이해하는 데 있어서 중요한 개념이다.

그림 3-15는 복사와 물질 모두의 기본적 양자적 특성을 설명한 것이다. 물질의 구조를 탐색할 때, 원자내의 전자들은 임의적인 에너지 레벨에 산재해 있는 것보다 특정 에너지 레벨에 안주한다는 사실을 발견하게 될 것이다. 전자들은 한 에너지 준위(레벨)에서 다른 에너지 준위로 이동할 수 있으나, 완전히 이동해야 하며 그렇지 않으면 전혀 이동하지 않는다.

이러한 이산적(discrete) 전자에너지 준위들은 물질로 하여금 양자적 특성을 갖게 한다. 단순한

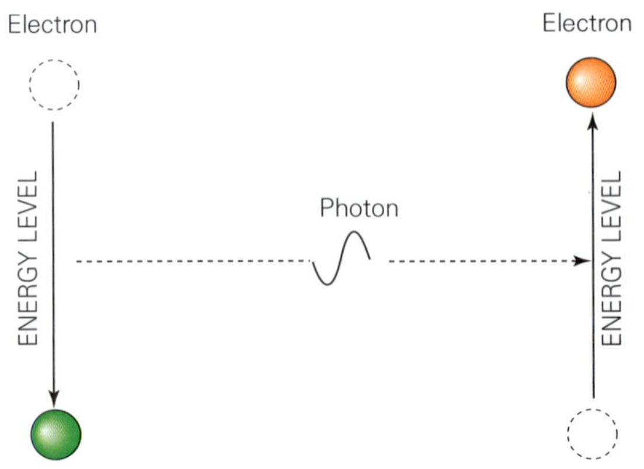

그림 3-15 방사선의 양자적 속성

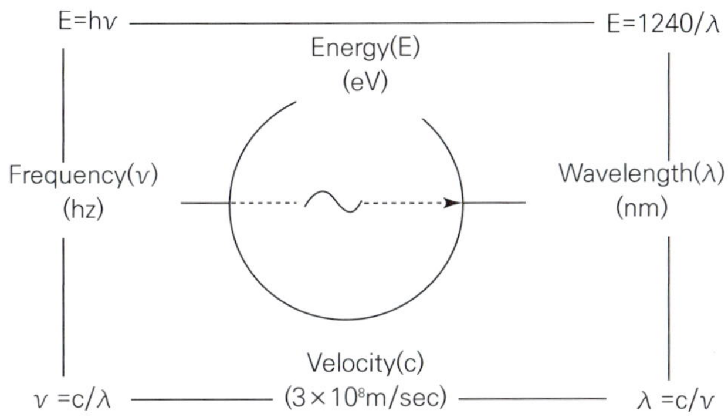

그림 3-16 **광자의 물리적 특성**

표현을 빌리자면, 물질은 임의적인 양 보다는 미리 설정된 양으로써 에너지를 교환한다는 뜻이다. 복사선은 개별광자들의 궤적으로서 공간속을 여행한다.

결국 광자는 에너지를 전자로 되돌려줌으로써 흡수된다. 광자가 흡수될 가능성은 광자가 자신의 에너지를 비롯한 전자에너지 준위를 가진 물질을 만났을 때 더욱 증가하게 된다. 여기에서 중요한 것은 복사광자들이 어떤 물질들간의 에너지 교환을 통해 개별적으로 생성되기도 흡수되기도 한다는 것이다.

복사광자들은 그림 3-16에서 보인 바와 같이 몇 가지 물리적 양에 의해 구별됨에도 불구하고 모든 전자가 복사선은 똑같은 속도로 공간속을 여행한다. 빛은 전자기 복사선 중 가장 흔한 형태의 하나이고, 그 속도 역시 알려져 있으므로 전자기 복사선은 빛의 속도로 이동한다고 흔히들 표현한다.

자유로운 공간속에서 빛의 속도는 대략 3×10^8 m/sec이다. 평균 X선 광자가 생성된 때부터 흡수된 때까지 공간속을 이동한다고 가정해보면, 광자의 평균 수명은 3.3×10^{-9}초가 된다. 광자들은 공간속에 저장되거나 매달려 있을 수도 없다. 일단 광자가 만들어지고 광원에서 방출되면, 그것이 어떤 물체에 부딪혀서 흡수되기까지 이렇게 상당한 속도(3×10^8 m/s)로 이동하게 된다. 그렇게도 짧은 수명시간동안, 광자는 광원으로부터 소량의 에너지를 끌어다가 흡수체에 가져다 준다.

광자에너지, 파장, 진동수에 의해 어떤 방사선도 특정 지을 수 있는 반면, 방사선은 다른 방식들에 대해 양을 달리해서 사용하는 것이 통례이다.

(1) 광자에너지(photon energy)

광자는 에너지의 기본 단위이므로 광자의 가장 중요한 특성은 광자가 가지는 에너지량에 의해 결정된다. 광자에서는 eV나 적당한 단위로 표시한다.

전자기 방사선의 다양한 스펙트럼을 그림 3-17에서와 같이 광자에너지에 따라 순서대로 배열시켜보면 전자기 스펙트럼을 살펴볼 수 있다. 전자기 방사선의 타입을 결정하는 것은 개별광자의 에너지로 빛, X선, 라디오 전파 등이 있다.

광자에너지의 중요한 일면은 광자에너지가 방사선의 투과성을 결정한다는 점이다. 저에너지 X선 광자는 부드러운 방사선(soft radiation)이라 불리는 반면, 스펙트럼의 고에너지 말단영역의 광자는 강한 방사선(hard radiation)이라고 불린다. 대개 경우에서 고에너지(강한) X선 방사는 부드러운 영역의 스펙트럼보다 투과성이 높다.

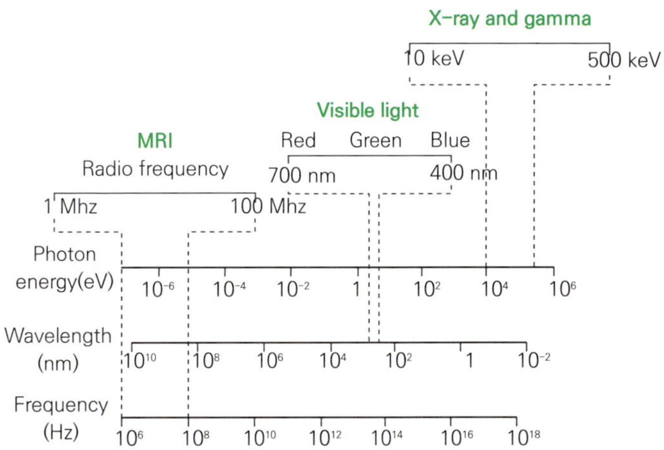

그림 3-17 **전자기파 스펙트럼**

에너지의 개별단위 광자 혹은 입자가 방사선이 지나는 물질속에 있는 전자들간의 결합에너지를 초과하는 에너지를 가질 경우, 방사선이 작용을 시작하여 전자를 이탈시키고 물질을 이온화시킨다.

이온화반응을 일으키기 위한 최소량의 방사에너지는 특정 전자 결합에너지에 의존하므로 물질에 따라 매우 다양하다. 조직에서 찾아볼 수 있는 다수의 원소들에 대한 이온화 에너지는 5 eV~20 eV에 걸쳐 있다. 그러므로 이러한 값들을 초과하는 에너지를 가진 모든 방사선들은 이온화 능력을 가진 방사선이다.

광자 에너지량은 상대적으로 높은 광자에너지를 가진 방사선 X선, 감마선, 우주선 등을 표현하는데 사용된다.

(2) 진동수(frequency)

진동수는 진동하는 속도를 의미한다. 전자기 복사에 적용되는 물리법칙의 하나는 광자에너지(E)와 진동수(f)가 다음의 관계로 정비례한다는 것이다.

$$E=hf$$

이 관계식에서, h는 플랑크상수로서 6.625×10^{-27}(erg-second)의 값을 가지며, f는 진동수이며 단위를 헤르쯔(Hz, 1초동안 반복된 횟수)이다.

진동수는 전자기 스펙트럼의 저에너지 말단부 즉 RF 영역에 있는 방사선의 특성을 나타낼때 사용되는 가장 흔한 물리량이며 라디오, TV, 마이크로파통신, 전자레인지, MRI 등 각각의 방사선은 진동수 영역이 다르다. 예를 들어 MRI에서는 광자가 1-테슬러인 자기장에 놓여있을 때 42.58 MHz의 진동수로 신호를 내보낸다. 비록 이론적으로는 X선 방사가 관계된 진동수를 갖지만, 그러한 개념은 사용되는 경우가 전혀 없다.

(3) 파장(wave length)

전자기 복사를 통해 관찰하게 되는 다양한 물리현상들은 방사선의 파동의 성질을 갖는다는 사실을 암시한다. 파동의 특성은 두개의 극대점간의 거리(파장)로써 결정된다. 이것은 1번 진동하는 동안 방사선이 진행하는 거리이다.

파장은 길이 단위라면 어느 것으로도 표현할 수 있다. 라디오와 TV 전파는 미터단위를 사용하는 상대적으로 긴 파장을 가진다. 고에너지 광자빛, X선에 있어서는 두개의 작은 단위가 쓰인다.

$$1\ \text{Angstrom unit}(\text{Å})=10^{-10}\ \text{m}$$
$$1\ \text{nanometer(nm)}=10^{-9}\ \text{m}$$

광자에너지와 파장간의 관계식은 다음과 같다.

$$E(\text{keV})=\frac{1.24}{\lambda}\ (\text{nm})$$

이 관계식은 광자에너지가 파장으로 변환이 가능함을 암시하며 그 역도 성립하게 된다. 어떤 때에는 X선 광자 스펙트럼이 광자에너지보다는 오히려 파장 단위로 표현되는 경우가 있다. 이것은 스펙트럼 곡선을 완전히 다른 모양으로 바꾸어 버린다. 위에 주어진 관계식을 사용하면 어떤 종류의 스펙트럼을 다른 종류의 스펙트럼으로 바꾸는 것이 가능해진다. 에너지와 파장이 반비례하므로 스펙트럼의 최고에너지는 가장 짧은 파장을 갖게 된다.

파장은 빛을 기술하는데 가장 많이 사용된다. 한 때는 X선 복사를 표현하는데 쓰였지만 요즘은 별로 사용되지 않는다. 파장은 라디오 복사를 설명하는데 많이 쓰이고 있다. 일반적 용어로는 "단파"(shortwave, microwave)라고 하며 방사선의 파장 특성에 상응한다.

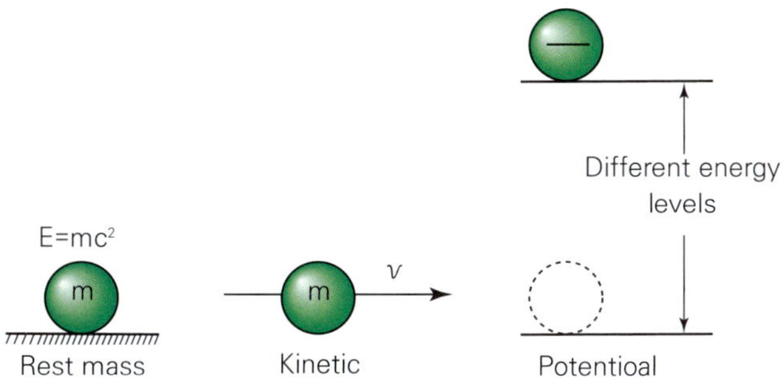

그림 3-18 전자의 에너지 유형

6) 전자와 에너지(electrons and energy)

전자는 물질에서 찾아볼 수 있는 가장 작은 입자이다. 1개의 전자는 9.1×10^{-28} g의 질량을 가지며, 이것은 물 1cm^3에 해당하는 질량을 갖게 하려면 전자 10.9×10^{26}개가 필요하다는 것을 의미한다. 입자가 현대과학의 최적이 되는 것은 전자의 수로 적용되기 때문이다.

예를 들면 100와트 전구가 불이 밝혀지면, 전자들은 구리선을 통해 초당 전자 5.2×10^{18}개의 속도로 달려가게 된다. 자신 질량뿐만 아니라 각 전자는 음전하를 이동시킨다.

원자내의 다른 전자들 및 입자들과 반응을 일으키게 하는 것은 바로 그 전자의 전하이다.

1개의 전자가 질량, 전하를 모두 가지므로 그림 3-18에 있는 바와 같이 몇 가지 종류의 에너지를 가질 수 있다. X선 시스템에서 매우 유용하게 사용되는 능력, 즉 에너지를 얻어서 이동시키고 다른 곳에 에너지를 주는 능력을 전자는 가지고 있다.

(1) 정지 질량에너지(rest mass energy)

전자가 움직이지 않을 때, 그때도 전자는 에너지를 갖는다. 사실 물리법칙에 따르면 한 물체는 자신의 질량으로 인한 에너지를 갖는다. 어떤 조건하에서는 질량이 에너지로, 또는 그 역으로 전환이 가능하다.

$$E=mc^2$$

은 질량 m을 가진 물체가 완전히 전환되었을 경우 얻을 수 있는 총에너지량을 예견할 수 있다. 이 관계식에서 c는 빛의 속도이다. 비록 현대과학이 모든 물체의 질량을 에너지로 변환시키는 기술을 가지고 있진 않지만, 어떤 방사능 물질들은 양전자라는 입자를 방출시키는데, 그것은 전자소멸을 일으킨다. 이 현상이 발생하면 전자의 총질량은 에너지로 바꾸어진다. 아인슈타인 관계식에 따르면, 각 전자는 510 keV를 방출한다. 이 에너지는 광자의 형태로 나타난다. 양전자와 전자의 소멸은 양전자 방출 단층촬영(PET)을 위한 초석이다.

(2) 운동에너지(kinetic energy)

운동에너지는 움직임과 관계된다. 움직이는 자동차나 야구공은 운동에너지를 갖는다. 전자가 움직이면 전자 역시 운동에너지를 갖는다.

일반적으로, 한 물체가 갖는 운동에너지량은 질량과 속도에 관계된다. 큰 물체들, 야구공, 자동차와 같은 물체에서는 질량 및 속도의 제공에 에너지가 정비례하게 된다. 속도가 2배가 되면, 에너지는 4배가 된다. 여러 경우에서 전자들은 광속에 가까운 고속으로 움직인다. 이러한 고속에서는 에너지와 속도간의 단순한 관계는 성립하지 않는다. 상대성이론 중 한 부분은 전자와 같은 물체의 질량은 고속에서 변한다고 설명한다. 그러므로 에너지와 속도간의 관계가 보다 복잡해진다. 전형적인 X선관에 들어있는 전자들은 100 keV 이상의 에너지를 가지며 광속이 1/2 이상의 속도로 움직인다.

(3) 위치에너지(potential energy)

위치에너지는 물체의 위치에 의해 얻어지는 에너지 타입이며 상대적인 물리량이다. 즉 한 물체는 다른 위치에서보다는 어떤 위치에서 더 많은 혹은 더 적은 에너지를 가진다는 것이다. 절대적으로 위치에너지가 0인 장소는 존재하지 않지만, 특정 장소들을 에너지가 0인 곳으로 정해 놓고 다른 곳과 비교하도록 한다.

전자들은 두 종류의 위치에너지를 가진다. 그 하나는 전기 회로내의 위치와 관계되며, 다른 하나는 원자내의 위치와 관련된다. 전자 위치에너지의 중요한 점은 어떤 근원으로부터 얻어진 에너지는 보다 높은 에너지 준위를 전자를 끌어올리는데 사용된다는 것과 전자는 낮은 위치에너지 포지션으로 이동할 때 에너지를 방출한다는 것이다.

(4) 에너지 교환(energy exchange)

전자들은 육안으로 관찰하기엔 너무 작기 때문에 다양한 종류의 전자에너지로 인해 얻어지는 의미를 가시화시키는 것이 어려운 경우가 많다. 그림 3-19에서 볼 수 있는 돌을 살펴보자.

위치에너지는 일반적으로 상대적인 물리량이다. 이 그림에서 땅위에 놓여있을때, 임의적으로 에너지 준위가 '0'이라고 놓는다. 돌이 땅위에서 들어 올려졌을 때, 에너지 준위는 높아지게 된다. 그 돌이 지면 아래 구멍에 놓여 있다면, 위치에너지는 음(-)의 값이 된다. 그러나 그 에너지도 보다 깊은 구멍 바닥에 있을 때보다는 윗쪽이므로 이때는 양(+)의 값을 가진다. A위치에 있는 돌은(상대적으로 말하자면) 위치에너지가 0이며, 움직이지도 않으므로 역학적 에너지는 0이 되고, 그 자신의 질량에 해당하는 질량에너지를 갖는다(이 돌의 질량에너지는 실제로 사용되지 않으므로 더 깊이 언급하지 않겠다). 사람이 돌을 집어서 B위치까지 들어 올렸을 때, 그는 위치에너지를 증가시킨 셈이 된다. 돌이 얻은 에너지는 사람이 준 것이다. 위치 B에서 얻어진 위치에너지는 일을 하는데 사용될 수 있고 다른 에너지의 형태로 전환이 가능하다. 돌이 단순한 도르레 장치에 연결되고 땅에 떨어지는 것이 가능하도록 조작한다면, 로우프의 다른쪽 끝에 매여진 물체를 들어 올림으로써 그러한 작업을 수행할 수 있다.

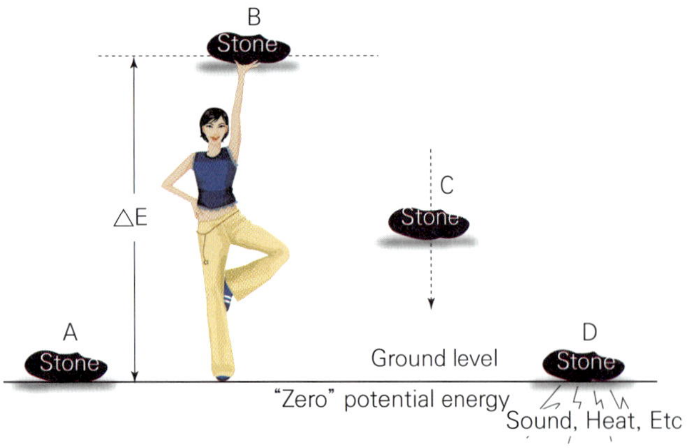

그림 3-19 에너지 교환

사람의 위치 B에서 돌을 떨어뜨린다면 그래서 돌이 땅에 떨어진다면 위치에너지는 운동에너지로 전환된다. 돌이 밑으로 움직일 때, 위치에너지는 땅위로의 거리에 비례하면서 점점 감소하게 되며, 속도와 운동에너지가 계속 증가하게 된다. 돌이 땅에 부딪히기 직전에, 새로이 얻어진 운동에너지는 사람이 준 위치에너지와 같게 된다(전자들은 X선관에서 유사한 과정을 거친다).

돌이 땅표면에 도달할 때, A위치에 있을때보다 더 많은 에너지를 가질 것이다. 그러나 D 상태로 땅위에 머무를 때 A 상태와 에너지가 같아지게 된다. 사람이 해준 부가에너지(일)의 자취를 이제 추적해야 한다. 이 경우에서 그 부가에너지는 다른 형태의 에너지, 소리, 열, 그리고 지면의 형태를 바꾸는 기계적인 에너지 등으로 바꾸어지게 된다. 고속의 전자가 특정 물체와 충돌할 때 운동에너지를 잃게 된다. 그 에너지는 열에너지와 X선 방사로 전환된다.

7) X선빔 발생효율(efficiency)

(1) 개 념

전자에 의해 양극에 도달한 에너지의 작은 부분만이 X선 방사선으로 전환된다. 대개는 흡수되고 열로 바뀌어 진다. X선 발생의 효율은 양극에 전달된 총 전기에너지의 비율로써 표현된 총 X선 에너지로 정의된다. 발생 효율을 결정하는 두가지 요소는 관에 투입된 전압 kV와 양극원소의 원자번호 Z이다. 그 관계는 다음과 같다.

$$효율 = kV \times Z \times 10^{-6}$$

(2) 관전압(kVp)

X선 발생효율과 관전압간의 관계는 X선장치의 실제적인 사용에 있어 특수한 효과를 나타낸다. X선관은 열발생으로 인해 흩어지게 할 수 있는 전기에너지량에 한계를 갖게 된다. 원리상 이것은 X선에 한계선을 놓게 되고 X선관에 의해 발생될 수 있다. 그러나 관전압값을 증가시킴으로써 단위 열량, 발생한 방사량은 상당한 정도로 증가하게 된다.

(3) 양극 재료(anode material)

X선 발생 효율과 양극 재료의 관계는 대개의 관들이 텅스텐을 사용함으로 단지 학술적인 흥미에만 해당된다. 그러나 mammography에서 사용되는 몰리브덴은 예외로 X선 발생효율은 텅스텐 양극관보다 대단히 작은 값을 갖는다.

8) 출력(efficacy output)

(1) 개 념

X선관의 X선 출력은 관을 지나가는 전자들의 1 mAs에 대한 초점으로부터 1 m 거리상에 있는 X선 빔의 중앙점에 다다른 노출의 양(mR)로서 정의된다.

출력치(efficacy value)는 전자에너지를 X선 노출로 전환시키는 능력을 나타낸다. 주어진 관에 대한 출력치를 알게 되면 뒷장에서 살펴볼 방법을 가지고 환자와 필름의 노출(또는 피폭)을 결정할 수 있다. X선 에너지 출력과 마찬가지로 관의 출력은 kVp, 전압파형, 양극재료, 필터링, 관의 사용시간, 양극 표면의 손상을 포함한 다수의 요인들에 따라 달라진다.

그림 3-20에는 정상 필터링을 가진 텅스텐 양극관에 대한 전형적인 출력치가 주어져 있다.

(2) 관전압(kVp)

관전압은 X선관의 방사선 출력을 컨트롤 하는데 매우 유용하다. 그림 3-20에서 보면 비선형적 관계가 나타남을 알 수 있다. 방사선 출력은 관전압의 제곱에 비례한다는 것을 예상할 수 있다. 관전압이 2배가 되면 관으로부터의 노출량은 4배가 된다.

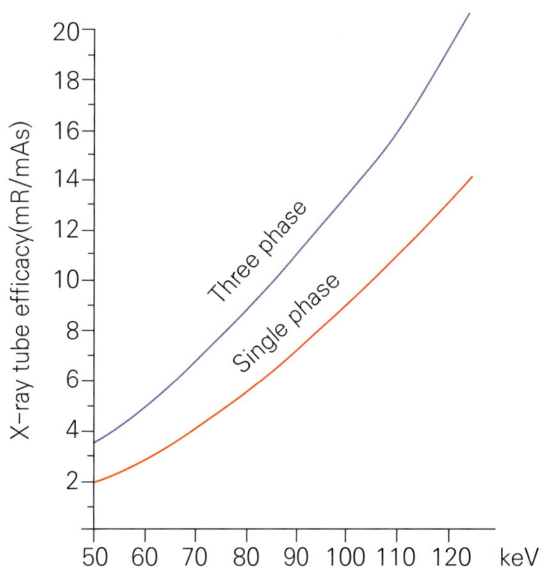

그림 3-20 정상 필터링을 가진 텅스텐 양극관 출력치

(3) 파형(waveform)

파형은 X선 발생과정 도중 시간에 따라 kV값이 변하는 방식을 나타낸다. 몇 가지 다른 kV파형이 사용된다. 일반적인 원리에 따르면 노출시간 동안 최소의 kV편차를 갖는 파형은 가장 효율적인 X선 발생기라는 지표가 된다. "단상"과 "삼상"은 가장 흔한 파형의 두 가지이다. 이들 중에 삼상(three-phase) 파형은 변동이 가장 적고, mAs 단위당 더 많은 방사선을 발생시킨다.

3. 운동과 힘

X선관, 영상증배관, TV카메라와 모니터 등은 진공 내에서 전자를 가속시켜서 사용되는 장치이다. 따라서 전기장 내에서의 전자의 운동에 대한 이해가 필요하다. 이 운동은 균일한 중력장에서 사과가 떨어지는 상황과 매우 흡사하다.

1) 속 도

속도는 변위(displacement)를 걸린 시간으로 나눈 값으로 크기와 방향이 주어지는 벡터량이다. 운동은 대부분 일정하지 않으므로 평균치로 나타낸다.

물체가 시간 t_1에서 t_2 동안에 위치가 x_1에서 x_2로 변화되었다면 평균속도 v는 다음 식으로 정의된다.

$$v = \frac{x_2 - x_1}{t_2 - t_1} = \frac{\Delta x}{\Delta t} \qquad (3\text{-}16)$$

평균속도는 초기위치와 나중위치에만 의존하고 경로와는 무관하다(그림 3-21). 속도의 단위는 m/s이다.

어느 한 순간에 측정한 속도를 순간속도라 한다. 순간속도 v는 평균속도의 극한값으로 정의한다.

$$v = \lim_{\Delta t \to 0} = \frac{\Delta x}{\Delta t} = \frac{dx}{dt} \qquad (3\text{-}17)$$

순간속도는 시간에 대한 변위의 미분형이다. 그림 3-22의 점B에서는 변위가 0이므로 순간속도가 0이고, 점C에서는 변위가 음수이므로 순간속도가 음의 값을 갖는다.

같은 시간 동안에 물체의 이동거리가 항상 같은 운동을 등속도 운동이라 한다. 등속 운동하는 물체는 같은 방향으로 직선상을 계속 운동한다. 등속 운동하는 물체의 속도는 위치-시간 도표에서 기울기가 일정한 직선(그림 3-23)으로 나타나므로, 순간속도가 일정한 운동이다.

2) 가속도

물체의 운동방향이 일정하지만 물체의 속력이 증가하거나 감소하는 경우, 속력이 일정하지만 방향이 변하는 경우 또는 속력과 방향이 모두 변하는 경우를 물체의 운동 상태가 변한다고 한다. 이와 같이 시간에 따라서 물체의 운동 상태가 변하면 가속도가 생긴다. 가속도는 속도의 변화를 걸린 시간으로 나눈 값으로 정의되며, 벡터량이다.

어떤 물체가 시각 t_1일 때 v_1의 속도로, 시각 t_2일 때는 v_2의 속도로 움직이면 평균가속도 a는 다음 식으로 표현한다.

$$\bar{a} = \frac{v_2 - v_1}{t_2 - t_1} = \frac{\Delta v}{\Delta t} \qquad (3\text{-}18)$$

가속도의 단위는 m/s^2이다.

순간가속도는 시간간격 Δt가 0으로 접근하는 평균가속도의 극한값으로써 다음과 같다.

$$a = \lim_{\Delta t \to 0} = \frac{\Delta v}{\Delta t} = \frac{dv}{dt} \qquad (3\text{-}19)$$

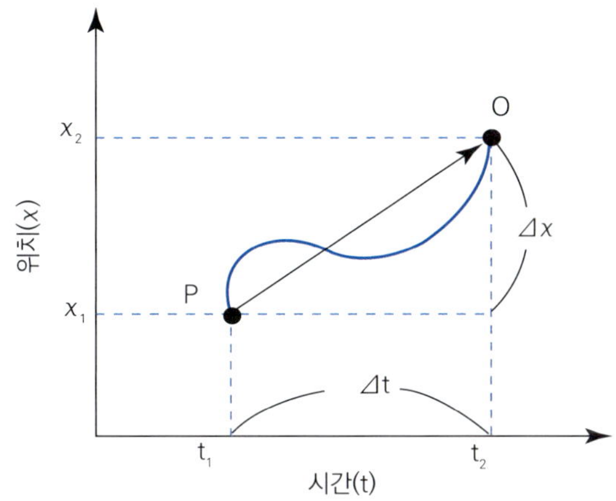

그림 3-21 Δt시간 동안에 Δx의 변위가 있을 때 평균속도 $\Delta x/\Delta t$는 경로에 무관하다.

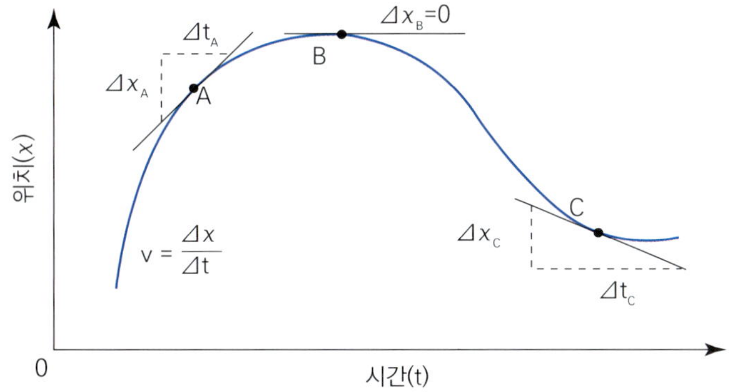

그림 3-22 각 점에서 접선의 기울기가 속도의 크기를 나타낸다. C점에서는 변위가 음수이므로 속도가 음의 방향, 즉 출발점으로 되돌아가는 경우이다.

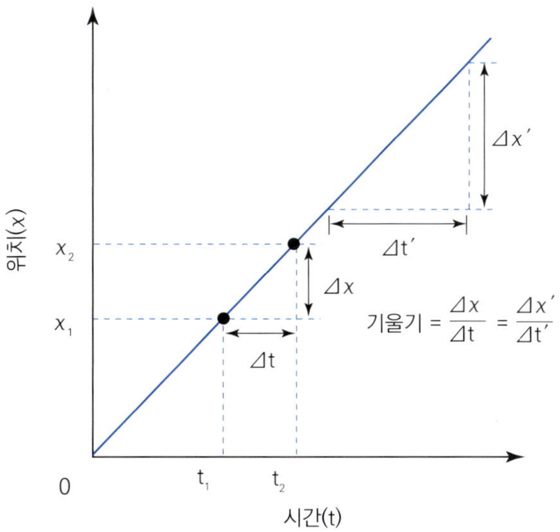

그림 3-23 속도는 위치-시간 곡선의 기울기이다. 위치-시간의 관계가 직선인 경우는 기울기 $\Delta x/\Delta t$는 시간에 따라 변하지 않는다. 즉 순간마다 기울기가 같은 등속직선운동을 나타낸다.

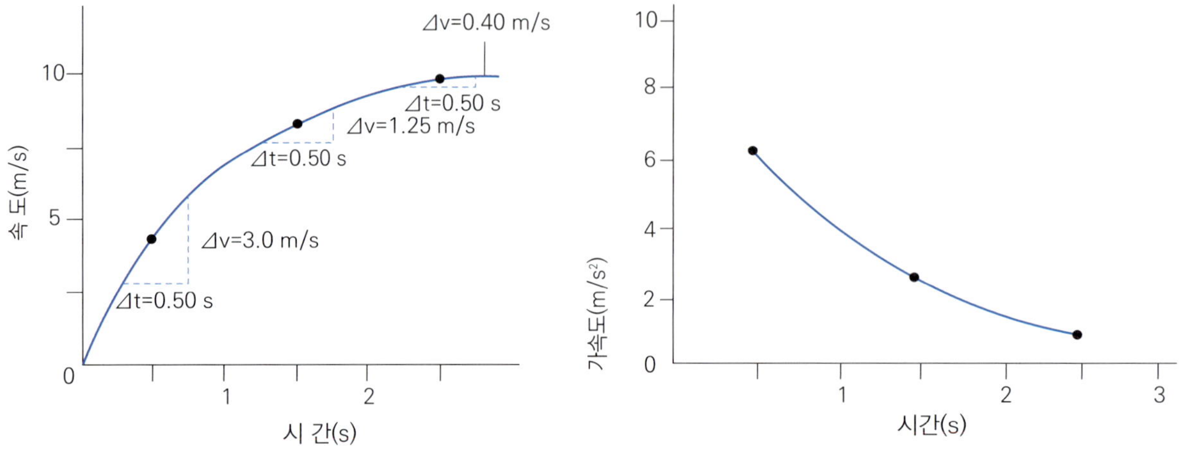

그림 3-24 시간과 속도 및 가속도의 관계

순간가속도는 속도-시간 그림 3-24에서 어느 시각에서의 접선의 기울기와 같다. 시간이 증가하면 속도는 증가하지만 가속도는 시간이 경과함에 따라 감소한다.

가속도가 일정한 운동을 등가속도 운동이라 한다. 등가속도 운동의 한 예가 자유낙하 운동이다. 자유낙하 운동은 지구와 물체간의 만유인력에 의한 가속도 운동으로서 공기저항은 무시되며, 초기 속도가 0인 운동이다. 지구에서 모든 물체는 9.8 m/s^2의 동일한 가속도로 낙하하는데 이 가속도를 중력가속도라고 한다.

3) 힘

어떤 작용에 의해 물체가 밀리거나 끌리게 될 때 물체에 힘이 작용하고 있다고 한다. 힘은 물체의 모양이나 운동 상태를 변화시키는 원인이다. 일반적으로 힘은 물체에 변형을 주거나 운동 상태의 변화를 주는데 이 두 가지 효과가 동시에 나타나는 수도 있다.

힘이 가해졌을 때 운동 상태와 모양이 동시에 변하는 경우는 야구방망이에 맞아 날아가는 야구공에서 볼 수 있다. 이때는 속도의 크기와 방향이 바뀌고 공의 모양도 변하게 된다. 공이 방망이에 맞는 순간 고속 카메라로 찍어서 보면 공이 바뀌는 동안에 공은 심하게 찌그러졌다가 다시 원래 상태로 되돌아간다.

그런데 경우에 따라서는 힘을 작용해도 변형이나 운동 상태에 변화가 일어나지 않는 수가 있다. 예를 들면 콘크리트 바닥과 같이 단단한 수평면 위에 서 있으면 발은 체중과 같은 힘으로 콘크리트 바닥을 수직으로 누르지만 콘크리트 바닥에는 뚜렷한 변형이나 가속도가 생기지 않는다. 바닥이 체중과 같은 크기의 힘으로 위로 작용하기 때문에 변형이나 가속도가 생기지 않는다.

그리고 진흙에 힘을 가하면 모양만 변하는 경우, 공에 힘을 가하여 굴리면 운동 상태만 변하는 경우도 있다.

힘은 크기와 방향으로 나타낼 수 있는 벡터량이다. 알짜힘은 한 물체에 작용하는 모든 힘의 합으로 주어진다. 물체의 운동을 결정하는 것은 바로 이 알짜힘이다.

힘이 물체의 운동에 어떤 영향을 주는지를 잘 나타내는 것이 뉴턴의 법칙이다.

평면 위에 있는 물체에 힘을 가하면 평면을 따라 물체가 미끄러져 가지만 점점 감속되어 어떤 거리만큼 간 후에 정지한다. 즉 물체는 속도와 반대방향의 가속도를 받았다. 따라서 물체에 어떤 힘이 작용한 것이 틀림없다. 이 힘을 마찰력이라 한다. 마찰력이 전혀 없다면 물체는 영원히 감속되지 않을 것이다. 다른 예를 들면 정지상태의 버스가 갑작스럽게 출발하면 버스 안의 사람들의 몸은 뒤로 쏠리고, 달리다가 갑자기 정지하면 앞으로 몸이 쏠리는 현상이 생긴다. 이와 같이 물체는 속도벡터를 일정하게 지속하려는 성질이 있다.

뉴턴의 제1법칙은 "모든 물체는 운동 상태를 변화시키려는 알짜힘의 작용을 받지 않는 한 정지 또는 등속직선운동을 한다."고 정의된다. 즉, 속도가 일정하므로 가속도가 0이다. 현재의 운동 상태의 변화에 저항하는 물체의 성질을 관성(inertia)이라 하고, 따라서 뉴턴의 제1법칙을 관성의 법칙이라고도 한다.

물체의 질량은 관성의 크기를 나타낸다. 만일 골프공과 볼링공을 같은 힘(저항력을 포함하여 알짜힘이 같은 경우)으로 쳤을 경우, 골프공이 볼링공보다 훨씬 멀리 날아감을 알 수 있다. 운동 상태의 변화에 저항하는 데는 볼링공이 보다 효과적임을 알 수 있다. 물체의 질량이 클수록 덜 가속된다는 것은 즉 질량이 클수록 관성이 크다는 것이다.

뉴턴의 제1법칙은 물체에 작용하는 알짜힘이 모두 합해서 0이 되는 경우에 해당한다. 이 경우 물체는 일정한 속도로 계속 운동하게 된다. 그러나 뉴턴의 제2법칙은 물체에 작용하는 알짜힘이 0이 아닌 경우 운동에 어떤 변화가 일어나는가에 관한 것이다. 힘을 가하면 운동 상태가 변하여 속도의 변화를 가져온다. 즉, 가속도가 생긴다. 따라서 정지해 있던 물체가 움직이기 시작하는 것, 운동하던 물체가 정지하는 것, 천천히 가던 물체가 더 빨리 가는 것, 빨리 운동하던 물체가 천천히 가는 것은 모두 운동 상태의 변화이며 이때 가속도가 생긴다. 또한 운동방향이 변하는 경우도 운동 상태가 변한다고 할 수 있다. 달이 지구를 도는 것과 같은 원운동은 계속적으로 방향이 바뀌는 운동이므로 운동 상태가 바뀌는 운동이다.

물체에 힘이 가해지면 힘의 방향으로 가속도가 생기는데, 물체의 가속도의 크기는 작용한 알짜힘의 크기에 비례하고 물체의 질량에 반비례한다. 따라서 힘 F는 질량 m과 가속도 a의 곱으로 주어진다.

$$F = ma \qquad (3\text{-}20)$$

힘의 SI 단위는 N(newton)이며, 벡터량이다.

지구같이 큰 질량을 가진 물체 주위에 있는 또 다른 물체에는 중력(gravitation)이 작용한다. 질량이 m인 물체에 작용하는 중력 F_g는

$$F_g = mg \qquad (3\text{-}21)$$

이 된다. 중력장의 세기 g는 모든 물체에서 다음 식으로 주어진다.

$$g = \frac{F_g}{m} = \text{constant} \qquad (3\text{-}22)$$

Newton의 제2법칙 F = ma에서 a = g이므로 중력장 g는 중력가속도라고도 한다. 시표면에서의 중력가속도는 $g = 9.8\ m/s^2$로써 일정하며, 지구중심을 향한다. 그러므로 질량이 다른 모든 물체의 낙하운동은 동일한 가속도를 가진다. 예를 들어 나무에서 떨어지는 사과의 가속도는 질량에 의존되지 않는다.

질량 m_1과 m_2인 두 물체 사이에 작용하는 힘 F_g는

$$F_g = G\frac{m_1 m_2}{r^2} \qquad (3\text{-}23)$$

이고, r은 두 물체 사이의 거리이다. 이 관계식을 뉴턴의 만유인력법칙(law of universal gravitation)이라 한다. 모든 물체들은 그들의 질량에 비례하고, 그들 사이의 거리의 제곱에 반비례

하는 힘으로 다른 모든 물체를 당긴다.

중력과 중력장을 전자기력과 전자기장에 적용하면 영상분야(원자핵을 이용하는 핵의학과 MRI)의 물리학적 과정의 기초가 된다.

4) 파동운동

에너지 전달 방법 중의 하나가 파동 현상이다. 파동(wave)이란 파원에서 발생한 주기적인 진동에 의하여 에너지가 전파되어 나가는 현상을 말하고, 파동을 전파시켜 주는 물질을 매질(medium)이라 한다. 우리가 흔히 경험할 수 있는 파동으로는 수면파, 음파, 전자기파 등이 있다. 수면파에서는 수면 높이의 변화, 음파에서는 압력의 변화, 전자기파에서는 전기장과 자기장의 변화가 파동을 전파하는 주기적 운동이다.

요 약

파 동

파원에서 발생한 주기적인 진동에 의하여 에너지가 전파되어 나가는 현상

파동은 매질의 진동방향과 파의 진행방향에 따라서 횡파와 종파로 구분된다.

횡파(transverse wave)는 매질의 진동방향에 수직으로 진행되는 파동을 말하며, 마루와 골이 생기므로 고저파라고도 한다. 그림 3-25[A]는 용수철에 형성된 횡파를 보여준다.

종파(longitudinal wave)는 매질의 진동방향과 같은 방향으로 진행되는 파동을 말하며, 그림 3-25[B]에서와 같이 종파의 펄스는 잡아 당겨 늘어난 용수철에서 형성될 수 있다. 묶여 있지 않은 한 쪽 끝은 용수철의 길이를 따라 앞뒤로 흔들린다. 즉 진동은 용수철을 따라 진행하여 압축과 팽창이 교대로 일어난다. 용수철의 코일이 압축되어 빽빽한 부분을 밀(compressions), 다시 팽창되어 코일이 듬성듬성한 부분을 소(rarefactions)라고 한다. 매질의 입자들이 앞뒤로 질서 있는 운동 즉 압력의 변화가 시간에 따라 주기적으로 변하여 에너지를 전달해 준다. 따라서 소밀파 또는 압력파라고도 한다.

그림 3-26에서와 같이 종파도 횡파와 마찬가지로 밀도(y)와 위치(x), 변위(y)와 위치(x) 혹은 변위(y)와 시간(t)의 그래프가 주기적인 사인곡선이기 때문에 사인파(sine wave)라고 한다.

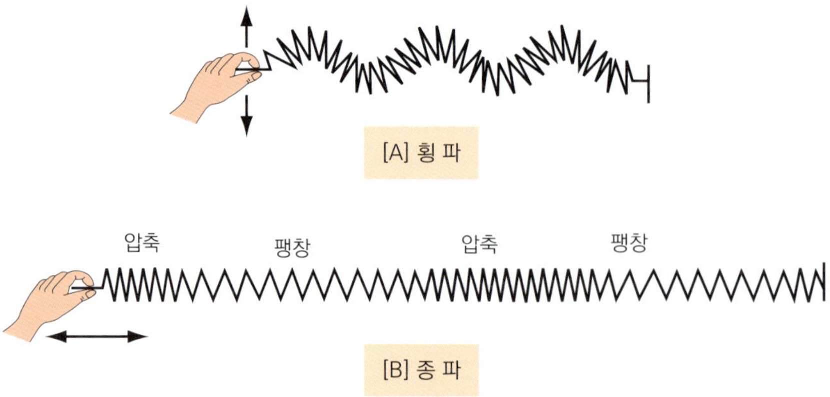

그림 3-25 [A] 용수철의 횡파. 용수철의 길이에 대해 수직하게 용수철의 한쪽 끝을 움직임으로써 용수철이 아래위로 진동한다.
[B] 늘어난 용수철의 종파. 코일의 이동은 파동의 운동방향이다. 수축된 영역의 뒤를 늘어난 영역이 뒤따른다.

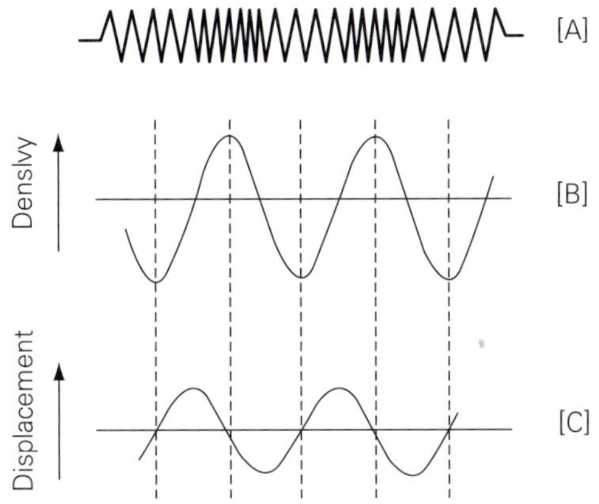

그림 3-26 [A] 용수철의 종파
[B] 파형의 마루는 용수철의 수축된 영역에 해당하며, 골은 용수철의 늘어난 영역에 해당한다.
[C] 변위파동

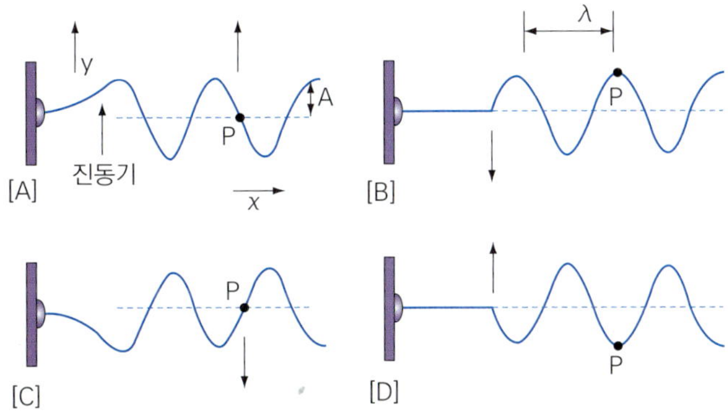

그림 3-27 줄을 따라 진행하는 조화파동은 줄의 한 쪽 끝에 사인모양의 운동에 의해 발생된다. P점은 한 주기 T동안 한 파장 λ만큼 움직인다.

전자기파(electromagnetic wave)는 전기장과 자기장이 서로 수직이고 이들의 변화도 파의 진행방향에 수직이므로 횡파이다. 여기에는 γ선, X선, 자외선, 가시광선, 적외선, 마이크로파, 라디오파 등이 속한다. 전자기파는 매질이 없어도 전파되며 진공 속에서 전자기파의 속도는 빛의 속도(2.99×10^8 m/s)와 같다.

반면에 음파나 수면파와 같은 탄성파(elastic wave)는 진공상태에서는 전파되지 않고 탄성이 있는 매질 속에서만 전파할 수 있다. 탄성파를 발생하는 진동기가 진동하면 탄성매질의 일부에 변위를 일으켜 주위 매질을 진동시킨다. 따라서 탄성파를 역학적 파동(mechanical wave)이라고 한다.

매질의 종류에 따라서 진동방향이 달라져 파의 진행방향과 같은 방향 또는 수직방향의 성분을 갖게 되므로 종파와 횡파가 생긴다. 기체나 액체에서는 분자들이 파의 진행방향으로 전후 진동하므로 종파만 존재하나 고체에서는 종파는 물론 횡파도 존재한다. 그러나 이때 매질의 진동방향으로 전달되는 종파가 더 빠르다.

파동의 진행에 대해서 생각해 보자. 긴 줄의 한 쪽 끝이 아래위로 움직이는 조화운동은 줄에 오른쪽으로 움직이는 사인모양의 진행파동이 형성된다. 줄의 한 점 P가 아래위로 움직이지만 그 점 자체는 x축을 따라 진행하지 않는다.

그림 3-27에서 수평 점선은 파동이 없을 때의 줄의 위치를 나타낸다. 이 평형 값의 위 또는 아래로 줄이 움직이는 최대거리를 파동의 진폭(amplitude) A라 하고, 동일하게 움직이는 이웃하는 두 지점(예를 들면 마루와 마루 또는 골과 골) 사이의 거리를 파장(wavelength) λ라 부른다.

파동이 한 파장(한 사이클)만큼 진행하는데 걸린 시간을 주기(period) T라 하고, 1초 동안에 진행한 사이클의 수를 주파수(frequency) f라 한다. 주파수는 1초 동안의 진동의 횟수를 말하므로 진동수라고도 한다.

파동은 한 주기 T동안 한 파장만큼 진행하므로 파의 진행속력 v는

$$v = G \frac{\lambda}{T} \tag{3-24}$$

이다. 주파수 f는 주기 T의 역수이므로 속력 v는 다음 식으로 표현된다.

$$v = \lambda f \quad (3\text{-}25)$$

줄을 따라 펄스가 지나가는 것은 줄을 따라 에너지가 흐르는 것이다. 공기 중에서 진행하는 펄스뿐만 아니라 다른 종류의 펄스도 유사한 방법으로 진행방향을 따라 에너지를 전달하는 것이다. 파동에너지는 파동진폭의 제곱에 비례한다. 즉 다른 변수들이 동일한 파동에서 진폭이 2배가 되면 파동에너지는 4배로 커진다.

둘 이상의 진행파동이 매질을 통과할 때 그 결과 생기는 파동은 각 파동들의 합으로 나타난다. 이런 현상을 중첩이라 한다. 파동들이 중첩되어 나타난 합성파의 변위는 각각의 파동의 변위의 벡터합으로 주어지는데 이것을 중첩의 원리(principle of superposition)라 한다. 각각의 진행파동은 파괴되거나 변화되지 않고 서로 통과할 수 있는데, 단지 파가 겹치는 곳에서 파형이 달라질 뿐이다. 예로써 돌 두 개를 연못에 던졌을 때 퍼져나가는 원형 파동은 서로를 파괴하지 않고 통과한다. 마찬가지로 두 음원에서 나온 음파들이 공기를 통과할 때 서로 통과하며, 단지 주어진 위치에서의 진폭이 달라질 뿐이다. 단, 각 파동의 변위의 진폭이 작을 경우에만 중첩의 원리가 타당하다.

파동의 간섭현상은 중첩의 원리로 설명된다. 그림 3-28에서 [A]와 [B]는 같은 진폭과 진동수를 갖는 두 파동을 보여준다. 같은 시각에 두 파동이 같은 공간 영역을 통과한다면, 그 결과로 생긴 파동은 그림 3-28[C]와 같이 진폭이 2배가 되는 파동이 형성된다. 이와 같이 두 파동이 동일 위상상태가 되어 진폭이 커지는 것을 보강간섭(constructive interference)이라고 한다.

그림 3-29[A]와 [B]는 한 파동의 마루가 다른 파동의 골과 일치한다. 이 두 파동이 같은 공간 영역을 통과할 때 그 결과로 생긴 파동은 그림 3-29[C]와 같이 완전히 상쇄된 상태를 보인다. 이와 같이 같은 진폭과 진동수를 갖는 두 파동이 180°의 위상차를 갖고 진행하면 진폭을 서로 상쇄시킨다. 이 효과를 상쇄간섭(destructive interference)이라고 한다.

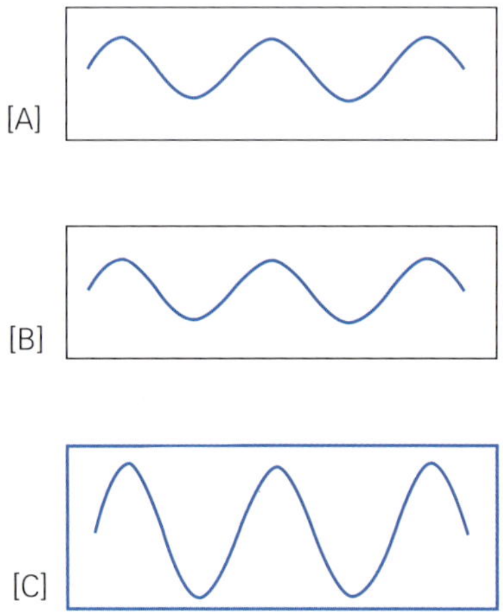

그림 3-28 **보강간섭**

같은 진폭과 진동수를 갖는 두 파동 [A]와 [B]가 합쳐져서 생기는 파동 [C]는 각 파동과 진동수는 같으나 진폭은 각 파동의 진폭의 2배가 된다.

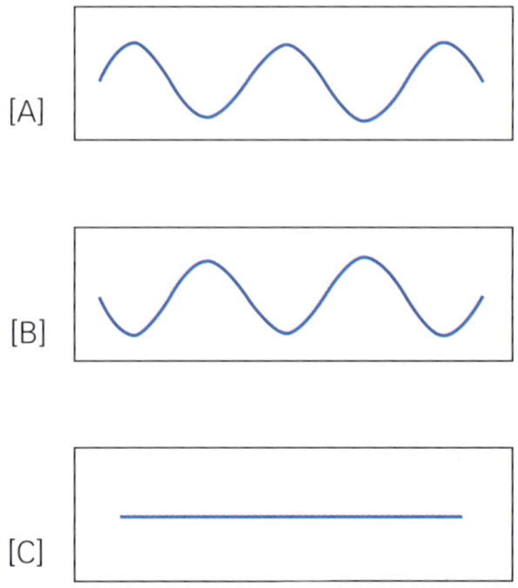

그림 3-29 **상쇄간섭**

같은 진폭과 진동수를 갖는 두 파동 [A]와 [B]의 위상이 180° 어긋나 있을 때 두 파동이 합쳐져서 생기는 파동 [C]는 완전히 상쇄된다.

약간 다른 진동수를 가진 두 음원이 동시에 소리를 낼 때, 두 진동수의 평균진동수를 가진 소리가 점점 커졌다가 다시 점점 작아지는 현상이 되풀이 된다. 이처럼 합성파의 진폭이 시간에 따라 주기적으로 반복되는 진폭의 변화현상을 맥놀이(beats)라 한다.

그림 3-30의 맥놀이 현상은 파동의 중첩으로서 어떤 시각에서는 두 음파가 같은 위상으로 진동하여 강하지만 시간이 경과함에 따라 π의 위상차가 생기면 파는 서로 상쇄된다. 이와 같이 합성된 파의 진폭은 주기적으로 변하는데 이 변화의 주기가 맥놀이 주기가 된다. 맥놀이 주기는 두 음파의 위상차가 2π로 될 때 걸리는 시간이므로 이 시간 T 동안에 두 음파의 진동한 횟수는 1만큼 다르다. 즉

$$f_1T - f_2T = 1 \quad (\text{단, } f_1 > f_2) \tag{3-26}$$

이 되므로 맥놀이 진동수 (또는 맥놀이 수) f_b는

$$f_b = f_1 - f_2 \tag{3-27}$$

이다. 즉 1초 동안에 생기는 맥놀이 진동수는 두 음파의 진동수의 차와 같다. 두 음파의 진동수가 더욱 비슷해질수록 맥놀이 진동수는 더 낮아지고 진동수가 완전히 일치하면 맥놀이는 없어진다. 그러므로 음악가가 기타를 조율할 때 다른 악기의 소리에 대해 맥놀이를 듣고 줄의 장력을 늘이거나 또는 줄여서 조율을 한다.

맥놀이가 점점 느려져서 결국 사라지게 되면 두 소리는 같은 음이 된다. 두 음파의 진동수의 차이가 너무 커도 맥놀이는 들리지 않는다. 맥놀이는 약 10 Hz 정도의 진동수까지 쉽게 들을 수 있으나 그 이상에서는 구별하기 쉽지 않다.

전자기파나 수면파는 진행파(traveling waves)이지만, 양끝을 고정시킨 줄을 진동시켜 생기는 현악기나 피아노 소리는 어느 곳으로도 이동되지 않는 정상파(standing waves)이다. 이 정상파는 주파수, 파장, 진폭이 같은 2개의 진행파가 서로 반대방향으로 한 장소를 지날 때 생긴다.

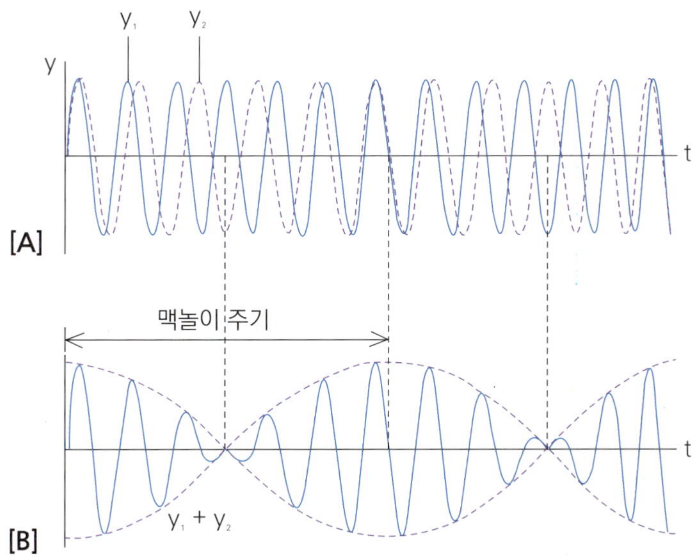

그림 3-30 [A] 같은 방향으로 진행하는 진동수가 약간 다른 두 파동
[B] 시간에 따라 주기적으로 진동하는 진폭(점선)을 가지는 합성파. 합성파의 진폭은 두 진동수의 차와 같은 맥놀이 진동수로서 진동한다.

4. 전기장과 자기장, 전자기파

X선관이나 TV모니터와 같은 전기장 내의 전자의 운동은 중력장 내의 사과의 운동과 비슷하다. 전자기파(X선, γ선)는 전기장과 자기장의 변화로 생성되어 전파됨으로써 물질과 상호작용을 한다.

1) 전기력과 전기장

전기력(electric force)에 관한 쿨롱의 법칙(coulomb law)은 만유인력법칙과 매우 유사하다. 단 만유인력은 항상 인력이지만 전기력은 전하의 종류에 따라 인력 또는 척력이 된다. 쿨롱의 실험에 의하면 두 점전하 사이에 작용하는 전기력(쿨롱력, 정전기력) F_e는 두 전하량 q_1, q_2의 곱에 비례하고 두 전하 사이거리 r의 제곱에 반비례하며 그 방향은 두 전하를 연결하는 선상에 있다.

$$F_e = k\frac{q_1 q_2}{r^2} \tag{3-28}$$

여기서

비례상수 $k\frac{1}{4\pi\varepsilon_0} = 8.98742 \times 10^9\ Nm^2/C^2$

이고, ε_0는 자유공간에서의 유전율(permeability of free space)이다. 전하량을 나타내는 단위는 C(coulomb)으로 1 C은 같은 양의 두 점전하가 자유공간에서 1 m 떨어져 있을 때 8.98742×10^9 N의 힘을 작용하는 전하량이다.

두 질점 사이에 작용하는 만유인력이나 두 전하 사이에 작용하는 전기력은 힘을 전달하는 물리적 매개체가 없다. 중력이나 전기력 같은 힘이 어떻게 질점이나 전하 사이에 전달되는가를 다루는 데는 장(field)의 개념을 사용하는 것이 효과적이다.

지구에 가까운 공간의 모든 점에 대해서 중력이 작용하는 중력장이 있듯이 대전된 막대 근처의 공간 내에 전하를 놓으면 정전기력이 작용하는 전기장(electric field)이 있다. 전기장은 전기력이 미치는 영역으로 전하 사이에 작용하는 힘의 중간 역할을 한다.

전하 q_1은 자기 주위의 공간에 전기장을 만들며 이 장내에 있는 전하 q_2에 힘 F_e를 작용한다. 반대로 q_2가 전기장을 만들고 이 장이 q_1에 F_e의 힘을 작용한다. 이 상황은 완전히 대칭적이어서 각 전하가 서로 상대방의 전기장 속에 있다고 해도 무방하다.

중력장의 세기가 단위질량당의 중력인 것과 같이 전기장의 세기는 단위전하당의 전기력이 된다. 전기장 E 안에 작은 전하 q가 존재할 때, 전하가 놓여 있는 지점에서의 전기장의 세기 E는 전하에 작용하는 전기력 F_e(N)를 이 전하 q(C)로 나눈 값이다.

$$E = \frac{F_e}{q} \tag{3-29}$$

전기장은 N/C의 단위를 갖는 벡터량이다. 전하 q가 증가하면 힘 F_e도 증가되어 그들의 비인 전기장의 세기 E는 일정하다. 따라서 전기장의 세기는 장 내에 존재하는 전하의 크기나 종류에 관계없다.

전자(electron)의 전하량은 e로 표시하며, 그 크기는 $e = 1.602 \times 10^{-19}$ C이다. 전기장의 세기 E인 장 내에서 전자에 작용하는 힘 F_e는

$$F_e = eE \tag{3-30}$$

이 된다. 전자는 힘 F_e에 의해 가속된다.

자유공간에서 질량이 me인 전자의 가속도는 균일한 전기장인 경우 뉴턴의 제2법칙 $F = m_e a$에 의해서 다음과 같다.

$$eE = m_e a$$

또는

$$a = \frac{eE}{m_e} \tag{3-31}$$

가속도는 전기장의 세기에 선형적으로 비례한다.

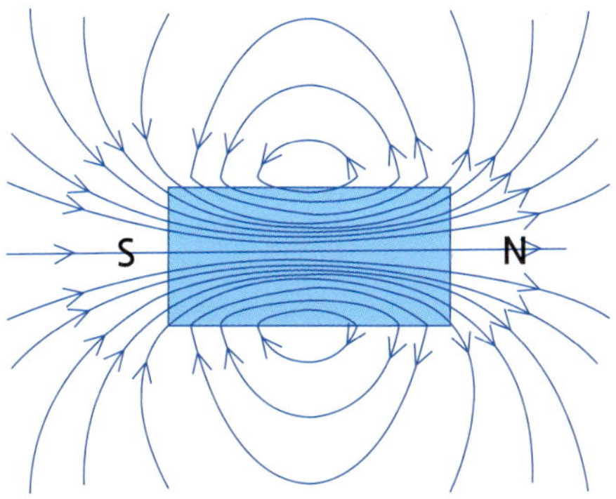

그림 3-31 막대자석 주위에 형성된 자기력선. 자기력선의 방향은 자기장의 방향과 평행하다.

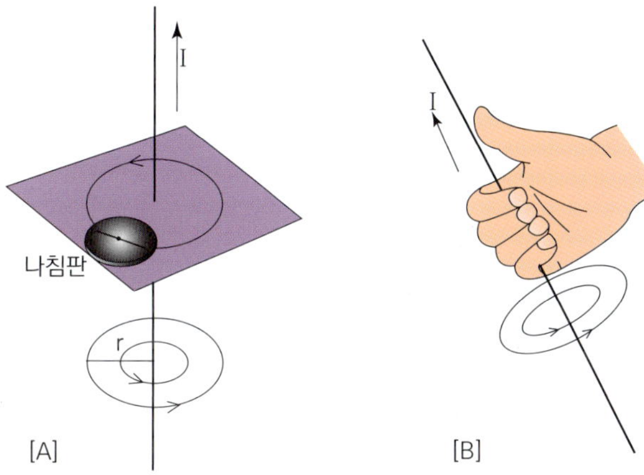

그림 3-32 [A] 전류가 흐르는 긴 직선 도선의 주위에 생기는 자기장은 도선에 대해서 동심원을 형성한다. [B] 자기장의 방향은 오른손 법칙에 의해서 주어진다. 엄지를 전류의 방향, 도선을 감아쥔 네 손가락의 방향이 자기장의 방향이다.

2) 자기력과 자기장

전하가 존재하는 주위 공간에 전기장(electric field)을 형성하듯이, 자석 주위의 공간에는 자기장(magnetic field)이 형성된다. 자석이 크고 강하면 주위에 강한 자기장이 만들어 지고 자석에 가까운 곳이 먼 곳보다 자기장의 크기가 강하다. 자기장내에서 받는 힘을 자기력이라고 한다.

자기력이 미치는 자기장 안에 자석을 가져왔을 때 자석의 N극이 가리키는 방향이 그 점의 자기장의 방향이다. 자기장의 방향은 자석의 N극에서 나와 S극으로 향한다. 자기장의 방향으로 배열된 선을 자기력선이라 한다(그림 3-31). 자기장은 중력장이나 전기장과 같이 벡터량이며, 자기력선으로 자기장의 크기와 방향을 나타낼 수 있다.

1820년 외르스테드(Oersted)는 도선 주위에 놓인 나침판의 자침이 도선에 전류가 흐를 때 편향되는 것을 발견하여 도선에 흐르는 전류가 자기장을 형성한다는 사실을 증명하였다. 전류가 흐르는 직선 도선에 의한 자기장은 도선 주위에 동심원의 모양으로 주어진다(그림 3-32[A]).

도선 주위의 자기장 방향은 앙페르(Ampere)의 오른손 법칙(그림 3-32[B])으로 주어진다. 오른손의 엄지방향이 전류의 방향이고 감아 쥔 나머지 손가락의 방향이 자기장의 방향이다. 자기장 B의 세기는 도선과 수직인 평면에 놓여 있는 원의 경로 어느 곳에서나 같다. 전류 I가 흐르는 도선에서 거리 r만큼 떨어진 곳에서의 자기장의 세기 B는

$$B = k\frac{\mu_0 I}{2\pi r} \quad (3\text{-}32)$$

이다. 이 식은 자기장의 세기가 전류에 비례하고 도선에서 거리가 멀어질수록 감소함을 보여준다. 여기서 비례상수 μ_0를 자유공간의 투자율(permeability of free space)이며, $\mu_0 = 4\pi \times 10^{-7}$ T·m/A이다.

만일 원형 도선에 전류가 흐른다면 전류는 원형 도선의 중심방향에서 나가는 모양의 자기장을 형성한다(그림 3-33[A]). 원형 도선의 각 부분을 짧은 도선으로 생각하면 그 부분에서 생기는 자기장의 방향을 오른손 법칙으로 결정할 수 있다. 각 부분의 자기장의 방향을 합하면 원형 도선에 생성된 자기장의 방향을 알 수 있다. 그 결과 감아 쥔 네 손가락의 방향이 전류의 방향을 가리키면 엄지

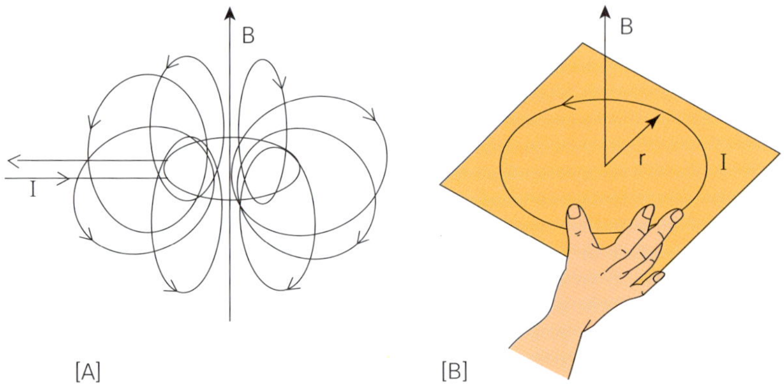

그림 3-33 [A] 원형 전류 주위에서의 자기장
[B] 원형 전류 중심에서 자기장의 방향은 오른손 법칙으로 결정하고 원형면에 수직이다.

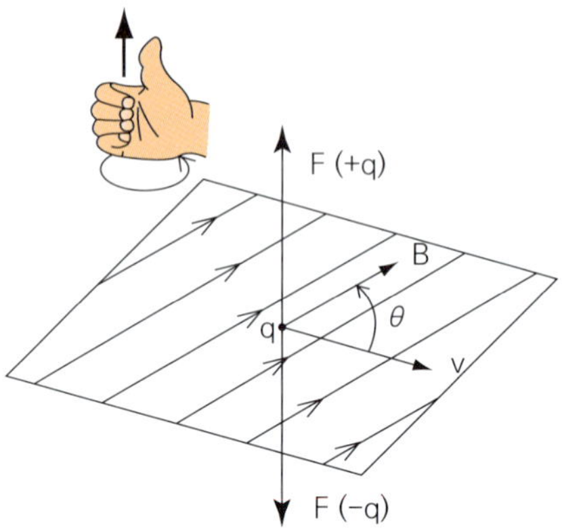

그림 3-34 자기장 내에서 운동하는 대전입자가 받는 자기력

손가락의 방향이 원형 도선의 중심에서 자기장의 방향이 된다(그림 3-33[B]).

도선 속의 전류는 움직이는 전하로 구성되어 있다. 전류가 흐르는 도선을 자기장 속에 놓으면 힘을 받는 것과 같이 도선 속에 있지 않은 움직이는 전하도 자기장에 의해서 힘을 받는다. 이 자기력은 자기장의 크기, 전하량, 속도에 비례하고, 자기력의 방향은 전하의 속도와 자기장의 방향에 수직이다(그림 3-34). 즉 자기장 B 내에서 전하 q인 입자가 속도 v로 운동할 때 이 입자에 작용하는 자기력 F는

$$F = qv \times B \tag{3-33}$$

이므로 자기력의 크기 F는

$$F = qv\,B\sin\theta \tag{3-34}$$

이다. 여기서 θ는 벡터 v와 B 사이의 각이다. 자기력의 방향은 전하량 q가 +이면 v방향에서 B 방향으로 오른손을 감아쥐었을 때 엄지손가락의 방향이다. 자기장 B의 단위는 T(Tesla, 1 T = 1 Ns/mC = 1 N/mA)이다.

자기력은 항상 대전입자의 운동방향에 수직하게 작용하므로 이 힘이 입자에 대해 하는 일은 0이다. 따라서 자기력은 운동전하의 운동에너지에는 아무런 변화를 주지 못하고 입자의 운동방향을 바꿀 뿐이다. 전기장 E와 자기장 B 내에서 전하 q가 v의 속도로 운동할 때 전하는 전기력 qE와 자기력 qv × B를 같이 받으므로 총 힘 F는

$$F = q(E + v \times B) \tag{3-35}$$

이 된다. 이 힘을 로렌쯔의 힘(Lorentz force)이라고 한다.

운동하는 전하는 자기장 내에서 자기력을 받는다는 것을 알았다. 전류는 전하의 흐름이므로 도선에 전류가 흐르면 자기력을 받는다. 그 힘의 크기는 도선 내에 있는 각각의 운동하는 전하에 작용하는 자기력의 합력과 같다. 식 (3-34)는 전하 q인 입자가 자기장 내에서 속도 v로 운동할 경우 받는 자기력의 크기를 나타낸다.

이 식을 전류에 관한 식으로 바꾸려면 qv 대신에 전류와 연관된 항으로 바꾸어야 한다. 전하 q인 입자가 속도 v로 시간 t 동안에 이동한 거리 l는

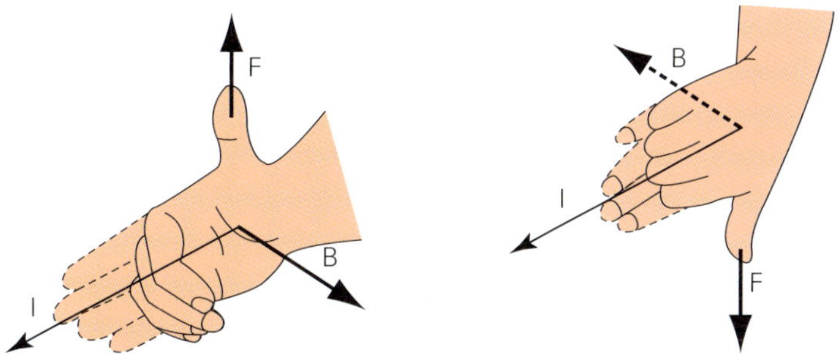

그림 3-35 전류가 흐르는 도선에 작용하는 자기력은 전류 I와 자기장 B에 수직하다. 오른손법칙을 적용하여 오른손 네 손가락을 I의 방향으로부터 B의 방향으로 감아 쥘 경우에 엄지손가락은 힘의 방향이 된다.

$$\ell = vt \qquad (3\text{-}36)$$

이고, 이 동안 흐른 전류 I는

$$I = \frac{q}{t} \qquad (3\text{-}37)$$

이다. 식 (3-36)과 (3-37)로부터

$$qv = It \cdot \frac{l}{t} = I\ell \qquad (3\text{-}38)$$

이다. 그러므로 자기장 B 내에서 전류가 흐를 때 길이 인 도선에 흐르는 전류 I가 받는 힘의 크기 F는

$$F = I\ell B\sin\theta \qquad (3\text{-}39)$$

로 주어진다. 즉 1 A의 전류가 흐르는 1 m의 도선이 자기장 내에 자기장 방향과 수직으로 놓였을 때 도선에 작용하는 자기력의 크기가 1 N이면 자기장의 크기는 1 T이다. 여기서 θ는 전류 I의 방향과 자기장 B의 방향이 이루는 각이다.

힘의 방향은 전류와 자기장 모두에 수직한 방향으로써 오른손 법칙으로 주어진다. 오른손의 네 손가락을 전류의 방향으로부터 자기장의 방향으로 감아 쥘 경우 엄지손가락의 방향이 힘 F의 방향이 된다(그림 3-35). 전류가 흐르는 도선이 받는 힘은 전기를 이용하여 동력을 얻는 기계에 이용된다.

3) 전자기유도와 패러데이 법칙

변하지 않는 자기장 내에서 정지해 있는 도선에 연결된 검류계를 보면 전류가 흐르지 않는다. 그러나 도선이 움직일 때는 전류가 흐른다. 이때 운동의 방향이 자기장에 수직인 성분이 있어야만 한다. 물론 움직이는 것이 도선이건 아니면 자기장이건 상관없다. 전류가 생기는 근원은 도체와 자기장 사이의 상대운동에 있다.

도체의 주변에서 자기장을 변화시켰을 때 기전력이 유도되어 전류가 흐르는 현상을 전자기유도(electromagnetic induction)라 하는데, 영국의 패러데이(Michael Faraday)와 미국의 헨리(Joseph Henry)가 제각각 거의 같은 시기에 발견하였다.

전류 고리에 자석을 밀어 넣을 때 자석이 코일에 대해 움직이는 동안에 전류가 유도됨을 관측해 보자. 그림 3-36[A]와 같이 막대자석의 N극을 코일 쪽으로 밀면 자석이 움직이는 동안 검류계의 바늘이 움직인다. 또한 그림 3-36[B]와 같이 자석이 코일로부터 멀어질 때는 검류계는 반대 방향으로 움직인다. 즉 막대자석이 코일에 가까워질 때와 멀어질 때는 반대 방향으로 전류가 유도되었다.

패러데이는 코일을 향해 S극이 움직일 때는 N극이 움직일 때와 반대 방향으로 전류가 흐름을 알아냈다.

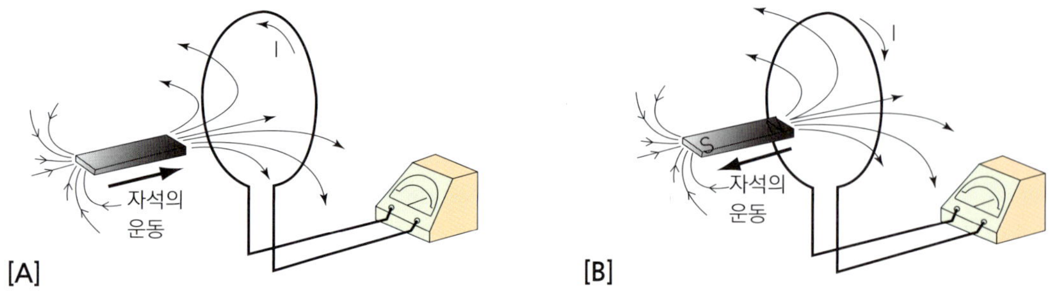

그림 3-36 [A] 도선 고리에 자석을 접근시키면 전류가 유도되어 검류계의 바늘이 한 방향으로 치우친다.
[B] 자석을 고리에서 멀어지게 하면 반대방향으로 전류가 유도되어 검류계의 바늘이 [A]와 반대 방향으로 치우친다.

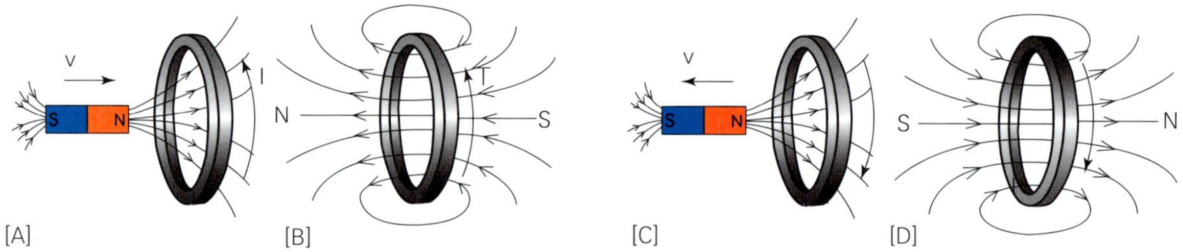

그림 3-37 [A] 자석이 고정된 도체 고리에 가까이 가면, 전류가 그림에 보이는 방향으로 유도된다.
[B] 유도전류는 오른쪽으로 향하는 외부 자기선속의 증가에 반대하기 위해 왼쪽으로 향하는 자기선속을 생성한다.
[C] 자석이 고정된 도체 고리로부터 멀어지게 되면, 전류는 반대방향으로 흐르게 된다.
[D] 유도전류는 오른쪽 방향으로 자기선속을 만들어 오른쪽 방향의 외부 자기선속의 감소를 줄여준다.

이 전류를 유도전류(induced current)라 하고 유도전류를 일으키는 기전력을 유도기전력(induced emf)이라고 한다. 이때 자석의 이동 속도가 증가하면 유도전류가 커졌고, 코일을 향해 자석을 움직이는 것과 자석을 향해 코일을 움직이는 것은 같은 효과를 나타냄을 알았다. 따라서 자석과 코일의 상대적 운동이 중요하다는 것을 알 수 있다.

전류 고리에 유도된 기전력은 코일을 지나는 자기선속(magnetic flux)의 변화율에 비례한다. 회로에 고리가 N번 감겨져 있고 각 고리를 통과하는 자기선속이 시간 Δt 동안에 $\Delta \Phi$만큼 변하면, 이 시간 동안 회로에 유도된 평균 기전력 ε은

$$\varepsilon = -N\frac{\Delta \Phi}{\Delta t} \qquad (3\text{-}40)$$

이 된다. 이것이 자기유도에 관한 패러데이의 법칙(Faraday's law)이다. 유도기전력은 회로와 수직하는 자기선속에 비례하므로 유도기전력의 크기는 절대값으로 주어진다. 음의 부호는 유도기

전력의 극성을 나타내며, 유도기전력과 유도전류의 방향은 렌츠의 법칙(Lenz's law)에 의해서 결정된다.

렌츠의 법칙은 '유도전류와 기전력은 회로의 단면적을 지나는 자기선속의 변화를 막으려는 방향으로 유도된다'는 것이다. 즉 유도전류는 회로를 통과하는 원래의 자기선속을 유지하려고 한다(그림 3-37).

4) 전자기파

맥스웰(J.C. Maxwell)은 전기장과 자기장은 진동하는 전하로부터 파동의 형태로 전파한다고 하였다. 전자기파의 실험적 검증은 맥스웰이 사망하고 8년 후인 1887년 헤르츠(H. Hertz)에 의해서 이루어졌다. 이 발견은 라디오, TV, 레이더, 마이크로파의 길을 열어 주었으며 진단과 치료목적으로 사용되는 X선과 γ선은 임상의학에서 중요한 자리를 차지하고 있다.

긴 금속막대를 이용한 작은 실험을 해보자. 교류전압을 금속막대에 걸면 금속막대 안의 전자들이 막대의 양 끝 사이에서 주기적으로 왕복한다(그림 3-38).

전기장 내의 전자들이 이동하면 전기장이 변하므로 자기장이 생성된다. 이 생성된 자기장은 변하는 자기장이므로 새로운 전기장이 다시 생성된다. 새로 생성된 전기장도 변하는 전기장이므로 또 새로운 자기장이 생성된다. 이와 같은 현상이 계속 되풀이된다. 이 원리에 의해서 변하는 전기장과 자기장이 형성되는 것이다. 생성된 장(field)은 공간을 진행할 때 발생원으로부터 빛의 속도로 진행한다.

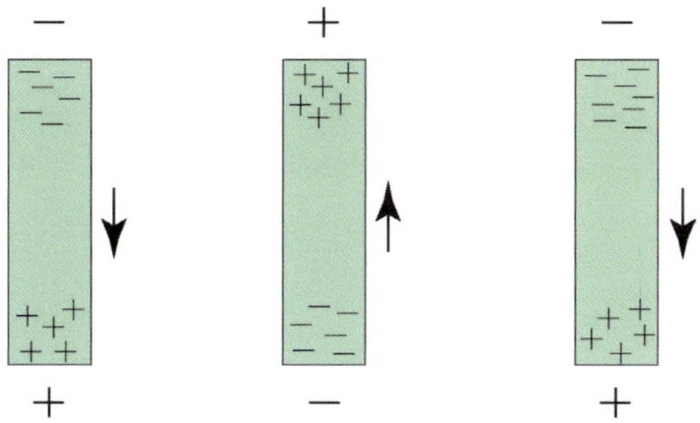

그림 3-38 금속막대 안의 전자들의 주기적 왕복이동

교류전원 때문에 진동하는 전하는 전자기파를 만들어낸다. 즉 전하가 가속될 때 전자기파가 발생된다. 전기장과 자기장은 서로 수직한 방향으로 진동하며, 이들은 전자기파의 진행방향과 수직을 이룬다. 따라서 전자기파는 횡파이다.

맥스웰(James Clerk Maxwell)은 자유공간에서의 파동방정식을 만족하는 전자기파의 속도가

$$c = \sqrt{\frac{1}{\varepsilon_0 \cdot \mu_0}} \tag{3-41}$$

이라는 것을 밝혔다. 여기서 ε_0는 자유공간에서의 유전율이고 μ_0는 자유공간에서의 투자율이다. 실험에서 얻은 ε_0와 μ_0의 측정값을 식 (3-41)에 대입하면

$$c = \frac{1}{\sqrt{(8.85 \times 10^{-12}\ \mathrm{F/m})(1.26 \times 10^{-6}\ \mathrm{H/m})}}$$

$$= 2.998 \times 10^{8}\ \mathrm{m/s}$$

의 값을 얻음으로써 빛의 속력과 동일한 값이 나온다. 따라서 맥스웰은 빛이 전자기파의 한 형태라는 이론을 발표함으로서 빛과 전자기파를 통합하였다. 이 이론은 나중에 헤르츠(Heinrich Hertz)에 의해서 실험적으로 확증되었다. 전자기파는 매질이 없는 곳에서도 전파된다. 자유공간에서의 전자기파의 속도는 정보전달을 하는데 충분히 빠른 속도이다.

전자기파의 성질에 대해서 간단히 요약하면 다음과 같다.

① 전기장 E와 자기장 B는 3차원 공간에 있다(그림 3-39).

② 전기장과 자기장의 방향과 크기는 계속 변

한다. 전기장 및 자기장의 변화는 동시에 일어나며 같은 곳에서 나타난다. 이 파동은 시공간(space time)에서 사인모양으로 변한다.

③ 평면 전자기파(plane electromagnetic wave)의 전기장과 자기장의 방향은 서로 수직이며, 또 파의 진행방향에도 수직이다(횡파).

④ 전자기파의 속력은 전파되는 매질의 전기적, 자기적 성질에만 의존하고 장의 변화의 진폭에는 무관하다. 자유공간에서의 전자기파의 속력은 유전율 ε_0와 투자율 μ_0에만 의존한다.

⑤ 자유공간에서 전기장과 자기장의 크기의 비는 빛의 속력 c와 같다.

$$\frac{E}{B} = c \qquad (3\text{-}42)$$

⑥ 전자기파는 중첩의 원리에 따르므로 모든 파동의 벡터적 합에 의해 합성파가 생긴다.

⑦ 전자기파는 질량과 전하는 없다. 그러나 에너지를 갖고 있으며 그들의 운동은 다음 식으로 표현되는 에너지 E와 운동량 p를 운반한다.

$$E = h\nu \qquad (3\text{-}43)$$

$$p = \frac{E}{c} = \frac{h}{\lambda} \qquad (3\text{-}44)$$

발생원으로부터 전자들의 이동이 띄엄띄엄 생길수록 각각의 장(field)은 더 긴 시간을 갖는다. 즉 발생원의 주파수가 낮아진다. 발생원의 주파수가 낮을수록 파장이 증가하여 저주파의 전자기파가 발생되고, 반대로 발생원의 주파수가 높아지면 고주파의 전자기파가 발생된다. 이와 같이 발생원의 주파수에 따라서 전자기파의 파장이 정해진다.

그림 3-40은 전자기파의 스펙트럼으로 보통 전자기파는 파장의 범위로 구분되며, 파장에 따라서 이들의 생성과 작용이 다르다. 상대적으로 작은 범위의 파장(400~760 nm)만을 사람이 눈으로 감지할 수 있다. 이 영역을 가시광선이라고 한다.

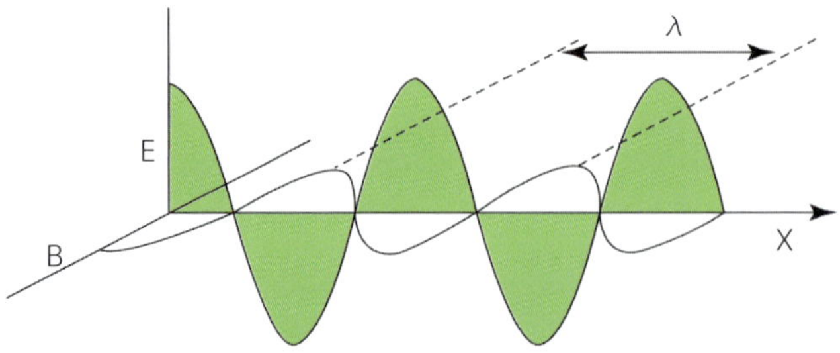

그림 3-39 **전자기파의 전파. 파장 λ의 전자기파가 x방향으로 진행된다.**

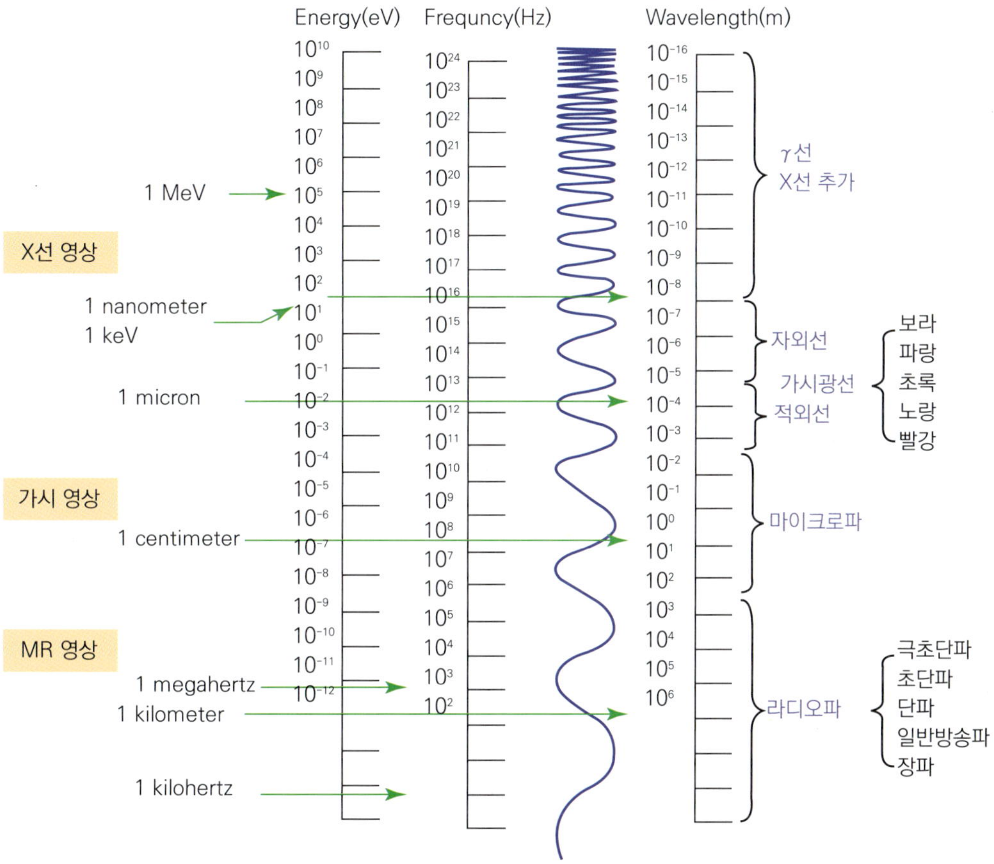

그림 3-40 **전자기파의 스펙트럼**

5. 에너지

일을 할 수 있는 능력을 에너지라 하며, 에너지는 역학적, 화학적, 전기적 에너지와 같이 여러 가지 형태로 나타난다. 바다의 파도나 높은 곳에서 떨어지는 바위는 역학적 에너지, 화약이나 휘발유는 화학적 에너지, 증기는 열에너지를 갖고 있으며, 발전기는 전기에너지를 생산한다.

에너지는 한 형태에서 다른 형태로 변환될 수 있다. 사과가 나무에서 떨어질 때 위치에너지가 운동에너지로, 물체의 충돌 시 운동에너지가 소리에너지나 열에너지로, 전구의 전기에너지는 필라멘트의 열에너지와 빛에너지로 변한다. 또한 X선관 내에서 양극으로 가속된 전자의 운동에너지가 열에너지와 X선 에너지로, 증감지에서 X선 에너지가 빛 에너지로 변한다.

1) 균일한 전기장 내의 전자의 에너지

질량 m인 오렌지에 일정한 힘 F를 가하여 거리 x만큼 중력에 거슬러서 위로 올린다면 힘이 한 일 W는

$$W = Fx = mgx \tag{3-45}$$

만큼 일을 한 것이다. 이것은 오렌지의 위치에너지가 mgx만큼 증가한 것이고, 다시 떨어진다면 운동에너지로 바뀐다(그림 3-41[A]).

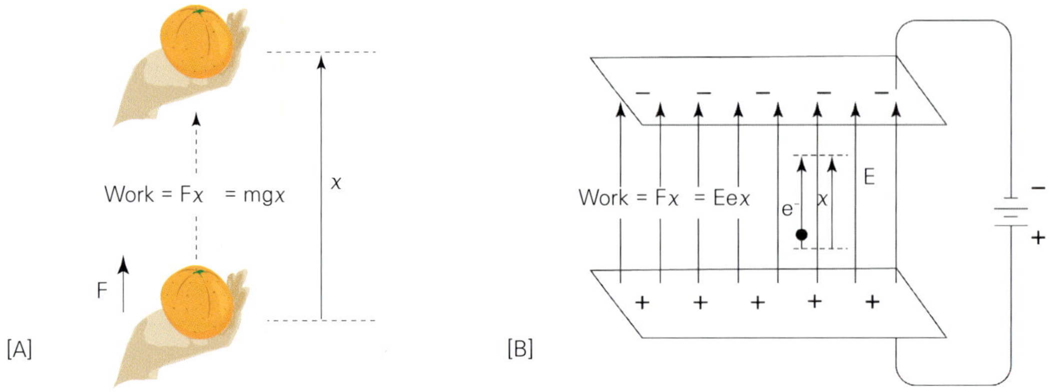

그림 3-41 일과 위치에너지

[A] 질량 m의 오렌지를 거리 x만큼 중력에 거슬러서 올렸다면 mg$x$의 일을 하고, 이 일은 오렌지의 위치에너지로 변한 것이다.
[B] 전기장 E 내에서 전기장에 거슬러서 거리 x만큼 이동하는데 필요한 에너지는 eEx이다. 그 결과 전기위치에너지가 증가한다. 만일 전자를 놓아주면 되돌아가는 동안에 운동에너지로 바뀐다.

균일한 전기장 E 내의 전자를 생각해 보자. 전자에 미치는 힘 F는 eE이다. 만약 전자를 움켜잡고 전기장에 거슬러서 거리 x만큼 잡아당긴다면 eEx의 일이 필요하다. 그 결과 전자는 같은 양의 위치에너지 E_p를 얻게 된다(그림 3-41[B]).

$$E_p = eE \cdot x \tag{3-46}$$

에너지는 일과 같은 단위로 측정되고, SI 단위는 J(1 J = 1 Nm = 1 kgm^2/s^2)이다.

질량 m인 물체가 속도 v를 가지면 그의 운동에너지 E_k는

$$E_k = \frac{1}{2}mv^2 \tag{3-47}$$

이다. 따라서 힘이 가해져서 물체의 속도가 변한다면 이때 힘이 한 일은 운동에너지의 변화량으로 다음과 같이 나타낼 수 있다.

$$w = \frac{1}{2}mv_f^2 - \frac{1}{2}mv_i^2 \tag{3-48}$$

만일 전기장 내의 전자를 자유롭게 놓아주면 전자가 되돌아가는 동안에 가속된다. 이때 잡아당길 때 한 일 eEx와 같은 양의 운동에너지를 얻는다. 전자의 위치에너지가 운동에너지로 바뀐 것이다. 이 전자가 X선관의 표적과 같은 물체에 충돌하면 운동에너지는 열과 X선 에너지로 변한다.

이와 같이 모든 종류의 에너지는 소멸하고 다른 형태의 에너지로 나타날 수 있다. 상호작용 전후에 에너지는 생성되거나 소멸되지 않는다. 단지 다른 형태와 장소로 변화된다. 따라서 총에너지 E는 일정하다.

$$E = E_k + E_p + \text{heat} + \text{light} + \text{X-ray radiation} + \cdots = \text{constant} \tag{3-49}$$

2) 전위차와 전자볼트

전기장 내의 어떤 점에서, 전기 위치에너지 E_p를 시험전하의 전하량 q로 나눈 물리량을 그 점의 전위 V라고 정의하면, 다음 식으로 표현된다.

$$V = \frac{E_p}{q} \qquad (3\text{-}50)$$

전위의 단위는 V(volt)로서 1 V = 1 J/C가 된다. 중요한 물리량은 절대전위가 아니고, 전기장 내의 두 점 사이의 전위차(전압)이다. 전위차(potential difference)는 ΔV 또는 V로 표현한다. 전기장 내의 두 점 사이의 전위차는 단위전하당 위치에너지의 변화량으로 정의된다.

전기장 내의 전자의 운동을 생각해 보자. 전기장 내의 두 점 사이의 전위차 V는 이동하여 전자가 얻은 전기위치에너지 E_p를 그의 전하량 e로 나눈 값으로 다음과 같다.

$$V = \frac{E_p}{e} \qquad (3\text{-}51)$$

결국 두 점 사이의 전위차가 V라면 전자의 위치에너지 E_p는

$$E_p = eV \qquad (3\text{-}52)$$

가 된다. 전기장의 세기와 같이 전위차는 장 내에 존재하는 물체의 전하량과는 무관하다.

자유롭게 놓아 준 전자가 전위차 V 사이를 이동하여 얻은 운동에너지 E_k도

$$E_k = eV \qquad (3\text{-}53)$$

이 된다. 따라서 전위차 1 V 사이를 전자가 이동하면 (1 V)(1.6×10^{-19} C) = 1.6×10^{-19} J의 에너지를 얻는다. 이 에너지의 양을 전자볼트(electron volt)라고 하고 간단하게 eV로 표시한다(그림 3-42).

$$1\ \text{eV} = 1.6 \times 10^{-19}\ \text{J} \qquad (3\text{-}54)$$

전자볼트는 SI 단위는 아니지만 분자 또는 이보다 작은 크기에서 에너지를 측정하는 실용적인

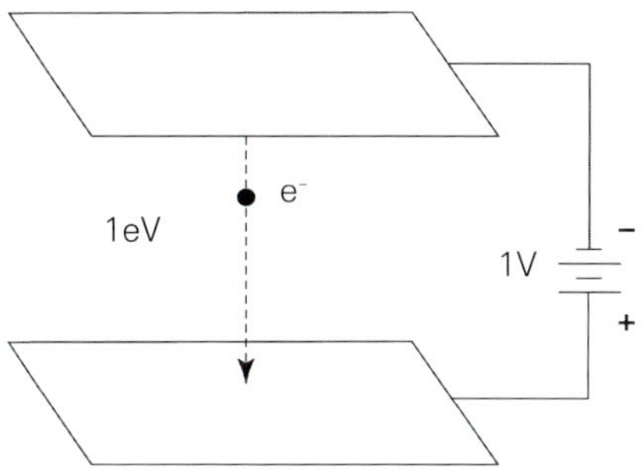

그림 3-42 **전위차가 1 V인 두 점 사이에서 전자가 얻은 운동에너지는 1 eV이다.**

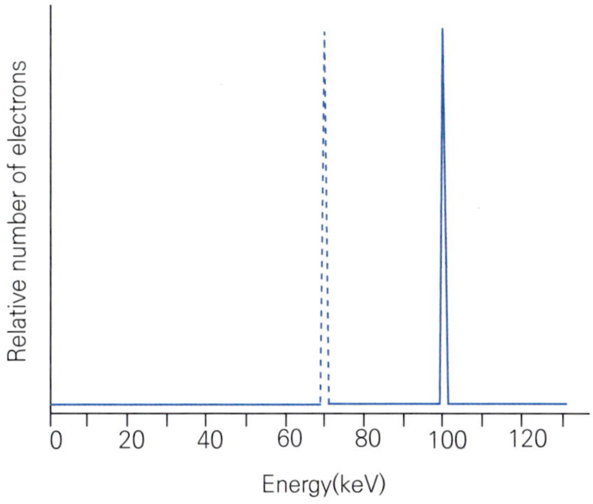

그림 3-43 **불연속적인 단색에너지의 전자빔. 점선은 70 keV, 실선은 100 keV의 전자빔을 나타낸다.**

단위이다. X선관이나 TV모니터의 진공관에서 가속될 때 전자들은 수십 keV 정도의 운동에너지를 얻는다.

3) 전자빔의 에너지 스펙트럼과 전류

X선관의 양극과 음극의 전위치가 70 kV인 경우 양극까지 가속된 전자가 얻은 운동에너지는 70 keV가 된다. 이 전자빔의 에너지 스펙트럼은 그림 3-43에서 보듯이 연속적인 띠스펙트럼(band spectrum)이 아니고 하나의 피크로 나타나는 선스펙트럼(line spectrum)이다. 이 빔

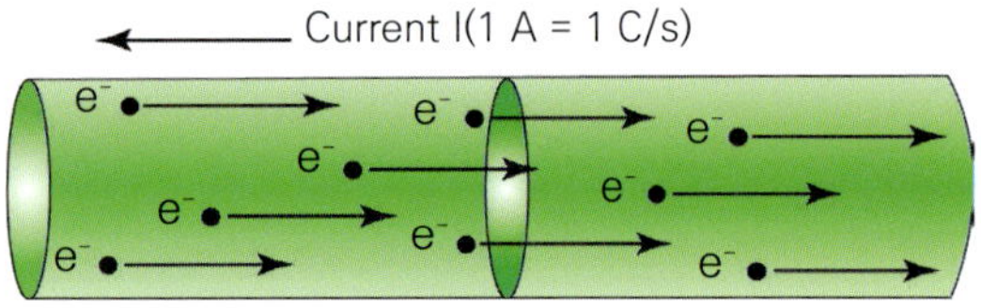

그림 3-44 전류 I는 1초 동안에 어느 한 점을 지나는 전자의 흐름으로 나타낸다. 1 A는 1 동안에 1 C (6.25 × 10^{18} electrons)의 전자의 흐름이다. 전류는 양전하 흐름의 방향이므로 전자흐름의 방향과는 반대이다.

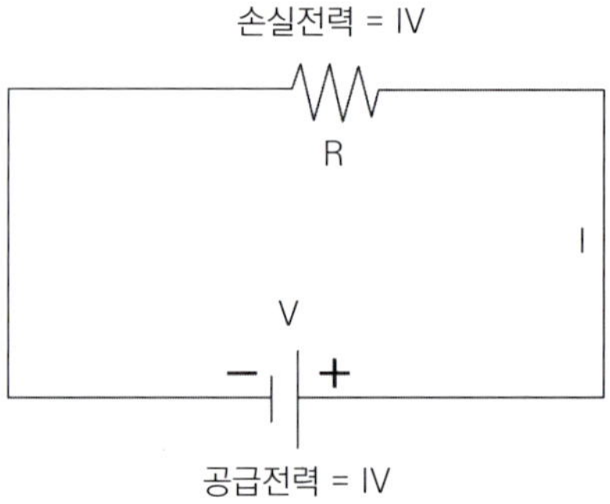

그림 3-45 저항 R인 저항체에 전압 V를 걸어주고 전류 I가 흐른다면 저항체에서 손실열이 IV율로 발생된다.

은 단색선(monochromatic beam)이다. 실선은 100 keV 전자빔의 스펙트럼을 보여준다.

전자당의 에너지와 전자전류(electron current)는 구분되어야 한다. 전류의 SI 단위는 A(Ampere)이고, 1 A는 1초 동안에 1 C의 전자의 흐름을 말한다(그림 3-44). 전자의 전하가 1.6 × 10^{-19} C이므로 1 C은 6.25 × 10^{18}개의 전자가 운반하는 전하량이 된다. 따라서 관전류가 100 mA라면 1초에 6.25 × 10^{17}개의 전자가 흘러가는 것과 같다.

4) 부하전력

X선관에서 전자가 가속되어 양극에 도달하면 전자의 운동에너지는 열과 X선 에너지로 변한다. 열과 X선으로의 변환은 매 초 도달되는 전자수와 각 전자의 에너지에 의존된다. 정확한 X선 강도를 얻기 위해서, 그리고 양극의 과부하를 방지하기 위해서 변환율의 제어는 매우 중요하다.

X선관에 전류 I가 흐른다면, 음극에서 방출된 전자들은 매 초 I/e의 비율로 양극에 도달된다. X선관의 전압이 V volts로 일정하다면 각각의 전자들은 eV의 운동에너지를 얻는다. 그러므로 전자들이 양극으로 빠르게 이동되어 그들의 운동에너지가 $\frac{dE}{dt} = \frac{I}{e} \cdot eV$의 비율로 다른 에너지(열과 X선)로 변한다. 전력(power) P는

$$P = \frac{dE}{dt} = IV \qquad (3\text{-}55)$$

가 된다. 전력은 단위시간당 변환된 에너지율이고, SI 단위는 W(Watt) 또는 J/s이다. 이와 같은 이유로 전위차가 V인 저항체에 전류 I가 흐른다면 열로 손실되는 에너지는 IV가 된다(그림 3-45).

X선관에 인가되는 관전압 V(kV), 관전류 I(mA)인 경우 부하전력 P(W)는

$$P = kIV \qquad (3\text{-}56)$$

으로 주어진다. 여기서 k는 관전압 맥동률에 따른 상수이다. 맥동률이 10 % 이하(삼상 12펄스, 인버터 방식)일 때는 k = 1.00, 맥동률이 10~25%(삼상 6펄스)일 때는 k = 0.95, 맥동률이 25% 이상(단상전파)일 때는 k = 0.74로 한다. 예를 들어 단상전파 장치에 관전압 70 kV가 인가되고 관전류가 100 mA일 때 X선관의 양극에 부하되는 전력은 (0.74)(70 kV)(100 mA) = 946 W가 된다.

양극에 도달된 전자의 에너지는 대부분 열에너지로 바뀌어 양극물질의 온도를 올린다. 물체에

전달된 열량에 따른 온도변화를 알아보자.

어떤 물체의 온도를 ΔT 상승시키는데 Q의 열량이 필요하다면 이 물체의 열용량(heat capacity) C는 다음 식으로 주어진다.

$$C = \frac{Q}{\Delta T} \quad (3\text{-}57)$$

즉, 열용량은 물체의 온도를 1 ℃ 상승 시키는데 필요한 열량을 말한다. 같은 물질이라도 질량에 비례해서 열용량이 달라진다.

따라서 비열(specific heat)을 이용하여 열량과 온도변화의 관계를 나타내는 것이 바람직하다. 비열은 단위질량당의 열용량이며, 물체를 구성하고 있는 물질의 특성이다. m의 질량을 가진 물질의 비열 c는

$$c = \frac{C}{m} = \frac{Q}{m\Delta T} \quad (3\text{-}58)$$

이 되므로 열량 Q가 흡수된 물질의 온도변화 ΔT는 다음과 같다.

$$\Delta T = \frac{Q}{mc} \quad (3\text{-}59)$$

비열의 SI 단위는 J/kg℃이고, kcal/kg℃도 흔히 사용되고 있다. 물의 비열은 약 4,200 J/kg℃로써 비교적 크다. 물을 많이 포함하고 있는 생체 연부조직의 비열도 물의 비열과 비슷하다. 그러나 X선관의 표적물질인 텅스텐 금속의 비열은 130 J/kg℃이므로 물보다 더 빨리 데워지고 더 빨라 차가워진다.

5) X선관 내의 양극에 전달되는 에너지

고속전자들이 X선관 양극표적에 부딪히면 그들의 운동에너지의 대부분이 열로 변한다. 이 열에너지를 흡수한 양극이 고온으로 가열되면 표적이 용해되어 X선 영상의 질이나 X선관의 수명에 나쁜 영향을 준다. 따라서 열에너지를 빨리 주위로 전달시켜 온도가 상승되는 것을 막아야 한다.

열에너지의 전달방법은 전도(conduction), 대류(convection), 복사(radiation)가 있다.

전도(conduction)는 인근 분자들과의 계속되는 충돌에 의해 매질을 통해 에너지가 전달되는 현상이다. 즉, 뜨거운 물체를 찬 물체와 접촉시키면 열이 이동된다. 예를 들어 손으로 구리막대를 잡고 불꽃 속에 막대의 일부분을 넣으면 이 막대의 온도는 급격히 올라가 불꽃의 열이 막대를 통해서 손에 전달된다. 불꽃 속에 있는 막대의 구리 원자들은 점점 더 큰 진폭으로 진동하게 되어 이웃 원자들과 충돌을 일으키고 이때 에너지의 일부를 전달한다. 이와 같은 현상이 손으로 잡고 있는 막대 끝까지 이르게 되어 결국 손에까지 전달된다.

X선관 양극에 발생된 열에너지는 거의 대부분 표적 뒷면의 금속을 통한 전도 현상에 의해 사라진다.

대류(convection)는 가열된 유체 일부의 운동으로 이루어지는 실질적 전달이다. 불꽃의 위쪽에 손을 놓고 쪼이면 따뜻해진다. 불꽃 바로 위의 공기는 가열되어 팽창됨으로써 밀도가 낮아져 상승하고, 찬 공기는 더운 공기가 있던 공간 속으로 이동하게 된다. 이 대류의 흐름에 의해서 손이 따뜻하게 된다. 이와 같이 대류는 가열된 물질에 의해서 열이 전달된다.

복사(radiation)는 방출된 전자기파가 물체에 흡수되어 열로 변하는 방식이다. 난로 옆에 앉아 있으면 복사열을 쉽게 느낄 수 있다. 손은 불꽃과 물리적 접촉이 없으므로 전도에 의한 열의 이동은 없다.

열전도도가 매우 낮은 공기에 의한 전도는 무시할 수 있다. 또한 손이 대류 흐름의 경로인 불꽃 위에 있지 않은 상황에서는 대류가 중요하지 않다. 이 경우에 가장 중요한 열전달 과정은 복사이다. 다른 물체와 완전히 분리된 물체도 복사에 의해 열을 전달한다.

물체에서 열을 복사하는 에너지율은 근사적으로 물체의 절대온도의 4제곱에 비례한다. 표면적 A, 절대온도 T인 물체에 의해 방출되는 에너지율 dE/dt는 다음의 스테판의 법칙(Stefan's law)으로 표현된다.

$$\frac{dE}{dt} = \sigma eAT^4 \qquad (3\text{-}60)$$

여기서 $\sigma = 5.67\times10^{-8}\ W/m^2K^4$으로 스테판-볼츠만 상수이며, e는 복사율(emissivity)이라 부르는 상수이며, 이 값은 표면성질에 의존하는 값으로 0에서 1 사이에 있다.

다른 물체와 완전히 분리되어 진공관 내에 존재하는 물체도 전자기복사(electromagnetic radiation)에 의해 열을 전달한다. 이것은 회전양극 X선관의 표적에서 열이 사라지는 주요한 수단이다.

요 약

에너지 전달 방법

전도, 대류, 복사

6) X선 에너지의 흡수

고속전자의 운동에너지의 대부분은 열로 변하지만 극히 일부는 X선으로 변한다.

고속의 입사전자가 표적물질의 원자핵에 접근하면 전자의 음전하와 핵의 양전하 사이의 전기적 인력 때문에 입사전자는 원래의 진행방향이 바뀌고 속도가 줄어들어 그의 운동에너지를 잃는다. 손실된 운동에너지는 전자기파로 방출된다. 이 전자기파를 제동복사선(bremsstrahlung)이라 하며 에너지가 다양하게 분포되므로 연속X선(continuous X-ray)이라고도 한다. 일반적으로 X선은 제동복사선을 말하는 것이다.

고속전자는 표적물질원자의 궤도전자와 충돌하여 궤도전자를 방출시키는데, 원자 내에 생긴 전자의 빈자리를 다시 채우면서 여분의 에너지가 전자기파로 발생된다. 이 전자기파를 특성X선(characteristic X-ray)이라 한다. 특성X선은 표적물질의 종류에 따라 달라진다.

관전압에 의한 상한값의 에너지를 가지고 다양하게 연속적으로 분포되는 연속스펙트럼(continuous spectrum)과 어느 일정한 에너지의 선스펙트럼(line spectrum)이 겹쳐져 있다. 그림 3-46은 다양한 관전압에서 발생되는 제동복사선과 특성X선의 스펙트럼을 비교하였다. 텅스텐 표적의 X선관에서 약 70 kV 이상의 전압이 걸리면 불연속적인 K특성X선의 방출피크가 나타난다.

진단용 X선은 물질 내에서 주로 광전효과나 컴프턴 산란을 일으킨다. 인체에 전리방사선이 조사되는 경우, 이 상호작용이 증가하면 환자에 흡수된 선량이 많아져 더 많은 장해가 나타날 수 있다.

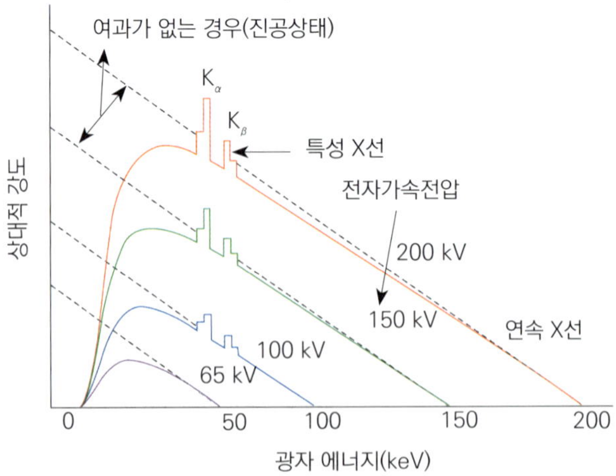

그림 3-46 다양한 관전압에서의 X선 스펙트럼

실선은 고유여과와 1 mm의 Al여과판을 사용하였을 때의 분포이고, 점선은 진공 내에서 여과작용이 없을 때의 분포이다. 텅스텐 표적에서는 약 70 keV 이상의 전자에 의해서 K특성X선의 불연속적인 피크에너지를 나타낸다.

흡수선량(absorbed dose)은 흡수체의 단위질량당 흡수된 방사선 에너지의 양을 말한다. 어떤 물질의 질량 dm에 흡수된 방사선의 평균 에너지를 dE라 하면 흡수선량 D는 다음 식으로 정의된다.

$$D = \frac{dE}{dm} \tag{3-61}$$

흡수선량의 SI 단위로는 Gy(gray)이고, J/kg으로 표시되는 유도단위와 함께 사용할 수 있다. 1 Gy는 1 kg의 흡수체에 1 J의 방사선 에너지가 흡수된 양을 말한다.

$$1\ Gy = 1\ J/kg \tag{3-62}$$

종전에 사용되었던 특수단위는 rad(radiation absorbed dose)이며, Gy와 rad의 관계는 다음과 같다.

$$1\ Gy = 100\ rad \tag{3-63}$$

1 Gy는 물 1 kg당 2.4×10^{-4} ℃의 상승시킨다. 만약 5 Gy가 인체 전체에 흡수되었다면 약 0.0012 ℃의 온도가 올라간다. 이 온도증가는 한 잔의 뜨거운 차를 마셨을 때보다도 적다. 그러나 5 Gy는 인간에게 대략 반치사 선량이 된다.

X선 에너지와 열에너지의 생물학적 차이는 다르다. X선은 광자라는 에너지 덩어리의 흐름이다. 선수가 농구골대를 향해서 던진 공이 매번 다른 효과가 나타나듯이 각 광자마다 인체 내에서 다른 효과가 나타난다. 1 kg에 5 J의 에너지 흡수에 의한 온도증가는 아주 적지만, 고에너지 광자가 전신에 5 Gy 흡수되면 치명적이다.

5. 원자와 광자

유방영상을 위한 특성X선의 발생, 형광증감지에서 빛의 발생 등은 전자전이(electron transition)에 의해서 특성X선광자(characteristic X-ray photon)가 방출되는 것이다. 따라서 원자의 구조와 특성 그리고 특성X선의 발생에 대해서 설명한다.

1) 원자의 구조

원자는 핵과 껍질로 구분되는데, 핵은 양성자와 중성자로 구성되어 있으며 껍질은 전자들로 이루어졌다. 상대적으로 무거운 질량의 원자핵은 양전하를 가지며, 전자는 음전하를 가진다. 모든 원자는 전자의 음전하만큼 양전하를 가지고 있어 전기적으로 중성이다.

양전하의 원자핵과 그 주위를 돌고 있는 음전하의 전자 사이에 전기적 인력이 작용하여 원자핵이 전자들을 끌어당긴다. 그러므로 원자의 안정성을 유지하기 위해서는 전자들은 정지해 있을 수 없다. 전자들이 핵 둘레에서 운동한다면 태양주위의 행성들의 운동과 같이 역학적으로 안정한 궤도에 있을 수 있다.

다시 말하면 원운동을 하는 모든 물체는 직선운동하려는 관성력, 즉 원의 중심에서 멀어지려는 원심력(centrifugal force)이 생긴다. 따라서 물체가 일정한 궤도를 갖는 원운동을 하려면 원의 중심을 향하는 구심력(centripetal force)이 작용해야만 하며, 원심력과 구심력이 평형을 이루어야 한다.

원자에서는 핵과 전자 사이에 작용하는 전기적 인력이 구심력으로 작용된다. 그림 3-47의 수소원자에서는 양성자가 전자에 작용하는 정전기력이 구심력으로 작용되어 전자는 일정한 궤도운동을 한다.

핵 주위를 회전하는 전자는 중심을 향하는 일정한 가속도(구심가속도)를 가지게 된다. 전자기

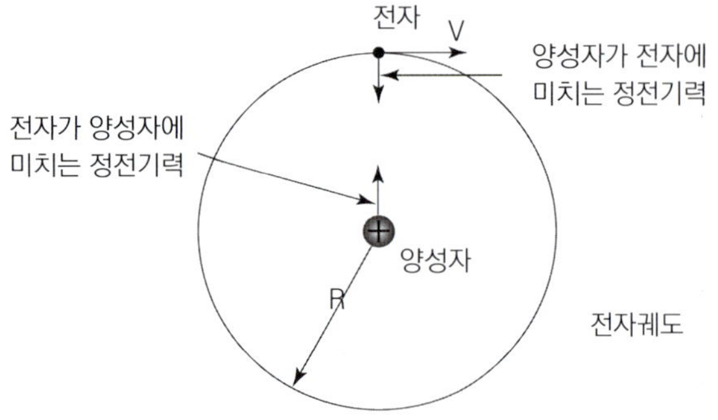

그림 3-47 한 개의 양성자 주위를 한 개의 전자가 회전하는 수소원자

양성자가 전자에 미치는 정전기력이 원궤도를 유지하는데 필요한 구심력을 만든다. 양성자가 전자보다 약 1,840배나 무거우므로 전자가 미치는 정전기력의 영향에 의한 양성자의 운동은 뚜렷하지 않다.

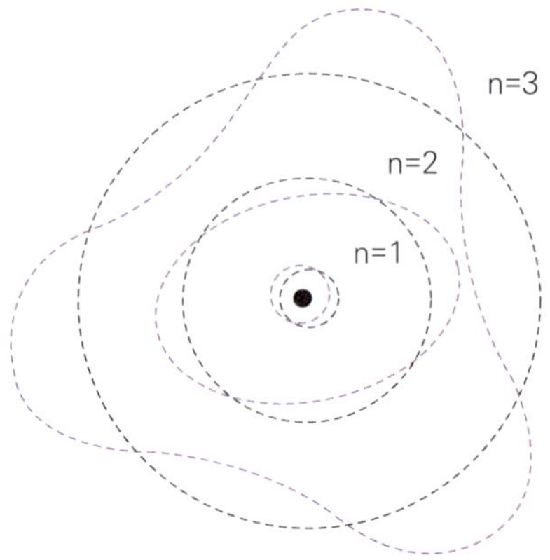

그림 3-48 수소원자의 전자궤도

전자궤도의 둘레가 드브로이 파장의 정수 배일 때는 에너지를 복사하지 않고 무한히 돌 수 있다.

학의 이론에 의하면 모든 가속운동을 하는 전하는 전자기파로서 에너지를 복사한다. 에너지가 감소하면 궤도 반지름이 감소한다. 따라서 전자는 점점 빨리 에너지를 복사하면서 핵쪽으로 나선형 운동을 하면서 급속히 끌려간다.

수소원자가 찌그러지기까지 걸리는 시간은 약 10^{-16} s 정도로 빠르게 진행된다. 따라서 고전 물리학으로는 전자가 핵에서 떨어져 있는 안정한 원자모형을 완전히 설명할 수 없다. 이 모순은 거시세계에서 성립하는 물리법칙이 원자의 미시세계에서는 성립하지 않음을 보여준다. 이것은 보어의 양자론에 의해서 원자구조를 양자역학적으로 설명된다.

2) 보어 원자

고전이론으로는 전자가 핵에 끌려가지 않고 그 주위를 돌면서 계속 전자기파 에너지를 복사해야 한다는 것을 설명할 수 없다. 그러나 1913년에 보어(Niels Bohr)는 두 가지 이론을 도입하여 하나의 전자가 양(+)으로 대전된 핵 주위를 일정한 궤도로 회전하는 가장 간단한 수소원자의 안정성을 양자역학적으로 설명함으로써 새로운 원자이론을 개발하였다.

보어의 제1이론은 원자 내의 전자는 궤도의 원둘레가 전자파동(electron wave)의 파장 λ의 정수배일 때만 에너지를 복사하지 않고 핵둘레를 무한히 돌 수 있다.

$$2\pi r = n\lambda \qquad n = 1, 2, 3 \cdots \qquad (3\text{-}64)$$

여기서 n은 주양자수(principal quantum number)라고 하며, 전자의 궤도와 허용되는 에너지를 결정한다. 이 허용된 안정한 궤도를 정상궤도(stationary orbits)라고 하고, 전자가 정상궤도에 있을 때는 에너지를 복사하지 않기 때문에 원자는 안정하며 이러한 안정된 상태를 정상상태(stationary state)라고 한다.

그림 3-48은 수소원자의 전자궤도의 둘레가 드브로이 파장의 정수배임을 보인다. 만약 전자궤도의 원둘레가 드브로이 파장의 정수 배가 아니면 상쇄간섭이 생겨서 진동은 급격히 사라진다.

질량이 m이고, 속력 v로 움직이는 전자의 파장

λ는

$$\lambda = \frac{h}{mv} \qquad (3\text{-}65)$$

이므로 원둘레는 다음과 같다. h는 플랑크 상수이다.

$$2\pi r = \frac{nh}{mv} \qquad (3\text{-}66)$$

따라서 전자의 각운동량 L은 다음과 같다.

$$L = mvr = \frac{nh}{2\pi} \qquad (3\text{-}67)$$

전자의 각운동량 L이 $h/2\pi$ 의 정수배 되는 궤도에서는 전자가 에너지를 방출하지 않고 핵 주위를 회전한다. 각운동량이 $h/2\pi$ 단위로 양자화 되어 있기 때문에 이 조건을 보어의 양자조건(Bohr's quantum condition)이라 한다.

보어의 제2이론은 원자 내의 전자가 한 정상궤도에서 다른 정상궤도로 전이하는 경우, 두 정상상태의 에너지 차만큼 에너지를 방출하거나 흡수한다. 복사선의 진동수 는 다음 조건을 만족한다.

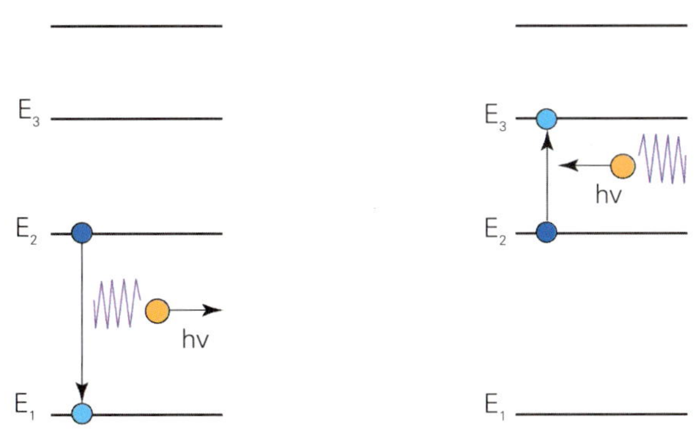

그림 3-49 [A] 높은 에너지 준위에서 낮은 에너지 준위로 전자가 전이되면서 두 준위의 에너지 차에 해당하는 특정한 에너지의 전자기파를 방출
[B] 낮은 에너지 준위에서 높은 에너지 준위로 전자가 전이되면서 전자기파를 흡수

$$h\nu = E_i - E_f = \Delta E \qquad (3\text{-}68)$$

여기서 E_i와 E_f는 각각 처음과 나중의 정상상태의 에너지이다. 이 식을 보어의 진동수조건(Bohr's frequency condition)이라 한다. 만약 인 경우는 에너지가 원자로부터 방출되지만, 반대로 인 경우는 원자에 에너지가 흡수된다(그림 3-49).

3) 수소원자의 에너지 준위와 스펙트럼

수소원자 내의 전자의 총에너지 은 다음과 같이 주어진다.

$$E_n(\text{eV}) = -13.6 \cdot \frac{1}{n^2} \quad n = 1, 2, 3 \cdots \quad (3\text{-}69)$$

이 식에 표시된 에너지를 수소원자의 에너지 준위(energy level)라고 한다. 음(-)의 값은 전자가 원자핵에 속박되어 있음을 의미한다.

그림 3-50은 수소원자의 에너지 준위를 나타냈는데, 주양자수 n = 1에 해당하는 가장 낮은 에너지 준위 E_1은 원자의 바닥상태(ground state)라고 하고, n 〉 1에 해당하는 높은 에너지인 E_2, E_3, E_4 …는 들뜬 상태(excited state)라고 한다. 에너지 E_n이 점점 커져서 n = ∞의 한계에서는 E_∞ = 0이 되어 전자는 핵에 속박되지 않는다. 수소원자에서 핵인 양성자로부터 전자를 이온화 시키는데 13.6 eV가 필요하다. 이와 같이 속박되지 않은 자유전자(free electron)는 양자조건을 만족시켜야 하는 폐궤도를 갖고 있지 않기 때문에 어떤 양(+)의 에너지 값을 가질 수 있다.

수소원자의 스펙트럼 계열의 파수(wave number, 파장의 역수)는

$$\frac{1}{\lambda} = R\left(\frac{1}{n_f^2} - \frac{1}{n_i^2}\right) \qquad (3\text{-}70)$$

이다. 여기서 첨자 i는 초기상태, f는 나중상태

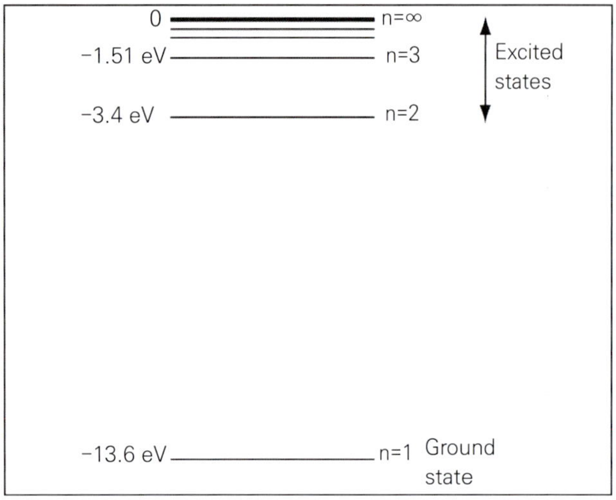

그림 3-50 수소원자의 에너지 준위
주양자수 n이 클수록 에너지 준위가 높다.

를 의미한다. 리드베리 상수(Rydberg constant) $R = 1.097 \times 10^7\ m^{-1}$이다. 이 식은 들뜬 수소원자에서 방출되는 복사선은 어떤 특정한 파장만을 갖는다는 것을 의미한다. n_i가 n_f보다 항상 커야 복사선의 방출이 생긴다. 스펙트럼 계열의 파장들은 일정하며, 모두 비슷한 간단한 식으로 표현할 수 있다.

1885년 발머(J. J. Balmer)가 얻은 수소원자 스펙트럼의 결과를 1896년에 리드버그(J. R. Rydberg)가 실험식으로 파장의 규칙성을 설명하고 이 스펙트럼의 계열을 발머 계열(Balmer's series)이라고 불렀다. 가시광선 부분의 발머 계열 외에도 자외선과 적외선영역의 네 가지 스펙트럼 계열(라이만 계열, 파셴 계열, 브라켓 계열, 푼트 계열)이 발견되었다.

전자가 어디에서 어디로 전이되는가에 따라서 방출하는 빛의 파장이 달라진다. 수소원자의 스펙트럼 계열을 파수(파장 λ의 역수)로 표현하면 다음과 같다.

$$\frac{1}{\lambda} = R\left(\frac{1}{1^2} - \frac{1}{n^2}\right) \qquad n = 2, 3, 4$$

… (Lyman series, 자외선) (3-71)

$$\frac{1}{\lambda} = R\left(\frac{1}{2^2} - \frac{1}{n^2}\right) \qquad n = 3, 4, 5$$

… (Balmer series, 가시광선) (3-72)

$$\frac{1}{\lambda} = R\left(\frac{1}{3^2} - \frac{1}{n^2}\right) \qquad n = 4, 5, 6$$

… (Paschen series, 적외선) (3-73)

$$\frac{1}{\lambda} = R\left(\frac{1}{4^2} - \frac{1}{n^2}\right) \qquad n = 5, 6, 7$$

… (Brackett series, 적외선) (3-74)

$$\frac{1}{\lambda} = R\left(\frac{1}{5^2} - \frac{1}{n^2}\right) \qquad n = 6, 7, 8$$

… (Pfund series, 적외선) (3-75)

그림 3-51은 수소원자의 스펙트럼 계열을 나타낸다.

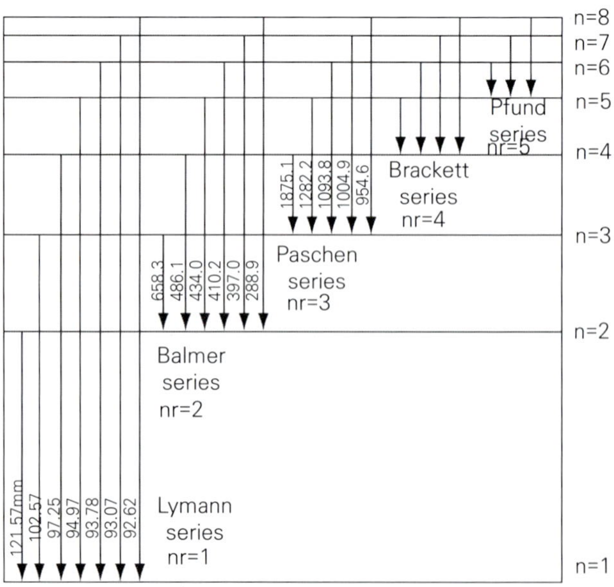

그림 3-51 수소원자의 스펙트럼 계열
화살표는 궤도 사이의 전자의 이동을 표시한다.

4) 다전자원자

양자이론이 수소원자의 어떤 성질은 잘 설명하지만, 수소원자를 완전히 설명하지도 못하고, 다전자원자를 설명하는 데는 다른 가정이 필요하다.

원자번호가 Z인 원자를 생각해보자. 각각의 전자는 원자핵의 양전하 Ze와 원자 내의 Z-1개의 다른 전자들의 음전하에 의해 형성되는 전기장 속에서 움직인다. 다전자원자에서는 외부에 있는 전자는 내부에 있는 전자에 의해서 원자핵의 +Ze로부터 부분적으로 차폐되므로 내부의 전자들보다 덜 단단하게 속박된다.

만약 전자수가 Z인 원자에서 전자를 Z-1개 제거하면 한 개만 남는다. 이온의 남은 한 개의 전자는 수소원자의 전자보다 Z배 핵에 더 가까워지고, Z2배 더 강하게 결합된다. 따라서 이 전자의 에너지 En은

$$E_n(eV) = -13.6 \cdot \frac{Z^2}{n^2} \qquad n = 1, 2, 3 \cdots (3\text{-}76)$$

이 결과 준위(levels) 사이의 에너지 차는 Z^2으로 증가된다. 전자의 결합에너지는 높은 원자번호를 가진 원자에서 저준위(내각) 전자의 결합에너지는 수십 keV가 된다. 또한 이 에너지는 전자전이에 의해 발생되는 광자의 에너지가 된다.

개개의 전자에 대한 상태는 4개의 양자수 값을 부여함으로써 결정된다. 네 가지 양자수는 전자껍질, 즉 주 결합에너지를 결정하는 주양자수(principal quantum number) n, 전자의 궤도 각운동량의 크기, 즉 전자구름 모양을 결정하는 방위양자수(azimuthal quantum number) ℓ, 전자껍질 방향, 즉 각운동량의 방향을 정하는 자기양자수(magnetic quantum number) m 및 전자스핀의 방향(electron spin direction)을 나타내는 스핀양자수(spin quantum number) s를 말한다.

주양자수 n=1, 2, 3, 4...에 해당하는 주궤도를 K, L, M, N..... 으로 나타내고, 방위양자수 ℓ=0, 1, 2, 3...의 부궤도는 s, p, d, f...로 표현한다.

다전자 원자 내의 전자들은 총에너지가 최소가 되도록 에너지 준위가 가장 낮은 것부터 높은 것으로 차례로 채워진다. 이 규칙을 Aufbau prinzip은 독일어, 영어로는 building-up principle, 쌓음 원리라 한다. (n+ℓ)의 값이 작을수록 그 궤도함수의 에너지 준위는 낮아진다. 두 궤도함수의 (n+ℓ)값이 같을 때는 n값이 작은 궤도함수의 에너지 준위가 낮다(그림 3-52).

또한 파울리의 배타원리(Pauli exclusion principle)를 고려해야 한다. 배타원리에 의하면 한 원자 속에는 n, ℓ, m 및 s의 4개의 양자수 값이 모두 똑같은 두 전자는 있을 수 없다. 만약 n, ℓ, m이 같다면 각각의 궤도함수에는 스핀이 반대인 전자가 최대한 2개까지 들어갈 수 있으며, 이들 전자는 전자의 자전방향에 따라 s = +1/2 또는 s = -1/2의 값을 취한다. 따라서 주양자수 n의 궤도에 수용할 수 있는 최대 전자수는 2 n^2이 된다(표 3-5).

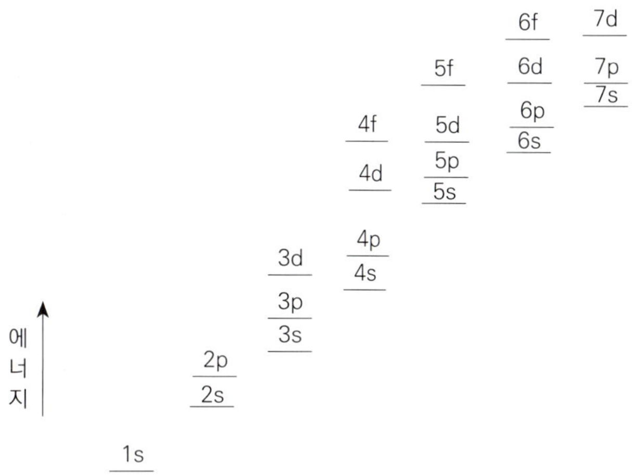

그림 3-52 원자궤도함수의 상대적인 에너지
(n+ℓ)의 값이 작을수록 그 궤도함수의 에너지 준위는 낮아진다.

표 3-5 원자 내의 전자가 갖는 양자수 값 및 전자배열

n값	ℓ 값	궤도함수	m값	s값	전자배열	최대 전자수($2n^2$)
1(K)	0	1s	0	+1/2, −1/2	$1s^2$	2
2(L)	0	2s	0	+1/2, −1/2	$2s^2$	8
	1	2p	+1, 0, −1	+1/2, −1/2	$2p^6$	
3(M)	0	3s	0	+1/2, −1/2	$3s^2$	18
	1	3p	+1, 0, −1	+1/2, −1/2	$3p^6$	
	2	3d	+2, +1, 0, −1, −2	+1/2, −1/2	$3d^{10}$	
4(N)	0	4s	0	+1/2, −1/2	$4s^2$	32
	1	4p	+1, 0, −1	+1/2, −1/2	$4p^6$	
	2	4d	+2, +1, 0,−1, −2	+1/2, −1/2	$4d^{10}$	
	3	4f	+3, +2, +1, 0, −1, −2, −3	+1/2, −1/2	$4f^{14}$	

주양자수 n = 1, 2, 3, 4, ...
방위양자수 ℓ = 0, 1, 2, 3, ... (n−1)
자기양자수 m = ℓ, (ℓ−1), (ℓ−2), ... 0, ... (−ℓ+2), (−ℓ+1), −ℓ ; (2ℓ+1)개
스핀양자수 s = +1/2, −1/2

5) 특성X선

원자의 화학적 성질은 결합에너지가 수 eV인 최외각 전자수에 의해 결정된다. 무거운 원자일수록 내각전자의 결합에너지는 증가되어 수십 keV가 된다. 따라서 내각전자의 전이에 의해 발생되는 광자는 더 높은 에너지를 가진다.

원자의 외각 전자가 비어 있는 내각으로 전이될 때 방출되는 X선의 에너지는 원자의 종류에 따라서 정해지므로 특성X선(characteristic X-ray) 또는 형광X선(fluorescence X-ray)이라 한다.

그림 3-53에서 보여주는 것처럼 전자가 L, M.....각에서 K각으로 전이하는 경우에 발생하는 특성X선을 각각 K_α선, K_β선.....이라 하고 이들을 K계열(K series)이라 한다. 또한 전자가 M, N....각에서 L각으로 전이하는 경우에 발생하는 특성X선을 L_α선, L_β선....이라 하며 이들을 L계열(L series)이라 한다.

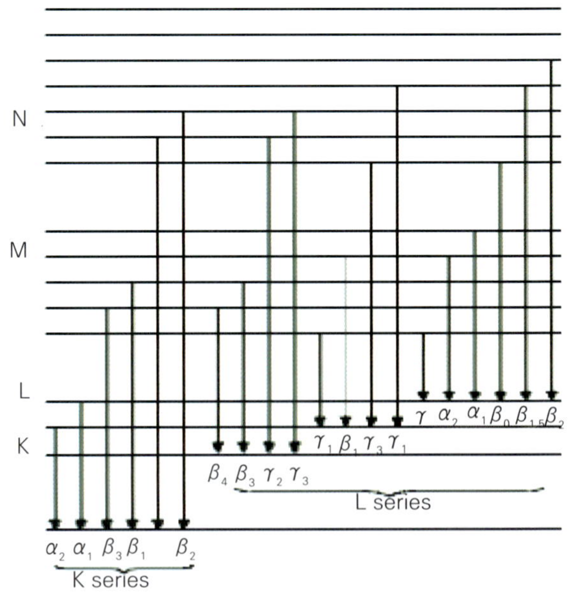

그림 3-53 특성X선 계열

전자가 L, M, N...각에서 K각으로 전이될 때는 K계열 특성X선, M, N...각에서 L각으로 전이될 때는 L계열 특성X선이 방출된다.

표 3-6 텅스텐에서 방출되는 주요한 특성X선

전이	기호	에너지 (keV)	상대적 강도
$N_{II}N_{III}$—K	$K_{\beta2}$	69.101	5
M_{III}—K	$K_{\beta1}$	67.244	20
L_{III}—K	$K_{\alpha1}$	59.318	100
L_{II}—K	$K_{\alpha2}$	57.981	50
N_{IV}—L_{II}	$L_{\gamma1}$	11.288	10
N_{V}—L_{III}	$L_{\beta2}$	9.963	20
M_{IV}—L_{II}	$L_{\beta1}$	9.595	50
M_{V}—L_{III}	$L_{\alpha1}$	8.398	100
M_{IV}—L_{III}	$L_{\alpha2}$	8.258	10

* K선 계열의 강도는 $K_{\alpha1}$선을 100으로 하고 L선 계열의 강도는 $L_{\alpha1}$선을 100으로 기준으로 하여 비교하였다.

K각을 제외한 다른 각에서는 전자의 에너지상태가 약간씩 다른 몇 개의 집단을 가진다. L각에는 세 가지 상태(L_I, L_{II}, L_{III})상태의 전자를 가지므로 L각에서 K각으로 전이할 때 방출되는 K특성선의 에너지가 다르다.

텅스텐원자의 L각은 -12.100 keV의 가장 낮은 에너지 준위를 갖는 L_I에 2개, -11.544 keV의 L_{II}에 3개, -10.207 keV의 가장 높은 에너지 준위를 갖는 L_{III}에 3개의 전자를 갖는다. 이들의 전자 전이는 선택규칙에 따라서 L_{II}나 L_{III}의 전자는 K각으로 전이하여 $K_{\alpha2}$선과 $K_{\alpha1}$선을 방출하나, 주양자수 n이 다르더라도 같은 종류의 궤도함수끼리는 전이가 일어나지 않으므로 L_I의 전자는 K각으로 이동하지 않는다.

텅스텐(Z = 74)의 K계열 특성X선의 에너지는 표 3-6에서 보여준다. 텅스텐의 K특성선은 69.5 keV(K각의 결합에너지)보다 낮으면 나타나지 않는다. 텅스텐의 L선은 8~12 keV 범위이므로 X선관의 고유여과와 Al 부가여과판에 의해 흡수되므로 거의 나타나지 않는다.

W(Z = 74) 표적에서 발생되는 X선 에너지의 대부분은 제동복사선이고, 특성X선은 적은 부분(진단영역에서 10~20 % 정도)을 차지한다. 그러나 Mo(Z = 42) 표적을 사용하는 유방촬영에서는 대부분이 특성X선이다(그림 3-54).

내각, 특히 K각에 빈자리가 생기면 외각의 전자가 빈자리를 채우면서 두 각의 에너지 차에 해당하는 특성X선이 방출된다. 이 특성X선은 또 다시 외각 전자를 원자로부터 축출시키기도 한다. 이와 같은 현상을 오제 효과(Auger effect)라 하며, 밀려난 전자를 오제 전자(Auger electron)라고 한다(그림 3-55). 특성선이 나오지 않고 오제 효과가 일어나면서 어느 일정한 에너지를 가진 오제 전자가 나오는 경우가 생기는 것이다.

특성X선의 방출비율을 형광수율(fluorescence yield)이라 한다. 형광수율은 원자번호에 의존된다. 물질의 원자번호가 높아질수록 형광수율이 증가하므로 오제 전자의 발생율은 감소한다. 즉 오제 효과의 발생확률은 물질의 원자번호 Z에 반비례한다.

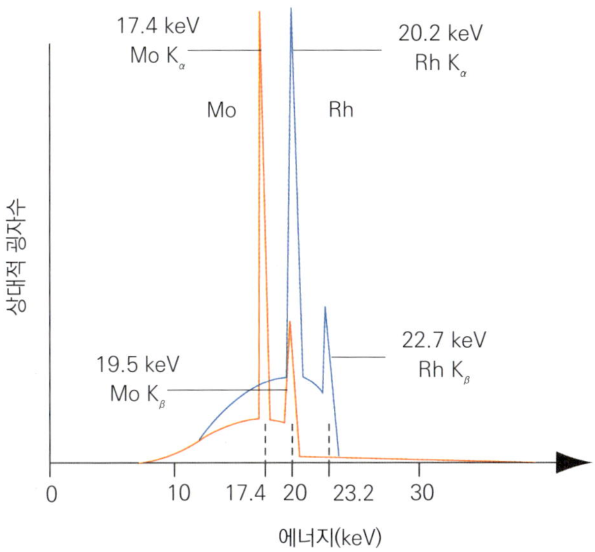

그림 3-54 유방촬영장치의 Mo과 Rh 표적에서 발생되는 X선 스펙트럼의 분포. 특성X선이 대부분을 차지한다.

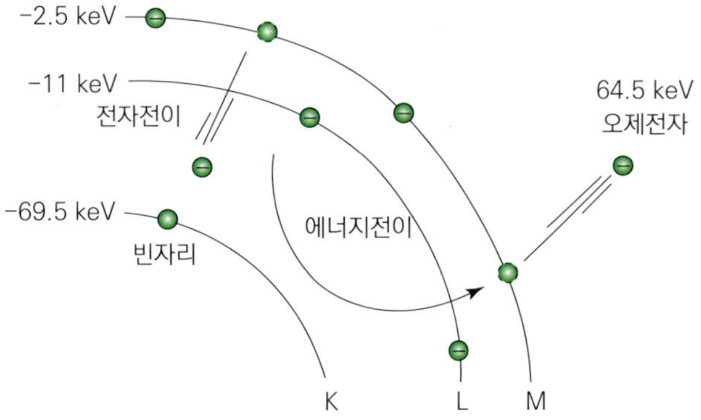

그림 3-55 오제 효과

에너지가 높은 외각 전자가 낮은 내각으로 전이하면서 두 각의 에너지 차(67 keV)에 상당하는 특성X선이 발생되며, 이 특성X선에 의해서 자신의 원자 내의 전자를 이탈시킨다. 이 전자를 오제 전자(64.5 keV)라고 한다.

6. 물질의 현대이론

아인슈타인은 시간, 길이, 속도 등의 기본적인 물리량들은 절대적인 것이 아니며 관측자의 운동에 상대적인 것임을 보였다.

이용되는 방사선 중에는 속도가 광속도에 거의 근접하는 경우도 있다. 광속도에 근접하는 속도로 가속되는 경우에는 고전물리학에서 중요하게 여기는 에너지 보존법칙이나 운동량 보존법칙의 타당성을 유지시키기 위해서 질량, 에너지, 운동량에 대한 수정이 필요하다.

양자역학에서는 전자기파나 입자가 어떤 경우는 파동처럼, 어떤 경우는 입자처럼 행동한다. 따라서 전자기파의 입자성과 입자의 파동성에 대해 알아본다.

1) 질량과 에너지

매우 작은 입자가 고속으로 운동할 때는 고전역학이 맞지 않는다. 상대성 이론에 의하면 물체의 질량이 모든 관측자에게 동일하지 않고 각 관측자들에 대한 물체의 속도에 의존한다. 속도에 의한 질량변화는 다음과 같다.

$$m = \frac{m_0}{\sqrt{1-\frac{v^2}{c^2}}} \qquad (3\text{-}77)$$

여기서 m은 상대운동을 하는 물체의 질량(상대론적 질량, relativistic mass), mo는 정지 상태에서의 물체의 질량(정지질량, rest mass), v는 운동하는 물체의 속도, c는 자유공간에서 빛의 속도이다. 어떤 물체도 자유공간에서의 광속도에 도달할 수는 없다.

물체는 정지하고 있을 때보다 운동하고 있을 때의 질량이 항상 더 크다(그림 3-56). 우리의 일상생활에서는 속도에 따른 질량의 증가는 매우 적어 무시된다. 광속도의 5%에 해당하는 속도(15,000 km/s)에서의 질량은 정지질량의 겨우 천 분의 일정도 증가된다.

그러나 방사선치료에 이용되는 가속입자의 속도는 광속도의 99% 이상의 속도에 도달되므로 질량증가는 정확히 고려되어야 한다. 전자를 0.9999 c의 속도로 가속시키는 것은 그다지 어려운 일이 아니며, 이 경우 전자의 질량은 정지질량의 70.7배나 된다.

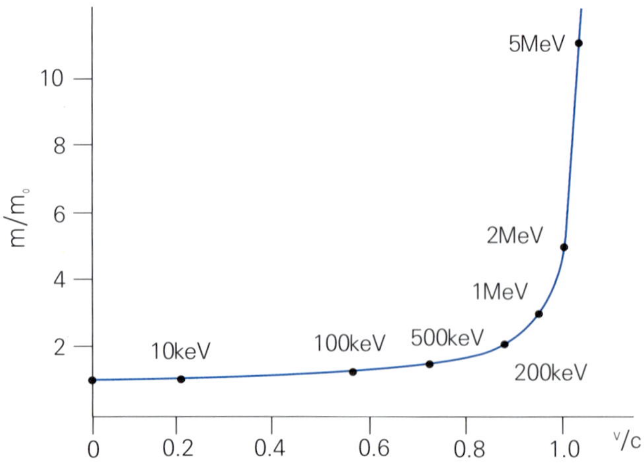

그림 3-56 상대성 이론에 의해서 υ의 속도로 움직이는 물체의 질량 m은 정지지량 m_0보다 증가한다. c는 빛의 속도이다.

질량과 에너지가 밀접한 관계를 이루고 있어 물질은 에너지로 에너지는 물질로 변환될 수 있다. 입자가 정지해 있더라도 질량이 있으면 일을 할 수 있다. 이것을 정지에너지(rest energy)라고 한다. 즉, 물체의 정지에너지는 그 질량과 등가인 질량-에너지의 동등성(mass-energy equivalence)을 나타낸다. 정지하고 있을 때 물체의 질량이 m_0이면 정지에너지 E_0는

$$E_0 = m_0c^2 \tag{3-78}$$

이 된다. 여기서 c는 광속도이다. 질량-에너지 관계식은 질량을 포함하는 에너지 보존법칙의 일반화를 보인다. 이것은 물체의 에너지변화는 필연적으로 물체의 질량변화를 수반하며, 반대로 물체의 질량변화는 에너지의 흡수나 방출이 동반된다는 것을 뜻한다.

운동하는 고립된 입자의 총에너지는 그 입자의 운동에너지와 정지에너지의 합이다. 정지에너지가 운동에너지로 또는 운동에너지가 정지에너지로 바뀔 수도 있다. 예를 들면 전자쌍생성은 운동에너지가 정지에너지로 전환되어 질량이 생성되는 현상이고, 전자쌍소멸은 질량이 소멸됨으로써 정지에너지가 운동에너지로 전부 변환되는 현상이다(그림 3-57). 이와 같이 질량과 에너지는 서로 독립적인 개념이 아니다. 따라서 에너지보존의 원리와 질량보존의 원리는 독립적으로 성립되는 것이 아니고 에너지-질량보존의 원리라는 하나의 원리로 통일된다. 질량은 생성 또는 소실될 수 있지만, 이와 동시에 같은 양의 에너지가 없어지거나 발생된다. 이것의 역과정도 사실이다.

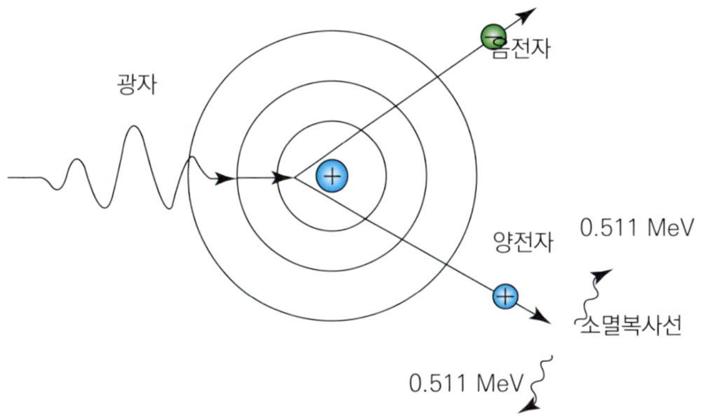

그림 3-57 전자쌍생성과 전자쌍소멸 현상

1.02 MeV 이상의 광자가 원자핵 근처에서 양전자와 음전자 한 쌍을 생성하고, 운동에너지를 다 잃은 양전자는 주위의 음전자와 작용하여 소멸되고 0.51 MeV의 소멸복사선 2개를 서로 반대방향으로 방출한다. PET(양전자방출 단층촬영)는 소멸복사선을 이용하는 것이다.

2) 상대론적 운동량과 운동에너지

고립된 두 물체가 운동량이 보존되는 기준좌표계 S에서 충돌된다고 하자. 만일 다른 기준좌표계 S_1에서 두 물체가 충돌할 경우는 운동량을 고전적인 식 $p = m_0v$로 계산한다면 보존되지 않는다. 그러나 상대성원리에 의하면 운동량은 모든 계에서 보존된다. 상대론적 운동량의 관계식은 다음과 같다.

$$p = \frac{m_0 v}{\sqrt{1 - \frac{v^2}{c^2}}} = mv \tag{3-79}$$

이 방정식은 S계나 S_1계의 두 관측자에게 모두 유효하여 운동량보존법칙이 성립된다. 물체의 속도 v가 광속도 c에 비하여 매우 작으면 이 식의 분모는 거의 1이 되어 고전적 정의에 의한 값에 접근하게 된다. 물체의 속도 v가 광속도 c에 비해서 작을 때는 운동량이 속도 v에 선형적인 관계를 나타내지만, 광속도에 가까워질 때는 운동량이 무한히 증가한다.

물체의 속도가 광속도보다 매우 작을 때($\frac{v}{c} \ll 1$) 물체의 총에너지 mc^2은

$$mc^2 \approx m_0c^2 + \frac{1}{2} m_0v^2 \tag{3-80}$$

이 된다. 즉, 물체의 총에너지는 물체의 정지에너지 m_0c^2과 고전적인 운동에너지 $\frac{v}{c}m_0v^2$의 합이다.

속도 v가 매우 빠른 물체의 운동에너지를 T로 표현하면

$$T = mc^2 - m_0c^2 \tag{3-81}$$

이 된다. 식 (3-77)의 상대론적 질량을 대입하면

$$T = m_0c^2\left(\frac{1}{\sqrt{1-v^2/c^2}} - 1\right) \tag{3-82}$$

을 얻는다. 물체의 속도가 빛의 속도보다 아주 작은 경우는 고전적인 식이 정확하나, v가 c에 접근할 때는 운동에너지에 대한 고전적인 식은 더 이상 정확하지 않으므로 식 (3-82)을 이용해야 한다.

만약 전자가 정지에너지의 2배인 운동에너지(T= $2m_0c^2$)로 가속된다면, 전자의 운동에너지는 상대론적 표현식에 의해서

$$T = m_0c^2\left(\frac{1}{\sqrt{1-v^2/c^2}} - 1\right) = 2m_0c^2 \tag{3-83}$$

이 된다. 이 식을 에 대해 풀면 다음과 같다.

$$v = 0.94c \tag{3-84}$$

또한 이 전자의 질량 m은

$$m = \frac{m_0}{\sqrt{1-\left(\frac{0.94c}{c}\right)^2}} = 3.03m_0 \tag{3-85}$$

가 된다.

즉, 운동에너지가 약 1 MeV인 전자의 속도는 빛의 속도의 대략 94% 정도가 되고, 질량 m은 정지질량 m_0의 3배이다.

정지질량 m_0의 입자를 빛의 속도로 가속시키기 위해서는 무한히 큰 양의 에너지가 필요하다. 그러나 무한 양의 에너지가 존재하지 않기 때문에 정지질량을 가진 입자는 빛의 속도에 도달할 수는 없다. 단지 빛의 속도에 가까이 접근할 뿐이다.

3) 파동·입자의 이중성

고전물리학에서는 파동과 입자가 분명히 구분된다. 즉, 전자(electron)는 입자의 일종이고 전자기파는 파동의 일종이다. 그러나 양자물리학에서는 입자나 파동은 별개로 존재하지 않는다.

예를 들면 전자는 전하나 질량을 가지고 역학법칙에 따라 움직인다는 것은 입자성을 나타내는 것이고, 한편으로는 전자가 금박에 부딪힐 때 금박 속의 원자에 의하여 간섭이나 회절 현상이 일어나는 파동성을 나타내기도 한다.

또한 빛을 원자에 쬐어주면 일정한 에너지 덩어리가 불연속적으로 방출된다는 입자의 성질을 나타내지만, 다른 한편으로는 빛은 파동의 성질인 간섭과 회절 현상을 나타낸다.

이와 같이 관측되는 현상에 따라서 다른 성질(입자성과 파동성)로 나타나는 이중성(duality)을 가진다. 그러나 어느 한 경우에 두 가지 성질이 동시에 나타나는 일은 없다. 따라서 파동성과 입자성은 서로 다른 쪽을 보완하는 상보성 원리로 해석하는 것이 올바르다.

일반적으로 진동수가 낮은 라디오파는 파동으로 간주한다. 라디오파 광자의 에너지는 너무 작아서 광자 1개를 검출할 수 없고, 10^{10}개 정도가 있어야 감지할 수 있으므로 연속적인 파동으로 나타난다.

반면에 진동수가 높은 X선이나 감마선은 입자성이 우세하다. X선의 발생, 흡수(광전효과), 산란(컴프턴 산란) 등의 과정은 X선을 입자라고 생각

해야만 설명이 가능하다.

전자기파의 입자성은 플랑크(Max Planck)의 양자가설(quantum hypothesis)에 의해서 실마리를 찾았다. 양자가설은 "미시현상에서 전자기파의 에너지는 덩어리로 이루어졌다는 것이다." 즉, 전자기파의 진동수 ν에다 플랑크 상수 h를 곱한 값 $h\nu$를 갖는 에너지 덩어리인 양자(quantum)로 전자기파가 구성되었다고 보면 모든 전자기적 미시현상이 잘 설명된다.

빛이 방출되거나 흡수될 때는 항상 $h\nu$의 에너지 덩어리를 단위로 그 정수 배로만 에너지가 늘거나 줄게 된다. 이런 빛의 덩어리를 광자(photon)라고 한다.

전자기파는 에너지 $E = h\nu$와 운동량 $p = h/\lambda$의 광자로 취급된다.

또한 전자기파의 속도 c는

$$c = \lambda\nu \tag{3-86}$$

이므로 에너지 E는

$$E = \frac{hc}{\lambda} \tag{3-87}$$

가 된다. 여기에 6.626×10^{-34} J·s와 $c = 2.998 \times 10^{8}$ m/s를 대입하고, 에너지 E의 단위를 keV, 파장 λ의 단위를 nm로 하면

$$E = \frac{1.24}{\lambda}\ [\text{nm}] \tag{3-88}$$

이 된다. 이것을 Duane-Hunt's law라 한다.

드브로이는 입자도 파동성을 띠고 이에 해당하는 파장이 있다고 제안하였다. 운동하고 있는 입자에 따르는 파동을 물질파(material wave) 또는 드브로이파(de Broglie wave)라고 한다.

질량 m, 속도 v로 운동하는 입자의 운동에너지는 진동수 ν를 갖는 파동의 운동에너지와 같다. 즉,

$$\frac{1}{2}mv^2 = h\nu \tag{3-89}$$

이 된다. 또한 입자의 운동량($p = mv$)과 파동의 운동량($p = h / \lambda$)도 같아 다음 식으로 주어진다.

$$p = mv = \frac{h}{\lambda} \tag{3-90}$$

따라서 입자의 드브로이 파장(de Broglie wavelength) λ는 다음 식으로 표현된다.

$$\lambda = \frac{h}{mv} \tag{3-91}$$

전위차 V에 의해 가속되는 전자의 속도 v_e는

$$v_e = \sqrt{\frac{2eV}{m}} \tag{3-92}$$

이고, 전자의 파장 λ_e는

$$\lambda_e = \frac{h}{\sqrt{2meV}} \tag{3-93}$$

가 된다. 여기서 e는 전자의 전하이다.

CHAPTER 4
X선의 발생

1. X선 고전압발생장치
2. X선관
3. X선빔

개 요

X선 발생에 필요한 인자와 원리를 학습한다. 특히 고전압 발생장치, X선관, X선관 허용부하와 열용량 등의 특성을 파악한다. X선빔 발생원리와 제동복사선, 제동방사선, 특성X선 등의 특성을 학습한다.

학습목표

· X선 고전압 발생장치를 설명할 수 있어야 한다.
· X선관의 구조를 설명할 수 있어야 한다.
· 양극 힐효과의 특성을 설명할 수 있어야 한다.
· X선 발생 원리를 설명할 수 있어야 한다.
· 제동방사선과 특성 X선을 설명할 수 있어야 한다.

1. X선 고전압발생장치
2. X선관
3. X선빔

1. X선 고전압발생장치

1. 변압기의 특성을 이해한다.
2. 각종 정류 회로를 이해한다.
3. 전압맥동률을 이해한다.

2. X선관

1. X선관의 구조를 이해한다.
2. Heel effect 현상을 이해한다.
3. X선관의 허용부하와 열용량을 이해한다.
4. 냉각곡선을 이해한다.

3. X선빔

1. X선의 발생원리를 이해한다.
2. 제동방사선을 이해한다.
3. 특성X선을 이해한다.

CHAPTER 4
X선의 발생

1. X선 고전압발생장치

X선 고전압발생장치는 고전압의 직류전류를 공급하는 장치이다. 이 장치의 중요한 구성은 변압기와 정류기이다.

1) 변압기

X선발생장치의 전원은 220 V, 60 Hz의 교류이지만, X선관에 주어지는 전압은 40~150 kV가 되고 필라멘트 가열전압은 약 10 V 정도이므로 변압기를 사용해야 한다. 변압기는 전자기유도의 원리를 이용해서 1차측의 교류전압을 높이거나 낮추어 2차측의 출력전압을 바꾸는 역할을 한다. 일반적으로 변압기는 철심에 1차측과 2차측에 절연된 도선이 감겨져있다.

1차측의 전원을 전류방향과 전기장 세기가 변화되는 교류를 공급하면 교류자기장이 발생되며, 교류자기장이 철심을 통해 2차측에 유도되면서 교류전류가 흐른다. 1차측 전압 V_1과 2차측 전압 V_2의 비는 1차측 권선수 N_1과 2차측 권선수 N_2의 비와 같다. 이들의 관계를 다음과 같이 표시한다(그림 4-1).

$$\frac{V_1}{V_2} = \frac{N_1}{N_2} \qquad (4-1)$$

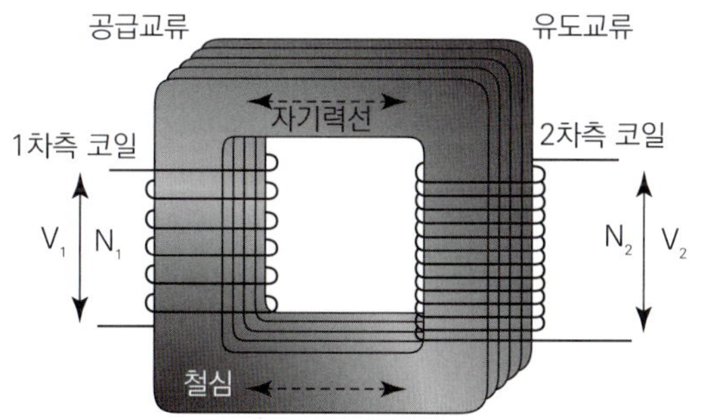

그림 4-1 변압기

전자기유도에 의해서 2차측 코일에 유도교류가 흐름

만일 $N_2 > N_1$이면 2차측 전압이 1차측 전압보다 높아지는 승압변압기가 되고, 반대로 $N_1 > N_2$이면 2차측 전압이 1차측 전압보다 낮아지는 강압변압기가 된다. 그림 4-2의 X선 회로에서 두 개의 코일을 갖는 고전압변압기와 필라멘트 가열변압기는 상호유도(mutual induction)에 의해서, 한 개의 코일을 갖는 단권변압기는 자체유도(self induction)에 의해서 전류가 흐른다.

교류의 전압과 전류의 평균값을 취하면 0이 되므로 실효값(root mean square, RMS)을 나타낸다. 실효값은 최대값의 $\frac{1}{\sqrt{2}}$ 이 된다.

전력은 단위시간 동안 전류가 한 일의 양, 즉, 단위시간 동안 공급 또는 소모되는 전기에너지를 말한다. 전력의 SI단위는 W(watt)이며, 1 W=1 J/s이다. 전력 W는 전압 V와 전류 I의 곱이므로

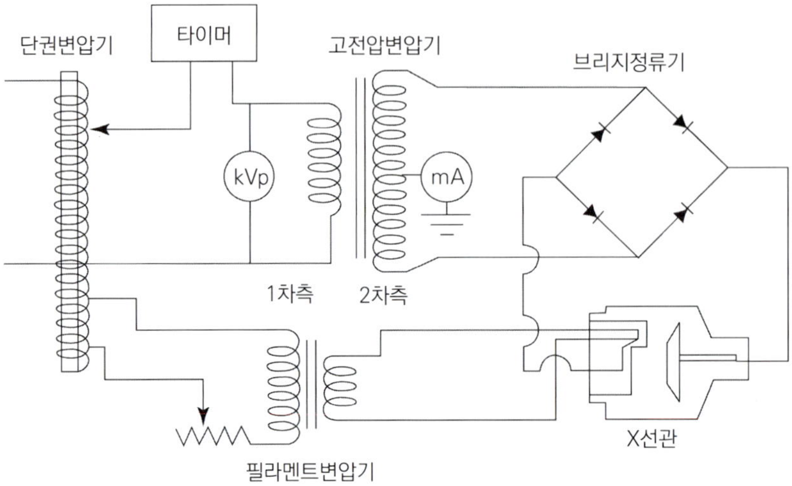

그림 4-2 기본 X선 회로

아래와 같이 표시된다.

$$P[W] = IV \quad (4-2)$$

이상적인 변압기에서는 1차측과 2차측의 전력이 같으므로

$$I_1V_1 = I_2V_2 \quad (4-3)$$

으로 주어진다. 그러나 실제는 변압기의 2차측의 효율저하로 전압과 전류의 손실이 발생한다.

고전압변압기는 2차측의 코일 중앙을 접지시킨다. 따라서 2차측의 출력전압이 150 kV라면, 양극에 +75 kV, 음극에 -75 kV가 부하된다. 이런 경우는 고전압의 전기적 절연문제를 줄일 수 있다. 그림 4-2는 기본 X선 회로에 대한 그림이다.

유방촬영용 X선관에서는 양극을 접지(0전위)시키고, 음극을 -전위로 한다. 양극을 0전위로 하면 표적(target)에 충돌된 전자가 반사된다. 그 결과 초점외 X선이 줄어든다.

2) 정류회로

전원이 교류이므로 위상이 +일 때는 필라멘트의 전자가 표적으로 이동하여 X선이 발생된다. 그러나 위상이 - 일 때는 필라멘트에 +전위가 부하되어 필라멘트의 전자가 표적으로 이동되지 않아 X선이 발생되지 않는다. 그러므로 정류기를 이용하여 두 위상 모두일 때 전류가 흐르도록 교류를 직류로 변환시키는 장치가 정류기(rectifier)이다. 정류회로는 다음과 같이 다양한 형태가 있다.

(1) 자기정류회로(self rectifier circuit)

자기정류회로는 다이오드나 콘덴서 없이 고전압변압기와 X선관을 직접 연결한 구조로 X선관 자체가 다이오드의 기능을 한다. 정류관이 없어 크기가 작고 가벼워서 이동형 장치에 이용된다.

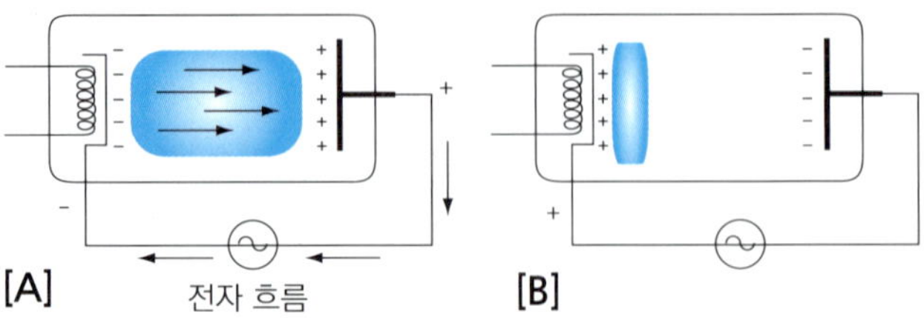

그림 4-3 X선 진공관의 다이오드 기능

[A] 양극이 +전위로 되면 전자가 이동되어 관전류가 흐름
[B] 양극이 -전위로 되면 전자가 이동되지 않아 전류가 흐르지 않음

그림 4-3[A]와 같이 음극이 -전위, 양극이 +전위로 부하 되면 음극에서 방출된 전자가 양극으로 가속되어 이동하므로 양극에서 음극으로 전류가 흐른다. 그러나 그림 4-3[B]와 같이 양극과 음극의 극성이 반대가 되면 양극은 전자를 방출하지 않기 때문에 전류가 흐르지 않는다. 그러므로 자기정류방식은 반파정류와 같다.

자기정류에서 전류의 최대값은 mA계기의 지시값의 3배가 된다. 따라서 양극 자체가 가열되어 전자의 공급원이 되어 역전류가 흐를 가능성이 높아 고압케이블이 과부하가 될 위험이 따른다.

(2) 단상반파 정류회로 (single phase half-wave rectifier circuit)

반파정류회로는 고전압변압기와 X선관 사이에 다이오드를 사용하여 교류의 반 사이클만 전류가 흘러서 직류전압을 공급하는 회로로서 자기정류의 단점을 보완한 것이다. 역전압이 X선관과 고압케이블에 직접 가해지지 않으므로 고온에서도 X선관에 역전류가 흐르지 않아 과부하의 위험이 줄어 파손율이 감소된다. 또한 자기정류보다 정격이 증가한다. 그러나 위상을 이용하지 못하는 점은 자기정류와 같다.

(3) 단상전파 정류회로 (single phase full-wave rectifier circuit)

단상전파 정류회로에는 다이오드 2개를 사용하는 정류회로와 4개를 이용한 브리지정류회로(bridge rectifier)가 이용된다.

그림 4-5에서 처럼 다이오드 2개를 이용하여 교류의 +, - 어느 반 사이클에 대해서도 정류된다. 이 회로는 중간 탭(tap)을 가진 변압기를 이용한다.

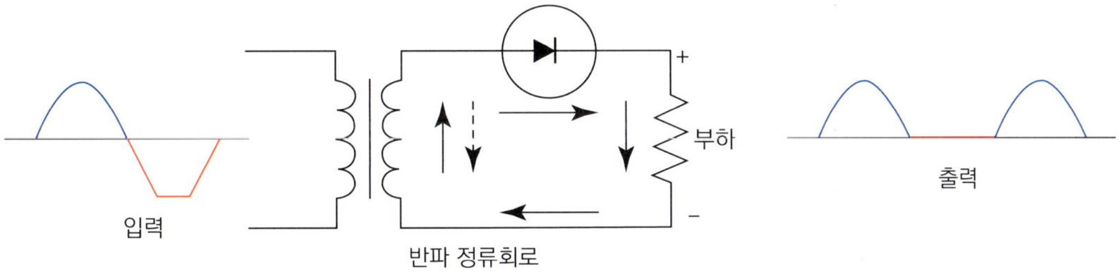

그림 4-4 단상반파 고전압장치 회로

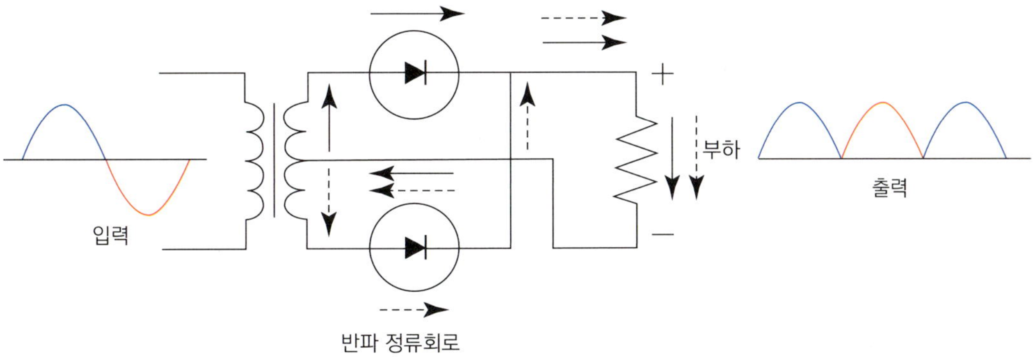

그림 4-5 다이오드 2개를 이용한 단상전파 고전압장치 회로

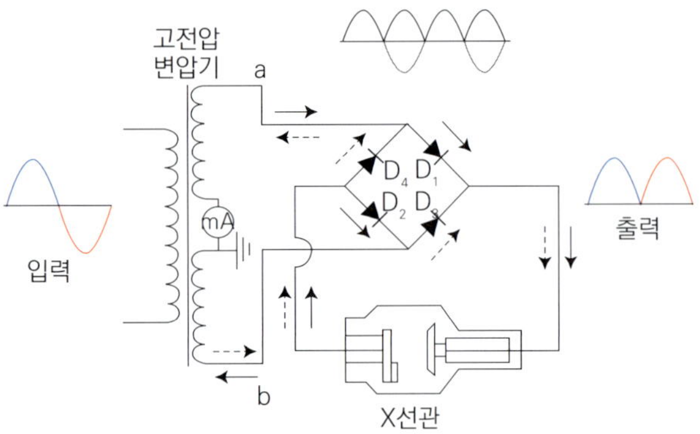

그림 4-6 **브리지 정류회로를 이용한 고전압장치회로**
브리지 정류회로는 단상전파 정류회로의 일종

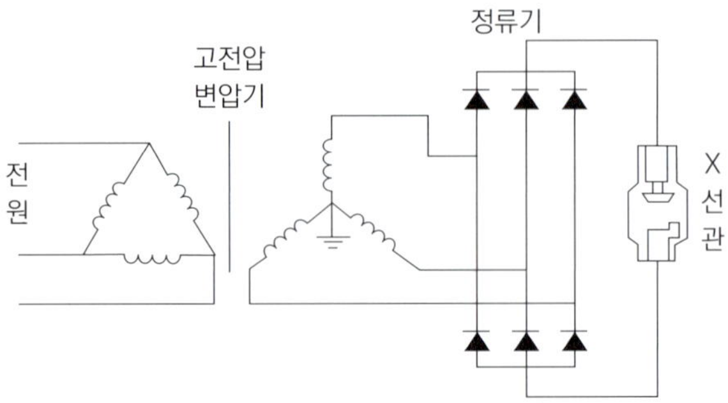

그림 4-8 **삼상6펄스 고전압장치회로**

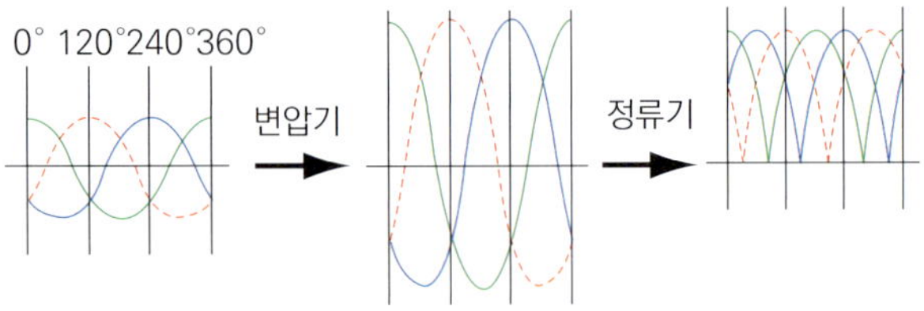

그림 4-7 **삼상6펄스 전압파형**

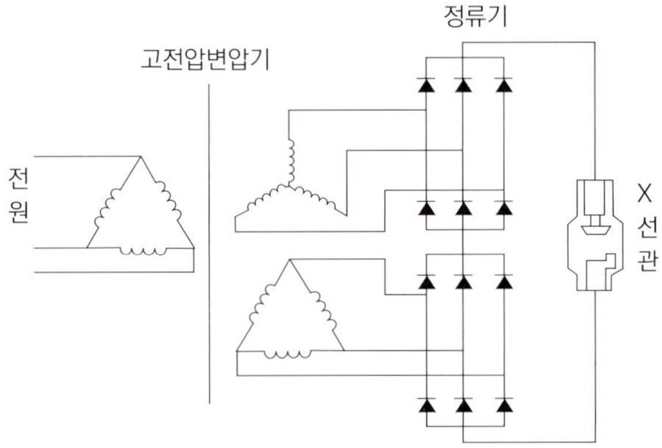

그림 4-9 **삼상12펄스 고전압장치회로**

브리지 정류회로는 다이오드 4개를 브리지 모양으로 접속하여 전류하는 회로로서 500 mA 이하의 진단용 장치에 많이 이용된다.

그림 4-6에서 a측으로 고전압이 발생하면 전류는 D_1, X선관, D_2로 흐르고, b측으로 고전압이 발생하면 전류는 D_3, X선관, D_4로 흐른다.

이와 같이 X선관에는 항상 필라멘트 음극이 -전위로, 양극이 +전위로 유지되어 고압변압기의 극성에 관계없이 교류의 한 사이클 마다 2펄스가 발생된다. 전파정류에서 전류의 최대값은 mA계기의 지시값(평균값)의 1.5배가 된다.

(4) 삼상6펄스 정류회로(three phase 6 pulse rectifier circuit)

삼상정류는 삼상교류전원을 이용하여 3개의 정현파를 발생시킨다. 삼상교류는 한 사이클 사이에 0°, 120°, 240°의 간격으로 시작되는 3피크의 전압파형을 나타낸다(그림 4-7).

그림 4-8의 삼상6펄스 정류회로에서 고전압변압기의 1차측은 삼각형의 △-결선, 2차측은 Y-결선으로 한다. 정류기 6개를 사용하여 전파정류를 만들면 한 사이클 동안에 6펄스의 정류출력파형을 얻을 수 있다.

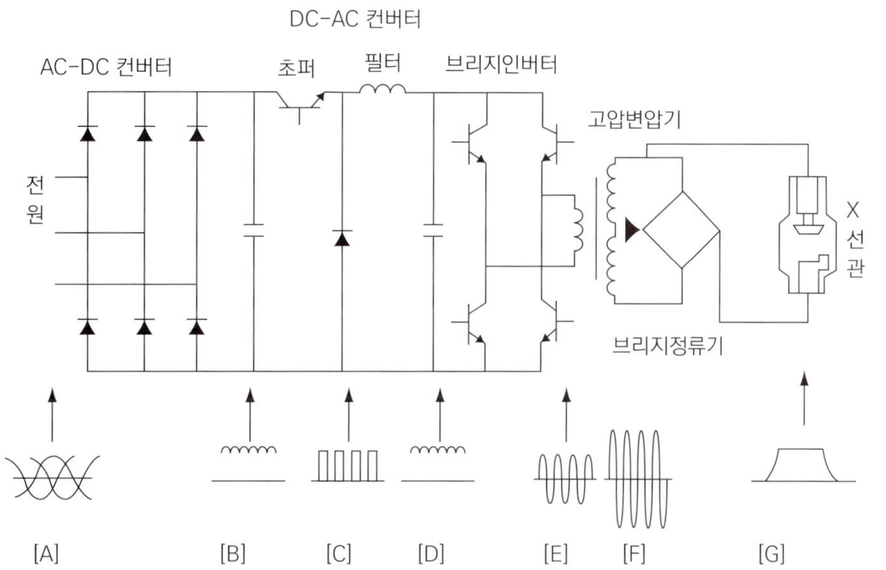

그림 4-10 **네모파 인버터 방식 고전압장치회로**

[A] 전원전압파형 [B] 정류파형 [C] 초퍼파형 [D] 평활필터파형
[E] 1차 전압파형 [F] 고전압파형 [G] 관전압파형

(5) 삼상12펄스 정류회로(three phase 12 pulse rectifier circuit)

그림 4-9는 삼상12펄스의 고전압장치의 회로를 나타내었다. 삼상 12펄스의 고전압변압기의 1차측은 △-결선, 2차측은 △-결선과 Y-결선으로 한다. 2차측의 △-결선과 Y-결선의 위상차가 30°이므로 2차측의 전압파형은 12펄스가 된다.

(6) 인버터 방식 정류회로(inverter type rectifier circuit)

인버터 방식은 현재 많이 사용되고 있으며, 교류를 직류로 만든 후에 다시 교류로 바꿔주는 인버터(inverter)가 사용된다. 상용 전원은 주파수가 항상 60 Hz이지만 인버터를 사용하면 우리가 원하는 주파수로 조절하여 사용할 수 있다. 즉, 스위칭하는 시간을 변경하여 주파수를 조절할 수 있다.

작동원리는 스위칭 소자를 사용하여 시간을 조절해서 스위치를 열어주고 닫아주고 하므로 단상 또는 삼상 교류를 만들어 준다. 단상교류로 바꿔주는 장치를 단상인버터라고 하며, 삼상교류로 바꿔주는 장치를 삼상인버터라고 한다.

인버터 방식 X선장치는 수 십~수 백 kHz의 주파수로 고전압을 발생시키므로 고전압발생장치를 작고 가볍게 만들 수 있고, 전원에서부터 X선관까지 모든 회로에 전자제어가 행해지므로 고정밀도로 제어할 수 있다.

그림 4-10은 네모파(square wave) 인버터 X선장치의 기본원리이다. 전원은 단상 또는 삼상을 사용할 수 있으나 단상은 최대입력이 제한된다. 입력교류를 AC-DC 컨버터(converter)로 정류하여 전압을 평활화한다.

DC-AC 컨버터는 고전압변압기에 공급되는 1차 전압을 조정하는 회로이며, 초퍼(chopper, 전류의 흐름을 시간적으로 차단하는 기기)에서 출력

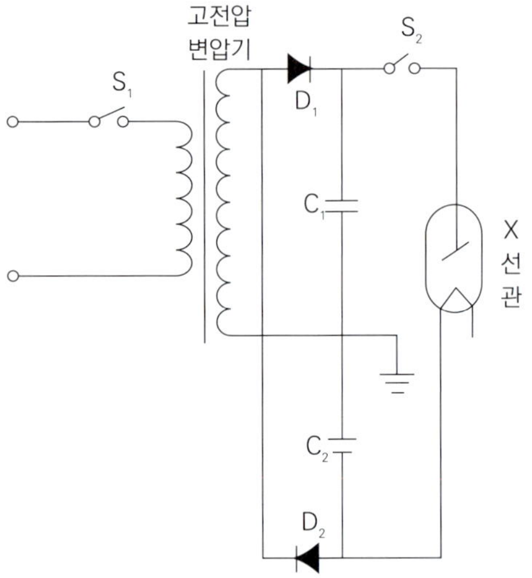

그림 4-11 **배전압 정류회로를 이용한 콘덴서 방전식 고전압장치회로**

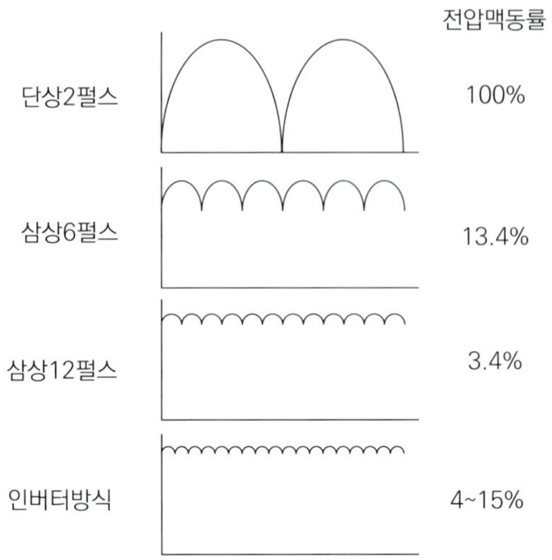

그림 4-12 **여러 X선장치의 전압파형과 전압맥동률**

되는 네모파(square wave)펄스를 필터(filter)에서 평탄화(smoothing)하여 직류 1차 전압을 얻는다.

평탄화된 직류전압이 인버터에 가해져 다시 고주파수의 교류로 변환된다. 이 교류가 고전압변압기에 가해져 2차측에서는 고주파수의 고전압으로 되고, 브리지정류회로를 거쳐 X선관으로 직류고전압을 공급한다.

(7) 콘덴서 방전식 정류회로(condenser discharge rectifier circuit)

콘덴서식 X선장치는 미리 콘덴서를 충전시켜서 X선을 발생시키는 장치로 이동형촬영이나 집단검진을 위한 흉부간접촬영 등에 이용된다.

그림 4-11은 2개의 다이오드와 2개의 콘덴서를 사용하는 고전압인가 방식의 배전압회로(dual voltage circuit)를 나타낸다. 스위치 S_1을 닫으면 콘덴서 C_1과 C_2에 충전이 시작되고 충전이 완료되면 S1이 열린다. X선촬영을 할 때 스위치 S_2를 닫음으로써 C_1과 C_2의 전하가 X선관을 통해 방전되어 X선이 발생된다.

콘덴서식 장치는 변압기식 장치와 다르게 mAs가 증가하면 관전압이 저하되기 때문에 mAs와 X선출력이 직선적으로 비례하지 않는다.

3) 전압맥동률

직류파형의 전압맥동률(percentage voltage ripple)은 X선관에 부여되는 전압변동을 최대값의 백분율로 표시한다. 즉

$$\text{전압맥동률}(\%) = \frac{V_{max} V_{min}}{V_{max}} \times 100 \quad (4\text{-}4)$$

로 주어진다. 여기서 V_{max}는 최대전압, V_{min}은 최저전압이다.

그림 4-12는 여러 X선장치의 전압의 파형과 맥동률을 비교한 것이다.

단상1펄스나 단상2펄스의 이상적인 전압파형에서는 전압맥동률이 100%이다. 그러나 실제는 고압케이블의 용량에 의해 최대전압이 평탄화되어 전압맥동률이 100% 이하가 된다.

삼상6펄스의 이상적인 파형에서는 전압맥동률이 13.4%, 삼상12펄스의 이상적인 파형에서

는 3.4%이다. 그러나 실제는 전압파형의 변동이 커서 전압맥동률이 이상적인 파형보다 증가되어 삼상6펄스에서는 13~25%, 삼상12펄스에서는 4~10% 정도가 된다.

인버터방식에서는 4~15% 정도로써 고주파수의 전압일수록 맥동률이 낮아진다. 인버터방식은 주파수가 높기 때문에 고전압파형이 케이블에 의해 평탄화되어 전압맥동률이 수 %인 삼상12펄스 장치에 가까운 파형이 된다.

삼상6펄스에서 전압매동률이 13~25%라는 것은 제어장치(console)에서 선택된 관전압(최대치)의 75~87% 이하로 떨어지지 않는다는 뜻이다. 따라서 전압맥동률이 작은 장치일수록 같은 관전압에서 X선질이 강해지고, 출력선량도 증가된다.

요 약

X선장치는 ① 전자선원 ② 전자가속을 위한 진공통로 ③ 타켓전극 ④ 전자를 가속시키기 위한 외부 에너지원(고전압)으로 되어있다.

2. X선관

X선관의 구조는 음극(cathode)과 양극(anode)이 10^{-6} ~10^{-8} mmHg의 고진공도를 유지한 유리관에 들어 있는 2극 진공관이다. 그림 4-13은 회전양극식 X선관을 나타낸 것이다. 필라멘트가 가열되어 양극과 음극사이에 고전압이 인가되면 필라멘트에서 방출된 전자는 양극을 향해 가속되어 표적(target)에 충돌된 후 X선이 발생된다. X선관을 고진공 상태로 함으로써 음극에서 양극으로 흐르는 전자의 양과 속도를 조절함으로써 X선의 양과 에너지를 조절한다.

1) 음 극

음극(cathode)은 전자의 발생원으로서 텅스텐 필라멘트와 집속통(focusing cup)으로 되어 있다. 필라멘트는 약 10 V의 전압과 3~5 A의 전류가 부하된다. 필라멘트가 가열되면 전자가 방출된다. 수명을 늘리고 전자방출율을 높이기 위해서 텅스텐에 10%의 레늄을 첨가한 필라멘트가 사용되고 있다. 필라멘트는 강도가 높고 용융점이 높아 기화성이 낮지만, 가열로 인해 기화되어 가늘어지므로 나중에는 끊어지기도 한다. 장치를 켜놓은 경우(on 상태)는 필라멘트가 stand by상태로 전원이 주어지므로(투시상태와 같은 5 mA) 사용하지 않을 때는 반드시 off 상태로 하여 전원연결

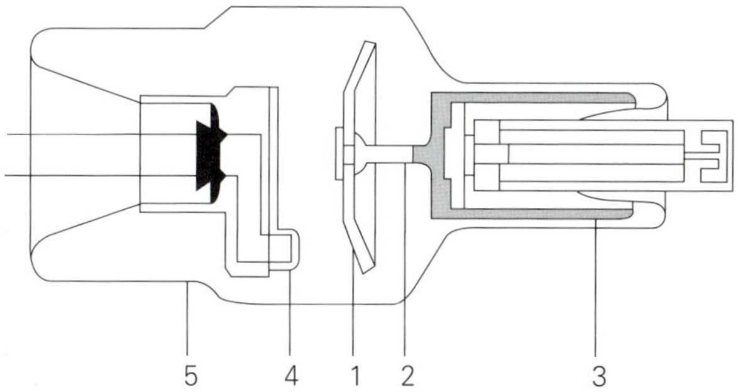

그림 4-13 **회전양극식 X선관**

1. 양극표적, 2. 회전축, 3. 양극회전자, 4. 음극필라멘트, 5. 유리관

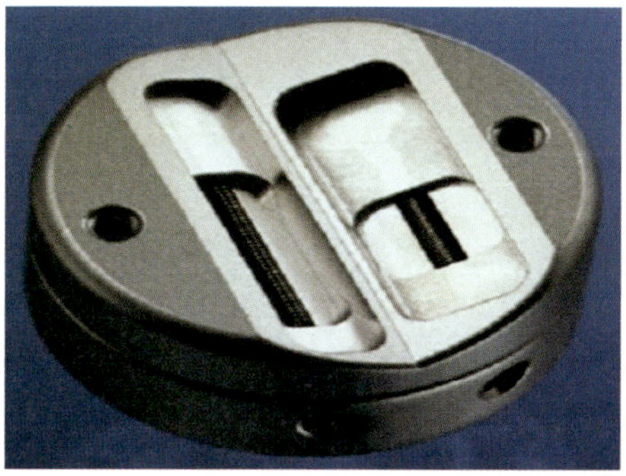

그림 4-14 **집속통에 둘러싸여 있는 이중필라멘트**

소필라멘트와 대필라멘트

을 끊어 놓는다. 오랜 시간 사용한 X선관 유리내면은 필라멘트뿐만 아니라 양극물질의 기화에 의해서 청동색으로 착색된다. 이와 같이 유리내면에 증착된 텅스텐금속이 여과판의 역할을 하므로 X선질을 경화시킬 수 있으며, 유리내면에 금속이 존재하게 되어 고관전압에서는 전극과 유리 사이에 아크방전(arc discharge)의 가능성이 증가한다.

X선관은 그림 4-14와 같은 이중필라멘트로 되어 있으며, 이중필라멘트라도 둘 중에서 하나만을 선택하여 사용한다. 필라멘트의 크기는 X선 초점의 크기에 결정적인 인자가 된다. 초점크기는 X선 사진의 질에 영향을 주며, 주로 노출량이 많을 때는 대필라멘트, 노출량이 적을 때는 소필라멘트를 이용한다.

음전하를 띤 전자들은 서로 반발력을 갖기 때문에 전자빔은 넓게 퍼져서 이동되어 양극의 전체면에 도달된다. 따라서 필라멘트를 음전위의 집속통 내에 위치시킨다. 이렇게 함으로써 집속통은 필라멘트에서 방출된 전자를 집속시켜 양극의 표적면에 초점을 만드는 작용을 한다. 집속통의 크기와 모양에 따라 전자빔의 크기와 모양이 달라지며, 결국 초점의 크기가 달라진다. 필라멘트 전면에서 방출된 전자에 의해서 형성되는 실초점을 정초점(main focus), 필라멘트 측면에서 방출된 전자에 의해서 형성되는 실초점을 부초점(vice focus)이라고 한다(그림 4-15). 정초점과 부초점이 일치되도록 필라멘트의 위치가 결정된다.

집속통에 부하되는 전압은 필라멘트에 부하되는 전압과 같고, 재질은 주로 몰리브덴을 사용한다.

2) 양 극

양극(anode)은 전압을 걸어 주었을 때 양(+)전위가 되는 부분으로서 전자가 충돌해서 X선을 발생하는 표적(target)과 그 부속부분인 양극회전자, 양극축 등으로 구성되어 있다.

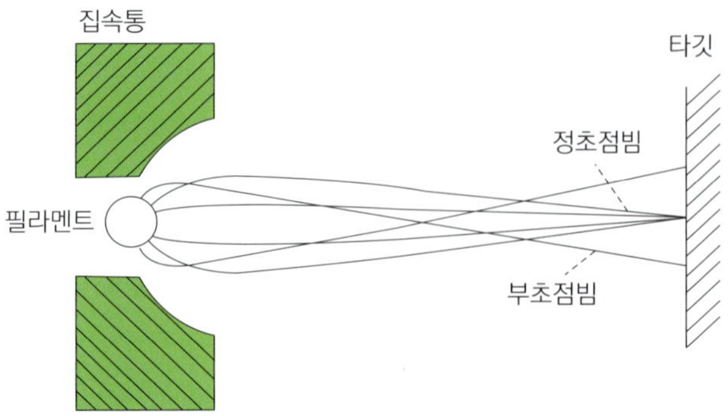

그림 4-15 **고속전자의 흐름**
필라멘트의 전면에서 방출된 전자에 의해서 정초점이 형성되고, 필라멘트 측면에서 방출된 전자에 의해서 부초점이 형성

음극에서 방출된 열전자가 가속되어 표적에 충돌하면 상호작용하여 가속전자에너지의 대부분이 열로 되고, 1% 이하만 X선으로 방출된다. 이와 같이 X선발생에 있어서 대량의 열이 발생하기 때문에 X선관에서는 열로 인한 손상을 방지하기 위해 초점에 공급되는 전자에너지를 제한한다.

표적은 고온에 잘 견디기 위해 높은 용융점(melting point)을 갖고, X선 발생효율을 높이기 위해서 높은 원자번호의 물질을 사용한다. 그러므로 표적물질로는 용융점(3,422℃)도 높고, 원자번호(Z = 74)도 높은 텅스텐을 사용한다.

또한 X선 촬영 시에 대전류, 단시간으로 하면 부하가 커져서 표적이 순간적으로 온도가 많이 상승된다. 이 현상이 촬영할 때마다 빈번해지면 표적표면이 융해된다. 그 결과 표적표면이 평편하지 못하고 울퉁불퉁한 상태로 거칠어지게 되면 가속전자는 표적표면의 틈사이로 들어가 그 곳에서 발생한 X선은 표적에 흡수되어 X선 출력이 감소하게 된다(그림 4-16). 고속열전자의 충돌로 인하여 표적표면에 구멍을 만들거나, 금이 가지 않는 재질을 선택해서 사용되고 있다. 표적의 융해로 인한 거친 손상부분을 완화하기 위해 텅스텐 90%와 레늄 10%의 합금을 사용하여 X선관의 수명을 연장시킨다.

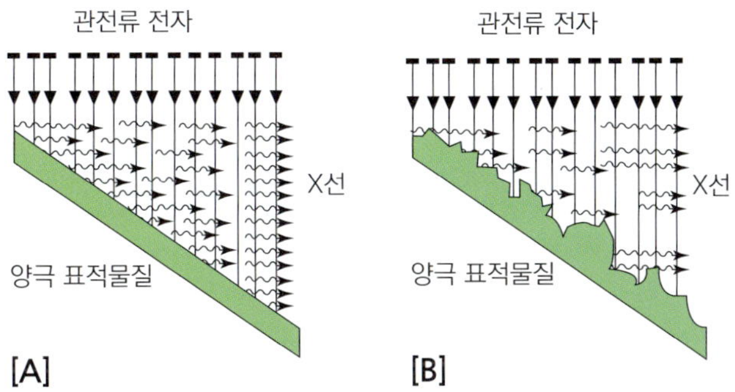

그림 4-16 **오래된 양극 표적물질의 거칠음과 파열에 의해서 발생된 X선이 다시 표면에 흡수되어, 그 결과 선량률이 감소**

[A] 새로운 양극 표적물질의 매끄러운 표면
[B] 오래된 양극 표적물질의 거칠고 파열된 표면

유방촬영용 X선관에서는 연X선을 발생하기 때문에 표적물질로 몰리브덴(Mo)이나 로듐(Rh)을 사용한다.

X선관의 양극에는 고정양극(stationary anode)과 회전양극(rotating anode)의 두 종류가 있으나, 양극에 부하되는 열에 의한 고온에 견디기 위해서 회전양극이 주로 이용된다. 회전양극은 표적을 회전시킴으로써 전자빔(electron beam)의 충돌부분을 연속적으로 바뀌게 해서 발생된 열을 넓은 면적으로 확산시킬 수 있다. 고정양극이 일정한 곳에만 전자가 충돌해서 수명이 짧고 대용량의 X선을 발생하기 어렵기 때문에 이를 보완한 것이 회전양극이다.

이와 같이 실효초점(effective focal spot)이 같으면서도 실초점(actual focal spot)의 크기가 회전양극일 때 고정양극보다 훨씬 크다. 텅스텐원반(tungsten disc)의 직경은 75~200 mm로 다양하다. 직경이 클수록 전자충돌의 전체면적이 커져 내열성이 증가한다.

회전양극관의 열제거는 고정양극관의 열제거와는 다르다. 고정양극관에서는 텅스텐표적에서 발생된 열을 흡수하여 전도(conduction)에 의해서 구리로 된 양극으로 전달하지만, 회전양극관에서는 발생된 열을 진공을 통하여 유리관 벽에 복사(radiation)하여 주위의 기름과 관용기(tube housing)로 전달한다. 만일 회전양극관에서 양극부분에 열이 흡수되면 베어링이 팽창되거나 붙어버려 회전에 문제가 생긴다. 따라서 텅스텐원반과 베어링 사이에 있는 회전축의 재질로는 용융점이 높고 열전도율이 낮은 몰리브덴을 사용하여 열이 전달되지 않도록 한다.

3) 표적경사각과 초점의 크기

표적경사각(target angle)은 진단용 X선관에서 12~16°이며, 두부 혈관조영촬영용 X선관에서는 7~9°, 유방촬영용 X선관에서는 7~20°이다.

일반촬영용 X선관의 공칭초점의 크기는 1.0/2.0 mm 또는 0.6/1.2 mm, 유방촬영 X선관의 초점은 0.1/0.3 mm이며, 2배 확대촬영에서는 초점크기가 100 μm 정도의 X선관이 사용된다.

X선관의 실초점(actual focal spot)은 가속전자가 충돌하는 면적을 말한다. 실초점의 크기는 음극필라멘트의 길이나 집속전극에서 결정되며, 두 변의 비가 보통 1 : 3~1 : 4인 직사각형이다.

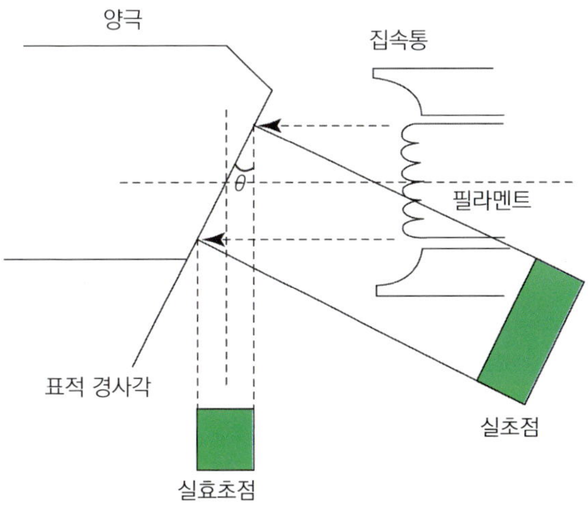

그림 4-17 **실초점과 실효초점**

표적이 기울어져서 실초점의 크기보다 실효초점의 크기가 더 작다.

실효초점(effective focal spot)은 중심X선속을 따라 투영된 초점의 크기를 말한다(그림 4-17). 실효초점의 크기가 작을수록 X선 사진에 있어서는 선예한 영상을 얻을 수 있다. 실효초점의 폭은 표적경사각에 영향을 받지 않아 실초점의 폭과 같다. 그러나 표적이 기울어져 있기 때문에 실효초점의 길이는 실초점의 길이보다 작다. 실효초점 길이와 실초점 길이의 관계는 다음과 같다.

$$\text{실효초점의 길이} = \text{실초점의 길이} \times \sin\theta \quad (4\text{-}5)$$

여기서 θ는 표적경사각을 나타낸다. 표적경사각이 작아지면 실초점의 면적이 같더라도 실효초점의 면적은 더 작아진다(그림 4-18). 만일 표적경사각이 20°라면 sin 20° = 0.342로 실초점의 면적이 실효초점 면적의 약 3배가 된다.

촬영위치에 따라 실효초점의 길이가 다르다. 조사야 내의 실효초점의 길이가 음극 측으로 갈수록 점점 길어져서 실초점의 길이에 근접한다(그림 4-19). 따라서 그림 4-20에 표시된 반음영의 크기가 양극측보다 음극측이 더 커지므로 양극 측에 관심부위를 위치시키면 선예도를 높일 수 있다.

선초점(line focus)을 이용하여 양극을 경사지게 하면 실초점의 면적이 커져서 양극의 내열력이 증가되지만, 실효초점의 면적은 작아져서 영상의 선예도를 높일 수 있다(그림 4-21). 이것을 선초점 원리(line focus principle)라 한다.

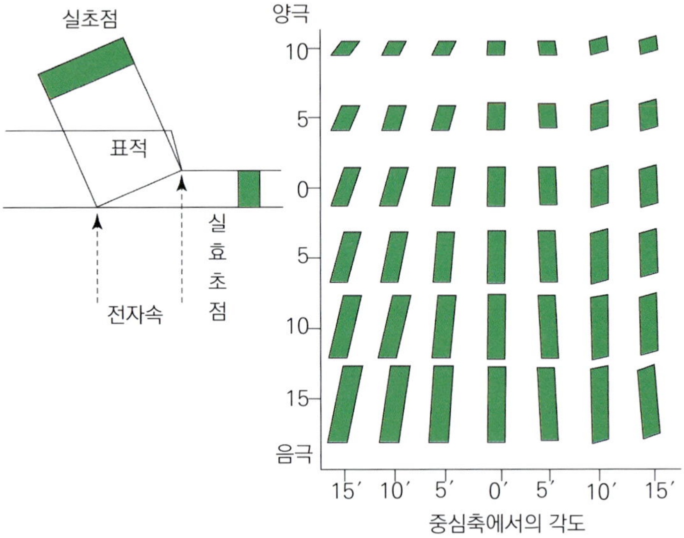

그림 4-19 조사야 내의 실효초점의 길이와 폭의 변화

실효초점의 길이는 음극측으로 갈수록 길어지나, 실효초점의 폭은 조사야 내에서는 변화가 없다.

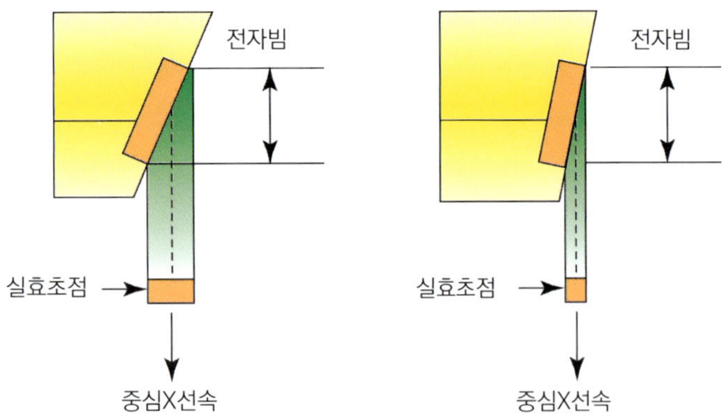

그림 4-18 표적경사각에 따른 실효초점의 크기 비교

실초점의 크기가 같더라도 표적경사각이 작으면 실효초점의 크기는 더 작아진다.

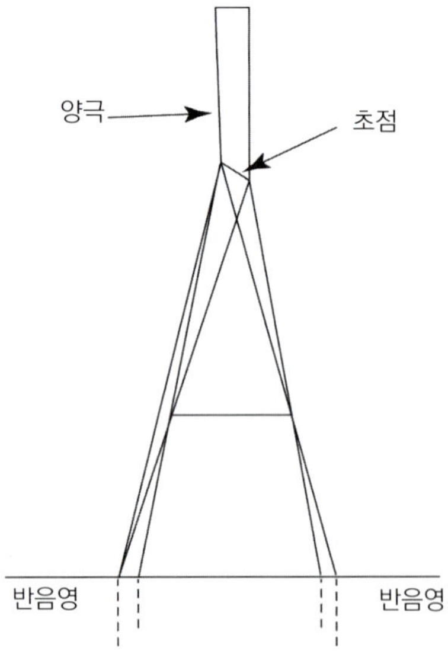

그림 4-20 반음영 크기의 비교

음극 측의 반음영이 양극 측의 반음영보다 크다.

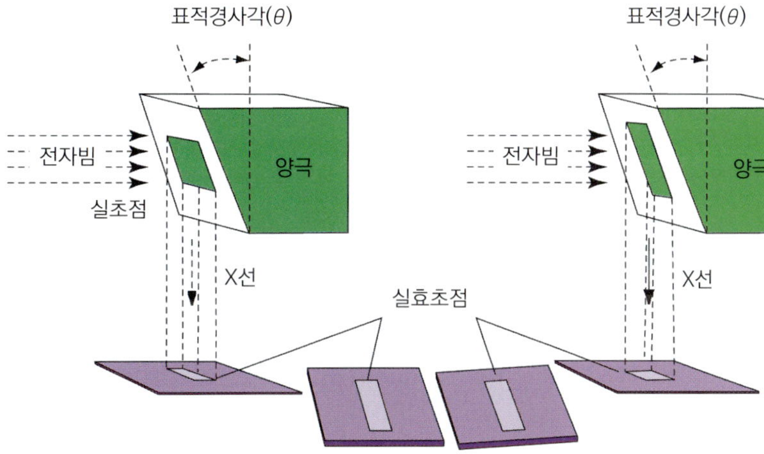

그림 4-21 선초점의 원리

4) 양극의 힐 효과

조사야의 양극 측에서 X선강도의 감소현상으로 조사야의 음극 측과 양극 측의 X선강도는 균일하지 않다. 이 사실은 X선영상의 농도에 차이를 나타낸다. 이런 현상을 힐 효과(heel effect)라고 한다. 힐 효과는 선초점 원리가 원인이 된다. 양극이 경사져있기 때문에 양극 방향으로 향하는 X선의 일부가 양극물질에 흡수되어 양극 측의 X선강도가 음극 측의 X선강도보다 감소된다.

그림 4-22에서 양극 측으로 향하는 광자 A는 음극 측으로 향하는 광자 B보다 긴 거리를 통과하므로 양극물질에서 흡수가 증가된다. 광자 C는 양극물질에 모두 흡수되고, 양극표면에서 발생된 광자를 비교하면, 음극 측으로 향한 광자 D는 대부분 투과되어 X선관용기에 흡수되고, 양극 측을 향한 광자 E는 양극물질에 모두 흡수되며, 음극 측으로 향한 광자 F는 짧은 거리를 통과하므로 양극물질에서 흡수가 감소된다. 그림 4-23은 양극-음극 축(anode-cathode axis)에 평행한 방향으로 조사야 내의 X선강도의 변화를 나타낸다.

X선 영상에서 힐 효과의 영향은 다음 요인에 의존된다.

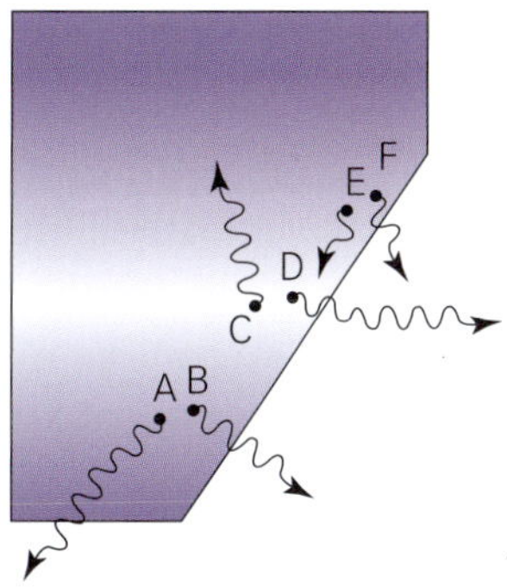

그림 4-22 표적에서 X선광자의 발생

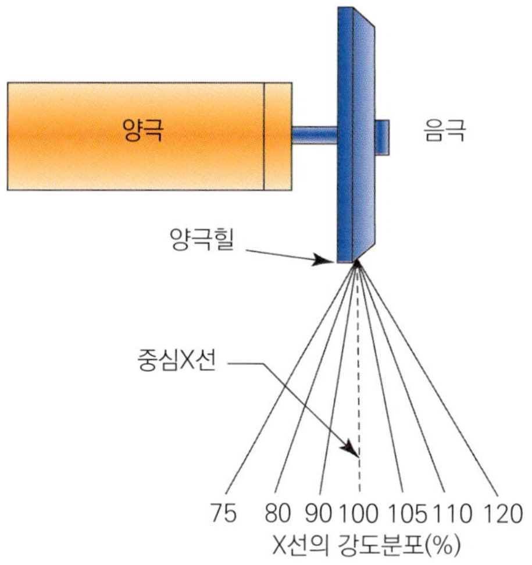

그림 4-23 양극-음극 축에 평행한 방향의 X선강도의 변화

① **표적경사각**

힐 효과는 표적경사각이 작을수록 증가한다. 경사각이 작으면 양극 측으로 향하는 X선광자가 더 긴 거리를 통과해야 하므로 양극물질에서 더 많이 흡수되기 때문이다. 회전양극 X선관에서는 표적경사각이 보통 17°나 그 이하로 경사가 더 가파르기 때문에 힐 효과가 더 뚜렷하다. 표적경사각이 작으면 실효초점이 작아져 선예도를 증가시킬 수 있으나, 힐 효과 때문에 표적경사각은 제한을 받는다.

② **조사야의 크기**

힐 효과는 조사야가 클수록 증가한다. 조사야가 크면 조사야 내의 양극과 음극 측 사이의 거리가 멀어져서 그림 4-23에서와 같이 X선강도의 차가 증가하기 때문이다.

③ **초점-필름 거리**

힐 효과는 촬영거리가 짧을수록 증가한다. 같은 크기의 피사체를 촬영할 때 초점-기록계의 거리를 가깝게 하면 넓은 X선속이 이용되어 힐 효과가 증가하고(그림 4-24[A]), 초점-기록계의 거리를 멀게 하면 상대적으로 좁은 X선속이 이용되어 힐 효과가 감소한다(그림 4-24[B]).

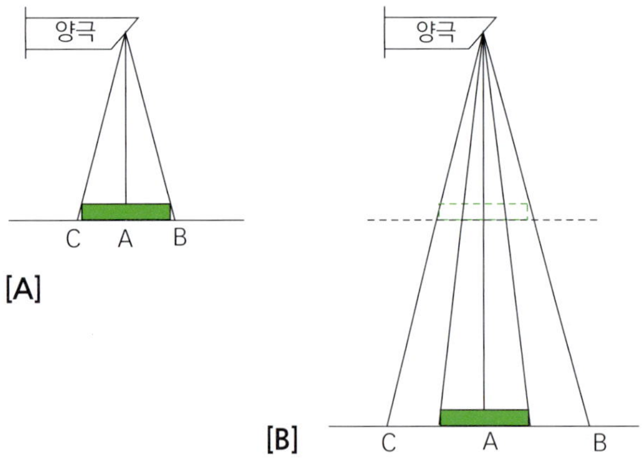

그림 4-24 **초점-기록계 사이의 거리변화에 따른 힐 효과의 비교**

거리가 멀면 좁은 X선이 이용되므로 조사야 내의 X선강도가 균일해져 힐 효과가 감소된다.

그러나 힐 효과는 단점만 있는 것은 아니다. 두께 차이가 큰 부위의 촬영에 힐 효과를 유용하게 이용할 수 있다. 음극 측의 X선강도가 크므로 촬영할 때 음극 측에 두꺼운 부위를 놓는다. 예를 들면 등뼈(thoracic vertebrae), 위팔뼈(humerus), 넙다리뼈(femur), 유방촬영(mammography) 등에서 두꺼운 부위를 음극 측으로 하면 좀 더 균일한 농도의 X선영상을 얻을 수 있다.

5) X선관의 허용부하와 열용량

음극에서 방출된 고속전자가 표적에 충돌했을 때 X선의 발생효율은 1% 이하이며 전자의 운동에너지의 대부분은 열로 바뀐다. 이때 표적이 열로 융해하지 않도록 X선관에는 허용부하의 범위가 설정되어있다. 허용부하는 X선촬영에서의 순간허용부하, 투시에서의 연속허용부하, 촬영과 투시의 반복되는 경우의 혼합허용부하로 구분된다.

(1) 순간허용부하

표적의 전자충돌면의 온도가 순간적으로 급상승하기 때문에 순간허용부하는 초점면의 온도에 의해 제한된다.

순간허용부하를 크게 할 수 있는 요인은 다음과 같다.

① **실초점의 면적을 크게 한다.**

동일 관전류에서 실초점의 면적이 작으면 전자가 국부적으로 집중 충돌되기 때문에 충돌면의 온도상승이 커진다. 즉, 실초점이 작으면 허용부하를 낮추어야만 한다. 따라서 최대허용부하는 실초점의 면적에 비례한다.

② 표적경사각을 작게 한다.

실효초점의 면적이 같더라도 표적경사각을 작게 하면 실초점의 면적이 커지므로 허용부하를 크게 할 수 있다.

③ 양극의 회전수를 높인다.

동일한 정격의 X선관이라도 양극 회전수가 증가하면 허용부하가 커진다.

④ 초점의 궤도직경을 크게 한다.

초점의 궤도직경을 크게 하면 초점의 크기가 커져서 허용부하를 크게 할 수 있다.

⑤ 관전압파형의 맥동률을 작게 한다.

정현파로 맥동하는 단상장치는 평균입력에 비해 최대입력이 커서 초점면에 부분적으로 온도를 상승시킨다.

X선관 입력의 최대허용치를 최대입력이라고 하며, 1회의 부하에 허용되는 최대치를 단시간최대입력이라고 한다. 단시간 최대입력은 고정양극 X선관에서는 1초, 회전양극 X선관에서는 0.1초 동안의 입력(kW)으로 나타낸다.

X선관 입력은 촬영 시에 X선관에 부하되는 전력 P(W)를 말하며, 다음 식으로 주어진다.

$$P = kVI \tag{4-6}$$

V : 관전압(kVp)
I : 관전류(mA)
k : 관전압 맥동률에 따른 상수
전압맥동율이 10% 이하일 때(삼상12펄스) k = 1.00
전압맥동율이 10~25%일 때(삼상6펄스) k = 0.95
전압맥동율이 25% 이상일 때(단상전파) k = 0.74

예를 들면 120 kVp, 300 mA까지 가능한 단상전파장치의 전력정격(power rating)은 120 kV × 300 mA × 0.74 = 26,640W = 26.64 kW가 된다.

최대허용부하는 X선관 정격표(X-ray tube rating chart)에 의거하며, 그림 4-25의 최대정격표에서 곡선의 아래 부분이 사용 가능한 범위이다.

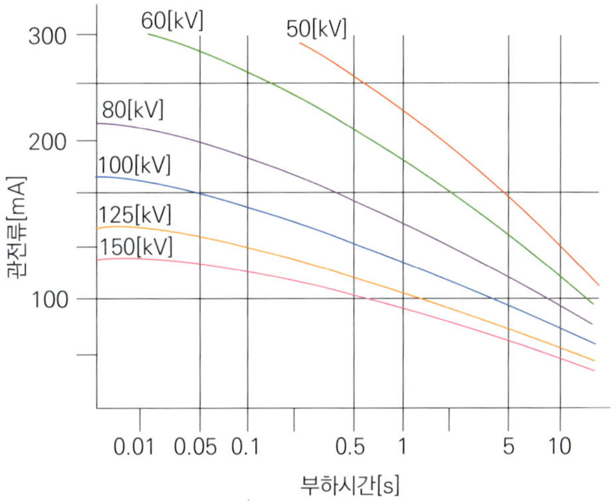

그림 4-25 최대정격표

각 전압에서 곡선의 아래 부분이 사용 가능한 범위이다.

관전압, 관전류, 조사시간의 오차를 감안하면 실제 사용할 수 있는 최대값은 정격표의 85~90% 정도이다. 반복촬영, 또는 투시와 촬영을 반복할 경우는 허용부하가 더 감소된다.

만약 최대정격을 초과하면 다음과 같은 현상이 발생된다.

① 양극이 과열(초점은 2,500°C, 양극 부속품은 1,000°C에 도달)로 뒤틀려지면서 표적경사각이 감소되어 실초점의 크기가 작아지므로 순간허용정격이 감소된다. 단, 실효초점도 작아져서 선예도는 좋아진다.

② 표적경사각이 작아져 힐 효과에 의한 cut off 현상이 발생되어 음극측과 양극측의 X선 강도의 차가 더 커진다.

③ 양극축이 구부러져 소음이 발생하거나 유리관의 파손이 우려된다.

④ 표적면의 용해로 오목볼록에 의한 표적 자체에서 흡수가 증가되어 사진농도에 영향을 준다.

⑤ 용해된 금속이 유리관 내벽에 부착되어 여과 작용을 하므로 사진대조도에 영향을 주며, 전기적으로 불안정해져 과부하 회로 자동차단기가 자주 작동한다.

(2) 연속허용부하

입력이 비교적 적기 때문에 전자충돌면의 온도 상승은 큰 문제가 없으나, 열에너지가 점점 축적되어 양극 전체의 온도가 상승한다. 따라서 연속허용부하는 양극 전체의 온도에 의해 제한된다.

부하를 가했을 때 양극에 발생되는 열량은 관전압 V, 관전류 I, 조사시간 t, 정류상수(rectification constant) k의 곱에 비례하며, 열단위(heat unit, HU)로 나타낸다. 즉 다음 식으로 표현된다.

$$HU = V \times I \times t \times k \qquad (4-7)$$

단상전파장치에서는 k = 1, 삼상6펄스장치에서는 k = 1.35, 삼상12펄스장치에서는 k = 1.41로 한다.

(3) 혼합허용부하

혼합부하는 투시와 촬영의 반복, 순간부하를 반복하는 집단간접촬영, 고속으로 반복하는 연속촬영 등에 적용된다. 이 경우는 초점면과 양극 전체에 온도가 상승된다. 즉, 순간허용부하와 연속허용부하의 혼합이다.

6) 냉각곡선

양극에 최대양극열용량(maximum anode heat capacity)을 축적한 상태에서 입력을 하지 않고 방치한 경우 양극 열량이 시간경과에 따라 감소하는 상태를 표시한 곡선을 양극냉각곡선(anode cooling curve)이라고 한다.

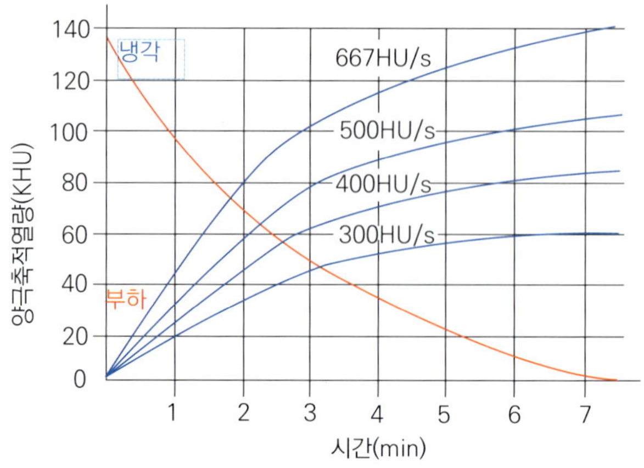

그림 4-26 양극 열특성(단상전파)

그림 4-26의 단상전파장치로 90 kV, 1 mA, 5 min의 조건으로 투시를 하고 90 kV, 200 mA, 0.1 s로 15회 연속 촬영한 경우 양극축적열량은 다음과 같다.

투시에 의한 축적열량 =
90 kV × 1 mA × 300 s = 27,000 HU
촬영에 의한 축적열량 =
90 kV × 200 mA × 0.1 s × 15 = 27,000 HU
총 축적열량 = 54 kHU

이 된다. 54 kHU의 축적열량이 0으로 되려면 5분 정도가 필요하다. 이 투시, 촬영검사가 5분 이상 경과되었다면 계속 검사를 행해도 좋다.

만약 그림 4-27의 다른 장치(삼상12펄스)로 앞의 조건과 동일하게 투시, 촬영을 했다면 총 축적열량은 54 × 1.41 = 76.14 kHU이 된다. 이 열을 0까지 냉각시키는데 수 십분 정도 걸리나, 0이 될 때까지 기다릴 필요는 없다. 보통 다음 촬영을 위해 수 분 정도만 기다리면 된다.

X선관 파손의 주원인은 열이다. 높은 mA(400 mA 이상)의 노출조건에서 발생하고, 이를 방지하기 위해서는 2시간 이상 촬영하지 않은 X선관은 반드시 warm up을 시켜야만 X선관의 수명을 연장할 수 있다. warm up 시 고관전압과 고관전류

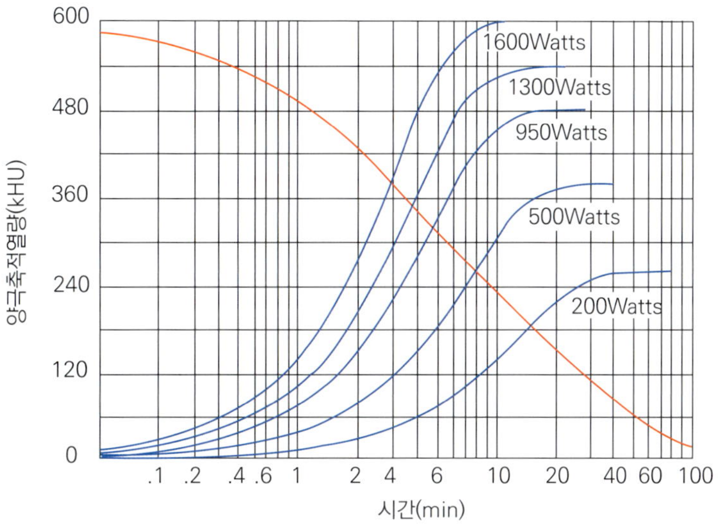

그림 4-27 **양극 열특성(삼상12펄스)**

를 사용하면 절대 안된다. 저관전압(60~70 kVp), 저관전류(소초점인 경우는 50 mA, 대초점인 경우는 100 mA), 긴 조사시간(2초)을 사용하여 점진적으로 양극을 균일하게 가열시키면 더 높은 선량에서도 손상을 방지할 수 있다.

3. X선빔

1) X선의 발생원리

X선은 고속으로 가속된 하전입자가 물질 내에서 상호작용하여 발생된다. X선 발생효율을 높일 수 있고, 또한 쉽게 가속시킬 수 있는 하전입자는 전자이므로 X선관에서는 전자를 가속시켜 텅스텐 표적에 충돌시킴으로써 X선을 발생시킨다.

X선관에서 전자를 얻는 방법은 가열에 의한 자유전자(free electron)의 방출을 이용한다. 그림 4-28에서 보여주듯이 텅스텐 필라멘트에 전류가 흘러 가열되면 텅스텐 금속 내에 있는 많은 전자가 열에너지를 충분히 흡수하여 금속표면으로 나온다. 이와 같이 방출되는 전자를 열전자(thermal electron)라 하고, 방출하는 물체를 열음극(hot cathode)이라고 한다. 이때 가열되어 방출된 전자는 필라멘트 주위에 모여 음전하의 전자구름(electron cloud)을 형성하는데 이것을 공간전하라고 한다. 이미 방출된 전자구름은 공간전하 이상의 충분한 열에너지를 얻을 때까지 다른 전자가 필라멘트로부터 방출되는 것을 막아 줌으로써 필라멘트로부터 많은 전자의 방출을 제한하는 공간전하 효과(space charge effect)를 갖는다. 필라멘트가 방출온도까지 가열되면 재빨리 평형상태에 도달한다. 필라멘트로부터 전자가 방출되면 필라멘트는 음전하를 잃고 양전하가 되어서 방출되었던 전자를 다시 포획하여 평형상태를 유지하게 된다. 평형상태에서는 항상 필라멘트로 되돌아오는 전자의 수와 방출된 전자의 수가 같기 때문에 결과적으로 공간전하에 남아있는 전자의 수는 일정하다. 필라멘트의 가열전원은 약 10 V, 3~5 A 이며, 이때의 가열온도는 2,200℃에 이른다.

양극과 음극 사이에 전압을 걸어주면 열전자가 양극표적으로 이동된다. 이때 필라멘트에서 표적으로 흘러가는 전자의 양을 관전류(tube

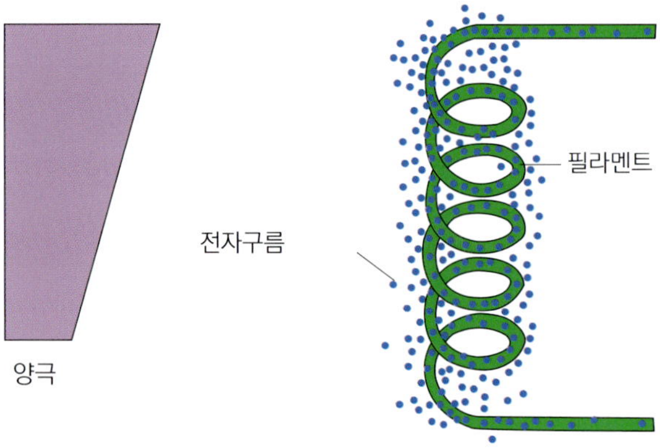

그림 4-28 열전자 방출

가열된 필라멘트 주위에 열전자가 방출되어 전자구름을 형성

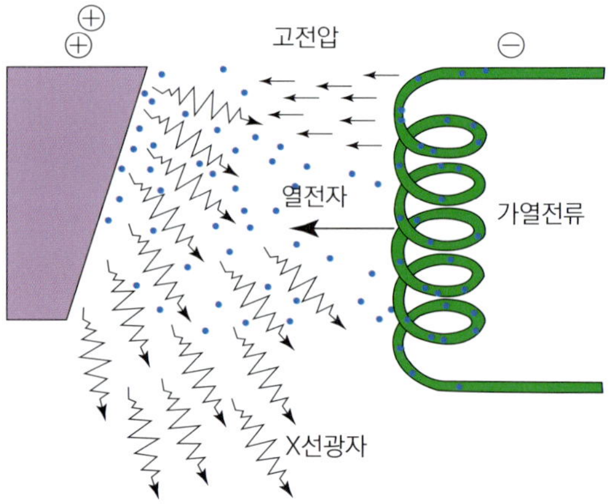

그림 4-29 전자의 가속

고전압에 의해서 음극의 자유전자들이 양극으로 가속되어 표적물질과 상호작용하여 X선을 발생

current)라 한다. 관전류를 증가시키면 필라멘트에서 표적으로 이동하는 열전자의 양이 많이 발생되어 X선량(X-ray quantity)이 증가한다.

전자의 질량은 매우 작으므로 운동에너지를 높이려면 고전압을 가해야 한다. 고전압에 의해서 필라멘트 주위의 전자구름을 형성한 자유전자들이 양극 쪽으로 가속된다(그림 4-29). V volt의 전압에 의해서 전자가 얻는 운동에너지는 전기력이 전자에게 해준 일(W = eV)과 같다. 즉

$$\frac{1}{2}mv^2 = eV \qquad (4\text{-}8)$$

으로 표현된다. 전자의 전하량(e = 1.602×10^{-19} C)은 일정하기 때문에 전자의 운동에너지의 변화는 X선관에 주어지는 가속전압에 영향을 받는다. 의료용 X선 진단영역에서는 30~150 kV의 고전압이 주어진다. 이 범위의 전압으로 가속된 전자는 질량이 매우 작기 때문에 속도가 매우 빠르다. 예를 들어 80 kV로 가속된 전자의 속도는 광속도의 대략 1/2 정도가 된다.

가속전자가 표적에 충돌하면 표적물질과 상호작용을 하여 X선이 발생된다(그림 4-30). 이 상호작용에는 다음의 두 가지로 구분된다.

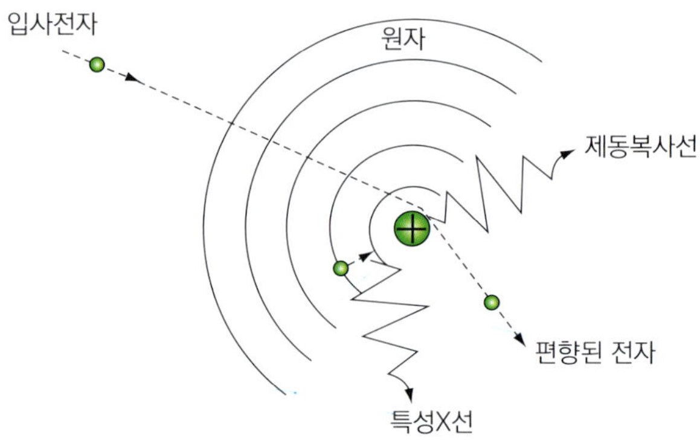

그림 4-30 제동복사선과 특성X선의 발생

고속으로 입사된 전자는 표적물질 원자 내의 궤도전자와 충돌하여 궤도전자를 방출시키고 원자 내의 전자들의 재정리(전이) 결과로 전자기파를 발생한다. 이 전자기파를 특성X선(characteristic X-ray)이라 한다. 입사전자가 표적물질의 궤도전자와 충돌했을 때 일어나므로 이 작용을 충돌상호작용(collision interaction)이라고 한다.

또한 고속의 입사전자가 표적물질의 원자핵에 접근하면 전자의 음전하와 핵의 양전하 사이의 전기적 인력 때문에 입사전자는 저지당하여 원래

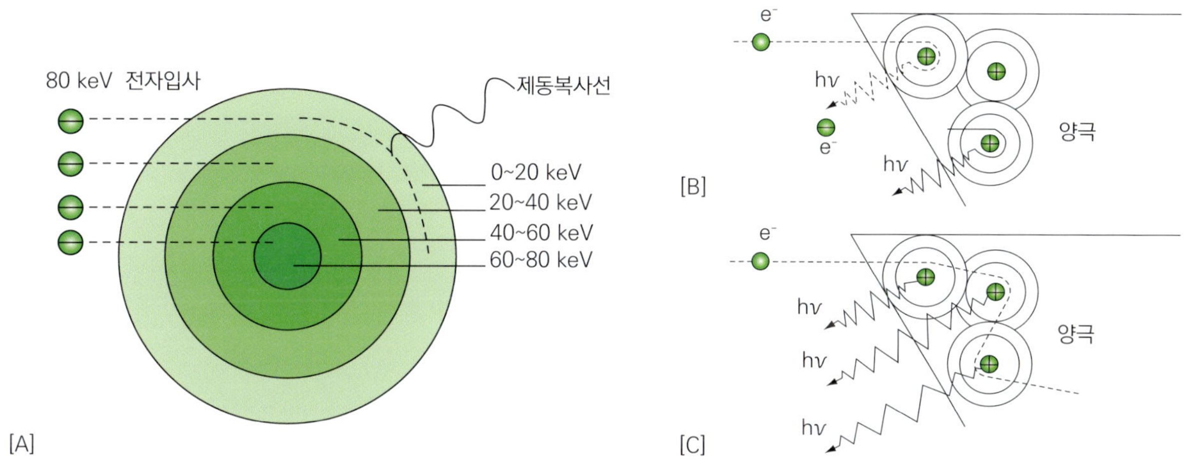

그림 4-31 입사전자와 물질의 원자핵 사이의 상호작용에 의한 제동복사선의 발생

[A] 입사전자가 원자핵의 어느 부근을 통과하느냐에 따라 X선의 에너지가 다름
[B] 입사전자의 운동에너지가 전부 X선으로 변환된다. 이때 발생된 X선의 에너지는 최대치로써 관전압에 의해서 결정
[C] 입사전자는 여러 번 저지되어 진로가 바뀌면서 감속된다. 감속되어 줄어든 에너지가 X선으로 변환

의 진행방향이 바뀌고 속도가 줄어들어 그의 운동에너지를 잃는다. 전자가 잃은 운동에너지는 전자기파로 방출된다. 이 전자기파를 제동복사선(bremsstrahlung)이라고 한다.

제동복사선의 에너지는 관전압을 최대값으로 하여 다양하게 분포되므로 연속X선(continuous X-ray)이라고도 한다. 일반X선은 제동복사선을 말하는 것이다. 제동복사에 의해서 X선을 발생시키므로 이 작용을 방사상호작용(radiation interaction)이라고 한다.

2) 제동복사선

입사전자가 원자핵과의 상호작용에 의해 잃은 운동에너지는 제동복사선의 에너지로 방출된다. h는 플랭크 상수이고, ν는 방출된 X선의 진동수이다.

그러나 고속전자가 원자핵의 어디를 통과하는가에 따라 전자의 운동에너지의 손실 정도가 달라지므로 발생되는 X선의 에너지도 다양하다(그림 4-31[A]).

첫째로 최대에너지로 가속된 전자가 원자핵에 아주 가까운 경로로 통과하면서 한 번에 운동에너지를 전부 잃어버렸을 경우에 가장 큰 에너지를 가진 X선이 방출한다(그림 4-31[B]). 이때 광자의 에너지가 가장 크므로 X선의 진동수가 가장 높다. 즉, 파장은 최단파장 λmin이 된다.

둘째로 전자가 원자핵 부근을 통과하면서 에너지의 일부를 잃으면서 여러 번 제동복사를 일으킨다(그림 4-31[C]). 제동복사 현상이 일어날 때마다 한 개의 X선광자가 방출되는데, 이 X선광자의 에너지는 입사전자가 잃은 만큼의 에너지를 가지므로 다양해진다. 따라서 제동복사선은 연속스펙트럼을 형성한다.

이와 같이 가속전자들의 에너지가 제각기 다르며, 또한 전자들의 에너지가 X선광자 에너지로 변환되는 율이 다르다. 일반적으로 전압의 최대치로 가속되는 전자는 소수뿐이고, 최대전압으로 가속된 전자 중에서도 한 개의 X선광자로 변환되는 비율은 극히 소수에 지나지 않는다. 그 이유는 원자와 원자핵의 크기를 고려해 볼 때 전자가 원자핵과 충돌할 확률은 매우 낮을 뿐만 아니라 전자가 원자핵에 근접할 확률도 낮기 때문이다.

그러므로 표적물질에서 발생되는 최대에너지 부근의 X선광자수는 극히 소수이고, 에너지가 낮아짐에 따라 X선광자수가 증가하여 X선속 내에 흡수물질이 없으면 에너지가 거의 0까지 분포된다. 이와 같이 상호작용 후에 입사전자의 에너지는 0에서 최대에너지 사이의 연속적인 값을 갖는 X선광자의 에너지로 변한다.

그러나 X선관에서 발생된 X선은 X선관유리, 절연유, X선관용기의 창 등의 흡수물질에 의한 고유여과(inherent filtration) 때문에 저에너지 쪽에도 극한이 생기며, 주로 저에너지가 제거되어 X선강도는 어느 에너지에서 최대를 이룬다.

임상의학에서 진단이나 치료목적으로 사용되는 X선은 바로 제동복사선이며, 이 제동복사선의 에너지는 양극물질의 종류에는 영향을 받지 않고 단지 가속전압에만 영향을 받는다.

그림 4-32에서와 같이 연속스펙트럼을 이루는 X선빔은 고에너지보다는 저에너지의 분포가 많다. 저에너지의 X선은 피사체에 흡수되어 환자선량(patient dose)을 증가시키므로 제거시킬 필요가 있다. 따라서 X선빔의 평균에너지를 높이기 위해서 여과판을 사용하여 저에너지 부분의 X선을 제거한다. 물론 고에너지도 제거되나 저에너지의 제거율이 더 크다. 최대에너지의 X선광자는 관전압으로 조절이 가능하지만 최저에너지의 X선광자는 조절이 불가능하기 때문에 부가여과판(added filter)을 이용하여 여과를 시킨다. 일반진단용 X선장치에는 부가여과판의 재질로는 주로 알루미늄(Al) 판이 사용되고, 유방촬영용 X선장치에서는 몰리브덴(Mo)이나 로듐(Rh) 판이 사용된다.

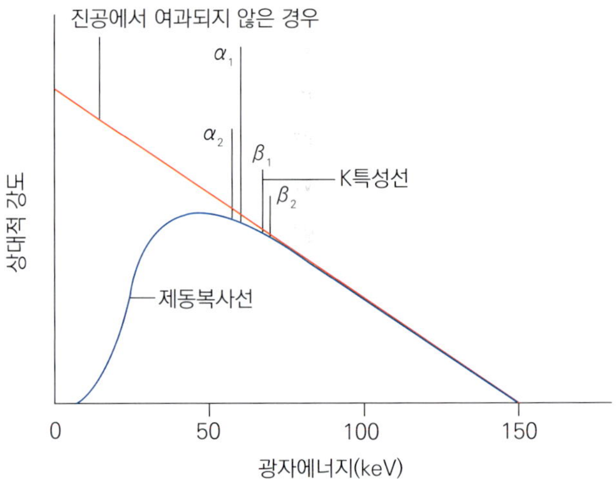

그림 4-32 **X선의 스펙트럼**

진공 속의 표적에서 발생되는 X선광자는 에너지의 감소와 함께 직선적으로 증가됨. 그러나 실제 이용되는 X선은 여과에 의해서 저에너지 영역의 극한값을 가지며, 어느 에너지에서 X선강도가 최대로 됨.

3) 특성X선

고속의 입사전자가 표적물질 원자의 내각전자와 상호작용하면 입사전자는 감속되어 진행방향이 바뀌고 원자 내의 전자는 에너지를 받아 이탈된다.

그림 4-33에서처럼 전자가 표적물질의 원자의 K각 전자와 충돌하여 K각 전자를 원자 밖으로 축출시키면 K각에 빈자리가 생긴다. 이 상태는 불안정하기 때문에 안정해지기 위해서 L각의 전자가 들어와서 K각의 빈자리를 채우면서 두 각의 에너지 준위(즉, 결합에너지) 차이에 해당하는 X선을 방출한다. 이 X선을 K_α선이라 한다.

그 결과 L각에 빈자리가 생겨 그 자리에 다시 M각의 전자에 의해서 채워진다. 이때 방출되는 X선을 $L\alpha$선이라 한다. M각에 생긴 빈자리는 다시 그보다 외각에 있는 전자에 의해 채워진다. 이와 같이 어떤 각에서 다른 각으로 전자가 전이하면 두 각의 에너지 차에 해당하는 특성X선이 방출된다.

물론 K각의 빈자리를 채우는 것은 L각의 전자만이 아니고 M각의 전자가 채워지는 경우도 있다. 이때 방출되는 X선을 K_β선이라 한다.

이와 같은 기전으로 방출되는 X선의 에너지는 표적물질 원자의 종류에 따라서 정해지기 때문에 이 X선을 특성X선 또는 고유X선이라 한다.

특성X선은 X선관의 가속전압이 어느 한도를 넘었을 때에 연속X선에 겹쳐서 나타나며, 관전압과는 관계없이 표적물질 원소의 특유한 불연속 파장을 가지는 몇 개의 무리를 이루는 X선으로 되어 있다.

L, M, N.....각의 전자가 K각으로 전이하는 경우에 발생되는 특성X선을 각각 K_α선, K_β선, K_γ선.....이라 하고 이들을 K계열(K series)이라 하고, M, N, O....각의 전자가 L각으로 전이하는 경우에 발생되는 특성X선을 L_α선, L_β선......이라 하며 이들을 L계열(L series)이라 한다(그림 4-34).

1991년 UPAC(union of pure and applied chemistry)에서 에너지 준위에 기초한 명명법을 이용하도록 권고하고 있지만 전부 이것을 따르는 것은 아니다. 분광스펙트럼의 명명법이 원자의 전자구조가 잘 알려지기 전에 정해져서 많은 모순을 초래한다.

K각을 제외한 다른 각에서는 에너지상태가 약간씩 다른 몇 개의 집단을 가진다. L각에는 세 가지 상태(L_{I}, L_{II}, L_{III})로 구분되는데, 표 4-1에 표시된 것과 같이 텅스텐원자의 L각은 -12.1 keV의 L_{I}(2s)에 2개, -11.5 keV의 L_{II}(2p1/2)에 3개, -10.2 keV의 L_{III}($2p_{3/2}$)에 3개의 전자를 갖는다. 따라서 에너지 준위가 다른 세 가지 상태의 전자를 가지므로 L각에서 K각으로 전이할 때 방출에너지가 다르다.

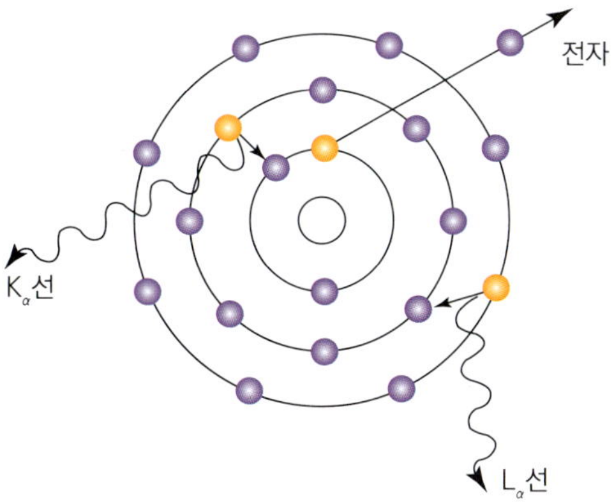

그림 4-33 **특성X선의 발생**

K각 전자가 원자 밖으로 이탈되면 안정해지기 위해서 L각 전자가 K각의 빈자리를 채우면서 $K\alpha$선을 방출. L각의 빈자리는 다시 M각 전자에 의해서 채워지면서 $L\alpha$선을 방출

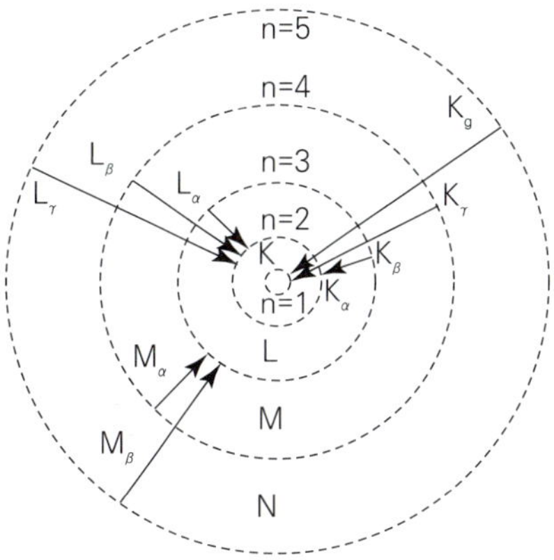

그림 4-34 **특성X선 계열**

표 4-1 텅스텐(^{74}W) 원자 내의 전자결합에너지

명칭	궤도함수	결합에너지 (eV)
K	1s	69525
LI	2s	12100
LII	$2p_{1/2}$	11544
LIII	$2p_{3/2}$	10207
MI	3s	2820
MII	$3p_{1/2}$	2575
MIII	$3p_{3/2}$	2281
MIV	$3d_{3/2}$	1949
MV	$3d_{5/2}$	1809
NI	4s	594.1
NII	$4p_{1/2}$	490.4
NIII	$4p_{3/2}$	423.6
NIV	$4d_{3/2}$	255.9
NV	$4d_{5/2}$	243.5
NVI	$4f_{5/2}$	33.6
NVII	$4f_{7/2}$	31.4
OI	5s	75.6
OII	$5p_{1/2}$	45.3
OIII	$5p_{3/2}$	36.8

표 4-2 텅스텐표적에서 방출되는 특성X선

전이	기호	에너지 (keV)	파장 (nm)	상대적 강도
NIINIII → K	$K_{\beta2}$	69.101	0.017974	5
MIII → K	$K_{\beta1}$	67.244	0.018470	20
LIII → K	$K_{\alpha1}$	59.318	0.020938	100
LII → K	$K_{\alpha2}$	57.981	0.021421	50
NIV → LII	$L_{\gamma1}$	11.288	0.110028	10
NV → LIII	$L_{\beta2}$	9.963	0.124661	20
MIV → LII	$L_{\beta1}$	9.595	0.129442	50
MV → LIII	$L_{\alpha1}$	8.398	0.147892	100
MIV → LIII	$L_{\alpha2}$	8.258	0.149046	10

* K계열의 강도는 $K_{\alpha1}$선을 100으로 하고, L계열의 강도는 $L_{\alpha1}$선을 100으로 기준

그러나 이들의 전자전이는 선택규칙에 따라서 L_{II}나 L_{III}의 전자는 K각으로 전이하여 $K_{\alpha2}$선과 $K_{\alpha1}$선을 방출하나, 주양자수 n이 다르더라도 같은 종류의 궤도함수끼리는 전이가 일어나지 않으므로 L_I의 전자는 K각으로 이동하지 않는다. 표 4-2는 텅스텐표적에서 방출되는 주요한 특성X선을 나타내었다.

같은 계열의 특성X선의 진동수 ν는 표적물질의 원자번호 Z에 비례한다. 이들의 관계는 다음과 같이 주어진다.

$$\sqrt{\nu} = \alpha(Z-b) \qquad (4\text{-}9)$$

여기서는 X선 스펙트럼의 각 계열의 고유한 상수이다. 이 관계식을 모즐리의 법칙(Moseley's law)이라 한다.

4) 유방촬영에 이용되는 X선

유방조직은 피사체대조도가 낮기 때문에 유방촬영에서는 대조도를 높이기 위해서 15~25 keV의 연X선이 필요하다. 이 에너지의 특성X선을 발생시키기 위해 표적물질로 몰리브덴(^{42}Mo)이나 로듐(^{45}Rh)이 일반적으로 사용되고 있다. 몰리브덴은 주로 17.4 keV와 19.6 keV의 특성X선을 발생하고, 로듐은 주로 20.2 keV와 22.7 keV의 특성X선을 발생한다(그림 4-35).

또한 X선관용기의 창에서 연X선이 많이 감약되는 것을 막기 위해서 베릴륨(^{4}Be)이 사용된다. 그리고 특성X선을 거의 감약시키지 않고 특성X선보다 높은 에너지의 X선을 줄이기 위해서 몰리브덴 표적에서는 0.03 mm 두께의 몰리브덴필터를, 그리고 로듐 표적에서는 0.025 mm 두께의 로듐필터를 쓰고 있다.

몰리브덴의 K각 결합에너지(K 흡수단)는 20.0 keV, 로듐의 K각 결합에너지는 23.2 keV이다. 그러므로 몰리브덴 여과판을 사용하면 20 keV 이

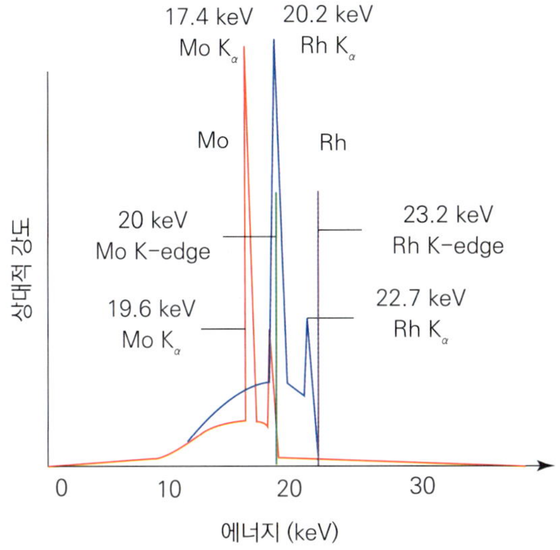

그림 4-35 유방촬영용 장치에서 Mo target/Mo filter와 Rh target/Rh filter를 사용했을 때의 X선스펙트럼

Mo filter를 사용하면 20 keV(Mo의 K흡수단) 이상의 제동복사선이 제거되고, Rh filter를 사용하면 23.2 keV(Rh의 K흡수단) 이상의 제동복사선이 제거된다.

상의 제동복사선이 제거되고, 또한 아주 낮은 에너지의 불필요한 연X선도 제거되어 주로 17~20 keV의 X선이 나온다. 그리고 로듐 여과판을 사용하면 23.2 keV 이상의 제동복사선과 불필요한 연X선이 제거되어 주로 20~23 keV의 X선이 나온다.

만약 로듐 표적과 몰리브덴 여과판을 사용한다면, Rh에서 발생된 특성X선이 제거되므로 로듐 표적을 사용할 때는 항상 로듐 여과판을 선택한다.

5) X선빔의 출력

X선 출력선량은 X선관의 표적물질의 원자번호, 관전압, 관전류, 조사시간, 부가필터, 고전압 발생장치의 출력파형 등에 영향을 받는다. 이들 인자와 X선질이나 X선량의 관계를 알아본다.

(1) 표적물질의 원자번호

음극선의 에너지에 대한 발생된 X선 에너지의 비를 X선의 발생효율이라고 한다. X선 발생효율은 다음 식으로 주어진다.

$$\eta = kZV \qquad (4\text{-}10)$$

즉, X선의 발생효율은 가속전압과 표적물질의 원자번호 의 곱에 비례한다. 여기서는 비례상수로서 진단영역에서 약 1.1×10^{-6}/kV 값을 가진다.

따라서 제동복사로 인한 X선 출력조사선량은 양극의 표적물질의 원자번호에 비례한다.

(2) 관전압

관전압은 제동복사선의 스펙트럼에서 최대에너지를 결정하며, 선질에 큰 영향을 준다. 또한 X선의 발생효율은 관전압에 관계한다. X선 촬영영역에 있어서 조사선량 Q는 거의 관전압 kV의 2승에 비례한다.

$$Q \propto (kV)^2 \qquad (4\text{-}11)$$

관전류(mA)나 조사시간(s)이 같은 조건일 경우 60 kV와 80 kV에 대한 조사선량의 비는 $(80/60)^2$ = 1.78이 된다. 80 kV인 경우가 60 kV인 경우보다 조사선량은 약 78% 증가한다. 이것은 80 kV의 스펙트럼의 면적(X축의 에너지와 스펙트럼 곡선의 곱)은 60 kV의 스펙트럼의 면적보다 1.78배 크다는 것을 의미한다. 그러므로 X선 촬영에서 관전압을 높이면 피검자의 입사면의 조사선량을 같게 하기 위해서는 mAs를 줄여야 한다. 60 kV에서 80 kV로 높였을 때 mAs를 0.56배 감소시켜야 조사선량이 같아진다.

관전압이 증가되면 조사선량의 증가뿐만 아니라 X선의 평균에너지가 증가되어 선질도 강해진다. 관전압을 높이면 경X선이 되어 피검자의 체

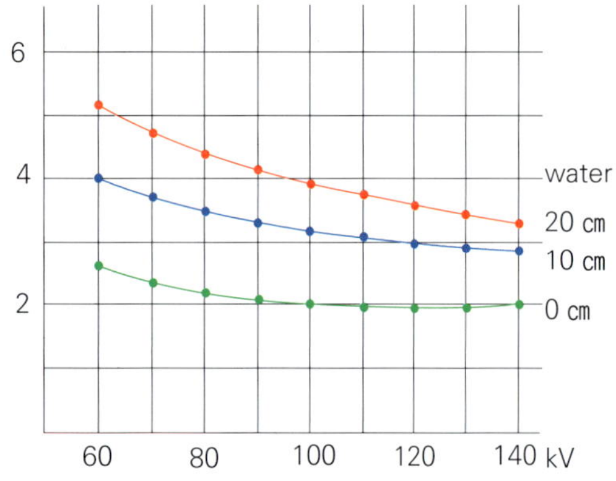

그림 4-36 물에서 관전압 변화에 따른 n값

피사체의 두께가 얇아지면 n값은 저하됨.

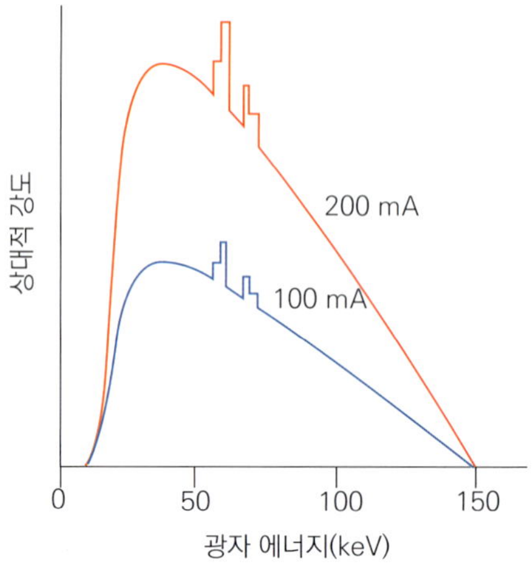

그림 4-37 관전류 변화에 따른 X선 스펙트럼 분포

200mA의 출력선량이 100mA의 출력선량보다 약 2배가 됨

내를 X선이 잘 투과하기 때문에 입사선량이 같더라도 사진농도는 더 진해진다. 사진효과는 관전압의 n승에 관계하며, n을 관전압지수라고 한다.

그림 4-36은 물에서 관전압 변화에 따른 n값을 나타내었다. 물 20 cm의 두께인 경우, 보통 50~100 kV에서는 n = 4~5, 100~150 kV에서는 n = 3~4 정도가 되고, 두께가 얇아질수록 n값은 저하된다. 피사체의 두께가 20 cm인 경우 관전압 kV_1에서 mAs_1로 촬영하는 경우와 관전압을 변경시 kV_2, mAs_1로 촬영할 경우 같은 사진농도를 얻기 위해서는 아래와 같은 식이 성립된다.

$$\left(\frac{kV_1}{kV_2}\right)^2 = \frac{mAs_2}{mAs_1} \qquad (4-12)$$

만약 60 kV로 40 mAs에서 촬영했다면 80 kV에서는 9.5 mAs로 약 1/4로 줄여준다.

(3) 관전류

출력조사선량은 관전류(mA)에 비례한다. 관전류가 클수록 음극필라멘트에서 방출되는 전자의 수가 많아져서 결국 X선량도 증가된다. 관전류가 2배로 된다는 것은 양극표적에 충돌하는 전자의 수가 2배로 된다는 것이므로 그림 4-37에 나타난 것처럼 출력조사선량이 대략 2배가 된다. 관전류가 변하면 X선량은 변하지만, X선질은 변하지 않는다.

(4) 조사시간

출력조사선량은 조사시간(s)에 비례한다. 조사시간이 길면 양극에 도달되는 전자의 수가 많아져서 X선량이 증가한다.

조사시간이 길면 장기의 운동이나 환자의 동요에 의한 흔들림으로 선예도가 저하되므로 피사체의 부위나 목적에 따라서 조사시간을 결정한다. 흉부촬영 시 호흡을 멈추더라도 심장이 운동을 하므로 1/20초 정도의 순간촬영을 한다.

(5) 부가여과판

X선관용기의 창 앞에 위치한 부가여과판은 저에너지의 X선광자를 제거하여 환자의 피폭선량을 감소시키기 위해서 사용된다. 부가여과판에 의해 X선량은 감소되지만, X선질은 강해진다. X선

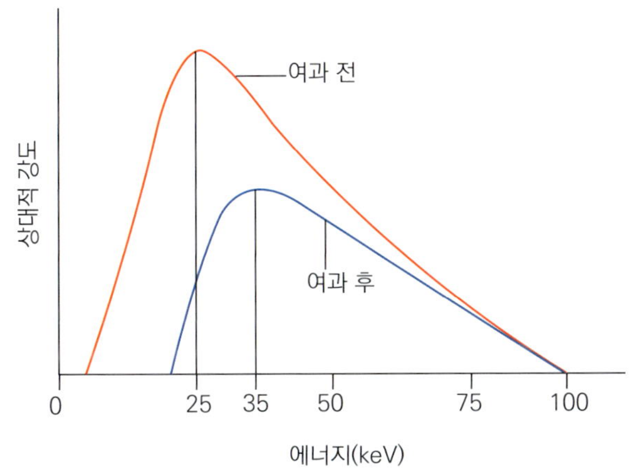

그림 4-38 부가여과판 사용전과 후의 X선 스펙트럼 분포

부가여과판을 사용하면 주로 저에너지 X선이 제거되어 상대적으로 경X선이 됨

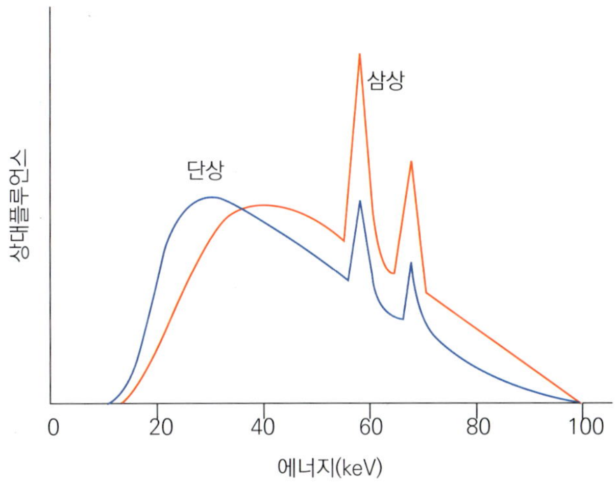

그림 4-39 같은 관전압에서 단상과 삼상장치의 X선 스펙트럼의 차이

의 평균에너지가 높아지므로 피사체내에 흡수되는 선량은 감소되고 사진효과는 높아진다. 그림 4-38은 부가여과판을 사용하기 전과 후의 X선 스펙트럼 분포를 나타낸 것이다.

(6) 고전압발생장치의 출력파형

최고전압이 일정하면 스펙트럼의 최대 에너지는 변하지 않지만, 고전압발생장치의 출력파형은 X선 스펙트럼의 형태에 영향을 준다. 같은 관전압에서 삼상장치나 인버터식장치는 단상장치보다 높은 평균전압을 갖는다. 또한 동일한 필라멘트 가열시 삼상은 단상보다 20% 정도의 관전류가 증가한다. 그 결과 선질과 조사선량에 영향을 준다(그림 4-39).

동일한 부하전력인 경우 삼상은 단상에 비해 효율이 좋고, X선강도가 높아 짧은 조사시간이 가능하기 때문에 영상의 선예도를 높일 수 있다.

이상과 같이 정해진 X선장치에서 조사선량 Q는 관전압 kV의 2승, 관전류량 mAs, 표적물질의 원자번호 Z에 비례한다. 이들의 관계는 다음과 같이 표시된다.

$$Q \propto (kV)^2 \times mAs \times Z \qquad (4-13)$$

6) X선빔의 강도

단면적 da에 통과한 광자수 dN을 광자 플루언스(photon fluence)라고 한다. 만약 광자가 단색이라면 광자에너지 플루언스(photon energy fluence)는 단위면적당 통과한 에너지로서 광자수 dN에 광자의 에너지 $h\nu$를 곱한 값이 된다. 즉,

$$\frac{dE}{da} = \frac{dN\,h\nu}{da} \qquad (4-14)$$

된다.

단위시간당 통과한 에너지 플루언스를 에너지 플루언스율 또는 강도(intensity) I라고 하며, 다음과 같이 표현된다.

$$I = \frac{dN\,h\nu}{da\,dt} \qquad (4-15)$$

예를 들면 평균에너지가 20 keV인 광자 3×10^{18}개가 1 m^2의 면적을 10초 동안 통과하였다면

강도 I는

$$I = \frac{(2\times10^4\,\text{eV})(1.6\times10^{-19}\,\text{J/eV})}{(10^4\,\text{cm}^2)(10\text{s})}$$
$$= 9.6\times10^{-2}\,\text{W/cm}^2 \qquad (4-16)$$

가 된다.

다색방사선에서 강도는 E~E+ΔE의 좁은 범위의 에너지에 대한 광자의 강도를 취급한다. 제동복사선의 스펙트럼은 일반적으로 각 에너지에서의 강도 I(E) 곡선을 나타낸 것이다. 이 강도 I(E)와 모든 에너지의 광자에 대한 적분강도(integrated intensity)와는 구별되어야 한다.

강도 또는 공기커마는 거리에 따라서 달라진다. X선관의 초점을 점선원이라 가정하고, 초점에서 발생된 광자선속은 확산되므로 거리가 멀어질수록 광자가 도달되는 면적이 넓어진다.

그림 4-40과 같이 초점에서 거리 d만큼 떨어진 곳에서의 면적 A_1의 두 변의 길이를 a, b라면, 거리 2d 만큼 떨어진 곳에서의 면적 A_2의 두 변의 길이는 2a, 2b가 되므로 $A_2 = 4A_1$이 되고, 거리가 3d인 곳에서의 면적 A_3의 두 변의 길이는 3a, 3b가 되어 $A_3=9A_1$이 된다.

거리가 2배, 3배로 멀어지면 면적은 4배, 9배로 커지므로 광자의 강도는 1/4, 1/9로 줄어든다. 즉, 광자의 강도는 거리의 제곱에 반비례관계를 갖는다. 따라서 이 법칙을 거리역제곱법칙(inverse square law of the distance)이라 한다. 이 법칙을 일반식으로 나타내면, 처음거리 d_1에서 광자의 강도가 I_1이라면 변화된 나중거리 d_2에서 강도 I_2는 다음 식으로 주어진다.

$$I_2 = I_1\left(\frac{d_1}{d_2}\right)^2 \qquad (4-17)$$

거리역제곱법칙은 점선원일 경우에 물체가 없는 자유공간에서 적용된다. 그러나 일반적으로 공기 중에서는 이 법칙을 적용한다. 진단방사선에서 X선 촬영 시에 초점의 크기를 무시하고 거리에 따른 광자의 강도를 계산하는데 이용되기도 한다.

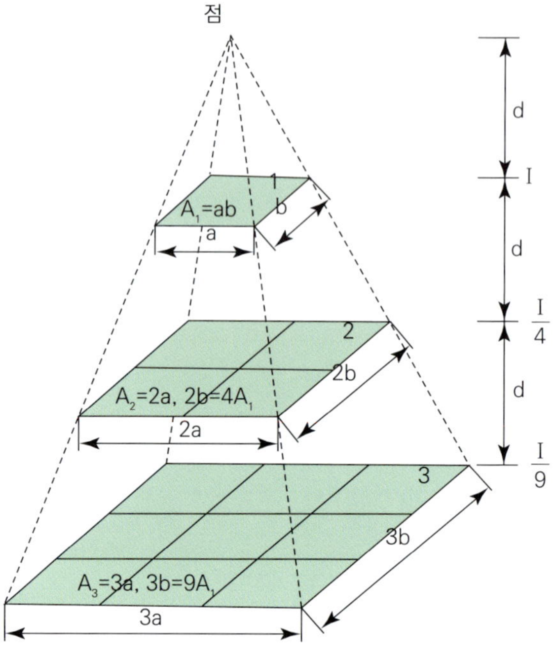

그림 4-40 거리 역제곱법칙

광자의 강도 I는 초점(점선원으로 간주)으로부터 거리의 제곱에 반비례한다.

요 약

- X선은 높은 에너지를 가진 전자가 물질과 상호작용하여 운동에너지가 전자기 방사선으로 변환될 때 발생한다.
- X선 발생장치는 전자를 가속시키기 위하여 에너지원(전압차)을 공급한다.
- 발생장치는 전압, 전류, 조사시간의 선택을 통해 X선 출력을 조정한다.
- 이들 성분은 의료영상에 필요한 X선 광자의 강도, 투과도 및 공간적 분포 등을 알고있는 빔을 생성한다.

CHAPTER 5
X선과 상호작용

1. X선과 상호작용의 종류
2. X선의 감약
3. 전리방사선의 검출

개 요

X선 상호작용의 종류와 특성을 이해하고 학생들로 하여금 그 내용을 숙지하고, X선 감약의 원리와 감약의 영향인자 및 영상에 미치는 효과를 학습시키며 X선 필름 영상화의 고전적인 방법을 교수한다.

학습목표

· X선과 물질과의 상호작용에 관해 설명할 수 있어야 한다.
· 광전효과, 고전산란, 콤프턴 산란, 전자대쌍성, 광변환 등을 설명할 수 있어야 한다.
· 원자번호와 광자에너지에 따른 X선 감약을 설명할 수 있어야 한다.
· 감약계수를 설명할 수 있어야 한다.
· 전리방사선 검출기를 설명할 수 있어야 한다.
· 필름현상의 고전적인 방법을 설명할 수 있어야 한다.

1. X선과 상호작용의 종류
2. X선의 감약
3. 전리방사선의 검출

1. X선과 상호작용의 종류

1. X선과 물질과의 상호작용을 정의한다.
2. X선의 물질과의 상호작용의 종류를 설명하고 이해한다.

2. X선의 감약

1. X선의 감약현상을 정의할 수 있다.
2. X선 감약의 종류와 감약이 영상에 미치는 현상을 이해한다.

3. 전리방사선의 검출

1. 전리방사선에 대해 정의하고 이해한다.
2. 검출기를 정의하고 이해한다.

CHAPTER 5
X선과 상호작용

1. X선과 상호작용의 종류

1) 광전효과(photoelectric effect)

광전효과(photoelectric effect)는 비교적 낮은 에너지의 광자가 물질내의 내각전자와 충돌하여 궤도전자를 잃게되면 그 자리가 빈다. 빈자리는 바깥쪽 궤도전자가 채우게 되는 현상이다. 광전효과는 입사선 광자의 에너지를 완전히 흡수하고 전자를 방출하는 현상이다.

K각(최내각) 전자의 결합에너지 보다 높은 에너지를 가진 입사광자가 K각 전자들 중에 하나와 충돌하여 궤도로부터 전자를 이탈시키고, 입사광자는 모든 에너지를 이탈전자에 넘겨주고 자신은 소멸한다. 이때 이탈되는 K각 전자를 광전자(e^-)라 하고, 튕겨나간 K각 전자의 자리를 외각전자가 채워주는 과정에서 남는 에너지만큼을 방출하게 되는데 이것이 특성 X선이다(그림 5-1).

요 약

광전효과

- 방사선 진단에서 중요한 역할
- 아이슈타인은 플랑크가 제안한 양자론을 도입하여 광전효과 해석

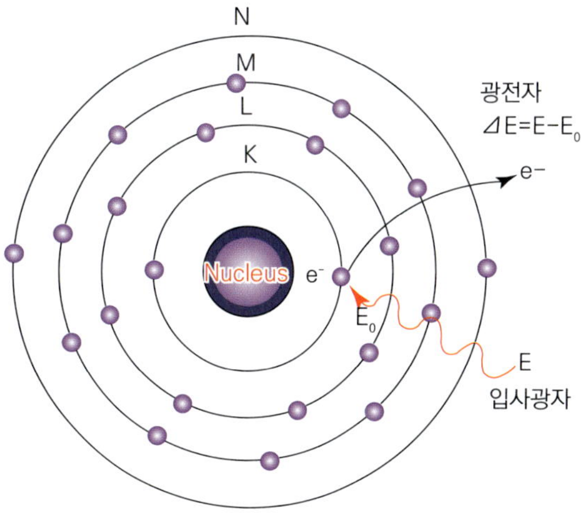

그림 5-1 광전효과

$$E_{kin} = h\nu - E_b \qquad (5-1)$$

E_{kin}는 방출된 광전자의 kinetic energy, $h\nu$는 입사방사선의 에너지, E_b는 궤도전자의 결합 에너지이다.

2) 고전 산란 (coherent(classical) scattering)

입사 전자파가 원자와 충돌해서 전자를 진동시키고 다시 광자를 방출하여 안정되는 것이 고전 산란이다. 고전 산란은 탄성산란(elastic

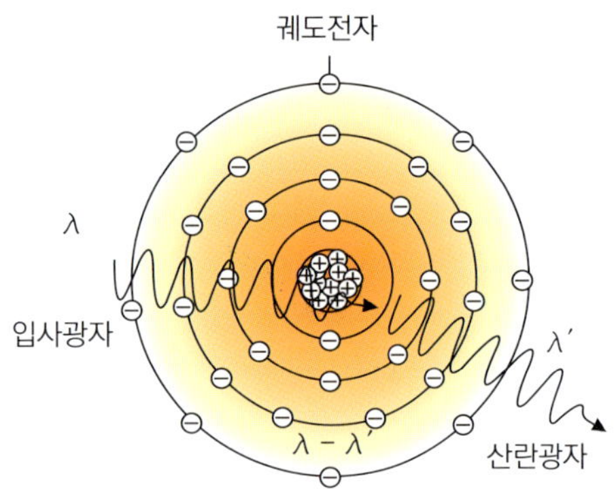

그림 5-2 **고전 산란**

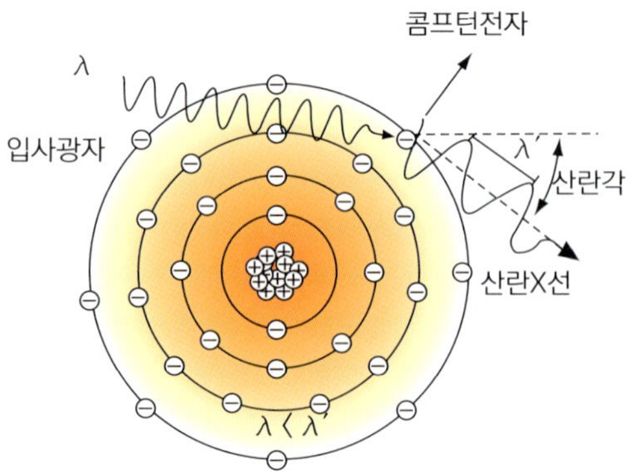

그림 5-3 **콤프턴 산란**

scattering)이며, 발생 빈도가 낮고 여기나 전리 없이 방향만 변하게 된다(그림 5-2).

전자가 진동을 할 때에는 입자 전자기파의 에너지만큼만 진동을 해서 입사 에너지에 해당하는 주파수의 광자 에너지를 방출하는 것이다. 그렇게 하면 결국 상호작용 후에도 파장의 변화가 없으며 작은 각도로 진행 방향만 바뀌게 된다. 파장의 변동 없이 방향의 변화만을 일으키는 상호작용이다.

고전 산란은 톰슨산란(Thomson scattering)과 레일레이 산란(Rayleigh scattering)으로 구분된다.

톰슨산란(Thomson scattering)은 하나의 전자가 자유전자 또는 외각전자와 상호작용에 의하여 방향만 바꾸어지는 현상이다. 레일레이 산란은 원자내의 속박전자로부터의 산란을 말한다.

요 약

고전산란

- 원자번호가 높은 원자
- 궤도전자가 많은 원자에서 발생
- X선의 회전을 이용, 물질의 구조 연구분야에서 중요

3) 콤프턴 산란(Compton scattering)

콤프턴 효과(Compton effect)는 비교적 높은 에너지의 광자가 물질 속을 통과 할 때 물질을 구성하고 있는 원자의 궤도전자와 충돌하여 전자를 축출하고, 일부에너지는 약화된 상태로 방향을 바꾸어 진행한다(그림 5-3).

요 약

콤프턴 산란(Compton scattering)

- 원자의 외각 전자와 충돌하여 반도전자(recoil electron)와 산란광자(scattered photon)를 방출
- 입사광의 에너지가 높아질수록 산란광자의 에너지도 증가

4) 전자대쌍성(pair production)

전자대쌍성(pair production)은 입사광자의 에너지가 아주 큰 경우 원자핵 가까이 접근하여 양전자 1개와, 음전자 1개를 생성하고 동시에 광자의 에너지는 소실된다. 매개물질의 원자핵과 궤도전자사이의 강한 전기장이 형성되어 있는 곳에서 발생하며, 전자대쌍성(양전자와 전자)

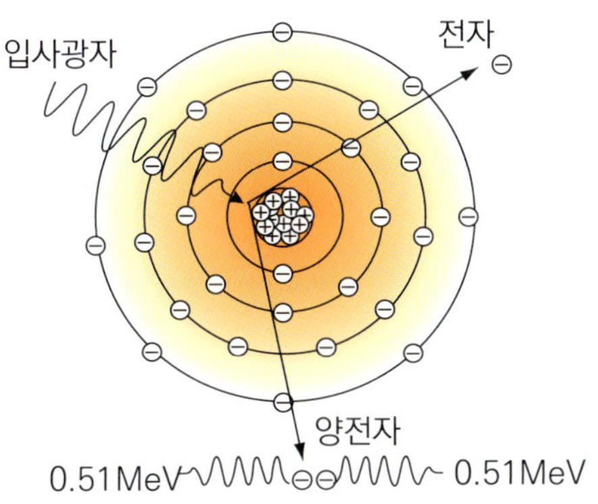

그림 5-4 **전자 대쌍성**

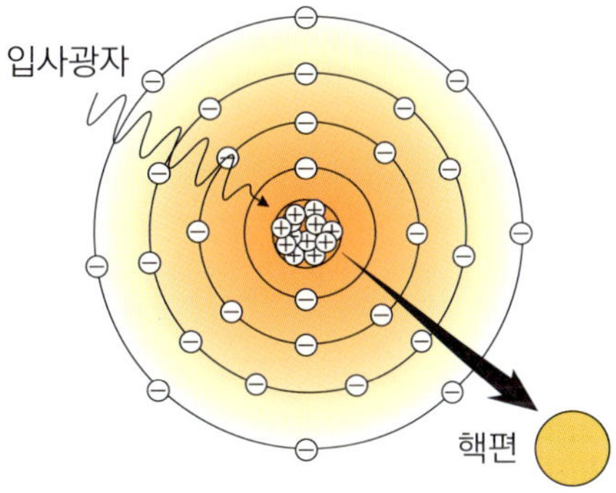

그림 5-5 **Photodisintegration**

이 발생할 때 각각의 에너지(0.511 MeV)의 합인 1.02 MeV는 전자 쌍의 발생 에너지로 소모되고 나머지는 전자 쌍의 운동에너지로 변환된다(그림 5-4).

3전자쌍생성(Triplet production)은 전자대쌍성이 전자 주변에서 발생하게 되면 입사광에서 에너지를 받은 전자가 튀어나오게 되어 3개의 하전 입자가 발생한다.

요 약

전자대쌍성

- 광자가 물질과 상호작용하여 음전자와 함께 전하량은 같고 부호만 다른 양전자가 방출
- 질량과 에너지의 동등성을 보여주는 현상

5) 광붕괴(photodisintegration)

광변환(photo transmutation)이라고도 하며 원자핵이 높은 에너지를 가진 전자기복사(γ선 광자)를 흡수하여 양성자, 중성자, 알파 입자 등과 같은 원자구성 입자를 방출함으로써 다른 종류의 핵으로 바뀌는 핵반응이다(그림 5-5).

요 약

X선과 물질과의 상호작용

- 고전 산란(coherent(classical) scattering)
- 광전효과(photoelectric effect)
- 콤프턴 산란(Compton scattering)
- 전자대쌍성(pair production)
- 광붕괴(photodisintegration)

2. X선의 감약

1) 원자번호와 광자에너지

X선은 금속 물질에 전자 광선을 조사할 때 생기는 에너지성 광자이다. 전자가 금속 물질과의 상호 작용을 통해 속도가 줄어들면 X선 형태의 전자기파를 방출하게 된다. 뼈는 연부조직보다 X선을 더 잘 흡수하므로 환자를 X선 선원과 감광성 필름 사이에 위치시키면 체내의 X선 흡수도에 따라 인체 지도를 얻을 수 있다.

X선은 잠재적으로 생물학적 조직에 손상을 가할 수 있어 진단적 가치와 환자에 대한 불이익을 고려하여 판단되어야 한다.

감약계수는 전자기 방사선의 흡수 산란에 의한 감쇠의 정도를 나타내는 값으로 값이 커질수록 감쇠의 정도가 커진다. 물질의 종류(원자번호)와 밀도, 방사선의 에너지에 연관된다.

X선은 뼈 구조와 폐의 영상을 얻기 위해 사용된다. 금속은 X선 흡수도가 매우 높기 때문에 체내의 외부 금속 물질을 검출하는 데에도 효용성이 높다. X선의 단점 가운데 중요한 것은 영상의 해부학적 구조가 뚜렷하지 않다는 것이다. 뼈를 제외하면, 다른 모든 조직이 X선에 대해 유사한 흡수도를 갖고 있어 해부학적 기관을 구분하는 일은 어렵다.

요 약

감약계수

전자기 방사선의 흡수 산란에 의한 감쇠의 정도를 나타내는 값으로 값이 커질수록 감쇠의 정도가 커진다. 물질의 종류(원자번호)와 밀도, 방사선의 에너지에 연관된다.

2) 방사선 사진 농도

인체의 각 조직의 밀도에 따라 그 부위를 통과한 X선의 강도가 달라진다. 뼈와 같이 조직의 밀도가 높은 곳은 X선이 많이 흡수되어 필름을 덜 감광시키게 되어 사진에는 흰색으로 나타난다. 그러나 공기가 많은 폐는 X선이 많이 통과하여 필름을 많이 감광시켜 사진에 검게 나타난다. X선 필름에서 구별할 수 있는 것은 뼈, 물, 지방과 공기 정도이다.

식도나 위장 등 소화관에 X선을 많이 흡수하는 물질을 넣고 X선을 촬영하면 그 공간을 볼 수가 있게 된다. 이를 조영촬영이라 한다. 혈관이나 비뇨기계를 보기 위해서는 주로 iodine이 붙어있는 유기물질의 수용성 조영제를 사용한다.

식도나 위장 등의 소화기관을 보기 위해서는 황산바륨(barium sulfate, $BaSO_4$)의 현탁액을 사용한다. 척수강을 통해 공기를 주입하여 뇌의 cistern 등에 들어있는 공기를 촬영하는 pneumoencephalography라는 검사도 있지만 현재는 CT, MRI 등의 검사가 유용하게 사용되고 있다.

영상은 인접한 두 영상 사이의 흑화도(휘도)차이의 피사체 대조도(subject contrast)로 여러 조직의 X선 감약계수(attenuation coefficient)의 차이에 의한다. 물체를 통과해 나온 X선의 강도는 조사된 방사선의 에너지, 강도에 의해 결정되고, 물체를 구성하고 있는 원소의 흡수, 산란의 정도(밀도와 두께와 관련)에 따라 다르다.

다음 표 5-1은 생체 각 조직의 방사선 투과성을 설명하고 있다.

표 5-1 생체 각 조직의 방사선 투과성

생체 조직	방사선 투과성
공기	매우 투과 (very radiolucent)
지방	투과(radiolucent)
물(water), 연조직(soft tissue), cartilage	중간(intermediate)
뼈(bone), calcification	불투과(radiopaque)
금속(heavy metal)	매우 불투과 (very radiopaque)

요 약

X선 감약차에 의한 피사체 대조도 발생조건

- 조직의 원자번호와 밀도
- 조영제
- X선속 여과
- 조직의 두께 차이
- X선 관전압
- 산란선

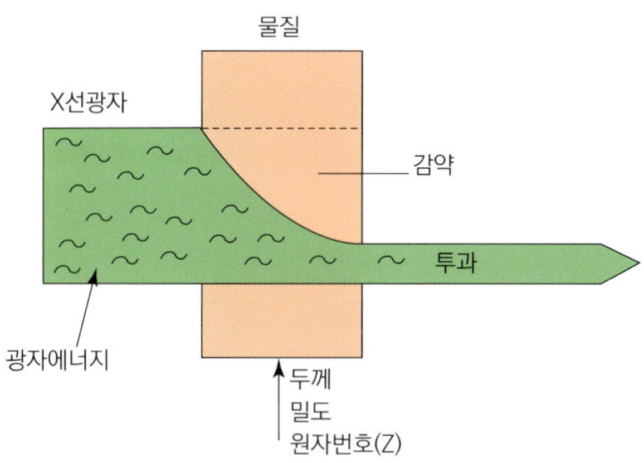

그림 5-6 **물질의 X선 감약**

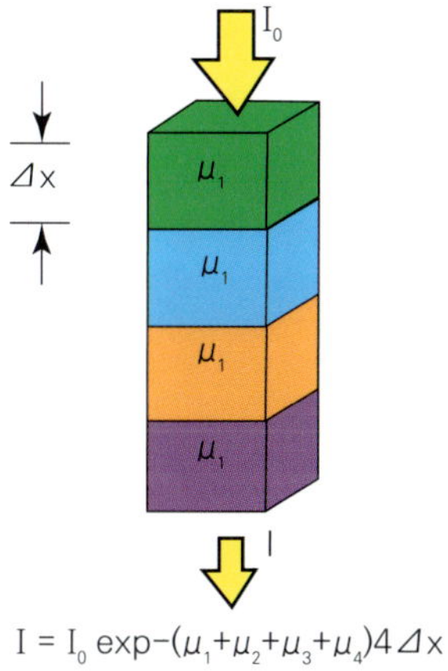

그림 5-7 **감약계수의 영상 형성**

3) X선 감약

X선의 특징은 질(quality)과 양(quantity)으로 표시할 수 있는데 양은 선속에 포함된 광자(photon)의 수로 나타내고, 질은 이들의 에너지를 말한다. 강도(intensity)는 광자의 수와 에너지의 곱으로 질과 양, 모두와 관계가 있다. 감약(attenuation)은 X선이 물질을 통과할 때 흡수(absorption), 굴절(deflection) 등에 의하여 강도가 감소하는 현상이다. 따라서 강도의 감쇠는 광자의 수와 에너지가 모두 감소한다(그림 5-6).

요 약

감약 영향 요소

- 방사선 요소(에너지)
- 물질 요소(밀도, 원자번호, 그램당 전자수)

4) 감약계수(attenuation coefficient)

감약계수는 주어진 두께의 흡수체를 통과한 후 감약되는 방사선 양을 측정하는 것으로 흡수체의 두께로 표시한다. 선형감약계수(linear attenuation coefficient)는 흡수체 cm 당 감약되는 방사선 양을 측정하는 것으로 단위는 /cm, 1/cm, cm^{-1}으로 표시한다. 선형감약계수는 단색방사선(monochromatic radiation)에서만 적용되며 X선속의 에너지와 물질의 종류에 따라 일정하다(그림 5-7).

물, 지방, 뼈, 공기는 각각 다른 선형감약계수를 갖고 있으며 X선 에너지가 변하면 계수의 크기도 변한다. 단색방사선의 감약은 방사선 동위원소의 붕괴와 동일하며 같은 공식을 갖는다.

$$N = N_0 e^{-\mu x} \qquad (5\text{-}2)$$

N = 투과 후 광자수(number of transmitted photon)
N_0 = 투과 전 광자수(number of incident photon)
e = 자연대수(base of natural logarithm)
μ = 선형감약계수(linear attenuation coefficient)
x = 흡수체의 두께(absorber thickness)

요 약

X선 영상 형성 단계

1. X선의 발생
2. X선의 감약
3. X선속을 가시상 변환

3. 전리방사선의 검출

1) 전리방사선

(1) 전리방사선(ionising radiation)

물질의 원자, 분자에 작용해서 전리를 일으킬 수 있는 방사선을 전리방사선이라고 한다. 전리(ionising)란 전기적으로 중성인 원자에 밖으로부터 에너지가 주어져서 원자가 양이온과 자유전자로 분리되는 것을 말한다.

전리방사선은 물질 중에서 투과, 산란, 흡수되며 그 과정에서 원자·분자에 붙어 있는 전자에 에너지를 부여해서 이것을 방출시키는 전리작용을 한다. 또 전리까지는 이르지 못하지만 원자에 있어서 안쪽 궤도에 있는 궤도전자에 전리방사선의 에너지가 부여되어 바깥쪽 궤도로 옮겨가 본래의 궤도에 공석이 생기는 현상을 원자가 여기(excitation)되었다고 한다(그림 5-8).

전리는 여기가 근원이 되어 전리방사선의 에너지가 원자나 분자에게 주어져 분자가 분열해서 이온으로 되거나, 유리기(free radical)(화학반응성이 풍부한 분자)를 생성하는 경우가 있다. 전리방사선으로부터 생성된 이온 또는 유리기로부터 생기는 2차적인 화학반응을 간접작용이라고 부른다.

방사선과 물질과의 상호작용은 방사선의 종류와 에너지 및 물질에 따라 달라지며 매우 다채롭다. 그러나 전리작용과 여기작용은 방사선의 물질에 대한 작용중 가장 기본적인 것으로서 방사선의 투과나 산란현상도 전리와 여기에 크게 관계하고 있다. 방사선에 의하여 여기된 물질이 안정상태로 되돌아 올 때에 빛이 방출되는 형광작용, 방사선이 부딪친 사진건판(또는 필름)을 현상하면 흑화(melanism)된다.

방사선이 부딪친 후 예를 들면 고분자(폴리에틸렌 등)의 화학결합이 변화하는 화학작용 등 어느 것이나 모두 전리·여기작용이 근원이 되어 일어나게 되는 것이다. 또한 방사선의 생물작용(살균작용 등)도 그 점에서는 마찬가지이다. 방사선을 물질에 조사해서 물질과의 상호작용을 이용하는 방법을 방사선조사(radiation irradiation) 이용이라고 한다.

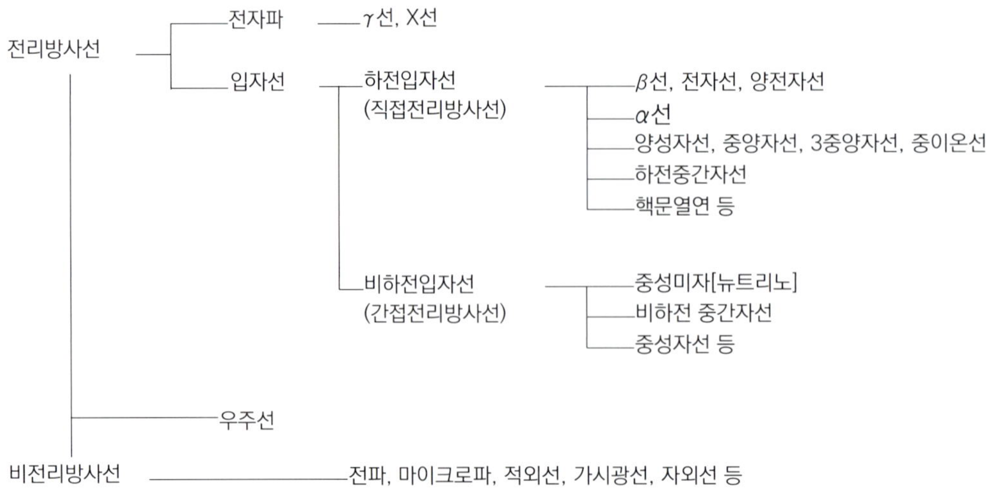

그림 5-8 **전리방사선의 종류**

전리방사선은 직접 전리방사선과 간접전리 방사선으로 대별된다. 직접전리방사선은 전하(electric charge)를 가지는 입자선(α선, β선 등)으로 원자의 궤도전자 및 분자에 속박된 전자에 전기적인 힘을 미치게 해서 전리를 일으킨다.

X선, γ선 등의 전자파 및 중성자선 및 비하전 중간자선 등의 전하를 가지지 않는 입자선은 원자와 상호작용해서 그때 하전입자를 물질로부터 방출시킨다. 뉴트리노(중성미자)는 β붕괴 시 전자와 쌍을 이루어 방출된다. 입자선의 질량은 극히 작으며 전하를 가지지 않아 물질과의 상호작용은 일어나기 어렵지만 전리를 일으키므로 간접 전리방사선이라고 한다.

요 약

전리방사선

물질의 원자, 분자에 작용해서 전리를 일으킬 수 있는 방사선이다.

전 리

전기적으로 중성인 원자에 밖으로부터 에너지가 주어져서 원자가 양이온과 자유전자로 분리되는 현상이다.

2) 검출기(detector)

검출기는 방사선에 대응하는 응답의 방법에 따라 구별된다. 방사선의 입자가 전하를 갖고 있을 경우 입자에 의해서 생기는 전리작용을 이용하여 검출한다. 그외 전리조, 비례계수관, Geiger-Muller 계수관, 반도체 검출기, 안개상자, 방전함 등이 있다. 공기를 검출용 기체로 쓴 검출기에 5 MeV의 α입자를 입사시켰을 때 2.25×10^{-14}C의 전하가 발생한다.

3) 전리방사선의 발생기구와 종류

원자핵의 붕괴시 방출되는 전리방사선으로는 α선, β선(전자 또는 양전자), γ선, 중성자선 등이 있다. 붕괴하는 원자핵은 불안정한 원자핵으로서 붕괴시 전리방사선을 방출하므로 방사성핵종이라고 불린다. 이들 불안정한 원자핵은 한 번 내지 몇 번 붕괴해서 안정한 원자핵으로 변한다.

원자핵의 외측에 있는 전자에 의해 발생하는 전리방사선이 X선이다. X선은 가속 전자선이 구리(Cu) 등 중금속에 충돌했을 때 발생하는 전자파이다.

요 약

전리방사선의 종류

- 전리방사선의 특성
- 검출기를 통해 방사선을 정량적으로 측정할 수 있다.

CHAPTER 6
X선 영상의 구성

개 요

X선의 발생 및 감약의 원리와 화질 결정인자를 분석하고 화질 결정인자를 분류하고 평가한다. 필름대조도의 특성을 이해하고, 필름의 특성곡선과 관용도를 이해한다. 화질에 영향을 주는 선예도와 입상성을 분류하고 이해한다. 필름과 증감지의 특성과 X선의 여과작용 및 영상의 기본구성인자를 교수한다.

학습목표

· X선 영상의 특성을 설명할 수 있어야 한다.
· 영상화질의 좌우인자를 설명할 수 있어야 한다.
· 농도, 대조도, 선예도 및 입상성을 설명할 수 있어야 한다.
· 산란선과 산란선의 대책에 관하여 설명할 수 있어야 한다.
· 필름과 증감지의 특성을 설명할 수 있어야 한다.
· 여과와 여과판의 특성을 설명할 수 있어야 한다.
· 선속조절기의 특성을 설명할 수 있어야 한다.

1. X선 영상의 기초

1. X선 영상에 대해 이해한다.
2. X선의 발생 및 감약에 대해 이해한다.

2. 필름과 증감지

1. 필름의 구조 및 특성을 이해한다.
2. 잠상의 특성을 이해한다.
3. 영상의학에서 사용되는 필름의 유형을 이해한다.

3. 농도와 대조도

1. 사진 농도를 정의하고 특성곡선을 설명한다.
2. 대조도를 정의하고 종류를 설명한다.

4. 필름 대조도의 특성

1. 필름대조도의 특성을 이해한다.
2. 필름의 특성곡선을 이해한다.
3. 필름의 관용도를 이해한다.

5. 산란선과 격자

1. 산란선과 영상 대조도를 이해한다.
2, 격자의 구조와 특성을 이해한다.
3. 격자 비, 격자 주파수(grid frequency)를 계산하고, 대조도 증진 요소 등 화질과의 관계를 이해한다.
4. 격자의 종류에 대해 이해한다.
5. 격자 사용과 사용자 실수의 유형에 대해 이해한다.
6. 격자 선택에 대한 환경을 평가한다.
7. 격자 사용의 선량에 대한 장점 및 단점을 이해한다.

6. X선의 여과작용 및 선속조절기

1. 여과작용을 이해하고 분류한다.
2. 여과와 화질요소를 이해한다.
3, 산란X선의 원인을 이해한다.
4. 산란X선을 최소화하기 위해 개발된 기구를 이해한다.
5. 환자선량 및 영상의 질에 영향을 미치는 선속조절기를 설명한다.

7. 화질결정인자

1. X선영상의 해상력, 선예도 및 노이즈를 정의하고 이해한다.
2, 영상에 영향을 미치는 요소를 분석한다.

CHAPTER 6 X선 영상의 구성

1. X선 영상의 기초

1) X선 영상

X선은 금속 물질에 전자 광선을 조사할 때 생기는 에너지성 광자이다. 전자는 금속 물질과의 상호 작용을 통해 속도가 줄어들면 X선 형태의 전자기파를 방출하게 된다. 뼈는 연부조직보다 X선을 더 잘 흡수하므로, 환자를 X선 선원과 감광성 필름 사이에 위치시키면 체내의 X선 흡수도에 따라 진단영상을 얻을 수 있다. 그러나 X선은 잠재적으로 생물학적 조직에 손상을 가할 수 있어, 진단적 가치와 환자에 대한 불이익을 고려하여 적용 여부를 판단한다(그림 6-1).

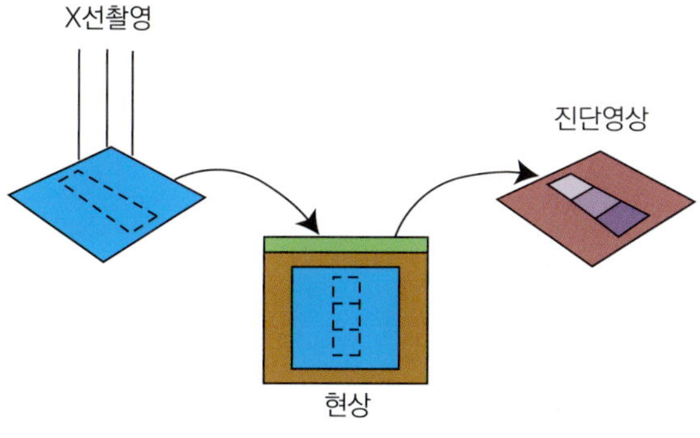

그림 6-1 X선 영상

X선은 뼈 구조와 폐의 영상을 얻기 위해 흔히 사용된다. 금속은 X선 흡수도가 매우 높기 때문에 체내의 외부 금속 물질을 검출하는 데에도 효용성이 높다.

X선의 단점 가운데 중요한 것은 영상의 해부학적 구조가 뚜렷하지 않다는 것이다. 뼈를 제외하면, 다른 모든 조직이 X선에 대해 유사한 흡수치를 갖고 있어 해부학적 구조를 식별하는 일은 매우 어렵다(그림 6-2).

요 약

방사선

입자나 파동형태의 에너지가 빛처럼 물질이나 공간을 통과하면서 공기를 직접, 간접으로 전리 시키는 능력을 갖는 에너지의 흐름

X선

방사선의 일종으로서 형광작용, 사진 작용, 전리 작용을 한다. X선은 물질을 통과할 때 투과 흡수 및 산란을 통해 감약되며, 그 결과 영상정보를 제공한다.

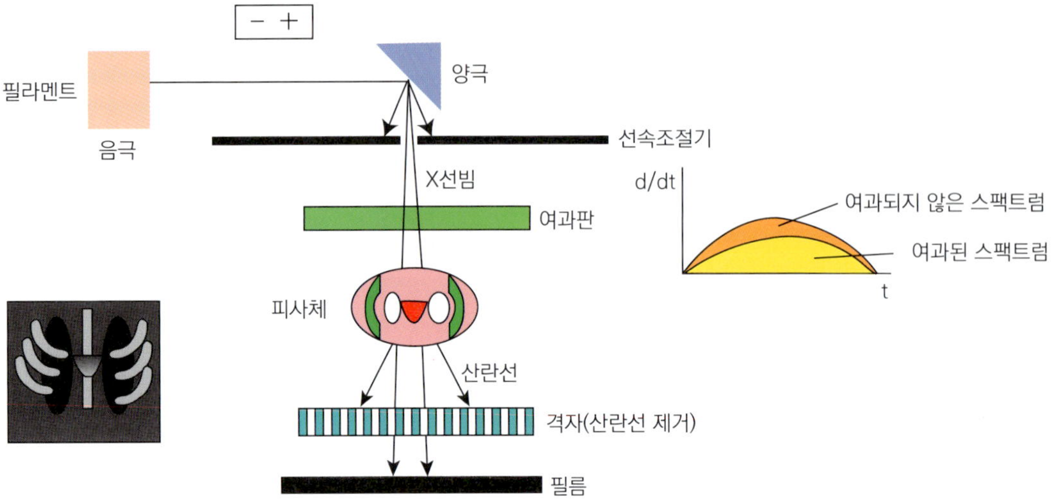

그림 6-2 X선 촬영단계

2) 기술적 인자

① 관전압은 X선관의 음극과 양극 사이에 인가되는 전위차로 통상은 peak값을 kV로 표시한다. 관전압은 X선의 질을 좌우한다. 관전압은 X선이 발생할 때 X선관 양단에 가해지는 부하 전압을 최고치로 표시하며 kV로 나타낸다.

② 관전류는 X선 조사중에 X선관의 양극에 충돌하는 전자 beam에 의하여 흐르는 양극전류로 평균치 mA로 표시된다. 콘덴서식 X선 고전압장치를 이용하여 촬영하는 경우에는 파고치로 표시한다. 관전류는 조사시간과 함께 X선량을 좌우한다. 관전류는 X선관 양단에 흐르는 전류를 평균치로 나타내며 mA로 표시한다. 또한 열전자의 이동량을 조절하여 X선량을 좌우한다.

③ 촬영시간은 X선량률이 촬영에 유효한 값을 넘고 있을 때 시간이다. 촬영 부위에 따라 설정된 시간만큼 X선 조사 신호를 발생하여 정류기로 보낸다.

요 약

X선 발생인자

관전압, 관전류, 촬영시간

3) X선 발생 조건

X선이 발생되려면 자유하전 입자가 공급되고, 자유하전 입자에 부여하는 고속의 운동에너지가 필요하며 고 진공도의 유지와 저지물질(가속전자와 반응하여 X선을 발생시키는 금속)이 필요하다.

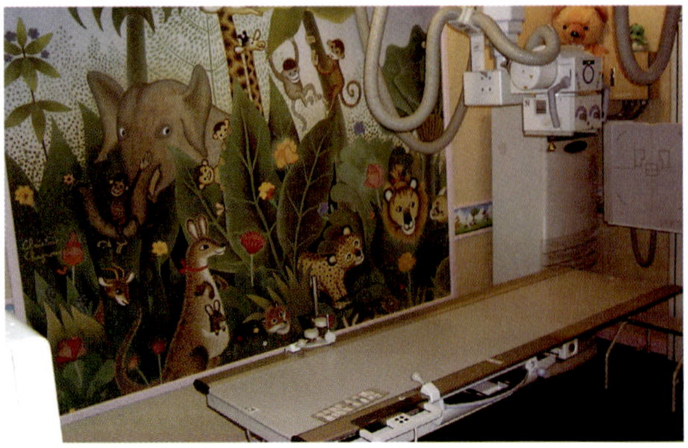

그림 6-3 검사실의 X선 발생장치

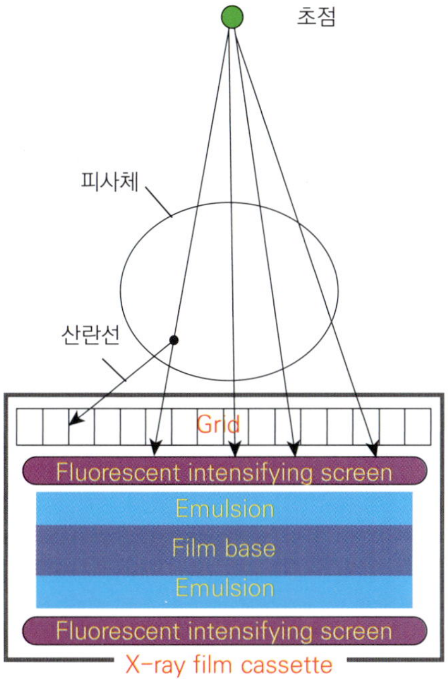

그림 6-4 필름의 위치 및 구조

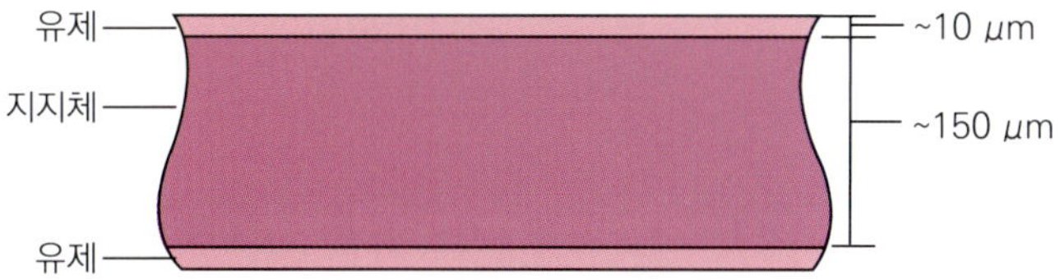

그림 6-5 필름의 구조

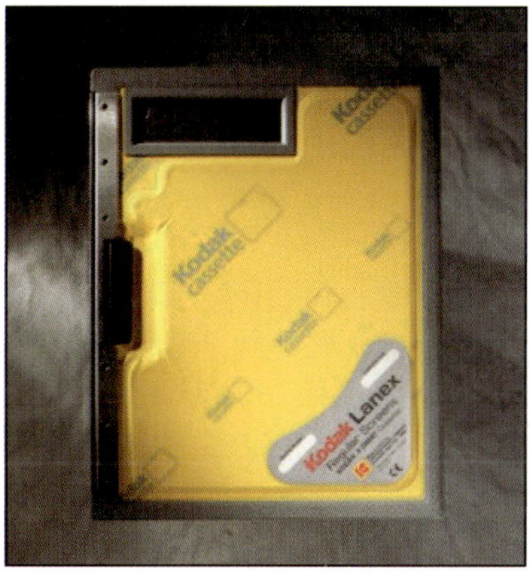

그림 6-6 필름 카세트

2. 필름과 증감지

필름은 X선이 환자를 투과한 후 정보를 시각적으로 해독할 수 있게 만든 receptor이다. X선을 직접 받을 수도 있지만 대개 증감지를 이용하여 X선 에너지를 빛으로 바꾼 다음 그 빛으로 필름을 감광시켜 감광된 필름을 현상하는 방법을 이용한다. X선 필름은 일반 필름과 다르다. 일반 필름은 관용도를 넓게 하기 위해서 밑은 저감도 유제를 도포하고 위에는 고감도 유제를 도포한 중층 유제를 채택하고 있는 반면 X선 필름은 감광유제(photographic emulsion)가 양면에 도포되어 있고 감광유제의 감색성(light sensitivity)이 사용하는 증감지 형광체가 발하는 빛과 일치해야 한다(그림 6-4).

1) 필름의 구조

필름의 지지체는 유연성이 좋아야 하므로 polyester base(PET)를 이용하고, 빛을 많이 흡수하면 안된다. 또한 지지체는 유연해야 하고, 장기간 보관시 크기와 모양이 변하지 않는 조건을 갖추어야 한다. 감광유제(photographic emulsion)는 90~99%의 AgBr과 1~10%의 AgI로 구성되어 있다(그림 6-5, 6).

감광유제는(silver halide)으로 X선에 노광되면 잠상핵을 형성하고 현상중에 검은 금속은으로 전환된다. 보호막(protective layer)은 감광유제의 물리적 손상을 방지한다. 할로겐화은의 결정의 성질은 격자결합을 하고, 용해도는 난용성으로 물에 녹지 않는다.

환원반응은 현상액의 현상주약이 하고 광흡수는 광화학 제 1법칙에 따른다. 광전도성은 빛을 조사했을 때 나타나며 온도가 상승함에 따라 커진다(그림 6-7).

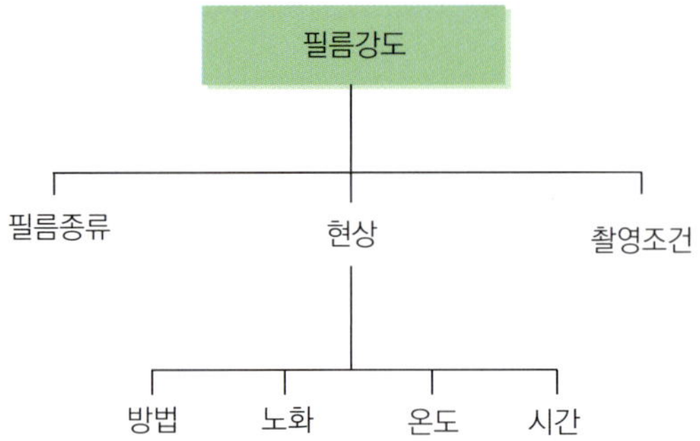

그림 6-7 필름에 영향을 미치는 인자

(1) 필름의 구성

감광 유제층의 두께는 5~10 μm이고, base 두께 : 150~200 μm이다. 필름 전체 두께는 200~300 μm이다.

(2) 감광유제층

X선 필름의 할로겐화 결정의 평균 크기는 약 1.0~1.5μm이다. 할로겐원소는 F, Cl, Br, I, At이다. 감광물질은 AgBr, AgI, AgCl이고, X선 필름 중의 할로겐화은 : AgBr(90~99%) + AgI(1~10%) AgBr의 감광 파장단은 약 480 nm에 있으나 AgI를 함유한 것은 장파장쪽으로 약간 연장되어 있다.

Gelatin(보호교질)은 감광과정에서 할로겐화은 수용체이다. 잠상 안정화 팽윤은 gelatin의 분말에 물을 가하면 물을 흡수하여 팽창하는 것이다.

요 약

Halation

강한 입사광이 지지체로부터 반사되어 감광유제층에 재감광

광화학제 1법칙

물질에 흡수된 빛에너지만이 광화학 반응을 일으킬 수 있다.

(3) 필름의 종류

양면 유제 필름은 직접 X선 노출에 사용된다. 단면 유제 필름은 mammography에 사용되며, 그외에 간접 촬영용, CRT, 복제용, 감산처리용(subtraction) 필름으로 구분한다.

(4) 필름의 보관

필름의 보관 온도가 높으면, 필름의 감도 저하와 fog가 발생한다. 필름의 이상적인 보관 조건은 습도가 40~60%이고, 보관 온도는 10~15℃(50~60℉)이며, 최적 온도는 10℃(50℉)이다.

요 약

필름의 특징

- 해상도가 우수하다.
- 아날로그 방식에 사용한다.

2) 감도 측정법

(1) 시간 노광법(time scale method)

X선 장치의 timer에 의한 방법과 Pb slit 이동에 의한 방법 2가지가 있다.

(2) Boot strap법

Al step wedge를 사용한다.

(3) 강도 노광법(intensity scale method)

강도 노광법의 관련 인자는 X선 관전압(선질), 초점과 필름(detector)간 거리(SDD), 조사시간, 관전류이다.

3) 거리 역자승 법칙(inverse square law)

SID가 n배 증가하면 X선 강도는 ($1/n^2$)배로 감약된다.

4) 빛 노광법

Sensitometer로 노광하고 특성곡선을 작성한다.

5) 증감지

형광체의 입자가 크면 감도는 높으나 선예도가 저하된다. 증감지를 사용하면 γ(감마)치는 높아진다. 다음은 증감지의 구조와 증감지의 형태이다(그림 6-8, 9).

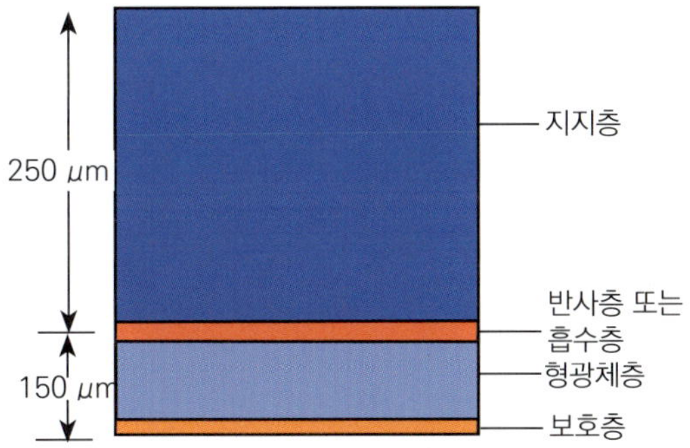

그림 6-8 증감지의 구조

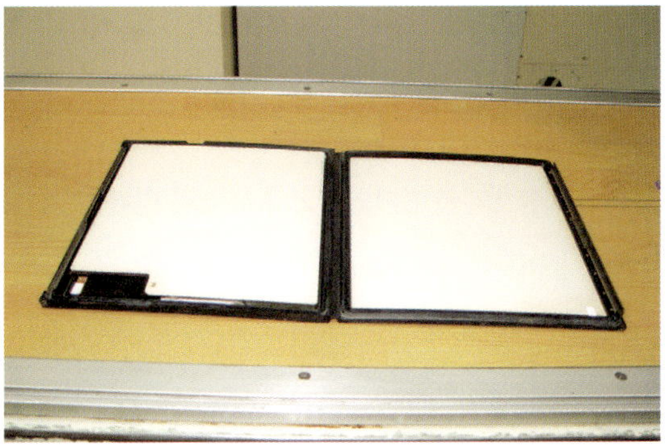

그림 6-9 증감지

(1) 증감률(증감계수 IF)

증감률은 증감지의 촬영 효과를 나타내는 지표이다. 또한 일정 흑화도(D = 1.0)를 내기 위한 X선 조사시간의 비로 나타낸다. 여러 종류의 증감지를 사용 할 경우 대조도에는 차이가 없으나 감도에는 차이가 있다. 관전압이 올라갈수록 증감지의 증감계수도 올라간다(관전압 의존성).

$$IF = \frac{\text{증감지를 사용하지 않을 때의 노출}}{\text{증감지를 사용할 때의 노출}} \quad (6-1)$$

(2) Cross over

증감지 전면의 형광체에서 발생한 빛이 인접한 유제층과 film base를 통과한 후 반대편 유제층에도 노광되어 영상을 흐리게 하는 현상이다.

(3) 증감지의 선예도에 관계되는 요인

형광체의 입자 크기, 형광체층의 두께, 형광체층의 착색, 지지체의 반사율, 형광체 입자의 분포, 보호막의 두께 및 형광체의 종류와 발광능률이 선예도의 관계인자이다(표 6-1).

표 6-1 증감지 종류별 특성

	ortho type	regular type
감광영역	녹색감성(정색성) 580 nm 이하	청색감성(비정색성), 500 nm 이하
증감지	희토류 증감지 (Gd_2O_2S:Tb, La_2O_2S:Tb)	$CaWO_4$

요 약

증감지 사용상 장점

- 촬영 시간 단축
- 피폭 선량 감소
- 대조도 증가

증감지 사용상 단점

- 선예도 저하

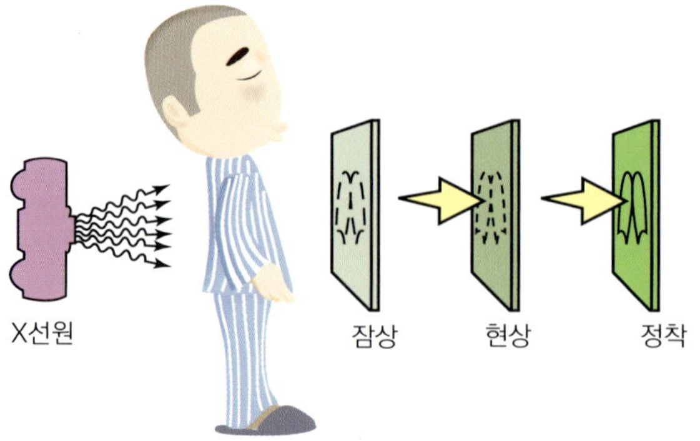

그림 6-10 X선의 영상 형성과정

6) 필름 영상화

(1) X선 필름

X선 필름은 광원(선원)으로 X선을 이용하기 때문에 가시광을 광원으로 하는 일반사진 필름과는 구조가 다르다. X선은 투과력이 있으며 필름면에 입사한 X선 가운데 사진유제의 감광에 기여하는 비율은 극히 적다.

이 때문에 X선 필름은 이와 같은 X선에 대해 충분한 감도와 contrast를 얻기 위해 필름바닥 양면에 사진 유제층이 있으며 또한 사진유제중의 할로겐은 함유율이 높다는 등의 특징을 가지고 있다. X선 필름에는 공업용, 의료용 및 방사선방호용 등 그 종류와 용도에 따라 여러 가지가 있다.

(2) X선 필름 영상화

감광유제내의 할로겐화은은 X선 광자와 작용하여 전자를 방출한다. 이들 전자의 에너지는 유제내의 입자들과 일련의 반응과정을 거쳐 잠상(latent image)을 형성하게 된다.

이 잠상은 현상(development) 과정에서 약 1억배 정도 증폭되어 우리가 볼 수 있게 된다. 브롬화은에 광에너지가 충돌하면 브롬화은 분자의 결정구조에서 은이온이 유리되고 불안정한 상태를 만든다. 브롬화은 등의 감광재에 빛이 닿을 경우 빛이 닿은 부분이 눈에 보이지 않게 변화된 부분 현상약으로 환원시키면 금속은을 유리하여 사진상을 만든다(그림 6-10).

(3) 필름의 현상

① 현상(development)

잠상을 1억 배 정도 증폭하여 우리가 볼 수 있게 하는 과정, 환원제인 현상액을 이용하여 빛에 노광된 할로겐화은을 검은 금속은으로 환원시킨다. 유기환원제의 알카리성 용액을 사용해서 할로겐화은 유제의 잠상 부분의 은을 환원 석출시킨다.

요 약

현상주약

- 주로 유기환원제를 사용한다.
- Metol, Hydroquinone, Phenidone
- OH기와 NH_2기를 갖는 화합물
- 벤젠 유도체인 경우 ortho와 para의 위치

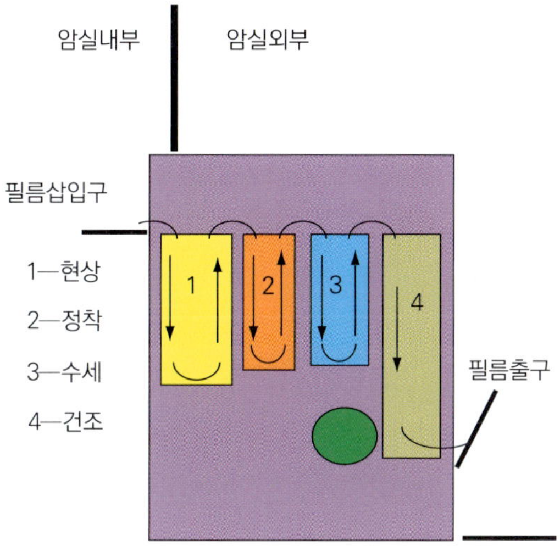

그림 6-11 필름의 현상

*** 보조제**

- 보호제 : 현상주약의 산화 방지,
  아황산 나트륨($Na_2 SO_3$)
- 촉진제 : pH 조절
- 수산화 나트륨(NaOH),
  붕사($Na_2B_4O_7 \cdot 10H_2O$, 미립자 현상)
- 탄산칼슘($CaCO_3$), 수산화 칼륨(KOH)
- 억제제는 fog 방지한다.

*** 첨가제**

- 경막제 : 팽윤 방지, 크롬 명반
- 완충제 : pH 유지, 붕산($H_3 BO_3$)

*** 용제 물(증류수)**

② 현상 효과의 영향 인자

현상액의 조성, 현상 온도, 현상액의 교반, 현상액의 농도, 노화도, 현상액의 보충률이 영향을 준다(그림 6-11).

요 약

현상액의 관리방법

- ·비중 측정법
- ·분석학적 측정법
- ·pH 측정법
- ·사진학적 방법
- ·Sensitometry법, 농도 조절법

③ 정착(fixing)

영상형성에 필요한 환원은 이외에 필름에 남아있는 잔여할로겐화은을 제거하는 과정, 실제적으로 현상과정을 완료하여 영상을 영구적으로 만드는 과정이다.

정착제는 할로겐화은을 용해시키는 티오황산 나트륨($Na_2S_2O_3$), 티오황산 암모늄($(NH_4)_2S_2O_3$)이다.

보조제는 보호제, 산제, 완충제, 경막제가 있다.

- *** 보호제 :** 산에 의한 정착액의 분해 방지.
  유황 침전(황색 침전) 아황산 나트륨($Na_2S_2O_3$)
- *** 산제 :** 정착액의 pH조절. CH_3COOH (초산)
- *** 완충제 :** 정착액의 침전 방지, 유효 pH 범위(4.4~5.2) 유지, H_3BO_3(붕산)
- *** 경막제 :** 크롬 명반, 칼륨 명반 경막 작용
  최대의 pH : 4.8
- *** 용제 :** 물

정착 효과의 영향 인자는 정착제의 종류, 티오황산염의 농도, 정착 온도, 필름의 종류로 할로겐화은의 종류, 결정의 크기, 감광 유제층의 두께이고, 정착액의 노화도 정착액의 교반, 정착액의 보충률 %이다.

정착액의 피로도를 판정하는 방법은 요오드화칼륨법으로 요오드화은의 침전(노란색) 유무에 따라 판정하고, 노화 정착액의 은의 회수는 전기분해법을 이용한다.

요 약

정착

현상 후의 미감광을 수용성 은착염으로 변환하는 처리과정
sensitometry법, 농도 조절법

④ 수세(washing)

정착과정에서 잔존처리액을 제거한다. 불완전한 수세는 황화착색이 발생한다.

⑤ 건조(dry)

마지막 단계로 필름을 건조한다.

(4) 포그(fog)

X선 및 빛에 의해 노출되지 않은 필름 부위임에도 현상되어 생긴 현상으로 고온다습에서 잘 발생한다. 포그의 종류는 빛, 방사선, 유효 사용 기간이 지난 필름의 age fog와 oxidation fog로 공기에 의해 산화된 감광 필름이다.

화학적 fog는 부적절한 현상 처리에 의한 fog이고, 산란선 fog는 산란선에 노출된 필름이다. 이색 fog(dichromatic fog)는 부적당한 중간 수세, 노화된 정착액에 의한 현상액과 정착액의 상호작용이다.

(5) 잠상(latent image)

X선의 영향으로 할로겐화은 결정 중에 광은이 감광핵에 집중되어 현상시 흑화의 중심이 된 상태로 크게 성장한 감광핵의 현상핵이 있는 할로겐화 집단을 잠상이라 한다. 영상의 형성은 잠상의 존재 하에 할로겐화은을 은으로 환원하는 반응의 결과이다.

잠상퇴행은 감광유제에 노광을 시킨 다음 오랫동안 있다가 현상하면 노광 후 즉시 현상한 것에 비해서 영상의 농도가 저하되는 현상이다. 영향인자는 감광재료의 종류, 방치시간, 노광의 종별, 노광후 감광재료의 보존조건이다. X선이나 γ선에 의한 노출인 경우 잠상퇴행이 빠르게 진행된다(그림 6-12).

요 약

잠상

· X선 노출 후 현상 전에 만들어진 불가시상(invisible image)이다.

잠상 형성 과정

· 할로겐화은 결정이 빛을 흡수하고, Br 이온으로부터 전자가 유리된다.
· 감광핵에 의해 전자포획으로 감광핵이 음전하로 대전된다.
· 은이온이 감광핵으로 이동한다.

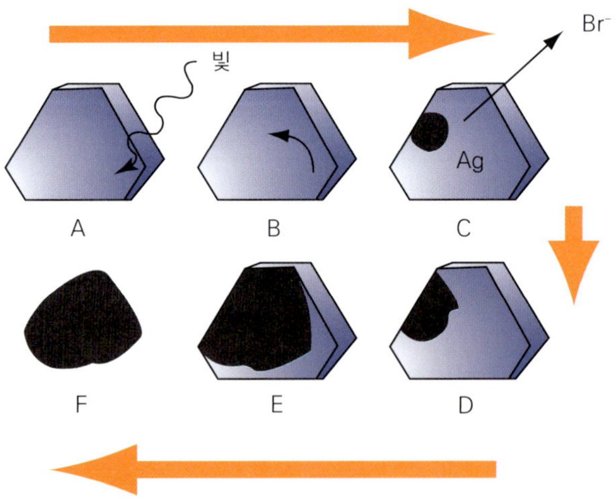

그림 6-12 잠상의 형성과정

3. 농도와 대조도

1) 사진 농도

X선 촬영조건은 관전압(kVp)과 관전류(mA)와 촬영시간(sec)의 곱인 mAs로 이루어진다. 관전압은 사진의 대조도(contrast), mAs는 사진의 농도(density)에 관여한다. 필름의 농도는 항상 대수(logarithm)로 표시하는데 만일 10개의 빛 광자가 필름에 입사해 1개만 필름을 투과하였다면 필름의 농도는 1.0으로 표시한다. 진단방사선 분야에서 가장 많은 정보를 지닌 농도범위는 0.3~2.0이다(그림 6-13).

$$\text{필름의 사진농도(D)} = \log_{10}\frac{\text{입사광}(I_0)}{\text{투과광}(I_t)} \qquad (6\text{-}2)$$

D = density

I_0 = light incident on a film(필름에 입사한 빛)

I_t = light transmitted by the film(필름을 투과한 빛)

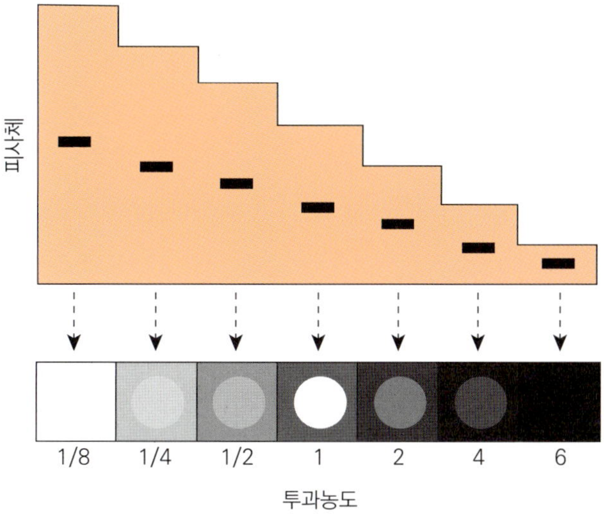

그림 6-13 두께에 따른 필름의 농도

2) X선 필름의 감도측정법(sensitometry)

감도측정법은 19세기 말 Hurter와 Driffield라는 두 명의 미국인에 의해서 처음으로 감광재료에 대한 성능평가의 방법으로 제안되었다.

Sensitometry의 어원은 sensitivity(감도)와 metry(측정)가 결합된 용어로써 감도 측정의 뜻이 된다. 영상분야에서 사용할 경우에 정확한 표현으로 사진 감광재료의 감도측정이라고 할 것이나, 보통 이것을 간단하게 감도 측정법으로 부르고 있다.

(1) 감도 측정법의 이용

필름의 사진특성을 측정하거나 현상처리조건의 성능을 측정하고, 자동현상기의 성능을 측정하며 증감지의 감도를 측정할 때 기타 제조 회사별 생산 필름을 비교하는 등 보다 나은 필름제조를 위해 측정한다.

(2) 감도 측정법의 과정

감도 측정 순서는 노출, 현상처리, 농도측정 및 특성곡선을 작성하는 단계로 진행된다.

3) 특성곡선

특성곡선은 사진 감광 재료에서의 노광량과 농도의 관계를 그린 그래프로, 사진 감광재료의 감도, 관용도등의 사진적 특성을 나타내는 곡선이다. H-D 곡선이라는 명칭은 허터(Hurter)와 드리필드(Driffield)가 처음으로 제창하여 유래한 것으로, 특성곡선·농도곡선·흑화곡선이라고도 한다. H-D 곡선은 가로축에는 노광량의 로그를, 세로축에는 현상의 결과 얻어지는 농도를 같은 크기의 눈금으로 표시한다.

필름의 농도는 항상 대수로 표시하는데 이는 작은 눈금으로 큰 차이를 표시할 수 있으며 빛에 대한 우리 눈의 반응이 대수적이기 때문이다.

$$농도(D) = \log \frac{필름에\ 입사하는\ 빛광자(I_0)}{필름을\ 투과하는\ 빛(I_t)} \quad (6-3)$$

진단 방사선 분야에서 가장 많은 정보를 지닌 농도의 범위는 0.3~2.0이다. 여기서 0.3은 입사한 빛의 약 50%를 투과시키고 농도 2.0이란 1%만을 투과시키는 흑화도를 나타낸다. 그러므로 흉부에서 폐 및 종격동 구조물을 모두 진단에 적절한 농도 내에 포함시켜야 한다. 진단에 적절한 필름의 폐 부위 농도는 1.8 정도로 알려져 있다.

필름에 정하여진 표현력을 나타내는 것으로서 촬영조건(또는 노광량)과 필름농도의 관계를 이해하는데 반드시 필요하다. 특성곡선으로 필름대조도(film contrast), 필름감도(film speed), 관용도(latitude)에 관한 정보를 얻을 수 있고 사용 film, 증감지에 따른 노출 조건을 보정한다.

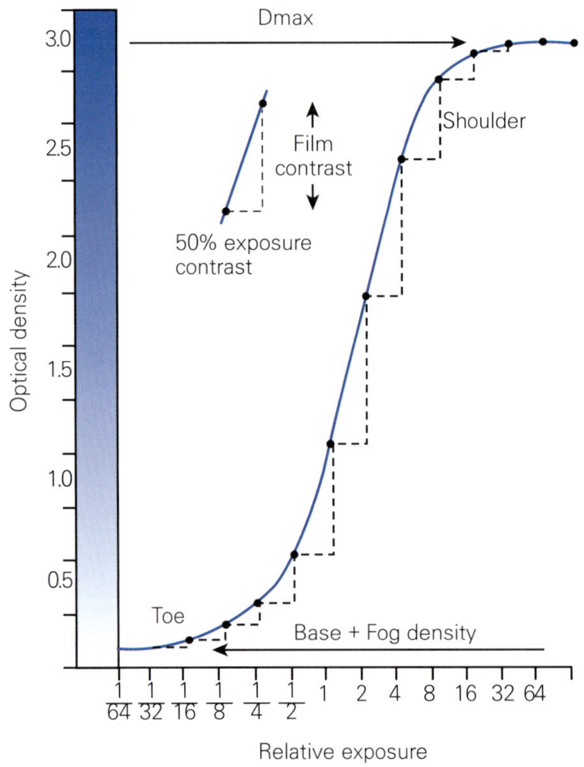

그림 6-14 X선 특성곡선

횡축은 노광량의 대수치, 종축은 영상의 농도로 넓은 폭의 노출량을 작은 수치로 표시가 가능하다. 일정한 비로 증가하는 노광량 변화를 절대값과 상관없이 횡축에 좁은 거리로 표시한다.

곡선에서, 왼편의 아래쪽 부위의 위로 향해 오목한 부분인 족부(toe)는 저농도 부분, 직선부 부분을 유효농도 부분, 위로 볼록한 견부(shoulder)는 고농도 부분으로 솔라리제이션부라고도 한다.

특성곡선에서 직선부가 이루는 각도를 tan값으로 나타내며, curve의 slope 또는 gradient는 숫자로 표시하며 film gamma라고 한다. 특성곡선을 이용하여 증감지, 현상액, 감도, 농도를 비교하며 곡선이 왼쪽에 위치할수록 감도가 높다. 진단 유효농도 범위는 0.25~2.0이다.

곡선 각 부분의 기울기를 계조도(gradient)라 한다. 필름은 X선이나 빛에 노광되지 않았더라도 기본적으로 필름 지지체 농도(base density)를 지니고 있으며 현상과정 중 약제에 의한 fog 농도를 포함하고 있는데 그 농도는 약 0.2 정도이다. 특성곡선의 모양은 film exposure가 변화할 때 film density가 얼마나 변화하는가를 말해준다(그림 6-14, 15).

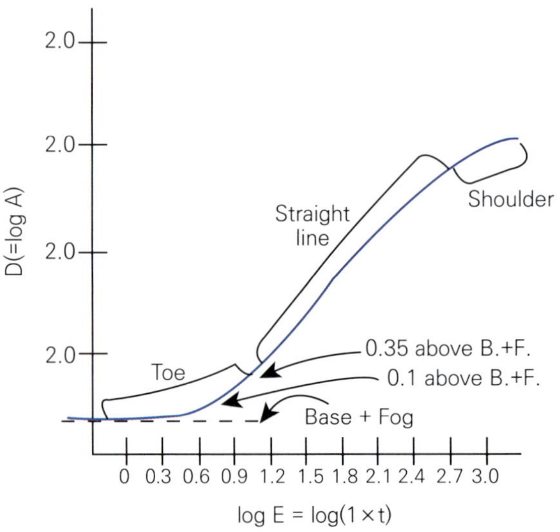

그림 6-15 X선 특성곡선

$$\text{gamma} = \log \frac{D_2 - D_1}{E_2 - E_1} \qquad (6\text{-}4)$$

γ(감마)는 직선부가 횡축과 이루는 각의 tan값으로 contrast를 의미하고, 농도 1.5와 2.0 범위인 직선부의 경사도 gamma값이 높을수록 경사도가 급하여 고대조도 필름이 된다.

(2) 평균계조도(average gradient)

평균계조대는 특성곡선에서 진단 유효 농도 범위가 포함되는 직선의 기울기의 값으로 농도 0.25~2.0 사이의 two point에서의 직선부의 경사도이다.

필름의 농도차는 사진대조도에 중요한 영향을 미친다. 같은 필름, 증감지를 사용하더라도 촬영조건에 따라 다르며 다른 필름을 사용해도 사진대조도가 달라진다. 평균 계조도가 높아지면 대조도가 높아진다.

(3) 관용도(latitude)

경사도가 급한 것을 고대조도(high contrast film), 경사도가 완만한것을 고관용도(wide latitude film)라 한다.

일반적으로 필름의 관용도는 필름 대조도와 반대이다. 현상시간, 온도가 증가하면 평균계조도가 증가하여 필름대조도가 증가하나 동시에 fog가 증가한다. 필름의 감도에 영향을 미쳐 같은 노출조건에서 농도가 증가한다. 현상상태를 일정하게 유지하는 것이 중요하다.

4) 대조도

대조도(contrast)는 농도비이며, 대조도의 영향인자는 X선의 선질, hard copy 특성, 현상조건, 결상계(증감지) 및 산란선이다(그림 6-16, 17).

대조도는 피사체 대조도(subject contrast)와 필름 대조도로 구분한다. 피사체 대조도는 피사체 한부분과 다른 부분을 투과한 X선 강도 차이로 눈으로 관찰 불가능 하나 필름 감광시 가능하다. 영향인자는 피사체의 밀도, 원자번호, 두께, 방사선 에너지, 조영제 사용 유무 및 산란선 등이다. 필름 대조도(film contrast)는 필름의 특성곡선, 필름의 농도차, 조영제 사용, 증감지 종류 및 필름의 현상과정 등이다(그림 6-18).

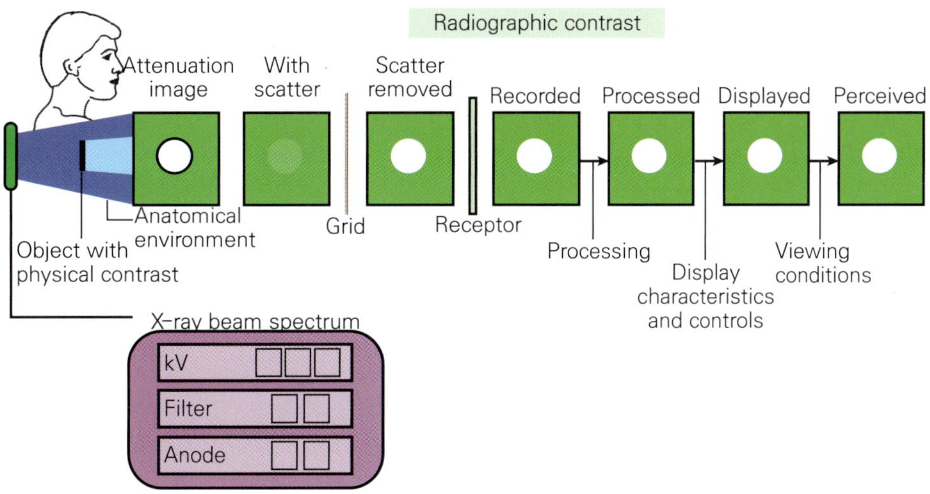

그림 6-16 대조도의 영상에 영향을 미치는 인자

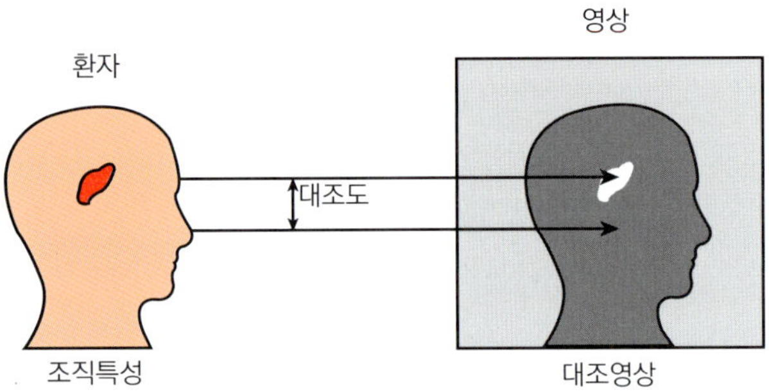

그림 6-17 **대조도의 영상**

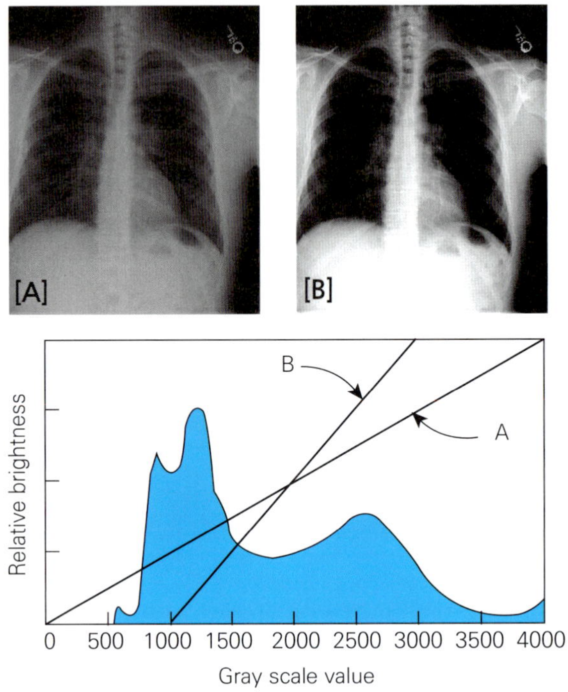

그림 6-18 **대조도 차이로 나타난 영상**

4. 필름대조도의 특성 (film contrast characteristics)

1) 서 론

대조도(contrast)는 필름에 기록된 영상 특성 중 가장 중요한 요소일 것이다. 대조도는 실제로는 상을 형성하는 필름 농도(회색도)의 다양성(차이)에 의한 것이다. 대조도가 없을 경우 상도 형성되지 않는다. 상의 대조도 총량은 특정 필름의 대조도 기록능력을 포함하는 다수의 요소들에 따라 달라진다.

필름은 일종의 대조도 변환기(converter)로 볼 수 있다. 그 기능 중 하나는 그림 6-19처럼 조사선량(노출량)의 차이 피사체 대조도(subject contrast)를 필름 대조도(농도차)로 변환시키는 것이다. 특정 조사선량 차이에 의한 필름 대조도(film contrast)의 총량은 매우 큰 폭으로 다양할 수 있다.

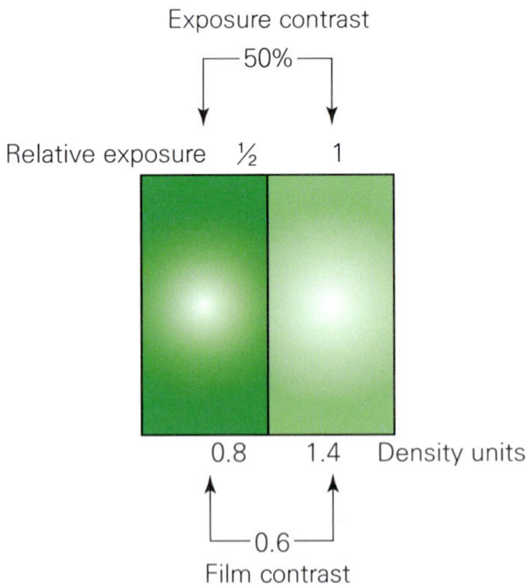

그림 6-19 **대조도 관계**

두 영역간의 노출 대조도(exposure contrast)는 그림 6-19처럼 퍼센트 차이로써 나타낼 수 있다. 두 영역간의 필름 대조도(film contrast)는 농도 값의 차이로써 나타내어진다. 노출 대조도(exposure contrast)를 필름 대조도로 변환시키는 필름의 능력은 대조도 팩터(contrast factor)라는 용어로써 표현할 수 있다. 대조도 팩터의 값은 50%의 노출 대조도가 일으킨 필름 대조도의 총량이다. 의료영상필름에 의해 생산된 대조도의 총량은 4개의 기본적인 요소들에 따라 달라진다.

① 유제의 타입(emulsion type)
② 노출(조사선)량
③ 필름 처리
④ fog

본 장에서는 필름의 기본적인 대조도 특성을 살펴보고 또한 이러한 특성들이 어떻게 위에 열거한 요소들의 영향을 받는지 그리고 대조도 특성은 또 어떻게 임상에서 적용되는지를 알아보기로 하자.

2) 대조도의 전송(contrast transfer)

대조도를 만들어내는 필름의 능력은 정해진 조사선량 차이를 받아들이는 양쪽의 농도차를 살펴봄으로써 결정할 수 있다. 그러나 대조도의 양은 조사선량에 따라 달라지므로 일정량의 조사량으로 그 대조도 특성들을 완전히 실증하기 위해 필름을 노출시켜야 한다.

이것을 하는 데 필요한 한 가지 방법이 그림 6-20에 있다. 이런 패턴의 노출은 감광계에서 만들어진다. 이 방식에서 기다란 필름을 여러 개의 부분으로 나누어 보았을 때 각 부분은 각각 다른 레벨의 방사선을 받아들이게 된다는 걸 알 수 있다. 그림 6-20에서 살펴보면 조사선량은 인접부분으로 갈 때마다 2배 또는 1/2배(50%)로 바뀐다. 대조도 특성을 살펴볼 때 필름에 대한 실제적인 조사량보다는 필름의 여러 영역간의 상대적인 조사선량에 더 관심을 기울여야 한다. 그림 6-20에서 각 부분에 대한 조사선량은 1이라는 상대적인 값으로 할당된 중앙부분과 비교하여 상대적인 값으로 주어짐을 볼 수 있다. 필름 대조도 특성에 대한 논의는 이러한 상대적인 조사선량을 이용한다.

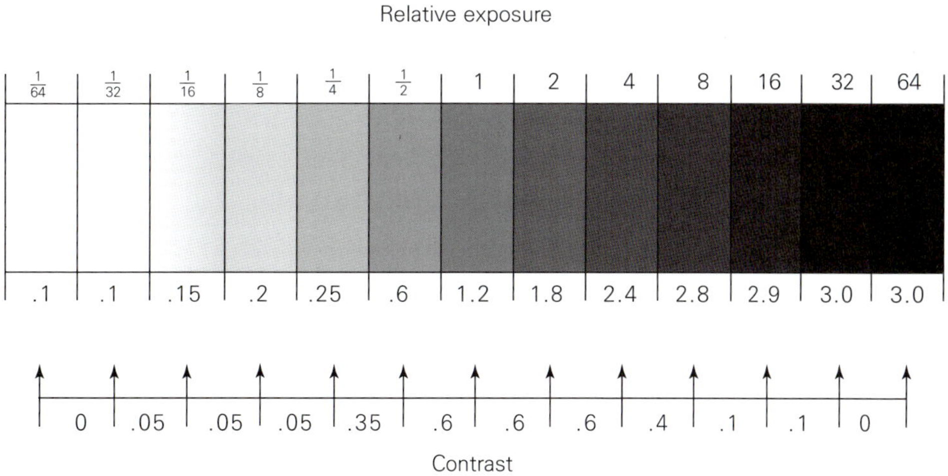

그림 6-20 X선 노출과 대조도

그림 6-20에 나와 있는 눈금사이의 간격은 2:1 비율을 나타낸다. 이것은 로그함수적인 성격을 나타낸다. 필름 처리 시, 각 부분은 그 아래 적힌 농도 값을 갖게 된다. 두개의 인접한 영역간의 대조도 총량은(어느 양쪽 영역을 막론하고) 그림에서 보인 농도 차에 해당한다. 이 설명에서 필름 대조도의 매우 중요한 특성들 중 하나를 살펴볼 수 있다. 대조도가 모든 노출범위에 걸쳐있는 한 쌍의 인접영역 간에 따라 달라짐(모두 같지 않음을)을 주목한다. 처음 두 영역 간에는 대조도가 없지만 대조도는 노출량에 따라 점차적으로 증가하다가 최대치에 도달하게 되고 다음에는 보다 노출량이 늘어나게 될 때 다시 감소하는 경향을 보이게 된다. 즉 특정타입의 필름은 노출량 전 범위에 걸쳐 동일한 양의 대조도를 나타내지 않는다. 이처럼 중요한 특성은 의료 영상을 기록할 필름을 사용할 때 반드시 고려해야 할 사항이다.

모든 필름들은 대조도를 나타낼 노출범위에 대한 한계를 가지고 있다. 필름의 각 부분들이 유용한 노출범위 이상 또는 이하의 노출량을 받아들이게 된다면 대조도는 격감되거나 사라질 것이다. 따라서 영상 대조도(image contrast)는 필름의 과다노출 또는 과소노출에 의해 줄어드는 것이다.

(1) 특성곡선(characteristic curve)

필름농도와 노출(조사선)간의 관계는 그림 6-21과 같은 형태의 그래프로서 자주 설명되곤 한다. 이 그래프는 그림 6-20에서 보인 값들에 대한 상대적인 노출량과 농도치간의 관계를 보여준다. 이런 종류의 그래프는 필름 특성곡선 또는 H-D(Hurter and Driffielder) 곡선이라고 알려져 있다. 곡선의 정확한 형태는 필름 유제와 필름 처리 상태의 특성에 따라 결정된다. 특성곡선의 주요 용도는 폭넓은 노출범위에 걸친 필름의 대조도 특성을 기술하는 것이다. 어떤 노출값에서도 필름의 대조도 특성은 곡선의 기울기로 나타내어진다. 어떤 특정한 점에서도 그 기울기는 어느 특

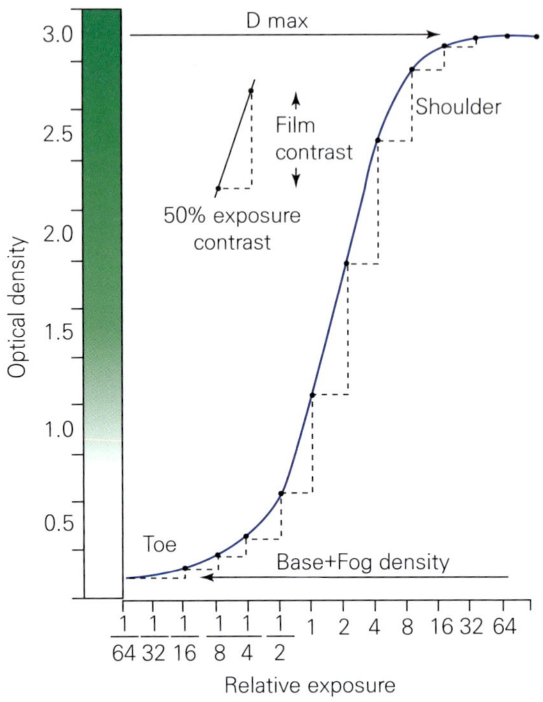

그림 6-21 필름농도와 노출(조사선)간의 관계

정한 노출량의 차이에 의해 만들어진 농도차(대조도)를 나타낸다. 상대적인 노출량의 눈금사이의 간격은 필름에서 실제로 나타나는 대조도의 양을 의미한다. 어느 점에서나 특성곡선의 기울기는 대조도 팩터로 표현할 수 있는데 그 이유는 대조도 팩터라는 것이 2:1의 노출 비율(50% 노출 대조도)에 의해 나타난 농도차(대조도)이기 때문이다. 상대적으로 낮은 노출량과 관계된 곡선부는 발가락(toe)이라는 재미있는 표현을 빌려 나타내었고 그것은 또한 상의 영역 중에서 농도가 낮은 부분을 가리킨다. 상이 노출되어 각 부분들이 족부 영역으로 떨어지게 되면 상으로의 대조도 전송은 거의 없거나 전무해진다. 그림 6-21에 보인 필름에서는 좌측 부분들이 특성곡선의 족부에 해당한다.

필름은 또한 다소 많은 조사선량을 받게되는 부분에는 대조도의 전송능력이 떨어진다. 이러한 상태는 노출량이 증가함에 따라 기울기가 감소하는 특성곡선의 상측부에 해당한다. 곡선의 이 부분은 전통적으로 어깨(shoulder)라고 부른다.

그림 6-21에서 우측의 어두운 부분들은 특성 곡선의 견부에 해당한다. 이 범위내에서 노출을 받는 상 영역의 두 가지 중요한 성질이 있는데 그것은 필름이 매우 어둡고(농도가 짙고) 대조도는 감소된다는 것이다. 여러가지 예를 통해서 보면 영상 대조도가 존재하기는 하나 통상적인 관찰 상자에서는 필름의 농도가 너무 진하기 때문에 관찰이 불가능하다. 아무리 밝은 "hotlight"를 필름에 들이쬔다 해도 대조도를 찾아볼 수 없을 것이다.

최대 레벨의 대조도는 족부와 견부 사이로 떨어지는 노출량의 범위 내에서 발생한다. 이 부분의 곡선 영역은 다소 직선적이며 족부 및 견부에 비해서 매우 경사가 급한 기울기를 나타낸다.

실제 사진을 찍을 때는 최대의 대조도를 얻도록 이 범위 내에서 필름을 노출시키는 것이 바람직하다. 족부의 최소농도치는 노출되지 않은 필름을 처리한 후 관찰되는 잔여 농도값이고 0.1~0.2 정도의 값을 갖는다. 이 농도값은 필름 지지체 물질의 고유농도값 및 필름 유제의 fog 레벨(낮은 레벨)에 의해 발생하는 것이다. 따라서 그것은 일반적으로 지지체 및 fog 농도(base plus fog density)라고 불린다. 견부의 최대 농도값은 필름 유제의 디자인과 처리상태에 따라 결정되며 Dmax라고 부른다.

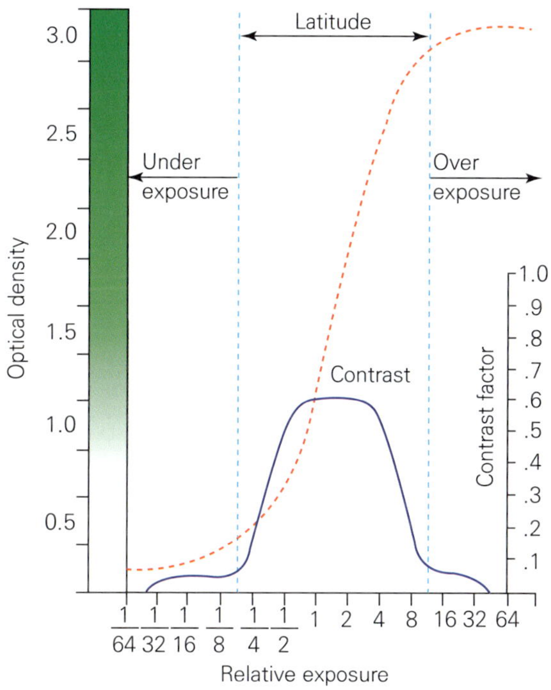

그림 6-22 **필름 대조도와 노출량의 관계**

(2) 대조도 곡선(contrast curve)

필름 대조도와 노출량의 관계는 그림 6-22에 나와있는 대조도 곡선을 사용하면 훨씬 쉽게 알 수 있다. 대조도 곡선은 특성곡선의 기울기에 상응한다. 그것은 노출 대조도(exposure contrast)를 필름 대조도로 이송하는 필름의 능력이 노출량에 따라 변하고 최대 대조도는 한정된 노출 범위에서만 나타남을 분명하게 보여주고 있다.

필름이 유용한 대조도를 발생시키는 노출범위는 관용도(latitude)로써 표현한다. 노출되지 않은 필름 부분은 영상 대조도를 거의 갖지 않는다. 관용도 범위 이상의 노출량은 대조도를 일정부분에 거의 나타내지 않으며 매우 어둡거나 짙은 상을 초래하게 된다.

필름의 대조도 전송 특성이 노출량에 따라 변하므로 특정 필름의 특성은 오직 특성곡선이나 대조도 곡선(contrast curve, 그림 6-22 참조)를 사용함으로써만 기술할 수 있다. 그러나 때로는 단일 변수만으로 필름의 일반적인 대조도 특성을 나타내는 것이 바람직할 때도 있다. 대조도 전송능력의 평균치를 나타내는 평균 계조도(average gradient)와 최대 대조도를 나타내는 감마(gamma)이다.

(3) 감마(gamma)

필름의 감마값은 그림 6-23에서와 같이 특성곡선의 최대 기울기에 해당한다. 관습적으로 감마값은 10:1의 노출비율과 관계된 농도차로써 표현한다. 필름의 감마값과 최대 대조도 팩터(factor) 사이의 관계식은 다음과 같다.

감마(gamma)
= 3.32×최대 대조도 팩터
(maximum contrast factor)

3.32라는 것은 2:1의 노출비율에 기초한 변화율(또는 기울기 slope)을 10:1 노출비율에 해당하는 그것으로 바꾸어주는 역할을 한다.

(4) 평균 계조도(average gradient)

평균 계조도는 그림 6-23에서 처럼 두개의 점(특정 농도값)에 대한 평균적인 기울기를 뜻한다. 의료 영상 필름에서 base plus fog density 이상인 0.25와 2.0의 농도값을 평균 계조도 결정에 사용한다.

감마값과 같은 평균 계조도는 10:1의 노출 비율에 기초한다. 따라서 평균 계조도과 평균 대조도 팩터간의 관계식은 다음과 같다.

평균 계조도(average gradient)
= 3.32× 평균 대조도 팩터
(average contrast factor) (6-5)

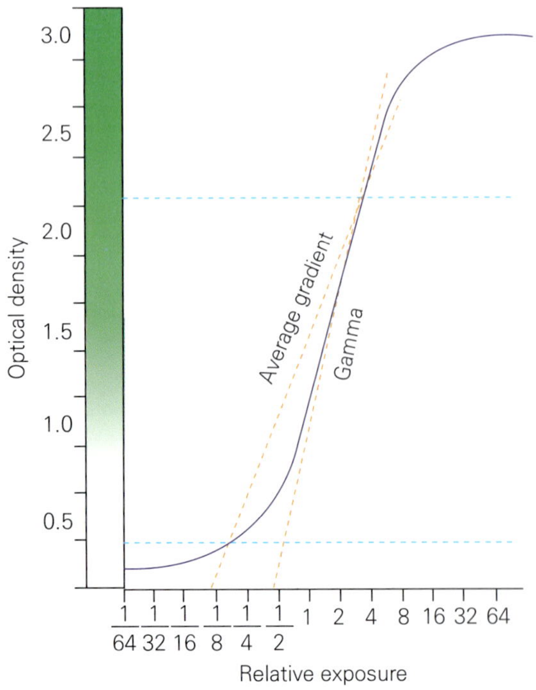

그림 6-23 감마와 평균 계조도

3) 필름의 관용도(film latitude)

그림 6-22에서 필름 대조도가 특정한 노출 범위에 제한되어 있음을 볼 수 있다. 유용한 대조도를 만들어 낼 수 있는 노출범위를 그 필름의 관용도라고 일컫는다. 특정 필름의 관용도는 유제의 조성과 필름 처리상태에 의해 결정되며 전자가 후자보다 더 큰 영향을 준다. 유용한 영상 대조도(useful image contrast)를 나타낼 수 있는 노출범위는 제한되어 있으며 이 필름의 관용도라는 것이 바로 그 제한된 범위를 나타내므로 그 의미가 상당하다고 하겠다.

필름에 대한 노출은 그림 6-22에서 보는바와 같이 세개의 일반적인 범위(영역) 중 하나의 범위(영역)에 존재한다. 두가지 조건에서는 필름 노출이 관용도를 벗어나게 한다. 과소노출이나 과다노출을 발생시키는 부정확한 장치세팅(setting)과 영상 내에서 노출값의 범위폭이 너무 커서 관용도를 벗어나게 하는 해부학적인 구조가 바로 그것이다.

(1) 노출 오류(exposure error)

모든 영상 과정에서 사용하고 있는 필름의 감도(속도)에 걸맞은 노출량을 설정하는 것이 필요하다. 이것이 항상 쉽지만은 않은 일이다. 노출 오류(세팅 에러, setting error)는 일반적으로 다른 영상과정보다 특히 방사선 사진에서는 매우 중요한 문제이다. 인체의 크기와 조성이라는 것은 매우 다양하므로 각 과정에서 요구되는 X선 조사선량을 예견한다는 것이 언제나 가능한 것은 아니다. 방사선 사진을 촬영할때면 언제라도 노출에러가 나기 때문에 많은 필름들을 소비해가며 반복촬영을 일삼게 되기 마련이다.

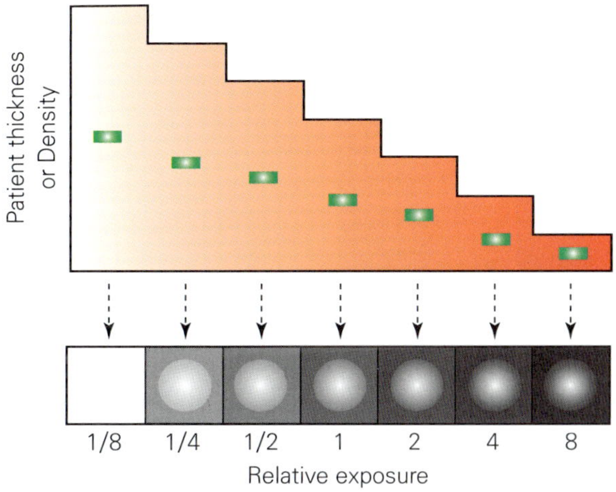

그림 6-24 피사체 대조도 범위

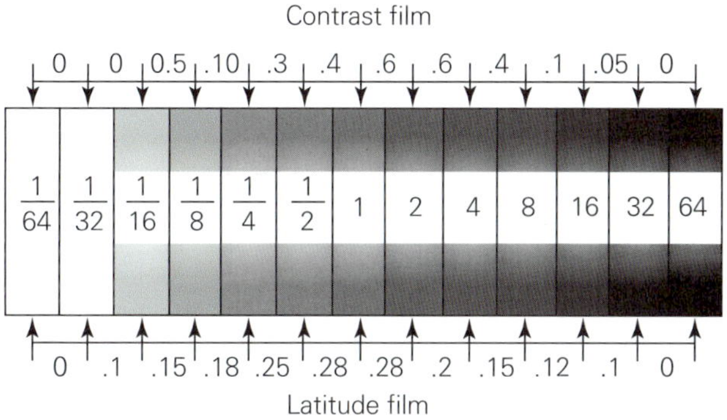

그림 6-25 방사선 사진 필름의 두 가지 일반적인 종류의 대조도 특성

(2) 피사체 대조도 범위 (subject contrast range)

X선 빔이 인체의 특정 부위를 통과하여 지나갈 때 그 부분의 투과도는 조직의 두께와 조성이 다양하기 때문에 매우 큰 폭의 다양성을 나타낸다. 이러한 조건하에서 필름 관용도를 벗어나는 피사체 노출범위(피사체 대조도 범위)가 생길 수 있다. 이것은 특별하게도 이전 장에서도 언급했듯이 높은 레벨의 면적 대조도(area contrast)를 나타낸다.

노출량이 필름 관용도를 벗어날 때 노출 부위 내의 상세한 부분들이 그림 6-24과 같이 필름에 기록되기는 하나 대조도는 감소된다. 매우 두껍거나 매우 얇은 부분에 있는 물체들은 필름 관용도를 벗어나는 곳에 있는 경우에 해당하므로 기록(필름에 나타남)되지 않음을 주목하라.

가슴 부분의 방사선 사진이 이런 문제를 나타낸다. 종격동(mediastinum) 부분은 상대적으로 적은 노출을 받지만 폐 부분은 훨씬 많은 노출을 받는다. 이 문제를 해결하려면 kVp, special filtration, bolus 또는 압축(compression) 등을 증가시켜서 피사체 대조도 범위를 감소시키거나 아니면 관용도의 폭이 큰 필름을 사용한다.

4) 필름의 종류(film types)

필름의 전체적인 대조도 특성(특성곡선의 형태와 관용도)은 유제(emulsion)의 조성에 의해서 결정된다. 방사선 사진 필름은 흔히 높은 대조도 또는 중간 대조도(high or medium) 필름 등으로 표시된다. 중간 대조도 필름은 관용도 필름(latitude film)이라고 부르는 경우가 잦다.

특별한 의료 영상 기기에 대한 필름을 선택할 때는 대조도 특성을 염두에 두어야 한다. 그림 6-25에서는 방사선 사진 필름의 두 가지 일반적인 종류의 대조도 특성을 비교해 놓았다. 대조도가 높은 필름은 더욱 높은 대조도를 나타낼 수 있다. 상대적인 조사선량인 1과 2값을 가진 부분사이에서 0.6의 대조도를 나타냄을 주목하자. 그러나 그 대조도는 상대적으로 작은 노출범위 또는 관용도에 제한된다. 중간 대조도 또는 관용도를 가진 필름은 대조도를 적게 나타내지만 훨씬 큰 범위의 노출값에 걸쳐 폭넓게 대조도를 나타낼 수 있다. 대응하는 특성곡선과 대조도 곡선을 그림 6-26과 6-27에 그려놓았다.

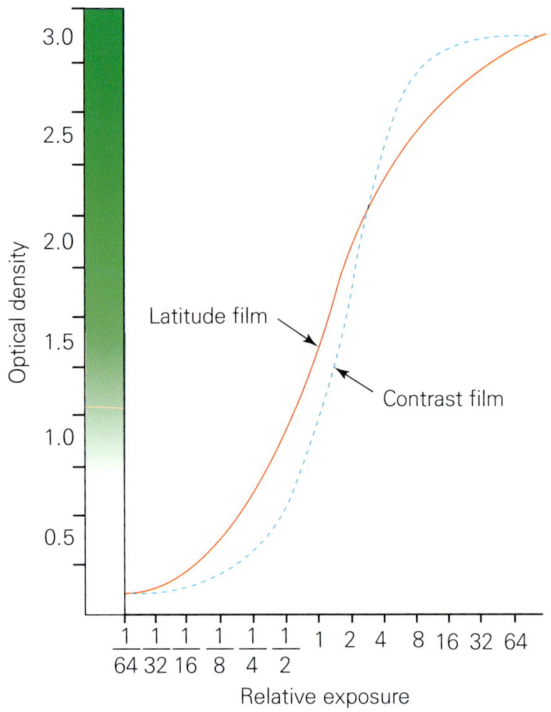

그림 6-26 대조도와 관용도

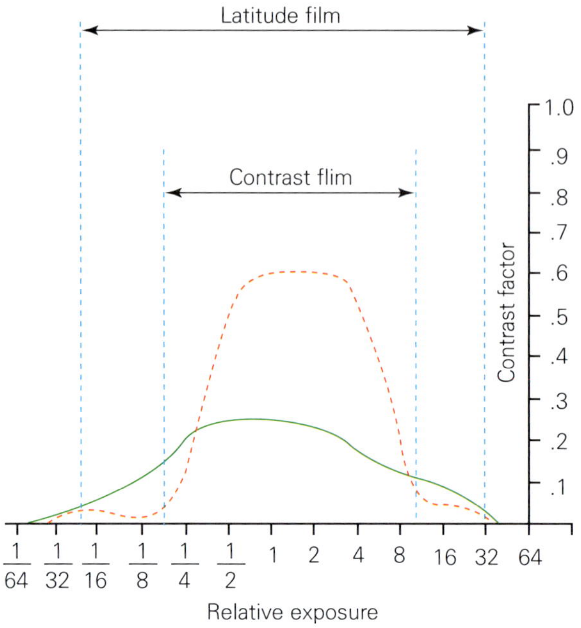

그림 6-27 대조도와 관용도

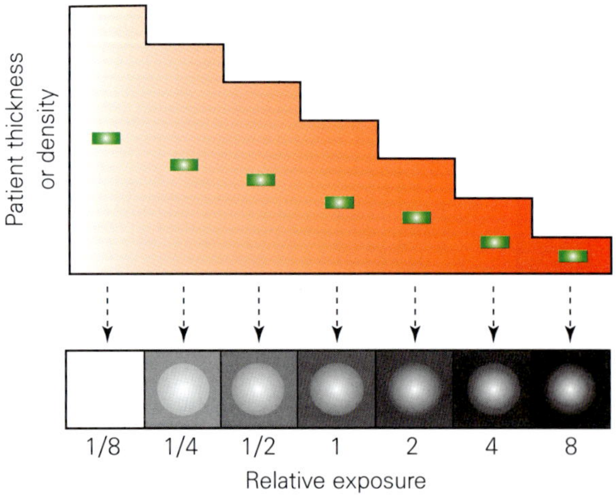

그림 6-28 두께에 따른 대조도

그림 6-28은 중간 대조도 또는 관용도를 가진 필름이 면적 대조도의 전체적인 감소의 영향을 받아 특정 부분 내에 있는 물체의 대조도를 실제적으로 어떻게 증가시켜 주는가를 보여준다.

5) 처리의 효과(effects of processing)

주어진 필름타입(film type)의 감도 및 대조도 특성은 모두 필름처리에 의한 영향을 받는다. 필름이 받아들인 필름처리정도(degree of processing)는 일반적으로 세 가지 요소들에 의존한다. ① 현상액의 화학적 활성, ② 현상액의 온도, ③ 현상액 주입 주기(period)는 대개의 경우에서 현상액을 교환해서 현상액의 활성을 유지하고 온도를 다양하게 하거나 때로는 현상시간을 조절해서 현상을 조절하는 것이 바람직하다.

화학활성, 시간주기 또는 온도 중 하나를 교환시킴으로써 현상도를 다양화시키는 것은 특성곡선에 변화를 주게 된다.

대부분 필름 타입의 최적 퍼포먼스(optimum performance)는 표준화된 현상 과정을 통해 얻어진다. 각 방향에서의 결손은 일반적으로 대조도의 소실을 가져온다. 비록 필름의 감도가 과현상에 의해 증가되는 경우가 보통이라 하지만 이것은 바람직하지 못한 fog의 증가가 수반되기 마련이다.

(1) 과처리(over processing)

현상이 증가하면 곡선은 왼쪽으로 이동하면서 족부(toe)가 상승하게 된다. 곡선이 왼쪽으로 이동한다는 것은 주어진 농도값이 보다 낮은 노출량에서 나온 것이므로 감도의 증가를 나타내는 것이다. 곡선의 족부(toe part)가 올라갈 때 곡선의 전체적인 기울기는 감소하게 되며 그것은 대조도의 감소를 초래한다. 족부의 농도값이 증가한 것은 fog level이 증가했음을 나타낸다. 이러한 fog 농도치는 예상되지 않았던 은 결정이 과도한 필름 처리에 의해서 더욱 많이 현상되기 때문에 일어난다.

(2) 미달처리(under processing)

필름처리가 부족하게 되면 곡선은 오른쪽으로 이동하며 이것은 감도의 감소를 나타낸다. 견부(shoulder part)가 떨어지기 시작하며 곡선의 기울기는 감소한다. 이것은 대조도와 농도의 감소를 가져온다.

6) 필름포그(film fog)

이미지 형성에 관여하는 조사선량의 일부로서 나타나지 않은 필름 농도를 일반적으로 fog라고 부른다. 필름 fog에는 몇 가지 잠재적인 원인들이 있다.

(1) Inherent fog

모든 필름은 방사선 노출을 전혀 받지 않는다 해도 약간의 농도를 나타낸다. 이 농도는 필름의 지지체와 노출되지 않은 유제(emulsion)로부터 오며 노출되지 않은 필름이 처리되었을 경우에 관찰되는 농도값이다. 이것은 특히 base plus fog density라고 불리며 일반적으로 방사선사진 필름에 대해서는 0.15~0.2 범위에 있다.

(2) Chemical fog

현상 처리중에 생기는 fog를 말한다. 현상중에 공기에 지나치게 노출되어 생기는 공기 fog, 현상주약산화물에 의한 fog, 현상온도가 지나치게 높거나 현상시간이 초과될 때 생기는 fog이다.

(3) Heat and age fog

Fog는 시간이 흐를수록 처리되지 않은 필름에서 점차적으로 늘어난다. 따라서 필름을 장시간동안 방치해 두어선 안된다. 필름 상자마다 만료기간이 적혀 있다. 적당한 상태로 저장을 했을 때 필름은 만료기간전에 그다지 많은 fog를 만들지 않을 것이다. 필름을 의료시설에서 저장하려면 재고중(필름)은 first-in, first-out에 따라서 순환시킨다.

시간에 따른 필름 fog의 증가는 열이 가해질 때 가속화된다. 따라서 필름을 고온 장소에 두지 않도록 한다. 필름을 냉장실 등에 보관하여 두면 수명이 연장된다.

(4) 방사선 노출(radiation exposure)

필름이 갑작스러운 X선 및 방사선이나 빛에 의해 노출을 받아 fog를 나타내는 일은 흔하지 않다. 빛 노출 fogging은 암실에서 빛이 새어나갈 때, 정확하지 않은 안전광을 사용할 때 그리고 모서리부분에 빛을 차단하는 봉합선이 부실한 카세트를 사용했을 때 일어날 수 있다. 암실과 필름 저장고는 근처의 X선원으로부터 잘 보호되어야 한다.

5. 산란선과 격자

1) 산란선(scatter radiation)

일차 X선이 환자를 투과 또는 흡수한 후 필름에 작용하여 X선 영상을 형성한다. 산란선은 영상의 질을 떨어뜨리고 유용한 정보를 제공하지 못하며, 환자를 통과하여 나오는 광자다. 복부 촬영시 1% 미만의 광자가 필름에 도달하며 나머지는 대부분 compton 산란에 의해 감약된다. 감약된 광자의 대부분은 필름에 도달하지 않지만 일부가 도달하여 필름을 검게 만든다.

산란선은 필름 포그를 형성하는 모든 원하지 않는 X선이며 이차방사선이라고도 한다. 대부분의 이차방사선은 compton 산란에 의해 생성된다. 일반적으로 원하지 않는 모든 방사선을 산란선이라고 한다(그림 6-29, 30).

요 약

일차방사선(primary radiation)

감약의 정보를 갖고 영상을 형성하는 방사선

이차방사선(secondary radiation)

광자와 전자를 포함하여 필름 포그를 형성하는 모든 원하지 않는 방사선
전자(photoelectron 또는 recoil electron)는 에너지가 작아 필름에 도달하지 못하므로 중요한 이차방사선은 compton 산란에 의해 생성된다.

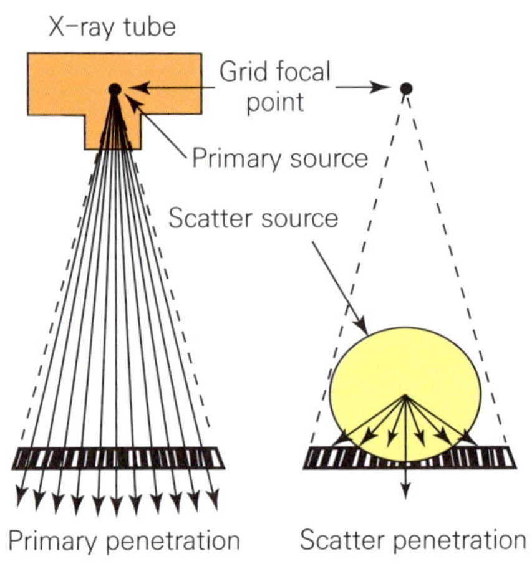

그림 6-29 산란선

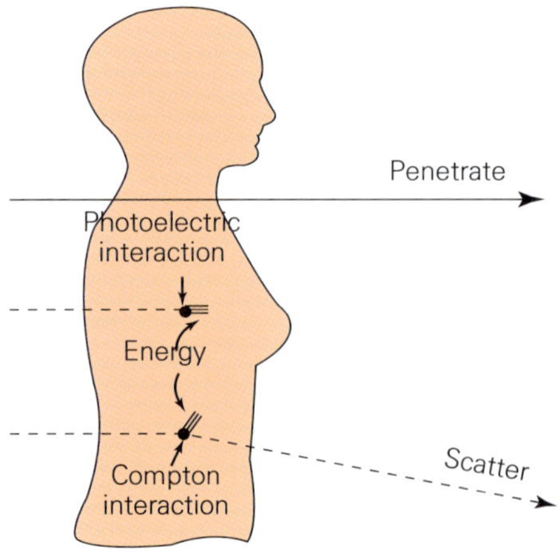

그림 6-30 투과 및 산란선

(1) 산란선의 영향 인자 (factors affecting scatter radiation)

관전압(kVp), 환자 두께, 조사야(field size)는 산란선의 양을 결정한다. 높은 kVp 촬영, 넓은 조사야, 두꺼운 부위를 촬영할 때 산란선이 최대가 된다. 조사야는 산란선을 발생시키는데 가장 중요한 요소이다. X선 조사야가 커지면 처음에는 산란선의 양이 급격히 증가하다가 점점 줄어들며 결국 고원부(plateau) 또는 포화(saturation)가 된다. 조사야와 피사체 두께가 증가하면 산란선이 증가한다.

저에너지 범위(20, 30 keV)에서 대부분은 광전효과이므로 산란선은 거의 생기지 않는다. 방사선 에너지가 증가하면 Compton 반응이 증가하고 따라서 산란선도 증가하는데 Compton 반응이 주된 작용이 되면 산란선은 조사야나 두께와 마찬가지로 고원부가 된다(그림 6-31).

산란선의 발생 자체를 조절할 수 있는 방법은 거의 없으므로 산란선 발생 이후 필름에 감광되지 않게 하는 방법을 강구해야 한다. 그 중 가장 중요한 것이 격자 이다. 높은 kVp 촬영, 넓은 조사야, 두꺼운 부위를 촬영할 때 산란선이 최대가 된다(그림 6-32, 33).

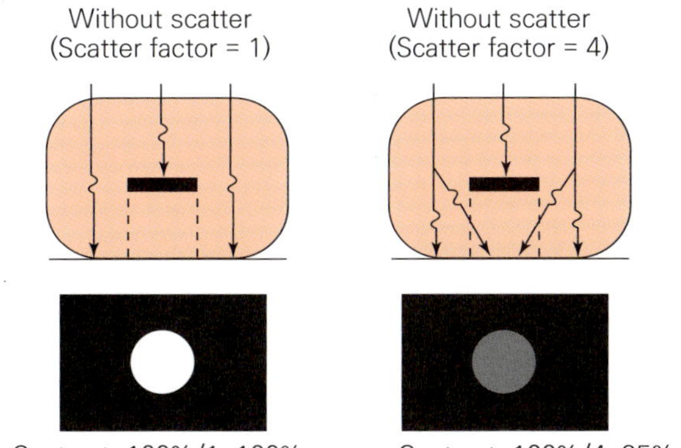

그림 6-31 산란선 감소에 의한 대조도 영향

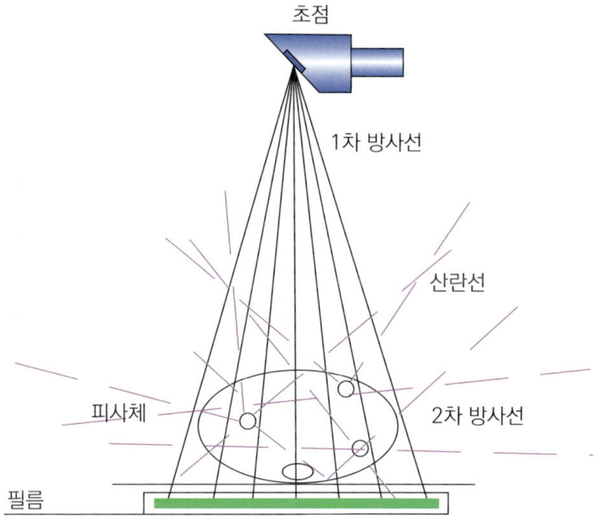

그림 6-32 산란선과 이차 방사선

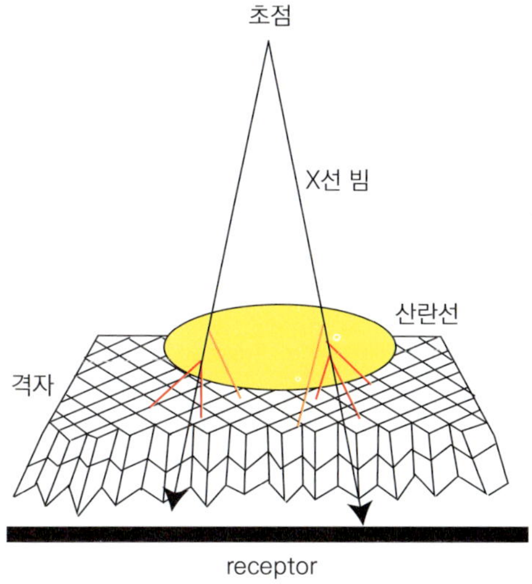

그림 6-33 산란선

2) 격자(grid)

격자는 환자와 필름 카세트 사이에 위치시켜 필름 카세트에 도달하는 산란선의 양을 제거시키는 역할을 하는 기구이다. 인체에서 나오는 산란선을 제거하여 산란선에 의한 화질저하를 막기 위해 사용된다. 촬영부위가 얇은 부위는 산란선 발생이 적기 때문에 grid를 사용하지 않으나 두꺼운 부위는 grid를 꼭 사용해야 한다.

격자는 1913년 Gustave Bucky에 의하여 산란선 제거 목적으로 발명되었으며, 산란선 제거를 위해 쓰여지는 가장 효과적인 장치이다. 규격은 특히 환자 몸 안에서 발생하는 산란 X선의 입사를 감소시켜 X선 패턴의 대조도를 높일 목적으로 진단용 X선 영상 장치의 필름 앞에 놓고 사용하는 산란선 제거 그리드의 특성을 정의, 결정, 표시하는데 적용한다(그림 6-34, 35).

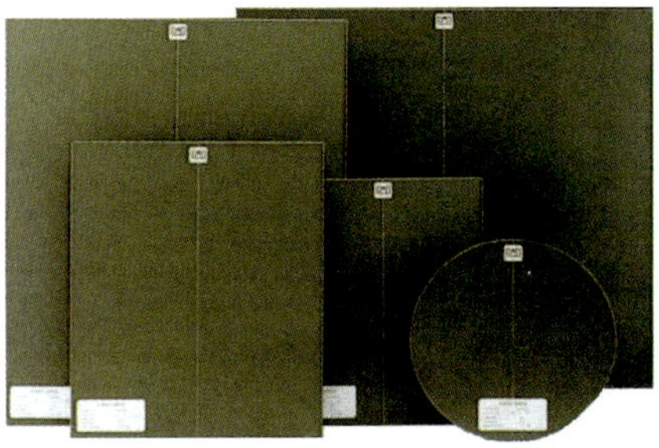

그림 6-34 **격자의 종류**

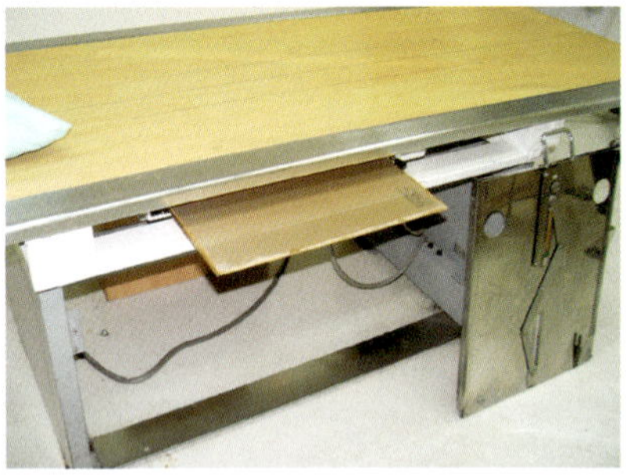

그림 6-35 **환자테이블과 격자**

요 약

격 자

- X선이 환자를 투과한 후 필름으로 입사하여 발생하는 산란선을 제거하는 기구
- Image contrast 저하 방지
- 환자와 film 사이에 삽입하는 기구
- 가는 납줄(연박판)을 일정한 간격으로 배열한 것
- X선 초점에서 발생하는 각 이외의 방향각을 지닌 X선(산란선)을 흡수하여 차단

(1) 구 조

X선 흡수가 큰 연박과 X선 흡수가 작은 Al, 베이크라이트, 나무 같은 중간물질을 배열하고 그 표면에는 흡수가 작은 얇은 판으로 보호한 구조이다. 연박의 배열에 따라 평행 grid, 집속 grid, cross grid가 있다. 격자는 매우 얇은 납박막(lead thin plate)을 사용하는데, 납박막(lead thin plate)은 X선 흡수가 가장 잘되는 물질이기 때문이다.

격자는 X선 흡수률이 가장 높은 매우 얇은 납박막과 납박막간 사이의 중간 물질로 X선 흡수률이 낮은 물질을 이용하며 선형, 평행한 구조의 형태로 이루어져 있다. 과거에는 중간 물질을 종이나 알루미늄을 사용했었으나, 현재는 중간물질로 탄소섬유를 주로 사용한다.

(2) 격자의 특성

격자 비(grid ratio)는 연박과 연박 사이의 거리(중간 물질의 두께)와 연박의 높이의 비율로 정의된다. 격자 비(grid ratio)를 높이면, 산란선 감소에 효과적이며, 일반적으로 격자 비는 5~15 : 1 범위 안에서 격자가 제조되고 있다. 또한 사용하는 전압(kVp)이 높은 경우 높은 ratio의 그리드를 사용하고, 낮은 전압을 사용하는 경우 낮은 ratio의 그리드를 사용한다.

피사체에 따라 X선 투과량이 변화되며 관전압은 산란선 발생의 중요 요소이다.

(3) 격자의 종류

격자는 고정형 그리드(stationary)와 이동형 그리드(moving grid)로 대별된다. 이동형 그리드(moving grid)는 X선을 촬영하는 동안 납(lead foil)의 영향으로 나타나는 길고 가느다란 그림자를 영상에서 나타나지 않게 할수 있다. 이동형 격자(moving grid)는 1920년 Hollis Potter에 의하여 발명되었으며, 일명 Potter-Bucky라고 불린다.

격자는 형태에 따라서 초점 그리드(focus grid), 평행 그리드(parallel pattern grid), 교차 그리드(crossed grid)로 구분된다. 평행 그리드(parallel pattern grid)는 그리드 연박(lead foil)이 서로 평행하게 배열되어 무한대 거리에서 초점이 평행인 그리드이다. 이런 격자의 사용은 매우 드물게 사용되고 있으며, 매우 큰 초점거리(focal distances)일 경우 사용한다. 초점 그리드(focused grid)는 그리드 연박(lead foil)이 특정 거리에 초점이 맞추어져, 특정한 거리에서 사용될 수 있다.

① 초점형 격자(focused grid)

초점 격자는 격자를 구성하는 길고 가느다란 X선 흡수물질(납으로 만들어짐)을 섬세한 각도로 부채살 같이 배열된다. 따라서 격자는 명시된 초점거리(특정한 거리로 실제로 폭이 좁은 거리 간격)에서 사용할 수 있다.

연박판은 경사지게 배열하며 이 경사정도를 가상적으로 연장시키면 한곳으로 모이게 되는데 이것을 격자 초점거리라 하며, 초점거리는 촬영시 1차 X선 손실이 가장 적은 거리이다.

격자비에 따라 경사 거리를 달리한다(그림 6-36).

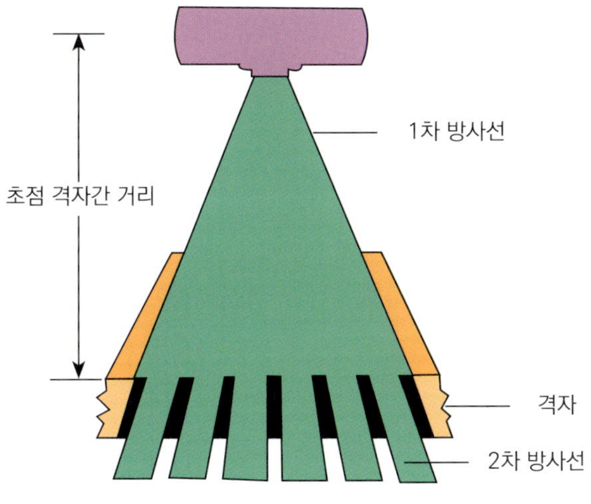

그림 6-36 **초점 격자**

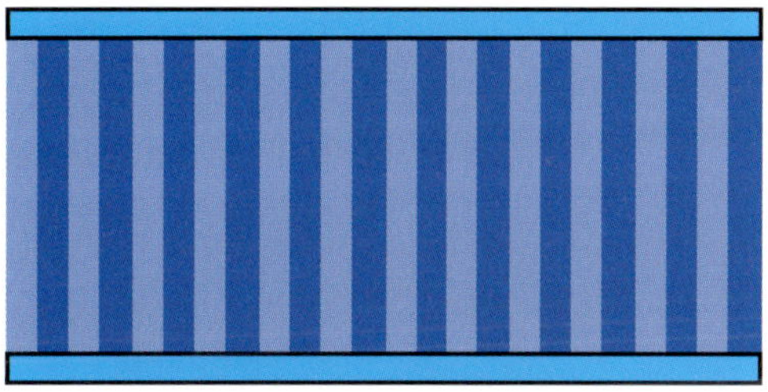

그림 6-37 **선형 격자**

② 선형 격자

연박판의 방향은 세로방향으로 평행되게 배열된 격자로 초기 형태이다(그림 6-37).

요 약

- 격자의 성능평가 방법
- 주선속 투과율을 측정하는 방법
- 격자계수를 측정하는 방법
- 대조도 향상계수를 측정하는 방법
- 임상현장 에서 격자의 실질적인 평가방법
- 격자선 배열 검사에 의해서 사용가능여부 판단

③ 십자 격자(crossed grid)

Grid ratio of crossed grids = sum of the ratios of the two linear grids(5 : 1 linear grids로 만든 crossed grid의 grid ratio는 10 : 1로 10 : 1의 function을 나타냄) 십자 격자는 사방향 촬영에는 사용 못한다.

④ 격자 이동에 의한 분류

격자 이동에 따라 분류하면 이동 격자(moving grid)와 고정 격자로 나뉜다. 이동 격자는 X선 촬영하기 바로 전에 한쪽 또는 왕복운동이 되는 격자로 연박(lead foil)에 의하여 형성되는 그림자를 줄이거나 없애기 위할 목적으로 사용한다.

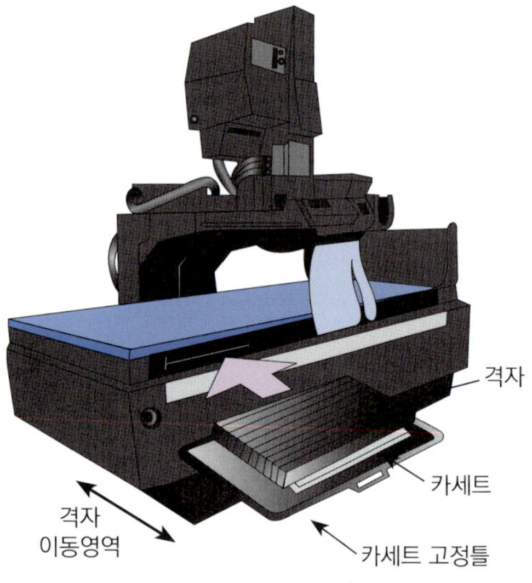

그림 6-38 이동 격자

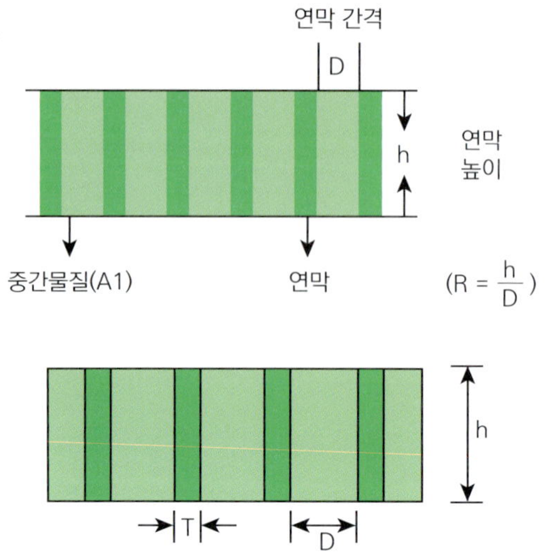

그림 6-39 격자의 구조와 격자비

이동 격자는 Hollis E. Potter에 의하여 1920년에 발명되었으며, Potter bucky라고 불린다(그림 6-38).

(4) 물리적 요소

① 격자비(grid ratio)

격자의 두께(연박판의 높이)에 대한 연박판간 거리(중간물질의 두께)비이다(그림 6-39).

$$\text{grid ratio} = \frac{\text{연박의 높이}}{\text{연박의 간격}} \qquad (6\text{-}6)$$

요 약

- 격자 비가 커지면 산란선 제거율이 커지는 반면 1차 X선 흡수가 많아져 촬영조건이 증가한다.
- 격자비가 높으면 환자의 방사선 선량이 증가한다.

② 격자 밀도(grid density)

격자의 단위 길이당 함유하고 있는 연박판의 수이며, 그리드의 중심부에서 1 cm당 연박의 수를 말한다. 격자 밀도가 높을수록 격자선(grid line)의 수가 많아져 동일 농도를 얻기 위해서 선량 증가가 필요하다.

$$\text{grid density(n)} = \frac{1}{\text{연박의 간격} + \text{연박의 두께}} \qquad (6\text{-}7)$$

$$\text{격자밀도} = \frac{1}{T+D} \qquad (6\text{-}8)$$

T : 격자의 두께

D : 연박판의 두께

③ 격자계수(B)

Bucky 계수는 grid에 입사한 선량과 grid를 투과한 선량의 비를 말한다. Bucky factor(grid factor)가 크면 노출조건이 증가하고 환자의 피폭도 증가한다.

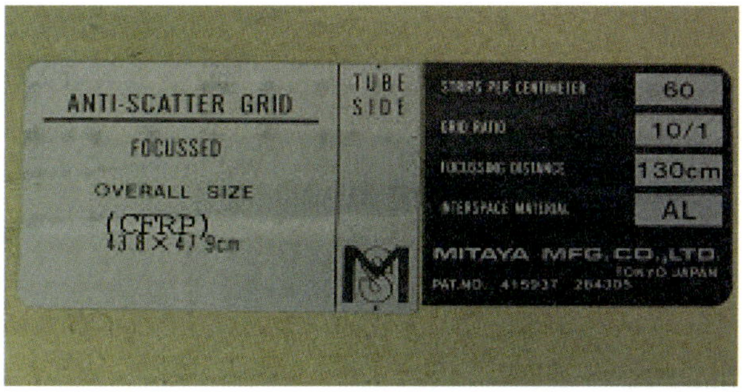

그림 6-40 초점 그리드의 내용

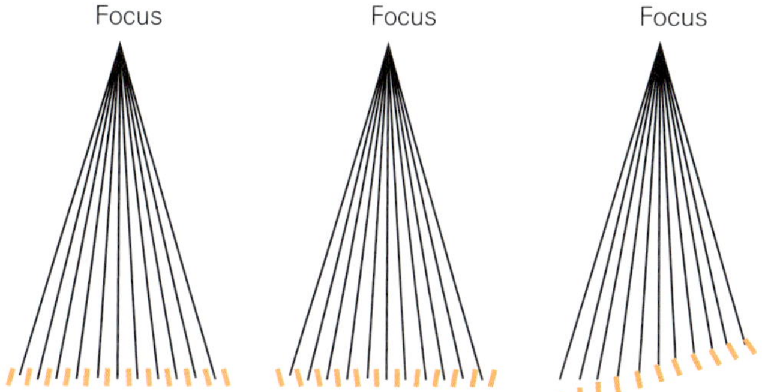

그림 6-41 Grid cut off의 예

$$\text{Bucky factor} = \frac{\text{incident total radiation dose}}{\text{transmitted total radiation dose}} > 1 \quad (6\text{-}9)$$

$$B = \frac{\text{입사 X선의 강도}}{\text{투과한 X선의 강도}} \quad (6\text{-}10)$$

격자 사용시 노출조건을 정할때 이용한다(그림 6-40).

④ 대조도 상승계수(K)

격자를 사용했을 때 대조도 상승정도를 격자성능평가에 이용한다. 납함유량이 높을 수록 대조도 상승계수는 높다.

$$K = \frac{\text{격자사용시 대조도}}{\text{격자불사용시 대조도}} \quad (6\text{-}11)$$

초점중심과 grid 중심이 어긋남에 의한 1차 X선 손실율(L)

$$L = \text{격자비}(r) \times \text{옆방향의 어긋남의 길이}(b) \times \text{초점과 격자간의 거리}(f_0) \quad (6\text{-}12)$$

(4) 그리드 아티팩트

① Cut off 현상

Cut off 현상은 집속형 격자의 상-하가 바뀌었거나 초점-격자간 거리가 부적당하였을 때 발생한다. 연박판에 의해 1차선이 필름에 도달되지 못하고 흡수되어 노출부족 현상으로 발생한다.

집속격자의 전·후면을 바꾸어서 사용할 경우, 격자를 측방으로 중심 이동하여 사용할 경우, 격자 초점거리를 벗어나 사용할 경우 또는 상기의 현상이 복합적으로 일어나는 경우에 필름 농도가 전체적으로 저하되는 현상이 일어난다.

Cut off 현상은 환자의 피폭선량이 증가되는 원인이 된다. 그리드의 위치나 방향이 잘못됐을 때의 사례를 그림 6-41에 나타내었다.

6. X선의 여과작용 및 선속조절기

1) X선의 여과작용

X선 여과는 영상형성에 유용한 광자를 이용해 환자의 피폭량을 낮추며 영상의 대조도를 높이는 역할을 한다. 진단용 X선은 복합파장방사선으로

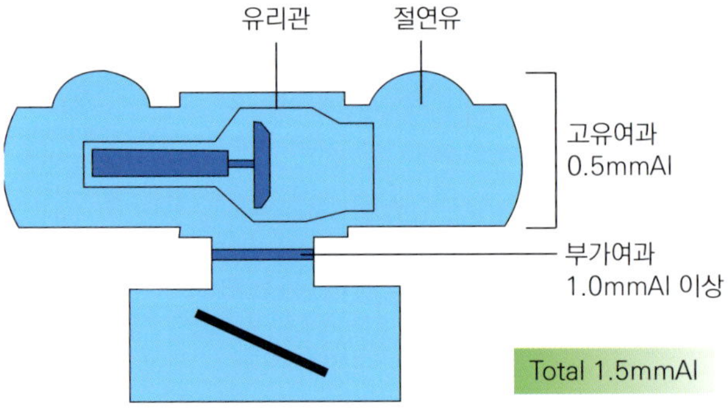

그림 6-42 여과의 구성

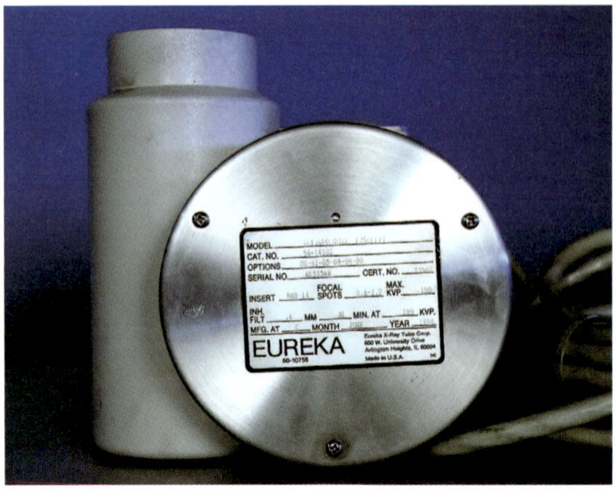

그림 6-43 고유여과 1.1 mm 알루미늄

평균에너지는 최대에너지의 1/2~1/3 정도로 대부분 저에너지 영역에 속한다. X선이 환자를 통과하면 저에너지 광자는 조직의 처음 몇 cm 부위에서 흡수되고(피폭량이 가장 많음) 고에너지 부분만 통과하여 영상을 형성한다.

진단방사선에서 여과의 주목적은 환자의 피폭선량을 줄이는 것으로 환자와 X선관 사이에 여과물질(금속판)을 삽입하여 저에너지 X선을 흡수시켜 피폭량을 낮추게 한다.

여과판은 흡수단을 이용하여 X선을 단색화(monochromatic)하기 위하여 이용하는 금속판이다(그림 6-42).

요 약

여과의 종류

- 고유여과(inherent filtration) : X선관과 관용기에서의 여과
- 부가여과(added filtration) : X선의 경로에 금속판을 위치시킨 여과
- 환자 자체

(1) 고유여과(inherent filtration)

X선관 자체의 X선 흡수에 의한 여과로 Al 당량으로 표시한다. Al 당량은 어떤 물질의 두께와 감약 정도가 같은 Al 두께이다. 고유여과는 방사선이 X선관과 관용기를 통과할 때 흡수된다. 고유여과는 음극와 양극을 둘러싸는 유리관(glass envelope : 가장 중요한 역할), 절연유(insulating oil), 관용기의 창(window in tube housing) 등이다.

Aluminum 당량(equivalent)으로 표시하는 것은 특정물질의 두께와 같은 정도로 감약을 일으키는 알루미늄의 두께를 나타내며 보통 0.5~1.0 mm aluminum equivalent 정도이다(그림 6-43).

(2) 부가여과(added filtration)

X선속 내에 금속여과판을 삽입하여 저 에너지 광자를 흡수시킨다. X선의 경로에 흡수체를 삽입한다. 이상적인 여과물질은 모든 저에너지 광자를 흡수하고 모든 고에너지 광자를 투과(실제로 없음)시키는 물질로서 저에너지 광자와 광전반응을 일으켜 저에너지 X선을 흡수하는 물질이다(그림 6-44).

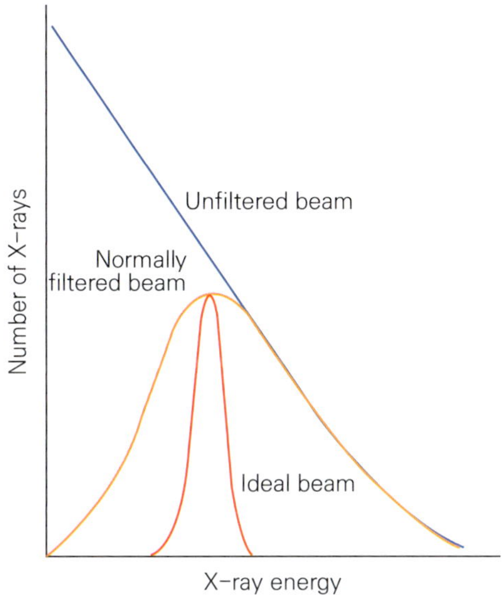

그림 6-44 이상적인 X선 에너지

진단방사선 영역에서 알루미늄과 구리가 부가 여과판으로 사용된다. 알루미늄(원자번호 13)은 저에너지 X선에 대한 우수한 여과물질로 단일여과판으로 많이 사용된다.

2) 선속조절기(beam-restricting devices)

X선속 조절기의 사용 목적은 선속의 모양과 크기를 조절하는데 있다. 반음영을 감소하고 산란선을 감소시켜 영상의 질을 증가시킨다(6-45).

(1) 격막형 선속 조절기 (aperture diaphragm)

가장 간단하고, 연판 중앙에 aperture diaphragm으로 선속의 모양, 크기 및 반음영을 조절한다. 격막형 조절기는 원형 또는 사각형으로 되어있고 반음영이 크다. 반음영을 줄이기 위해선 초점과 격막거리를 멀리한다.

(2) 원추형(cone) 및 원통형(cylinder) 조절기

Cone : 방사각보다 항상크다. 반음영 크다.
Cylinder:방사각보다 항상 작다. 반음영이 작다.

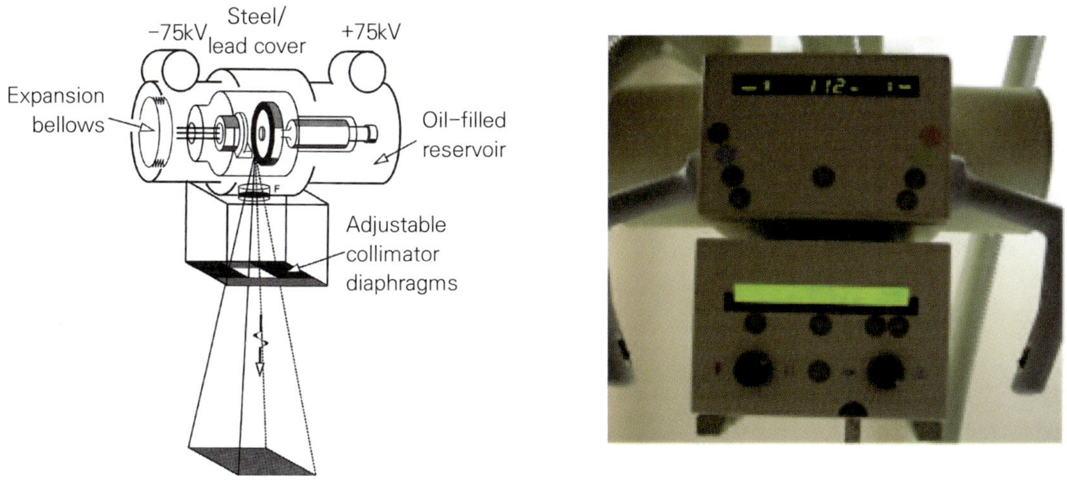

그림 6-45 선속조절기

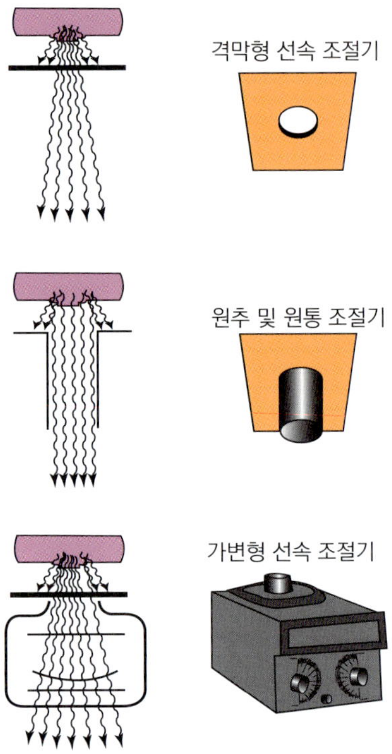

그림 6-46 **선속 조절기 종류**

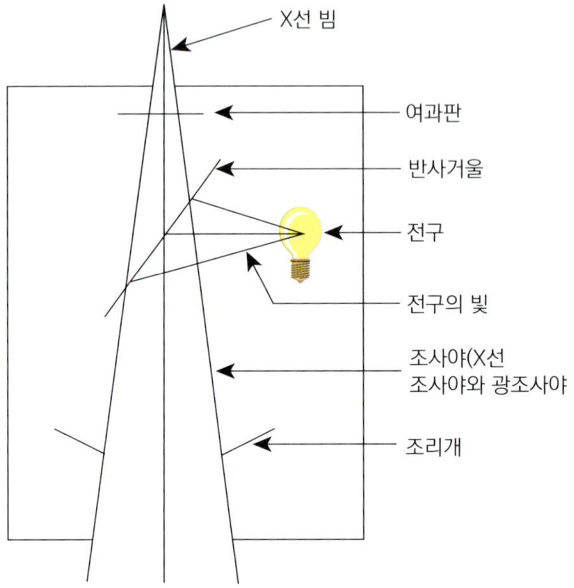

그림 6-47 **가변형 선속 조절기의 구조**

(3) 가변형 선속 조절기 (variable aperture collimator)

구성은 상단 조리개에서 발생한 반음영을 하단 조리개에서 제거하고, 4개 이상의 조리개로 구성된다. 정사각형 또는 직사각형으로 되어있으며 반사거울을 설치하여 선속의 중앙과 가시광을 일치시킨다. 두세트의 상하단 조리개를 가지고 있어 같이 움직이며 하단의 조리개는 penumbra를 없애주는 역할을 한다.

Collimator는 매일, 매회 X선 조사야의 크기와 모양을 변경하여 사용하므로 반사거울의 위치가 변경될 경우가 있으므로 주기적으로 광조사야와 X선 조사야를 일치시키고 검사를 해야한다(그림 6-46, 47).

요 약

선속 조절기

- 불필요한 부위의 X선 피폭방지(피폭부위의 제한)로 피폭선량의 감소
- 산란선을 억제하고 영상의 질 향상
- 조사야가 좁아지면 산란선 감소
- 필름의 총 농도가 낮아짐
- 필름농도를 일정하게 유지위해 노출조건 증가
- 환자 선량을 감소하고 대조도 해상도를 증가

Collimator의 장점

- 사각형 X선 조사야로 가변성이 높다.
- X선속의 크기와 모양을 자유롭게 조절할 수 있다.
- 조사야는 collimator 내에 전등을 장착하여 조사야의 크기와 모양을 확인할 수 있다.

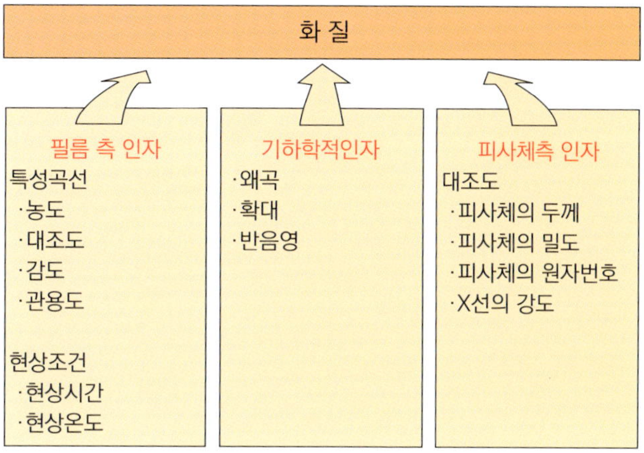

그림 6-48 영상의 질 관련 인자

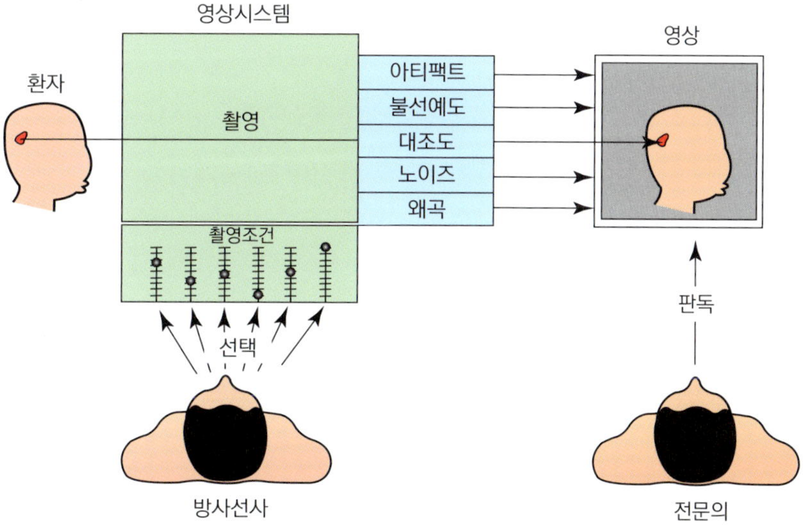

그림 6-49 의료영상 처리 과정에서 판독에 영향을 주는 인자

7. 화질 결정인자

1) 영상의 질(image quality)

영상의 질이란 식별대상의 모든 미세한 부분을 필름에 그대로 재현 시킬 수 있는 능력을 말하며, 화질의 결정인자는 해상력(resolution), 선예도(sharpness) 및 입상성(mottle)이다(그림 6-48, 49).

> **요 약**
>
> **영상의 질**
>
> 해상력(resolution), 선예도(sharpness), 입상성(mottle)

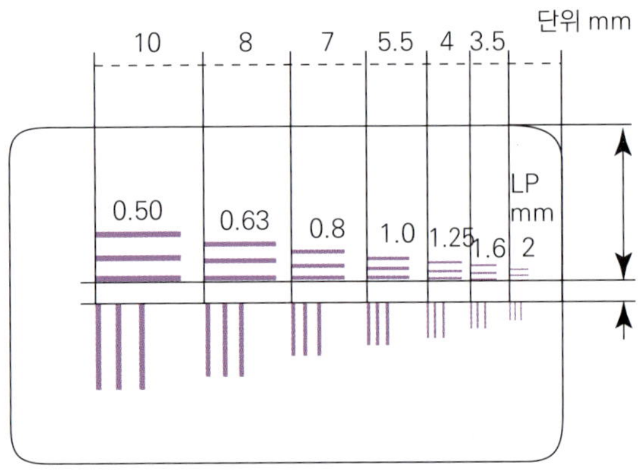

그림 6-50 해상력 챠트

(1) 해상력(resolution)

해상력은 영상이 어느 정도 세밀하게 재현되는지를 나타내는 정도를 말한다. 해상력은 수직 해상력과 수평 해상력으로 나누어 표시한다. 필름에서 사물을 구분할 수 있는 능력을 해상력으로 정의하며 공간분해능은 영상의 작은 사물을 대조도로 구분하는 것이다. 예를 들어 뼈와 연부조직을 식별한다거나, 유방의 미세석회화의 구분능력으로 정의한다.

해상력은 사진상에서 근접한 작은 피사체 부분을 식별할 수 있는 능력이다(그림 6-50).

$$R = \frac{1}{2d} \quad (R : 해상력,\ d : 선조의\ 간격) \qquad (6-13)$$

(2) 선예도(sharpness)

선예도는 영상의 edge를 나타낼 수 있는 X선 필름이나 film-screen system의 능력이며 농도가 다른 두 부분의 경계선이 흐려져 있는 정도를 말한다. 증감지를 사용하면 빛의 확산에 의한 선예도 저하가 초래된다. 대조도가 증가하면 불선명한 edge가 잘 보이며 저하시 식별이 어렵다. 선예도에 영향을 미치는 인자 중 증감지 사용 여부가 가장 크다고 할 수 있다.

요 약

선예도를 측정하는 방법

1. 해상력 측정 – 해상력 챠트 사용 – 가는 선의 분리범위 조사
2. Response function – 챠트촬영 – 공간주파수마다 진폭 감소율 조사
3. 흔탁도 측정 – 점 또는 slit 노광 – 노광량과 빛의 번짐 측정
4. Halation – 미세한 strip 노광 – halation만 측정
5. Acudance 측정 – H상을 밀착 노광 – 경계상의 농도분포 조사

① 불선예도

불선예도는 기하학적, 운동, 흡수 및 증감지 사용에 따른 불선예도로 나눌 수 있다. 기하학적 불선예도의 주원인은 penumbra이며 초점을 작게 해서 줄일 수 있다. 운동에 의한 불선예도를 줄이려면 피사체의 움직임, 장기의 움직임, X선관의 motion 및 촬영시간을 축소해야 한다. 흡수에 의한 불선예도는 두꺼운 환자에서 산란선이 많이 나오기 때문에게 발생한다. 증감지에 의한 불선예도는 증감지의 빛 확산에 기인한다. 저감도 증감지를 사용하여 선예도를 증가시켜 선예도를 향상시키고, 증감지와 필름을 밀착하면 불선예도를 예방할 수 있다.

요 약

Penumbra

피사체의 진짜음영 주위에 나타나는 부분적인 가짜 음영이다. 주로 초점의 크기에 의해 좌우된다.

a. 기하학적 불선예도

기하학적 불선예도는 확대, 왜곡, 반음영에 의해 생긴다. 확대에 의한 기하학적 불선예도를 그림 6-51에서 보여주고 있다.

왜곡에 의한 기하학적 불선예도는 같은 피사체에서 확대율의 차이로 나타나는 현상이며 최소화 방안은 피사체와 필름을 평행하게 하고, X선 중심 축상에 피사체를 위치시켜야 한다.

반음영에 의한 기하학적 불선예도는 X선관 초점의 크기에 의해 좌우된다. X선관 초점은 점선원이 아니라 면선원이므로, 피사체 끝(edge)부분의 영상이 흐려지게 되며, 반음영은 이렇게 흐려진 영역을 말한다(그림 6-51~53).

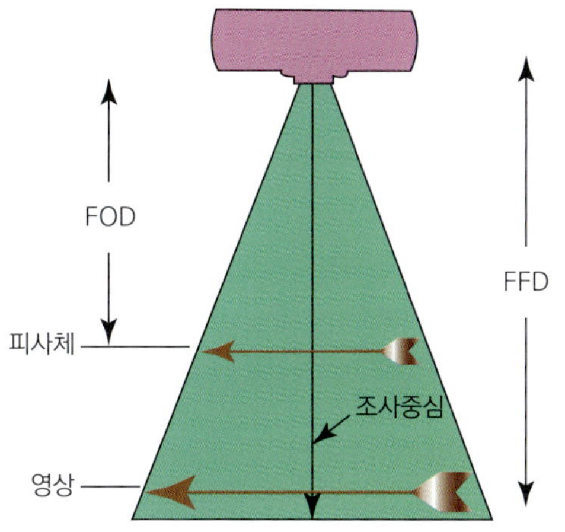

그림 6-51 확대에 의한 기하학적 불선예도

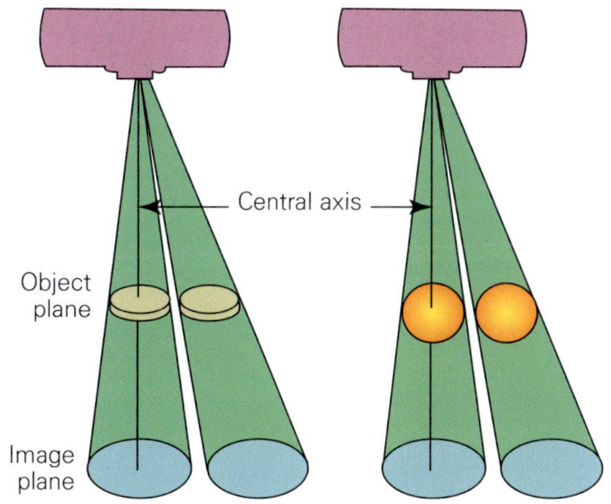

그림 6-52 왜곡의 기하학적 불선예도

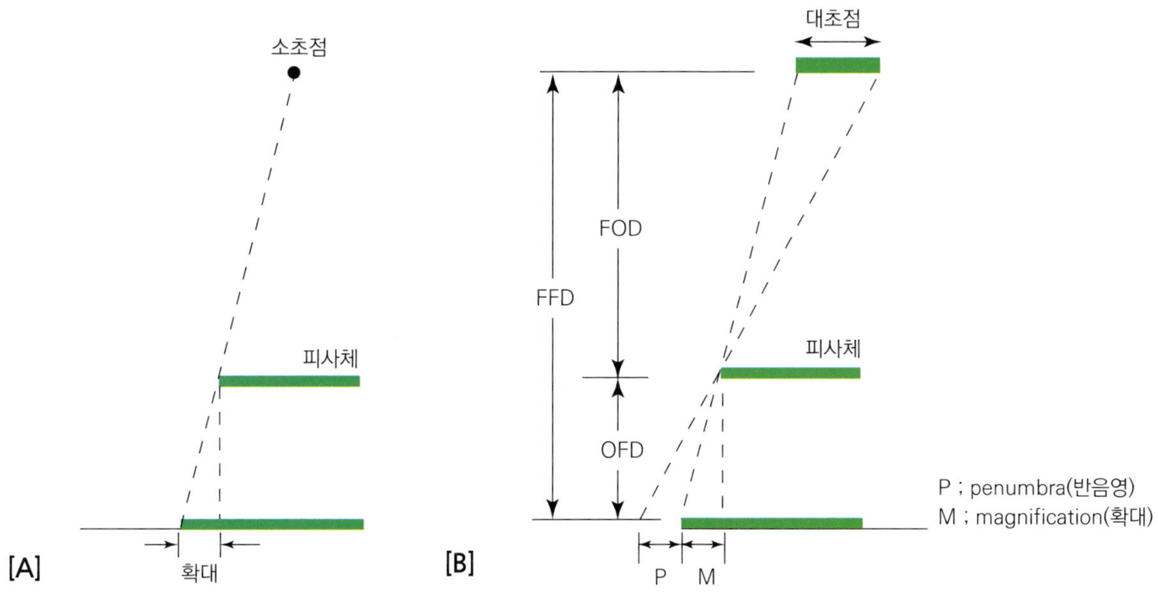

그림 6-53 반음영에 의한 기하학적 불선예도

요 약

불선예도의 인자

1. 기하학적 불선예도
   ① 확대(magnification) $m = \dfrac{\text{필름에서의 영상의 크기}}{\text{피사체의 크기}}$
   ② 왜곡(distortion)
   ③ 반음영(penumbra) $Ug = \text{초점크기} \times \dfrac{\text{피사체·필름간 거리}}{\text{초점·피사체간 거리}}$
2. 운동에 의한 불선예도
   Um = FFD × Vt
   FFD – OFD V : 운동속도, t : 촬영시간
3. 흡수에 의한 불선예도
4. 증감지에 의한 불선예도
5. 시차변위에 의한 불선예도

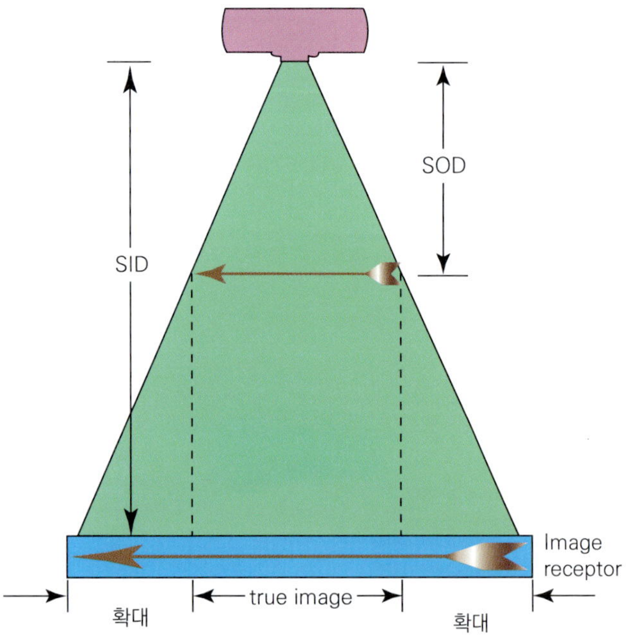

그림 6-54 확 대

확대는 기하학적 불선예도에 기인한다. 확대는 선원으로부터 필름까지의 거리 SID(source to image receptor distance), SOD(source to object receptor distance)의 비율이다(그림 6-54).

$$MF = \frac{SID}{SOD} = \frac{\text{영상의 크기}}{\text{피사체의 크기}} \qquad (6\text{-}14)$$

요 약

확대를 감소시키려면

· 촬영거리를 멀게한다.
· 피사체와 필름간 거리를 짧게한다.
· 초점 필름간 거리를 멀게한다.
· 목적 부위를 필름에 밀착시킨다.
· 압박촬영을 한다.

(3) 입상성

양자반점(quantum mottle)은 target에서 X선 발생이 random하게 발생하여 생기므로, 조사된 X선 입자 역시 단위 면적당 균일하지 않아 발생하는 노이즈이다. 증감지에서 나오는 불균일한 빛의 방출에 의해 생성되는 X선양자의 무질서한 영상의 분포이다. 고밀도일수록 양자반점이 많다(그림 6-55, 56).

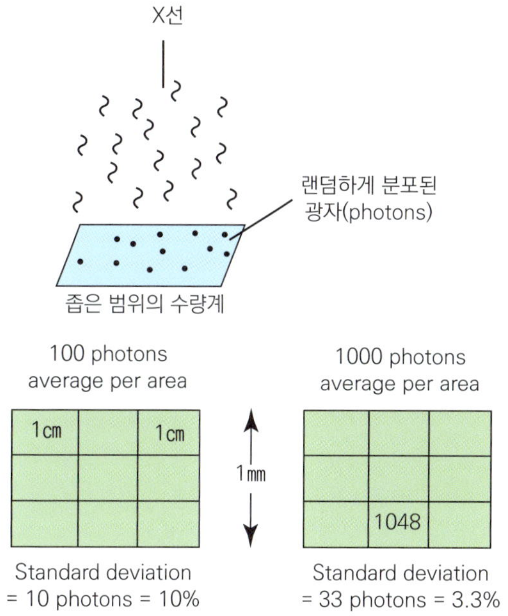

그림 6-56 양자 반점 개념

요 약

입상성의 측정방법

심리적 입상성 측정방법

- 입상성 소실거리 측정 – 시료를 확대투영하고 입상이 보이지 않는 거리를 측정한다.
- 확대법 – 시료를 확대 – 육안으로 확대상 관찰

물리적 입상성의 측정방법

- 입사수·크기측정 – 시료를 현미경 확대 – 단위면적당 – 입사수의 크기 측정
- Selwyn의 입상성 – 표준편차 측정하고 농도계의 측정에 사용했던 크기와 곱해서 가산
- Wiener spectrum – 공간주파수 마다의 표준편차로 나타낸다.

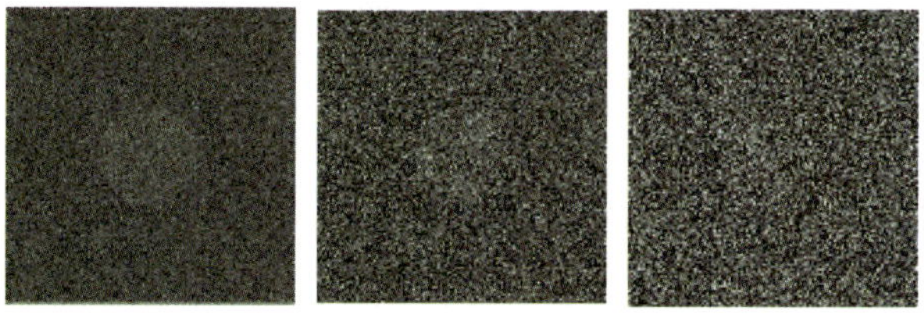

그림 6-55 Mottle

입상성은 잡음의 원인(양자 잡음, 전기 잡음, 고정 구조물, 확률적인 해부학적 요인 등)에 의한 균질한 영역의 비균질적인 느낌으로 정의한다. 사진 감광재료의 감광막에는 할로겐화은 결정의 미립자가 젤라틴층 속에 분산되어 있는 관계로 감광재료의 종류가 달라지게 되며, 그 결정 입자의 모양과 크기의 균일성, 그리고 분포상태도 여러가지 모양으로 달라져서 각기 고유의 입상성을 가지게 된다.

입자가 가늘고 고르게 분산되어 있는 미립자의 필름은 영상을 곱고 세밀하게 나타낼 수 있으나, 입자가 거칠고 큰 필름으로 촬영해 인화해 보면 사진 영상을 이룬 입자가 거뭇거뭇한 점으로 나타나므로 보기에 거칠고 강한 느낌을 준다.

최근의 필름은 그 입상성이 매우 좋아져 노출과 현상에만 주의한다면 어느 정도 크게 확대해도 입자가 눈에 크게 거슬리지 않는 미립자 필름이 생산되고 있다. 일반적으로 감도가 빠르면 입자가 크고, 입자가 고운 필름은 감도가 느린 경향이 있다.

요 약

RMS 입상성

RMS는 표본수를 분모로 하고, 분자에 측정농도에서 평균 농도를 뺀 것의 제곱을 표본수 만큼 실시한다.

$$\text{RMS} = \sum_{i=1}^{n}(D_1-\bar{D})^2$$

D_1 : 측정농도
D : 평균농도
E : 표본수s

Wiener spectrum

microdensitometer로 10×10 cm 정도의 농도가 표준 필름을 이동시키면서 농도를 측정하여 입상구조를 연속적인 농도변화로 기록하고 이 결과를 통계적 해석과 주파수 해석을 병합시키면 WS이 된다.

ROC 해석

신호 검출이론에 입각해서 시각·지각적 평가로 실험을 정량적으로 취급, 해석하는 방법이다.

CHAPTER 7
의료영상의 평가

1. 의료영상의 특징
2. 의료영상의 특징과 화질
3. 의료영상의 노이즈
4. 의료영상의 물리적 평가
5. 의료영상의 심리적 평가

개 요

영상의 평가는 정량적 측정인 물리적 평가와 심리적 평가인 ROC 해석으로 대별 할 수 있다. 물리적 평가는 평가자의 심리적 해석인 주관적 요소가 작용하므로 여러 복합요인이 있다고 할 수 있다. 본 장에서는 지금까지 고안된 많은 의료영상 평가법의 원리와 장·단점을 학습함으로써 영상평가에 적정을 기할 수 있다.

학습목표

- 영상의 평가에는 화질의 물리특성의 평가와 ROC해석으로 대표되는 시각에 의한 병변의 검출능의 평가를 설명할 수 있어야 한다.
- 화질의 기본적인 물리특성에는 입출력특성, 해상특성, response 함수, noise 특성이 있으며 각각 입출력의 변환특성, response 함수, MTF, RMS 입상도나 Wiener spectrum을 사용하여 독립평가 하는 법을 설명할 수 있어야 한다.
- 디지털 X선 영상에 대한 화질의 물리특성의 평가는 기본적으로는 아날로그 X선영상의 평가에 사용했던 수법을 쓸 수 있으나 aliasing 오류 등 몇가지 점을 잘 이해하고 주의 깊게 해석을 하는 법을 설명할 수 있어야 한다.
- 아날로그 X선 영상이나 디지털 X선 영상의 평가는 그것을 개발하는 연구자뿐 아니라 영상이 가진 기본적 특성을 정확하게 이해하고 적절하게 취급하는 방법을 설명할 수 있어야 한다.

1. 의료영상의 특징

1. 의료영상의 평가를 위한 특징을 이해한다.
2. 의료영상의 흐림, 불선예도, 해상력을 이해하고 설명할 수 있다.

2. 의료영상의 특징과 화질

1. 의료영상의 화질에 영향을 미치는 관련인자를 이해한다.
2. 의료영상의 기본 개념을 이해한다.

3. 의료영상의 노이즈

1. 의료영상의 노이즈에 영향을 미치는 요소들을 이해한다.
2. 필름-스크린 시스템에서 노이즈의 구성 및 요소들을 설명할 수 있어야 한다.

4. 의료영상의 물리적 평가

1. 의료영상의 물리적 평가요소들을 설명할 수 있어야 한다.
2. H-D 곡선을 이해한다.
3. MTF 개념을 이해하고 측정법을 설명할 수 있어야 한다.
4. 디지털 영상 시스템의 해상 특성을 설명할 수 있어야 한다.
5. DQE, SNR을 정의하고 설명할 수 있어야 한다.

5. 의료영상의 심리적 평가

1. 의료영상의 심리적 평가요소들을 설명할 수 있다.
2. ROC를 정의할 수 있어야 한다.
3. ROC 측정법을 설명할 수 있어야 한다.
4. ROC를 응용할 수 있고, 결과를 해석할 수 있어야 한다.

CHAPTER 7
의료영상의 평가

1. 의료영상의 특징

1) 서 론

모든 의료영상 방식의 중요한 특징은 인체의 해부학적인 세부적인 구조를 보여주는 능력으로 작은 구조물들과 정상적인 해부학적 구조 및 다양한 병리적 상태와 관계된 관찰대상들의 식별력을 일컫는다. 가시화할 수 있는 미세구조는 영상화 과정에서 발생된 영상의 흐림 크기에 의해서 거의 결정된다. 모든 의료영상에는 흐림(blur)이 어느 정도 존재한다. 그러나 몇몇 방식들은 다른 방식보다 훨씬 적은 흐림을 가진 영상을 만들어내며 따라서 훨씬 선명하게 미세부위를 보여주는 상을 만들어낸다. 모든 영상은 영상의 흐림의 크기 및 미세부위 묘사 능력으로 평가된다. 본장에서는 영상 흐림의 일반적 특성과 다른 이미지 특성들과의 관계를 살펴보고자 한다.

2) 영상의 흐림(blur)

사진 및 의료영상방식들을 포함한 모든 영상처리과정에서 다소간의 흐림이 존재한다. 흐림의 기본개념은 그림 7-1에 설명되어 있다. 영상은 특정의 물리적인 대상을 시각적으로 나타내는 것이다. 가장 이상적인 영상이란 물체내의 작은 병소들을 잘 식별할 수 있는 영상을 의미한다. 보통 각 병소들의 이미지는 영상에서 퍼지거나 흐려지게 된다. 흐림의 크기는 매우 작은 병소의 흐려진 영상으로 표현될 수 있다. 예를 들어 흐림의 정도는 유방촬영에서는 약 0.15 mm, 감마 카메라로 촬영한 영상에서는 약 15 mm 정도이며 그 사이에서 다양하게 존재할 수 있다.

요 약

영상은 특정의 물리적인 대상을 시각적으로 나타내는 것이다.

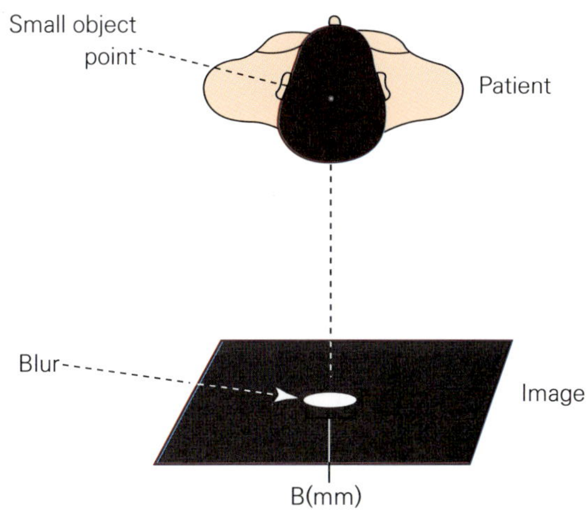

그림 7-1 흐림의 기본개념

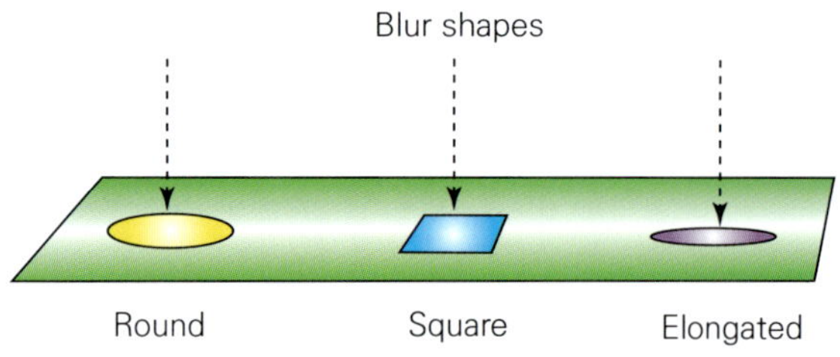

그림 7-2 작은 점들의 흐림 모양

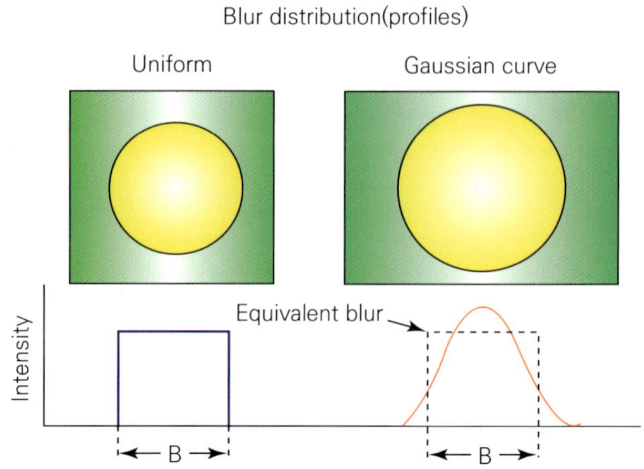

그림 7-3 흐림 영상의 분포 패턴

작은 병소들의 흐림 모양은 그림 7-2에 보인 바와 같이 다양한 형태를 가질 수 있다. 그 모양은 일반적으로 흐림의 근원에 의존한다. 증감지, image intensifier tube와 같은 몇가지 X선 시스템 구성체들은 일반적으로 둥근 형태의 흐림 영상 패턴을 나타낸다.

디지털 영상에서 DSA(digital subtraction angiography), CT, MRI 등을 만들어내는 대부분의 영상방식들은 영상 픽셀(pixel, 영상의 단위) 또는 복셀(voxel, 체적 단위)의 단위들에 상응하는 사각형태의 흐림 영상 패턴들을 나타낸다. 또한, 이미지 처리과정 중에 움직임이 일어나면 전형적으로 길게 늘여진 모양의 흐림 영상 패턴을 나타낸다. X선관의 촛점들은 가지각색의 흐림 영상 형태를 나타낸다.

크기나 모양 뿐 아니라 특수 요소에 의해 생산된 흐림 영상은 특정한 강도 분포(intensity distribution)를 갖는다. 이러한 특성은 흐림 영상 영역 내에서 그 점상(point image)이 퍼져가는 즉 분포되는 양상과 관련된다. 흐림 영상의 분포 패턴 두 가지를 그림 7-3에 그려놓았다. 흐림 영역내의 영상 강도의 실제적인 분포상태는 강도의 프로필을 통해서 알 수 있다.

흐림 영상의 몇 가지 근원들은 흐림영역내부에서의 물체-점상 강도를 단일한 형태로써 분포시킨다. 이것은 그림 7-3과 같이 흐림 영상 패턴에 정확한 눈금치를 부여한다. 그러나 다수의 흐림 영상 원인들은 같은 형태로 나타나지 않는다. 흔한 예를 들어보면, 증감지와 초점이 흐려진 광학 시스템들이 그러하다.

일반적인 분포 패턴은 중심부에는 높은 강도를 지니며 그 둘레쪽으로 강도가 점차적으로 낮아지는 형태를 들 수 있다. 이런 타입의 분포에 대한 프로필은 그림으로 설명해 놓았듯이 가우스 곡선(Gaussian curve)이 된다. 가우스 흐림 영상 패턴의 전체 길이(지름)는 단일형으로 분포된 패턴과 관계된 흐림 영상을 넘어서는 경향이 있으므로 흐림 영상의 총량을 표현하는데 사용되지 않는다. 보다 알맞은 값이 있는데, 가우스 분포와 같은 화질을 나타내는 단일형 분포의 길이를 측정한 값이다. 이것은 흐림 영상 등가(equivalent blur value)로 표시한다. 예를 들어 그림 7-3에서와 같이 두 가지 패턴에서 가우스 분포의 전체길이가 더 길긴 하지만 화질에는 동일한 효과를 갖는다.

3) 선예도와 식별력(visibility of detail)

영상처리과정에서 흐림(blur)이 끼치는 최대의 영향은 소규모의 구조물들과 같은 세부영역의 식

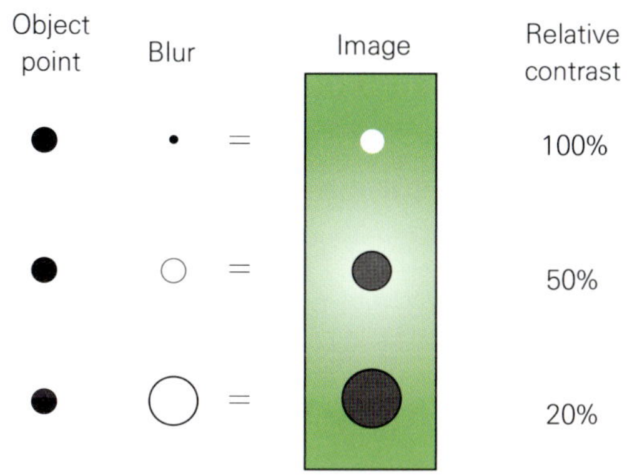

그림 7-4 영상 대조도에서 흐림의 효과

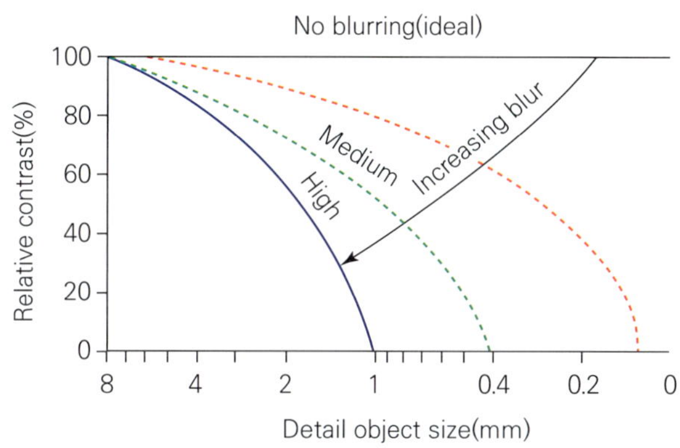

그림 7-5 대조도가 떨어지는 정도

별력을 떨어뜨리는 것이다. 모든 영상 처리과정에서 영상의 흐림현상은 가시화시킬 수 있는 세부 영역에 대한 한계선을 갖게 한다.

영상 흐림의 직접적인 결과는 작은 피사체의 대조도를 감소시키는 것으로 나타낸다. 실제로 영상 흐림은 작은 물체의 이미지를 배경 영역에다 퍼뜨려서 흩어지게 만든다. 상이 흩어질 때 대조도와 식별력(visibility) 역시 줄어들게 된다.

그림 7-4에서 볼 수 있듯이 특정 대상의 식별력은 대상의 크기와 영상 흐림의 크기(blur value) 간의 관계에 따라 달라진다. 영상 흐림도가 어떤 물체의 길이보다 작다면 그에 대한 대조도의 감소는 식별력(visibility)에 영향을 미치지 않을 것이다. 영상 흐림의 크기가 대상물체의 길이에 가까워지면 영상 흐림 현상 때문에 대조도의 감소가 크게 일어날 수 있다. 어떤 경우에는 특히 그 작은 물체들이 본래적으로 낮은 대조도를 갖는 경우 영상 흐림은 식별력에 막대한 영향을 주게 된다. 대체로 영상 흐림도는 세부식별력의 출발점(영상으로서 볼 수 있게 할 수 있는 가장 작은 물체의 길이를 뜻한다)으로 간주할 수 있다. 대개의 경우에 흐림의 크기보다 훨씬 작은 길이의 인체구조물들은 볼 수 없게 된다.

강조해야 할 기본개념은 영상과정의 한 부분으로 존재하는 영상 흐림현상이 대조도를 감소시키며 따라서 체내 작은 물체들을 잘 볼 수 없게 만든다는 것이다. 대조도가 떨어지는 정도는 그림 7-5에 나와 있듯이 영상 흐림 크기와 물체의 크기 간의 관계에 의존한다. 이 그림은 물체의 대조도가 영상 흐림현상에 의해 어떻게 변화되는지를 보여준다. 상대적인 대조도 스케일에 있어 최대값(100%)이 의미하는 바는 영상의 흐림이 전혀 없다는 것이다. 이말은 크건 작건 모든 물체가 같은 정도의 고유대조도를 갖는다는 얘기는 아니다. 투영 X선 영상에서 작은 물체들은 투과도가 커지기 때문에 큰 물체들보다 대조도가 현격히 떨어지는 경향을 보인다.

작은 물체들의 대조도와 식별력은 사실상 두 요소에 의해서 감소된다. X선 투과도의 증가와 여기서 관여하고 있는 영상 흐림 효과이다.

어떤 의료영상 방식도 영상 흐림을 완전히 해결하지는 못한다. 그림 7-5를 보면 참고적으로 영상 흐림이 없음을 나타내는 라인이 윗쪽에 그어져 있음을 볼 수 있다. 이 특별한 경우를 살펴본다면 영상 흐림 크기는 저, 중, 고와 같이 상대적으로 표시되어 있다.

이제 영상화 과정에서의 영상의 흐림크기의 효과를 살펴보자. 비교적 큰 물체의 대조도는 별 영향을 받지 않는다. 영상 흐림에 의한 대조도의 손실은 물체 크기가 작을수록 커지게 된다. 피사체의 크기가 작아질수록 영상 흐림에 의한 대조도의 감쇠는 더욱 증가하게 된다. 스케일(길이, 크기)이 계속 작아지다보면 대조도가 0(없음)이 되기까지 이르며 이보다 더 작은 물체는 알아볼 수 없게 된다. 시각역치(눈으로 구분할 수 있는 최소치)는 대조도가 0이 되는 물체 사이즈에 관계한다.

영상처리과정에서 영상 흐림이 증가될수록 모든 물체에 대해서 대조도의 감소는 더욱 뚜렷해지며, 시각 역치는 그래프상에서 점차적으로 좌측으로 이동한다.

4) 불선예도(unsharpness)

대단히 세밀하고 뚜렷한 경계선을 가진 영상은 선예 하다고 흔히 표현한다. 영상 흐림이 생길 경우 영상은 다소 선명하지(sharp) 못하게 된다. 영상 불선예도와 영상 흐림(blur)은 일반적으로 같은 의미이다. 더 정확하게 말하면 image unsharpness는 영상 흐림의 기본적인 프로세스에 의해서 나타난 몇 가지 기본적 효과 중 하나이다.

불선예도는 영상에서 경계선이나 모서리 끝부분 등에서 특히 잘 식별된다. 방사선이 발전하기 시작할 즈음 penumbra라는 용어를 불선예도 또는 영상의 흐림을 표현하는데 사용했었다. Penumbra는 달에 생겨난 흐릿한 검은 그림자에서 따온 말이다. X선 영상에서는 여러가지 영상 흐림의 원인들이 동일한 시각효과를 내며 진정한 penumbra가 아니기 때문에 그 용어의 사용은 점점 줄어들고 있다.

5) 해상력(resolution)

해상력은 가까이 있는 물체에 대한 식별력을 말한다. 특정 영상프로세서의 이러한 식별력은 영상 흐림의 정도에 따라 결정된다. 영상 흐림이 존재할 때 개별 물체의 영상은 더이상 구별이 불가할 정도로 뭉쳐지기 시작한다. 어떤 물체를 식별할 정도가 되려면 영상 흐림이 많을수록 분리 거리(경계간격)를 늘려야 한다.

영상시스템이 갖는 해상력은 다소 측정하기가 쉬우며 영상 흐림의 크기를 측정하는 데 자주 이용된다. 그림 7-6은 이러한 목적으로 사용된 시험용 물체를 보여주고 있다. 그것은 일정한 간격으로 평행하게 늘어선 lead 줄무늬로 되어 있다. 일상적으로 사용할 때는 라인의 폭과 분리간격을 단위길이(mm 또는 cm)당 존재하는 line pairs의 개수로서 나타낸다. Line pairs 하나는 한 개의 lead 줄무늬와 인접한 분리간격으로 구성된다. 1 mm마다 존재하는 라인짝의 갯수는 실제로는 공간주파수(spatial frequency)를 나타낸다. 라인들이 작아지고 또한 서로 가까워질수록 공간주파수(밀리미터 당 line pairs)는 증가하게 된다. 전형적인 테스트 패턴(test pattern)은 서로 다른 공간주파수를 갖는 영역들을 포함한다. 영상 시스템의 평가는 테스트용 물체를 영상화시키고 라인의 간격을 식별할 수 있는 공간주파수의 최대치(즉 최소의 분리간격)을 관찰함으로써 시행한다.

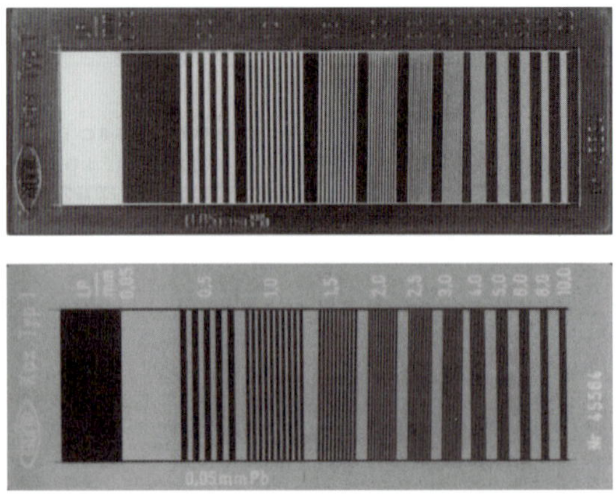

[A]

[B]

그림 7-6 [A] 네모파 test pattern의 예 (Kyoko, type 1, size 103×38mm, pb두께 0.05mm)
[B] X선사진(film만으로 촬영)

그림 7-7은 해상력에 대한 영상 흐림의 효과를 보여준다. 영상 흐림이 없을땐 라인짝의 모든 그룹들을 식별할 수 있다. 그러나 영상 흐림도가 증가할수록 resolution은 감소되고 더 넓은 분리간격을 가진 라인들만 볼 수 있게 된다.

그림 7-8은 다양한 line pairs 그룹에서의 대조도가 다양한 레벨의 영상 흐림에 의해서 감소되는 양상을 비교하고 있다. 공간주파수가 증가함은 영상의 선명도가 증가한다는 의미이며 물체의 사이즈도 작아지게 된다. 그림 7-8에 보인 바와 같이 곡선들은 일반적으로 대조도 전달 함수(contrast transfer function, CTF)로 표시한다.

영상 흐림의 주요 원천이 receptor인 경우 이를 테면 증감지나 image intensifier tube일 경우엔 그 곡선은 뚜렷하게 대조도가 제로인 점을 나타내지 않는다. 최대 resolution point를 찾기 위해 일정한 기준을 세워야 한다. 그러한 시스템의 resolution을 공간주파수-밀리미터당 line pairs의 개수로써 나타내는 것이 상례이다(이때 그 공간주파수라는 것은 대조도가 3% 정도의 낮은 값으로 떨어질 때의 그것이다). 서로 다른 시스템의 resolution값을 비교할 때는 이러한 관습을 염두에 두어야 한다. 만약 제조업자가 임의적으로 3%의 대조도를 사용한다면 설치시의 해상력 값들은 시스템이 동일하다고 해도 10%를 사용하는 회사가 제공한 설비에 대한 값들보다 더 클 것이다.

다양한 영상방식을 통해 만나게 되는 근사적인 흐림의 크기와 해상력 값들을 그림 7-9에 보였다. 이는 해부학적인 세부구조를 살펴보는 데 있어 어떤 방식이 더 적합하며 그 이유는 무엇인지를 보여준다.

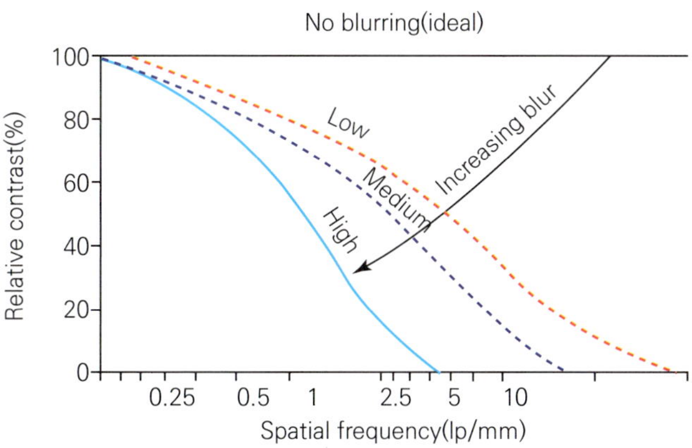

그림 7-7 해상력에 대한 영상 흐림의 효과

요 약

분해능

분해능이란 식별한계를 표시하는 용어이다. 목적에 따라서 공간분해능, 농도분해능, 밀도분해능, 시간분해능, 거리분해능, 방위분해능 등 몇가지 용어를 쓰고있다.
공간분해능이란 공간적으로 분해되는 식별한계를 표시하는 것으로 공간분해능이 높다는 것은 적은 치수까지 식별되는 것을 의미하며, X선 CT에서는 고 contrast 분해능이 이에 해당한다. 밀도분해능은 X선 CT에서의 저 contrast 분해능에 해당한다. 또한 시간분해능은 단위시간당 표시하는 영상수(프레임 rate)를 표시한다. 농도분해능은 증감지-film계에서는 사진농도의 적은 차, digital X선 영상에서는 pixel값의 적은 차를 영상으로 표현할 때의 식별한계를 표시하는 용어이다. DSA의 경우 일정한 혈관의 크기에 대하여 어느 정도의 조영제농도를 식별할 수 있는 가를 표시한다. 또 초음파에서는 거리나 방위에 관계한 분해능을 각각 거리분해능, 방위분해능이라 한다. 이와같이 분해능이라는 용어는 많은 의미를 나타내므로 주의하여 사용하여야 한다.

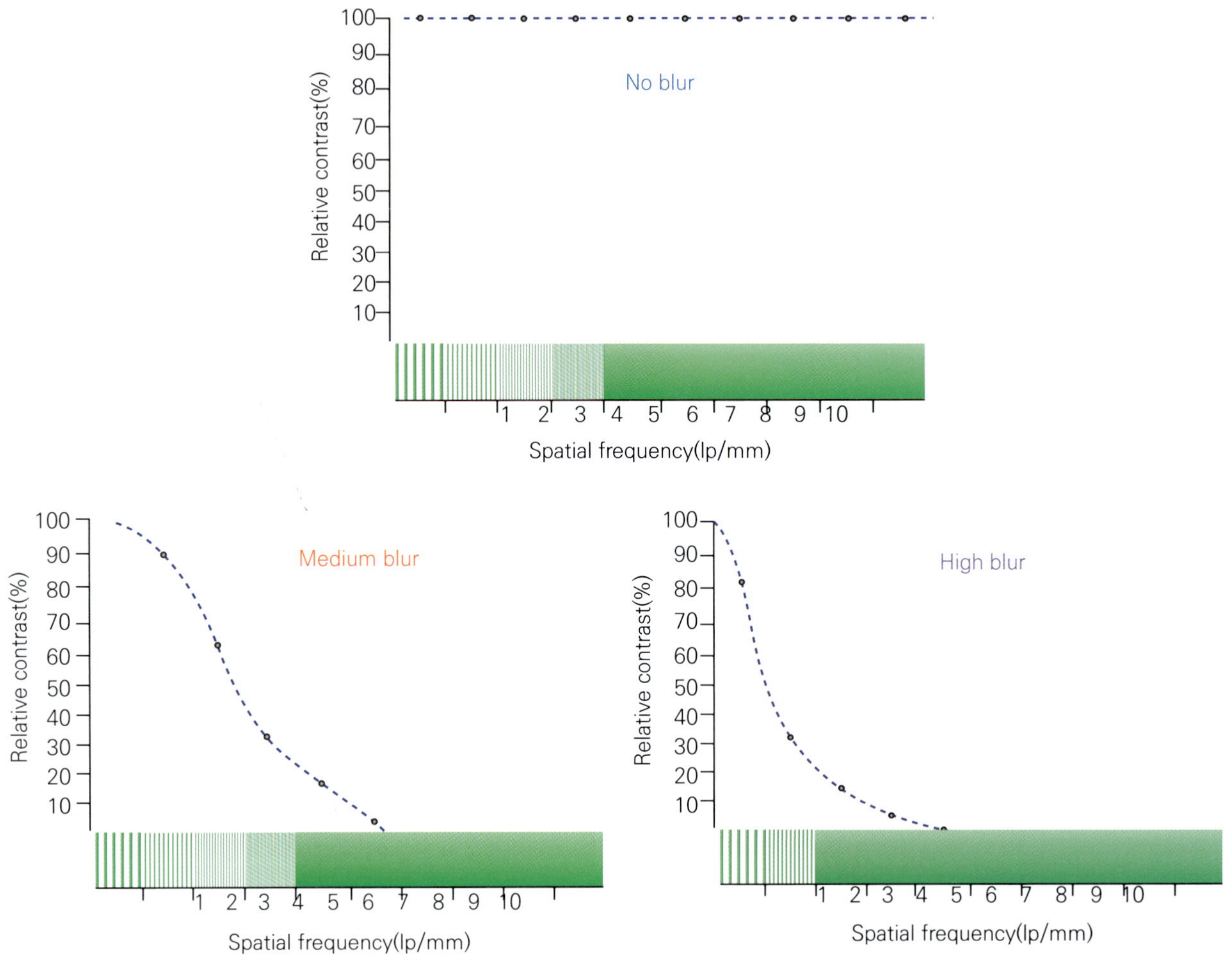

그림 7-8 해상력과 영상의 흐림과의 관계

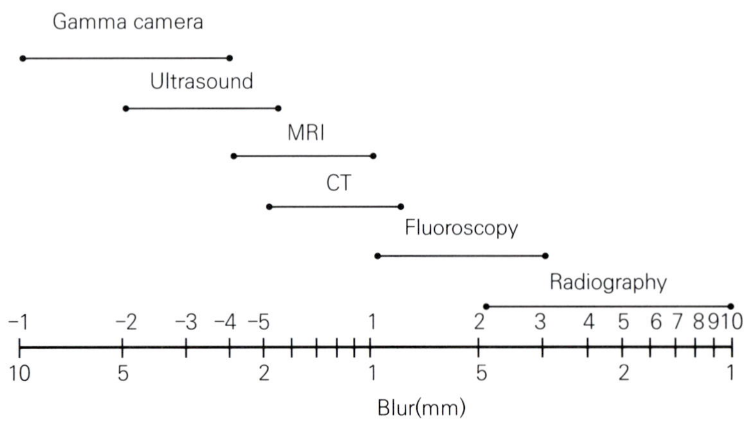

그림 7-9 흐림과 해상력

피사체의 대조도의 관계를 설정하는 영상시스템의 우선적인 특성은 대조도와 감도이다.

그림 7-12의 상황을 살펴보자. 둥글게 표시된 피사체(object)들은 동일한 크기이다. 조영제의 요오드가 포함된 대조도 매개물을 각각 농도를 달리하여 채워 넣었으므로 각기 차이점을 나타낼 것이다. 즉, 피사체간의 대조도 level이 차이가 나게 된다. 영상 시스템이 상대적으로 낮은 대조도 감도를 가질 경우 오직 고농도의 요오드 물질을 포함한 피사체만이 높은 object 대조도로써 영상을 볼 수 있게 된다. 영상 시스템이 높은 대조도와 감도를 발휘할 경우, 낮은 대조도를 가진 피사체도 볼 수 있게 된다.

대조도-감도(contrast sensitivity)는 영상방식의 특성이자, 특정 영상 시스템의 변수로 작용한다는 점을 강조해 둔다. 시스템의 물리적인 피사체의 대조도를 영상의 대조도로 바꾸어주는 능력과 관련되는 것도 바로 대조도와 감도의 특성이다. 영상 시스템의 대조도 전송능력은 두 가지 측면에서 살펴볼 수 있다. 피사체의 가시화를 위한 적정 영상 대조도의 측면에서 보면, 시스템 대조도 감도가 증가하면 대조도가 낮은 피사체도 볼 수 있게 된다. 그러나 고정된 물리적 대조도를 가지는 피사체를 고려할 경우(대조도 매개체의 농도가 고정되어 있는 피사체를 고려할 경우) 대조도 감도가 증가하게 되면 영상 대조도도 증가하게 된다. 다양한 대조도 감도를 가지는 여러 방식을 비교한다는게 쉬운 일이 아닌데, 왜냐하면 서로 다른 조직특성에 기초하고 있기 때문이다.

그러나 예를 들자면 전산화 단층촬영(CT)은 일반적으로 보통의 방사선보다 대조도 감도가 높다. 이것은 방사선으로는 나타낼 수 없는 연부 조직의 피사체들을 CT는 영상화할 수 있다는 것으로 입증된다.

그림 7-13에서는 물리적인 대조도가 각기 다른 일련의 피사체들을 다룬다. 이것들은 각각 다른 농도의 대조도 매개체로 채워진 관이라고 볼 수 있다.

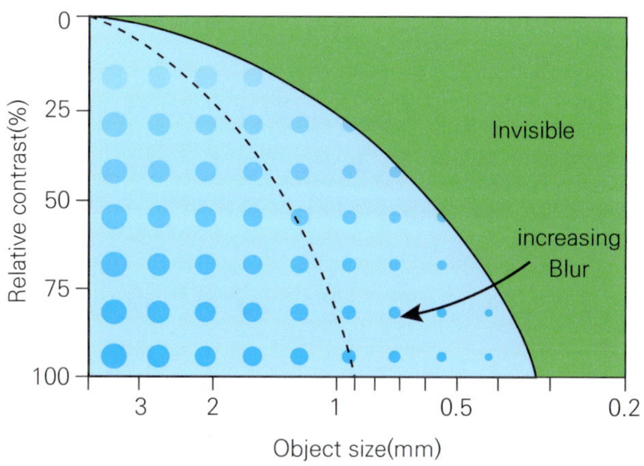

그림 7-13 대조도의 민감도

최고농도(최고의 대조도) 부분은 맨 밑에 있다. 대조도의 감도는 피사체들을 가리고 있는 커튼을 올리고 내리는 영상 시스템의 특성을 나타낸다. 감도가 증가하게 되면 커튼을 올려서 신체내의 피사체를 더 많이 볼 수 있게 된다. 저감도의 대조도를 가진 시스템을 통해서는 높은 수준의 고유 대조도를 가진 피사체만을 볼 수 있다.

(3) 흐림과 선예도의 식별력 (blur and visibility of detail)

체내의 구조와 물질들은 물리적인 대조도 뿐만 아니라 크기면에서도 다양하다. 우리가 관찰하려는 대상은 큰 기관이나 뼈에서부터 섬유주 패턴(trabecula pattern)과 작은 석회질들과 같은 작은 구조물에 이르기까지 다양하다.

각 영상방식은 각자 고유의 한계를 갖는데, 그것은 영상화시킬 수 있는 가장 작은 물체의 크기를 말한다. 세부의 가시화는 한계를 갖는데, 그 이유는 모든 영상방식들이 프로세스 중에 얼룩지게 하거나 더럽히게 하는 까닭이다. 영상에서의 얼룩의 우선적인 효과는 세부 물체의 대조도와 식별력을 낮추는 것이다.

언급한 바와 같이 보이는 부위와 안 보이는 부위의 경계는 영상시스템의 대조도 감도에 의해 결정된다. 이제 얼룩의 효과를 포함하는 "커튼"이라는 개념을 확장시켜 보자. 그것은 큰 피사체의 식별력에는 별 영향을 미치지 못하지만, 작은 피사체들의 식별력과 대조도를 끌어내리게 된다.

얼룩이 있을 경우, 항상 존재하게 될 경우, 물체의 안 보이게 하는 커튼은 작은 피사체들과 작은 규모의 영상부위를 커버하게 된다.

(4) 노이즈(noise)

모든 의료영상들의 다른 특성은 영상에서의 노이즈이다. 영상노이즈는 때때로 영상의 얼룩으로 불리기도 하는데, 영상의 다소 결무늬 혹은 알갱이 형태의 모습을 띄도록 한다. 영상노이즈의 원천 및 총량은 영상방식에 달려 있다. 식별력에서 노이즈는 영상에 영향을 미친다.

그림 7-14에서 물리적인 대조도와 크기에 따라 배열된 체내 구성물질들을 볼 수 있다. 보이는 영역과 안 보이는 영역 사이의 경계에 노이즈는 영향을 미친다.

증가하는 영상노이즈의 일반적인 효과는 커튼을 내리고 피사체의 식별력을 줄이는 것이다. 대개의 의료영상조건에서 노이즈의 효과는 식별력에 가까스로 근접한 낮은 대조도의 피사체들에서 매우 중요하다.

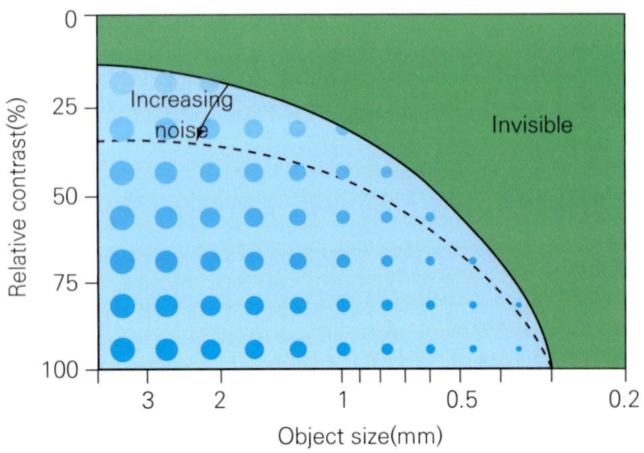

그림 7-14 노이즈의 효과에 의한 영상 가시영역

(5) 인공물(artifacts)

지금까지 영상 방식의 몇 가지 특성들(대조도, 감도, 얼룩, 그리고 노이즈)이 특정 체내 구성물질들이 보이지 않게끔 한다는 것을 살펴보았다. 또 다른 문제는 대개의 영상방식들이 체내구조와 구성물들을 나타내지 않는 영상을 만들어 낼 수 있다는 것이다. 이것들은 인공요소에 의한 것이다. 많은 사례에서, 인공물은 피사체의 식별력과 진단의 정밀도에 그다지 영향을 끼치지 않는다. 그러나 영상의 일부를 애매하게 만들거나, 개괄적인 모습으로만 나타내어질 가능성도 있다. 각 영상화 방식과 관련된 다양한 요소들은 영상의 인공물(artifacts)를 변화시켜 화질에 장애를 일으킨다.

(6) 왜곡(distortion)

의료영상은 인체구성물을 보여줄 뿐만 아니라 크기, 모양, 상대적 위치 등의 정확한 정보를 제공한다. 그러나 영상화과정은 이 세 가지 요소의 왜곡(distortion) 현상을 초래할 수도 있다.

(7) Compromises

영상처리과정을 통해 최고의 식별력(maximum visibility)을 얻어낼 수 없는가라는 데 대한 질문을 제기하는 것도 논리적인 일일 것이다. 그 이유는 많은 경우에 있어 영상의 질(화질)에 영향을 주는 변수들이 환자에 대한 방사선 노출 및 영상시간과 같은 요소들에게도 영향력을 발휘하기 때문이다.

여러 상황에서 한 변수가 화질의 특성 중 하나인 노이즈를 개선하도록 변화되었다면, 그것은 역으로 또다른 특성의 흐림이나 식별력에도 영향을 주게 된다. 그러므로 영상화 과정은 임상의 특수요건에 따라 적절히 선택해야 한다.

3) 조직의 특성과 영상기법(tissue characteristics and image views)

두 가지 요소의 합성은 각 영상 방식을 고유한 것으로 특징 짓는다. 두 요소란 영상에서 볼 수 있는 조직 특성, 그리고 가시적인 투시도를 말한다. 명암을 나타내는 다양한 그림자 및 영상대조도(image contrast)를 만드는 특수한 조직의 성격은 방법에 따라 다양해진다.

방사선사는 영상을 통해 병리학적 상태나 체내의 이상을 알리는 신호를 찾게 된다. 그런 신호들은 체내의 상태가 관련된 조직에 물리적 변화를 초래할 경우에만 볼 수 있는 것이다. 많은 병리적 상태들은 오직 한 가지 방식만으로 영상화될 수 있는 물리적 특성에 변화를 주게 된다.

영상 방식들은 투영 혹은 단층촬영을 통해 인체를 보여주는 영상을 만들어낸다. 각 방식에는 장단점이 있다.

투영(projection)에서는 방사선과 형광 투시법, 환자의 몸에 X선을 투사하거나 안 보이는 X선을 보이는 광이미지(light image)로 전환시키는 적당한 수용체에 그림자를 던지는 방법으로써, 영상을 구성한다.

감마카메라는 체내의 방사능 물질의 분포를 나타내는 투영 이미지를 기록한다. 이런 타입의 가장 큰 이점은 환자 몸의 큰 부피를 하나의 영상으로 볼 수 있다는 것이다. 단점은 구조나 구성물들이 겹쳐져서 한 물체의 이미지가 다른 것을 흐리게 한다는 것이다. 투영이미지는 대개의 임상에서는 별 문제가 아닌 공간적인 왜곡을 초래한다.

단층촬영의 영상은 예를 들면 일상적인 단층촬영, 전산화 단층촬영(CT), 초음파 촬영(sonography), 단광자방출 단층촬영(SPECT), 양전자방출 단층촬영(PET) 그리고 MRI와 같은 것들은 환자 체내 조직의 선택된 층 혹은 얇은 면의 이미지를 만든다. 단층촬영 이미지의 일반적인 장점은 영상화된 단층내의 물체의 식별력을 증가시킨다는 점이다. 이러한 점에 기여하는 요소는 덮어 싸는(overlying) 물체가 없다는 사실이다.

가장 큰 단점은 환자의 매우 얇은 층만을 한 화면에 나타낼 수밖에 없다는 것이다. 따라서 대개의 단층촬영 과정들은 전체적인 검토를 위해선 많은 촬영을 요하게 되는 불편함을 감수해야 한다.

4) 영상의 관찰 조건 (image viewing conditions)

어떤 영상에서 특정한 물체를 식별하는 능력은 그 영상을 관찰하는 조건에 따라 달라진다. 의료영상의 전문적인 판독뿐 아니라 여러 활동에서의 시각조건의 효과를 고려해야 한다.

희미한 촛불은 분위기 있는 저녁식사를 연출하는 데에는 공헌을 한다고 할지라도 메뉴판을 들여다보는데 어려움을 주는 수가 종종 있다. 다가오는 차의 헤드라이트의 강력한 섬광 때문에 도로상의 물체를 확인하지 못하게 되고 심지어 짜증마저 난 경우를 여러 차례 경험한 바와 같으며, 텔레비전, 신문 등에서 최적의 거리를 유지해야 한다는 것도 이미 알고 있을 것이다. 작은 물체가 매끈한 식탁 테이블위에 떨어졌을 때와 작은 카펫 혹은 해변의 모래위에 떨어졌을 때 독자 여러분은 어디에서 더 쉽게 그 물체를 찾아낼 수 있을까? 틀림없이 매끈한 테이블의 경우일 것이다. 위의 경험들을 마음에 새기고, 영상의 시각조건 및 그 조건들이 인체를 살펴볼 수 있도록 하는데 영향을 주는 방식에 대해 한번 생각해보자.

그림 7-15는 영상에서 물체를 식별하는 능력에 영향을 주는 주요 요소들을 보여주고 있다. 그림 7-15는 보다 큰 환경범위내에 위치하는 둥근 물체를 가정할 수 있다. 그 물체를 발견해내는 관측자의 능력은 물체의 대조도, 크기(size), 백그라운드(back ground), 밝기(조도), 구조, 다른 광원에 의한 섬광, 영상과 관측자 사이의 거리, 그리고 물체를 탐색하는데 소요되는 시간 등을 포함하는 요소들의 포함에 따라 달라진다.

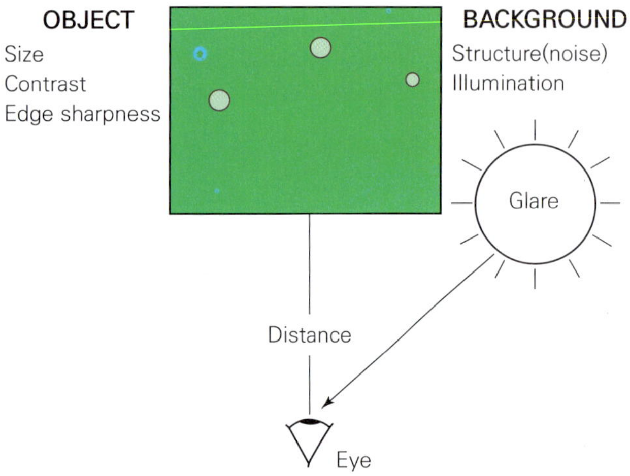

그림 7-15 물체를 식별하는 능력에 영향을 주는 주요 요소

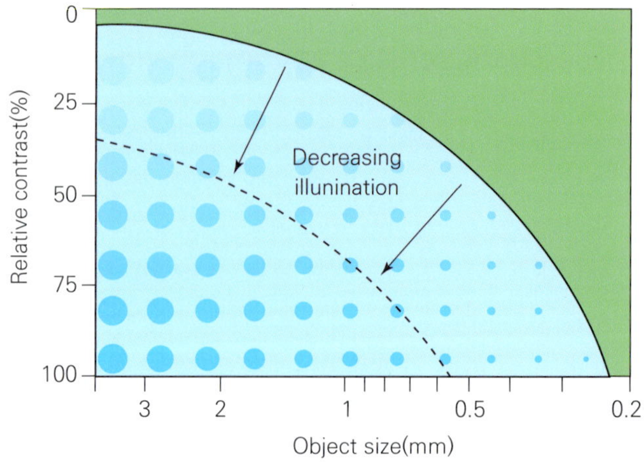

그림 7-16 화질 요소의 효과

그림 7-15는 화질 요소의 효과를 예증하는데 사용하는 물체들의 배열을 나타내는 영상이다. 현재 시각화 과정과 관련된 요소들이 어떻게 물체를 볼 수 있는 능력에 영향을 주는지를 밝혀내는데 그것을 사용한다. 이러한 실제적인 영상을 사용해서 아래 논의된 요소들을 테스트하는데 사용할 수 있다.

(1) 피사체 대조도(object contrast)

물체를 식별하는 능력은 물체의 주위배경간의 대조도에 의해 크게 영향을 받는다. 대부분의 시각화 작업에서 갑자기 볼 수 있게 되는 다른 최소 대조도는 존재하지 않는다. 그 대신 대조도가 증가할 때마다 특정 물체를 식별하는 작업의 정확도는 증가하게 된다.

대조도 감소는 관측조건에 따라 변화하게 된다. 대조도 감도가 낮을 경우 물체는 상대적으로 높은 대조도를 가지게 됨은 틀림없다. 필수의 대조도는 관측자의 대조도 감도를 변화시키는 조건에 의존한다. 배경의 밝기, 물체의 크기, 관측거리, 섬광 및 주위 구조 등이다.

(2) 백그라운드 휘도 (background brightness)

인간의 눈은 광레벨 즉 밝기의 넓은 범위에 걸쳐 작용할 수 있지만, 모든 밝기 레벨에 대한 식별력(vision)이 똑같이 민감한 것은 아니다. 물체를 식별하는 능력은 일반적으로 주위 부위의 밝기 즉 영상의 조도가 증가함에 따라, 증가하게 된다.

낮은 조도의 영역에서도 식별 가능케 하기 위해, 물체는 주위배경에 비해 상대적으로 높은 레벨의 대조도를 가져야 한다. 이것은 그림 7-16에서 영상으로 설명할 수 있다. 이 영상을 조도의 레벨을 달리하면서 살펴보자. 낮은 조도에서는 낮은 대조도의 물체는 볼 수 없게 된다는 점을 명심하라. 물체의 대조도가 높아야 잘 볼 수 있다.

(3) 피사체 크기(object size)

감지 능력 및 배경의 밝기에 요구되는 대조도간의 관계는 피사체 크기에 관여된다. 작은 물체는 대조도의 레벨이 높거나 주위 배경의 밝기가 증가되거나 해야 감지할 수 있다.

대상의 식별능력은 시각 장(visual field)에서 형성하는 대상의 각도와 밀접한 관계를 가진다. 그 각도는 영상과 관측자간의 거리에 대한 피사체의 지름의 비율에 해당한다. 원칙적으로, 작은 물체는 근거리에서 관측할 수 있는 가능성이 큰 물체가 원거리에서 관측되는 가능성과 유사하다고 보면 된다.

(4) 관측거리(viewing distance)

식별력과 관측거리간의 관계는 몇 가지 요소에 의해 영향을 받는다. 관측거리가 줄어들게 되면, 물체는 더 큰 각도를 이루고 보기가 훨씬 수월해진다. 그러나 눈은 초점을 흐리게 되고 대조도에 대한 감도는 최대치를 이루게 된다. 따라서 식별력과 관측거리간의 관계는 일반적으로 약 2 ft의 거리에서 최적상태가 된다.

(5) 섬광(Glare)

섬광은 밝은 부위에서 일어나거나 시각장(field)의 광원이 만들어내고, 몇가지 바람직하지 못한 효과를 일으킨다. 그 하나는 관측물의 인식된 대조도를 줄이는 것이다. 섬광을 일으키는 광원으로부터의 빛이 눈에 들어가게 되면 그 중 몇은 시각장내의 다른 영역에 분산될 것이다. 이것은 또다시 대조도의 감도를 줄이게 된다. 그 줄어드는 정도는 섬광원의 밝기와 크기 및 관측대상물에의 접근도에 따라 달라진다.

(6) 백그라운드 구조 (background structure)

어떤 관측대상의 뒷배경의 구조 및 조직은 식별력에 중요한 효과를 미친다. 부드럽게 연결되는 주위배경이라면 관측이 매우 용이할 것이다. 낮은 대조도를 갖는 물체의 식별력은 주위 조직이나 영상노이즈 때문에 격감되는 수가 많다.

3. 의료영상의 노이즈(image noise)

1) 서 론

필름농도 또는 영상의 밝기는 영상 형성을 위해 변화시키는 경우를 제외하곤 일정하게 유지시키는 것이 바람직하다. 그러나 미세영상이 전혀 나타나지 않는 경우에도 필름 농도를 다양하게 결정짓는 몇 가지 인자들이 있다. 이러한 다양성은 대개 임의적인 것이며 일정한 패턴(pattern)은 가지고 있지 않다. 많은 경우에서 그것은 화질을 떨어뜨리고 촬영되고 있는 물체가 작을 때 특히 중요한 의미를 가지며 상대적으로 대조도가 낮도록 한다. 이러한 필름 농도나 영상 명도에서는 임의적인 변동성을 노이즈(noise)라고 표현한다.

모든 의료영상들은 어떤 시각적인 노이즈를 포함한다. 노이즈가 존재하게 되면 얼룩거리는 나뭇결모양의 천처럼 갈라지거나 눈이 내리는 것과 같은 모양의 영상가 나타난다. 영상 노이즈는 곧 알게 되겠지만 다양한 원인에서 비롯된다. 어떤 영상방식도 노이즈가 전무할 수는 없지만 종류별로 그 정도는 다르다.

핵의학 영상은 일반적으로 가장 노이즈가 심하다. 노이즈는 MRI, CT, 그리고 초음파 영상에서도 심하게 나타난다. 이들에 비하면 방사선 사진은 노이즈가 가장 적다. 투시영상은 X선 영상보다 노이즈가 다소 심하다. 일반적인 사진은 필름의 결이 보이는 경우를 제외하곤 비교적 노이즈가 적은 영상을 만든다.

본 장에서는 노이즈에 관여하는 요소들과 더불어 영상 노이즈의 일반적인 특성 몇가지를 살펴보고자 한다.

2)식별력에 미치는 효과 (effect on visibility)

노이즈가 비록 상을 바람직하지 못한 모습으로

나타내는 것도 사실이지만 그보다 더욱 중요한 것은 그 노이즈가 상내부의 특정 부분을 덮어버려서 볼 수 없게 만들어 버린다는 점이다. 대조도가 적은 물체는 볼 수 없게 될 가능성이 더욱 크다.

노이즈 레벨의 특정 영상과정에 맞추어 조정될 수 있다면 될 수 있는 대로 노이즈를 줄여서 최대의 식별력을 얻도록 한다. 노이즈를 줄이기 위해 여러 가지 환경설정을 조정할 수는 있으나, 언제나 모든 조건이 조화를 이루도록 주의를 기울여야 한다. X선 사진에서 가장 중요시해야 할 것은 영상처리 시간과의 조화이다. 노이즈와의 조화(협응관계)에 신경 써야할 것은 이 밖에 대조도와 영상 흐림 등과 같은 기타 특성들도 포함된다. 원리적으로 각 영상방식을 취급하는 사용자는 특정 영상과정에 대해 적합한 노이즈 레벨을 결정해서 최소의 노출, 최소의 영상처리 시간 또는 다른 화질 특성에 대해 최소의 영향을 주는 조건으로써 그러한 노이즈 레벨을 나타내도록 하는 영상요소를 선별해야 한다.

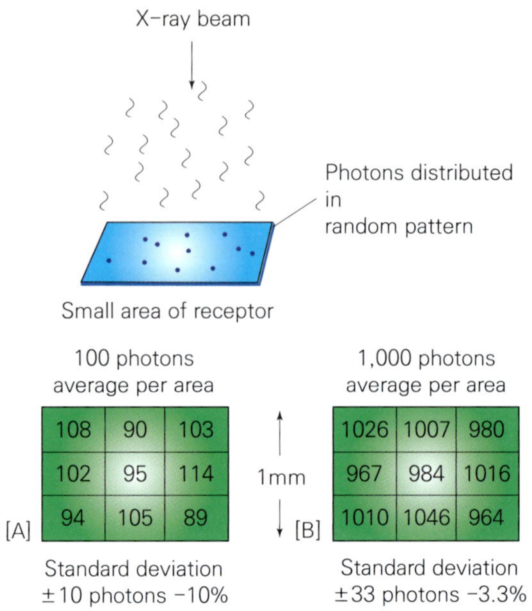

그림 7-17 양자의 노이즈

3) 양자 노이즈(quantum noise)

X선 광자들은 임의적인 패턴으로서 표면에 충돌한다. 그 광자들이 표면상에 고르게 분포하도록 작용하는 힘이란 존재하지 않는다. Receptor 표면 중 어떤 영역은 동일한 평균 X선 강도에 노출되었을 경우에도 다른 영역보다 더욱 많은 수의 광자들을 받게 된다.

X선이 감마선의 광자를 이용하는 모든 영상과정에서 영상 노이즈의 대부분은 광자들이 영상내부에서 분산되는 임의적인 양상에 의해 만들어진다. 이것을 일반적으로 양자 노이즈라고 한다. 양자 노이즈를 만들어내는 것은 X선 빔의 광자 구조이다.

그림 7-17에서 보면 방사선의 양자적인 성질에 대한 개념으로 양자가 영상 노이즈를 만들어내는 방식을 알게 될 것이다. 여기서 영상내부의 어떤 작은 영역에 조사선을 형성하는 X선 빔 부분을 볼 수 있다. X선 빔은 개별 광자들의 집합체임을 잊지 말자. 광자들은 독립적이기 때문에 땅에 떨어지는 빗방울 처음 몇개와 같이 임의적으로 영상 영역내부에 분산된다. 어떤 지점에서는 광자 몇 개가 모인 다발이 떨어지게 된다. 이러한 불균등한 광자 분포양상은 영상에서 노이즈라는 형태로 나타나게 된다. 노이즈의 총량은 작은 영상 영역내부 각 지점간 광자 밀도(농도)의 다양성에 따라 결정된다.

광자의 요동과 최종 영상 노이즈를 어느 정도까지는 컨트롤이 가능하다. 그림 7-17은 9개의 작은 직사각형으로 나누어진 1평방 밀리미터짜리 영상 두 개를 보여준다. 두 영상의 차이점은 그 영역내로 떨어지는 광자의 밀도가 다르다는 것이다. 첫 번째 것은 작은 직사각형 한 개당 평균 100개의 광자를 갖고 두 번째 것은 작은 직사각형 한 개당 1,000개의 광자를 갖는다. 전형적인 진단용 X선 빔의 경우 이것은 각각 3.6 μR과 36 μR의 조사선량에 해당한다.

첫번째 영상에서 작은 직사각형 중 어느 것도 정확히 100개 광자를 갖지는 않는다는 점을 주의해야 한다. 이 경우 단위 영역당 광자의 개수는 89에서 114 범위에 있다. 그러나 광자 요동정도를 이 두 가지의 극단적인 값으로써 표현하지는 않는다. 작은 직사각형 부분은 평균값에 더 가까우므로 광자의 변동성(variation)은 표준편차로써 나타내는 것이 더욱 적합하다. 표준편차는 통계적인 분석을 할때 자주 사용된다. 표준편차값은 작은(직사각형) 영역간의 편차 즉 분산의 평균값과 다소 비슷하다. 광자 분포의 특성 중 하나는 변동량(표준편차값)이 평균광자 밀도 즉 노출레벨에 관계된다는 점이다. 단위면적당 광자수의 평균값의 제곱근은 표준편차값에 근사하는 측정치이다.

이러한 예에서 표준편차는 단위면적당 10개의 광자라는 값을 갖는다. 이것이 평균치의 10%에 해당하므로 이 노출상태에서 양자노이즈(광자변동)는 10%의 값을 갖는다.

그림 7-17[B](단위면적당 평균 1,000개의 광자를 받고 있다) 역시 작은 직사각형 영역 중 어느 것 하나도 정확히 1,000개 광자를 받아들이지 않음을 발견하게 된다. 여기서 광자 분포는 단위면적당(한개 직사각형마다) 964~1,046 범위에 걸쳐 있다. 평균 광자 농도(1,000)의 제곱근을 취하면 33.3의 표준편차값을 얻게 된다. 왼쪽에 비해서 광자 변동 즉 노이즈가 훨씬 심한 것으로 보인다. 그러나 표준편차를 평균광자 농도에 대한 퍼센트 비로 나타낼 경우 노이즈 레벨은 3.3%로 떨어짐을 보게 된다. 양자 노이즈의 가장 중요한 특성이 무엇인지에 대해 살펴보았다. 양자 노이즈는 영상 형성에 사용되는 광자 농도(노출)를 증가시킴으로써 줄일 수 있다. 더 자세히 말한다면 양자 노이즈는 receptor에 대한 조사선량(노출)의 제곱근에 반비례한다.

영상 노이즈와 필요한 조사선량간의 관계는 특정 X선 과정을 세팅하는 사람들이 숙고해야 할 이유 중의 하나이다. 대개 경우 환자 노출은 감소시킬 수 있으나 그럴 경우 양자 노이즈가 증가하며 식별력이 떨어지는 등의 결과를 감수해야 한다. 대부분의 경우 영상 노이즈를 감소시키는 것 역시 가능하겠으나 더 많은 양의 노출이 요구된다. 대개의 X선 영상획득 과정들은 이 두 가지 매우 중요한 요소간의 적절한 조화(협응)를 이룬 상태에서 이루어진다.

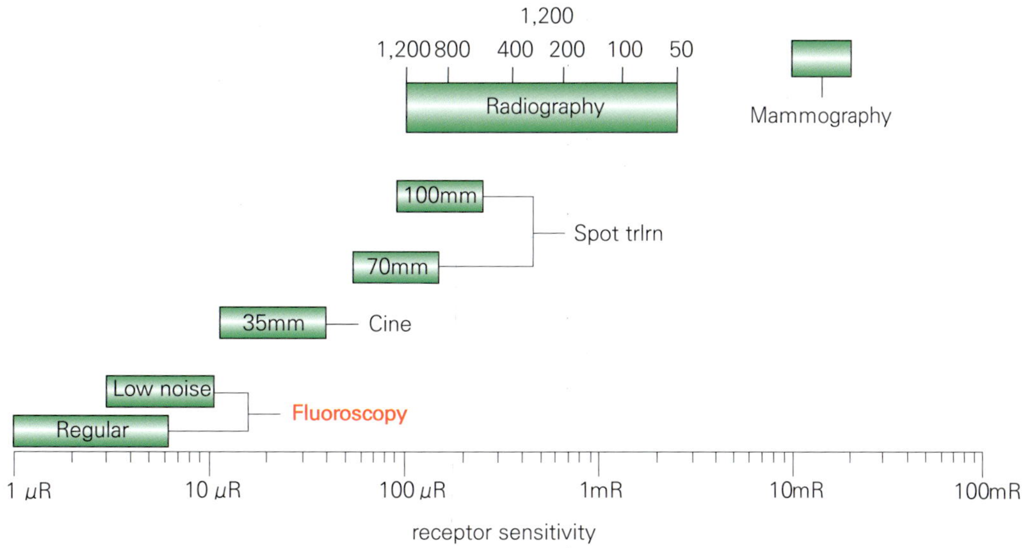

그림 7-18 엑스선 영상에서 수광체의 감도

4) 수광체 감도(receptor sensitivity)

영상 형성에 필요한 광자 농도 즉 노출은 receptor의 감도에 의해서 결정된다. X선 투사 이미지(방사선 사진과 직접투시법)에서 사용되는 receptor의 감도는 그림 7-18에 보인바와 같이 폭넓은 범위에 걸쳐 다양하게 분포한다. 이 차트는 특정 영상방식에 사용되는 근사치를 보여준다.

(1) 스크린-필름 촬영 (screen-film radiography)

방사선 사진 영상의 감도는 스크린, 필름 그리고 그 둘의 매치(match)되는 방식의 특성에 따라 결정된다. receptor 감도에 영향을 주는 요소들이 receptor의 양자 노이즈 특성을 반드시 바꾸어 놓는다는 법은 없다. 방사선 사진 receptor 감도에 영향을 주는 주된 요소들은 필름의 감도, 스크린 전환 효율 그리고 스크린의 흡수 효율이다. 양자 노이즈 레벨은 receptor에 도달한 광자들의 농도보다도 receptor에 의해 흡수된 실제 광자 농도에 따라 결정된다.

실제로 흡수된 광자의 개수를 감소시키는 어떠한 요소를 변화시킴으로써 receptor 감도를 증가시키게 되면 양자 노이즈는 증가하게 된다.

영상(receptor 감도)을 형성하는데 요구되는 receptor노출은 그림 7-19에 나타난 바와 같이 몇 가지 요소들에 수정함으로써 변화시킬 수 있다. 그림 오른쪽에 있는 필름감도는 필요한 필름 농도를 만들어 내는데 요구되는 빛의 양을 결정한다. 필름감도가 증가되어 요구되는 광량이 줄게 되면 스크린에 흡수되어야 할 X선 광자수가 감소된다. 그 결과 영상은 양자노이즈가 증가하게 된다. 특정 필름 및 스크린 콤비네이션의 실효감도는 필름의 스펙트럼 특성과 스크린에 의해 발생된 빛의 스펙트럼 특성의 조화에 의존함을 되새겨 보자. 두가지 특성들이 밀접하게 조화를 이룰 경우 감도와 양자 노이즈가 최대에 달한다. 방사선 사

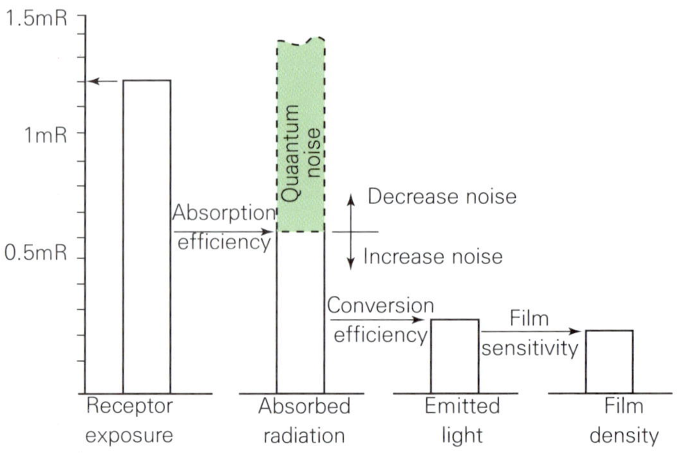

그림 7-19 필름 스크린 시스템에서 방사선량

진에서 필름 감도를 변화시키는 것은(필름 타입을 교체시키면) 영상에서의 양자노이즈 레벨을 조정하는 가장 직접적인 일이다.

양자 노이즈는 방사선 사진에서 고감도 필름의 사용한도를 결정짓는 요소이다. 전환 효율은 빛으로 바뀐 흡수 X선 에너지의 비율을 말하며 또한 증감지의 특성이다. 특별한 스크린에 대한 전환 효율 값은 그 조성과 디자인에 의해 결정된다. 그것은 사용자가 마음대로 바꿀 수 없다. 이론적으로 전환효율이 높아지면 receptor의 감도는 증가되고 환자의 노출은 감소된다.

불행하게도 전환 효율의 증가는 스크린에 흡수되어야 할 X선의 양을 감소시키고 양자노이즈는 증가하게 된다. 그러므로 전환 효율이 높다는 것이 증감지에 대해 반드시 바람직하다고 말할 수는 없다. 제조업자는 전환효율을 receptor 감도와 양자 노이즈 간에 적정 밸런스를 유지시키는 값으로 조정해야 한다.

양자노이즈를 증가시키지 않고 방사선 사진 receptor 감도를 증가시키는 유일한 길은 흡수효율을 증가시키는 것이다. 흡수효율의 증가는 상을 이루기 위해 흡수되어야 할 방사선의 양을 변화시키지 않는다. 그러나 더 많은 부분의 방사선

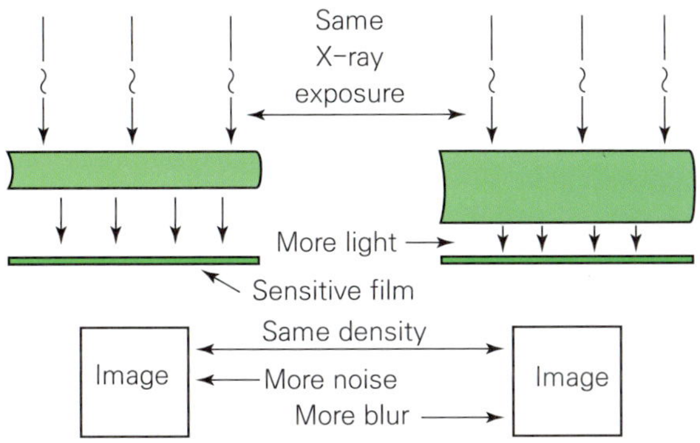

그림 7-20 동일한 감도를 가진 두 가지 스크린-필름 시스템

이 흡수되므로 요구되는 입사 조사선량을 줄이게 된다.

몇 가지 요소들이 흡수효율을 결정한다는 사실을 회고해보자. 스크린 조성, 스크린 두께, 그리고 광자 에너지 스펙트럼, 방사선 사진 receptor 감도와 양자 노이즈간의 관계는 다음과 같이 요약할 수 있다. 적절하게 노출된 영상에서의 양자 노이즈 총량은 실제로 증감지에 흡수된 X선 에너지의 총량에 직접적으로 관계된다. 스크린 재료, 스크린 두께, 그리고 관전압(광자에너지 스펙트럼)과 같이 흡수 효율에 영향을 주는 변환 인자들은 양자 노이즈 레벨과의 관계속에서 전체적인 receptor 감도를 변화시킨다. 한편, 필름감도 스펙트럼의 매칭(matching), 그리고 증감지의 전환 효율의 변화는 양자 노이즈와 receptor 감도를 바꾸어 놓는다.

동일한 감도를 가진 두 가지 스크린-필름 시스템을 그림 7-20에 보였다. 어떤 시스템은 상대적으로 두꺼운 고속 스크린과 일반적인 감도의 필름을 사용한다. 또 다른 시스템은 얇은 detail-speed 스크린과 감도가 높은 필름을 사용한다. 이들 두 시스템이 만들어낸 영상은 두가지 면에서 차이점을 드러낸다. 두꺼운 스크린을 사용하는 시스템은 감도가 높은 필름을 사용하는 시스템보다 흐림현상은 더 많이 일어나지만 양자 노이즈는 적게 일어난다. 노이즈의 감소는 흡수효율 및 흐림의 증가에 의한 결과이다.

(2) 영상증배관 촬영 (intensified radiography)

Intensified radiography는 receptor의 감도가 높다. 따라서 양자노이즈는 스크린-필름 방사선 사진보다 intensified radiography에서 의미가 더 크다. 그러한 시스템에서 양자노이즈 레벨은 조정이 가능하다.

Image intensifier tube의 흡수효율은 해를 거듭할수록 점진적인 개선을 이루고 있다. 증감지와 마찬가지로 흡수효율은 입력스크린 및 그 두께 그리고 광자에너지 스펙트럼에 의존한다. 그러나 제조업체는 일반적으로 선택사양을 베풀지는 않는다. 대개의 최신 intensifier tube들은 흡수효율(감도)과 image blur간의 이상적인 조화를 이루도록 디자인된 입력스크린을 갖는다.

Intensifier tube-receptor 시스템 감도에서의 변동률은 intensifier tubc, 광학 시스템 그리고 필름의 특성과 관계된다. Image intensifier tube의 이득률(전환인자)은 입력 시각 장(場)(mode)을 바꾸는 경우를 제외하면 사용자에 의한 조정이 불가능하다.

광학 구경의 사이즈를 바꾸는 것이 receptor sensitivity와 양자노이즈 레벨을 조정하는 가장 일반적인 방법이다. 이러한 조정은 대개 서비스 엔지니어가 실시한다. 전체 receptor sensitivity에 영향을 미치는 광학시스템과 관련된 다른 인자들 예를 들면 magnification(필름 사이즈) 렌즈를 통과하는 빛의 투과성 그리고 distributor components 등은 사용자가 조정할 수 없으며 양자노이즈 레벨을 변경시키는데 사용될 수도 없다.

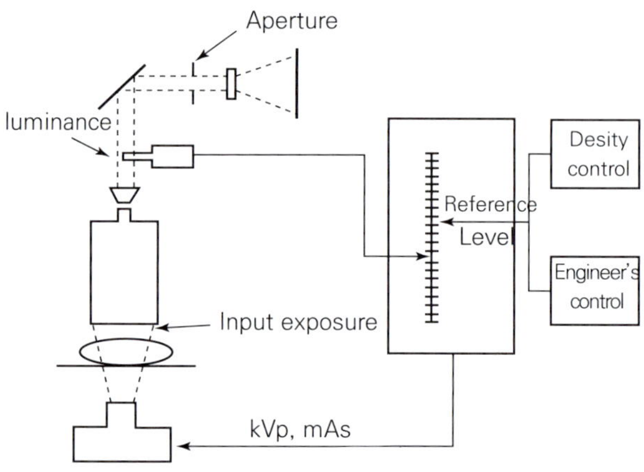

그림 7-21 기본 X선 시스템

필름의 감도는 전체 receptor 시스템 감도에 직접적인 영향을 준다. 필름이 보다 높은 감도를 가진 것으로 교체될 경우 영상은 X선을 덜 내면서 형성되지만 양자노이즈의 총량은 증가될 것이다. 그러나 구경 사이즈는 필름감도의 증가를 보상하며 노이즈 증가를 억제하도록 감소될 수 있다.

필름 감도 또는 구경이 변할 때마다 AEC 시스템은 적절하게 노출된 필름을 만들도록 재조정해야 한다.

그림 7-21에 나타낸 기본 X선 시스템은 image intensifier에 대한 입력 조사선량이 특정 양자 노이즈 레벨을 얻을 수 있도록 조정할 수 있는 과정을 설명하는데 사용된다. 대개 시스템에서 AEC 회로에 대한 입력은 image intensifier의 출력을 모니터링 하는 광센서에서 이루어진다. Intensifier 출력 휘도(luminance) 또는 노출(휘도×시간)은 미리 설정된 표준레벨과 전자적인 측면으로 비교된다.

컨트롤 회로에서 출력되는 신호는 원하던 휘도 또는 조사선량을 얻을 때까지 X선 장치 노출인자를 조정한다. 대개의 spot 필름과 일부 cine system에서는 kVp와 mA가 미리 설정되어 있고, AEC 회로의 조사시간을 조정하여 적정필름 조사선량을 이루도록 한다. 일부 cine system에서는 AEC 회로가 kVp, mA 또는 그 두 값 모두를 조정하여 조사시간은 미리 설정되어 있다. 어떤 시스템에서는 컨트롤 회로는 세가지 노출인자를 모두 조정할 수 있다. 일반적으로 시간은 일정 한계내에서 변화된다.

원하는 조사선량이 시간이 한계에 도달했을 때 얻어진다면 kVp나 mA는 바뀌게 될 것이다.

Intensifier의 휘도출력에 대한 표준레벨은 일반적으로 두가지 컨트롤에 의해 조절된다. 필름 농도를 조정하는데 사용되는 사용자의 컨트롤과 근사적인 intensifier 빛 출력을 세팅하는데 쓰는 엔지니어의 컨트롤이다. 두번째 컨트롤 장치는 설비내부에 있는 것이 보통이며 설비 사용자는 접근할 수 없다. 사용자의 컨트롤은 엔지니어의 컨트롤을 다시한번 세심하게 보정하는 과정이다. 표준레벨로 설정된 세팅에 대해 AEC 회로는 intensifier 입력 조사량의 고정치를 발생한다. 엔지니어 컨트롤에 의해 이루어지는 이 표준레벨의 재조정은 입력 조사선량을 바꾸는 것과 양자노이즈를 컨트롤하는데 사용된다.

표준레벨을 바꾸고자 할 때는 다른 조정도 병행해야 하며 그렇지 않을시는 필름 조사선량이 부정확하게 된다. Image intensifier의 광출력에 대한 필름 농도의 관계는 필름 감도 및 광학 시스템 내부의 구경사이즈에 의해 결정된다. 구경과 표준레벨은 보통 함께 조정되어 원하던 필름 조사선량과 image intensifier 입력 조사선량을 얻도록 한다.

Cine system이 적절히 노출된 필름을 만들어 내긴 하나 양자노이즈가 너무 높다고 생각될 경우를 가정해보자. 입력 조사선량의 측정은 그것이 1프레임당 10 μR임을 보여준다. 이것은 최소한 25 μR까지 증가시켜 양자노이즈를 감소시키는 것이 바람직하다. 이것은 엔지니어의 컨트롤로써 출력광 표준레벨을 높은 값으로 바꾸는 과정으

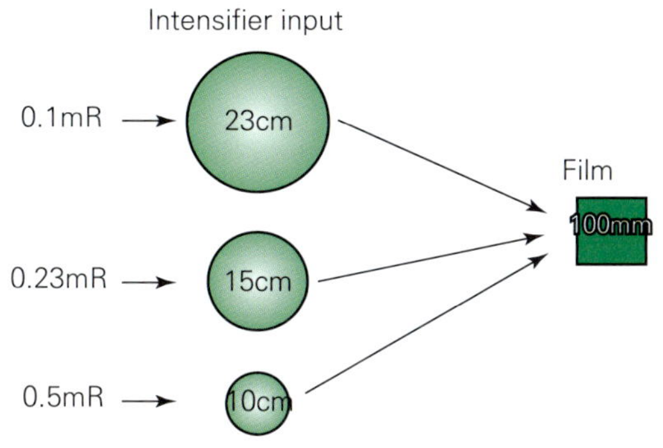

그림 7-22 세 개의 image intensifier input(mode)

로 인해 이루어질 수 있다.

구경의 크기를 감소시킴으로써 필름의 과다 노출을 막는 것이 필요하다. Image intensifier의 입력선량을 고려해볼 때 image intensifier input와 필름의 관계를 생각해 보아야만 한다. 대개 시스템에서 필름상의 영상 크기는 intensifier input에서의 영상 크기보다 작다. 축소가 일어날 경우 영상은 보다 적은 방사선으로써 주어진 노이즈 레벨에서 형성될 수 있다. 중요한 요소는 주어진 필름 영역에 대한 X선 광자의 농도이다.

그림 7-22를 보면 세개의 image intensifier input (mode)들이 100 mm 필름과 비교되어 있는데 많은 영상 시스템들은 input image size와 시각장의 선택이 가능한 intensifier tube를 사용한다. 필름상에 거의 동일한 양자노이즈를 주는 intensifier input exposure 값들 역시 표시되어 있다. 조사선량 값들간의 관계는 각각의 면적(영역)의 비율에 의해 결정된다. 세가지 경우 모두 상을 이루는 광자의 개수는 같다. 왜냐하면 총광자 개수는 노출량과 상면적의 곱에 비례하기 때문이다.

Image intensifier가 각기 다른 영역 영상 사이즈에서 작동할 수 있다면 각 사이즈에 대한 감도가 다르게 된다.

(3) 투시(fluoroscopy)

비디오 카메라의 감도가 중요한 결정인자가 되는 점(필름에서보다)을 제외하면 직접 투시 영상 시스템에도 동일한 기본원리가 적용된다. 비디오 카메라의 감도는 일반적으로 고정된 값이 아니고 내부 증폭 또는 이득률을 조정함으로써 변동될 수 있는 값이다. 직접 투시법에 대한 양자노이즈 레벨은 비디오 카메라나 구경 또는 양자 모두를 조정함으로써 적정 수준으로 세팅하는 것이 보통이다.

일반적인 fluoroscope의 receptor 감도는 프레임당 1 μR~10 μR 범위에 있다. 이런 비교적 적은 노출량은 양자 노이즈가 매우 큰 image를 만든다. 그러나 정상적인 fluoroscopic viewing에서는 한번에 한개의 image 프레임을 보는 것이 아니라 몇가지 프레임의 평균을 보게되는 것이다.

어떤 fluoroscopic system들은 노이즈가 낮은 mode로 스위칭 될 수 있으며 그것은 낮은 대조도의 세밀한 부분들의 식별력을 개선시킬 것이다. 낮은 노이즈 mode에서 receptor 감도는 감소되며 상을 이루기 위해서는 더욱 많은 노출이 요구된다.

높은 감도를 가지며 X선 영상에서 현재 사용되는 노출량보다 더 적은 노출량을 요구하는 receptor system을 개발하는 것이 가능하지만 양자 노이즈의 근본적인 한계선을 극복할만한 방법이 알려져 있지 않다. Receptor는 노이즈를 줄여서 적정 수준으로 만드는 X선 광자의 적정 농도를 흡수해야 한다.

5) 입자와 구조 노이즈 (grain and structure noise)

X선 빔의 양자구조가 대개의 X선 영상의 가장 중요한 노이즈 원인이 됨에도 불구하고 필름, 증감지 또는 증배관(intensifier tube) 스크린의 구조 또한 영상에 노이즈를 일으킬 수 있다.

필름에 기록된 영상은 많은 불투명한 할로겐화은 결정 즉 격자들로 구성되어 있다. 방사선 필름의 격자는 매우 작으며 필름을 일상적으로 보아서는 그것을 볼 수가 없다. 격자구조는 필름에 기록된 영상이 광학적으로 확대 되었을 때 볼 수 있게 되는 경우도 있다. 즉 이런 경우에 필름 격자에 image 노이즈의 한 형태라 할 수 있다.

필름-격자 노이즈는 방사선 사진보다 일반 사진에서 더 큰 의의가 있으며 특히 필름에 기록된 상을 비교적 고감도(고속)로써 확대시킬 때 중요하다.

증감지와 intensifier tube의 스크린은 작은 결정층으로 되어 있다. 영상은 각 결정내부에서 빛(형광)을 발생시킴으로써 이루어진다. 스크린의 결정구조는 영상 내부에 있는 지점마다 형광발생 정도의 미묘한 변동(차이)를 일으키게 한다. 이러한 구조적인 노이즈는 방사선 사진의 경우 큰 문제는 아니다.

6) 전자 노이즈(electronic noise)

비디오 영상은 여러가지 전자적인 원인으로 인한 노이즈를 자주 일으킨다. 비디오 영상 노이즈는 흔히들 "눈(snow)"이라고 표현한다. 비디오 시스템을 구성하는 일부 전자 부속들은 전자 노이즈의 근원이 될 수 있다. 노이즈는 장치 내부의 열역학적인 움직임에 의해 자주 일어나는 임의적인 전류의 형태이다. 모터와 같은 전기장치와 형광 및 대기에서 일어나는 자연현상들에 의해 비디오 시스템이 흡수할 수 있는 전기 노이즈가 일어난다.

비디오 시스템에서 일어나는 노이즈는 영상 신호가 약할 때 눈에 뛰기 쉽다. 대개의 비디오 리시버들은 약한 신호가 있을때 증폭 정도를 증가시키는 자동 gain(증폭)회로를 가진다. 이것은 노이즈를 증폭시키고 영상 내에서 매우 뚜렷하게 나타나도록 만든다. 이 효과는 신호가 거의 없거나, 있어도 미약한 채널로 TV(비디오) 리시버를 튜닝(tuning)함으로써 쉽게 관찰할 수 있다. Fluoroscopic 영상에 전자노이즈가 과다하게 존재하는 것은 시스템 실패 또는 조정미숙으로 인해 비디오 신호가 약해진 결과이다.

6) 노이즈에 대한 대조도의 효과 (effect of contrast on noise)

영상에서의 노이즈는 영상 시스템의 전체 대조도 전송이 증가했을 때 더욱 뚜렷해진다. Fluoroscopy에서 사용되는 비디오 모니터와 CT, MRI 및 기타 디지털 영상의 viewing window와 같이 대조도 조정이 가능한 영상의 display를 사용할 경우 이런 점을 고려해야만 한다. 높은 대조도를 가진 필름은 노이즈도 더 잘 보이게 된다.

7) 노이즈에 대한 흐림의 효과 (effect of blur on noise)

영상 노이즈의 식별력은 노이즈가 다소 섬세한 구조이므로 흐림이 일어날 경우 감소할 수 있다. 영상의 흐림은 배경 부분과 섞이는 경향이 있다. 그 효과는 노이즈의 임의적인 구조를 고르게 하고 눈에 덜 뛰도록 해준다.

노이즈의 식별력을 줄이기 위해 상의 흐림을 이용하는 것은 흐림이 실제 유용한 영상 식별력을 떨어뜨리는 결과를 나타낼지 모르므로 적절히 조절해야 한다.

고감(속) 증감지는 일반적으로 더 많은 영상 흐림을 나타내기 때문에 detail 스크린보다 양자노이즈를 더 적게 발생시킨다. 문제는 노이즈를 최대로 없애는 목적과 미세부위를 가장 잘 관찰하려는 목적이 동시에 만족될 수는 없다는 것이다.

흐림 과정은 영상 노이즈를 줄이기 위해 디지털 영상 처리과정에서 사용된다.

8) Image integration

Integration은 일정 시간동안 일련의 영상들을 평균하는 과정이다. 대개의 영상 노이즈의 타입은 시간에 대해 임의적인 분포를 가지므로 영상의 integration은 영상을 고르게 하거나 그 노이즈 양을 줄이는데 있어 탁월한 효과를 갖는다. Integration은 원리적으로 면적에 따르기보다는 시간에 따라 영상을 흐리는(blurring) 것이다. 이 과정에서 일정 시간동안 환자의 움직임이 기본적인 한계를 결정짓게 된다.

Integration은 매우 짧은 시간이라도 영상을 저장하거나 기억하는 능력을 요구한다.

(1) Human vision

인간의 눈(망막)은 약 0.2초 동안 평균 빛 강도에 따라 반응한다. 이러한 integration, 즉 averaging은 fluoroscopic image를 볼 때에 도움이 된다.

일반적인 fluoroscopic display는 일련의 개별적인 비디오 영상을 말한다. 각 영상은 1/30초 동안 displaying된다. 비교적 낮은 receptor 조사선량(5 μR 이하)은 개별 영상을 구성하는데 사용되기 때문에 영상들은 비교적 노이즈가 심하다. 그러나 눈은 개별 영상을 보는 것이 아니고 몇가지 영상을 한꺼번에(평균적으로) 보기 때문에 노이즈의 식별력은 감소되기 마련이다. 사실상, 눈은 특정 시간에 6개의 비디오 이미지를 한꺼번에 감지한다. 사람 눈에 보여지는 노이즈는 개별 fluoroscopic 영상에 대한 receptor 노출에 의하는 것이 아니고 일단의 영상에 대한 전체적인 노출에 의해 결정된다.

(2) 촬상관(video camera tubes)

어떤 타입의 비디오 카메라 튜브는 고유의 잔상 즉 상의 변화에 따른 반응의 느린 현상이 일어난다. 이 잔상은 vidicon tube에서 특히 의미가 크다.

잔상의 효과는 노이즈의 변동을 평균 또는 적분하여 보다 고른 영상을 형성한다. Fluoroscopy를 위해 이런 타입의 튜브를 사용함에 있어 최대 단점은 움직이는 물체가 영상에서 일시적인 자취를 남기는 경향이 있다는 점이다.

(3) Digital processing

일련의 영상들이 얻어지고 디지털 메모리에 저장될때 그 영상들은 노이즈 함량을 줄이도록 평균(average)화 될 수 있다. 이런 과정은 DSA와 MRI에서 자주 사용된다.

9) 감산영상(image subtraction)

영상을 다른 것으로부터 감산(subtraction) 시키는 경우도 몇 가지 있다. 대표적인 예가 바로 DSA상의 subtraction 과정에 수반되는 기본적인 문제는 최종적인 영상에서 볼 수 있는 노이즈 레벨이 두개의 오리지널 영상 중 어느 하나라도 크다는 점이다. 이것은 각 영상 내에 있는 노이즈의 임의적 분포(random distribution) 때문에 일어나는 것이다.

상대적으로 많은 노출량이 DSA에서 original image를 만들 때 쓰여진다. 이것은 subtraction 과정에서 발생된 노이즈의 증가에 대한 부분적인 보상을 이루어준다.

4. 의료영상의 물리적 평가

영상의 평가방법에는 시각이나 지각과 같은 사람의 주관이나 가치를 생각하지 않고 확고부동한 이론이나 일정한 법칙에 따라 객관적인 양으로 평가하는 물리적 평가방법과 시각이나 지각을 통한 인간의 심리 상태에 의해 주관적으로 평가하는 심리적 평가방법이 있다.

영상의 물리적인 평가방법을 설명하기 위해서는 여러 방법들이 사용된다. 화질의 선명도(definition)를 측정하기 위해서는 H-D 곡선, SNR, PSF, LSF, CTF, MTF를 이용하는 방법이 있다. 이들을 간단히 설명하면 그림 7-23과 같다.

1) H-D 곡선

필름에서는 필름의 response를 그래프인 H-D 곡선을 이용한다. 이는 연구자 hurter와 driffield의 이름을 따서 H-D 곡선이라 불린다. 그림 7-24에 전형적인 H-D 곡선를 나타내었다. 이는 density(D)와 log(E)(log(노출량))의 관계의 그래프이다.

그림 7-24에서 1~2의 toe region, 2~3의 straight region, 3~4의 shoulder region으로 나눌 수 있다. Toe region은 노출 부족 구간으로 필름이 빛에 서서히 반응하기 시작하는 구간이다. Straight region은 log E에 선형적으로 비례하여 밀도가 증가하는 구간이다. 이 구간의 기울기를 값이라 하는데, 이것은 음화에서 가장 강한 곳과 가장 약한 곳의 차이(contrast)를 나타낸다. Shoulder region은 노출 과다 구간으로 기울기가 서서히 줄어들어 필름이 나타내는 최대농도에 다다른다. Straight region이 시작되는 2 위치의 E 값에 따라 감도를 결정한다.

특성곡선(H-D 곡선)은 입력이 되는 X선량과 출력이 되는 사진농도 사이의 비선형관계를 나타내는 곡선으로 H-D curve에서 일반적으로 다음 내용을 알 수 있다.

- contrast
- mean gradient
- maximum density
- latitude
- base + fog density
- sensitivity

H-D 곡선의 측정법은 거리법, 관전압, FFD, 조사야, 조사시간 등의 parameter를 정할 필요가 있다. bootstrap법은 al step wedge를 사용한다.

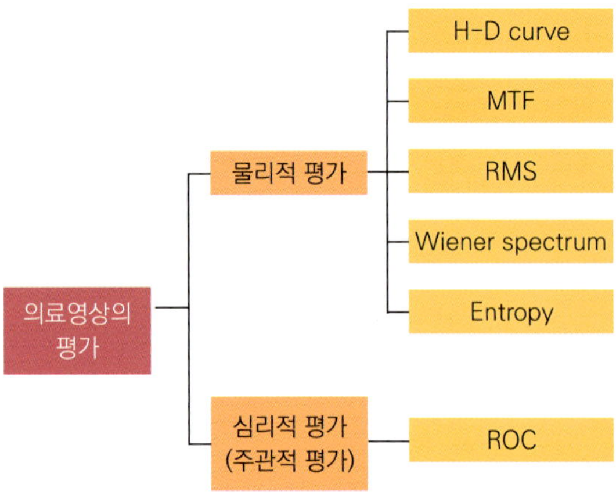

그림 7-23 의료영상의 평가 방법

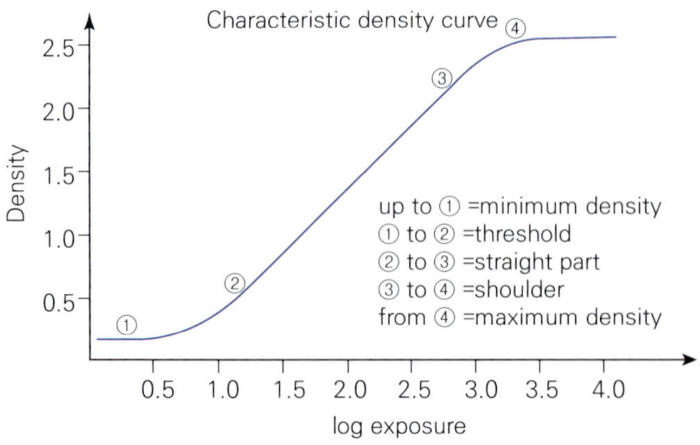

그림 7-24 H-D 곡선

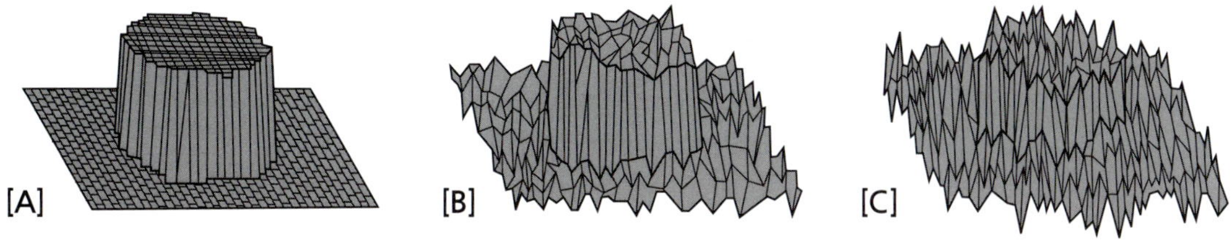

그림 7-25 노이즈

[A] low noise [B] medium noise [C] high noise

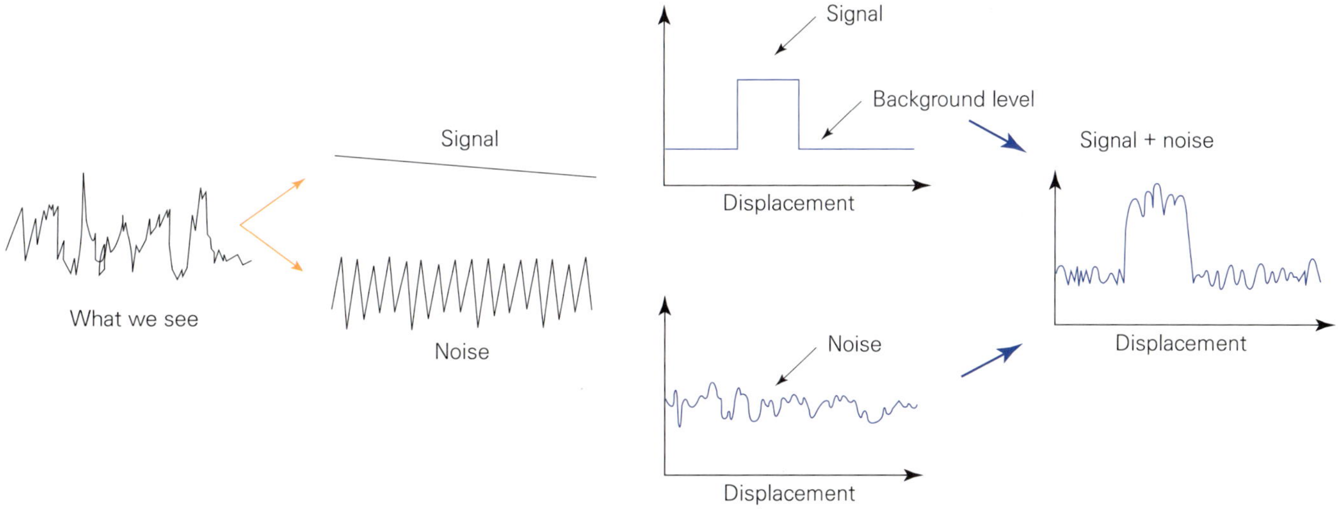

그림 7-26 신호와 노이즈

2) SNR(signal to noise ratio)

방사선 영상시스템에서 영상의 질은 신호의 질 뿐만 아니라, 잡음레벨에 의해서도 결정된다. 잡음이 발생하게 되면 실제 신호에 영향을 주기 때문에 이를 줄이기 위해서 노력해야한다.

잡음은 시스템을 제한하는 기본적인 잡음이며, 진단 방사선의학에서 환자들에게 조사하는 방사선양의 최소 제한선과 일치한다.

통계적인 분포에서 보면 다른 위치의 동일한 면적에 흡수되는 실제 숫자는 N이라는 평균값으로 나오고 표준편차는 $\sqrt{N}$으로 나온다.

영상 시스템에서 SNR은 다음과 같은 식으로 표현할 수 있다.

$$SNR = \frac{N}{\sigma} = \frac{\triangle N}{\sqrt{N}} = \sqrt{N} \qquad (7-1)$$

목표의 신호강도를 배경잡음(표준편차)를 이용하여 SNR을 측정할 수 있다.

SNR=목표의 신호강도/배경잡음의 표준편차

$$SNR = 10 \log \left\{ \frac{\sum_{i=0}^{N-1} \sum_{j=0}^{\omega-1} f(i, j)^2}{\sum_{i=0}^{N-1} \sum_{j=0}^{\omega-1} [\, f(i, j) - f'(i, j) \,]^2} \right\} \qquad (7-2)$$

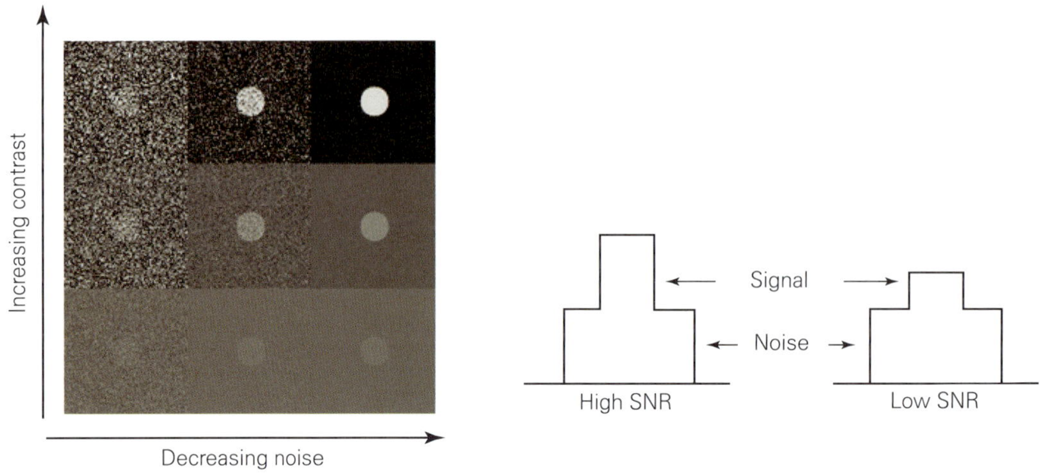

그림 7-27 SNR

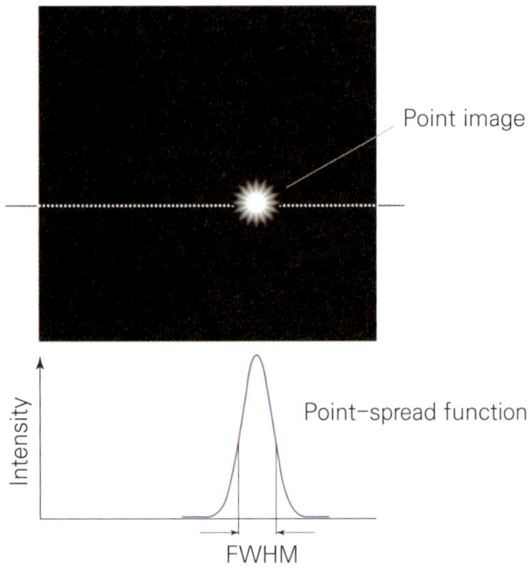

그림 7-28 PSF

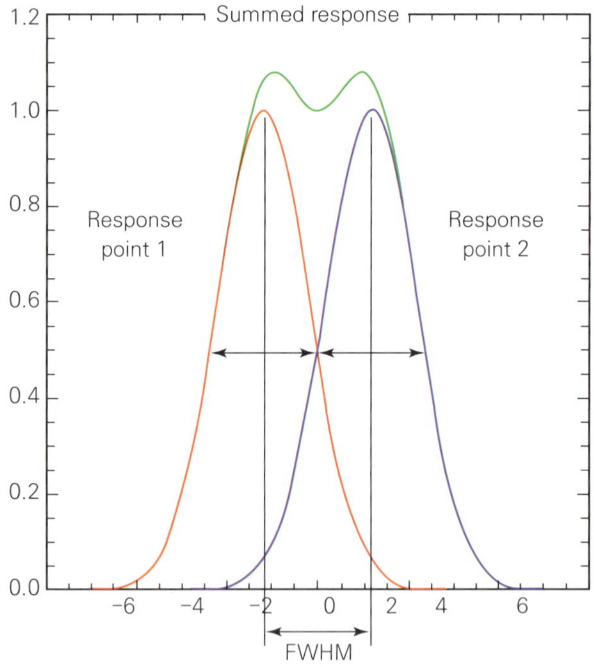

그림 7-29 PSF에 의한 영상의 분해 능력

3) PSF(point spread function)

점 확산함수이며, 철사 줄과 같은 피사체를 영상화 하였을 때 영상에서 실제의 점으로 재현시킬 수 있는 능력을 말하며 재현시키지 못하는 경우 불선예도로서 나타나며 이는 결국 영상의 공간 분해능에 영향을 주게 된다.

일반적으로 시스템의 해상력(resolution)이라 함은 두 물체를 구별할 수 있는 최소거리로 정의 한다. 이러한 해상력은 사용되는 물체의 모양에 많은 의존성을 보이므로, 실제 임상에서 영상 평가 인자로 사용되지 않으며, 시스템의 영상의 질

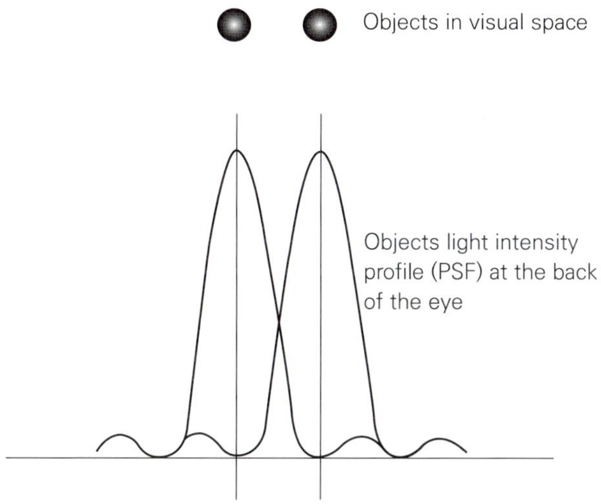

그림 7-30 Point spread function

(quality)을 평가하기 위해 일반적으로 델타 함수에 대한 시스템의 반응 형태를 이용한다. 이를 PSF라 부르며, 이는 시스템의 spatial transfer에 대한 결정적인 정보를 포함하고 있다. 인간의 시각계를 포함하여 대부부의 시각 시스템은 불완전한 광학 시스템으로 해석된다. 그 결과 시각에 대한 자극, 혹은 입력 영상이 시스템을 통과하게 되면, 어느 정도의 영상의 저감(degradation)이 발생되면, 이러한 저감 정도를 정량적으로 나타내기 위해 빛에 의한하나의 포인트를 가정한다. 이 빛에 의한 spot은 시스템을 통과시키고 난 후의 빛에 대한 영상은 원래의 빛과는 다를 것이고, 영상은 작은 퍼짐현상(blurring)을 포함하게 되는데, 이를 PSF(point spread function)이라 정의한다. MTF(modulation transfer function)은 공간주파수의 함수로 표현되어지며, 이는 PSF의 이차원 Fourier transform amplitude로 표현된다.

4) LSF(line spread function)

선 확산함수이며 이는 피사체에 하나의 선이나 선 형태의 틈이 있는 경우 영상화 시켰을 때 하나의 선이나 틈으로 재현시킬 수 있는 능력을 말한다. 주로 영상의 불선예도를 나타내는 것으로 사용된다.

그림 7-32[A]는 라인을 구별 할 수 있느나 그림 7-32[B]에서는 라인 겹쳐 보여 구별이 불가능하다.

LSF(line spread function)은 피사체의 한 선이 영상에서 한 선으로 재현되는 능력으로 영상의 경계면의 선예도 정도를 평가한다.

Line 영상의 단면(cross section)은 LSF(line spread function)으로 정의되며, 이 LSF는 line 방향에 평행한 단면을 따라 point solid의 적분값으로 표현된다. 시스템의 특성을 평가하기 위

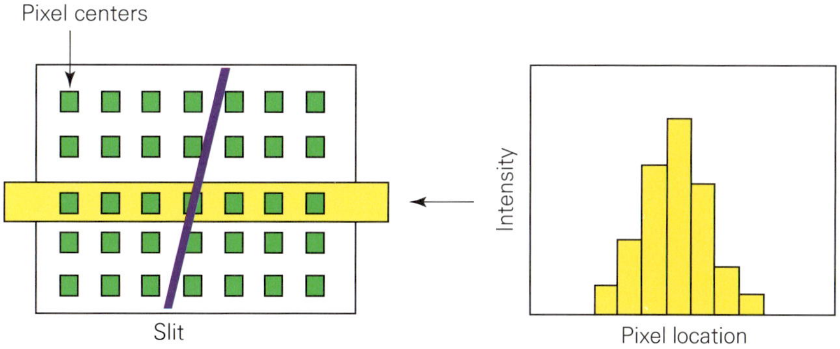

그림 7-31 Line spread function

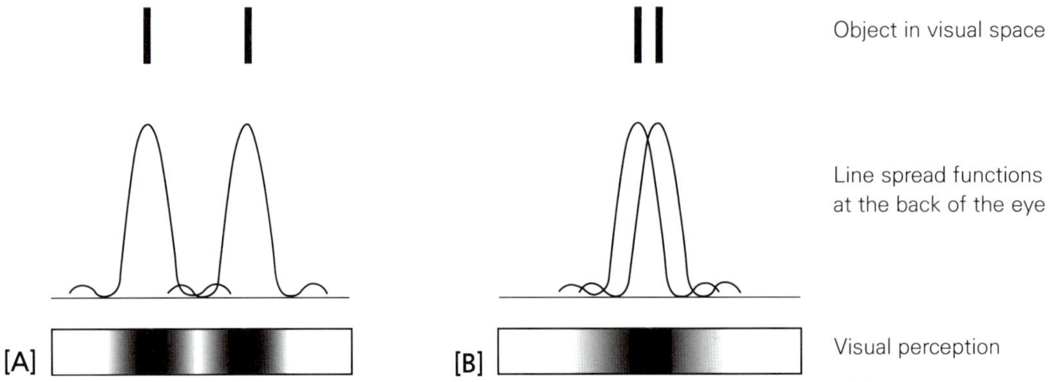

그림 7-32 Line spread function

해 LSF는 PSF보다 측정의 간편함으로 인해 선호되는 실정이다. 또한 LSF를 통한 시스템의 특성평가는 시스템의 ESF(edge spread fundtion), ET(edge trace)가 직접적으로 유도되는 과정을 보여준다. 만일 $x = x_0$의 위치에서 Y방향으로 확장하는 line impulse 함수 $\delta(x-x_0)$를 가정해 보면, x축의 수직방향에서 라인을 따라 시스템 반응인 LSF는 아래와 같이 주어진다.

$$LSF(x-x_0) = \frac{\int_{-\infty}^{\infty}\int_{-\infty}^{\infty} \delta(x-x_0)\, psf(x,y)dxdy}{\int_{-\infty}^{\infty}\int_{-\infty}^{\infty} psf(x,y)dxdy} \quad (7\text{-}3)$$

$$= \frac{\int_{-\infty}^{\infty}\int_{-\infty}^{\infty} psf(x-x_0)dy}{\int_{-\infty}^{\infty}\int_{-\infty}^{\infty} psf(x,y)dxdy} \quad (7\text{-}4)$$

shift-invariant 시스템 특성에 의해 LSF은 아래와 같이 간략화 된다.

$$LSF(x) = \frac{\int_{-\infty}^{\infty}\int_{-\infty}^{\infty} psf(x,y)dy}{\int_{-\infty}^{\infty}\int_{-\infty}^{\infty} psf(x,y)dx} \quad (7\text{-}5)$$

LSF(x)는 x방향에서 LSF을 나타낸다. 이러한 LSF의 측정은 slit 영상의 수직인 방향으로 각 픽셀 값들의 스캐닝을 통한 profile을 획득함으로서 측정할 수 있다.

5) CTF(contrast transfer function)

대조도 응답함수로서 영상에 대한 선명도, 특히 대조도를 측정하는 방법이다. 합성적 대조도란 길다란 틈에 인접한 부위들의 농도에 대한 차이이다. 즉, 단위 길이 당 slits수의 함수로서 영상 slits의 합성적 대조도를 그래프로서 설계하여 CTF를 구한다. 단위 길이 당 slits수가 감소하면 영상대조도가 감소된 것으로 해석한다.

CTF는 영상시스템이 영상 흐림도가 있을 경우 각기 다른 사이즈의 물체들이 갖는 대조도를 전송하는 능력을 나타낸다.

곡선의 형태는 그림 7-34에 보인 바와 같이 시스템 내에 존재하는 영상 흐림의 주요 근원 및 그 분포도에 의존한다. 예를 들면 초점 흐림과 관계된 전형적인 CTF 곡선은 보통 대조도가 제로가 되는 특이점(specific point)을 갖는다. 이것을 보통 소멸 빈도(disappearance frequency)라고 부르며 시스템의 resolution 한계 즉 분해능(resolving ability)을 나타낸다.

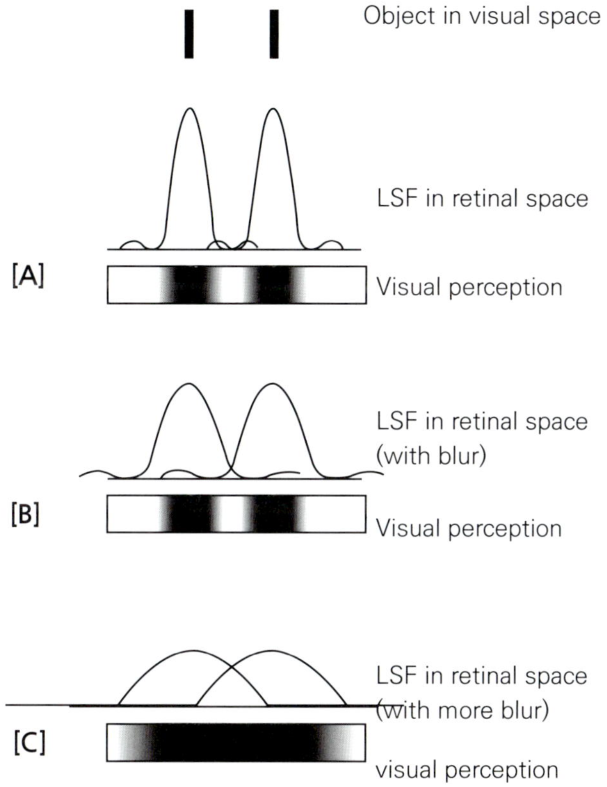

그림 7-33 Line spread function

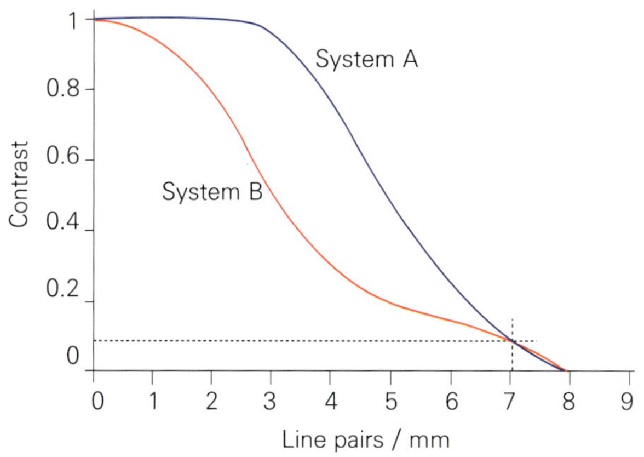

그림 7-34 CTF

여러 관점에서 MTF는 그림 7-34의 CTF와 유사하다. 단지 CTF는 line pairs을 영상화시키는 시스템의 능력을 나타내는 것인 반면, MTF는 사인파 모양 또는 공간주파수를 영상화시키는 능력을 나타낸다는 것이 차이점이다. CTF 테스트 피사체에서와 같이 라인과 공간이라기 보다는 MTF 테스트 피사체는 극대점(peaks)과 극소점(valleys)을 갖는다.

6) MTF

MTF는 영상의 질을 결정하는 인자 중 하나인 sharpness를 평가하는 방법으로 response function이라고도 하며, 시스템의 주파수 응답을 나타내는 것이다. 영상의 형성능력을 측정하기 위한 레스폰스 함수를 결정하는 것이다.

변조전달함수(MTF)는 영상시스템의 영상 흐림도 또는 resolution 특성 등을 그래픽으로 나타낸 것이다.

실제로 MTF는 그러한 테스트 피사체를 사용해서 결정되지는 않지만 그런 생각은 MTF의 개념을 이해하는 데 도움이 된다. 하나의 극대점과 극소점이 object의 한 사이클을 이룬다. 그러한 테스트 object는 그 공간주파수에 의해 특징지워지며 그 공간주파수란 1밀리미터당 반복되는 사이클의 갯수이다. 다시말해서 MTF 테스트 object는 1 mm당 갖는 사이클의 갯수를 갖지만 CTF 테스트 object는 1 mm당 라인과 주파수(라인짝)의 갯수를 갖는다. 다양한 공간주파수를 영상화시키는 시스템의 능력은 존재하는 영상 흐림도와 관계된다.

상대적으로 균일한 두께를 갖는 크고 편평한 물체는 낮은 주파수(진동수)의 성분을 함유하고 있다. 그러나 그러한 물체의 모서리 부분에서는 두께가 갑자기 변하므로 높은 주파수의 구성 성분을 만들어낸다. 일반적으로 말해서 일정한 횡단면 형태를 가진 작은 물체들은 큰 물체들보다 더 큰 주파수의 성분들을 갖는다.

물체의 흐림없는 깨끗한 영상을 이루기 위해서는 X선 영상 시스템이 물체에 포함된 모든 공간주파수에 대한 충분한 대조도를 나타낼 수 있어야 한다. 영상 프로세스 과정에서 만약 공간주파수성분 중 일부가 상실된다면 그 영상은 그 물체의 진정한 모습을 나타낼 수 없을 것이다. 예를 들어 높은 주파수를 가진 성분요소가 상에 나타나지 않는다면 그 상은 흐려질(blurred) 것이다. 필름에 도달한 영상이 가지는 공간주파수는 대상 물체의 빈도 특성과 영상 시스템의 MTF에 의해서 결정된다. 이것은 그림 7-35에 그려놓았다. 특성주파수(진동수)에서의 상의 내용은 물체의 내용을 MTF로써 곱해보면 알 수 있다.

그림 7-35에서 mm당 2사이클의 빈도(진동수)에서 0.8(80%)을 갖는다. MTF는 이 빈도에서 0.7이다. 이 두 물리량을 곱해보면 이 빈도에서 영상은 0.56(56%)만을 갖는다. 어두운 영역은 영상시스템의 MTF 때문에 상실된 물체의 공간주파수 스펙트럼의 부분이다. 시스템의 resolution 한계치 이상의 물체에서는 어떤 빈도를 갖는 성분이든지 모두 상실된다. 실제로 영상 시스템의 MTF는 물체의 성분 중 고주파(공간빈도가 높은) 요소를 없애버릴 수 있기 때문에 물체의 상은 저주파 성분만으로 나타나게 된다. 저주파 성분들은 날카로운 모서리와는 반대로 두께 변화가 서서히 일어나는 큰 물체에 해당하므로 상은 다소 흐려지게 된다.

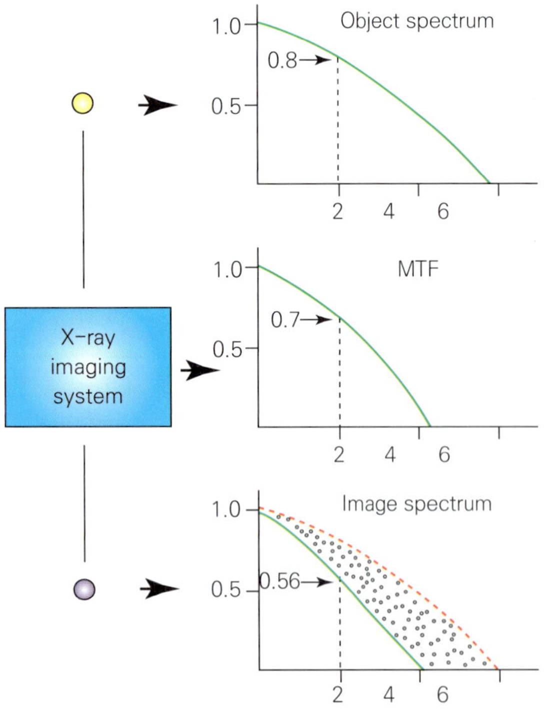

그림 7-35 영상 시스템의 MTF와 object spectrum

CTF가 가지지 못하는 MTF만의 성질은 연쇄성(cascade)이다. 영상 흐림의 원인이 촛점과 수용체(receptor)인 영상 시스템을 생각해보자. 이들에 대한 각각의 영상 흐림 특성은 그림 7-36에서 MTF 곡선으로써 표시할 수 있다. 전 시스템의 MTF는 각 진동수에서의 두가지 MTF값을 곱함으로써 알 수 있다. 예를 들어 단위길이(mm)당 2번의 사이클을 나타낼 때 촛점에 대한 MTF는 62% 수용체에 대한 MTF는 70% 일 때, 전체 시스템은 44%의 MTF를 갖게 될 것이다.

하나의 시스템은 수용체나 초점의 분해능 한계치보다 더 높은 주파수 성분을 가질 수 없다는 점을 주의깊게 관찰해야 한다. 이것은 전체 시스템의 흐림도는 수용체나 초점의 흐림도보다 낮을 수 없다는 말과 같은 뜻이다. 각각의 영상 흐림 발생원(촛점 motion 또는 수용체)의 MTF값들이 서로간에 큰 차이를 보일 경우 가장 낮은 한계 주파수(최대의 영상 흐림)을 가진 것이 일반적으로 전 시스템의 MTF를 결정하게 된다. 즉 하나의 발생원이 다른 것들보다 훨씬 큰 흐림도를 발생시키는 경우 전체 시스템의 흐림도는 최대 흐림값과 일치한다고 볼 수 있다.

의료영상의 질(quality)을 평가하기 위한 요소로 대조도, 해상능, 선예도 등 많은 인자들이 알려져 왔다. 하지만, 이러한 값들의 결과값은 서로간의 상관관계에 의하여 독립적인 값으로 사용될 경우 시스템 전체의 정확한 성능분석의 어려움

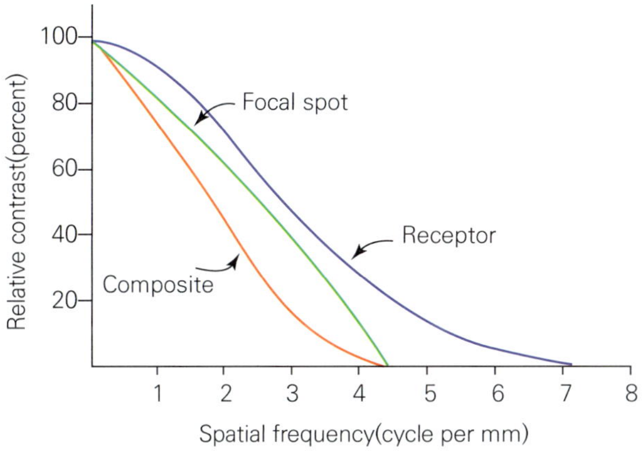

그림 7-36 MTF

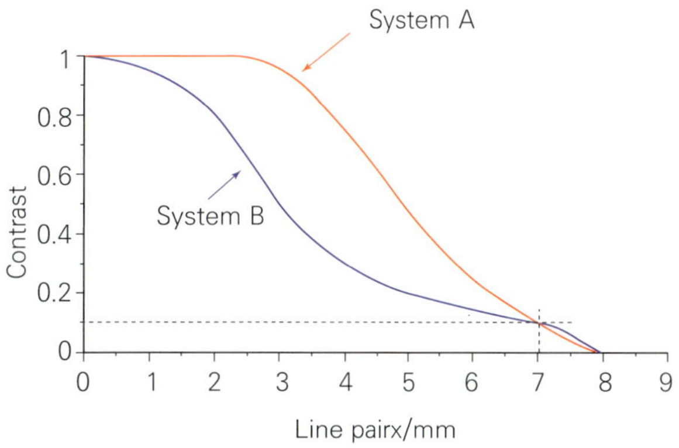

그림 7-37 CTF를 이용한 MTF

이 따른다. 특히 대조도는 영상시스테의 공간 해상력(spatial resolution) 혹은 영상의 구조에 대한 정확한 정의를 내릴 수 없기 때문에, 영상 시스템의 설명을 위해서는 잘 사용되지 않는다. 그러나 변조전달함수는 영상의 전 영역에 걸쳐 공간 주파수(spatial frequency : cycle/mm or line pairs/mm)의 시스템 performance에 대한 대조도 response 정보를 나타내기 때문에 영상 시스템에 대한 정량적 분석시 척도가 된다.

MTF의 개념은 focal spot, fluorescent screen, film, intensifier 등 심지어 의사의 눈까지 포함하는 총체적인중간과정에서의 영상의 질 저하 정도를 정량적으로 나타내는 것을 정의한다. 변조(modulaation)라 함은 정보전달신호의 진폭(amplitude) 또는 강도(intensity), 양(amount)의 변화를 의미한다.

그림 7-37은 CTF를 이용한 MTF를 시스템별로 비교하였다.

변조전달함수(MTF)는 픽셀 값들을 공간주파수(spatial frequency)에 대해 영상 시스템의 전달능(transfer ability)을 나타낸다. 만일 영상 시스템이 선형적이고 시간에 대해 독립적이라면 delta function에 대한 시스템 반응은 수많은 delta function의 중첩으로 가정되어지며, 영상의 결정적 변화를 설명할 수 있다.

이러한 변조전달함수(MTF)를 측정하기 위한 일반적인 방법으로 hole을 이용한 pinhole 측정법, 10 ㎛의 폭을 가지는 slit을 이용한 slit method, 그리고 edge를 이용한 edge method 등이 MTF 측정을 위해 사용된다.

일반적으로 LSF(line spread function)는 매우 작은 폭을 가지는 slit 영상의 intensity distribution으로 나타내어질 수 있으며, MTF는 정량화되어 있는 공간 주파(spatial frequency) 패턴을 이용하여 시스템의 반응을 평가하거나 슬릿을 이용하여 시스템의 LSF를 측정하여 퓨리에 변환의 anplitude을 통해 구해진다.

이러한 슬릿을 이용한 경우 매우 섬세하고 정밀한 측정 조작술을 필요로 하기 때문에 시스템의 저주파수(low frequency) 영역에서는 그다지 좋은 특성을 보이지 않는다. 따라서 이 방법을 사용하기 위해서는 슬릿을 통과하는 방사선량이 충분하도록 높은 선량의 조사와, 매우 얇은 슬릿 폭에 대한 교정을 필요로 한다.

그리고 edge를 이용한 변조전달함수 측정시 저주파수에서는 좋은 특성을 보이나 고주파수(high frequency)에서는 슬릿 방법에 비해 좋은 특성을 보이지 않는다. 이는 사용하는 slit

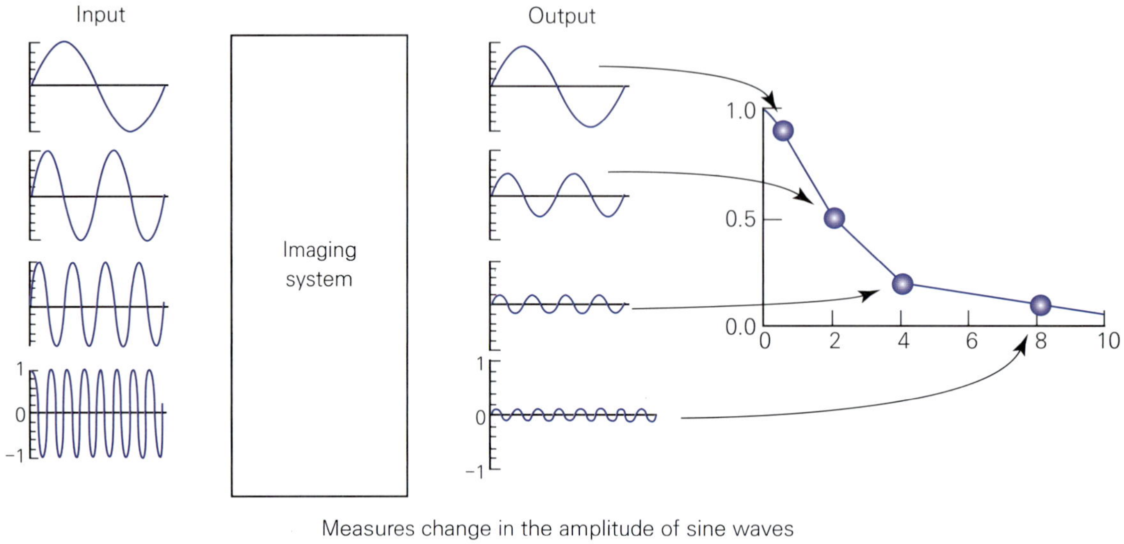

그림 7-38 MTF 측정

과 폭(width)에 의존한다. 일반적으로 slit은 10 ㎛ 정도의 폭을 가지나, edge의 경우 250 ㎛ 정도의 크기를 가지기 때문이다. 이러한 방법들로 측정되는 MTF curve는 공간주파수(cycle per millimeter)의 함수로써 표현된 입력 함수에 대한 출력 함수의 비율로서 표현된다.

MTF의 원리는 임의의 파형은 정현파를 조합시키므로써 표현 가능하기 때문에 어떠한 입력파형이라도 출력파형을 추정할 수 있다. 정형파형을 촬영해 출력정현파(영상)와의 진폭비를 구해 공간주파수에 대한 진폭을 작성한 것이다. 정현파의 강도분포를 갖는 입력 데이터와 출력 데이터 사이의 대조도(진폭)의 비를 공간주파수 함수로 표현한다.

$$MTF = \frac{\text{출력노출진폭}}{\text{입력노출진폭}} = \frac{\text{기록정보량}}{\text{발생정보량}} \quad (7\text{-}6)$$

MTF 방법에는 chart method(contrast method), slit method, edge method 등을 이용한다.

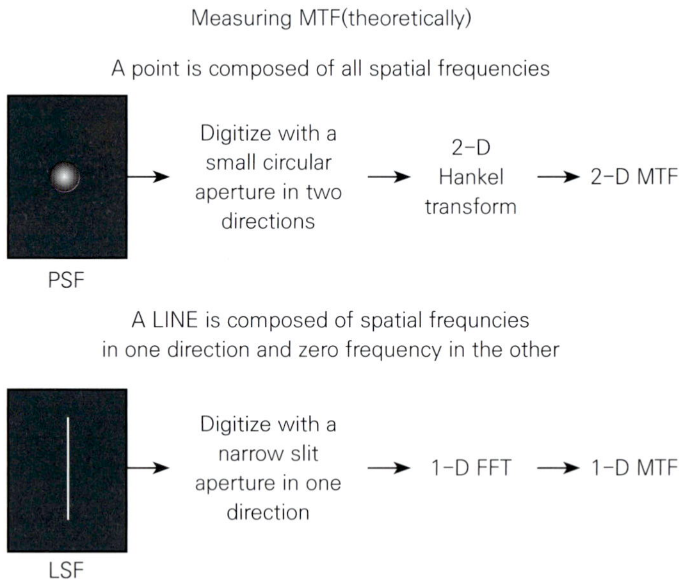

그림 7-39 MTF 측정

(1) Chart method

영상의 대조도를 이용하여 MTF를 구하는 방법으로 정현파와 구형파(네모파)를 이용하여 MTF를 구한다.

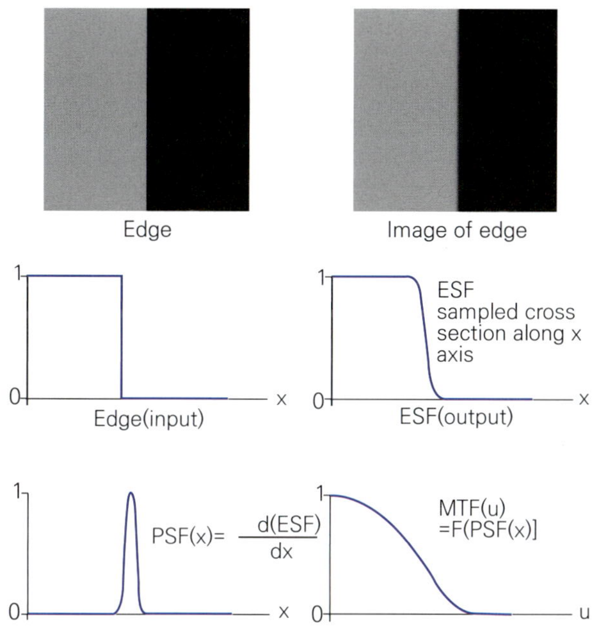

그림 7-40 PSF와 ESF에 의한 MTF

$$R(\omega) = \frac{C'}{C} = \frac{\text{출력파형의대조도}}{\text{입력파형의대조도}} \quad (7\text{-}7)$$

(2) Slit method

Slit method란, 폭이 좁은 slit을 촬영하여 그 농도를 노광량으로 변환한 상을 Fourier로 변환하여 response 함수로 구하는 방법이다.

MTF는 PSF의 퓨리에 변환으로 구하지만 PSF를 정확하게 구하는 것은 기술적으로 어려우므로 금속 slit을 촬영하여 얻은 LSF의 퓨리에 변환을 하는 방법이 일반적이며 이것을 slit방법이라 한다.

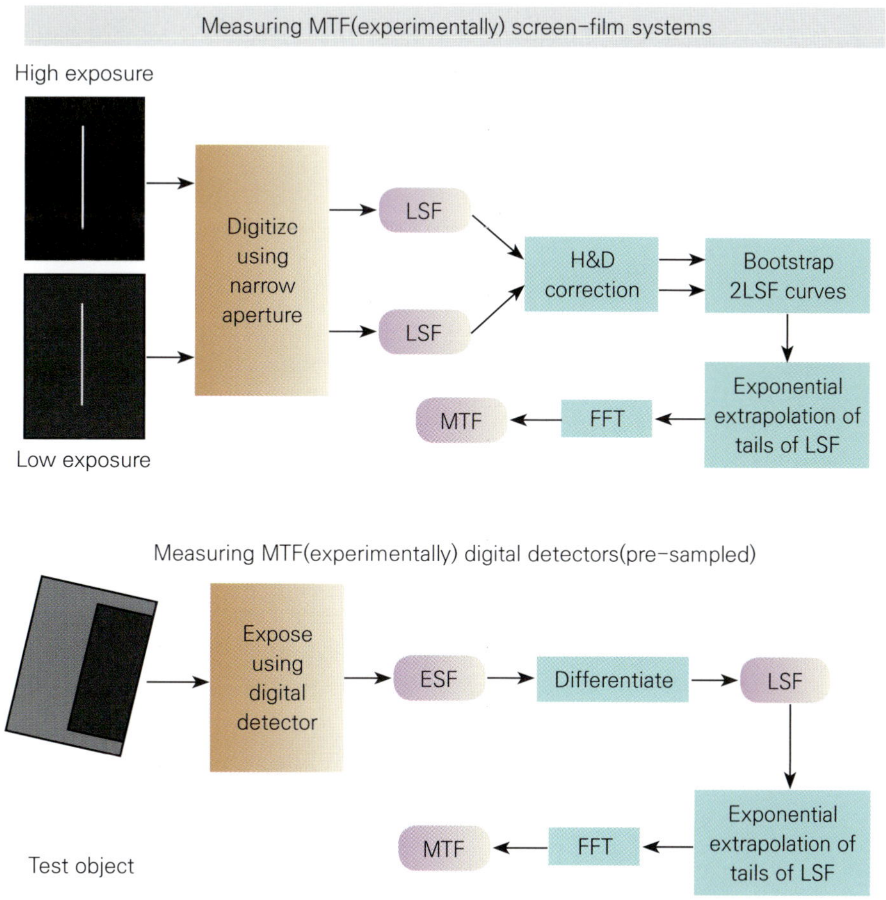

그림 7-41 S/F 시스템과 디지털 검출에서의 MTF 실험

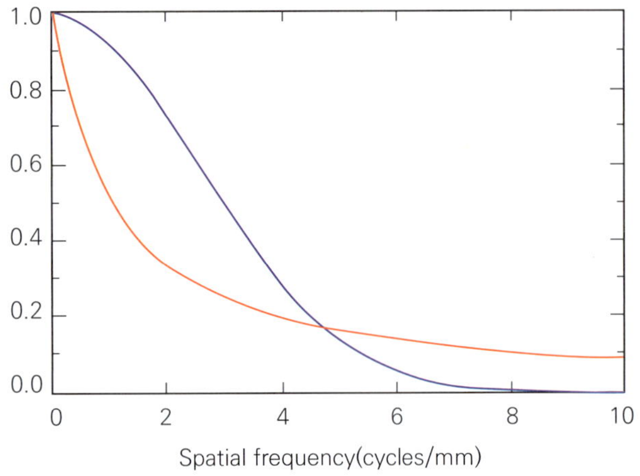

그림 7-42 MTF

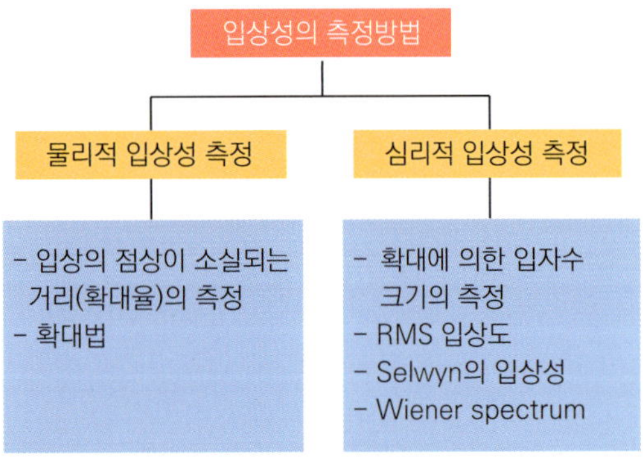

그림 7-43 입상성의 측정

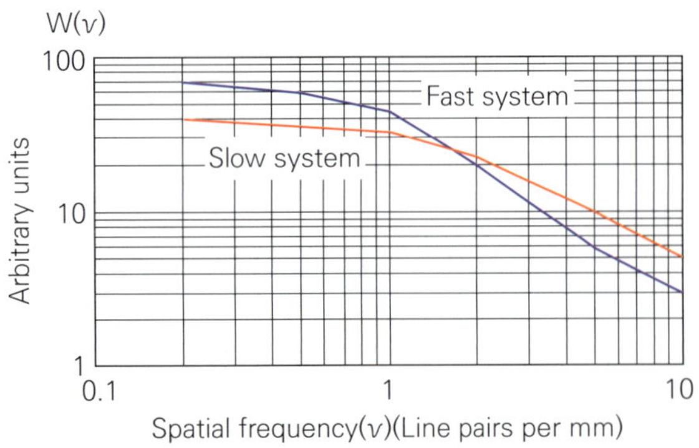

그림 7-44 등감지의 고감도와 저감도의 Wiener spectral 곡선

(3) Edge method

절단된 면의 수직인 금속의 단면을 촬영하여 그 농도분포를 유효노광량을 변환하여 얻어진 edge 분포를 미분하여 LSF를 구한다.

(4) MTF 평가

일반적인 MTF 평가 방법은 MTF=0.1의 선이 데이터 곡선과 교차하는 곳의 공간주파수 값을 그 계의 최대 공간 주파수의 지표로 한다. 값이 높을수록 분해능이 높다. 곡선상에서 MTF가 0.5되는 공간주파수치가 어느 곳에 있느냐에 따라 선예도가 결정, 공간 주파수치가 높은 쪽이 선예도가 높은 것이다.

2.0~2.5 cycles/mm의 비교적 우리가 인식할 수 있는 한계에 가까운 주파수에서의 MTF 값을 비교한다. 피사체의 상사선 상에서 가장 주목하는 부위 또는 가장 중요한 부분의 크기를 공간 주파수로 환산하고, 그 부분에서 MTF치의 대소를 비교한다.

7) Wiener spectrum

방사선 영상의 입상성을 측정하는데 이용하고, noise를 평가하는 방법 중 하나의 power spectrum이다. Wiener 스펙트럼은 다음과 같은 식으로 표현하며 진동수(v)와 상수 K, G로 표현한다.

$$W(n) = k\,G^2\,|MTF(\nu)|^2 / N$$

요 약

WS의 평가

WS에 의한 영상의 입상을 평가할 경우, 측정 결과의 패턴 변화를 먼저 알아 두어야 한다.

8) RMS

RMS(root mean square)로 통계학에서 사용하는 용어로 실험이나 관측에서 나타나는 오차(error)를 제곱(square)해서 평균(mean)한 값의 제곱근(root)을 뜻합니다. 즉, 측정값을 제곱하여 평균한 것이 RMS 값이고, 일반적으로 표준편차이다.

공식으로 쓰면

$$S = \sqrt{\frac{\sum_{i=n}(X-\bar{X})^2}{n-1}} \qquad (7\text{-}8)$$

개념은 통계학의 표준편차와 유사하다. RMSE의 의미는 통계학에서 표준편차의 의미, 즉 예상한 값과 실제 실험/관측 결과가 평균적으로 얼마만큼 떨어졌는가 하는 것과 유사한 것으로, sample을 microphotometer로 측정하고, 그 평균 농도에 대한 통계적 격차를 RMS로 구하여 microphotometer의 개구 면적의 평방근의 곱으로 입상성을 나타낸다.

9) DQE

DQE는 입사되는 에너지로부터 명암비, 잡음 인자들이 통합된 개념으로 공간주파수 함수와 신호와 잡음의 전달 특성 함수이다. 입사되는 엑스선의 양, 영상에서 얻어지는 명암비, 영상을 얻은 상태에서의 모든 잡음을 일원화하여, 디지털 장비에 입사되는 엑스선의 에너지 및 종류에 따른 특성 및 검출기의 특성에 따른 영상의 특징을 표현한다.

$$DQE = \frac{\text{검출기 출력신호의 SNR}^2}{\text{검출기 입력신호의 SNR}^2} \qquad (7\text{-}9)$$

입력영상의 SNR비는 환자의 피폭선량과 거의 정비례하기 때문에 환자 피폭선량에 대해서 출력영상의 SNR비가 어느 정도 유지되는가를 알 수 있다.

$$DQE \propto \frac{\text{검출기 출력신호의 SNR}^2}{\text{환자 피폭선량}} \qquad (7\text{-}10)$$

따라서 DQE는 어느 선량 레벨에 도착했을 때 얻어지는 화질 정도를 추축할 수 있기 때문에 화질평가의 지표가 된다.

$$DQE \propto \frac{\text{영상의 질}}{\text{환자 피폭선량}} \qquad (7\text{-}11)$$

최종 영상에서 시스템에 의한 만들어진 노이즈의 양을 표현한 것으로 영상 증배관과 같은 영상 시스템은 영상 시스템에 입사되는 모든 광자를 흡수하지 못한다. 광자 중에서 일부는 전달에 의한 손실이 발생한다. 이러한 작용으로 광자를 흡수하는 효율은 DQE(detective quantum efficiency)에 의해 설명 할 수 있다. 이러한 DQE는 영상 시스템이 흡수된 광자를 이용하는 정도를 측정한 것으로 영상시스템에 입사도니 엑스선 빔이 존재하는 quantum noise에 대한 영상시스템에 의해 첨가된 노이즈의 양을 측정한다. 초기, DQE는 일반적으로 단일에너지 방사선(monochromatic X-ray)을 기록하는 시스템의 효율을 측정하는데 이용하였다.

Imaging system의 detective quantum efficiency(DQE)는 방사선 검출기의 전체적인 SNR 성능을 설명하는 가장 중요하고 객관적인 파라미터이다. 즉, DQE는 불완전한 X-ray 흡수, swank factor, secondary quantum noise, spatial variation in gain, additional system noise, noise aliasing, PSF의 분포 등 많은 요소들의 의해 감소된다. 개념적으로 DQE는 signal input의 SNR^2에 대한 SNR^2 output의 비로서 정의된다.

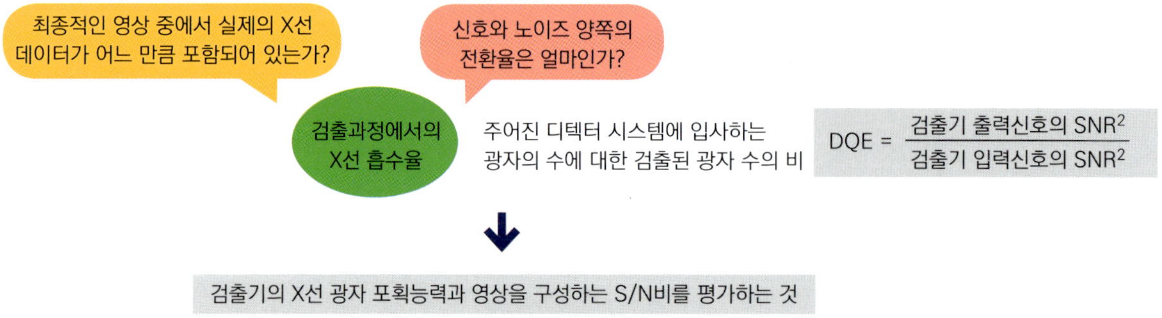

그림 7-45 DQE

$$DQE = \frac{SNR^2_{out}}{SNR^2_{in}} \qquad (7\text{-}12)$$

MTF(f)는 imaging system이 signal을 얼마나 잘 처리하는지를 설명한다. 이러한 개념을 결합하여 식 (7-6)의 분자는 다음과 같이 표현된다.

$$SNR^2_{out} = \frac{[S \cdot MTF(f)]^2}{NPS(f)} \qquad (7\text{-}13)$$

NPS(f)는 noise variance[즉, σ^2]이고 이미 제곱이 되어있다. X-ray imaging system에서 SNR_{in}는 간단히 $\sqrt{N}$이다. 그래서 SNR^2_{in} = N이다. 식 (7-6)는 다음과 같게 된다.

$$DQE(f) = \frac{[S \cdot MTF(f)]^2}{N \cdot NPS(f)} \qquad (7\text{-}14)$$

여기서, S는 system의 gain 즉, large area signal 혹은 mean digital values이다. N은 검출기 단위 면적 당 입사되는 X-ray photons의 수이다. NPS는 평균 photon fluence, N photons/mm^2에서 획득된 이미지에서 결정된다. 검출기 단위 면적 당 입사되는 X-ray photons의 수, N은 검출기 위에 조사되는 X-ray 조사선량(mR)과 단위 선량당 X-ray fluence (photons/mm^2/mR)곱으로 표현된다.

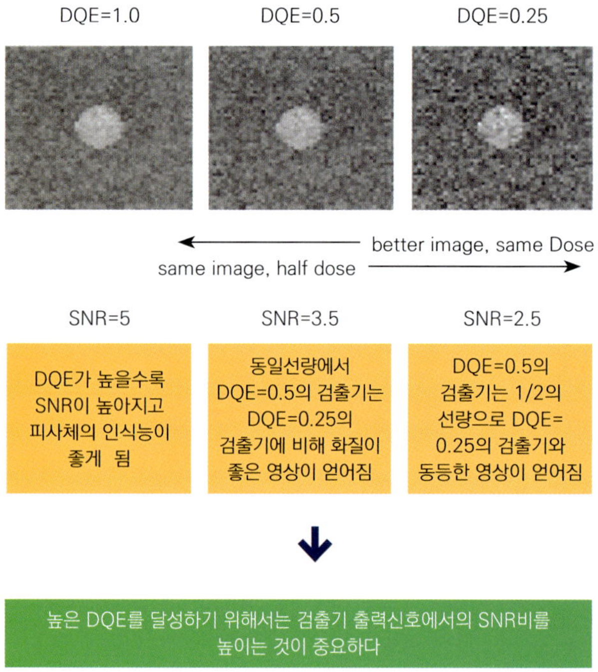

그림 7-46 DQE와 SNR

DQE는 X-ray imaging system의 성능이 측정됨으로써 digital X-ray imaging system의 연구 환경에서 표준이 되었다. DQE는 X-ray detector system의 dose dfficiency을 아주 잘 설명한다. Detective quantum efficiency, DQE는 quamtum detection dfficiency, QDE

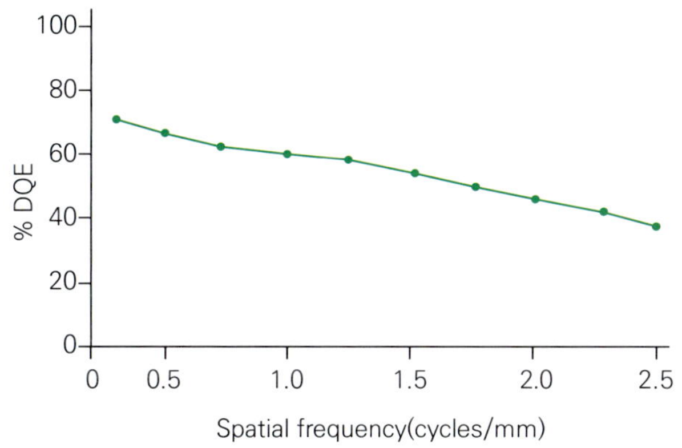

그림 7-47 DQE

와 혼돈해서는 안된다. 그러나 둘 사이에는 어떤 관계가 있다. 이상적인 noise 특성을 가진 시스템에서 QDE는 DQE와 같아질 것이다.

디지털 검출기의 신호량을 높이는 방법은 X선 광자량을 변환하는 신틸레이터의 변환효율을 높이고, 신틸레이터와 광검출기(photodiode)의 밀착성을 좋게하여 전도효율을 높인다. Photodiode의 유효 센서 면적을 크게 한다. 검출기 자체에서 발생된 노이즈를 억제하는 방법이 있다.

5. 의료영상의 심리적 평가

1) ROC 곡선

ROC 해석법(Mets, C.E. 1979)은 accuracy, sensitivity, specificity 등의 진단에 있어 질환의 판정에 대한 평가방법의 결점을 보완하기 위해 고안된 평가방법이다. 많은 화상시스템의 물리적특성은 공간해상력, noise의 크기와 구조(Wiener spectrum), 대조도(특성곡선)에 의해 나타내어진다. 그러나 화상으로부터 얻어지는 일반 화상의 물리적 특성을 산출해 내었다 하여도 질병에 대한 판단은 최종적으로 결정될 수 없다. 현재의 진단행위는 관찰자가 각각 화상이 얻어졌을 때 피사체의 상태에 관해 각자의 판단을 기록함에 의해 경험적으로 결정된다. 인간 시각의 복잡한 체계는 잘 알려있지 않기 때문에 관찰자의 능력을 인정할 수 있도록 시각에 있어서 검출과 인지에 대한 신뢰도가 높은 모델의 개발이 필요하다. 신호검출이론을 배경으로 하고, 통계적 기법을 사용한 ROC해석은 화상을 주관적으로 평가하는 방법 중에서 가장 신뢰도가 높은 평가법이다.

ROC는 receiver operating characteristic의 머리글자를 딴 것으로 수신자 동작특성이라고 불린다. 이것은 잡음의 안에서 미세한 신호를 검출하기 위한 신호검출이론에 있어 레이더 등의 성능을 평가하기 위해 고안된 것으로, 그 이후 인간의 지각응답을 수신기라는 관점에서 접근하여 진단화상의 평가에 응용되었다.

ROC해석법은 두 가지 화상의 미세한 차이가 관찰자의 관점에서 평가될 수 있으므로 연구평가에 이용될 수 있다. 여러 가지 목적으로 임상에서 영상이 만들어지고 있는바, 정상조직 중에서 이상이 있는 음영을 검출하는 작업이 그중 하나라고 말할 수 있다. 병변을 신호라고 생각할 때, 이 신호를 효율적으로 검출할 수 있는 촬영시스템을 구하려는 연구들은 상당히 의미 있는 일로서, 특히 시각에 의존하여 평가하는 방법에 대한 실험이 보다 더 진척되면 실제 임상에 보다 가까운 결과를 기대할 수 있다고 생각된다.

ROC 곡선은 상당히 미미한 신호를 사람의 시각에 의해 검출되는 정도를 계산하는 방법으로서는 우수한 편이어서 현재까지 많은 성과를 올리고 있다. 그러나 ROC 곡선은 약신호에만 적용하는 것이 가능한 방법으로 그 검출이 가능할까, 가능치 못할까를 계측의 대상으로 하고 있는 점에 주의해야할 필요가 있다. 즉 신호의 형태, 질, 크기와 성상을 평가하는 것은 가능하지 않음을 알아두는 것이 필요하다.

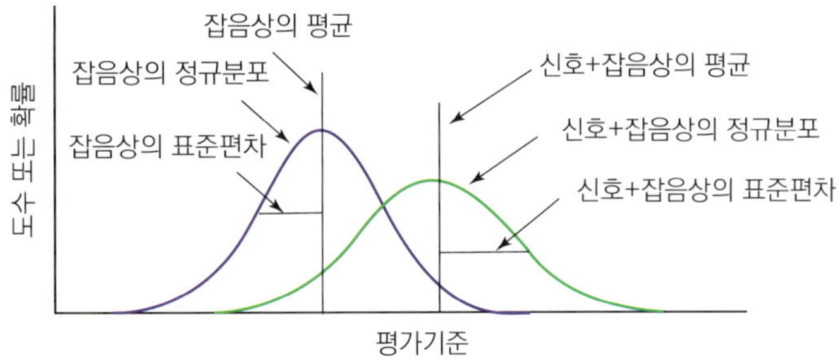

그림 7-48 ROC 해석(양 정규분포)

ROC의 방법에 관한 검토도 꽤 높은 수준에서 이루어지고 있으며 ROC를 이용하여 얻는 평가결과 또한 실험자에게 많은 정확한 정보를 얻게 하는 유용성이 높은 것이다.

그림 7-48은 양 정규분포라고 불리는 것으로 ROC에 있어서 관찰자가 (신호+잡음)상과 (잡음등)상을 독영했을 때에 얻어진다. 관찰자의 평가기준의 분포도이다. 상세한 이론은 다른 문헌을 참고하고, 간단하게 말하자면 이 두 개의 정규분포의 평균치의 차가 클수록, 표준편차가 작을수록(옆으로의 퍼짐이 작은 만큼) ROC곡선은 좋아지고, 반대로 2개의 정규분포의 평균치가 같게 되었을 때에 ROC 곡선은 세로축을 true positive fraction : TPF, 가로축을 false positive fraction : FPF에 대해 ROC 곡선의 정대각선이 된다.

ROC 곡선이 영상의 시 · 지각적 평가방법이라는 것은 이미 기술한 바 있다. 구체적으로 평가능력을 요약, 기술하기로 한다.

피사체의 정보를 2차원 영상으로 기록할 경우 잡음이 포함되는 것은 다 아는 사실이나 그것은 한편으로 영상을 기록하는 매체, 즉 디지털영상 및 스크린-필름시스템을 관찰하는 환경, 관찰자의 능력에 좌우되기도 한다. 디지털영상 및 스크린-필름시스템을 평가하려면 각기 다른 연결에서 동일한 관찰조건으로 동일한 관찰자에 의해서 일정한 평가 기준을 정하면 된다. 또한 복수의 관찰자에 의해서 실시하고 그 데이터의 평균을 취하면 관찰자 개인의 능력 차이에 따르는 결과를 평균화할 수 있다.

영상을 평가하는데 ROC 해석은 보통 이와 같은 방법으로 이루며 영상에 잡음만 포함되어 있는 것과 거기에 미소 신호가 섞여 있는 것을 시료로 하고 그 검출도의 정도를 보는 것이다. 그들의 '잡음', '잡음+신호' 등 두 종류의 입력에 대해서 관찰자로부터의 출력, 즉 응답은 다음 네 종류로 한다.

응답의 네 가지 종류

① 신호+잡음을 "신호 있다"(YES)로 응답한다. : 참양성(true positive : TP)

② 잡음만 있는 것에 "신호 없다"(NO)로 응답한다. : 참음성(true negative : TN)

③ 신호+잡음을 "신호 없다"(NO)로 응답한다. : 거짓음성(false negative : FN)

④ 잡음만 있는 것에 "신호 있다"(YES)로 응답한다. : 거짓양성(false positive : FP)

또한 ①~④를 응답할 경우의 조건에 대한 확률을 각기 P(S/s), P(N/n), P(N/s), P(S/n)로 표시한다.

실제 필름 평가시 응답종류

① 신호가 절대로 없다(I).
② 신호는 아마 없을 것이다(II).
③ 알 수 없다(III).
④ 신호는 아마 있을 것이다(IV).
⑤ 신호는 반드시 있다(V).

(1) 관찰자의 선정

관찰에 임하여는 다음과 같은 준비가 일반적으로 이루어져야 한다. 일반적으로 방사선사와 의사가 관찰자가 되는 경우가 많다. 목적에 부합되는 인선을 해야 하며 실험의 목적 및 의의에 대해 이해와 협력이 절대 조건으로 필요하다. 그를 위해서 충분한 토론을 해야 한다.

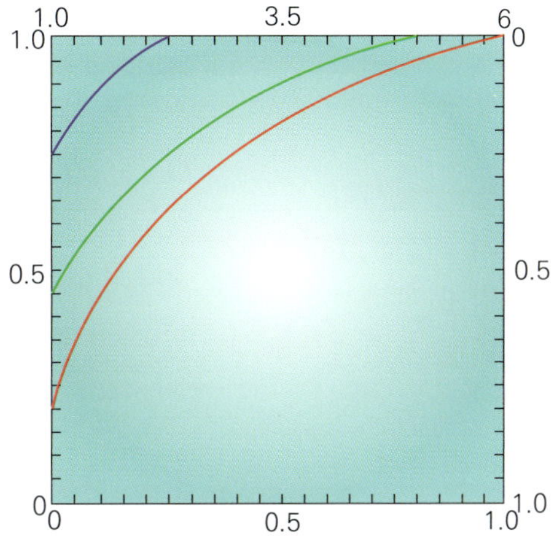

그림 7-49 ROC 곡선

(2) 관찰환경의 설정

X선 필름을 이용한 시료를 관찰하는 경우는 관찰자의 피로를 경감하기 위해 시료의 크기에 맞는 창 이외의 부분은 모두 차광하는 등의 배려를 한다. X선 필름이외의 시료, 예를 들어 CRT 화면의 경우에도 각각 보기에 좋게 배려를 한다.

관찰거리, 시간, 주위의 밝기, 소음 등 관찰자의 심리에 영향을 미칠 수 있는 외적인자는 실험의 가간 중 가능한 일정하게 할 필요가 있다. 예비실험에서 어느 정도가 좋은지를 확인할 필요가 있다.

(3) 이론적 배경의 검증

실험을 진행하는 때는 무엇을 평가하려하고 있는가, 평가방법은 아주 틀린 것이 아닐까, 데이타의 기초가 되는 시료는 내용이나 수가 목적에 맞는가, 수순은 올바른가, 관찰자의 선택에 문제는 없는가, 결과의 정리나 처리방법은 좋은가 등등 실험의 그때그때 체크해나가는 작업이 필요하다. 이 같은 이론적 배경은 실험 시작 전에 충분히 검토하지 않으면 안되나 작업의 도중에도 체크하는 것은 되돌아가는 길을 피하기 위해서도 필요한 일이다.

실험은 신호의 크기가 관찰자의 신호 검출능에 미치는 영향을 조사하는 것이 목적이다. 이 실험에 ROC곡선을 이용하고자 했다. 여기서 약간 이론적인 점을 서술하도록 해 실험이론의 검증을 하고자 한다. ROC곡선은 "수신자 동작특성곡선"이라고도 말해져, 관찰자의 '자극에 대한 반응'을 나타내는 것을 알 수 있다.

횡축에는 신호가 들어있지 않은 시료를 본 경우 신호가 있다고 틀리게 답한 조건확률(오버확률): P(S/n)을 취하고, 종축은 신호가 들어있는 시료를 보고 신호가 있다고 답한 조건 확률(적중확률): P(S/s)를 취한다. 여기서 ROC곡선이 생긴다. 이 방법은 신호검출이론을 기초로 한 것으로서 잡음의 속에서 약한 신호를 검출하려 할 때 이용되고, 제시된 예와 같은 실험에 이용하는 방법으로서는 타당하다고 말할 수 있다.

(4) 판 정

시료가 얻어져 실험의 준비가 정리되어 실제의 평가작업에 들어간다. 관찰자는 여기서 처음으로 시료를 보게되지만 판정하는 목표를 알지 못하면 바른 결과가 얻어지지 않는다. 그를 위해 사진에 신호의 크기, 어느 정도의 형, 화상의 속에 존재하는 양태, 수, 관찰방법(판정단계숙지), 결과의 기록 등 판정에 필요한 내용을 철저히 훈련시킨 후 시행한다.

관찰방법을 충분히 이해할 수 있게 되었을 때 관찰에 들어간다. 제시된 시료에 대하여 관찰자는 주관적 판정을 5단계의 판정기준하에서 행한다.

(5) 평 가

얻어진 ROC곡선은 횡축에 신호가 들어있지 않은 시료를 보고 신호가 있다고 틀리게 답한 조건의 확률: P(S/n)=FPF를, 종축에 신호가 들어있는 시료를 보고 시료가 있다고 답한 조건의 확률: P(S/s)=TPF를 입력하여 플롯하였기 때문에 그래프의 좌상방, 즉 각 판정기준에 있어서 P(Sln)이 보다 0에, P(Sls)가 보다 1에 가까운 결과치가 검출이 좋은 것 즉 곡선하면적이 큰 것이 검출이 좋은 것으로 평가 된다. 이와같이 ROC곡선을 그려보면 설득력이 있는 형태로 화상의 평가가 가능하고 그 표현도 상당히 간결하여 이해하기 쉬움을 알수있다.

ROC곡선 평가의 방법은 확률적인 배경을 가진 평가방법이므로 결과에 대해서 수치를 갖고 구체적으로 표현하는 방법이 몇 가지 이용되고 있다. 특히 복수의 ROC곡선이 유의한 차이가 있는건가, 어떤가를 판단하기 어려운 경우에 참고할 수 있는 데이터를 제공하기 위한 방법으로 정확도(accuracy), 민감도(sensitivity), 특이도(specificity) 등 실험에 맞는 평가방법을 선택할 필요가 있다. 여기서

$$\text{sensitivity} = \frac{\text{No. of true positive decisions}}{\text{No. of actually positive cases}}$$

$$\text{specificity} = \frac{\text{No. of true negative decisions}}{\text{No. of actually negative cases}}$$

$$\text{accuracy} = \frac{\text{No. of true posi deci} + \text{No. of true negative decisions}}{\text{No. of all cases}}$$

(6) 관찰자 조작 기술과 영향 (observer performance)

많은 경우에서 특정 물체 혹은 신호의 존재가 뚜렷하지 못할지라도 숙련된 관측자들이 그것을 찾아내야 하는 사례가 자주 발생한다. 특정 신호의 존재를 판정하는데 사용되는 판단기준은 관측자들에 따라 다양하다. 관측자별로 다른 판단기준을 가지게 되는데 그것은 특정 관찰의 임상의 중요도에도 역시 영향을 받기 일쑤다.

의료영상 과정에서 검사해야 할 상대적으로 많은 수의 사례를 품고 있으며 특정한 병리적 상태가 몇몇에겐 존재하고 다른 몇몇에겐 없다고 가정해보자.

이상적인 결과는 그 상태를 진단했을 경우 병리적 상태가 존재할땐 양성, 없을땐 음성으로 되어야 한다. 실제 경우에서 이러한 것도 사실 잘 이루어지지 않는다. 보다 실제적인 상황은 그림 7-50에서 나타내었다. 여기서 병리적 상태의 비율이 양성으로 진단되었음을 보게 된다. 이 비율은(퍼센트 비율) 특정진단과정의 감도를 나타낸다. 여기서도 역시 병리적 징후의 부재가 곧 음성

을 나타내지 못함을 볼 수 있다. 음성으로 진단된 이런 경우들의 퍼센티지(percentage)는 과정의 특수성을 의미한다.

영상화과정으로부터 유래한 진단은 각 사례들을 그림 7-50에서 보듯 4개의 영역으로 구분지어 놓았다. 참양성(true positive), 참음성(true negative), 거짓양성(false positive), 거짓음성(false negative). 이상적인 결과에서는 오직 참양 · 음성만이 존재해야 한다. 이것은 100%의 정확도를 지닌 진단과정에서이다. 거짓음성 및 거짓양성은 다수의 원인으로 인해 일어나게 되는데, 그 원인들은 특정 영상방식의 고유한계, 영상요소의 부적절한 선택, 불충분한 시각조건, 그리고 기술자의 퍼포먼스(performance, 조작) 등을 포함한다.

일반적으로 기술자가 참양성(감도)의 수를 증가시키려고 노력하는데 있어 공격적이 되버리면 거짓 음성의 수(감소된 특성) 역시 증가하게 된다. 특정 진단 테스트(기술자의 조작을 포함하는)에 대한 감도와 특수성의 관계는 그림 7-51에 있는 그래프에 의해 나타낼 수 있다. 그래프는 receiver operating characteristic(ROC) 곡선이다.

이상적인 진단테스트는 100%의 감도, 100%의 특수성을 나타낸다. 진단과정이 아무런 예상 측정치를 갖지 못하고, 진단은 무작위로 선택된 프로세스(process)로 이루어진다면, 감도와 특수성의 관계는 보여진 바와 같이 선형이다. 기술자는 이 라인을 따라 실제 조작포인트를 결정하게 된다. 이 특별한 진단과정은 쓸모있는 정보를 전혀 제공하지 않기 때문에 매우 많은 "양성"의 사례를 도입함으로써 감도를 늘리려는 노력은 특수성의 일정한 감소를 낳을 것이다.

의료영상 과정들에 대한 감도와 특수성 사이의 관계는 이론치와 예견불능의 측정치 사이에 있다. 그림 7-51에 전형적인 ROC 곡선이 주어져 있다. 영상 방식의 특성과 결과로써의 이미지의 질(quality of image)이 곡선의 형태와 특정 병리적 상태에 대한 감도 및 특수성간의 관계를 결정짓는다. 관측자가 진단을 내리도록 하는데 쓰인 판단기준은 실제적인 감도 및 특수성에 대한 측정치를 계산하는 곡선상에 한 점(point)을 결정짓는다.

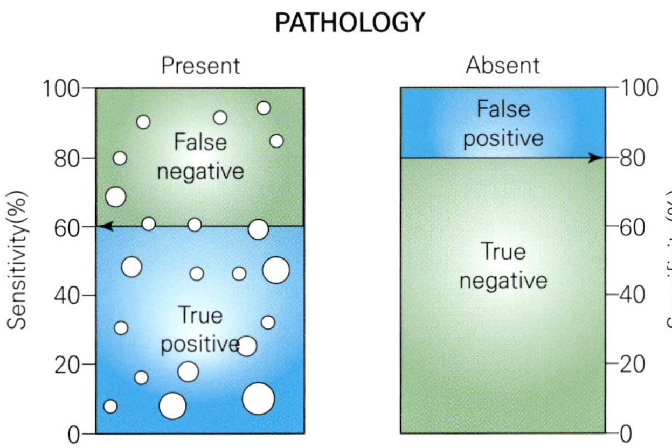

그림 7-50 민감도와 특이도에서 참과 거짓의 진단

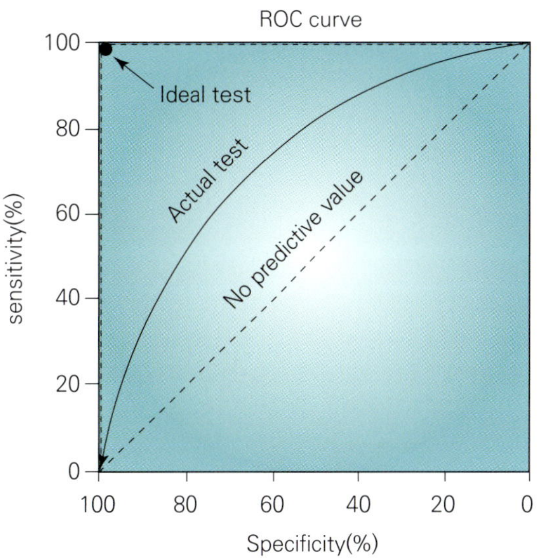

그림 7-51 ROC 곡선

CHAPTER 8
디지털 X선 영상

1. 디지털 영상과 컴퓨터의 기초
2. 디지털 영상 시스템
3. Computed radiography
4. CR의 영상처리
5. 디지털 혈관영상과 방사선영상
6. 디지털 의료영상의 최신경향

개 요

의료영상장비는 컴퓨터 기술의 발전과 함께 디지털화 되고 있으며 여러 적용 분야에 응용되고 있다. 디지털 의료 영상장비를 통해 획득된 환자의 영상은 후처리를 통해 원하는 영상으로 변경하여 진단에 유용하게 사용되고 있다. 이러한 디지털 의료 영상분야의 발선은 PACS의 발전을 가져오게 되었고, PACS의 발전은 디지털 영상을 가장 효율적으로 관리, 이용할 수 있는 기술로 활용되고 있다.

학습목표

·아날로그와 디지털의 차이점 및 컴퓨터의 발전과정과 방사선 분야의 적용및 관리에 대해 설명할 수 있어야 한다.

·디지털 방사선 시스템의 특징을 이해하고 적용분야 및 최신 경향을 설명할 수 있어야 한다.

·디지털 투시 장치와 그 기능을 파악하고 디지털 혈관 영상의 적용에 관해 설명할 수 있어야 한다.

·다양한 디지털 의료영상장치의 최신기술에 대해 설명할 수 있어야 한다.

1. 디지털 영상과 컴퓨터의 기초
2. 디지털 영상 시스템
3. Computed radiography
4. CR의 영상처리
5. 디지털 혈관영상과 방사선영상
6. 디지털 의료영상의 최신경향

1. 디지털 영상과 컴퓨터의 기초

1. 디지털 영상에 대해 이해한다.
2. 컴퓨터 구조를 이해한다.
3. 컴퓨터 하드웨어의 구성 및 원리를 이해한다.
4. 컴퓨터 소프트웨어와 컴퓨터 언어를 이해한다.

2. 디지털 영상 시스템

1. 디지털 영상 특성을 이해한다.
2. CR의 원리와 특성을 이해한다.
3. DR의 원리와 종류 및 특성을 이해한다.

3. Computed radiography

1. CR의 기본 개념을 이해한다.
2. CR 시스템의 기본구성을 이해한다.
3. IP의 영상형성 과정을 이해한다.

4. CR의 영상처리

1. CR 영상처리의 기본원리를 이해한다.
2. CR 영상처리의 흐름을 이해한다.
3. CR 영상의 자동감도조절처리 및 계조처리과정을 이해한다.

5. 디지털 혈관영상과 방사선영상

1. 디지털 투시영상의 구성요소와 원리를 이해한다.
2. 투시검사의 영상감산기법에 대해 이해한다.
3, 디지털 투시영상의 특성을 이해한다.

6. 디지털 의료영상의 최신경향

1. 아날로그 방식에서 CR, DR 시스템으로의 발전에 대해 이해한다.
2. CT의 발전경향을 이해한다.
3. MRI의 발전경향을 이해한다.
4. 초음파의 발전경향을 이해한다.
5. 핵의학의 발전경향을 이해한다.
6. PACS의 이용에 대해 이해한다.

CHAPTER 8
디지털 X선 영상

1. 디지털영상과 컴퓨터의 기초

현재, 전 세계적으로 개인용 컴퓨터(PC)의 폭발적인 보급으로 인하여, 그 적용분야가 점점 늘어나고 있다. 우리 생활과 밀접한 과학, 기계, 경제 분야에서도 이들의 적용을 쉽게 확인 할 수 있다. 예를 들어, 비디오 게임, 현금자동인출기(ATM), 고속도로의 요금 지불 체계에서도 컴퓨터의 존재를 확인 할 수 있다.

컴퓨터는 방사선 분야에서도 그 적용이 빠른 속도로 증가하고 있다. 그 첫 번째 가장 큰 분야가 바로 컴퓨터단층촬영(CT)이다. 자기공명영상과 초음파 역시 단층촬영 만큼 컴퓨터가 많이 이용되고 있다. 컴퓨터로 제어되는 X선 발생장치와 방사선 제어부분은 디지털 투시장치와 디지털 촬영장치에 사용된다.

1) 컴퓨터의 역사

계산을 위한 도구인 주판은 이미 천년 전에 중국에서 가장 처음 발명되었다(그림 8-1). 17세기에는 수학자인 Blaise Pascal과 Gottfreid Leibniz가 나무로 만든 바퀴를 이용하여 사칙연산을 할 수 있는 계산기를 발명하였다.

1982년, Charles Babbage는 일반적인 계산을 자동으로 할 수 있는 기계를 설계하였다. Herman Hollerith는 1980년 인구조사 자료를 표로 정리할 수 있는 기계를 설계하였다. Hollerith의 회사는 후에 성장하여 IBM으로 발전하게 된다.

1939년, John Atansoff와 Clifford Berry는 최초의 디지털 컴퓨터를 설계하였다.

현대의 다목적 컴퓨터가 최초로 설계 된 시기는 1944년 Harvard 대학에서였다. 처음에는 자동 수열 제어 계산기(automatic sequence controlled calculator, ASCC)로 불리어졌다. 이것은 현재 간단하게 'Mark 1'이라고 알려져 있다.

최초의 다목적 전기적 컴퓨터는 1946년 Pennnsylvania 대학의 J. Presper Eckert와 John Mauchly가 개발하였다. 이것이 바로 18,000개의 진공관으로 이루어져있는 ENIAC(electronic numerical integrator and calculator) 이라 불리는 컴퓨터이다(그림 8-2).

1948년, Bell telephone 연구소의 William Shockley외 여러 과학자들은 트랜지스터를 개발하였다. 이것은 저장프로그램의 발전을 가져오게 하였고, 그리하여 컴퓨터 과학의 발전이 급속히 이루어지게 되었다.

트랜지스터는 Sperry-rand사의 Eckert와 Mauchly에 의해 UNIVAC(universal automic computer)으로 발전되었다. 이것은 1951년 최초로 상업용 컴퓨터의 성공을 가져온 디지털 컴퓨터였다.

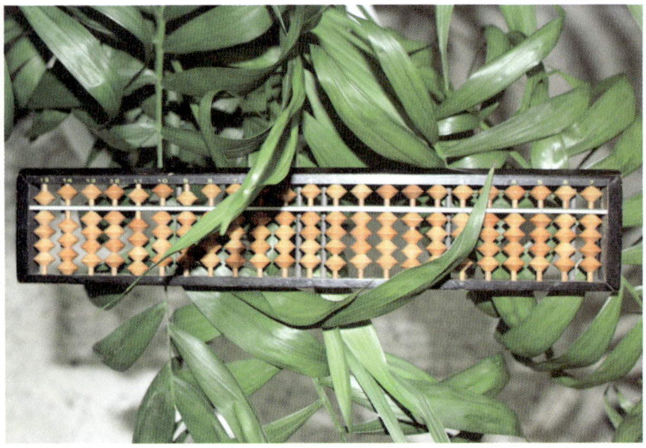

그림 8-1 **가장 먼저 개발된 계산 도구인 주판**

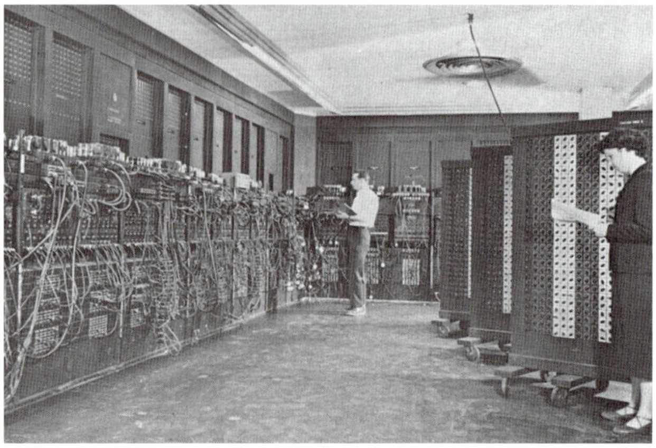

그림 8-2 **1964년에 개발된 모두 전자식으로 이루어진 최초의 다목적 컴퓨터 ENIAC, 크기가 매우 커서 방 하나를 다 채우고 있다.**

컴퓨터는 전기적인 기계적 장치의 발전에 따라 4세대에 걸쳐 발전해 왔다. 제 1세대는 진공관 세대이며(1939~1958), 제 2세대는 트랜지스터 개발을 기본으로 1958년 시작되었다. 제 3세대는 1964년 소개된 집적회로(integrated circuits, IC)를 사용한 컴퓨터이다.

집적회로는 많은 트랜지스터와 퓨즈가 하나의 칩에 구성되어 있으며 작은 조각의 반도체는 보통 실리콘으로 만들어졌다. Intel사의 Ted Hoff에 의해 1971년 마이크로프로세서가 개발되었다.

제 4세대는 1975년 처음 나타났다. 이것은 고밀도집적회로(large-scale integration, LSI)의 사용으로 제 3세대의 연장이다. 현재는 초고밀도 집적회로(very-large-scale integration, VLSI)로 대체되었으며, 이것은 1cm도 안되는 칩 위에 100만개의 회로가 위치해 있다(그림 8-3).

현대의 모든 컴퓨터는 저장장치가 있다. 그 이유로는, 프로그램과 데이터가 저장장치 안에 있기 때문이다. 이러한 저장프로그램 컴퓨터는 순서대로 연속으로 배열되어 있어 어떠한 계산은 순서대로 미리 행해진다. 컴퓨터는 전원과 전기적 장치, 기계적 장치를 모두 포함한다.

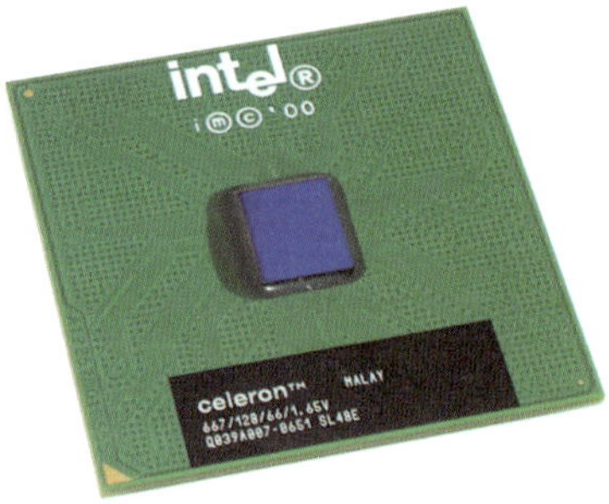

그림 8-3 **1cm도 안되는 실리콘 칩 위에 백만개의 트랜지스터가 있는 celeron 마이크로프로세서**

요 약

컴퓨터는 다양한 기능을 가지고 있는 것과, 저장 프로그램, 디지털 컴퓨터를 의미한다.

현재, 디지털 컴퓨터는 아날로그 컴퓨터를 대체하고, 컴퓨터의 발전과정은 얼마나 빠르게 기술적 발전이 이루어 졌는지를 보여준다(그림 8-4).

그림 8-5는 아날로그와 디지털이 어떻게 다른지를 두 가지 종류의 시계를 통해서 보여주는 그림이다. 아날로그 시계는 시계바늘이 연속으로 시계판 위를 움직이는 것을 알 수 있다. 하지만 디지

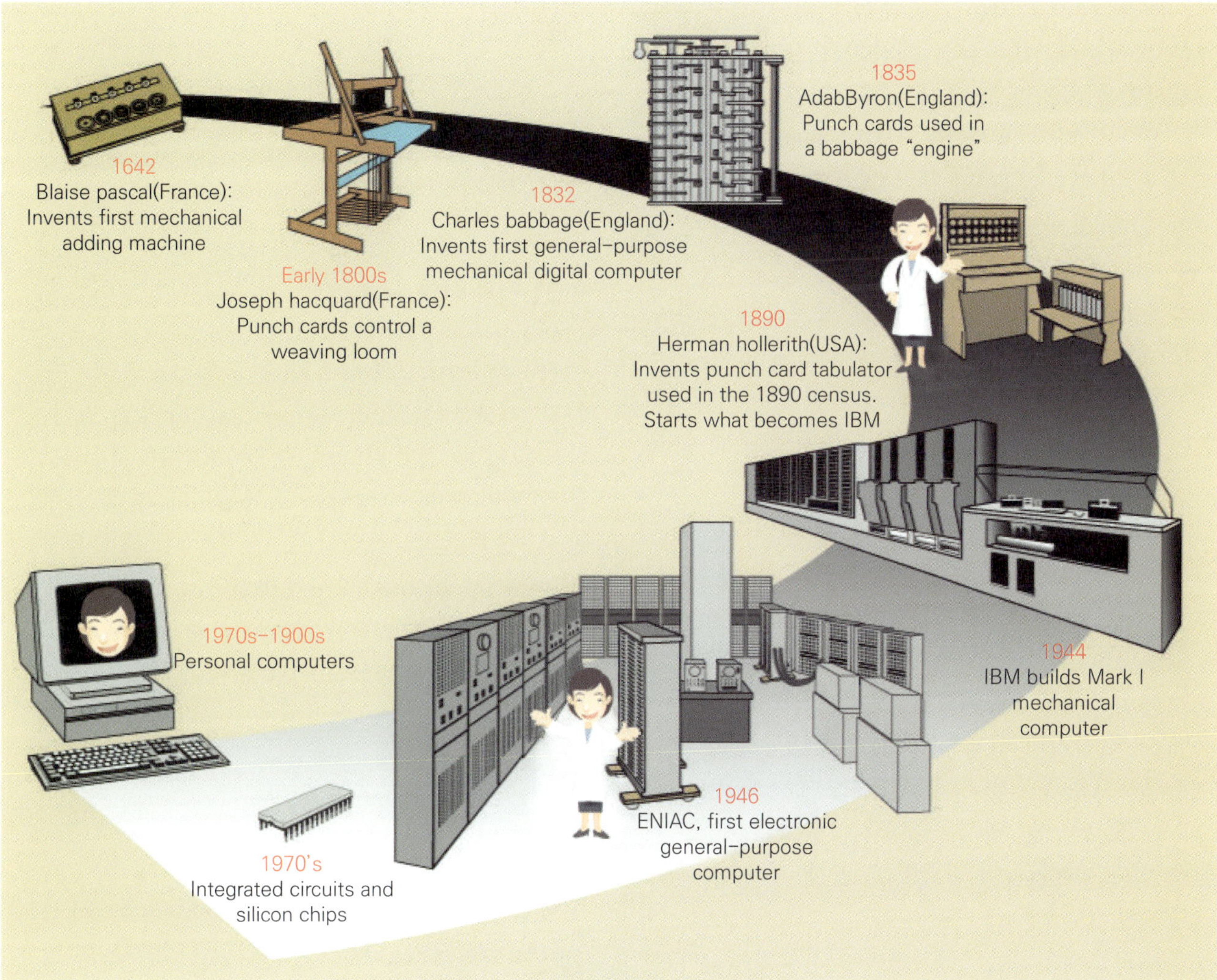

그림 8-4 현대의 컴퓨터의 발전 과정

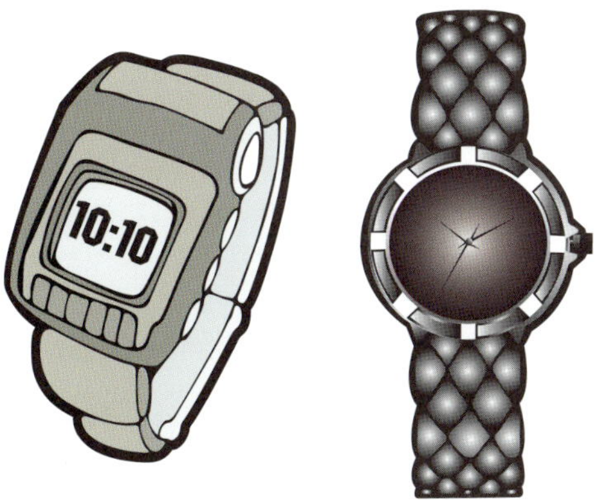

그림 8-5 디지털 시계와 아날로그 시계

털 시계는 시간을 숫자로 나타내주는 컴퓨터 칩을 가지고 있다. 이와 같이, 디지털은 컴퓨터와 거의 같다고 여겨진다.

아날로그와 디지털은 여러 상업적인 부분이나 과학적인 부분에 적용되고 있다. 디지털 측정기는 더 읽기 쉽고 더 정확하다.

요 약

아날로그는 매우 많은 양의 연속적인 정보를 참고하지만, 디지털은 오직 두 개의 정보를 가지고 코딩을 한다.

컴퓨터는 그 기능을 통해서 뛰어난 계산 능력을 보여준다. 대부분의 계산기는 오직 산수적인 계산만을 하지만, 컴퓨터는 산수적인 계산뿐만 아니라 논리적인 계산("do", "if", "then", "else")까지 할 수 있다. 그러나 새로운 기술적 발전은 계산과 함께 그래프와 한정된 프로그램까지 수행 할 수 있도록 발전되었다.

컴퓨터는 또한 종종 크기와, 프로그램 수행 속도, 저장능력 크기에 따라 분류되기도 한다. 이러한 분류들은 기술이 발달하면서 더욱 어려워지기 시작했다. 그러나 다음과 같은 분류로 나눌 수 있다.

슈퍼컴퓨터는 수백에서 수천의 마이크로 프로세서를 포함하고 있어서 가장 빠르고 많은 정보를 처리 할 수 있다. 슈퍼컴퓨터는 기상예보나 유전 탐사, 수학적 계산에 쓰인다.

메인프레임컴퓨터는 매우 빠르고 슈퍼컴퓨터에 비해 작지만 상당히 큰 규모의 저장 공간과 마이크로프로세서를 가지고 있다. 메인프레임컴퓨터는 몇 백에서 몇 천 정도의 사용자들을 도와줄 수 있다. 예를 들어 공항이나, 은행, 대학교, 정부 등에서 사용한다.

워크스테이션은 1980년대에 과학자나 기술자들이 쓰는 데스크탑으로 소개 되었다. 워크스테이션은 종종 더욱 더 큰 컴퓨터 시스템에 접속하여 데이터와 정보를 공유 할 수 있다.

마이크로컴퓨터는 PC로 가장 많이 알려져 있는 것은 물론, 손바닥 크기인 시스템의 전기적 구조의 장치와 개인 휴대용 정보단말기(PDA)로도 알려져 있다.

마이크로콘트롤러는 스마트형의 전자렌지나 계산기와 같은 장치에 장착되는 컴퓨터를 말한다.

방사선 발생장치의 조작장치는 각 검사에 맞는 특성을 맞춘 마이크로 콘트롤러에 의해 작동된다. 예를 들어, 환자의 촬영부위, 환자의 체형, 영상 디텍터의 선택 등을 조작할 수 있다.

> **요 약**
>
> 컴퓨터는 그 기능과 크기에 따라 슈퍼컴퓨터, 메인프레임 컴퓨터, 워크스테이션, 마이크로컴퓨터, 마이크로 컨트롤러로 나눌 수 있다.

2) 컴퓨터의 구조

컴퓨터는 소프트웨어와 하드웨어로 나눌 수 있고 이것들은 몇 가지의 구성을 가지고 있다. 하드웨어는 컴퓨터에서 눈에 보이는 모든 것을 말하며 보통 수행되는 작동장치에 따라 입력장치, 출력장치, 기억장치, 저장장치, 통신장치(communications)로 나누어진다.

소프트웨어는 보이지 않는 부분을 말하며 하드웨어를 어떠한 방법으로 어떻게 여러 가지 데이터를 처리 할 것인지를 결정하는 프로그램을 구성한다.

(1) 하드웨어

하드웨어의 입력장치는 키보드와 지시(pointing) 장치, 그리고 데이터를 입력할 수 있는 장치를 포함한다. 키보드는 표준으로 사용하는 것으로, 단어, 숫자, 특수문자, 그리고 특수 기능을 수행하는 자판을 가지고 있다.

> **요 약**
>
> 입력장치는 컴퓨터에 이용할 수 있도록 데이터를 변환시켜준다.

① 마우스

마우스나 책상위에서 롤(roll)을 이용하여 컴퓨터 스크린에 바로 포인터를 가르켜 주는 장치이다.

② 터치패드

작고 직사각형의 모양으로 손가락을 이용하여 화살표 모양의 커서를 콘트롤 할 수 있다.

③ 펜 베이스 시스템(pen-based system)

펜과 같은 기구를 사용하여 손으로 쓸 수 있고 컴퓨터에 표시를 할 수 있다. Pen-based system은 병원에서 환자의 정보를 입력할 때 사용한다.

④ Source-data entry devices

스캐너, 팩스, 영상시스템, 오디오, 비디오, 디지털 카메라, 녹음장치, 센서, 그리고 생체인식 시스템 등을 포함한다.

⑤ 음향 입력장치

아날로그 소리를 디지털 형식으로 바꾸어준다. 유사하게, VCR이나 캠코더에서 얻은 비디오 이미지를 컴퓨터에 적용될 수 있도록 디지털 영상으로 바꿀 수 있다.

⑥ 녹음 장치

말소리를 디지털로 바꾸어 줄 수 있는 마이크로폰과 오디오 사운드 카드가 필요하다. 영상의학과 의사는 빠르게 진단을 내리고 레포트를 쓸 때, 그리고 원격으로 진단을 내리고자 할 때 이러한 시스템을 사용하고 있다.

요 약

전기회로는 실제 컴퓨터 조작이나 저장을 통해서 프로세싱 하드웨어 또는 프로세서라고 불리는 것들을 도와준다.

(2) 프로세싱(processing)

대형 컴퓨터에서는 하드웨어가 중앙처리장치에서 의해서 진행된다. 마이크로컴퓨터에서는 종종 마이크로프로세서를 이용한다.

중앙처리장치(CPU)는 콘트롤 유닛과 산수-논리 계산(ALU) 등을 포함한다. 이러한 두 가지 구성과 다른 구성장치는 버스라고 불리우는 전기적 컨덕터에 연결된다(그림 8-6). 콘트롤 유닛은 하드웨어 어떠한 식으로 업무를 실행할 것인지를 명령해 준다. 콘트롤 유닛은 산수-논리적 계산 또는 저장 데이터를 지시해 준다. 이것은 또한 메인 저장장치와 입력, 출력 하드웨어와의 데이터 전송을 콘트롤 한다(그림 8-7).

이러한 업무의 속도는 international system clock에 의해 결정된다. 마이크로 컴퓨터의 프로세싱 속도는 보통 메가 헤르쯔(MHz) 단위이다. 현대의 마이크로컴퓨터는 일반적으로 기가 헤르쯔단위를 사용한다(GHz : 1 GHz = 1,000 MHz).

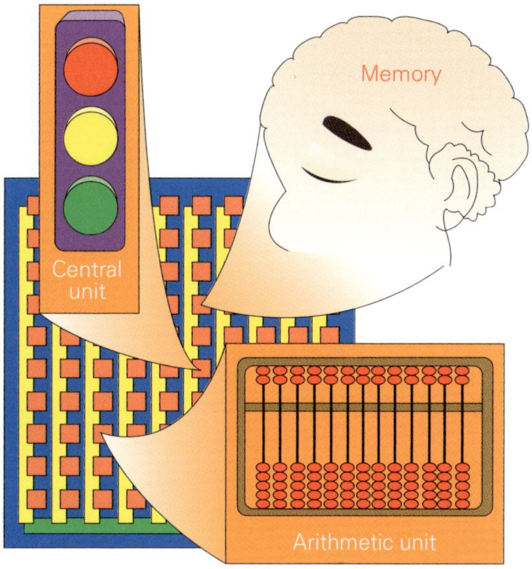

그림 8-6 중앙처리장치는 콘트롤 유닛과 계산장치, 메모리를 포함한다.

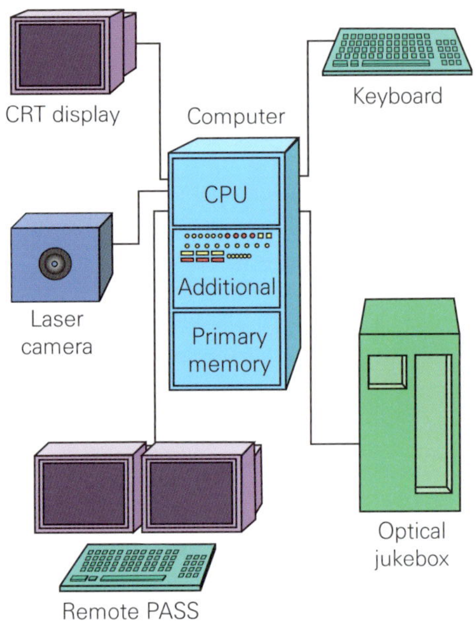

그림 8-7 중앙처리장치(CPU)와 연결되어 있는 일차 메모리와 다양한 입력/출력 장치

워크스테이션, 마이크로컴퓨터 그리고 메인 프레임은 MIP(millions of instruction per seconds)의 속도로 프로세싱을 한다. 슈퍼컴퓨터의 프로세싱은 flops(floating-point operations per second)단위로 측정이 된다.

ALU은 산수 또는 논리계산 결과를 메모리 콘트롤에 전송할 수 있을 때 까지 일시적으로 결과값을 저장한다. ALU의 속도 역시 system clock에 의해 콘트롤된다.

① 메모리

컴퓨터 메모리는 저장장치(storage)의 기능에 의해 수행된다. 메모리는 좀 더 유동적이고, storage는 좀 더 고정적으로 저장을 한다. 또한 이러한 유동적인 저장장치는 메모리, primary storage, internal memory, 또는 random access memory(RAM)에 의해 수행된다.

Random access는 언제나 저장이 가능하고 어디에서든 데이터에 접근이 메인메모리에 접근시간과 거의 같은 시간에 가능하다는 것이다.

RAM의 저장 내용은 일시적이고, 다른 컴퓨터의 시스템에서도 다양하게 수용할 수 있다.

RAM에는 dynamic RAM(DRAM)과 static RAM (SRAM) 두가지 타입이 있다. DRAM칩은 좀 더 널리 쓰이고, SRAM은 빠르고 컴퓨터가 꺼지면 그 정보가 남아있지만, DRAM에 비해 값이 비싸고 더 넓은 공간과 파워를 요구한다.

레지스터라고 불리우는 매우 빠른 속도의 회로는 콘트롤 유닛 또는 ALU에서 찾을 수 있다. 레지스터는 프로세서와 직접 저장된 정보를 사용할 수 있는 것에 포함된다. 메인메모리는 프로세서와 "a little bit later"에 쓰이는 물질과 따로 위치해 있다.

오직 읽을 수만 있는 메모리(ROM)는 펌웨어라고 불리우는 정보를 포함하고 있는데, 이것은 지울 수도 쓸 수도 없다. ROM 칩은 "부트스트랩 program"이 처음 실행될 때 프로세서에게 어떤 수행을 해야 할지 알려주는 것을 포함한다. 또 다른 ROM칩은 스크린, 프린터, 그리고 기타 다른 주변의 기기들이 서로 정보를 주고받을 수 있도록 도와준다. 이러한 과정들을 ROM BIOS(basic input/output system)이로 부른다. ROM은 또한 "clon"이라는 요소를 만든다.

ROM칩은 PROM, EPROM, EEPROM으로 나뉜다. PROM(programmable read-only memory) 칩은 칩을 만들 때 한번만 프로그램을 써 넣을 수 있고, 그 후에는 지울 수 가 없다.

EPROM(erasable programmable read-only memory) 칩은 PROM과 유사하나 자외선을 이용한 특별한 장치를 이용하여 정보를 지울 수 있다. EEPROM(electroni-cally erasable programmable read-only memory)는 특별한 전기적 임펄스를 사용하여 다시 프로그램을 할 수 있다.

마더보드 또는 시스템 보드는 시스템 유닛에서 중추적인 회로이다. 이 보드는 마이크로 프로세서, 그 외 다른 칩들, RAM, ROM, 다른 형태의 메모리 칩, 그리고 다른 회로를 추가할 수 있는 확장 슬롯을 가지고 있다.

모든 메인 메모리는 주소(address)가 있다. 이러한 주소는 우체국의 주소와 비슷하게, 컴퓨터가 방해 없이 메모리의 정보에 접근하기 쉽게 해준다.

메모리의 위치순서는 컴퓨터의 프로그램의 순서 또는 데이터의 문자열이다. 컨트롤 유닛은 컴퓨터의 다른 곳의 메모리에서 정보를 읽거나 쓰고 있을 때 다음 명령을 진행하기 위해서 프로그램의 명령이 저장장치에서 진행되는 곳에 트랙을 고정시켜 놓는다.

모든 데이터프로세서는 컴퓨터의 메인메모리에 통해서 지나간다. 따라서 가장 효과적인 컴퓨터는 모든 데이터를 저장할 수 있는 충분한 메인 메모리를 가지고 있고, 프로세싱을 위한 프로그램이 있는 것이다.

보통 보조 메모리는 디스켓이나 하드 디스크 형태가 요구된다. 적당한 파일을 검색할 때, 이것은 일차메모리에 사용자가 작업하는 곳에 복사가 되어있다. 오래된 버전의 파일은 파일이 만들어지고 업데이트 되는 동안 보조 메모리에 남아있다. 사용자가 파일의 사용을 끝내면, 이것은 일차메모리에서 오래된 파일 대신 새로운 파일이 보조메모리로 옮겨진다.

워드파일은 수집한 데이터를 참고하거나 컴퓨터에 의해 다루어졌던 정보를 사용한다. 컴퓨터 파일은 특별한 이름을 가지고 있다. PC-based 파일 이름은 마지막에 확장명을 가지고 있다. 예를 들면 DOC는 워드문서를 가지고 있는 워드프로세싱 파일이다(i.e., report. doc).

공유파일 형식은 소프트웨어 프로그램 명령어를 포함하고 있는 프로그램 파일이다.

요 약

메인 메모리는 컴퓨터의 working storage이다.

② 저장장치

하드웨어의 저장장치를 이해하기 위해서는 저장장치의 저장공간을 측정할 때 쓰는 단위를 아는 것이 필수적이다. 비트(bit)는 0 또는 1로 이루어져 있는 가장 작은 단위이다. 1바이트(byte)는 8비트가 모여서 된 것이다. 1바이트는 문자 하나, 숫자 또는 다른 값을 나타낸다.

대부분의 보조(이차)저장장치의 종류는 테이프, 디스켓, 하드디스크, 그리고 광학(optical disk) 디스크이다. 자기테이프는 폴리에스테를 기본으로 한쪽 면에 산화철이 코팅되어 있다. 테이프의 자기코팅과 머리(head)부분이 상호작용에 의해 마그네틱 필드 부분이 만들어질 때, 코팅위에 작은 마그네틱 점이 생긴다. 리더기를 이용하여 이러한 점을 전기적 신호로 읽어들인다.

디스켓은 컴퓨터에서 이동하고, 디스켓은 사각형의 플라스틱의 케이스에 의해서 충격에 대해 보호를 받는다.

대부분의 디스켓의 크기는 지름이 3.5 인치이다. 데이터는 트랙이라 불리는 부분에 기록이 되고, 이것은 보이지 않으며, 동심원을 이루고 있다. 디스켓의 트랙의 수는 TPI 또는 인치당 트렉이라 불린다. 높은 TPI는 더 많은 데이터를 저장 할 수 있다.

트랙은 섹터로 나눌 수 있고, 이것 역시 보이지 않고 컴퓨터의 저장장소로 쓰인다. 섹터의 수는 레코딩의 밀도에 따라 다양하다. 이것은 디스켓에 쓸 수 있는 인치 당 비트의 수에 따라 결정된다.

디스켓과는 달리 하드 디스크는 얇고 단단한 유리 또는 얇은 철판으로 되어있다. 각 면에는 자기화가 가능한 물질로 코팅이 되어있다. 마이크로 컴퓨터에서 하드 디스크 드라이브는 보통 안쪽에 움직이지 않게 설치 되어있다. 디스켓과 하드 디스크를 비교하면 하드디스크에는 인치당 수천개의 트랙이 있고 64개의 섹터가 있다. 저장장치 하드디스크에는 데이터의 위치 결정을 위해 실린더 방법을 사용한다. 하드디스크는 디스켓에 비해 빠르고 저장성이 크다.

하드디스크는 하드디스크의 스핀이 디스켓보다 몇 배 이상 빠르기 때문에 데이터에 접근하는 것이 빠르다. 이러한 이점은 하드디스크가 왜 방사선 영상분야에서 많이 쓰이는지를 설명해 준다.

대형 컴퓨터에서의 하드디스크 기술은 compur serve와 America online의 조직을 통해서 사용자가 대형 데이터베이스에 접근할 수 있도록 가능하게 해준다.

분리성 디스크 시스템은 6~20개의 하드디스크가 밀봉된 하드 디스크 안에 일직선으로 정렬되어 있다. 이러한 장치는 테라바이트까지 확장가능하다.

고정형 디스크는 봉인된 케비넷 안의 빠르고, 높은 저장성을 가진 디스크 드라이버다. 메인 프레임 컴퓨터는 이러한 드라이버를 100개 이상 가지고 있다.

RAID(redundant array of inexpensive disk) 시스템은 한 개의 캐비넷 안에 두 개 이상의 디스크 드라이버로 싱글 저장 시스템을 집합적으로 구성되어있다.

RAID 시스템은 디스크 한 개가 오류가 생겨도 다른 시스템이 그 임무를 수행하므로 신뢰도가 매우 높다.

광학 디스크는 또한 레이저 디스크라고도 불리우는 분리형 디스크는 레이저 기술로 데이터를 쓰거나 읽을 수 있다. 작은 레이저는 pits라는 것을 디스크에 만들고 그것을 읽기위해 레이저를 이용한다.

한 장의 CD-ROM(compact disk-read-only memory)는 보통 625 MB를 저장할 수 있다. CD-ROM은 한 번에 한 CD만 이용할 수 있었지만, 현재는 "jukeboxes"라 불리는 장치를 통해서 100장의 디스크를 사용 할 수 있다. 디지털 방사선 영상을 사용하는 모든 곳 에는 필름 파일 방을 jukebox로 대체해야 한다.

CD-R(compact disk-recordable)은 특별한 장치를 통해서 오직 한번 데이터를 쓸 수가 있고, 보통의 CD-ROM에서 데이터를 읽을 수 있다.

지우기가 가능한 광학 디스크를 CDE 또는 CD-RW라고 부른다. 이것은 데이터를 반복하여 쓰고 지울 수 있다. 이러한 드라이버는 하드 디스크에 비해 더욱더 영속성을 가지고 있어 널리 쓰이고 있다.

DVD(digital versatile disk-read-only memory)으로 20 GB를 저장할 수 있는 광학 디스크 장치이다. DVD는 비디오나 오디오의 음질 및 화질이 더 좋고, 컴퓨터에서 저장 및 재쓰기를 제공한다.

요 약

저장장치(storage)는 메모리의 저장장소이다.

③ 출력(output)

일반적인 출력장치는 스크린과 프린터이다. 다른 장치로는 플로터(plotter), 복합기, 그리고 오디오 출력장치 등이 있다.

출력장치는 사람들이 모니터 또는 스크린을 사용한다. 소프트 카피는 디스플레이 스크린에서의 출력을 말한다.

Flat-panel 디스플레이(liquid crystal displays (LCD))는 얇고, 밝으며, CRT에 비해 파워도 적게 소비한다.

용어는 키보드를 통해서 입력, 스크린을 통해서 출력을 한다. 용어는 dumb 또는 intelligent 이다.

Dumb 용어는 오직 데이터를 입력하거나 메인 또는 호스트 컴퓨터로부터 데이터를 받을 수 만 있다. 공항에서의 티켓팅과 체크 인 카운터는 보통 이러한 dumb 용어를 사용하여 메인컴퓨터에 접속한다.

Intelligent 용어는 프로세싱을 할 수가 있다. 하지만 스스로 저장 장소는 가지고 있지는 않다.

대대분의 방사선 기기는 intelligent 용어를 사용한다.

프린터는 문자, 심볼, 또는 종이에 그래픽등을 출력한다. 이러한 프린트 출력은 종종 하드카피라 불린다. 이미지를 종이에 물리적으로 프린팅 하는 방법으로 프린터는 분류된다. 충격식으로 프린트를 종이에 직접하는 것과, 비충격식으로 하는 것이 있다.

충격식 프린터는 프린트 망치나, 프린트 휠로 종이를 때려서 잉크를 종이에 묻혀서 인쇄를 한다. 충격식 프린터는 점점 그 사용이 줄어들고는 있지만 dot-matrix 프린터는 아직 사용이 되고 있다.

다른 충격식 타입은 high-speed line 프린터로 대형 컴퓨터 시스템에서 사용한다. Line printer는 문자열 전체를 한 번에 프린트 할 수 있다. 일분당 3,000줄 정도를 프린트 할 수 있다.

비충격식 프린터는 현재 대부분 쓰이는 방식이다. 마이크로컴퓨터에 쓰이는 2가지 방식은 잉크젯과 레이저 프린터가 있다.

레이저 프린터는 사진 인쇄기계와 거의 유사하다. 이미지는 드럼(drum)위에 점으로 나타내어진다. 잉크와 같은 역할을 하는 토너라는 것을 사용한다. 문서와 그래프에 얇게 이미지를 만들어내고 컬러해상도 역시 인치당 300~1,200 dots(dpi) 정도 된다. 레이져 프린터는 컴퓨터로부터 인쇄를 저장할 수 있는 RAM을 가지고 있고, 폰트를 저장하고, 전용 프로세서로 사용하는 ROM을 가지고 있다.

잉크젯 프린터는 또한 작은 점으로 이미지를 인쇄한다. 이러한 프린터는 페이지에 잉크를 스프레이 형식으로 뿌려준다. 잉크젯 프린터는 조용하고 더 저렴하며 컬러로 프린트를 할 수 있다.

다른 특별한 출력장치는 특별한 기능을 수행한다. 예를 들어, 플로터(plotter)는 지도나 설계문서 등을 만들 때 쓰인다. 복합기는 여러 가지 기능을 함께 가지고 있는데 예를 들면, 인쇄, 인화, 복사, 팩스 등을 한가지 장치에서 할 수 있다. 특별한 오디오 장치는 실제 말하는 것과 같은 소리와 진동과 같은 특유의 소리를 내기도 한다.

요 약

출력 하드웨어는 사람이 이해 할 수 있는 형식으로 컴퓨터의 정보를 해독해 주는 장치이다.

④ 커뮤니케이션

커뮤티케이션 또는 텔레커뮤티케이션은 먼 거리에 있는 곳에 데이터를 주고 받을 수 있다는 것이다. 방사선 영상 전송(teleradiology) 또한 환자의 데이터와 의료 영상을 주고받는 것이다.

전류, 라디오파(RF), 또는 빛은 케이블, 전선 또는 다른 환경들이 데이터를 전송할 수 있는 매게물이 된다.

모뎀의 전송속도는 bps(bits per second) 또는 kbps(kilobits per second)로 측정된다. 추가적으로 모뎀은 컴퓨터에 커뮤니케이션 소프트웨어가 필요하다.

기술의 발전은 이러한 전송 장치의 속도를 점점 빠르게 발전시켜왔다. 케이블 모뎀은 테이블 TV의 시스템을 컴퓨터에 연결하여 텔레커뮤니케이션 서비스를 제공한다.

ISDN(integrated services digital network)은 보통의 모뎀보다 5배 이상 빠른 전송 속도를 제공해준다. DSL(digital subscriber line)은 앞은 두 가지 기술을 같이 사용한다. DSL 은 또한 보통의 전화선을 사용한다.

텔레커뮤니케이션의 기술은 언제 어디서나 빠르게 환자의 정보를 얻을 수 있고 영상을 얻을 수 있게 바꾸어 주었다.

요 약

방사선영상전송(teleradiology)은 영상과 환자의 정보를 다른 장소로 전송해 준다.

(3) 소프트웨어

컴퓨터의 문자는 알파벳 순으로 숫자는 십진법으로 받아들이지만, 수행은 이진법으로 한다. 십진법은 우리가 평범하게 쓰는 0부터 9까지이며 2진법은 0과 1로 이루어져 있다.

표 8-1 **이진수의 구조**

Decimal Number	Binary Equivalent	Binary Number
0	0	0
1	2^0	1
2	2^1+0	10
3	2^1+2^0	11
4	2^2+0+0	100
5	2^2+0+2^0	101
6	2^2+2^1+0	110
7	$2^2+2^1+2^0$	111
8	$2^3+0+0+0$	1000
9	$2^3+0+0+2^0$	1001
10	2^3+0+2^1+0	1010
11	$2^3+0+2^3+2^0$	1011
12	2^3+2^2+0+0	1100
13	$2^3+2^2+0+2^0$	1101
14	$2^3+2^2+2^3+0$	1110
15	$2^3+2^2+2^1+v$	1111
16	$2^4+0+0+0+0$	10000

표 8-2 **10의 제곱수와 2의 제곱수, 2진수의 표시법**

Power of Ten	Power of Two	Binary Notation
10^0 = 1	2^0 = 1	1
10^1 = 10	2^1 = 2	10
10^2 = 100	2^2 = 4	100
10^3 = 1000	2^3 = 8	1000
10^4 = 10000	2^4 = 16	10000
10^5 = 100000	2^5 = 32	100000
10^6 = 1000000	2^6 = 64	1000000
	2^7 = 128	10000000
	2^8 = 256	100000000
	2^9 = 512	1000000000
	2^{10} = 1024	10000000000

요 약

소프트웨어는 실행이 설계 된 대로 될 수 있도록 컴퓨터의 언어로 명령을 하는 것이다.

이진법 시스템. 0과 1의 숫자를 세고 넘는 수는 다시 0과 1로 나타내어 그 수를 센다(표 8-1). 컴퓨터는 문자, 숫자, 10진법 등을 모두 2진법으로 바꾼다.

이진법의 10은 십진법의 2를 나타낸다고 알고 있다. 이러한 2진법은 방사선 영상에서 영상의 크기 및 회색도를 나타내고 저장하는데 사용된다.

표 8-2를 다시 보면 이러한 거듭제곱 꼴로 나타내어진 걸 보여준다. 거듭제곱 꼴을 보면 지수가 0과 1을 나타내는 것과 같다는 것을 알 수 있다.

디지털 영상은 각각의 픽셀의 모임으로 만들어져 매트릭스 배열을 만든다. 영상의 크기는 이진수의 거듭제곱의 크기로 나타내어진다. 대부분의 영상은 256×256(2^8) 또는 1024×1024(2^{10}) 크기이다. 1024×1024 매트릭스는 디지털 투시나 디지털 방사선 영상에서 쓰인다. 2048×2048(2^{11}) 또는 4096×4096(2^{12})은 현재 방사선 영상을 위해 발전 중이다.

① 비트, 바이트, 그리고 단어

컴퓨터 언어에서는, 0또는 1, 1개를 bit라고 부른다. 마이크로 프로세서는 8, 16, 32 비트를 동시에 조절한다.

요 약

보통의 문자를 컴퓨터가 사용할 수 있는 문자와 이진법 코드로 번역한다.

② 16진법 시스템 (hexadecimal number system)

16진법 수(hexadecimal number) 시스템은 assembly 수준의 어플리케이션에 의해 사용된다. Assembly 언어는 컴퓨터의 이진수 시스템과 사용자 언어의 명령 사이에서 작용한다. 16진수는 0, 1, 2, 3, 4, 5, 6, 7, 8, 9, A, B, C, D, E, F 이다.

이러한 심볼은 4비트의 이진수를 나타내거나 더욱 특수한 문자를 나타낸다. 그래서, 8비트가 모여서 바이트가 되고, 바이트는 2개의 16진수를 나타낼 수 있다. 표 8-3을 보면 0부터 15까지의 16진수를 2진수로 나타낸 것을 볼 수 있다.

표 8-3 16진수의 숫자 표시법

Decimal	Binary	Hexadecimal
0	0000	0
1	0001	1
2	0010	2
3	0011	3
4	0100	4
5	0101	5
6	0110	6
7	0111	7
8	1000	8
9	1001	9
10	1010	A
11	1011	B
12	1100	C
13	1101	D
14	1110	E
15	1111	F

③ 컴퓨터 언어

높은 수준의 컴퓨터 언어는 0 또는 1의 기계를 대신하여 사람의 언어, 문자, 심볼, 십진수 등을 사용하여 프로그래머가 명령을 할 수 있도록 해준다. 표 8-4는 일반적인 프로그래밍 언어를 간단하게 보여준다. 높은 수준의 언어를 사용하는 것은, 컴퓨터의 오퍼레이팅 시스템을 통해서 실행되거나, 시스템 소프트웨어의 의해 이해 되게 명령어가 쓰여 질 수 있다.

④ 포트란(Fotran)

오래된 컴퓨터 언어가 포트란(Formular translation)이다. 이것은 현대의 대수적인 언어의 원형이다. 이것은 수학적인 것과 통계적인 문제를 풀기위한 컴퓨터 계산을 지향한다. 전형적인 단어나 식으로 나타내어 질 수 있는 문제를 알고리즘(algorithm)이라고 부른다. 알고리즘은 문제를 풀기 위해서 순서대로 진행을 해야한다.

포트란은 1596년 IBM과 함께 메이저 컴퓨터 사용자가 만들었다.

⑤ 베이직(basic)

베이직은 1964년 Dartmouth 대학에서 학생들을 위해 처음 만들어진 언어이다(초보자들이 사용할수 있는 기호의 코드 명령어이다). 베이직은 대수적인 프로그램 언어이다. 베이직은 배우기 쉽고 해석의 기본이 되는 언어이다. 베이직은 파워풀한 계산을 할 수 있는 언어이고, 몇 가지 특징적인 계산을 할 수 있는 함수들을 가지고 있고 간단하게 출력과 입력을 할 수 있다.

⑥ 퀵베이직(quick basic)

마이크로소프트는 상업적이고 빠르게 사용할 수 있는 파워풀한 프로그램 언어로 베이직을 발전시켰다. 퀵베이직의 장점을 이야기 해보면, 아마추어와 프로 컴퓨터 프로그래머 모두가 쉽게 실행과 디코딩을 할 수 있다는 것이다.

⑦ 코볼(cobol)

비즈니스 데이터를 프로세싱하기 위해 개발된 절차 지향적인 높은 수준의 언어가 코볼

표 8-4 프로그램 언어

언어(language)	개발연도	설 명
포트란(fotran)	1956	처음으로 개발된 엔지니어와 과학자를 위한 프로그램 언어
코볼(cobol)	1959	비즈니스 데이터 처리를 위한 미니 컴퓨터와 메인 프레임 컴퓨터에 적합한 언어
알골(algol)	1960	높은 수준의 수학적 계산을 위한 특별한 프로그램
베이직(basic)	1964	마이크로 컴퓨터와 미니 컴퓨터에서 가장 많이 사용되는 언어
BCPL	1965	개발단계의 언어
B	1969	개발단계의 언어
C	1970	어셈블리 언어와 높은 수준의 언어가 합쳐진 쓰기 쉬운 언어
파스칼(pascal)	1971	높은 수준의 다목적의 언어, 프로그램의 구성을 가르치기 위한 언어
ADA	1975	파스칼을 기본으로 하는 언어, 미국 국방부에서 사용
Visicalc	1978	스프레드 시트를 처음으로 사용
C++	1980	C보다 복잡한 반응의 객체지향 언어
Quick basic	1985	사용자의 특징에 따라 유용하게 이용되는 높은 수준의 언어
Visual C^{++}	1992	설계(design)환경을 위한 시각적인 효과를 위한(visual) 언어
Visual basic	1993	설계(design)환경을 위한 사용자가 이용하는 시각적인 효과를 위한(visual) 언어

(common busines oriented language)이다. 비즈니스 데이터 프로세싱의 기본적인 문자는 연속적으로 업되이트 되는 큰 파일에 존재한다. 코볼은 광대한 파일을 다루고 편집할 수 있고 사용자를 위해 레포트를 만들 수 있는 방법을 제공해 준다.

⑧ 파스칼(pascal)

파스칼은 스위스 취리히의 federal institute of technology의 Nicklaus Wirth에 의해 다용도 목적으로 만들어진 높은 수준의 컴퓨터 언어이다. 다용도 목적의 컴퓨터 프로그래밍 언어는 많은 다른 어플리케이션을 사용할 수 있다. 파스칼은 프로그램 개념을 가르치기 위한 가장 유명한 프로그램 언어로 알려져 있다. 그 이유는 사용법이 영어와 비슷하여서 체계를 배우기 쉽기 때문이다.

⑨ C, C^{++}

C는 가장 먼저 고려되는 프로그램 언어이다. C는 실제로 일하는 프로그래머의 의해 실행되고 발전되었고, 프로그래밍을 직업으로 하는 사람들의 의견이 반영된 언어이다. C는 중간 수준의 프로그램 언어로 여겨지는데, 그 이유는 어셈블러(낮은 수준) 언어의 기능과 높은 수준의 언어의 기능을 모두 가지고 있기 때문이다.

⑩ 비주얼 C^{++}(visual C^{++}), 비주얼 베이직(visual basic)

비주얼 프로그래밍 언어는 가장 최근의 언어이고, 발전 중인 언어이다. 그것들은 윈도우 어플리케이션을 제작을 위해 특별히 설계된 언어이다. 비주얼 C^{++}과 비주얼 베이직 모두 각각 근본이 되는 다른 프로그래밍 언어를 코드로 사용하지만,

두 프로그램 모두 같은 목적을 가지고 있다. 프로그래머의 최소의 노력과 사용자에게 친숙해 지는 것이다.

⑪ 매크로스(macros)

대부분 스프레드시트와 워드프로세싱 어플리케이션은 매크로스라는 프로그래밍 명령을 제공한다. 그것들은 프로그래밍 언어로 명령하는 것과 사용자가 정의하는 기능 또는 어플리케이션의 명령어로 실행하는 것과 같은 방법으로 실행된다.

다른 프로그램은 언어는 다른 목적에 의해 발전되고 있다. 로고(logo)는 아이들을 위해 설계된 언어이다. 에이다(ADA)는 미국의 국방부 소프트웨어 개발을 위해 만들어진 언어이다. 이것은 군사용 어플리케이션 또는 인공지능 개발을 위해 사용된다.

3) 처리방법(processing method)

컴퓨터 프로세싱의 필수적인 모드는 배치(batch), 시간 공유(time-sharing), 온라인(on-line), 그리고 실시간 시스템(real time system)이다. 이러한 모드는 종종 상호작용이 필요한 명령을 내리고 신호를 받아들이는 시스템과 짧은 반응 시간에 함께 실행된다.

(1) 배치 프로세싱

사람이 입력하거나 중재없이 정해진 데이터의 명령을 컴퓨터가 수행할 때 컴퓨터는 배치 프로세싱 데이터를 불러온다. 많은 양의 데이터와 오퍼레이션은 몇 주동안 컴퓨터 스스로 실행될 수 있다.

보통 배치의 역할은 다른 일이 끝나면 순서대로 프로세스 하는 것이다. 이러한 방법은 한번 배치가 시작되면 사용자의 참여를 요구하지 않는다. 패치 프로세싱은 케이블 또는 모뎀에 의해 사용자가 리모트 터미널에 연결되어 RJE(remote-job-entry) 시스템에 의해 이용된다.

(2) 온라인 시스템(on-line system)

온라인 시스템에서는 확실한 처리가 즉시 이루어진다. 이러한 시스템은 사용자는 오직 하나 또는 소수의 독점적인 처리에 의한 입력으로부터 사용자는 복합적인 터미널에 접근할 수 있다. 예를 들면, 온라인 시스템은, 항공예약 시스템, 현금자동인출기, 슈퍼마켓 자동계산기 등에서 사용된다.

(3) 시간공유 시스템 (time-sharing system)

시간공유 시스템의 목적은 사용자를 위한 전용의 독점적인 컴퓨터를 제공하고 있다는 착각을 일으키기 위해서 만들어 졌다.

사용자가 신호를 보내고 보내지 않을 때 사이의 시간을 세션(session)이라고 한다. 세션이 진행되는 동안 사용자는 다음을 따른다.

① 암호를 시스템에 입력해라.
② 문자 입력기 콘트롤의 프로그램에 들어가라.
③ 보통 이런 프로그램은 지정된 이름은 저장한다.
④ 프로그램을 컴파일한다.
⑤ 프로그램이 실행된다.

프로그램이 실행되는 동안, 사용자는 이것과 상호작용을 한다. 이러한 종류의 시스템은 대부분의 큰 리서치나 기관에서 다양한 그룹을 수용하기 위해서 사용한다.

(4) 실시간 시스템(real-time system)

실시간 시스템은 대부분 시스템 하드웨어의 빠른 처리를 위해서 특수한 목적으로 설계된 오퍼레이팅 시스템이다. 이러한 경우가 바로 방사선 영상에서의 이용된다. 예를 들어 CT 영상을 디텍터로부터 획득을 하면 몇 초 안되는 최소한의 시간으로 처리를 해야한다.

실시간 시스템은 영상을 재구성 하거나 필터링을 하기 위한 특수한 목적을 위하여 빠른 소프트웨어를 사용하기도 한다. 같은 시간에 다른 부분의 데이터는 다른 부분에서 프로세스 된다. 배열된 프로세서는 수평적 구조의 계산으로 많은 데이터를 한번에 처리한다.

4) 요 약

컴퓨터는 목적에 따라 생략된 단어를 사용한다. "general-purpose"는 컴퓨터가 문제를 해결할 수 있다는 것을 의미한다. "store-program"은 컴퓨터가 데이터를 저장할 수 있는 메모리를 가지고 있다는 것을 의미한다. "electronic"은 컴퓨터가 전기와 전기적 기계에 의해 전원을 공급받는것을 의미한다. "digital"은 불연속의 값을 의미한다.

컴퓨터는 하드웨어와 소프트웨어 두 부분으로 구분된다. 하드웨어는 컴퓨터의 너트와 볼트 등을 이야기 하고 소프트웨어는 프로그램을 이야기한다.

하드웨어는 중앙처리장치(CPU), 조정장치(control unit), 계산장치(arithmetic unit), 저장창지(memory unit), 입력과 출력장치, 비디오 출력장치, 보조기억장치, 프린터와 모뎀이 있다.

소프트웨어는 비트와 바이트 그리고 언어가 있다. 컴퓨터 언어는 0과 1로 이루어진 비트라 불리는 이진수 이다. 8비트가 모여서 바이트가 된다. 컴퓨터의 저장공간은 바이트 또는 메가바이트로 표현된다.

컴퓨터는 소프트웨어와 프로그램사이의 의사소통을 위하여 특별한 언어를 사용한다. 컴퓨터는 이진수의 간단한 언어로 실행된다. 컴퓨터는 알파벳, 십진수, 논리 계산 등을 이진수로 변환하여 기능을 수행한다. 다른 프로그램은 사람이 사용하는 언어로 프로그래머와 사용자가 명령을 할 수 있도록 해준다.

2. 디지털 영상 시스템

1) 디지털 영상(digital images)

최근 의학영상진단 분야는 혁명적인 변화를 겪고 있다. 뢴트겐(Roentgen)이 X선을 발견한 이후부터 최근까지 해부학적 영상은 기본적으로 같은 방식으로 획득하였다. 그러나 지금, 그 방식은 빠르게 변화하고 있다.

기존의 방사선 영상은 X선을 이용하여 환자를 투과하고 얻은 형태영상을 그림자 사진(shadowgraph)으로 만들었다. 스크린-필름으로 구성된 영상 획득 장치는 투과된 영상을 바로 기록하는 장치이다. 그림 8-8은 기존 X선 촬영의 영상획득 과정을 나타낸 것이다.

디지털 영상기술은 컴퓨터단층촬영(CT), 진단초음파, 핵의학, 자기공명영상(MRI), 디지털 X선 촬영(DR), 그리고 디지털 투시 촬영(DF)에 적용되고 있다. 디지털 X선 촬영(DR)과 디지털 투시 촬영(DF)은 지속적으로 발전하고 있으며 임상적 적용이 증가하고 있다. 앞으로 컴퓨터 기술이 발전함에 따라 디지털 X선 영상 기술 또한 더욱 발전할 것이다.

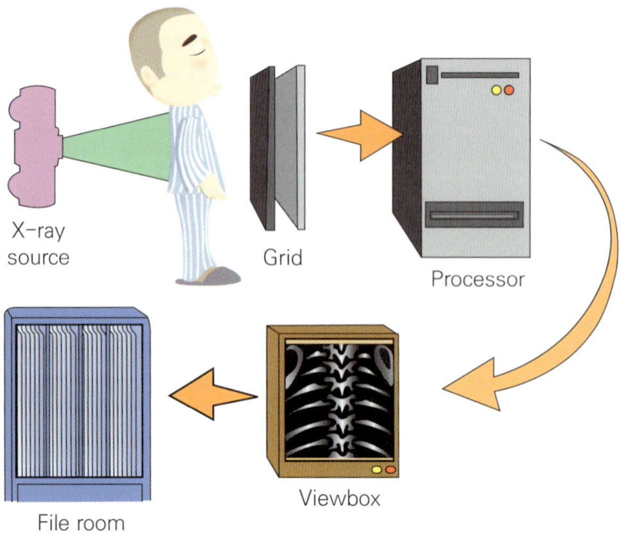

그림 8-8 기존 X선 촬영의 영상획득 과정

이제부터 부채형 X선의 선형 배열된 방사선 검출기를 이용한 영상획득과 방사형 X선의 광자극 인광판(photo stimulable phosphor plate) 또는 직접방식 과제검출기(directcapture solid-state device)를 이용한 영상획득에 적용되는 디지털 X선 촬영에 대해 알아보도록 하자.

(1) Advent of digital radiography

많은 양의 데이터 처리가 필요한 디지털 X선 촬영기기는 컴퓨터 기술의 충분한 발전이 있기 전까지 실용화 되지 못하였다. 마이크로프로세서와 반도체 기술의 진보가 디지털 X선 촬영 기술의 발전을 가능하게 하였다. 1970년대 초, 독립적인 두 가지 접근법이 있었고, 1980년대에 비로소 임상적 실용화가 가능하게 되었다.

DR은 서로 다른 연구자들에 의해 발전 되었다. 그 중 하나가 1970년대 후반에 개발된 CT의 보조적인 방법으로써 선형으로 배열된 방사선 검출기를 이용하여 좁은 부채형 X선을 획득하는 것이다. 각 검출기에서 수집한 신호는 컴퓨터를 통해 영상으로 재구성된다. 이는 일반적으로 SPR(scanned projection radiography)이라고 부른다.

DR의 두 번째 방법은 1970년대 후반 (주) 후지(Fuji) 사에 의해 개발된 방법으로 많은 X선 관련 회사에 의해 시장이 만들어졌다. 이는 CR(computed radiography)이라고 불리며 광자극 인광제를 영상 수용기로 사용하여 방사형X선을 획득한다. 직접방식 고체검출기를 기반으로 한 새로운 영상 시스템은 영상 수용기로 thin-film transistors(TFT), 실리콘(silicon) 그리고 셀레늄(selenium)을 사용한다.

(2) Imaging characteristics

DR을 통해 영상을 얻는 방법은 필름을 사용한 일반 X선 촬영과 동일하다. 즉, 영상 수용기에서 눈에 보이지 않지만 피사체의 정보를 갖고 있는 X선을 화학적 변화를 통해 가시적으로 나타내는 것이다. DR에서는 X선 정보가 전기적 영상으로 형성되게 되는데 이러한 잠상은 숫자 값의 매트릭스(matrix)로 변환되며, 임시적으로 메모리에 저장되게 된다.

① 영상 매트릭스(image matrix)

영상 매트릭스란 행과 열로 구성된 소자(cell)의 짜임을 말한다. 각 소자는 영상에 대한 일정한 위치에 대응하게 된다. 소자의 수치들은 각 위치에 대한 강도 혹은 밝기를 나타낸다.

그림 8-9는 10×10 매트릭스, 5×5 매트릭스 그리고 격자가 없는 가상의 공간에 표시한 5×5 매트릭스를 보여준다. 각 디지털 영상은 소자의 모니터에 다양한 밝기로 나타낼 수 있는 매트릭스

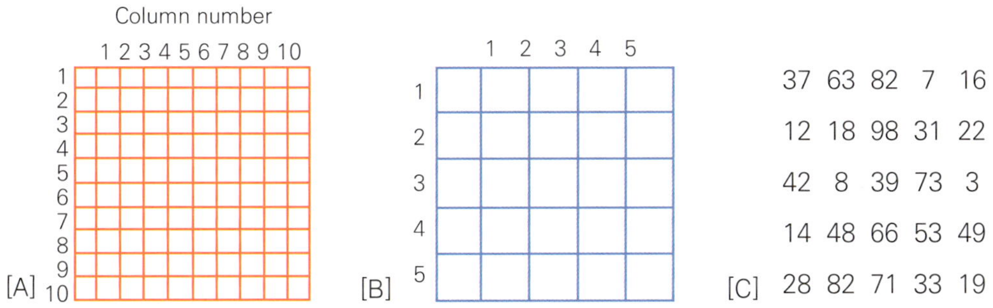

그림 8-9 매트릭스는 행과 열의 배열이다. 세 개의 매트릭스를 보여준다.
[A] 10×10 매트릭스 [B] 5×5 매트릭스 [C] 가상의 공간에서의 5×5 매트릭스

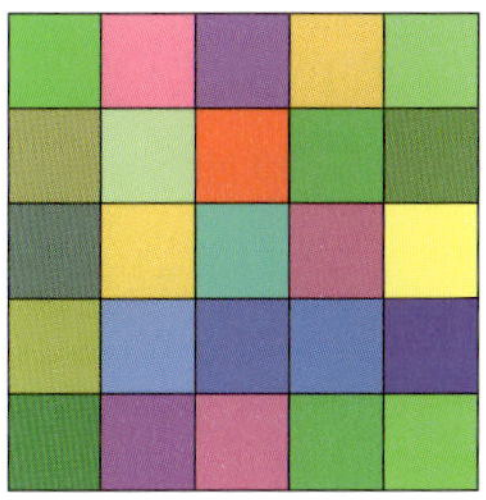

그림 8-10
그림 8-9의 [C] 매트릭스와 관련된 영상

로 구성된다. 소자의 밝기는 컴퓨터에서 만들어진 일정한 수치에 의해 결정된다(그림 8-10).

요 약

같은 조사야(field of view)에서 공간해상도(spatial resolution)는 많은 수의 매트릭스를 갖게 되면 좋아진다.

영상 매트릭스의 각 소자를 화소(pixel)라고 부른다. 디지털 X선 영상에서 화소의 수치는 화소의 밝기로 나타낸다. 그런데 이 수치는 상대적인 값이며 영상의 대조도에 의해 결정된다.

CT 영상에서 각 화소의 수치는 하운스필드(HU) 단위이다. 하운스필드 수치는 조직을 표현하고 구성하여 판단하기 위해 조절될 수 있다. 물론 자기공명영상, 초음파, 핵의학에서도 화소의 값은 조직의 구성과 연관되어 있다.

영상 매트릭스의 크기는 영상기기의 특성과 컴퓨터의 용량에 의해 결정되며 매트릭스의 크기는 사용자가 임의로 선택할 수 있다. 디지털 영상 시스템에서 영상 매트릭스의 크기는 64×64에서 4,096×4,096 범위를 갖는다. 표 8-5는 영상 매트릭스의 크기를 요약했다.

그림 8-11은 영상의 화질에서 매트릭스 크기의 영향에 대해 보여준다.

64×64 영상에서 보다 512×512 영상에서 원본 아날로그 영상을 구체적으로 표상해준다. 1,024×1,024 영상은 원본 영상과 거의 유사하다.

공간해상도 = 조사야 / 매트릭스 크기

CT, 자기공명영상, 초음파에서 영상 매트릭스의 크기와 조사야가 공간해상도를 결정한다.

요 약

디지털 영상에서 공간해상도는 화소의 크기에 의해 결정된다.

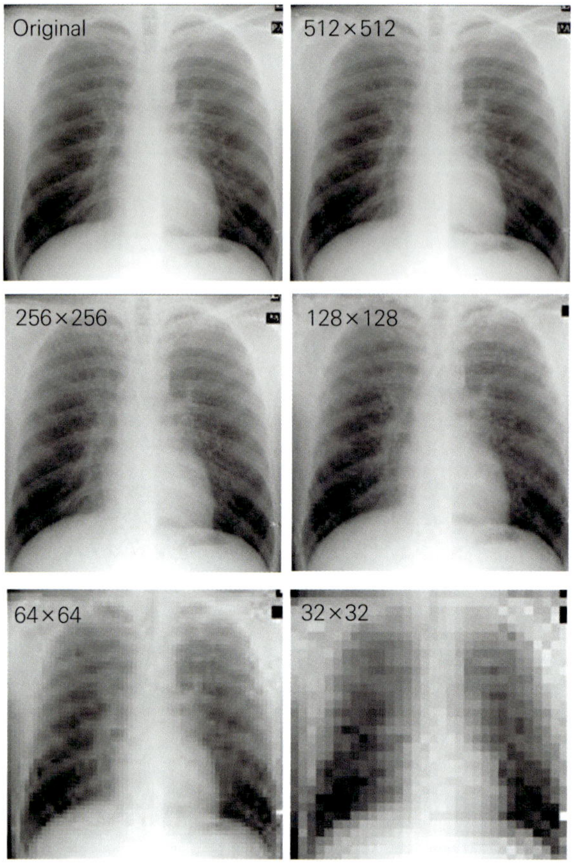

그림 8-11 **매트릭스 크기가 증가함에 따른 공간 분해능의 향상**

표 8-5 **다양한 영상 장치의 영상 매트릭스 크기**

장비	매트릭스 크기
핵의학	128×128
진단 초음파	128×128
컴퓨터단층촬영(CT)	512×512
자기공명영상(MRI)	512×512
디지털 X선촬영(DR)	1,024×1,024
컴퓨터 X선촬영(CR)	2,048×2,048
디지털 유방촬영	4,096×4,096

질문 1 **14인치×14인치의 영상을 2,048×2,048 매트릭스로 재구성하기 위해 필요한 화소의 크기는?**

1 답
14 in × 25.4 mm/in = 355.6 mm
355.6 mm / 2,048 화소(pixels)
= 0.17 mm/pixel

질문 2 **화소의 크기가 0.17 mm 일 때 공간 해상도는?**

1 답
2.9 lp/mm
그러므로, 1 line pair(LP)
= 2 × 0.17 mm = 0.35 mm
따라서 공간해상도는 = 1 / 0.35 mm/lp
= 2.9 lp/mm

② dynamic range(명암비, 표시비 등)

흰색과 검은색으로 표시되는 특정영상 시스템이 21단계의 dynamic range만을 갖는다면 이런 영상시스템은 좋은 대조도를 갖고 있는 반면 정보의 양은 적다.

비록 각 화소의 실제 값이 중요하지만, 화소가 나타내는 수치의 범위는 디스플레이 되는 영상에서 중요하다. 특히 감산에 의한 영상에서는 매우 중요하다.

요 약

시스템에서 대응하는 수치 값의 범위를 그레이 스케일(gray scale) 혹은 명암비(dynamic range)라고 불린다.

인간 눈의 dynamic range는 흰색에서 검은색까지 대략 25 혹은 32단계로 나뉜다. X선 영상의 dynamic range는 210단계를 초과하여 나타난다. 비록 인간의 눈이 이것을 시각화 할 수는 없지만 컴퓨터의 용량으로는 충분히 가능하다.

Dynamic range가 클수록 X선 강도의 최대 최소 표현 범위가 늘어나게 된다. 그러므로 dynamic range가 크면 클수록 대조도분해능은 향상된다.

디지털 영상 시스템은 컴퓨터와 소프트웨어에 따라서 dynamic range가 구분된다. 대부분의 시스템은 8비트(2^8), 10비트(2^{10}), 12비트(2^{12})의 dynamic range를 사용한다. 이런 디지털 형태는 화소 값이 28은 0에서 255, 210은 0에서 1023, 212는 0에서 4095의 범위를 갖는 매트릭스로서 표시된다.

그림 8-12는 영상의 표시에서 dynamic range의 효과에 대해 나타내고 있다. 확연한 점은 낮은 dynamic range을 갖는 시스템에서 대조도는 좋지만 영상의 일정 부분은 제한적일 수

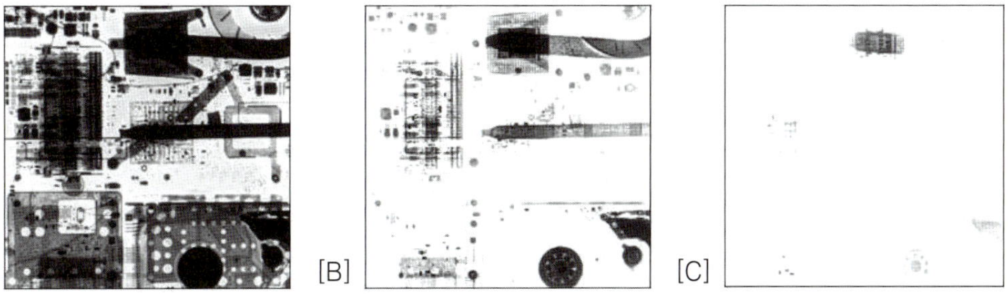
[A] [B] [C]

그림 8-12 Dynamic range의 효과
[A] 12비트 dynamic range [B] 10비트 dynamic range [C] 8비트 dynamic range

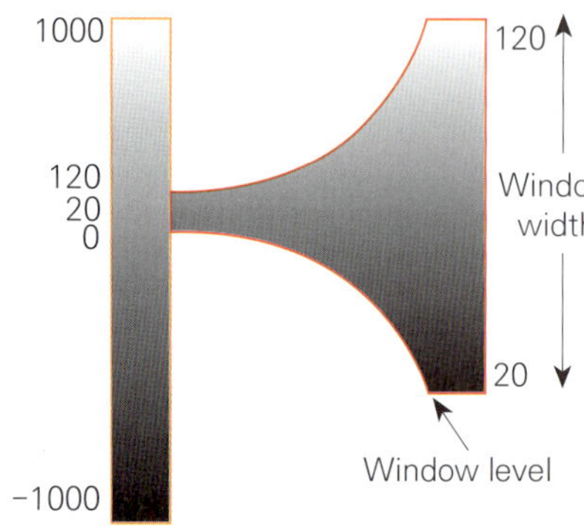

그림 8-13 **영상의 대조도와 광학밀도를 조절하는 디지털 영상의 윈도우**

밖에 없다. 반면 높은 수준의 dynamic range는 넓은 범위의 영상 노출 허용도를 갖게 된다.

영상에서 관심영역은 컴퓨터의 dynamic range가 충분히 크다면 세부적으로 표현이 가능하게 된다. 특히 두 개의 영상을 감산할 경우 높은 수준의 dynamic range를 갖는 시스템에서 우수한 영상을 얻게 된다.

10비트의 dynamic range를 갖는 디지털 영상은 1024의 그레이 값을 갖고 있다. 하지만 인간의 눈은 32개의 음영만을 인식한다. 따라서 영상을 적절하게 조정하는 후처리에 의해서 전체의 dynamic range 중에 인식 가능한 부분을 시각화 하게 된다.

이것은 window level과 window width의 조절을 통해 가능하다(그림 8-13). Window level은 영상화된 조직의 형태를 확인할 수 있게 해준다. 예를 들어 CT에서 복부조직을 가장 잘 나타낼 수 있는 window level은 50이지만 폐 조직은 -500으로 적합한 영상을 표시할 수 있다(그림 8-14).

Window width는 조직의 그레이 스케일 표현으로 대조도를 결정한다. Window width가 넓으면 그레이 스케일은 길어지게 된다. 좁은 window width은 높은 대조도를 만든다.

요 약

CT나 자기공명영상에서 무난한 대조도분해능을 제공하기 위해서는 12비트 dynamic range가 필요하다.

2) 디지털 X선 촬영 (digital radiography)

디지털 X선 촬영(DR)은 여러 가지 방식으로 발전해왔다. 필름을 감광체로 사용하는 기존 X선 촬

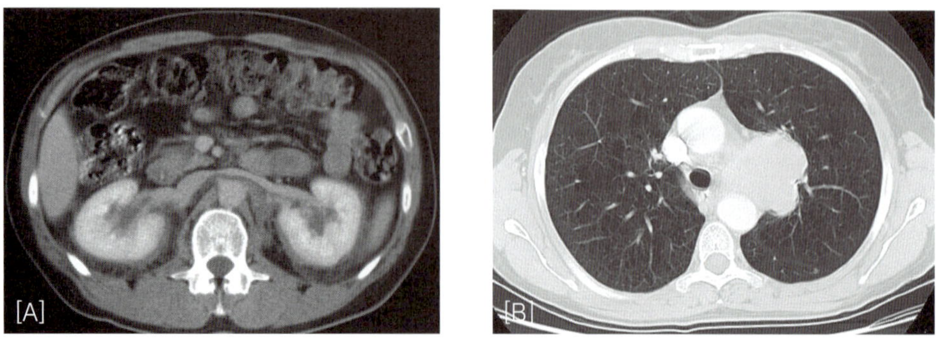

그림 8-14 **해부학적 영상에 따른 window level의 설정**

[A] 복부의 연부조직은 낮은 양의 window level을 필요로 한다(level 50, width 400)
[B] 폐 조직은 음의 window level을 필요로 한다(level -500, width 1500)

영과 다르며 디지털 X선 촬영에서는 방사선의 강도에 비례하여 전기적 신호를 발생시키는 방사선 검출기의 여러 형태가 사용된다. 초기에 이런 기기의 출력신호는 아날로그 신호였으나 이후 디지털 신호로 변화하였다. 이런 영상들은 컴퓨터 처리 후에 모니터에 디스플레이 된다.

(1) scanned projection radiography (SPR)

디지털 X선 촬영은 GE Medical Systems에 의해 개발된 CT의 보완물로써 처음으로 임상에서 사용되었다. 이것을 SPR이라 부른다. 기본적으로 SPR은 CT의 gantry를 사용하며 컴퓨터에 의해 영상이 구성되는데 이러한 영상은 기존의 X선 촬영과 유사하다.

피사체를 통과하여 조직의 중첩을 통해 영상이 구성되기 때문에 기존 X선 촬영 영상과 유사하지만 상대적으로 산란선의 영향이 적고 디지털 형태로 저장된다는 점이 다르다. 특히 영상의 디지털화로 디지털 투시에서 사용하는 감산방법을 통한 영상 구성을 가능하게 해주며 다른 형태의 영상 조절도 용이하다.

SPR 시스템은 조준기를 통해 X선을 30°에서 45°의 호와 0.5~10 mm의 두께를 갖는 fan 형태로 조사한다(그림 8-15). 조준기는 환자의 피폭선량을 조절하고 산란 방사선을 감소시키는 피사체 입사 전 조준기와 피사체를 통과한 X선의 산란 방사선 감소와 영상 대조도를 증가시키는 피사체 입사 후 조준기, 총 2개로 구성되어 있다.

요 약

Fan beam 조준기에 의한 X선의 제한은 SPR에서 산란선을 감소시키며, 영상의 대조도를 증가시킨다.

피사체와 조준기를 통과한 X선은 검출 array에 의해 포획되고 각 검출기는 X선이 피사체를 통과하면서 일부분 감쇄된 신호를 출력하게 되는데 즉, 피사체의 감쇄 수준을 반영하게 되는 것이다.

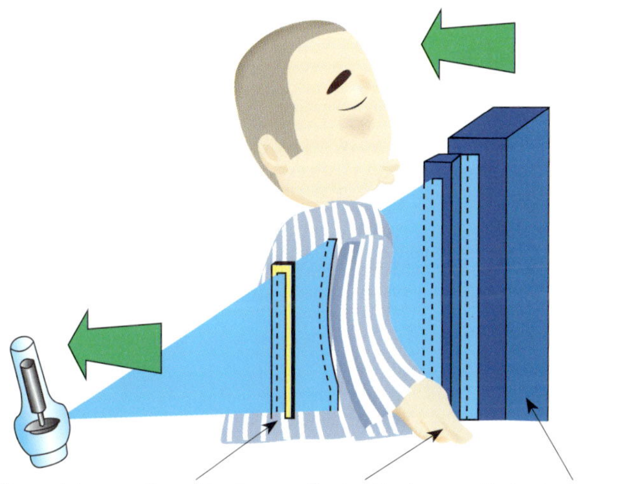

그림 8-15 Source-detector assembly가 환자 주변을 회전하는 SPR 시스템의 구성

디지털 X선 촬영에서 높은 대조도를 만들어내는 다른 방법은 산란 X선을 배제시켜 영상에서 노이즈를 삼소시키는 것이다. 컴프턴 산란 X선은 영상에서 배경노이즈로만 작용할 뿐 어떠한 유용한 정보도 제공하지 못한다. 결과적으로 SPR에서는 산란 X선을 배제시킴으로써 방사선영상의 대조도를 높이고 저 대조도물의 검출능은 좋아졌다.

요 약

모든 영상 시스템에서 노이즈는 대조도 분해능을 제한한다.

디지털 X선 촬영 시스템의 중요한 단점은 공간 분해능이 좋지 않다는 것이다. 기존 스크린-필름 시스템은 100 μm의 물체를 영상화 할 수 있는 반면 SPR은 500 μm 정도 물체까지만 가능하다. 물론 이 정도의 해상력은 대부분의 검사에 충분하다. 디지털 X선 촬영에서 해상력은 검출기 array의 구성과 X선 또는 환자가 회전(translation)하는 속도에 따라 조절된다.

> **요 약**
>
> Fan형 X선의 각도 당 검출기가 많으면 더 좋은 공간 분해능을 나타낸다.

완전한 영상을 위한 충분한 윤곽(profile)을 얻기위해 source-detector 장비를 고정해 두고 환자가 회전하거나 환자를 고정해 두고 source-detector 장비가 회전한다. 회전하는 동안 X선은 조사되고 각 검출기는 간헐적으로 신호를 획득한다. 회전하는 동안 순차적으로 획득된 윤곽(profile)은 방사선영상으로 컴퓨터 처리 된다.

환자의 회전에 기반한 SPR 설계는 대부분 CT 스캐너로 들어간다. Source-detector array의 적합한 위치에 따라 앞-뒤, 뒤-앞, 옆 그리고 사방향 영상을 얻을 수 있다. 전용 디지털 X선 촬영 시스템은 고정된 환자에 대한 source-detector 장비의 회전 방식을 사용한다.

(2) Area beam versus fan beam

디지털 X선 촬영 SPR 방식의 중요한 제한점은 영상획득에 필요한 시간이다. 기존 X선 촬영에서 잠상은 대략 1,000분의 1초안에 생성된다. 디지털 X선 촬영에서 fan빔(beam)이 사용될 때, 선량조사 시간이 몇 초간 필요하며 이때 환자의 움직임으로 인해 영상의 흐림(blur)이 증가하게 된다.

디지털 X선 촬영에서 영상획득 시간은 SPR에서 회전시간을 줄이거나 area 빔을 사용함으로써 줄일 수 있다. area 빔을 제공하는 것은 간단하나 빠른 응답 시간의 유지가 필요한 area 영상 획득 장치의 구성은 어려울 것이다.

디지털 X선 촬영에서는 20년간 널리 사용된 컴퓨터 X선 촬영(CR), 타일형 CCD(charge-coupled devices), 행렬 방식 고체 검출기를 통해 area 빔을 사용할 수 있다. 그러나 관련된 기기적 부분의 정교함으로 인해 매우 비싸다.

(3) 컴퓨터 X선 촬영 (computed radiography)

디지털 영상은 직사각형 판 모양의 고체 영상 수용기인 광자극인광체를 통해 획득 될 수 있다. 이 기술을 컴퓨터 X선 촬영(CR)이라고 한다.

영상 수용기는 기존 X선 촬영에서의 증감지와 비슷하며 이는 기존 X선 장비와 같이 카세트 내에서 조사된다. 활성 재료로는 X선이 조사되었을 때 전류가 통하는 활성화된 바륨 fluorohalide인

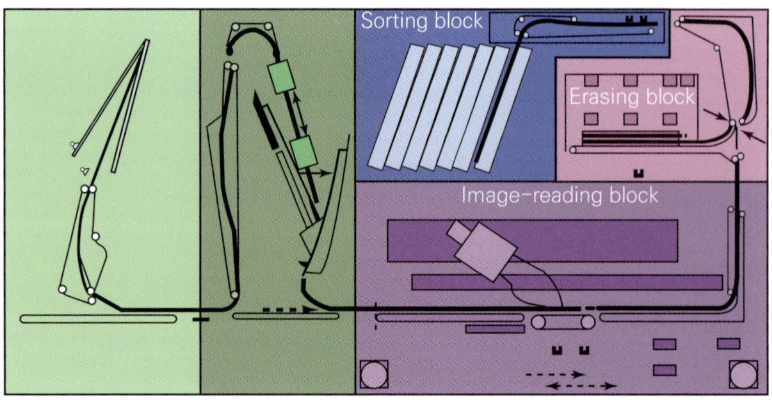

그림 8-16 Photostimulable phosphor를 사용한 컴퓨터 X선 촬영의 과정

europium이다. 민감도는 거의 감광도 200의 스크린-필름과 같고 대조도 분해능을 저하시키면 더 커질 수도 있다. 잠상(latent image)은 높은 에너지 트랩(trap)에 저장된 원자가전자(valence electrons)로 구성되어 있다.

잠상은 고강도 레이저로부터 매우 작은 빔이 조사됨으로써 나타나게 된다. 레이저 빔은 트랩된 전자를 자색 빛을 방출하면서 원자가전자대로 돌아가게 한다. 이 현상은 광자극인광이라고 불리며 또한 stimulated luminescence라고도 알려져 있다.

자색 방출은 고감도(ultrasensitive) 광전자 증배관(photomultiplier tube)에 의해 보여 진다. 광전자 증배관으로부터 나오는 전자신호는 디지털화되고 CRT 모니터에 디스플레이 되거나 레이저 프린터에 의해 hard copy에 저장된다. 그림 8-16은 컴퓨터 X선 촬영 영상의 처리 과정을 도식화 한 것이다.

컴퓨터 X선 촬영의 공간분해능은 기존 X선 촬영만큼 좋지 못하지만 대조도 분해능은 영상 후처리를 함으로써 더욱 좋다. 시스템의 허용도는 뛰어나며 많은 검사에서 환자선량은 같은 속도의 시스템에 비해 상당히 적다.

감광성 실리콘 칩인 CCD는 빠른 속도로 투시촬영의 TV촬상관을 대체하여 사용되었다. CCD는 외형상 컴퓨터 칩과 비슷하고 빛이 디지털 비디오 영상으로 바뀌는 곳은 어디든 사용될 수 있다.

유방 X선 촬영과 중재적(interventional) X선 촬영은 CCD를 이용하여 처음으로 의료영상에 적용 되었다. CCD는 형광판(fluorescent screen)을 이용하여 X선을 빛으로 바꾸고 렌즈나 광섬유를 이용하여 빛을 CCD 배열에 집속함으로써 고정형 X선 촬영의 wide-area 검출기의 역할을 할 수 있다. CCD의 선형 배열(linear array)은 narrow X선 검출기 역할을 할 수 있다.

(4) 직접 기록방식 X선 촬영 (direct capture radiography)

1990년대 직접기록방식 X선 촬영법은 새로운 두 가지 방법이 있었다. 직접기록방식 시스템은 둘 다 AMA (active matrix array)와 같은 TFT 방식을 기본으로 하며 기존의 스크린-필름 수용기와 같은 크기의 평판형 영상 수용기를 사용한다.

첫 번째 직접기록방식 X선 촬영법은 a-Si 포토다이오드(amorphous silicon photodiode)로 구성된 AMA에 CsI 신틸레이션(sintillation) 인광체를 코팅한 것으로 간접방식(indirect-detection) X선 촬영법이라고 한다(그림 8-17). 비결정(amorphous) 상태의 AMA에 실리콘(silicon)은 쉽게 코팅(coating) 된다.

요 약

비결정성(amorphous)이라는 말은 투명한 물질과 달리 불투명한 상태를 나타낸다.

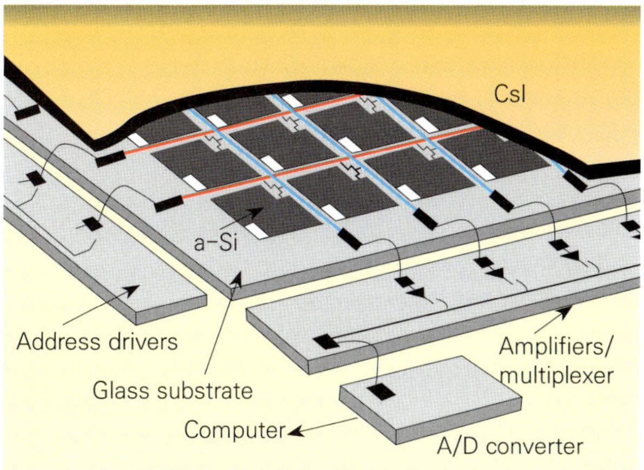

그림 8-17 **직접기록방식 디지털 X선 촬영 영상은 silicon photodiode로 구성된 AMA에 CsI phosphor 빛이 검출됨으로써 얻어진다.**

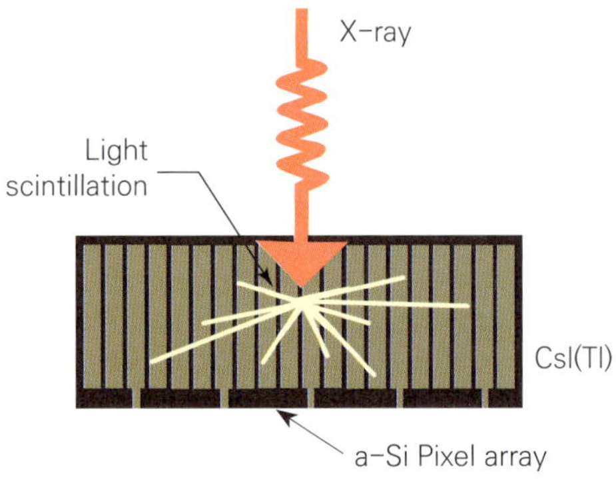

그림 8-18 디지털 영상의 디텍터 안의 CsI phosphor는 빛의 분산을 막기위한 크리스탈 라인 채널이다.

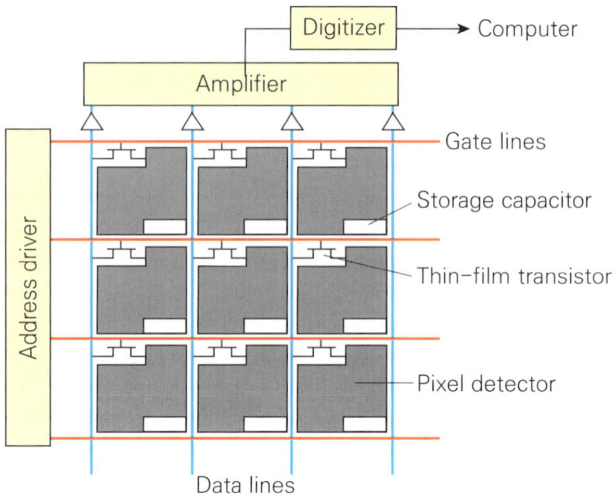

그림 8-20 매트릭스는 한번에 한 픽셀 씩 연속적으로 읽는다.

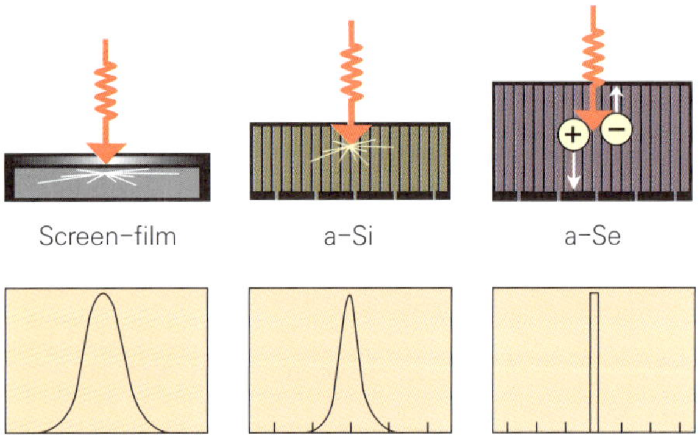

그림 8-19 세 가지 타입의 영상 수용기에서의 X선과 상호작용에 의한 흐림(blur) 현상에 대해 보여주고 있다. CsI phosphor 검출기가 더 효율적이고 반면 a-Se은 더 좋은 공간분해능을 나타낸다.

영상을 만들 때 X선은 CsI와 상호작용하여 빛을 만들어내고 다음으로 a-Si과 상호작용하여 신호를 만들어낸다(그림 8-18). 한 픽셀씩 정보를 모두 읽어 들일 때까지 TFT는 신호를 저장한다.

두 번째 직접기록방식 X선 촬영법은 인광체 코팅을 사용하지 않는 것으로 직접방식(direct detection) X선 촬영법이라고 한다. 영상을 만들때 X선은 바로 얇은 a-Se(amorphous selenium)층과 상호작용하여 전자 정공 쌍을 만들어낸다. EHP(electronhole pair)는 TFT의 AMA 신호값이다.

a-Se 방법의 장점은 인광체에서의 빛의 퍼짐 현상이 없으므로 공간분해능이 향상된다는 것이다(그림 8-19). 이에 반해서 CsI 인광체는 높은 양자 검출 효율(DQE)을 나타냄으로써 결과적으로 적은 선량이 사용된다.

두 시스템에서 잠상은 전자의 TFT 배열에 저장되어 형성된다. 이 배열은 하나의 TFT로부터 다른 TFT로 정확한 전자의 제어를 통해 연속적으로 읽어들인다(그림 8-20).

TFT 배열은 한 픽셀로 나타낸 X선 검출기인 각각의 TFT로 구성되어 있다. 그 결과 공간분해능은 픽셀의 크기에 의해 제한되어지며 이용할 수 있는 픽셀 크기는 공간 분해능 5 lp/mm에 상응하는 100 μm로 대략 제한된다(그림 8-21). 앞으로 더욱 작은 픽셀이 개발 될 것이다.

비록 DQE, 환자선량은 대체로 검출기의 원자수로 결정되어지지만(ZCsI = 55/53, Zse = 34) 각 픽셀의 구조 또한 매우 중요하다. 픽셀표면 부분은 electronic conductor와 TFT가 픽셀표면과 함께 자리하고 있으며 "fill factor"라는 것은 X선 검출기에서 픽셀표면이 차지하는 비율이다.

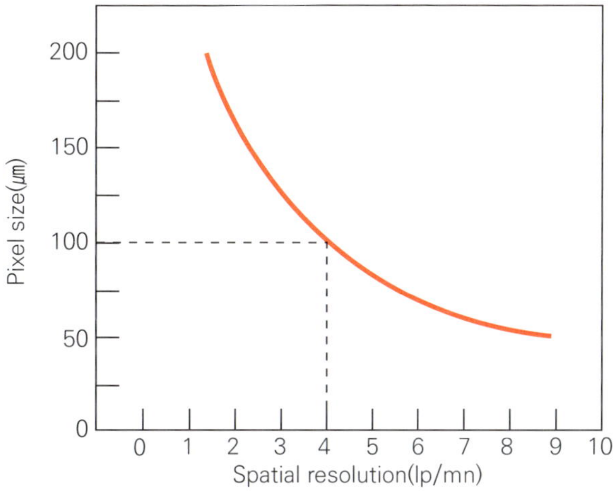

그림 8-21 **디지털 방사선 영상의 픽셀사이즈는 거의 100μm²이다, 이러한 결과는 4 line pairs/mm의 해상도를 나타낸다.**

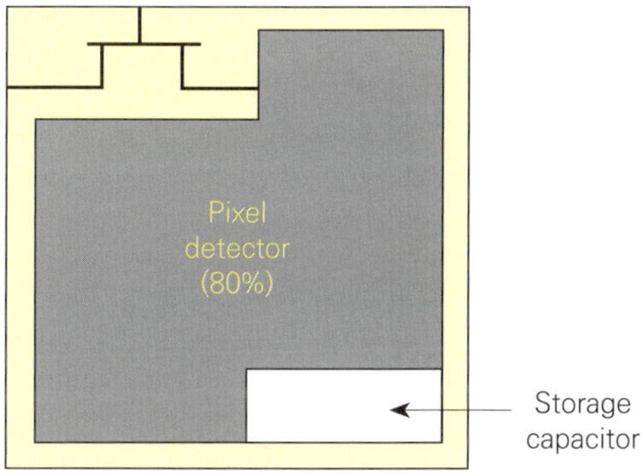

그림 8-22 **Fill factor는 민감한 영상 수용기가 차지하는 픽셀요소의 정도를 퍼센트로 나타낸 것이다.**

Fill factor는 거의 80%이다(그림 8-22).

직접기록방식 X선 촬영은 후처리와 영상 획득, 통신 시스템과 같은 다른 디지털 영상기술의 장점을 모두 가지고 있다. 이 장비의 미래는 매우 밝다.

3) 요 약

기존의 X선 촬영은 몇 가지 제한점이 있다.

첫째, 영상획득 처리 시간으로 인해 검사완료 시점을 늦춰 질 수 있다.

둘째, 하나의 영상이 획득되면 그들의 정보 항목을 추가로 넣어야 한다.

셋째, 필름영상의 분류와 저장은 느리고 비효율적이다.

그러나 더 중요한 것은 전통적인 X선 촬영과 투시에서는 X선 빔으로부터의 컴프턴 산란에 의한 고유의 노이즈가 생겨나는 것이다.

디지털 영상 장비의 개발은 1970년대부터 많은 양의 데이터를 처리 할 수 있는 마이크로프로세서와 반도체 저장 시스템이 개발된 1980년대까지 진행되었다. 디지털 영상은 다양한 그레이스케일 값의 픽셀들의 배열로 표시된다.

후처리 기능은 방사선사가 대조도 분해능을 향상시키기 위해 컴퓨터 영상을 최대한 활용할 수 있도록 하였다.

디지털 X선 촬영에 산란을 최소화하고 X선 촬영의 대조도를 향상시키기 위해 fan형 빔이 사용되었다. 이 디시털 X선 촬영의 주요한 단점은 스크린-필름 X선 촬영에 비해 공간분해능이 좋지 않다는 것이다. Fan형의 X선은 gas-filled 검출기 또는 신틸레이션 검출기의 배열에 의해 획득된다.

Wide-area 디지털 검출기는 기존의 X선 촬영시에 발생하는 컴프턴 산란 선에 의한 한계를 줄였다.

Wide-area 영상 수용기는 고체판으로 barium-fluorohalide 화합물은 X선이 조사되면 활성화된다. 디지털 영상의 공간 분해능은 스크린-필름 영상만큼 좋지 못하지만 후처리를 통하여 보정 할 수 있다.

3. Computed radiography

1) CR의 기본 개념

CR은 필름-증감지 시스템 대신에 형광물질이 도포된 IP(imaging plate)를 사용해 촬영하며, 엑스선 영상정보가 축적된 IP에 레이저로 빔을 주사하여 영상정보를 획득하고, 여기서 얻어진 아날로그 신호를 디지털 신호로 변환하여 각종 영상처리를 한 후 디지털화된 영상신호를 레이저 판독기를 이용하여 프린트하거나, 디스크 등에 저장을 할 수 있는 영상 출력 시스템이다. X선 영상획득장치로 기존 X선 시스템 진단장치 그대로 사용할 수 있는 장점을 가지고 있으며 병원에서 PACS와 함께 구성되어 많이 사용되고 있다.

CR의 영상처리 과정은 X선 영상 정보를 IP에 analog 형태로 축적 시킨다. 형광체는 포획전자의 형태로 영상정보를 기록하고 있으며 이 정보는 시간 경과에 따라서 조금씩 감소하지만 장시간에 걸쳐 보존된다. 여기에 고정밀도의 레이저를 주사하여 순차적으로 발광 시킨다. X선 조사량에 비례하여 발광된 빛을 광증배관에서 검출하여 전기신호로 변환시키고, A/D 변환기를 통하여 디지털 신호화 하며, 진단에 적합한 영상 상태가 되도록 각종 영상처리를 한다. 마지막으로, 레이저 필름 프린터를 이용한 필름 형태로 출력, 전자표시장치(CRT, flat panel display)를 이용하여 표시하고, 각종 저장 장치를 이용하여 저장한다. 그림 8-23은 CR의 영상 처리과정이다.

CR의 장점은 1회의 촬영으로 다각적인 판독이 가능하고, 자동감도조정기구 및 영상처리에 의하여 균일하고 선명한 영상을 제공하여 판독의 정확도를 높일 수 있다. 명실작업으로 인하여 업무의 효율성이 높고, 디지털 데이터 보관으로 필름 분

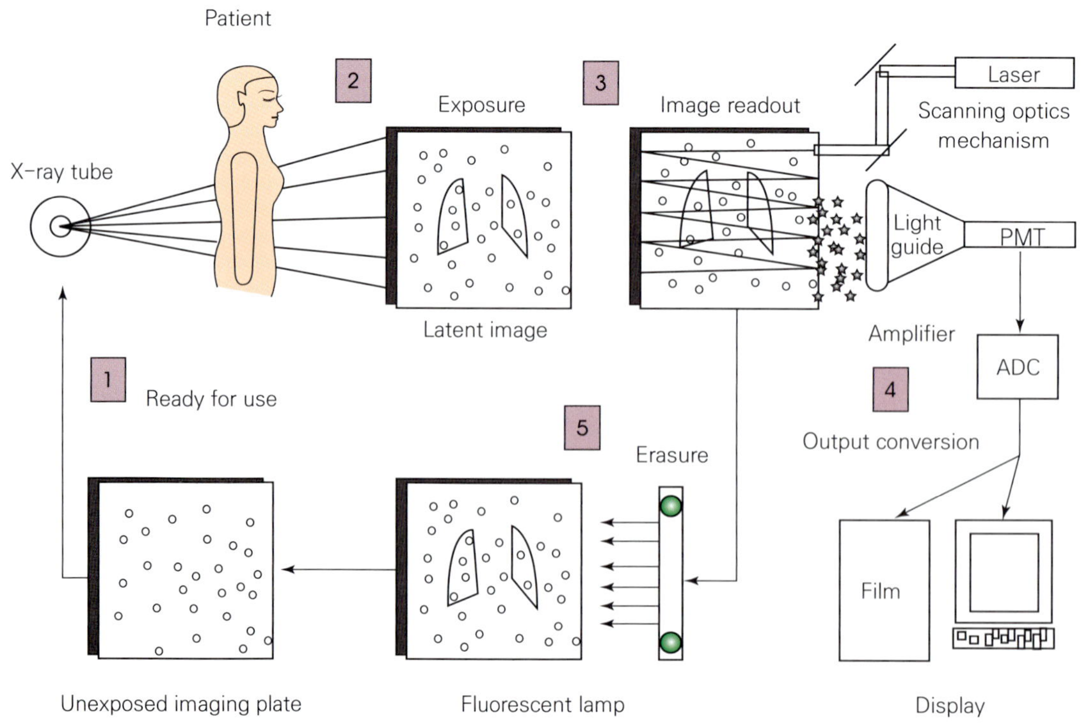

그림 8-23 CR에서 영상처리 과정

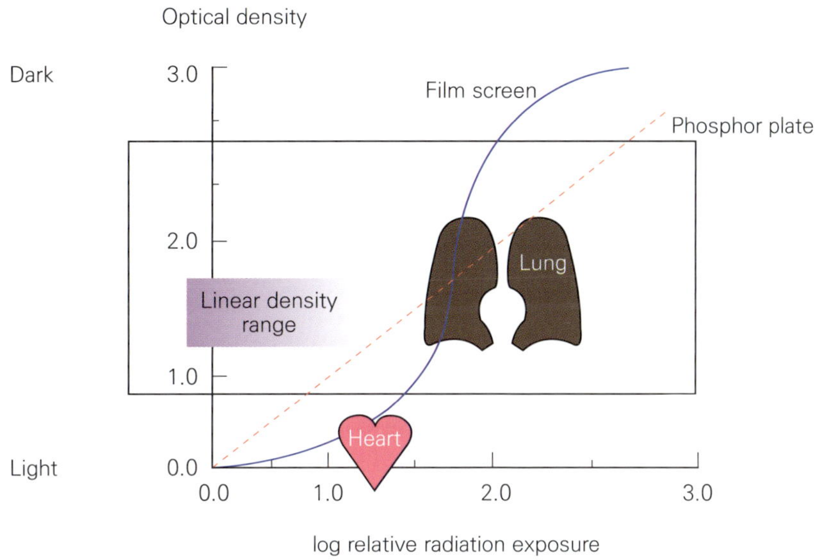

그림 8-24 **CR과 필름-증감지의 비교**

실에도 기록유지가 가능하고 필름보관 공간이 적다. 영상판의 반복사용이 가능하며, 엑스선 필름과 현상, 정착액의 화공약품 이 불필요하여 친환경적이고, 작업시간 및 판독시간을 단축할 수 있다. 엑스선 필름보다 약 20배의 고감도이며, 추가로 영상화처리가 불필요하다. 또한 높은 관용도를 유지하여 여러 복잡한 형상의 심한 두께차가 있어도 한 평면상에 나타낼 수 있다.

표 8-6에서 필름-증감지와 CR을 비교하였다. CR이 필름-증감지에 비해 넓은 dynamic range 등의 장점을 가지고 있다.

CR은 아날로그 신호를 전기적 신호로 변환하여 유용한 진단정보로 활용이 가능하다. 광범위하게 dynamic range의 직선성을 갖고 있으며 조직이 갖는 적은 흡수 차이를 검출하여 표시할 수 있다. 또한 안정된 영상의 획득이 가능하며 그림 8-24와 같이 심장과 폐를 농도 차이로 표시할 수 있다.

표 8-6 **필름-스크린과 CR 시스템의 비교**

Feature	Screen-Film	Storage-Phosphor
Converter	Gd_2O_2S	BaSrFBr:Eu
Readout	Film	Laser
Detector size(in)	14×17	14×17
Pixel size(㎛)	…	200
Matrix	…	1760×2140
Nyquist frequency (cycles/mm)	5	2.5
Dynamic range	1:30	1:40,000

2) 영상의 형성

(1) 영상판(imaging plate)

X선 영상 정보가 기록된 휘진성 형광체에 순차적으로 레이저 빔을 주사하면 X선 조사량에 따른 휘진성 발광 빛이 IP로부터 발생되고 이것을 검출하여 전기적 신호의 영상정보를 얻는다. Reading을 마친 IP에는 일부의 X선 에너지가 잔류하고 있으며, 이 상태로 X선 촬영을 하면 잔류 에너지

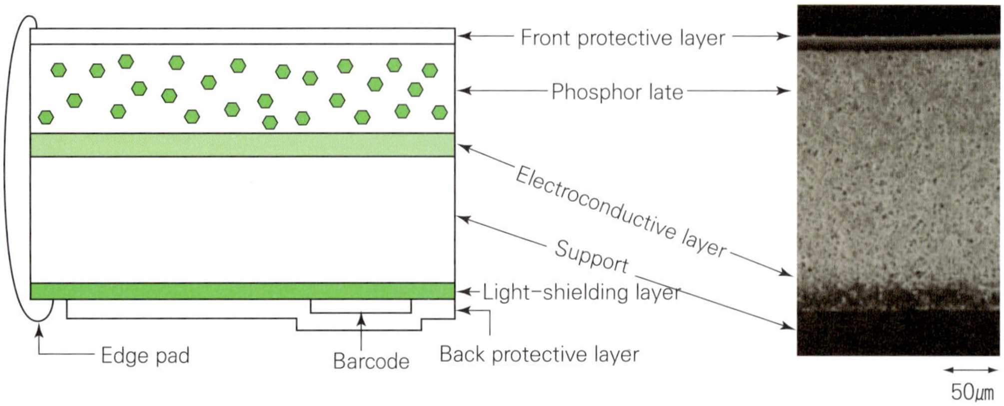

그림 8-25 **IP의 구조**

그림 8-26 **영상판**

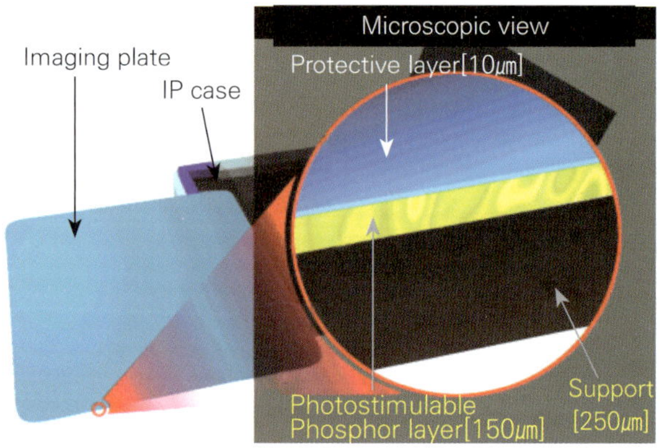

그림 8-27 **IP 확대 영상**

에 의한 영향을 받게 되므로 사용 전에 충분한 광량의 소거광을 조사하여 재사용한다.

고분자재료의 지지체위에 할로겐화물질을 도포한 1 mm의 유연한 판으로 photostimulable phosphor의 미세 크리스탈이 코팅 되어져 있다. X선 조사로 결정내 에너지가 축적되고, 적색의 레이저 주사로 결정 내에 축적되었던 에너지가 청자색의 가시광선으로 변하여 출력된다. 엑스선 정보를 검출하는 high contrast, high sharpness의 엑스선 메모리형 형광체이며 이것은 엑스선, 전자, 자외선 등에 의해 여기 되어 질 때 준 에너지 상태에서 흡수된 에너지를 저장할 수 있으며, 가시광선 또는 자외선에 의하여 자극을 받으면 흡수된 에너지에 대응되는 에너지를 발광한다. Phosper layer에 BaFX:EU^{2+}(X=Cl, Br, I)의 미립자 화합물의 결합체로 분산되어 지지체 상에 고밀도로 충전도포 된 것으로 dynamic range(680 nm)가 넓어 광범위한 방사선 노출의 수용을 가능하게 한다. IP 내에 잔재하고 있는 다소의 X선 에너지는 빛을 조사하여 소거하면 반복하여 사용하는 것이 가능하다.

영상판의 구조는 보호층(protective layer), 형광체층(photostimulable phosphor), 지지체(polyester base), 바코드로 이루어져 있다.

보호층은 영상의 불안정을 야기할 수 있는 취급이나 운반할 때의 손상으로 부터 형광층을 보호한다. 기본적으로 온도나 습도의 변화로 인해 소멸, 늘어남, 수축, 파손을 방지하며 가시광 또는 엑스선으로 인한 질의 저하를 방지하고, 작업 도중 구부러지거나 마모되지 않게 하기 위해 운반되는 동안에도 충분한 힘을 공급하며 보호층이 얇을수록 빛을 많이 통과시킬 수 있다. 재질은 polyester가 사용되며 층의 두께는 선예도에 관계되므로 얇을수록 좋다.

Photostimulable phosphor layer는 엑스선 에너지 저장형태의 형광체인 barium($BaFX:EU^{2+}$)의 무기 화합물의 미립자가 binder로 분산되어 지지체상에 고밀도로 충전 도포 되어 있는 층이다. Polyester support layer(지지체)는 외부의 힘과 충격으로부터 형광체층을 보호해주며, 기계적인 압력에 대해 신축성을 가지고 있다. 재질은 carbon을 함유한 polyethylene terephtalate (PET)를 사용한다. 또한 흑색으로 광흡수층을 겸하여 hallation과 irradiation에 의하여 생긴 여분의 광을 흡수하여 fog를 적게 함으로써 선예도를 향상시킨다.

Backing layer는 IP가 이동하는 동안 표면의 긁힘을 방지하기 위한 층으로 재질은 연질의 polymer가 사용된다. 이러한 구조를 가진 IP는 엑스선, 전자, 자외선 등에 의해 여기 되어 질 때 준에너지 상태에서 흡수된 에너지를 저장할 수 있으며, 가시광선, 자외선에 의하여 자극을 받으면 흡수된 에너지에 대응하는 에너지를 발광하는 능력이 있는데 semiconductor laser에 의해 스캔 되어질 때 photostimulated luminescence(PSL) 방사선을 방출한다. 성분은 BaFX:EU(X=Cl, Br, I)로서 dynamic range(633~680 nm)가 넓어 광범위한 방사선 노출의 수용을 가능하게 한다.

(2) Photostimulable phosphor

증감지는 X선을 받으면 발광하고 X선 조사가 끝나면 빛을 발하지 않기 때문에 X선 정보 또는 빛 정보를 저장할 수 없다. CR은 X선 정보를 받으면 이를 장기간 축적 해두는 것을 형광체(photostimulable phosphor)라 하고 영상판

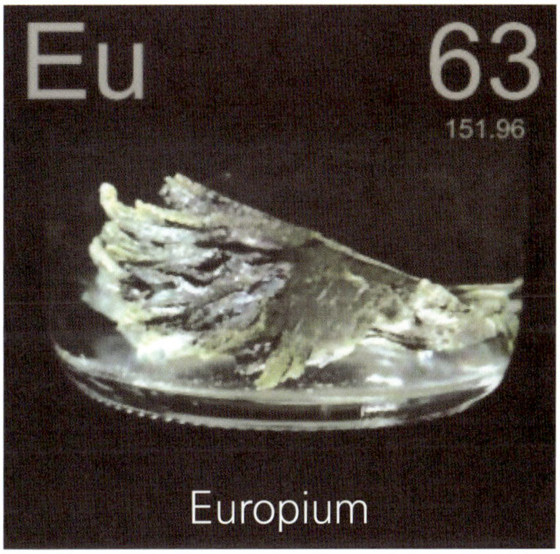

그림 8-28 유로퓸(europium)

(imaging plate)에 사용한다. 형광체는 데이터를 저장해 두었다가 제2의 빛을 받으면 저장한 에너지 만큼의 빛을 발광하는 특성을 지니고 있으며 발광한 빛을 검출기가 받아 디지털화 한다.

IP의 형광체로는 고화질 영상을 획득하기 위하여 X선 흡수가 크고 발광율이 높은 것이 요구되며, 또한 실용에 적합한 처리 속도를 실현하기 위하여 고속의 reading이 가능하며 빠른 휘진 응답 특성이 필요하다. 형광체로는 $BaFX:Eu^{2+}$(X는 Cl, Br, I) 등이 있다. Phosphor는 lower laser energy 사용이 가능($BaFBr:Eu^{2+}$, $BaFCl:Eu^{2+}$, $BaFI:Eu^{2+}$)하다. $BaFX:Eu^{2+}$입자는 평균직경이 5~10 μm 정도이며 입자들은 고유의 빛 방출능력이 있으며 형광체내에 흩어지는 빛들을 흡수 한다. IP는 스스로의 감도를 개선하는 능력이 있는 반면 영상의 선명도는 줄어들며 IP 고유의 노이즈와 더불어 입상성 면에서는 불편하다.

형광체의 발광파장은 390 nm의 청자색 이며, 여기 발광파장은 675 nm의 적색이다. CR에서 여기의 파장과 X선 정보를 가지고 있는 발광의 파장이 광학적으로 분리할 수 있도록 충분히 떨어져 있어야 하며 이미지의 SNR(signal to noise ratio)을 높이기 위해 필요하다.

그림 8-29는 BaFX의 이온입자 구조와 형광체의 기전인 PSL의 energy level을 보여주고 있다.

Photostimulated luminescence(PSL)은 엑스선을 조사하면 에너지를 축적한 후 2차적인 빛를 조사하여 빛을 방출한다. 이러한 현상은 초기자극의 정보에 의해서 일어나며 이 초기 정보에 빛이 초기자극 된 것을 수용했을 때 정보가 저장되는 것이다.

원자번호가 높은 물질을 실험한 후 IP 전체에 합성된 형광체로 볼 수 있는 PSL은 매우 적은 소량의 2가 europium을 함유하는 BaFX:EU^{++}(X=Cl, Br, I)가 선택된다. 이 물질은 합성 과정에 의한 모든 물질 중에 가장 강한 PSL로 알려져 있다.

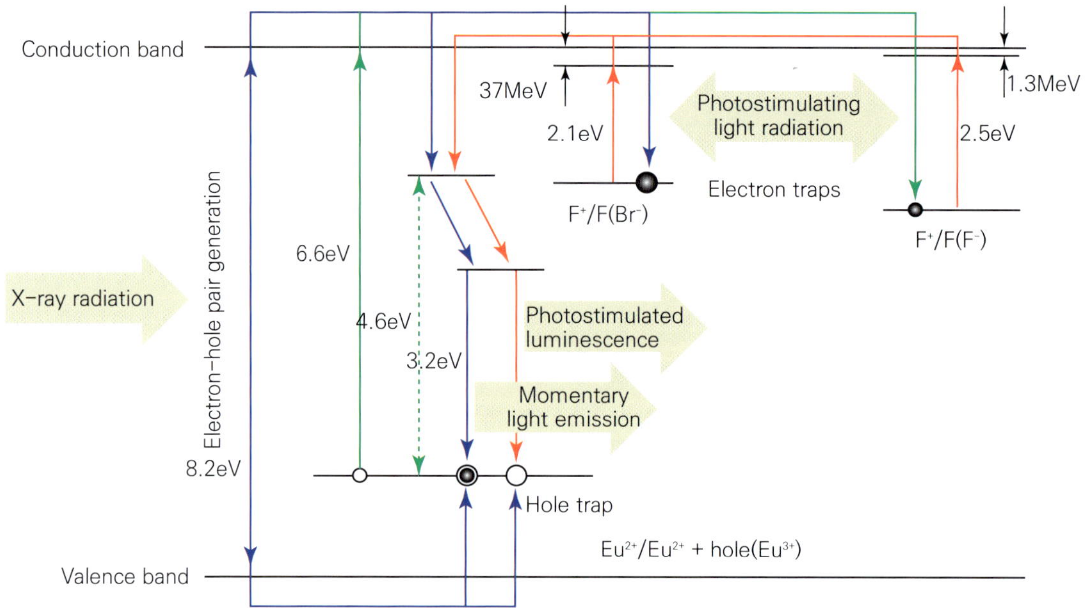

그림 8-29 Photostimulated luminescence의 에너지 level

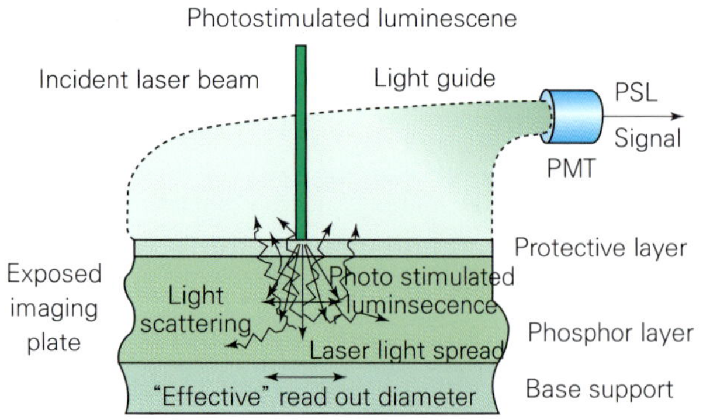

그림 8-30 PSL의 원리

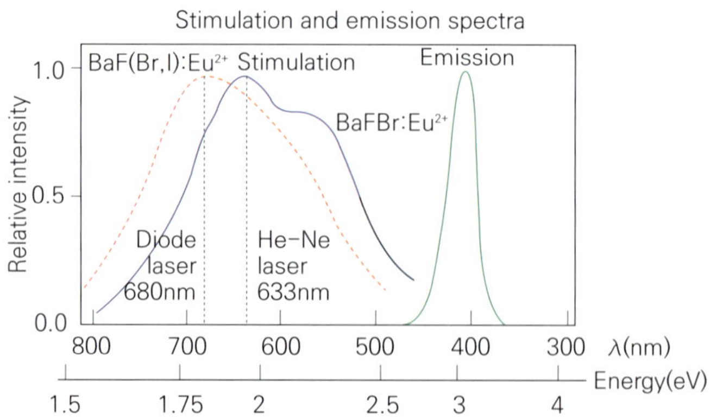

그림 8-31 형광체의 스펙트럼

그림 8-31과 같이 He-Ne 레이저에서 390 nm 부근에서 발광 현상을 가지고 있고, 레이저빔의 스펙트럼은 약 633 nm에서 최고치의 발광 스펙트럼을 가진다.

영상판의 엑스선 흡수 스펙트럼에서 37 keV 주변에서 급격한 흡수는 Ba 원자의 K 흡수단에 기인된 것이다.

표 8-7은 PSP의 발광 피크 및 스펙트럼을 비교한 물리적 특성이다.

3) 영상정보의 판독

고화질의 영상을 얻기 위하여 IP에 기록된 정보를 될 수 있는 한 많이 발광 빛으로 변환하는 것이 중요하다. 이를 위하여 충분한 강도를 가지고 형광체의 여기 스펙트럼과 파장이 맞는 레이저의 사용이 요구된다. 또 레이저 빛의 강도가 불안정하면 그것이 노이즈가 되기 때문에 매우 안정성이 높은 레이저가 필요하다. CR 시스템에 주로 이용되는 레이저로는 He-Ne laser(633 nm) 또는

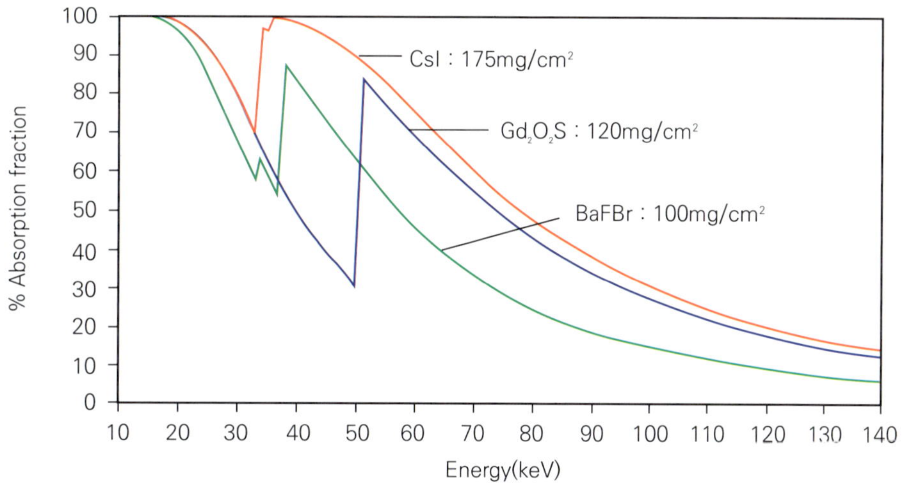

그림 8-32 영상판의 엑스선 흡수 스펙트럼

표 8-7 PSP의 물리적 특성

Phosphor	Z	E_k(keV)	E_g(eV)	Density (g cm^{-3})	W(eV)	G(photons /50keV)	Decay time(us)	Light emission peak(nm)	Spectrum for stimulation (nm)
$Gd_2O_2S:Tb^{3+}$	64	50.2		7.34	20	2500	~3	550	N/A
$BaFCl:Eu^{2+}$	56	37.4	(~8)	4.56	25	2000	0.7	390	500~600
$BaFBr:Eu^{2+}$	56	37.4	8.3	5.1	360	140	0.7	390	500~650
$BaFBr_{0.85}I_{0.15}:Eu^{2+}$	56/53	37.4/33.2	(~8)	(5.1)	360	140	0.7	390	550~700
$BaFI:Eu^{2+}$	56/53	37.4/33.2	(~8)	(~5.6)		0.6	405	550~700	
$CsI:Tl^{+}$	55/53	36/33.2	6.2	4.52	20	2500	0.98	550	N/A
$CsBr:Eu^{2+}$	55	36	7.3	4.45	250	200	0.7	440	685
$RbBr:Tl^{+}$	37/35	15.2/13.4		3.35		0.35	433	735	

고도로 안정화된 ALGaInP계 반도체 laser(680 nm)가 이용된다.

CR의 IP에 잠상이 형성되어 있어 레이저를 주사하면 잠상에서 빛을 발하고 이를 광증배관에 모아 신호를 전기신호로 변환하여 증폭시킨다. 증폭된 신호를 ADC에서 디지털 신호로 변환한다. 신호의 판독은 분할된 픽셀을 판독한다.

그림 8-34는 GE사의 CR50P의 레이저 스캐너로 50~130 μm의 pixel pitch를 활용하여 높은 해상력을 유지할 수 있다.

IP를 레이저 스캐너로 스캔하는 방향을 그림 8-35에서 보여 주고 있다. IP의 크기에 따라 해상력의 차이가 있게 된다.

엑스선 조사 후 IP에 저장된 잠상을 레이저로 스캔하여 빛을 발하고 광증배관(PM tube)에서 전기신호로 변환시키며 증폭된 아날로그 신호를 디지털 신호로 변환하여 판독한다. 그림 8-36은 엑스선이 IP에 영상을 저장한 후 영상으로 판독되는 과정이다.

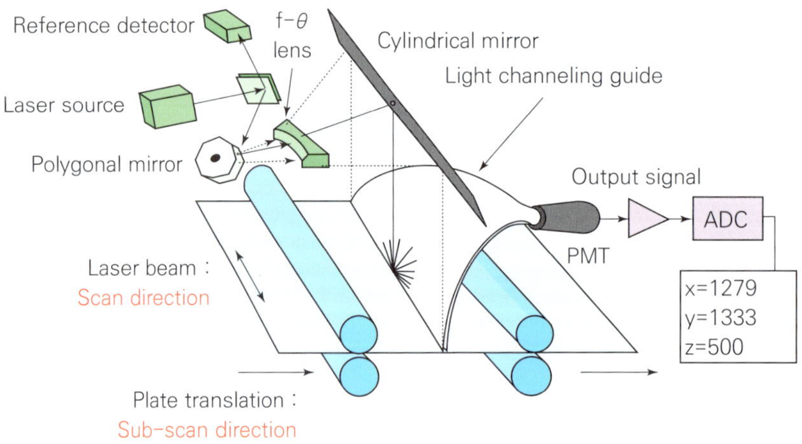

그림 8-33 CR의 영상 판독기 구조

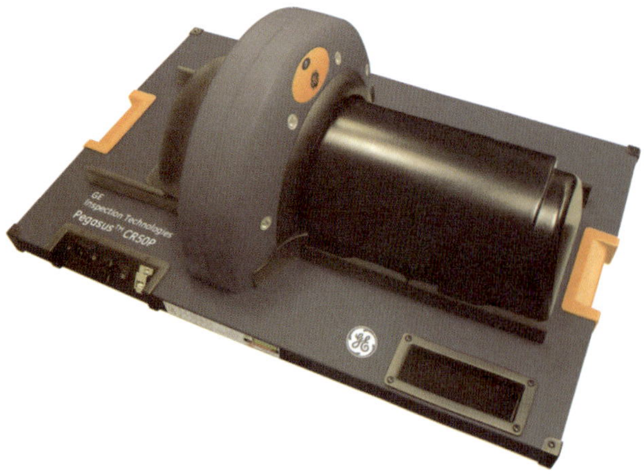

그림 8-34 CR laser scanner

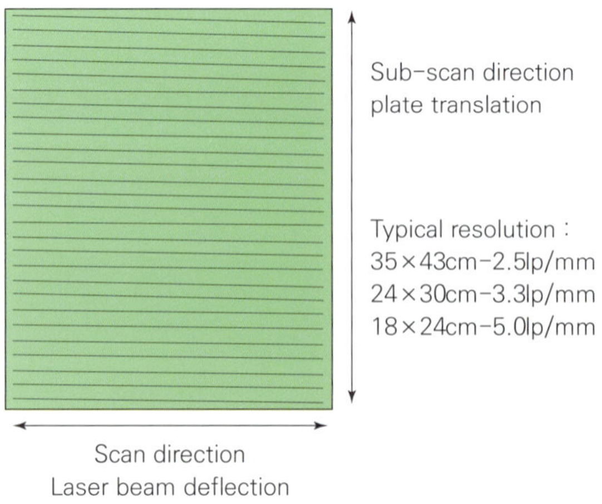

그림 8-35 스캐너의 스캔

PSP에 엑스선을 조사하여 잠상을 형성하고 레이저로 스캔하여 영상을 판독한 후에 남아있는 데이터를 소거하여 재사용하는 과정의 영상처리의 순환 과정을 그림 8-37에서 보여주고 있다.

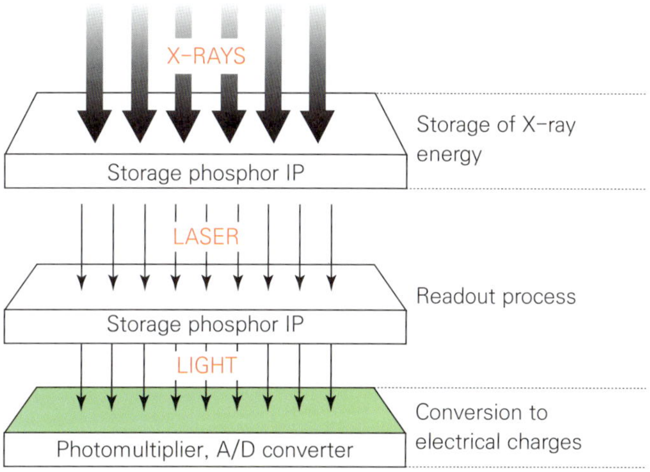

그림 8-36 **CR의 영상 형성**

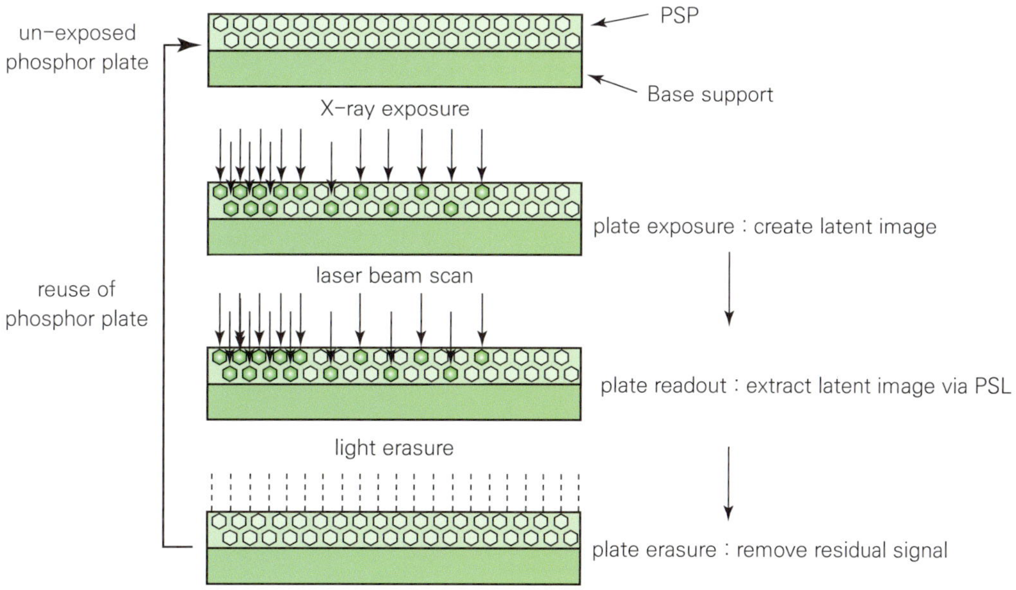

그림 8-37 **PSP의 영상처리 순환 과정**

4. CR의 영상처리

필름-증감지 시스템은 필름과 증감지에 의해 영상이 형성되며, CR은 IP에서 획득한 정보를 영상처리과정을 통해 형상을 획득한 후 진단에 적합한 영상으로 처리한다. CR의 영상처리는 영상 전처리(preprocessing) 과정에서 농도와 대조도의 안정성을 증가시키는 자동 감도 조절처리(exposure data recognition)와 같은 영상의 인식처리(recognition)와 대조도 증강의 계조처리 및 공간주파수 처리 과정으로 나누며 이러한 영상처리 과정을 통해 영상을 획득한다. 이러한 영상처리 과정은 그림 8-38에서와 같이 CR 영상은 필름-증감지 시스템에 비해 상대적인 강도를 조절할 수 있다.

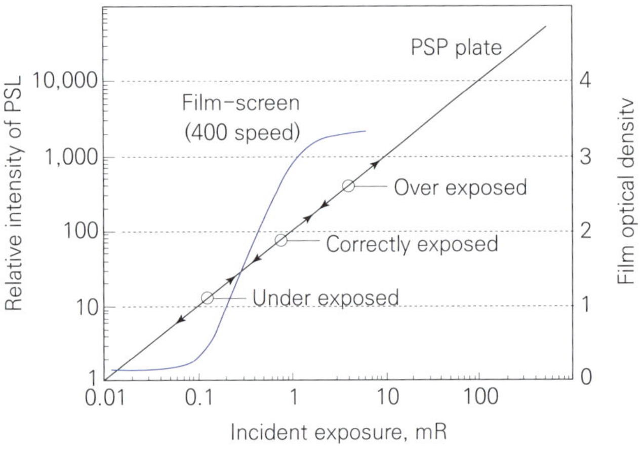

그림 8-38 필름-증감지와 PSP의 CR 특성 곡선

그림 8-39[A]는 영상처리를 하지 않은 raw data이고, [B]는 대조도 증강, [C]는 대조도 reduction, [D]는 edge 증강영상을 보여주고 있다.

요 약

CR시스템에서는 영상처리를 3단계로 구분한다.

첫 단계는 레이저 빔으로 영상판에 주사하여 발광 히스토그램을 획득하고, 두 번째 단계는 획득 정보를 광증배관의 감도와 gain을 자동 설정하여 영상을 획득한다. 세 번째 단계는 히스토그램 정보를 모아 종합 정보화하여 영상처리한다.

그림 8-40은 CR 영상처리를 통해 얻은 원영상[A], 대조도 증강영상[B], 대조도 반전[C] 및 edge 증강[D] 영상이다.

CR의 영상처리에서 영상의 인식과정은 제조회사에 따라 3가지로 구분할 수 있다.

- Collimation (Agfa)
- Exposure data recognizer (Fuji)
- Segmentation (Kodak)

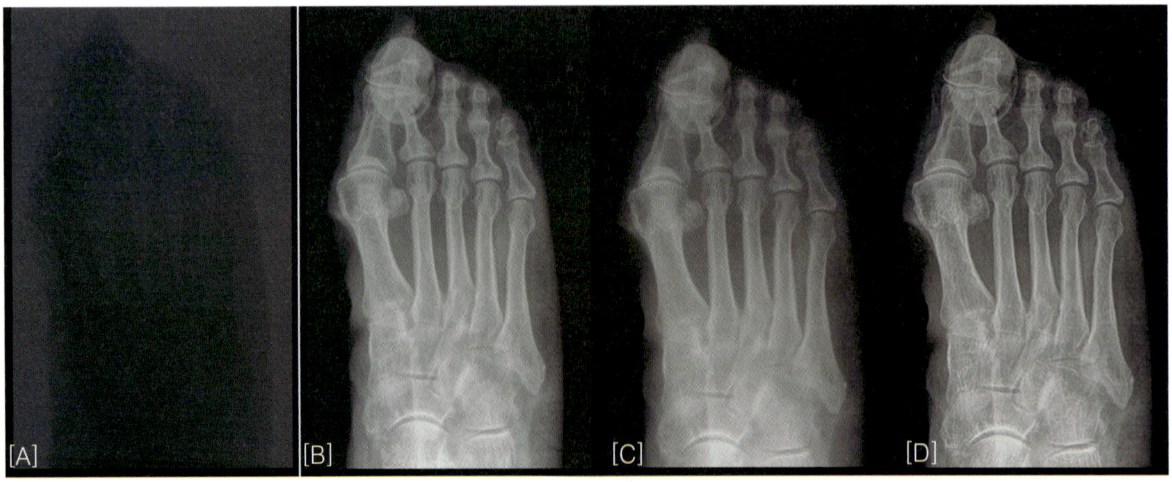

그림 8-39 CR 영상처리

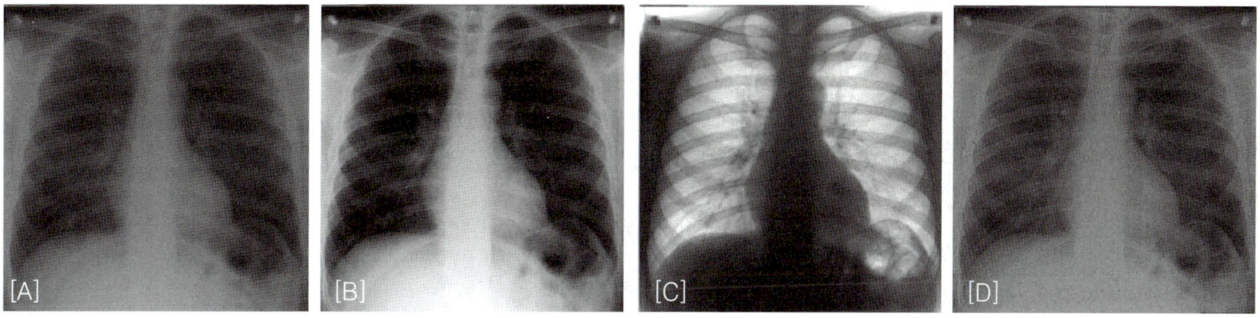

그림 8-40 CR에서 영상처리 과정의 다양한 영상

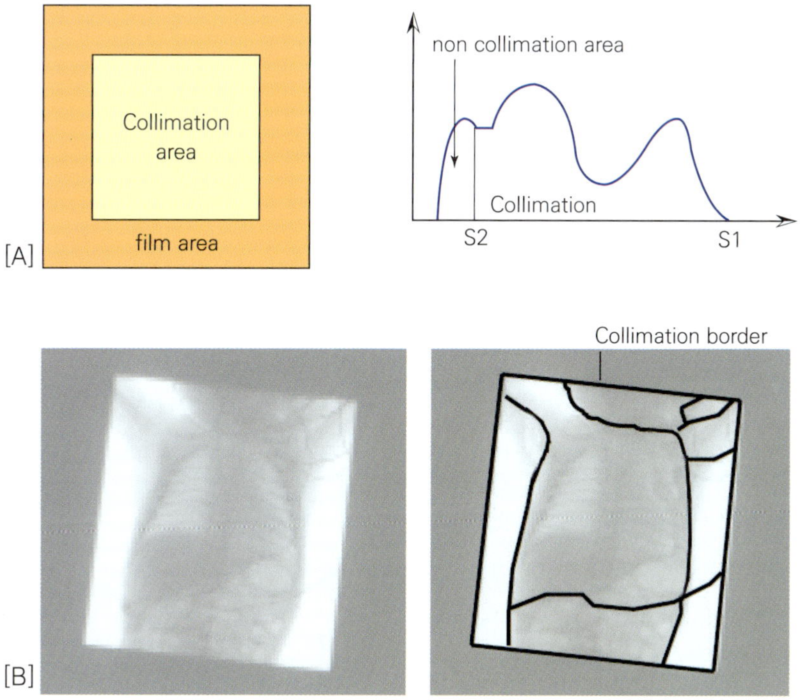

그림 8-41 Collimation을 통한 영상 인식 과정

Collimation은 영상의 경계선을 인식하여 영상을 처리하는 과정이고, 자동감도조절처리(exposure data recogni-tion)는 CR영상의 감도를 조절하여 필요한 정보의 데이터를 획득하는 방법이다. Kodak에서는 분할(segmen-tation)하여 패턴을 인식하는 과정을 사용하고 있다.

1) 자동감도조절처리 (exposure data recognition)

영상의 질을 향상시키기 위한 공간주파수처리와 계조처리에 의해 객관적으로 영상을 강조하거나, 농도와 대조도를 안정시키는 등 EDR(exposure data recognition)은 촬영부위

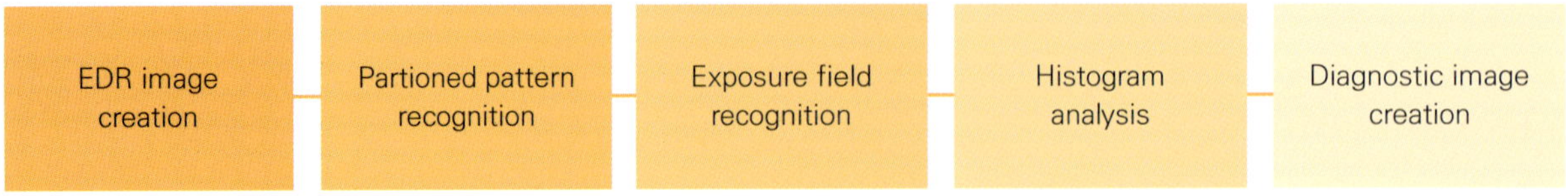
EDR image creation
Partioned pattern recognition
Exposure field recognition
Histogram analysis
Diagnostic image creation

그림 8-42 **EDR의 영상 처리과정**

나 촬영방법마다 X선 영상의 히스토그램이 특유한 패턴을 가지고 있다는 특성을 이용하는 환자의 ID를 CR 시스템에 등록할 때에 입력된 촬영 메뉴 정보와 대략 샘플링 하여 얻어진 EDR 영상 데이터로부터 우선 분할촬영의 패턴과 X선 조사야 조절을 자동적으로 인식한다.

EDR은 영상을 인식된 패턴과 X선 조사야 내의 영상 히스토그램을 분석하여 유효한 영상을 검출하며 촬영 메뉴 마다 미리 설정된 값으로 변환하는 정규화 조건을 결정한다. 검사부위에 따른 X선량에 대한 변동을 자동 인식하여 감도 및 범위를 조절하여 영상을 처리하고, 노출조건의 부족에 의한 검사의 실패 및 재촬영을 방지하여 항상 균일한 영상을 획득하도록 한다.

EDR은 자동으로 엑스선 영상의 농도와 엑스선 영상의 대조도를 최적화는 소프트웨어가 있어 약간 다른 노출 조건에서도 최상의 결과를 얻을 수 있도록 농도와 X선 영상의 대조도를 조정한다. 또한, 진단에 필요한 영역에 대한 조사야를 인식하여 결정하고, 히스토그램 조정농도를 해석하여 유효한 영상을 기준으로 하여 검출한다.

요 약

EDR(exposure data recognition)

X선량의 변동을 자동으로 인식하여 안정된 농도와 대조도를 획득하여 감도를 조절하여 균일한 영상을 획득

EDR은 자동 감도 조정 기능으로 항상 균일하고 안정된 영상을 얻게되며 재촬영의 가능성이 거의 없고 X선 촬영조건의 변화에 따른 영향이 거의 없는 안정된 진단 영상을 출력할 수 있다.

이러한 EDR의 처리 흐름은 그림 8-42와 같은 과정으로 처리된다.

(1) 분할 패턴 인식 (partitioned pattern recognition)

분할 패턴(pattern)은 어떤 객체를 정량적으로 혹은 구조적으로 나타내는 것으로 이러한 분할패턴의 인식은 패턴을 찾아내고, 식별하여 이해하는 과정이다. 분할촬영 패턴 인식처리는 "분할 없음", "상하 2분할", "좌우 2분할", "4분할"의 패턴 중 어느 것인가를 인식하는 것이다.

CR 영상처리에서 분할촬영의 패턴 인식은 미분처리와 pattern matching법을 조합하여 인식하는 방법이다. 미분처리는 십자영역으로 되어 있는 부위에서 수직과 수평으로 독립적으로 미분처리를 하고 분할선의 경계를 인식하여 분할 패턴을 인식하는 기능이다. Pattern matching법은 1, 0으로 코드화하여 이진수 처리를 하는 기법으로 조사야 안에 있을 때는 1로 처리하고, 조사야 밖의 데이터는 0으로 처리하는 방법이다.

(2) 조사야 인식 (exposure field recognition)

조사야 인식처리의 기본원리는 피사체내의 어떤 점으로부터 외측을 향하여 순차적으로 차분처리

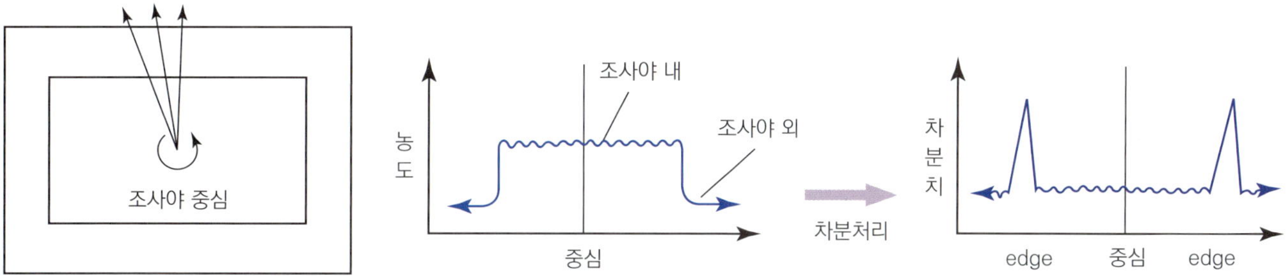

그림 8-43 **조사야 인식**

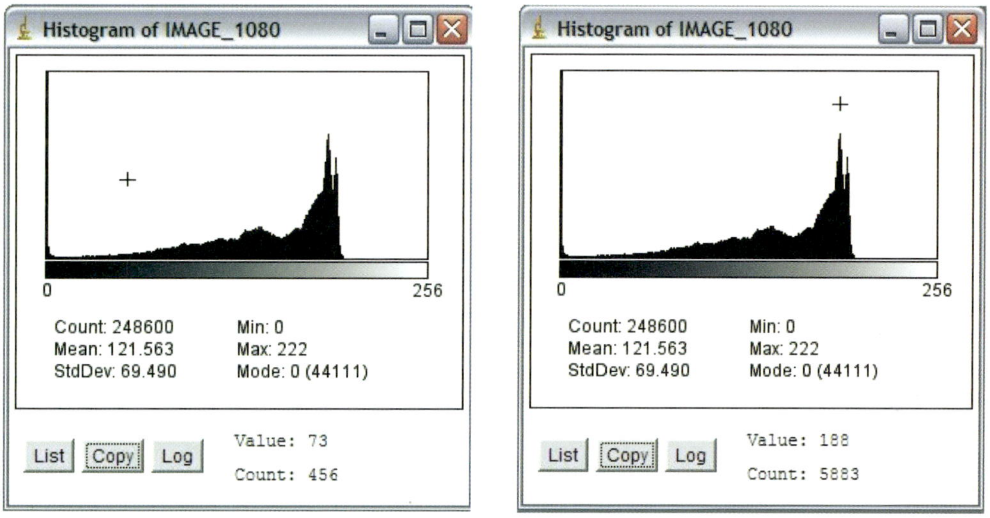

그림 8-44 **히스토그램**

(difference processing)하여 차분치(difference value)가 큰 점을 조사야 edge로 인식하는 처리이다. 조사야 형태 인식은 조사야 중심을 결정하는 방법으로 영상 데이터의 중심을 계산하고, 결정된 조사야 중심으로 영상처리를 한다. 조사야 중심을 결정하기 위해 영상의 데이터 부분이 먼저 계산된다.

(3) 히스토그램 해석(histogram analysis)

히스토그램의 해석은 EDR 알고리즘의 기본이 되는 처리이다. 엑스선 발광량에 대한 신호 빈도 관계를 나타내며 조직에서 영상 획득에 필요한 영역을 설정하여 흡수차를 나타낸다.

조사야 영역내의 영상 데이터만을 이용하여 히스토그램을 작성하고 각 촬영 메뉴마다 설치된 히스토그램 해석용 parameter(역치, 탐색 범위)를 이용하여 유효한 영상신호의 최대치 및 최소치를 검출한다. 또한, 최대치 및 최소치가 영상 판독기의 디지털 출력치가 되도록 정규화 조건을 만든다. 그 결과 X선량이나 X선 에너지가 변화하여도 읽어낸 영상 신호는 항상 일정한 디지털 값 내에 자동적으로 규격화되고 최종적으로는 항상 양호한 농도와 대조도 영상을 얻을 수 있게 된다.

조사야 영역내의 영상 데이터 만을 이용하여 히스토그램을 작성하고 각 촬영 메뉴마다 설치된

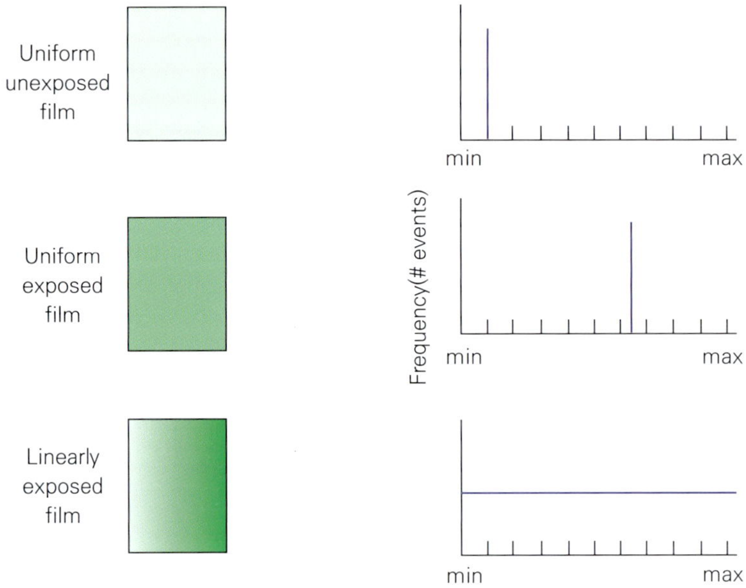

그림 8-45 **히스토그램 해석**

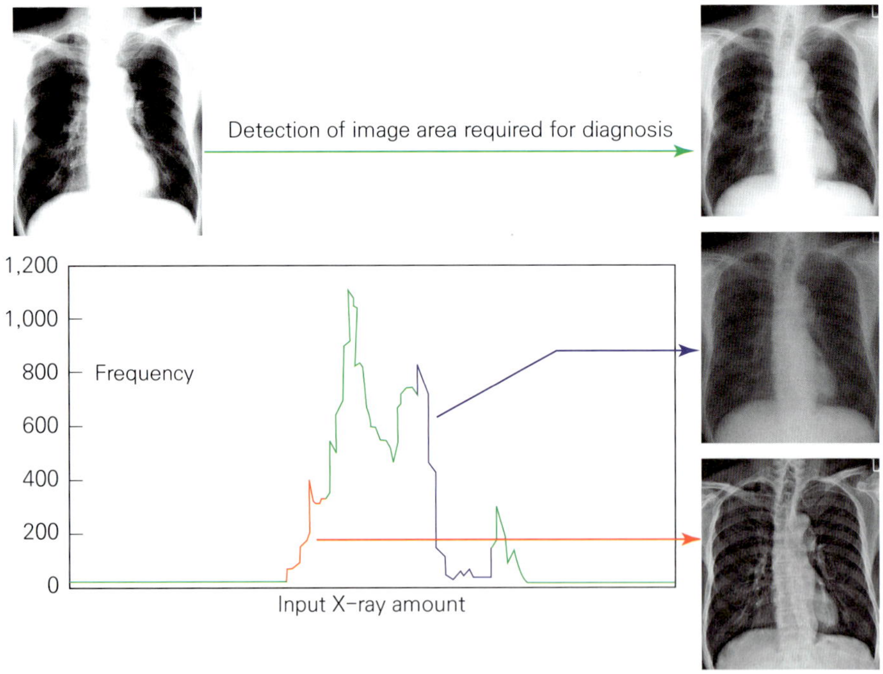

그림 8-46 **히스토그램의 해석**

히스토그램 해석용 parameter(역치, 탐색 범위)를 이용하여 유효한 영상신호의 최대치 및 최소치를 검출한다.

영상히스토그램을 해석하여 유효한 영상의 데이터를 검출한다. 다른 흡수차로 구성된 조직에서 영상 획득에 필요한 영역을 설정하여 값을 나타낸다.

최대치와 최소치가 영상의 스캐너에 디지털 출력값으로 촬영메뉴에 따라 설정되어 있도록 정규화 조건이 되어있다. 결과적으로 X선량이나 X선 에너지가 변화하여도 읽어낸 영상 신호는 항상 일

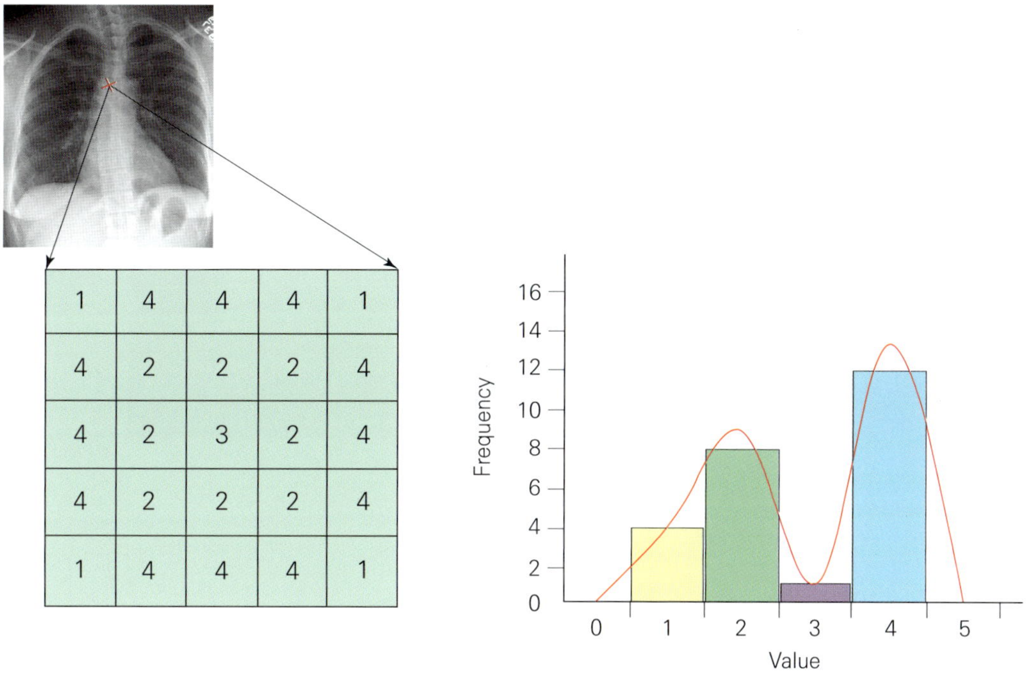

그림 8-47 **히스토그램 분포**

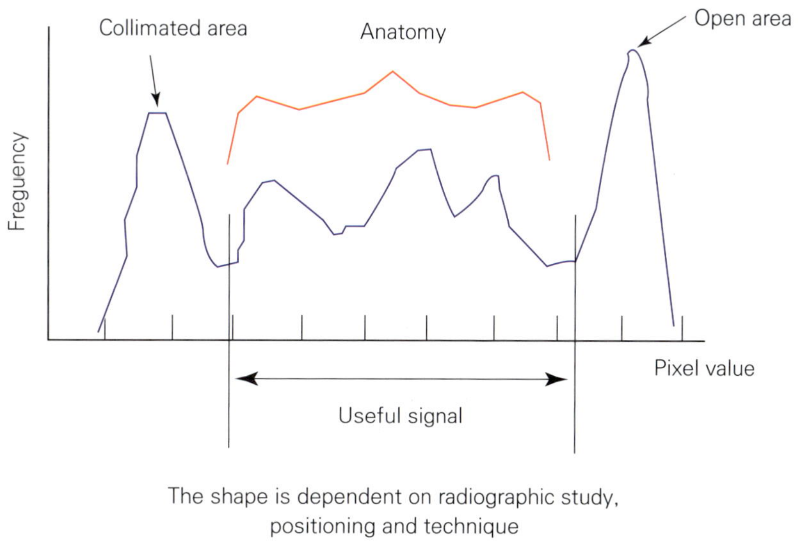

그림 8-48 **히스토그램 분포**

정한 디지털 값 내에 자동적으로 규격화되고 최종적으로는 항상 양호한 농도와 대조도 영상을 획득할 수 있다.

영상의 인식에서 EDR은 픽셀에 노출된 엑스선의 양과 신호 빈도와 크기에 따라 히스토그램을 생성한다. 그림 8-47과 같이 폐야는 고밀도 부분의 파란색으로 종격은 빨간색으로 범위를 인식하고 영상의 농도를 조절한다.

촬영 부위에 따라 히스토그램의 형태가 변한다. 이에 촬영 부위의 메뉴를 설정하여 정확한 값

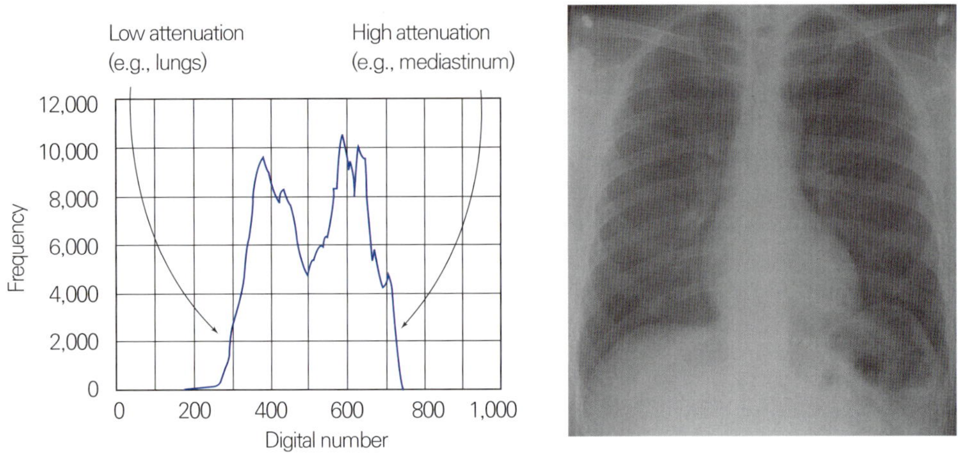

그림 8-49 흉부 히스토그램

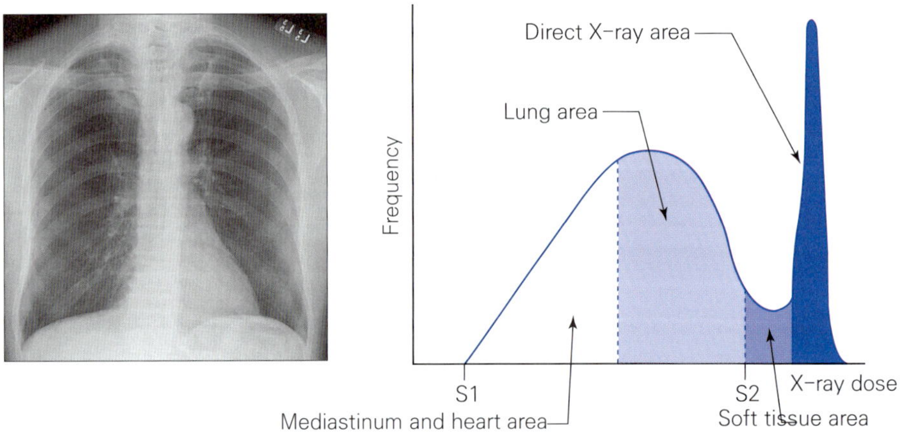

그림 8-50 흉부의 히스토그램 빈도

을 획득하기 위해 적절한 값을 입력해야 한다. 최대치와 최소치를 검사 메뉴에 설정하고 영상의 범위를 조절한다. 히스토그램의 해석을 이용한 흉부 영상을 그림 8-48에서 보여주고 있다.

그림 8-49는 흉부 영상신호에서 필요한 영역의 X선량의 최대값과 최소값의 설정을 나타낸 예이다. 영상신호에서 필요한 영역의 X선량의 연부조직과 허파, 종격 및 심장을 나타낸다.

EDR 기능은 엑스선의 강도와 영상화 범위에 따라 농도값을 변화하여 CR 시스템의 감도와 관용도 특성을 일정하게 한다. 같은 검사부위의 메뉴에서도 위치에 따라 히스토그램의 패턴이 다르게 될 수가 있다. 이를 해결하기 위해 신경망 기술을 이용하여 영상을 인식하는 방법이 도입되어 응용되고 있다.

(4) EDR 특성곡선

EDR 특성곡선의 동작원리를 그림 8-51에서 흉부 진단계조처리 곡선으로 설명하고 있다. 여기서 first quadrant는 영상판에 흡수된 X선량과 레이저 여기에 따라 발생하는 발광량의 강도관계

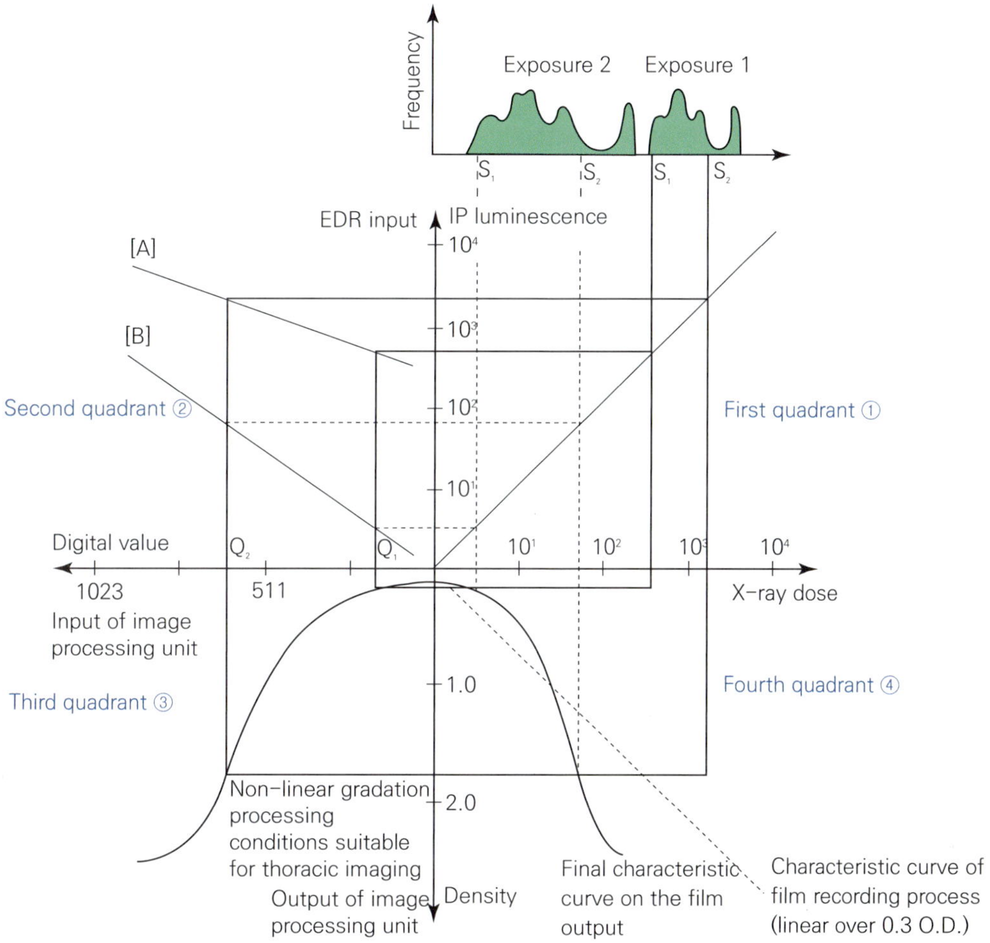

그림 8-51 EDR 시스템의 동작 원리

를 나타내며, 시스템의 고감도와 넓은 dynamic range를 갖고, 피사체를 세밀하게 감지하며, 자동처리가 가능하여 안정된 디지털 신호를 획득하게 된다.

Second quadrant는 EDR의 입력신호와 출력신호의 관계를 표시하고, 영상판에 기록된 영상정보는 X선량이나 영상 진단영역의 정보에 따라 판독 조건이 결정된다. 이 영역에서는 자동적으로 조정되는 기능과 영상영역에 대한 적절한 감도가 만들어지고 있다. 또한 영상판에 기록된 영상정보나 영상의 진단영역의 정보에 따라 조건이 결정된다.

Third quadrant는 영상처리의 입력신호와 출력신호의 관계를 표시하며 진단을 위해 영상을 독립적인 처리특성에 따라 조절하고 영상처리의 대표적인 계조처리나 주파수처리 및 subtraction 처리를 한다.

Fourth quadrant는 영상 출력기인 레이저 imager에 보내진 영상신호를 다시 아날로그인 시각신호로 변환시켜 필름으로 균일한 대조도를 유지하여 출력하게 한다.

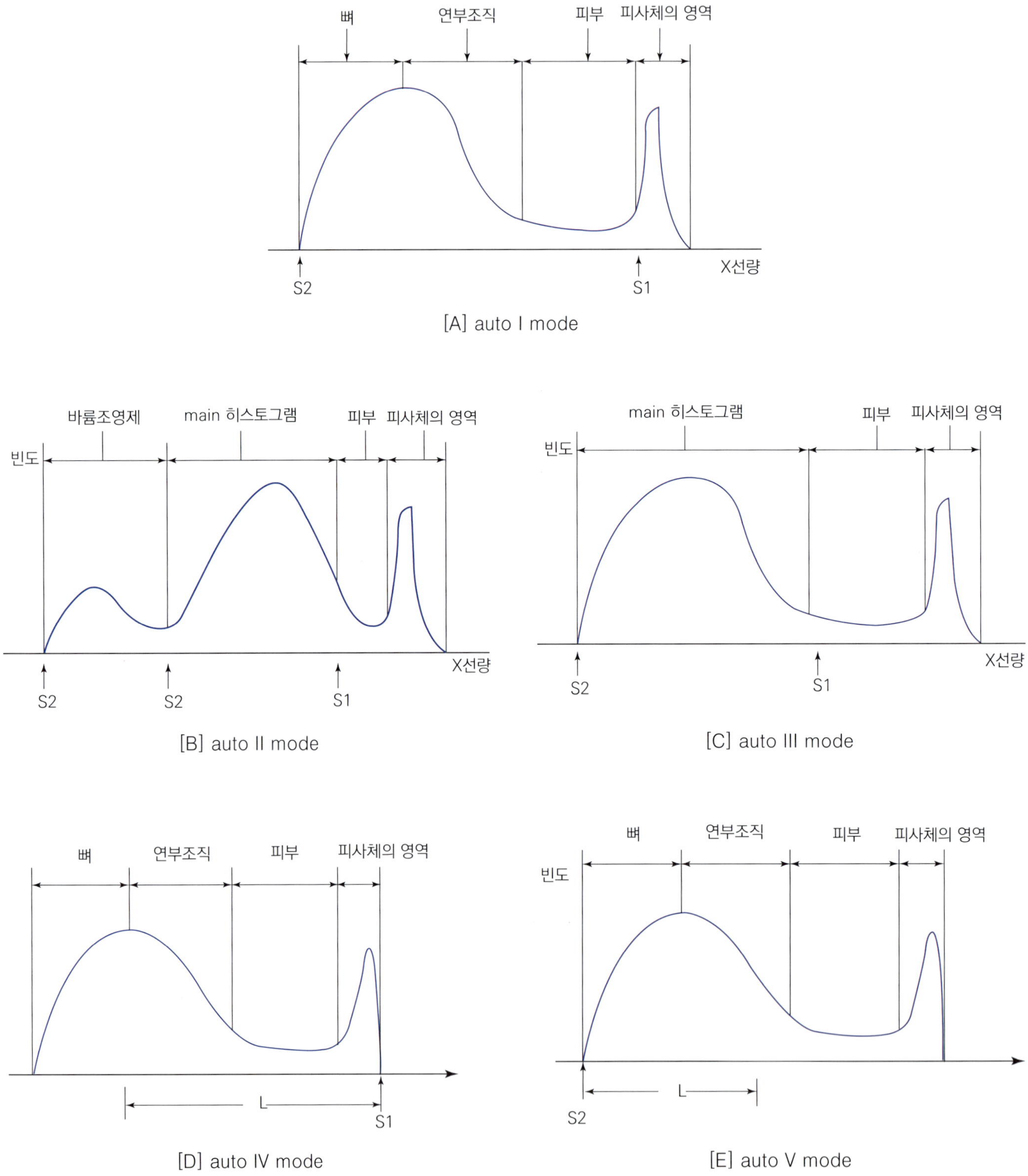

그림 8-52 **히스토그램 해석**

(5) EDR 알고리즘

EDR(exposure data recognition) 알고리즘의 기본 원리는 X선 영상 히스토그램의 촬영부위나 촬영방법에 따라 특유의 패턴을 갖고 있는 점을 이용하여 촬영메뉴 정보와 픽셀 크기로 샘플링되어 얻어진 EDR 영상 데이터에 의해 분할촬영의 패턴과 조사야의 형태를 자동 인식하며 영상 히스토그램을 해석하여 유효한 영상 데이터로 처리한다.

Fuji CR 시스템에서 EDR은 적절하게 영상을 획득하는 기능을 활용하기 위해서 CR 영상판을 균등하게 나누어 녹색막대를 환자의 위치의 정도에 따라 가로나 세로로 조정하여 촬영한다. EDR 알고리즘은 automatic, semi-auto, semi-x, fixed mode로 구분한다.

Automatic mode는 기본값으로 설정되어 있는 모드로 관용도와 감도가 자동으로 조정된다. 대부분의 메뉴는 자동 모드에 해당되며 히스토그램 해석으로 영상을 처리한다. 그림 8-52와 같이 automatic mode는 5가지로 구분되며 auto I mode는 머리와 팔, 다리에 응용되는 히스토그램으로 뼈에서 피부까지 모든 정보를 검출한다. 뼈와 피부의 진단에 이용되며, 머리, 팔, 다리에서 뼈의 정보가 좋은 대조도로 얻어짐과 동시에 피부의 정보까지 묘출할 수 있는 것이 중요하다. 따라서 피부의 최대 발광량부터 뼈의 최소 발광량까지 정보를 묘출한다.

Auto II mode는 흉부와 복부에 응용되는 히스토그램으로서 뼈와 연부조직을 포함하는 main 히스토그램을 이용한다. 흉부나 복부에서는 뼈와 장기 등의 연부조직을 포함한 주요 히스토그램의 정보를 출력하는 것이 진단으로 중요하며, 피부까지 묘출하는 것은 대조도가 작아져 바람직하지 못하다. 따라서, 주요 히스토그램의 최대 및 최소 발광량을 규정하는 범위의 정보를 묘출한다.

Auto III mode는 복부 소화기계 검사에 응용되는 히스토그램으로 저발광영역의 정보를 제외한 main 히스토그램의 정보 획득에 사용된다. 소화관 진단용에서 바륨 조영제를 이용한 소화관 촬영에서는 바륨이 충만한 영역에는 유효한 정보가 없으므로 이 영역을 제거할 필요가 있다. 주요 히스토그램의 최대 발광량으로부터 바륨 조영부위를 제외한 주요 히스토그램의 최소 발광량의 범위의 정보를 나타낸다.

Auto IV mode는 피부의 정보 획득에 쓰이는 히스토그램이다. 연부 조직의 정보가 특히 중요한 검사인 경우, 예를 들어 뼈의 정보를 포함해 연부조직, 근육의 정보를 고 대조도로 표시하는 것이 중요하다. 이 방식은 피부의 발광량 최대치로부터 소정의 범위만을 묘출하는 방식이다.

Auto V mode는 뼈의 정보획득에 쓰이는 히스토그램이다. 뼈의 정보가 특히 중요한 검사인 경우 예를 들어 피부의 정보를 포함하여 뼈의 정보가 많아야 함은 물론 고 대조도로 표시할 수 있는 것이 중요하다. 뼈의 최소 발광량으로부터 소정의 범위만을 묘출하는 방식이다.

Semi-auto mode는 그림 8-53과 같이 IP의 중앙부분인 5구역의 샘플을 선택하여 영상을 처리하며 관심부위를 중앙에 위치하게 하며 평균값을 계산하여 감도를 결정한다. 엑스선의 조사선량에 따라 감도와 농도를 조절한다. Semi-x mode는 9개의 구역에서 하나의 섹션을 선택하여 영상

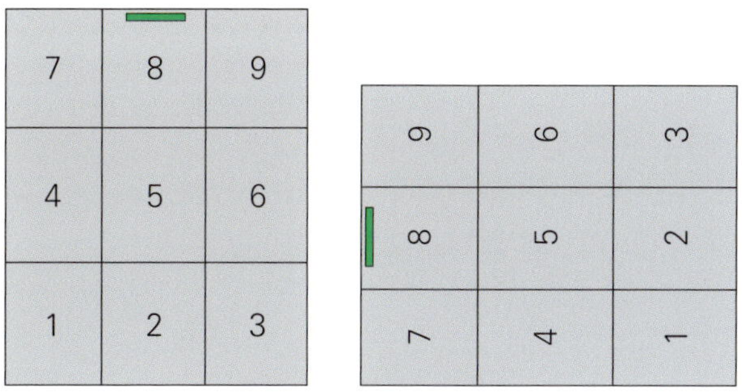

그림 8-53 EDR 구역

을 자동으로 처리하며, Fixed mode는 필름-스크린과 같이 활용되는 방식으로 히스토그램과 소프트웨어를 대신하여 대조도와 농도를 검사메뉴에 따라 선택한다.

2) 계조처리(gradation processing)

증감지-필름 시스템에 의해 얻어지는 X선 영상에서 X선 조사선량 대 표시농도의 비선형 변환 특성을 나타내는 특성곡선은 1개의 증감지-필름 시스템에서는 일정하지만, CR 시스템에서는 계조처리를 할 수 있다. 이러한 대조도의 계조 처리는 회사마다 명칭을 다양하게 표현하고 있다.

- Multi-scale image contrast amplification algorithm (MUSICA) (Agfa)
- Gradation (Fuji)
- Tonescaling (Kodak)

MUSICA(multi-scale image contrast amplification algorithm)은 Agfa사의 계조영

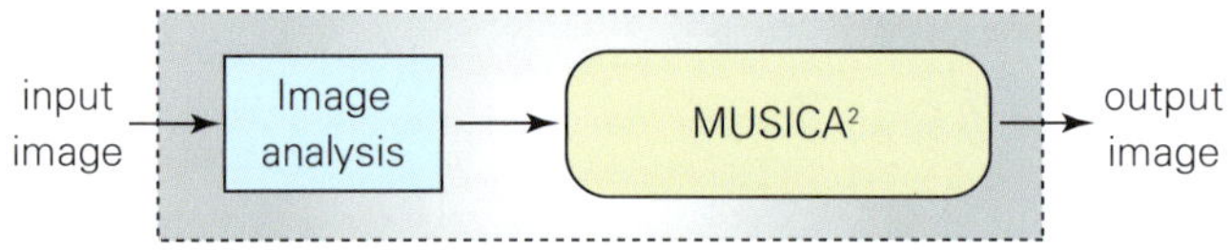

그림 8-54 MUSICA 분석

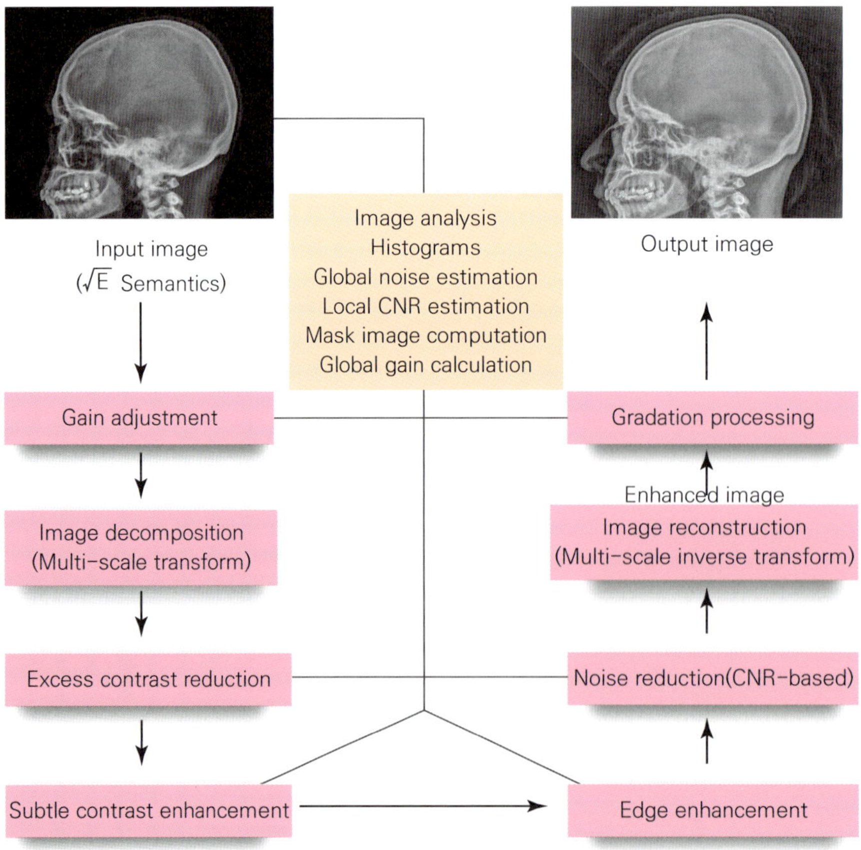

그림 8-55 MUSICA의 흐름 과정

상처리 방식으로 영상의 게인을 조절하고 노이즈를 감소시켜 영상을 재구성하는 알고리즘이다.

MUSICA에 의한 알고리즘으로 영상처리를 한 대조도 강조 영상은 그림 8-56과 같다. 그림 8-56[A]는 원본 영상이고 [B]는 대조도 강조 영상이다.

먼저 최적화 진단 영상을 위해 부분을 계조처리 한다. 가슴을 예로 들면, 폐 영역의 농도가 높은 반면, 중간 농도의 흉막을 낮은 대조도와 높은 농도로 표시한다. 일반적으로 낮은 중간 밀도인 뼈 및 관절에서 뼈를 표시하려면 높은 콘트라스트로 선명한 이미지를 얻을 수 있도록 설정되게 한다. 또한, 뼈와 부드러운 조직 사이의 경계는 일반적으로 고밀도로 높은 반면에 좀 더 자연스러운 이미지를 획득하도록 설정되어 있다.

그림 8-57은 히스토그램의 최소치와 최대치를 자동으로 인식하여 범위를 조정하여 영상을 변환한 그림이다.

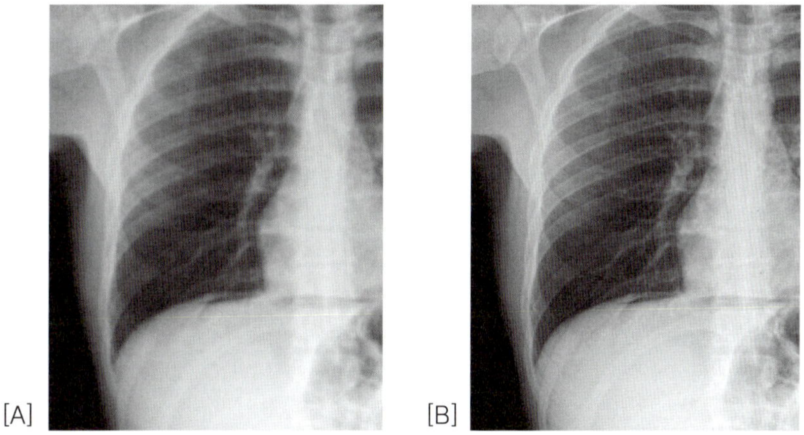

그림 8-56 MUSICA(Agfa)에 의한 대조도 증강

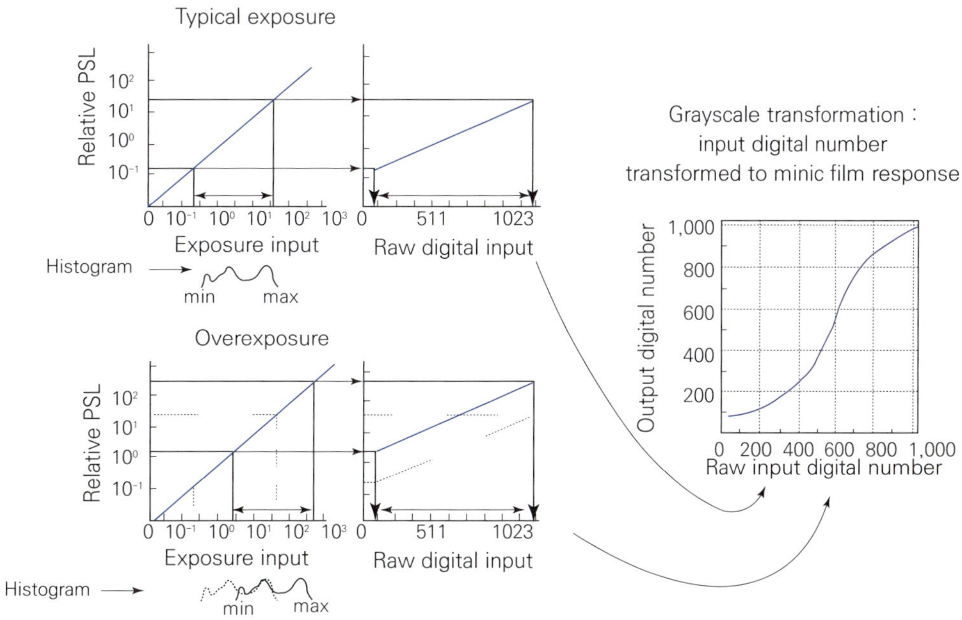

그림 8-57 히스토그램의 영상 해석의 데이터 변환

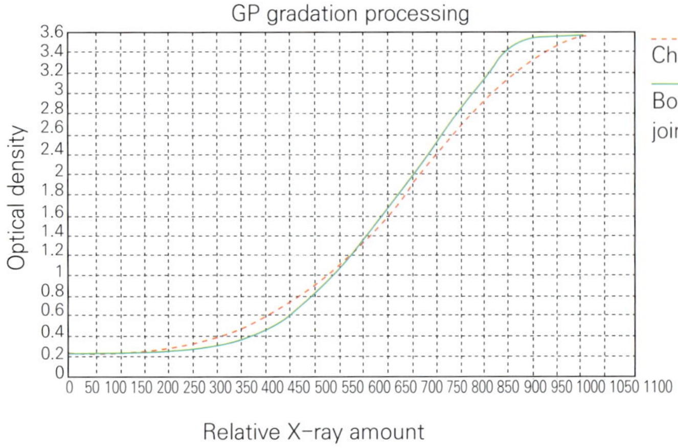

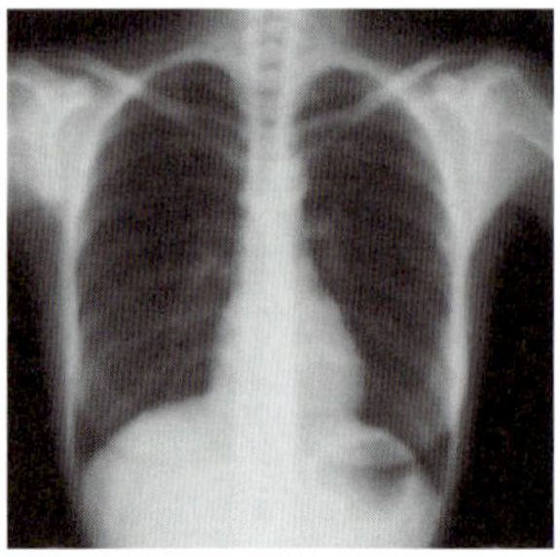

[A] 뼈 계조처리 흉부영상

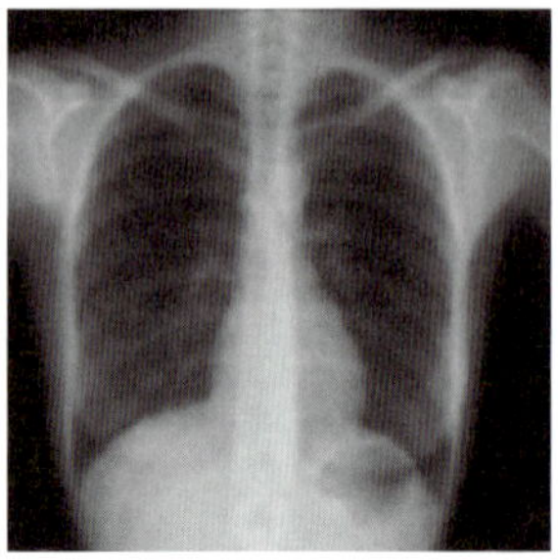

[B] 흉부 최적 계조처리 영상

그림 8-58 **흉부영상의 계조처리**

예를 들면, 흉부에 있어서의 특징은 허파 부분에 해당하는 영역의 대조도를 높게 하고 종격(mediastinum)부위의 영역은 하얗게 날아가지 않도록 조절을 억제하고 넓은 영상신호 범위에 걸쳐서 영상을 재현한다. 유방의 경우에는 유선이나 석회화가 많은 저농도영역의 대조도는 높이고, 가장자리 영역까지 판별할 수 있도록 고농도영역의 농도는 낮게 한다. 계조처리의 조건의 결정은 비선형변환곡선 parameter에 의하여 결정된다.

그림 8-58[A]는 흉부에서 뼈를 적용하여 계조처리하였고, [B]는 최대 계조 처리한 그림이다.

3) 주파수 처리(frequency processing)

영상 시스템에서 주파수 응답 특성을 조절하는 처리를 주파수 처리라 하며 "비선형"인 비선예 마스크(unsharp mask) 처리이다. 필름-스크린 시스템에서는 주파수가 고정되어 있으며 주파수를 증가하면 주파수 응답은 감소한다. 그러나 CR 시스템에서는 주파수 응답을 임의로 조절하는 것이 가능하다.

주파수 처리는 영상의 주변 조직과 어두운 영역과 밝은 영상을 동시에 적용하여 edge를 강화처리한다. 영상처리 과정은 다양한 진단 목적으로 주변 조직 데이터를 결합하여 최적의 이미지를 생성한다. 이렇게 영상을 자연스럽게 주파수 처리한다. 눈에 보이지 않는 영역은 더 자연적으로 표시할 수 있고, 금속과 인간의 신체 부위에서 차별화하여 영상을 강조처리 할 수 있다.

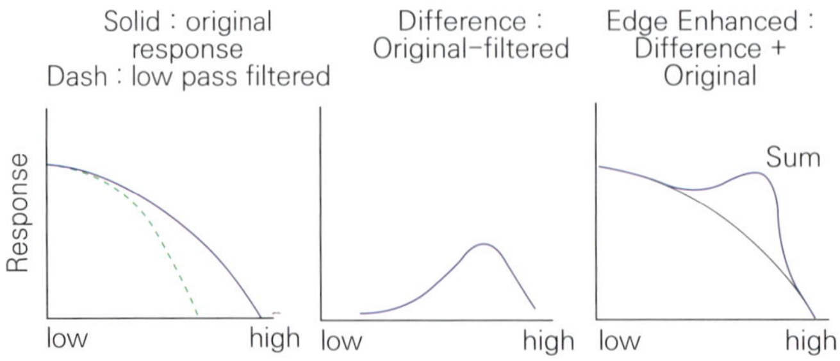

그림 8-59 **주파수 처리**

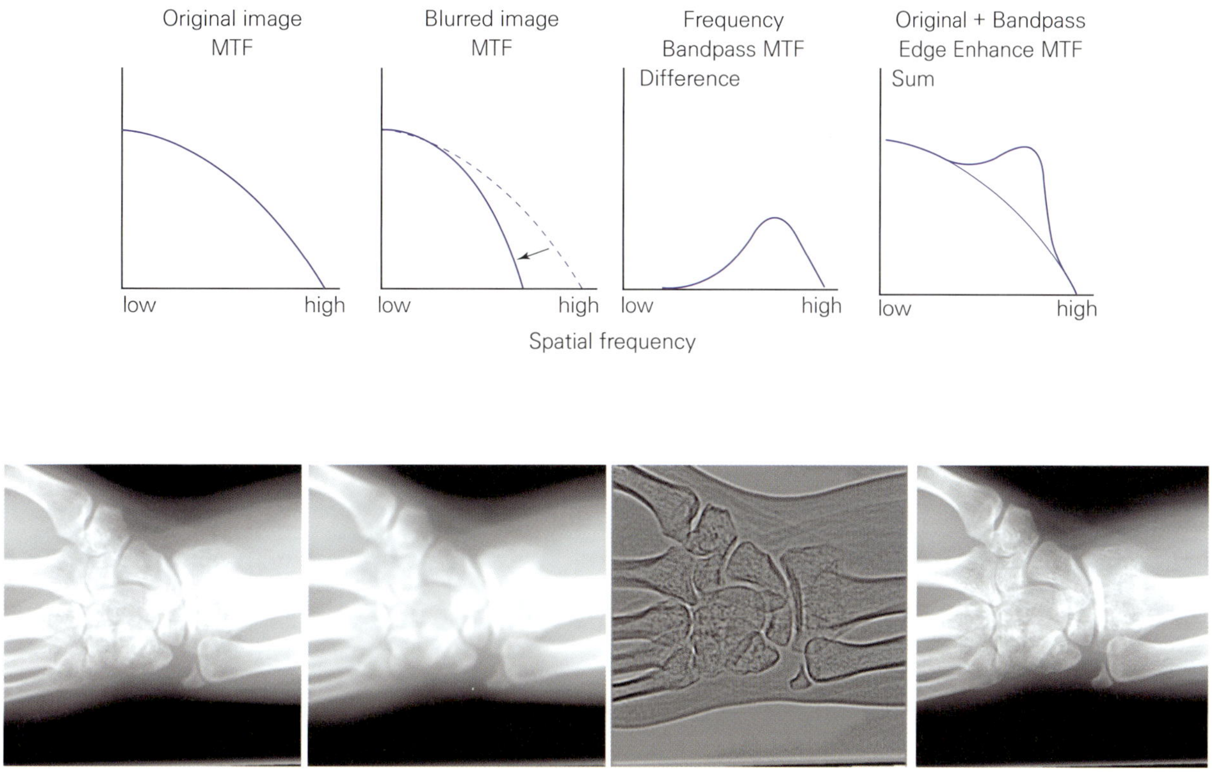

그림 8-60 주파수 처리

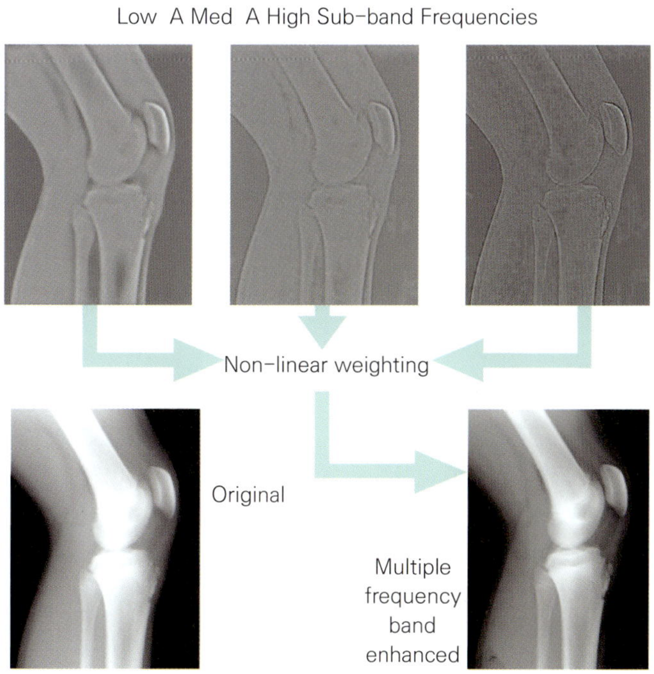

그림 8-61 주파수 처리

4) 기타 영상처리

(1) Flexible noise control processing

입력 이미지 신호에서 노이즈를 분리하여 선택적으로 노이즈 수준을 감소시키면 노이즈가 적은 영상을 획득 할 수 있다. 노이즈 필터링으로 영상처리하면 영상의 노이즈를 감소할 수 있다.

(2) Energy subtraction

CR을 이용한 energy subtraction의 촬영기법에는 2개의 다른 X선 에너지를 조사하여 영상을 획득하는 2-shot법과 1회의 X선 조사이기는 하지만 2장의 IP에 금속 필터를 삽입함에 따라서 분리된 X선 에너지를 이용하여 영상을 획득하는 1-shot법이 있다.

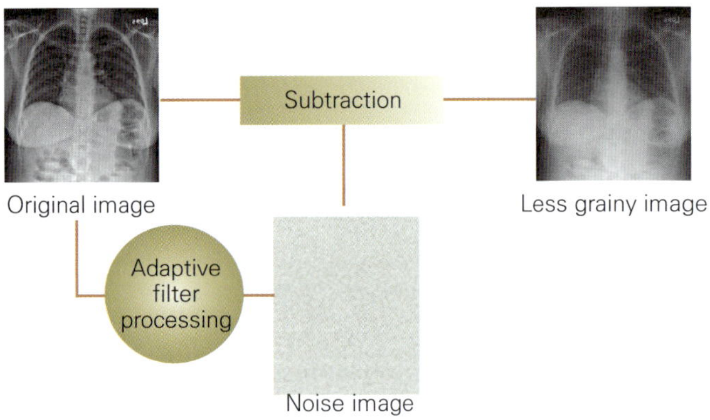

그림 8-62 노이즈 영상 처리

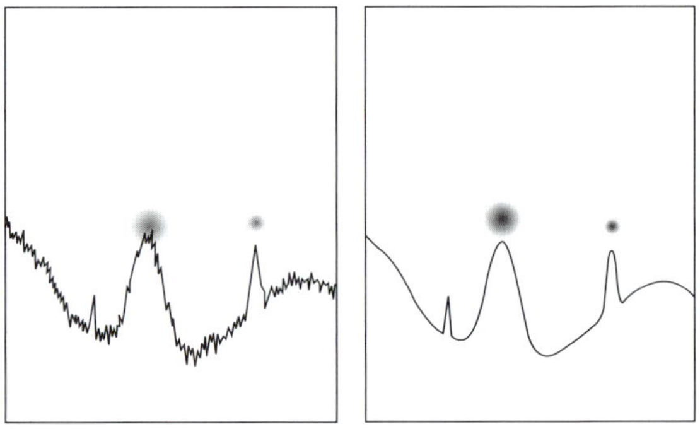

그림 8-63 노이즈 필터링

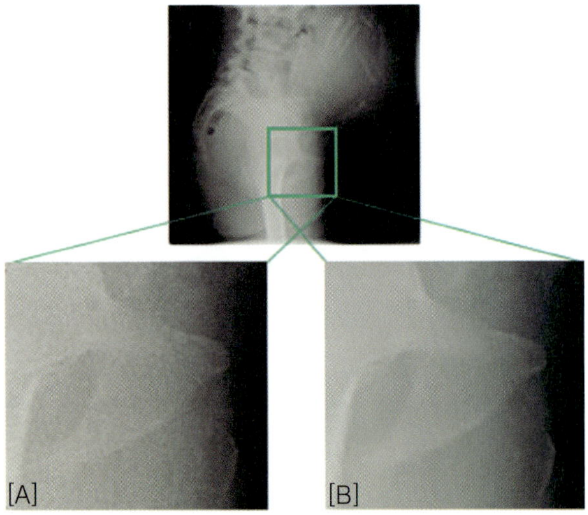

그림 8-64 노이즈 처리 전[A]과 후[B]의 영상

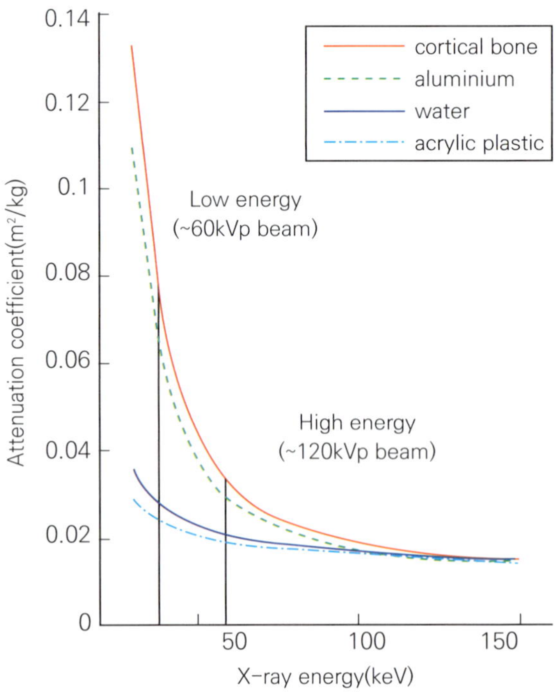

그림 8-65 에너지에 따른 감약계수

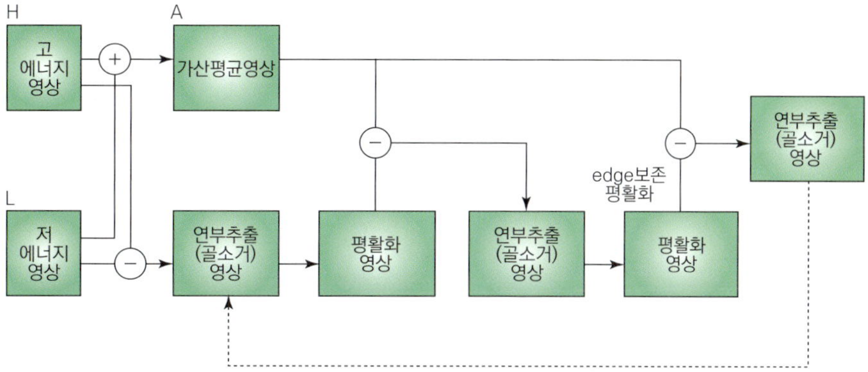

그림 8-66 이중에너지를 이용한 subtraction 영상처리

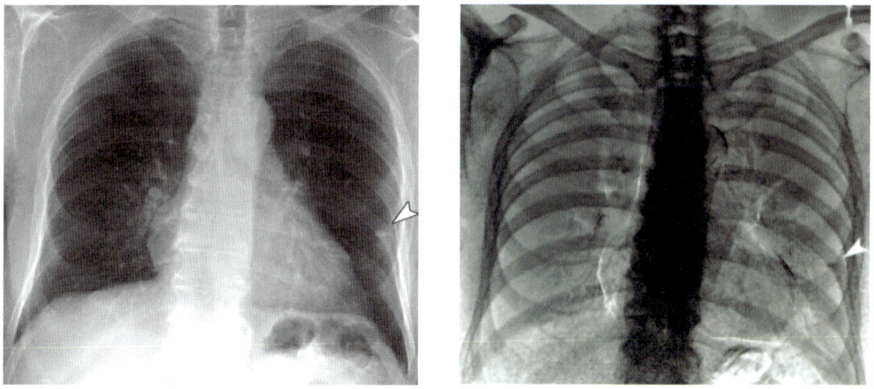

그림 8-67 에너지 subtraction 영상 처리

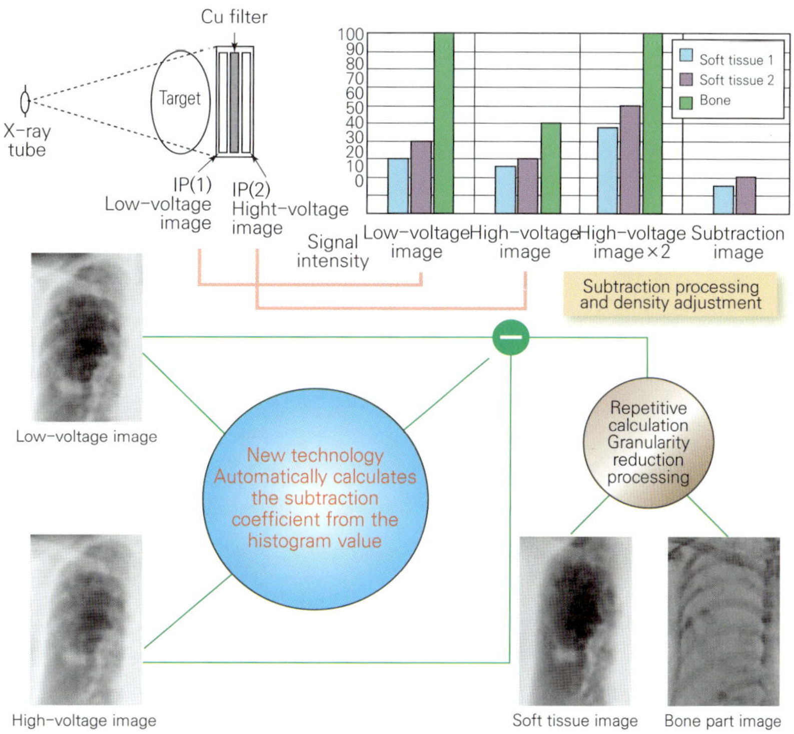

그림 8-68 이중 에너지 subtraction

에너지 subtraction법은 원하지 않는 부위를 제거하고 보고자 하는 부위 관찰을 강조하는 방법으로 복수의 입력 영상에서 영상을 재구성하고 1개의 출력영상을 얻는 다중 영상처리기법이다. 2-shot 방법은 동일한 부위에 에너지를 다르게 하여 2회 조사하는 방법으로 그림 8-67과 같이 60 kVp, 1 sec와 120 kVp, 150 msec의 조건으로 이중으로 엑스선을 조사하여 영상을 획득한 것이다.

1-shot 방법은 하나의 카세트에 두개의 영상판을 넣고 사이에 금속필터를 삽입한 후 X선을 1회 조사하여 에너지를 분리하는 방법으로 필터 전면 영상판은 저에너지, 후면 영상판은 고에너지를 만들고 감산된 영상을 만들어 연부조직, 뼈의 영상을 획득한다.

그림 8-70과 같이 흉부 촬영에서 이중 에너지를 이용하여 영상을 처리하여 원본 영상[A], 연부조직[B], 뼈[C]가 잘 나타나는 영상을 획득할 수 있다.

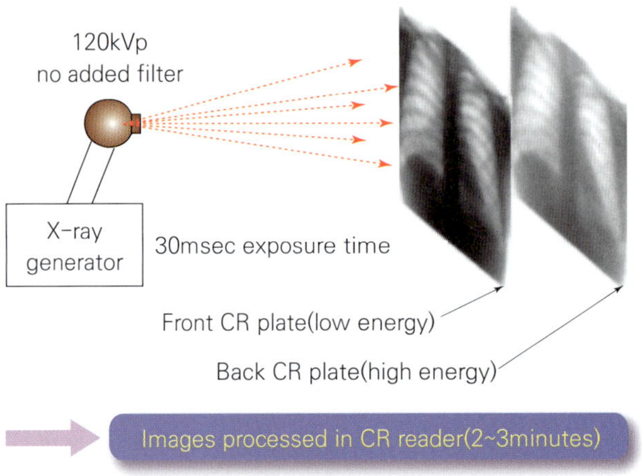

그림 8-69 Dual energy에 의한 영상 획득

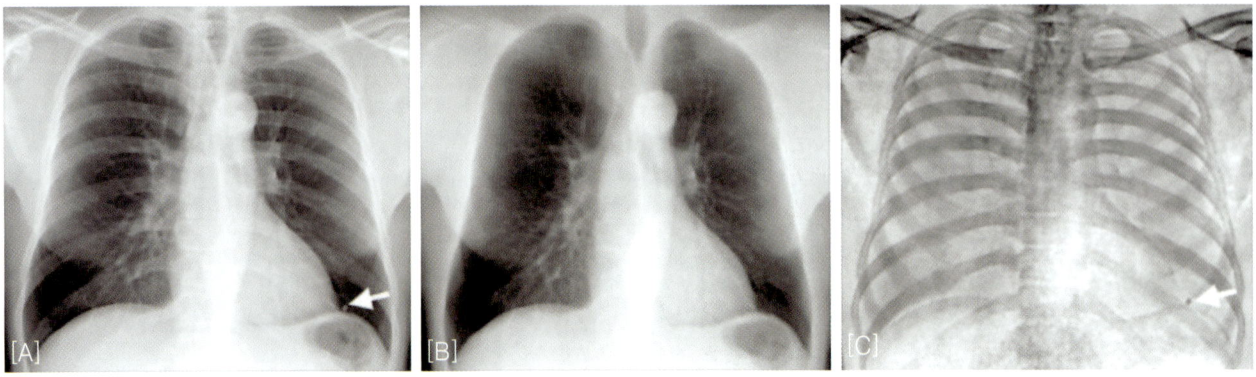

그림 8-70 이중에너지에 의한 subtraction

5. 디지털 혈관 영상과 방사선영상

기존의 투시장치는 투과된 X선으로부터 그림자영상을 수용기(receptor)를 통해 바로 만들어낸다. 영상 증배관(image intensifier tube)은 투시영상의 수용기 역할을 한다. 이 튜브(tube)는 보통 원격으로 볼 수 있도록 전기적으로 TV 모니터와 연결되어 있다. 그림 8-71은 기존 투시장비의 구성을 보여준다.

디지털 투시장치는 디지털 X선 촬영장치와 비슷하며 area X선과 영상 증배관(image intensifier)을 이용하여 동적영상을 획득한다. 기존의 투시장치와 디지털 투시장치(DF)의 차이점은 영상을 디지털화하여 얻는다는 것이다.

Wisconsin 대학과 Arizona 대학의 의학물리 단체는 1970년대 초에 디지털 투시에 대한 연구를 시작하였다.

투시장비는 컴퓨터를 통하여 TV 카메라와 TV 모니터를 사용한다. TV 카메라로 부터의 영상신호는 컴퓨터를 통해 조작하여 다양한 방법으로 보여 질 수 있는 형태로 변경되어 TV 모니터로 보내진다.

디지털 투시를 최초로 개발한 연구자는 개발과 동시에 조영제를 정맥주사하면 고대조도 감산(subtraction)영상을 획득할 수 있다는 것을 밝혔다.

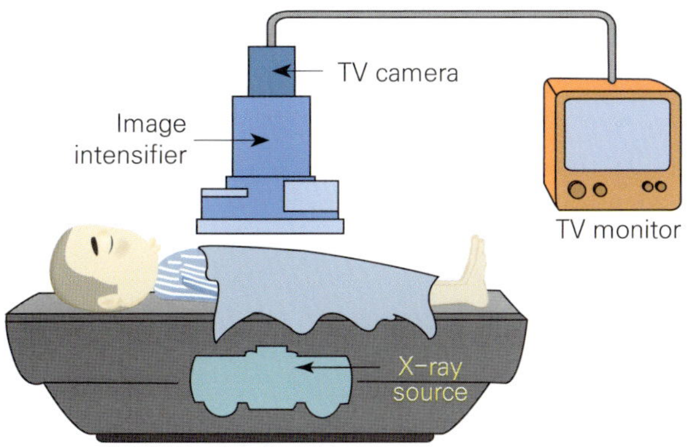

그림 8-71 **일반적인 투시촬영**

> **요 약**
>
> 기존의 투시 장치에 비해 디지털 투시의 장점은 영상 획득 시간과 영상대조도를 수정할 수 있는 후처리가 가능 하다는 것이다.

디지털 투시에서 공간분해능은 영상 매트릭스와 영상증배관(image intensifier)의 크기에 의해 결정된다. 공간 분해능은 픽셀의 크기에 의존한다.

> **요 약**
>
> **디지털 투시장치의 픽셀 크기**
>
> 픽셀크기 = 영상증배관의 크기 / 매트릭스

1) Digital fluoroscopy

디지털 투시 검사는 기존의 검사와 많은 부분 비슷한 방법을 이용하여 진행된다. 잘 모르는 사람이 보면 장비가 같다고 생각할 수 있으나 그렇지 않다(그림 8-72). 컴퓨터 뿐만 아니라 두개의 모니터와 더 복잡해진 운영 제어장치가 추가되었다.

그림 8-73은 디지털 투시 장치에 사용되는 대표적인 운영 제어장치를 나타낸다. 이는 환자 데이터 입력과 컴퓨터와의 통신을 위한 문자 숫자방식(alphanumeric)키와 특별한 기능의 키가 제어장치의 왼쪽 모듈에 위치한다. 제어장치의 오른쪽 부분은 영상획득과 영상 디스플레이와 관련된 특별한 기능의 키가 있다.

또한 우측에는 컴퓨터를 통한 비디오 제어장치와 입력 커서(cursor)를 위한 패드(pad), 그리고

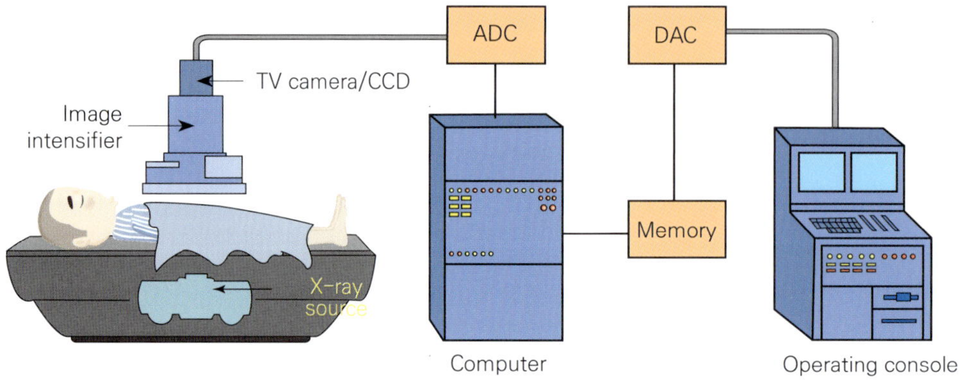

그림 8-72 디지털 투시 영상의 구성요소

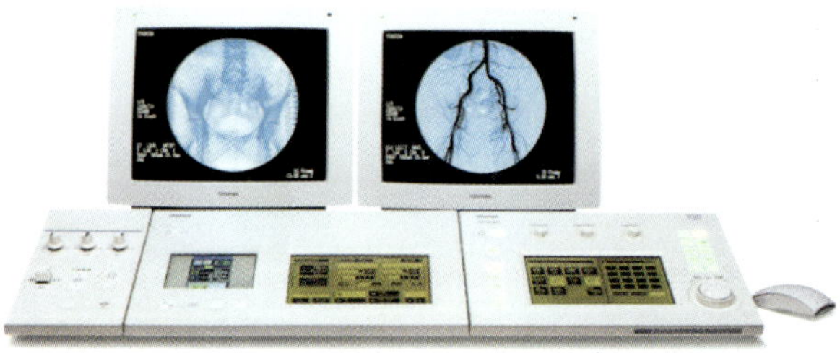

그림 8-73 디지털 투시촬영 기기의 제어장치

관심영역(ROI)조작을 위한 모듈이 위치한다. 다른 장치는 트랙볼과 조이스틱 또는 마우스를 패드 대신 사용하기도 한다. 총 두개의 모니터가 사용되는데, 왼쪽 모니터는 환자와 검사 데이터를 편집하고 최종 영상에 주석을 달기 위해 사용되며 오른쪽 모니터는 감산된 영상을 보여준다.

(1) 고전압 발생장치 (high voltage generator)

디지털 투시 촬영을 하는 동안 테이블 아래의 X선 튜브는 X선 촬영 모드로 조작된다. 튜브의 전류는 5 mA 이하인 영상증배관 투시장치와 달리 수백의 mA가 측정된다.

만약 튜브로부터 계속 전류가 흐른다면 과부하로 인한 열로 시스템이 작동하지 않고 환자선량이 매우 높아질 것이다. 디지털 투시촬영으로 얻은 영상은 pulse-progressive fluoroscopy라 불리는 pulsing X선에 의해 획득하기에 과부하 문제를 해결 할 수 있다.

초당 1개부터 10개 정도의 영상 획득률은 많은 검사에 공통적으로 적용된다. 이는 한 개의 영상 프레임을 얻는데 33 ms가 필요하며 X선 조사시간이 이보다 길면 불필요한 선량을 환자가 받게 된다. 그러나 이에 대한 이론적 제한점은 긴 조사시간이 저 노이즈와 좋은 영상의 질을 위해 필요하다는 것이다.

따라서 X선 발생기는 스위치를 이용하여 신속히 켜고 끄는 것이 가능해야 한다. X선 튜브의 스위치를 이용하여 켜고, 선택된 정도의 kVp와 mA에 도달하는데 필요한 시간을 interrogation time이라고 한다.

X선 튜브가 스위치로 꺼지는 데까지 필요한 시간을 extinction time이라고 한다. 디지털 투시장치는 3상 또는 고주파 발생기를 1 ms 이하의 interrogation, extinction time과 통합하여야 한다.

요 약

디지털 투시촬영을 하는 동안 X선 튜브는 X선 촬영 모드로 작동한다.

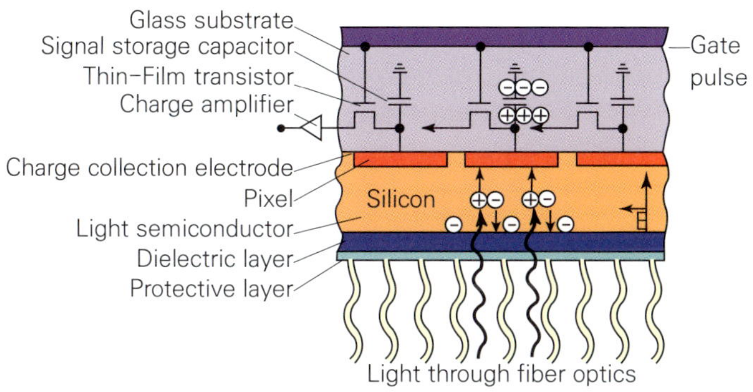

그림 8-74 Charge-coupled device의 교차를 보여준다.

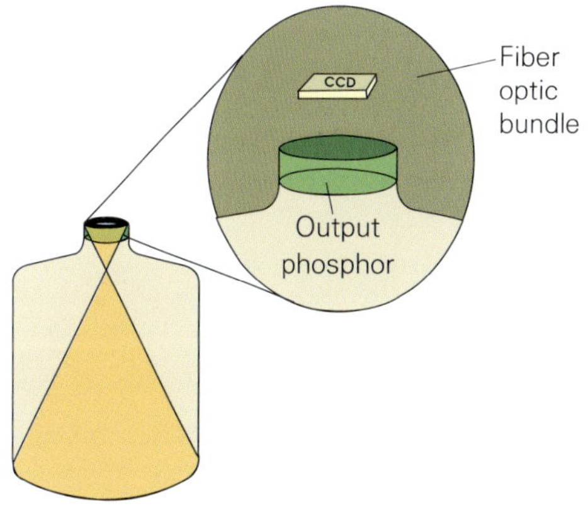

그림 8-75 영상증배관에 charge-coupled device을 결합시키는 방법

(2) Charge-coupled device

CCD는 1970년대 군대에서 특히 심야에 주변을 관찰하는 용도로 개발 되었다. 1980년대 초반 CCD는 영상 장치에서 TV 카메라를 대신하게 되었고 오늘날, CCD는 집에서 사용하는 캠코더, TV, 안전 감시장치, 그리고 천문학에 사용된다. 의료영상분야는 매우 정밀한 수준의 CCD를 요구하였다. 이는 최초의 X선 형광투시용 CCD가 1983년까지 나오지 않은 이유이다.

CCD의 고감도 성분은 투명한 silicon층이다(그림 8-74). 실리콘이 노출되면 픽셀마다 추출된 전기적인 요소(charge)가 생겨나고 디지털 영상을 생성하도록 조작된다.

CCD는 영상증배관의 출력 인광체에 고정되고 광섬유나 렌즈 시스템에 의해 연결된다(그림 8-75).

CCD가 캠코더에 적용된 주된 이점은 작은 크기와 튼튼함이다. 의학영상에서의 주된 이점은 표 8-8에 나타내었다.

CCD의 공간분해능은 CCD의 물리적 크기와 픽셀의 수에 의해 결정된다. 1,024 매트릭스로 결합된 시스템은 공간 분해능 10 lp/mm의 영상을 얻을 수 있다. TV 카메라관은 “pincushion” 또는 “barrel artifact”와 같은 모양으로 보여지는 공간적 왜곡이 나타날 수 있으나 CCD는 이러한 왜곡 현상이 없다.

CCD는 빛에 높은 민감도를 가지며 전기적 노이즈가 TV 카메라에 비해 적다. 결과적으로 높은 신호대노이즈비(SNR)와 더 좋은 대조도 분해능을 나타낸다. 이러한 특성은 실질적으로 환자선량이 적어지는 결과를 나타낸다.

빛에 대한 CCD의 반응은 매우 안정적이다. CCD는 워밍업이 필요하지 않다. 영상 부족(lag)이나 과도함(blooming)이 없다. 이는 본질적으로 무한한 수명을 가지고 있고 보수관리가 필요하지 않다.

표 8-8 시간감산법과 에너지 감산법의 비교

시간 감산법	에너지 감산법
한개의 kVp 조건을 사용한다.	빠른 전압의 전환이 필요하다.
일반적인 X선 빔 filtration이 적용된다.	X선 필터 전환이 선호된다.
1%에서 1 mm의 대조도분해능을 나타낸다.	높은 X선 강도는 대조분해능에 동등하게 필요하다.
간단한 산술적 영상 감산이 필요하다.	복합적인 영상 감산이 필요하다.
움직임에 의한 아티팩트가 문제가 된다.	움직임에 의한 아티팩트는 감소된다.
공통적인 구조 전체가 감산되어질 수 있다.	몇몇의 뼈조각은 감산되지 않는다.
영상의 수에 따라 감산 가능성은 제한된다.	다양한 형태의 감산영상이 가능하다.

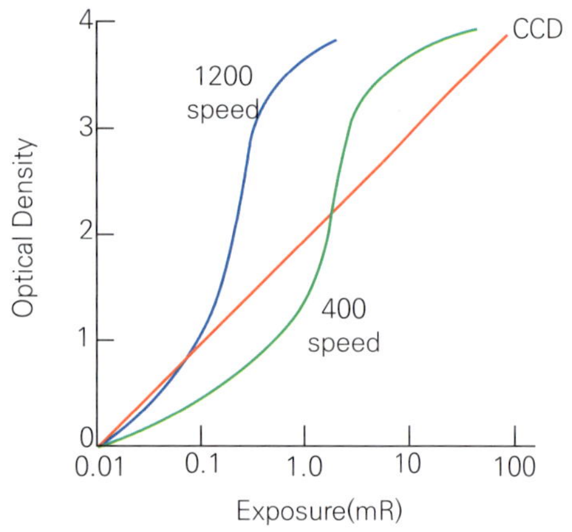

그림 8-76 Charged-couple device의 빛에 대한 반응은 선형적이고, 전기적으로 다룰 수있다.

CCD 영상의 중요한 단 하나의 특징은 선형적인 응답특성을 나타내는 것이다(그림 8-76). 다른 영상 수용기는 영상을 매우 흐릿하거나 매우 밝게 함으로써 사물의 구별이 어렵게 만드는 S형 응답특성을 가진다. 말단부와 어깨 영역의 정보는 잃게 된다.

이러한 선형 응답 특성은 감산영상에 특별히 도움을 준다. 결과적으로 dynamic range를 향상시키고 더 좋은 대조도 분해능을 갖게 된다.

이러한 형태의 영상장비는 SPD(silicon pixel detector)로 구성된 평판형 검출기로 향상되어질 것이다. 이러한 직접방식 X선 검출기는 현재 개발 중이다. 아마 빠른 시일 내에 모든 TV 카메라는 CCD로 대체 될 것이고, CCD는 SPD에 의해 대체되어 사용될 것이다.

(3) Video system

기존투시 영상 비디오시스템에서는 525 라인(line) 시스템을 사용한다. 1,000 라인 시스템으로 더 좋은 고 해상도를 얻을 수 있지만 디지털 투시촬영에서도 525 라인 시스템으로도 충분한 해상도를 얻을 수 있다.

하지만 일반적인 비디오 시스템을 디지털 기술에 적용할 경우 두 가지 제한사항이 있다. 첫 번째는 TV 카메라의 목적부위 표시에 있어서 비월(interlaced) 방식은 디지털 영상화질을 떨어뜨릴 수 있다. 두 번째로 일반적인 TV 카메라의 튜브는 노이즈가 많다. TV 카메라의 신호 대 노이즈비는 200 : 1이지만 투시촬영에서 필요한 신호 대 노이즈비는 1,000 : 1이다.

비월주사 방식은 일반적인 TV 카메라 튜브로 신호를 조합하는 것으로써, 이 방법은 2,621/2 라인을 갖는 두 개의 필드를 17 ms 동안 주사하여 525 라인을 33 ms에 한 화면으로 만든다.

투시촬영에서 카메라 튜브는 progressive mode로 읽는다. 비디오 신호를 progressive mode로 읽을 때 TV 카메라 튜브의 전자 빔은

33 ms 동안 위에서 아래로 일정하게 편향된다.

비디오 신호는 TV 모니터 신호와 유사하다. 한 영역에서 다른 영역으로 건너뛰기 하지 않음으로써 차이가 확실한 영상을 만들며 깜박거림이 적다.

① 신호대노이즈비(SNR : signal to noise ratio)

모든 아날로그 소자는 노이즈를 갖고 있다. 열을 가진 필라멘트와 전압 차 때문에 항상 회로에 약간의 전류흐름이 있게 되며 이것을 배경노이즈(background noise)라고 한다. 배경노이즈는 방사선 영상의 노이즈와 유사하며 전기적 신호를 방해한다.

기존의 TV 카메라 튜브의 SNR이 200 : 1이기 때문에 최대 출력 신호는 전기적 배경 노이즈보다 200배 이상 클 것이다. 최소 5 : 1의 신호대노이즈비이상에서 시각적으로 인식 가능하다.

200 : 1의 신호대노이즈비는 디지털 투시장치에서 충분하지 않다. 왜냐하면 비디오 신호는 최대 출력 신호는 적고, 낮은 신호는 노이즈로 많은 부분이 손실되기 때문이다. 영상의 대조도분해능은 낮은 신호대노이즈비에서 심각하게 저하되기 때문에 특히 감산 방법을 사용하는 경우 중요하다.

그림 8-77은 TV 카메라 튜브의 신호대노이즈비 출력이 200 : 1인 경우와 1,000 : 1인 경우를 비교한 그래프이다. 200 : 1에서 dynamic range가 28보다 작지만 1,000 : 1의 경우 대략 210이다.

1,000 : 1의 신호대노이즈비를 갖는 튜브는 유용한 정보량을 5배 정도 제공해 주며 컴퓨터보조 영상처리에서 더 높은 호환성을 보장해 준다.

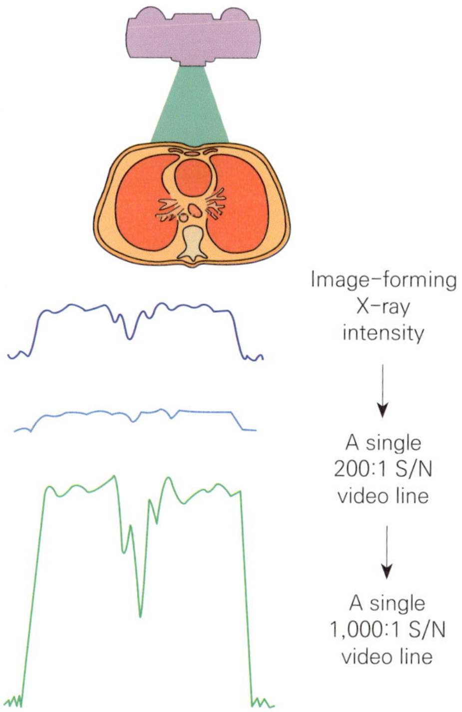

그림 8-77 비디오 시스템의 SNR 정보는 매우 강조된다. 환자를 통과한 single video line은 SNR이 200:1과 1,000:1을 나타낸다.

(4) Computer

디지털 투시 장치에 소형 컴퓨터와 마이크로프로세서가 사용되고 있다. 컴퓨터의 기억용량은 영상의 질을 결정하고 영상획득 법과 속도, 영상 처리 그리고 조작에 중요한 요소이다. 디지털 투시장치의 중요한 특성은 영상 매트릭스 크기, 시스템 dynamic range, 그리고 영상획득률을 컴퓨터로 관리 할 수 있다는 것이다.

TV 카메라 튜브로 부터의 출력신호는 케이블을 통해 아날로그-디지털 변환기(ADC)로 들어간다. ADC는 TV 카메라로 부터의 다양한 출력 신호, 아날로그신호, 그리고 이를 디지털화한 신호를 연속적으로 받아들인다.

컴퓨터와 호환성을 가지기 위해 ADC는 디지털 투시 장치와 같은 dynamic range를 가져야한다. 8비트 ADC는 아날로그 신호를 0부터 225 사이의 값으로 변경한다. 10비트 ADC는 0부터 210 또는 0부터 1,023 사이의 값으로 아날로그 값을 디지털 값으로 변경한다.

ADC의 출력은 주기억장치로 옮겨지고 조작되

어 매트릭스 형태의 디지털 영상은 저장된다. 각 픽셀의 dynamic range, 픽셀 수 그리고 저장방법은 영상이 획득되고 처리되어 출력장치로 보내질 수 있는 시간을 결정한다. 만약 영상 저장소가 1차 기억장치라면 일반적인 경우, 초당 30개의 영상데이터를 획득하고 전송할 수 있다. 일반적으로, 영상매트릭스 수가 2배가 된다면(예, 512에서 1,024로), 영상획득률은 4가지 요소에 의해 감소될 것이다.

대표적인 시스템은 512×512 매트릭스에서 초당 30개의 영상획득이 가능 할 것이다. 그러나 높은 공간분해능영상과 1,024×1,024 크기의 영상이 필요하다면 초당 8장의 영상밖에 얻지 못한다. 거대한 양의 데이터를 기억장치의 한 영역에서 다른 영역으로 처리하는데 필요한 시간에 의해서 데이터 전송량은 제한된다.

(5) Image formation

디지털 투시검사의 장점은 조영제의 정맥주사를 통한 맥관구조를 볼수 있는 영상감산기법을 사용한다는 것이다. 그러나 단점은 산란선과 관련하여 영상의 대조도를 감소시키는 area beam을 사용해야 한다는 것이다.

영상의 대조도는 조영제가 통과함과 동시에 감산된 영상을 보여주는 감산기법을 사용하여 향상될 수 있다.

시간 감산법(temporal subtraction)과 에너지 감산법(energy subtraction)은 디지털 투시에서 주목받는 두 가지 방법이다. 각각 별개의 장점과 단점을 가지고 있으며 이를 표 8-9에 나타내었다.

이 두가지 기술을 결합하여 사용하는 과정을 hybrid subtraction이라고 한다. Hybrid subtraction시 감산된 영상사이의 환자 움직임이 감소됨으로 인해 영상 대조도는 더 강조된다.

요 약

디지털 투시는 영상감산 후처리를 통해 더 좋은 대조도 분해능을 제공한다.

표 8-9 의료영상에서 CCD의 장점

▪ 높은 공간 분해능	▪ 높은 신호대 노이즈비
▪ 높은 양자 검출 효율(DQE)	▪ 예열이 필요하지 않다.
▪ 저노출이나 과노출이 없다.	▪ 유지보수가 필요하지 않다.
▪ 공간적 왜곡이 없다.	▪ 수명 제한이 없다.
▪ 자장의 영향을 받지 않는다.	▪ 선형 응답특성을 갖는다.
▪ 저 선량을 사용한다.	

① 시간 감산법(temporal subtraction)

시간 감산법은 컴퓨터 기술을 이용하여 조영전에 얻은 영상을 조영 후에 얻은 영상으로 감산하는 것이다. 감산 처리하는 동안 조영제가 혈관으로 가게 되면 감산영상은 조영제로 채워진 혈관만 남게 된다. 공통적으로 사용되는 두가지 방법은 mask mode와 TID(time-interval difference mode)이다.

▪ Mask mode

전형적인 mask mode 순서는 그림 8-78에 나타내었다. 전형적인 투시 제어조건에서 환자는 검사하고자 하는 해부학적 부위를 영상증배관의 FOV내에 위치시킨다.

조영제 주입기는 정맥을 통해 30에서 50 ml의 조영제를 거의 초당 15에서 20 ml 주입 속도로 주입한다. 동맥에 주입할 경우 10에서 25 ml의 묽은 조영제를 초당 10~12 ml 주입속도로 주입한다.

영상 장치는 투시 모드에서 디지털 투시 모드로 변화되었다. 이는 X선 튜브의 전류를 기존 투시모드의 20에서 100으로 증가시키고 pulse 영상획득 프로그램의 활성화를 필요로 한다.

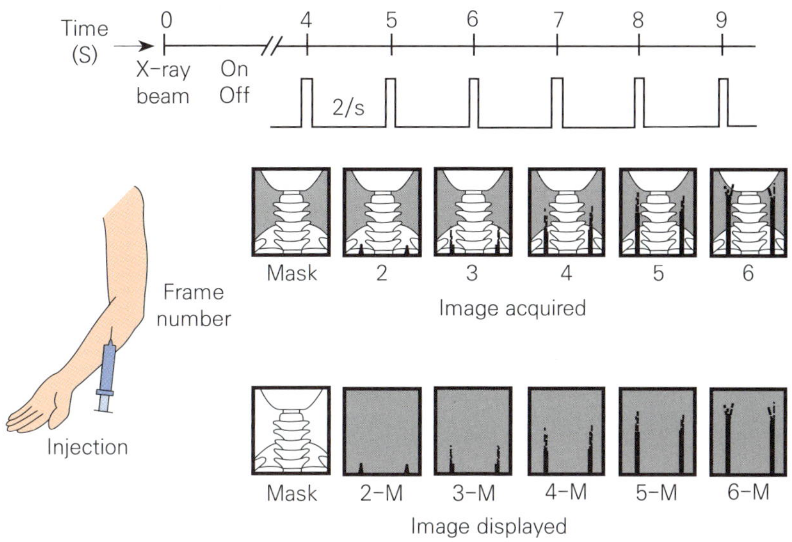

그림 8-78 Mask 모드의 디지털 투시검사의 화면 표시 방법의 개요

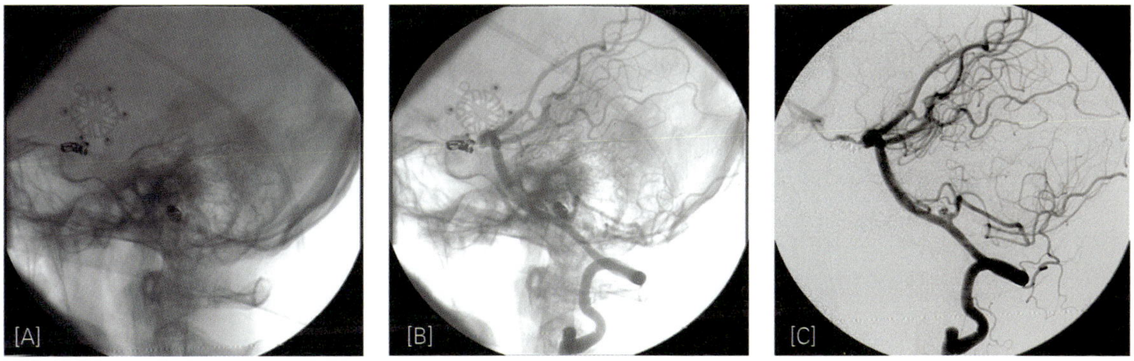

그림 8-79 [A] 조영전 마스크 영상 [B] 조영후 영상 [C] 감산처리후 영상

조영제가 주사되고 4~10초 후, 조영제가 해부학적 영역에 도달하기 전에 첫 X선을 조사한다. 획득된 영상은 1차 기억장치에 저장되고 비디오 모니터 A를 통해 보여진다. 이것을 mask image라고 한다.

1차 기억장치에 저장된 mask image는 조영 후 획득되는 영상으로부터 감산된다. 영상이 감산됨과 동시에 B모니터에 나타내어진다. 그림 8-79에서 [A]는 조영제 주사전 두개저부의 측면 상이고 조영제를 주사한 영상이 [B] 그리고 조영제 주사한 영상으로부터 mask 영상을 감산하여 얻은 디지털 감산 영상이 [C]이다.

각 영상은 33 ms 동안 X선 조사로 획득된다. 이는 비디오 시스템의 응답이 비교적 느리고 비디오 노이즈도 높으며 몇 개의 비디오 프레임이 각 영상을 만들기 위해 기억장치에 추가되기 때문이다. 이 과정을 image integration이라고 한다. 대조도 분해능은 향상되었지만 더 많은 영상 프레임이 획득됨으로 인해 환자피폭선량도 증가한다.

디지털 투시의 mask 모드에서 획득한 mask 영상의 영상화 순서는 사전에 조정되거나 방법적으로 조정할 수 있다. 만약 사전에 프로그램을 만든다면, 검사 조건에 따라서 컴퓨터 조절을 통한 데이터 획득을 해야 할 것이다.

요 약

Mask 모드는 조영제로 채워진 혈관의 연속적인 subtraction영상을 보여준다.

- **Remarking**

연속적인 촬영에서 처음에 획득한 mask 영상이 불충분하다면, 이것은 환자의 움직임이나 부적절한 기술의 사용, 또는 다른 이유로 mask 영상 획득 시기가 늦어졌기 때문이다. 전형적인 검사에서는 mask 영상을 포함하여 30장 정도의 영상이 필요하다. 의도된 영상이 기술적으로 부적당하거나 최대 대조도가 15번째 영상에서 나타났다면, 첫 번째 영상에서 감산 영상을 얻는 것보다 5번째 영상에서 얻는 것이 더 좋다.

검사를 하는 사람은 몇 장의 영상을 mask 영상으로 사용하기 위하여 합성할 수 있다(4장~8장 정도). 부적당한 mask 영상은 노이즈나 움직임, 기술적인 요인들에 의해 생긴다.

- **Time-interval difference mode**

어떠한 검사는 다른 mask에서 얻은 영상으로 감산처리를 하기도 한다.

TID의 4장의 영상이 선택이 되면, 첫 번째 영상은 5번째 영상에서 mask영상을 감산한 영상이 나온다. 두 번째 영상은 6번째 영상에서 mask영상을 감산한 영상이 나온다.

실시간에서, 영상에 조영제가 역동적으로 흐르는 것을 볼 수 있다. 각각 TID 영상의 연속적인 검사는 움직임에 의한 왜곡을 줄여준다. 하지만, mask 모드의 영상보다 대조도가 떨어진다. 결과적으로, TID 영상은 심장의 측정에서만 적용된다.

그림 8-80은 전형적인 복부대동맥의 DSA (digital subtraction angiography) 영상이다. 첫 번째는 mask 영상[A], 두 번째는 조영제 투입 후 영상[B], 세 번째는 감산 처리된 영상[C]이다.

요 약

TID 모드는 변화하는 mask 영상과 그 뒤에 프레임을 뺀 영상이다.

- **Misregistration mask**

영상과 이어지는 영상 사이에 환자의 움직임이 있다면, 감산 처리된 영상은 misregistration 왜

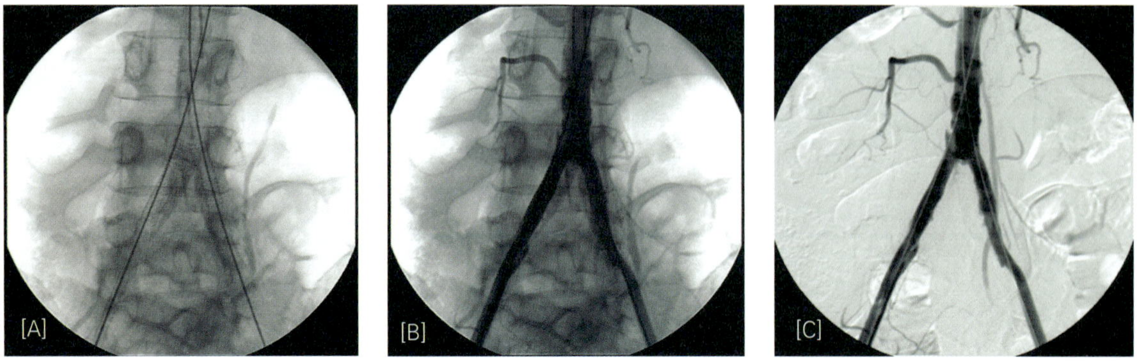

그림 8-80 장골동맥 주변의 혈관의 이상이 생긴 해부학적 이상부위를 DSA 영상으로 보여준다.

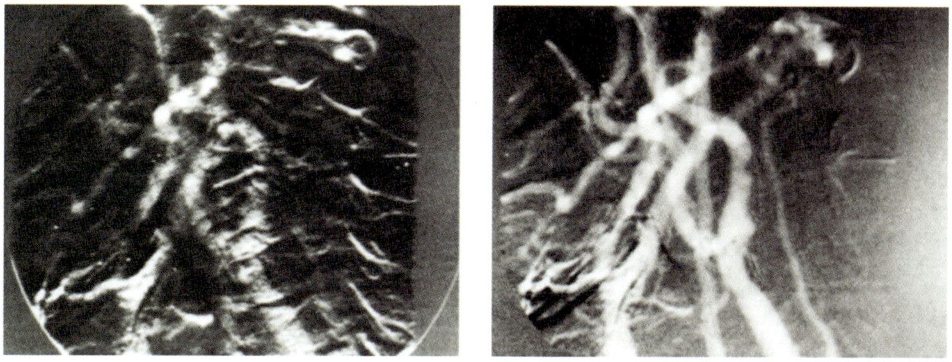

그림 8-81 Misregistration 왜곡 영상

곡이 나타난다(그림 8-81). 같은 기관은 영상 매트릭스의 같은 픽셀에 등록되지 않는다. 이러한 경우의 왜곡은 mask 영상의 재등록에 의해 생겼다. 이러한 경우는 mask 영상을 쉬프트 시키거나 다른 영상을 겹쳐서 다시 영상을 얻어야 한다.

② Energy subtraction

에너지 감산법은 높은 관전압의 방사선 발생장치에서 검사를 진행하는 동안 조영제를 바꾸는 장점을 이용한 것이다. 이것은 기본적으로 뼈와 조직, 조영제 사이에서의 광전흡수 차이를 이용한 것이다.

③ Hybrid subtraction

시간감산법과 에너지 감산법을 합친 방법을 hybrid subtraction이라고 한다. 영상 묘사에 앞서 mask 모드를 먼저 실행해야 한다. 그러나 mask와 이어지는 각각의 영상은 에너지 감산법에 의해 형성된다. 환자의 움직임을 컨트롤 할 수 있으면 hybrid 영상은 이론적으로 매우 높은 질의 디지털 투시 영상을 얻을 수 있다.

(6) Patient dose

디지털 투시의 장점은 환자가 받는 선량을 줄 일 수 있다는 것이다. 디지털 투시 영상은 연속적으로 나타나지만, 실제로는 따로따로 촬영된 것이다.

대부분의 디지털 투시 X선은 하나 또는 33 ms 이상의 비디오 프레임의 펄스로 채워진다. 그래서 투시촬영 선량률은 mA 단위로, 아날로그 방식으로 연속 촬영하는 투시촬영보다 낮은 선량을 받는다.

디지털 투시의 통계적인 영상은 100 mm spot 필름 카메라보다 프레임당 환자가 받는 피폭선량이 적다. TV 카메라 튜브와 CCD는 spot 필름보다 민감도가 뛰어나다.

디지털 spot 영상은 획득하기가 쉬워서 필요이상으로 많은 선량을 환자가 받을 수 있다. 투시촬영을 하는 사람은 환자의 피폭선량을 줄일 수 있도록 노력해야 한다.

6. 디지털 의료영상의 최신 경향

디지털 의료 영상 분야는 컴퓨터의 발전과 함께 의료 분야의 최신 분야도 주목받고 있다. 필름을 이용하던 아날로그 기법으로는 CT나 MRI 등 최신 의료기술을 감당 할 수가 없게 되었다.

디지털 영상을 획득 가능한 의료영상장치는 기존에 사용하고 있는 의료기기 보다 설치비용이 비싸다는 단점이 있지만, 획득한 영상을 후처리 할 수 있다는 것과, 필름 대신 반복 사용이 가능한 CR 카세트나, DR 센서를 이용한다는 것, 그리고 현재 빠른 속도로 보급되고 있는 PACS 시스템을 구축하기 위한 필수적인 조건이라는 것들을 포함하여 여러 가지 장점을 가지고 있어, 매우 빠르게 디지털 영상 기기가 보급중이다.

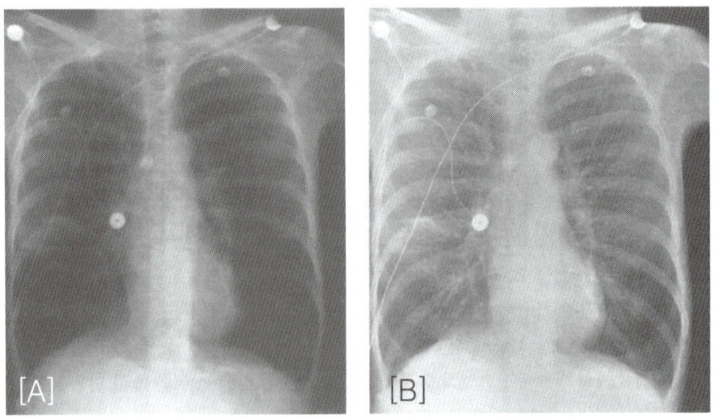

그림 8-82 [A] 필름 스크린 영상 [B] 디지털화 한 영상

1) 필름 아날로그 방식에서 CR, DR 시스템으로의 발전

아직까지도 일부 병원에서 사용하고 있는 필름을 이용한 아날로그 방식의 촬영방식은 방사선에 의한 필름의 감광효과를 이용한 것이다. 감광된 필름을 현상, 정착, 수세, 건조를 거쳐서 영상을 획득하게 된다. 필름을 이용한 방식은 한 번 찍은 영상은 보정이 불가능 하다는 것, 필름의 보관이 어려울 뿐 만 아니라, 보관장소가 따로 필요하다는것, 현상과정에서 생기는 환경오염 물질이 생기는 것 등 문제점이 있다.

이러한 단점을 극복한 시스템이 바로 CR(computed radiography)와 DR(digital radiography) 시스템이다. DR과 CR은 방사선을 통해 영상정보를 획득할 때 CR은 IP(imaging plate)를 DR은 디지털 센서를 이용한다는 것을

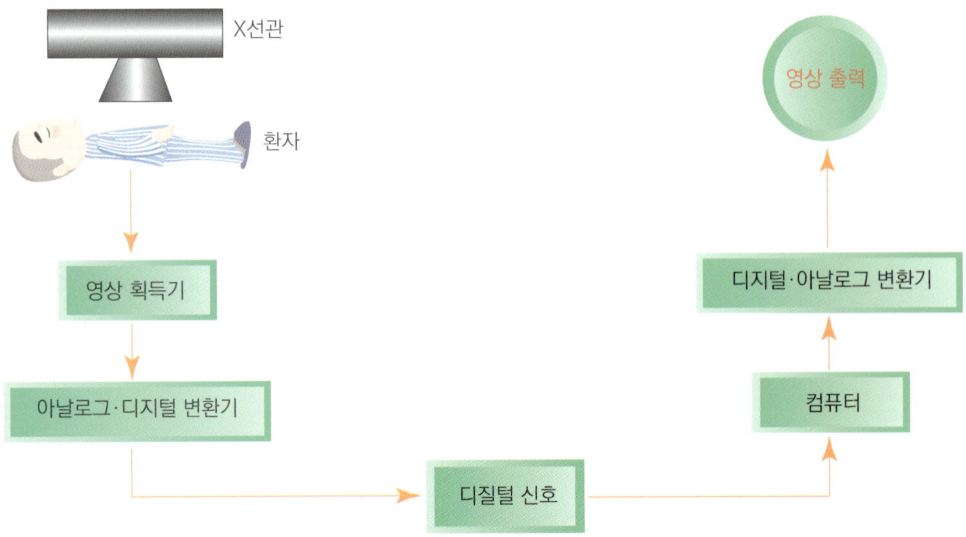

그림 8-83 디지털 방사선 촬영장치의 모식도

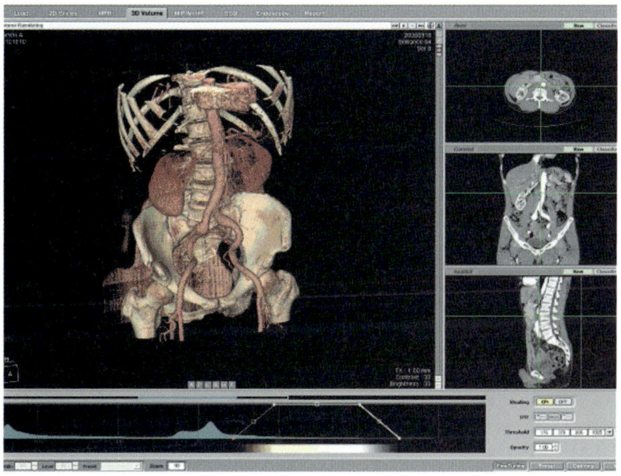

그림 8-84 복부의 CT 3D 재구성 사진

제외하고는 기본적으로 방사선을 이용한다는 것은 같다. 그림 8-83은 디지털로 영상을 획득하는 방법을 간단히 보여주는 것이다. 이 두 시스템의 가장 큰 장점을 이야기 하자면, 영상을 획득 후 거의 실시간 확인이 가능하고 보정이 가능하다는 것, IP와 센서는 반복사용이 가능하여 환경오염이 없다는 것, 영상을 디지털 파일로 저장하여 큰 저장장소가 필요가 없다는 것이다. 현재 센서 및 디지털 이미지 획득 개선에 대한 연구는 매우 활발히 진행 중이고 CR 및 DR 시스템은 해가 갈수록 증가 추세이다.

2) CT의 발전 경향

CT는 컴퓨터를 이용한 단층촬영으로 1969년 Hounsfield 박사에 의해 개발되었다. 이전까지 피사체에 대한 2차원적인 평면 영상을 얻었던 것과는 달리 360° 피사체를 회전시켜면서 영상을 얻은 후 재구성을 통해서 피사체의 단면 영상을 얻을 수 있었다. 컴퓨터 및 기계의 빠른 발전은 재구성 기법과 방사선을 받아들이는 디텍터의 발전을 가져왔다. 이에 따라 단일선속을 이용 디텍터와 같이 회전하던 CT의 1세대를 시작으로 디텍터는 원형으로 고정되어있고 X선관이 빠르게 회전

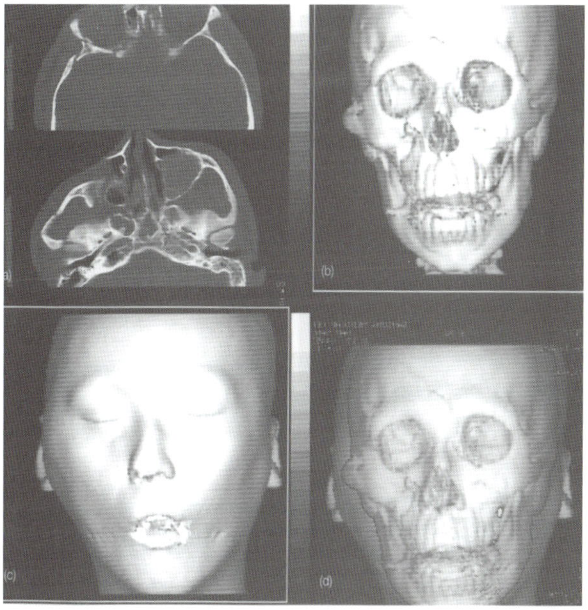

그림 8-85 안면골의 CT 3D 재구성 사진

하면서 영상을 얻는 제 4세대까지 발전을 하였다.

현대에는 그 기술이 더욱 발전하여, 하나의 디텍터 어레이에서 다수의 디텍터 어레이를 사용하는 MDCT(multi-detector computed tomography)로 발전하였다. 이에 따라 한번의 X선관의 회전으로 아주 짧은 시간 안에 4~64개의 영상 단면을 얻을 수 있게 되었다.

이러한 발전은 컴퓨터 재구성 프로그램을 이용하여, 3D 영상으로 표현이 가능하게 되어 더욱더 많은 정보를 얻는 것은 물론 일반인도 이해하기 쉽도록 영상표현이 가능하게 되었다. 현재 CT는 가장 정확한 해부학적 영상을 얻을 수 있는 디지털의료영상으로 알려져 있다.

3) MRI의 발전경향

MRI(magnetic resonance imaging)는 수소원자핵의 핵자기공명현상을 이용하여 영상을 얻는 방법으로 방사선에 의한 피폭이 없는 것이 큰 장점이다. MRI는 1945년 Felix Bloch의 NMR

의 발견을 시작으로 현재까지 최신 의료영상 분야로 발전해왔다. 설치 비용과 검사 비용이 비싸다는 단점이 있지만, 시상면, 관상면, 횡단면, 사방향 등 원하는 다양한 방향의 단면영상을 얻을 수 있다는 점과, 중추신경계 검사 및 연부조직에서 우수한 대조도, 해상도를 보이고 있다는 장점으로 의료검진의 활용도가 높아지고 있다. 컴퓨터의 프로그램 및 기계적 발전과 함께 그 응용분야가 더욱 커지고 있는데, 바로 관류 자기공명영상(perfusion MR imaging), 확산 자기공명영상(diffusion MR imaging), 기능적 자기공명영상(functional MR imaging) 등이다.

관류 자기공명영상은 뇌허혈증, 뇌종양 및 급성 뇌경색의 진단에 매우 유용한 검사로, 정맥을 통해 상자성 조영제를 급속 주입하여 뇌조직 의 시간에 따라 자화율(T2 또는 T2쪨의 이완시간 단축)의 변화를 일차통과 기법을 이용하여 영상을 얻는 방법이다.

확산 자기공명영상은 분자농도가 높은 쪽에서 낮은 쪽으로 물질분자가 이동되어가는 확산 현상을 이용한 것으로, 조직 내 물분자의 확산 운동에 의한 신호 감소를 영상화 하는 방법이다. 확산 자기공명영상이 가장 유용한 진단은 초 급성 뇌허혈증이다.

일반적인 영상에서는 48~72시간이 지나야 병변 확인이 가능한 반면에, 정상적으로 확산이 잘 되는 부위는 저신호로, 경색이 있어 확산이 잘 안 되는 부위는 고신호로 나타나는 영상의 특징을 이용하여 단시간내에 확인이 가능하다. 또한 뇌척수액과 스핀에코 신호가 비슷하여 일반적인 스핀에코 영상에서는 구별이 힘들었던 표피양 낭 역시 확산계수의 차이를 이용하여 쉽게 구별할 수 있다.

기능적 자기공명영상은 자기공명영상을 해부학적, 병리학적 정보를 얻는 데만 그치는 것이 아니라 기능적 영상을 얻는데 이용하는 것이다. 예를 들면, 환자에게 자극적인 불빛을 눈에 비추어 주어서 시각중추의 반응을 뇌 자기공명영상으로 관찰하는 것이다. 불빛에 대한 시각충주 반응, 팔다리에 자극을 주어서 반응을 살피는 감각중추 반응, 손가락이나 발가락을 움직이게 하여 반응을 살피는 운동 중추 반응 등을 이용하여, 각 자극에 상응하는 뇌의 부분이 어느 부분이고, 어떤 상관관계가 있는지를 알아보는 것이다. 이러한 연구는 치매 환자나, 사고에 의한 신경이 손상된 환자, 또는 뇌 수술을 앞두고 있는 환자등에 대해 중요한 정보를 줄 수 있는 실험이다.

이러한 기법 외에도 재구성 기법, 펄스시퀀스, 경사자장, 조영제 등을 이용하여 다양한 영상 획득 기법이 발전, 연구 중이며, 피폭이 없고 비침습적이라는 장점으로 의료검진에 활발히 이용 중이다.

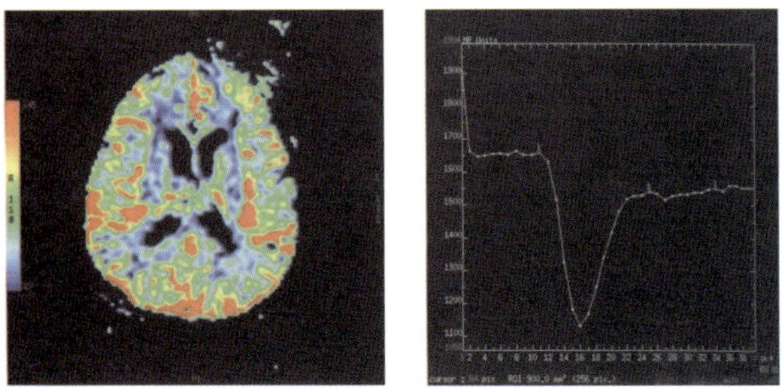

그림 8-86 머리의 관류자기공명영상

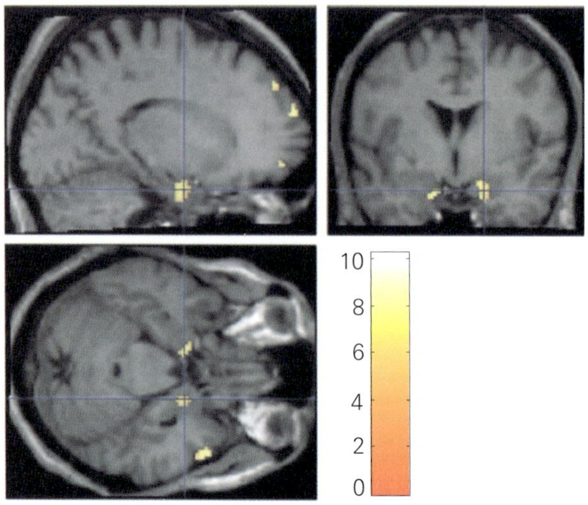

그림 8-87 머리의 기능적 자기공명영상

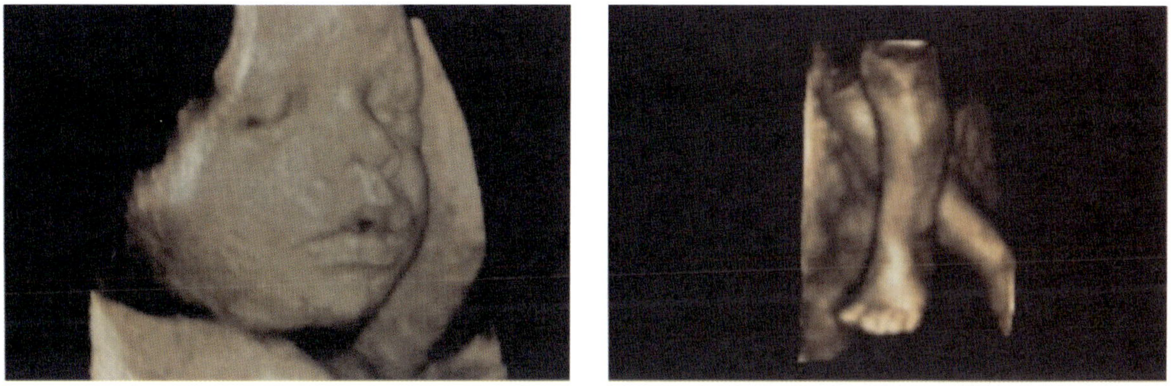

그림 8-88 30주된 태아의 얼굴과 하지 3D 초음파 영상

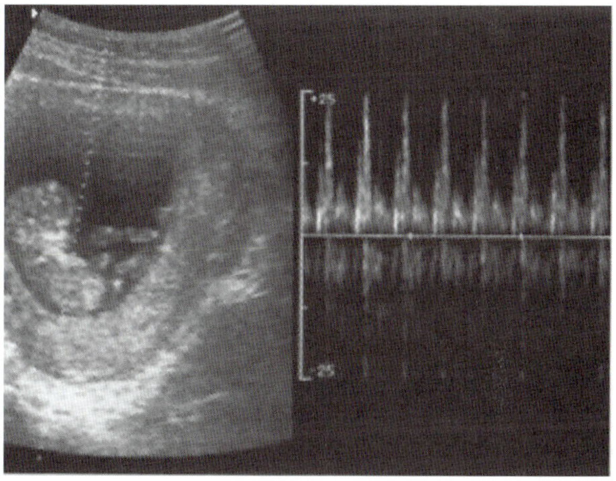

그림 8-89 태아의 펄스 도플러 영상

4) 초음파의 발전경향

초음파는 인간이 들을 수 있는 음의 영역(16~20,000 Hz)을 넘어선 음파로, 진단영역의 초음파는(1~10 MHz)를 이용한다. 초음파는 방사선을 사용하지 않으면서, 비침습적이고, 환자의 고통이 없으며, 실시간으로 화면을 통해서 진단을 할 수 있다는 장점이 있어서 여러 영역에서 사용되고 있으며, 특히 산부인과 영역에서 적극 활용되고 있다.

인체 내 장기들은 각각 밀도가 다르고 그에 따른 음향 임피던스 차이가 초음파의 반사 정도의 차이를 만들고, 이것이 장기별 대조도의 차이를 만들어줘 구분을 가능하게 해준다.

초음파는 기본적으로 회색도로 장기를 구분하는 B(brightness)-mode에서 발전하여, 초음파를 이용하여 혈류에 대한 정보를 얻을 수 있는 초음파도플러, 혈류의 방향 및 속도를 색의 종류와 밝기, 색조의 차로 나타내어 주는 컬러도플러, 혈류의 속도와 방향에 대한 정보는 알 수 없지만, 심장 등의 기관에서 민감한 혈류를 검출할 수 있는 출력도플러 등으로 발전하였다.

또한 소프트웨어의 발전으로 영상을 3차원으로 나타낼 수 있게 되면서, 산부인과 영역에서 목적부위의 모양 및 체적을 구체적으로 알 수 있게 되었다.

초음파는 지금까지의 단면영상으로 인해 일반인들은 잘 이해하지 못했던 2차원 영상들과는 달리, 3차원 영상을 통해 실제 모양과 같은 영상을 보여줌으로써 일반인들도 쉽게 이해하고, 초음파에 대해 친숙함을 가질 수 있게 되었다.

5) 핵의학의 발전경향

핵의학은 1961년 방사성 동위원소가 의학에 사용되기 시작하고, 1965년 이후부터 보급되기 시작되면서 현재까지 발전을 거듭하고 있다. 방사선 동위 원소에 방사성 의약품을 표지하면, 목적 부위로 방사성 동위원소가 집적이 된다.

이러한 특징을 이용한 핵의학은 방사성 동위원소(RI)를 직접 정맥주사 또는 구강을 통하여 인체에 투여하여 환자를 통해 방사선 물질의 집적 배설상태를 정적 또는 동적으로 조사하는 방법과, 시료를 채취하여 정량분석을 하는 방법 등으로 구분할 수 있다. 핵의학의 가장 큰 특징은 해부학적 정보보다는 장기의 기능적 영상을 얻을 수 있다는 것이다.

핵의학 역시 2차원적인 단면 영상을 얻는 데서 발전하여 단일광자방출 전산화 단층 촬영기기(SPECT, single photon emission computed tomography), 양전자방출 단층 촬영기기(PET, positron emission tomography)를 이용하여 단층 영상을 얻고 있다.

두 장치의 차이점이 있다면, SPECT는 감마선을 방출하는 핵종을 1개 이상의 디텍터를 회전시키면서 영상을 얻는 방법이고, PET은 양전자를 방출하는 핵종을 이용하여 전자 쌍생성에 의해 180˚로 방출되는 감마선을 동시계수회로를 이용하여 영상을 얻는 방법이다.

특히 PET은 CT또는 MRI와 결합하여 해부학적 정보는 물론 기능적 영상을 동시에 얻을 수 있는 최신 기술로 발전하고 있다. 그림 8-90은 심근 SPECT 영상, 그림 8-91은 PET-CT 대장영상, 그림 8-92는 PET 전신영상을 보여준다.

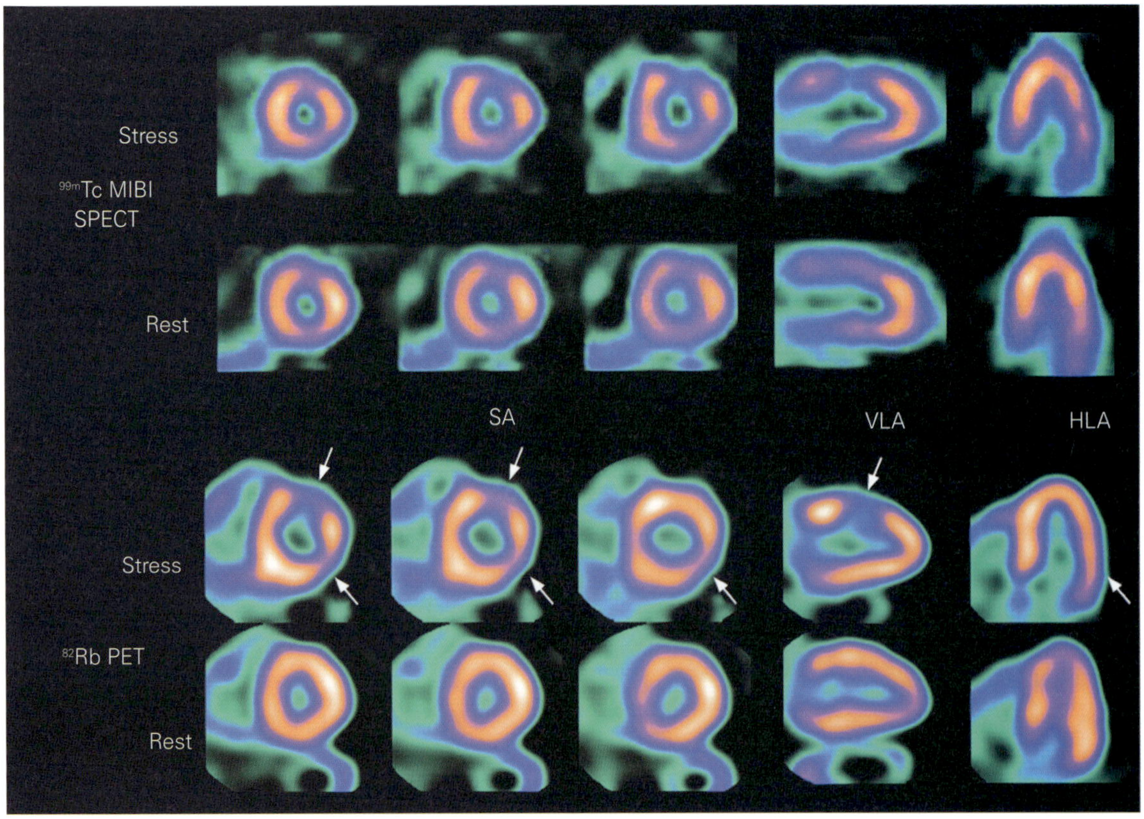

그림 8-90 심근SPECT 영상

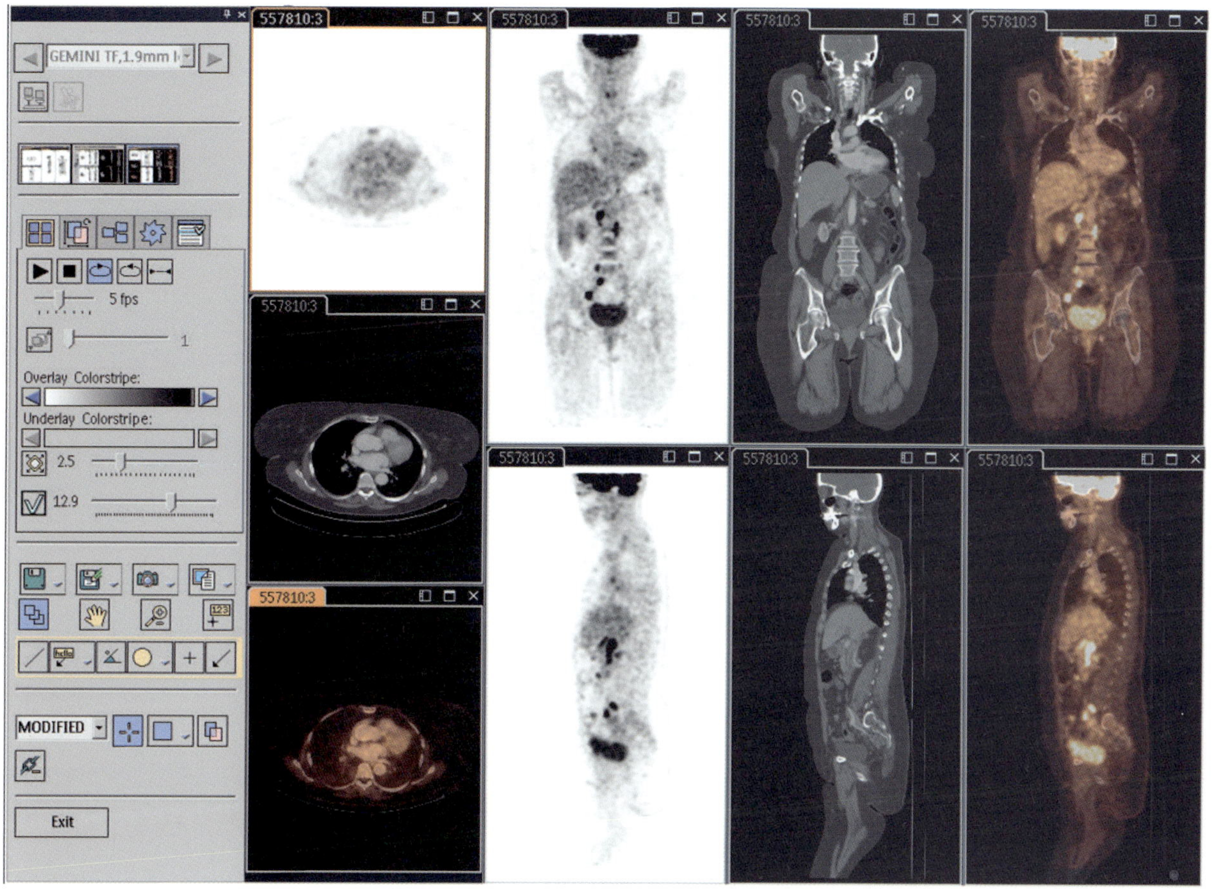

그림 8-91 PET-CT 영상

[A]

[B]

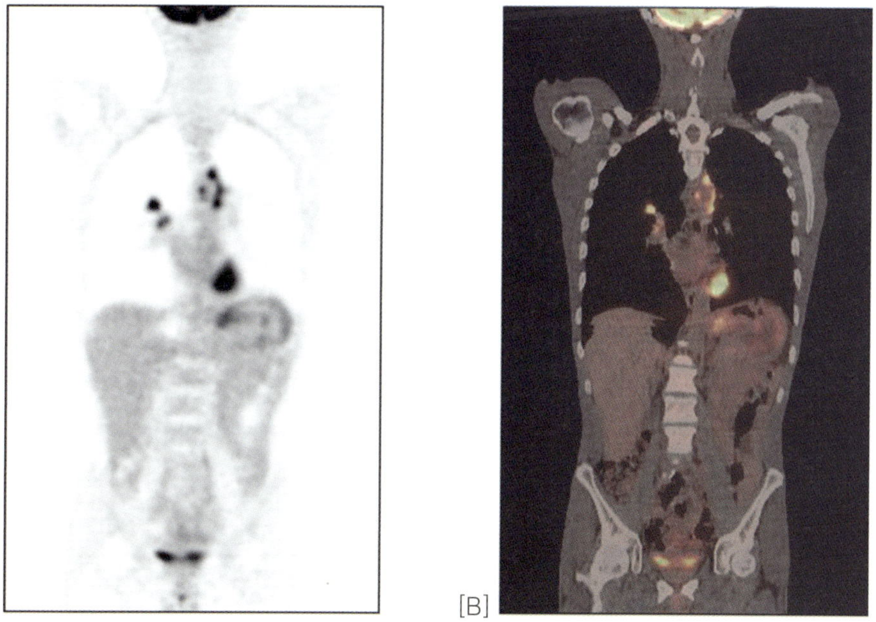

그림 8-92 PET-CT 영상
[A] PET [B] PET-CT

6) PACS의 이용

의료영상저장전송시스템(PACS, picture archiving and communication system)은 디지털로 얻어진 영상을 가장 효율적으로 관리하고 이용할 수 있는 시스템이다. 각 디지털 영상장치에 의해 얻어진 영상들을 DICOM 규정에 따라 디지털로 변환하고, PACS 서버에 전송 저장하여, 네트워크가 되고 워크시트이션이 설치되어 있는 장소라면, 어디서든 환자정보를 검색하고, 환자의 영상을 볼 수 있는 시스템이다. 여기서 DICOM 이란, 각 디지털 장비들끼리의 호환을 위하여 만들어진 일종의 국제 표준이다. 디지털 영상장치가 발전하면서 PACS가 발전하였지만, PACS의 발전이 병원 및 의료영상 시스템에 디지털화를 촉구시켰다고 볼 수도 있다.

CHAPTER 9
디지털 영상처리

1. 디지털 영상처리의 정의 및 배경
2. 디지털 영상시스템과 영상처리
3. 디지털 영상의 형성
4. 영상의 디지털화
5. 디지털 의료영상처리 기법
6. 푸리에 변환

개 요

디지털 영상처리에서 과정을 위한 학습을 한다. 디지털 영상처리의 배경 및 역사를 이해하고, 과정 및 형성을 교수한다. 영상의 디지털과정과 처리기법 및 푸리에 변화과정을 교수한다. 푸리에 변환이 영상처리 과정에서 필요한 이유와 변환이론을 습득하여 영상의 구성원리와 구조를 교수한다. 의학영상에서 디지털 영상처리는 초음파, CT, MRI, CR, DR, 핵의학 영상에 적용되고 있어 중요한 과정이다.

학습목표

· 디지털 영상처리 과정을 설명할 수 있어야 한다.
· 디지털 영상처리의 정의 및 역사적 배경을 설명할 수 있어야 한다.
· 디지털 영상의 형성과정을 설명할 수 있어야 한다.
· 영상의 디지털 과정을 설명할 수 있어야 한다.
· 디지털 의료영상 처리기법의 종류와 사용처리 기술을 이해하고 설명할 수 있어야 한다.
· 푸리에 변환과정을 설명할 수 있어야 한다.

1. 디지털 영상처리의 정의 및 배경
2. 디지털 영상시스템과 영상처리
3. 디지털 영상의 형성
4. 영상의 디지털화
5. 디지털 의료영상처리 기법
6. 푸리에 변환

1. 디지털 영상처리의 정의 및 배경

1. 디지털 영상처리를 정의하고 이해한다.
2. 디지털 영상처리의 역사적 배경을 이해한다.

2. 디지털 영상시스템과 영상처리

1. 디지털 영상처리의 과정을 이해한다.,
2. 디지털 영상처리의 요소와 분석과정을 이해한다.

3. 디지털 영상의 형성

1. 디지털 영상의 형성과정을 이해한다.
2. 아날로그 영상과 디지털 영상의 형성과정의 차이점을 이해한다.

4. 영상의 디지털화

1. 영상의 디지털 과정을 이해한다.
2. 영상의 디지털 과정에 필요한 요소들을 나열하고 이해한다.

5. 디지털 의료영상처리 기법

1. 디지털 의료영상의 처리기법을 설명하고 이해한다.
2. 디지털 의료영상의 처리기법의 종류를 설명하고 이해한다.

6. 푸리에 변환

1. 푸리에 변환과정을 이해한다.
2. 주기함수와 푸리에 급수, 푸리에 변환을 이해한다.

CHAPTER 9
디지털 영상처리

1. 디지털 영상처리의 정의 및 배경

디지털 영상이란 컴퓨터로 처리된 각종 디지털화된 영상을 말하는 것으로 디지털 영상 처리는 컴퓨터 알고리즘을 사용하여 디지털 영상에 대한 영상 처리를 수행하여 영상을 생성하고, 화질의 향상, 신호처리(signal processing), 정보의 복원, 데이터의 압축, 해석 및 영상을 인식하는 일련의 과정이다. 이러한 영상처리 과정을 통해 얻어진 영상으로 질병진단에 활용하고 있다. 디지털 영상처리는 아날로그 영상을 디지털 영상으로 생성, 가공, 저장, 재생하는 과정을 수행하는 과정으로 아날로그 영상 처리에 비해 많은 장점이 있다. 또한 입력 자료에 더욱 광범위한 알고리즘을 적용 가능하게 하고, 처리 도중 발생하는 노이즈와 신호 왜곡과 같은 문제들을 방지할 수 있다.

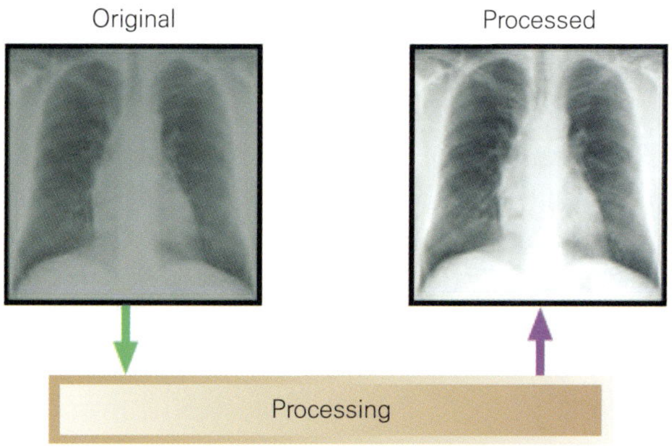

그림 9-1 **디지털 영상 처리**

디지털 영상 처리는 멀티미디어 시대에 있어 중요한 역할을 하는 영상을 컴퓨터를 이용하여 처리하는 분야이다. 인간은 기본적으로 시각적인 생물로 환경에 대한 정보를 눈에 의존한다. 영상 처리는 스캐너, 검출기를 통하여 신호를 획득하여 여러 가지 목적에 따라 컴퓨터와 여러 가지 알고리즘을 적용하여 처리하는 것이다. 이러한 디지털 영상 처리는 영상의 노이즈를 감소하여 선예도를 증가시켜 진단의 목적에 맞게 영상을 최적화하는 과정이다.

영상처리 기술의 응용 분야는 매우 다양하지만 과학기술, 영화 예술, 사무자동화, 인터넷, 공장자동화, 디지털 컨텐츠 및 의료 영상 분야 등으로 나누어 설명할 수 있다. 의료영상에서 엑스선, 초음파, CT, MRI(magnetic resonance imaging) 검사는 정확한 진단을 위해 이용하는 영상처리의 한 분야이다.

컴퓨터를 이용하여 영상을 생성하고 처리하고 영상을 해석, 인식하는, 영상과 관련된 모든 작업으로 디지털 영상은 공간상의 좌표(x, y)에서 2차원 함수 f(x, y)로 정의된다. 디지털 영상은 공간좌표(x, y)와 밝기 값(value)에서 모두 이산화하여 얻어진 영상의 유한한 값을 나타내는 것이다. 수학적으로 표현하면 디지털 영상은 행과 열이 영상의 좌표점을 나타내고 원소의 값이 밝기 혹은 칼라 값을 갖는 행렬(matrix)이라 볼 수 있다. 디지털 영상은 2차원 배열의 영상(picture)의 원소(element)란 의미에서 영어로는 pixel이라고 부른다.

1) 정의

디지털 영상처리의 순서는 영상 취득 기기를 통해서 신호를 획득(acquisition)하여 컴퓨터로 전송하고, 전송된 영상 신호인 아날로그를 디지털 데이터로 변환(transmission and digitization)하여 디지털 영상을 여러 가지 영상 처리 알고리즘을 적용하여 인식하기 좋은 형태로 변환하고 처리한다. 디지털 영상 처리란 디지털 데이터로 변환된 영상 데이터를 여러 가지 형태로 조작하고 변환하여 원하는 정보를 얻어내는 모든 방법들을 말한다.

디지털 영상처리 기술은 영상 개선, 영상 복원, 영상 변환, 영상 분석, 영상 인식, 영상 압축으로 분류된다. 이러한 디지털 영상처리를 구현하기 위한 알고리즘은 화소 점 처리, 영역 처리, 기하학적 처리, 프레임 처리로 분류할 수 있다.

디지털 영상의 분야는 영상 조작(image manipulation)으로 인간이 보기에 편리하도록 노이즈가 많은 영상을 개선하고, 흐려진 영상을 복원한다. 또한 기하학적인 교정, 영상의 대조도 향상, 영상 변환이 있다. 영상 분석(image analysis)은 컴퓨터가 영상을 해석하고 인식할 수 있도록 영상에 포함되어 있는 정보를 추출하고 처리하는 작업으로 영상을 분석하는 분야이다. 이러한 영상 인식(image recognition)은 영상 내 존재하는 물체의 종류와 개수 등을 컴퓨터가 영상 분석을 통해서 얻어진 정보에 근거한 인식 작업이다. 영상 통신(image communication)은 영상 정보를 전송하고 이를 복원하는 기술로 영상을 인식하고 이해하는 분야이다.

2) 역사적 배경

디지털 영상 처리의 역사는 1920년대, 미국과 유럽 간 신문 사진 전송이 영상 처리의 시초이고, 20세기 중반까지 아날로그(analog) 방식이었다. 1964년 미국 캘리포니아 제트추진연구소에서 위성으로부터 전송 받은 달 표면사진의 화질을 복원시키는 방법에 대한 연구가 디지털 영상 처리의 시초가 되어 1960년대는 미국의 항공우주국(NASA)이 우주 연구와 관련된 영상처리가 주류를 이루었다. 1970년대 컴퓨터와 전용 하드웨어가 이용 가능해지면서, 디지털 영상 처리는 급격히 증가하였다. 그 후 텔레비전 표준 전환과 같은 몇몇 전송 문제를 해결하기 위해, 영상은 실시간으로 처리 가능하게 되었다. 1980년대는 CT, MRI 등 의료영상 분야의 발전이 있었고, 1990년대는 인터넷시대가 시작하면서, 검색, 컴퓨터비전, 그래픽스방송 등의 다양한 응용분야로 확장되었다. 이러한 디지털 영상 처리는 위성 영상, 위성사진 표준 변환, 의료 영상, 영상 전화, 광학 문자 인식, 그리고 사진 개선 등에 응용된다. 2000년대 빠른 속도의 컴퓨터로 신호 처리가 가능해지면서, 디지털 영상 처리는 영상 처리의 가장 일반적인 형태가 됐고, 방법이 다양할 뿐만 아니라, 가격도 저렴하기 때문에 일반적으로 사용되고 있다.

역사적 발전을 하고 있는 의료영상의 특징은 컴퓨터가 데이터를 디지털로 전환하기 때문에 정확도가 높고, 정해진 알고리즘을 사용하여 컴퓨터가 처리하여 재현성을 통한 동일한 결과를 얻을 수 있다. 또한 데이터를 사용자가 원하는 대로 처리가 가능하여 제어가능성이 있으나 데이터 용량이 커진다는 단점이 있다.

의학영상에서 디지털 영상처리는 환자를 정밀하게 검사하기 위해 진단의 목적으로 인체 관련 영상을 많이 사용한다. 뼈의 골절을 진단하기 위해 엑스선, 초음파 영상, MRI(magnetic resonance imaging), CT 영상 등이 있다. 질병을 정확하게 진단하려는 목적으로 촬영된 영상을 확대, 변형, 조작하기도 한다. 이러한 디지털 영상처리는 의료영상정보학 뿐만 아니라 물리학, 수학, 공학, 컴퓨터 과학을 포함하는 분야에서 중요한 부분을 차지하고 있다.

2. 디지털 영상시스템과 영상처리 (digital imaging systems and image processing)

1) 서 론

디지털 컴퓨터는 의료영상의 총체적인 기능을 맡는 부분이 되었다. CT, MRI 등 그 응용분야에서 다목적 디지털 컴퓨터가 시스템의 일부가 된다. 디지털 방사선영상과 초음파 영상 같은 다른 응용분야에선 특수목적의 디지털 프로세서(컴퓨터)들이 설비내에 장착된다. 핵의학 영상시스템은 다목적 및 특수목적 컴퓨터 시스템을 사용한다. 컴퓨터 즉 디지털 프로세서는 다음과 같이 다양한 기능을 수행한다.

- 영상획득 관리
- 영상 재구성
- 영상 저장 및 검색
- 영상 처리
- 영상 분석

2) Digital images

영상들은 컴퓨터가 처리할 수 있는 디지털 형식이어야 한다. 디지털 영상은 기본 구성 단위 즉 픽셀(pixel)마다 고유 수치를 할당해서 행렬로 나타낸 것들로 구성된다(그림 9-2).

6	6	4	6	6
6	6	2	6	6
4	2	0	2	4
6	6	2	6	6
6	6	4	6	6

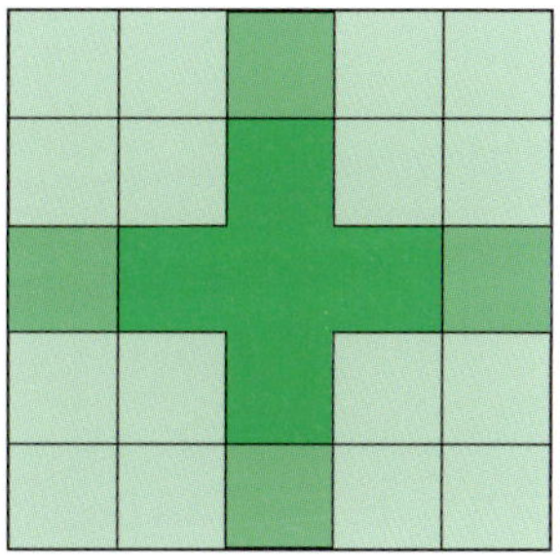

그림 9-2 디지털 영상

(1) Matrix size

특별한 영상에 대한 행렬 사이즈(행과 열의 수)는 일반적으로 영상을 만들어내는 시스템의 능력과 특수용도에 의존한다. 가장 흔한 형태는 정방형-정사각형이다(장방형-직사각형도 있을 수 있다). 영상 행렬의 행과 열 수는 디지털 시스템의 이진법적인 특성 때문에 그의 배수가 됨이 보통이다. 의료영상에서 볼 수 있는 행렬사이즈는 64×64, 128×128, 256×256, 512×512, 1,024×1,024 등을 포함한다. 영상에 포함된 픽셀의 수에 행의 수와 열의 수를 곱한 것으로 계산된다. 정방행렬에 대해 픽셀의 수는 행렬사이즈의 면적에 비례한다. 행렬의 크기가 2배(256에서 512)로 증가되면 픽셀의 수는 4배가 된다.

행렬 사이즈의 선택은 두가지 중요한 결론을 갖는다. 큰 행렬, 예로써 512나 1,024은 보다 자세한 영상을 나타내는 보다 작은 픽셀을 갖는다. 그러나 큰 행렬은 각 영상을 나타내는 수치를 더욱 많이 요구하며 따라서 저장 능력과 처리시간 역시 더욱 많이 요구된다.

(2) Pixel values

디지털 영상을 처리하고 저장하는 장치들은 십진수보단 이진수로 작동한다. 그 차이점은 이진수일 경우 그외 배수로 항상 표현하는 반면 10진수의 digit는 10의 배수로 표현한다는 점이다. 이진

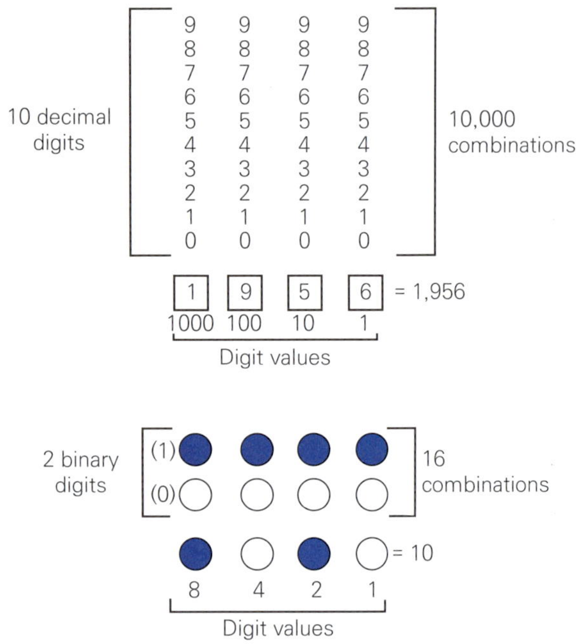

그림 9-3 **이진수와 십진수의 비교**

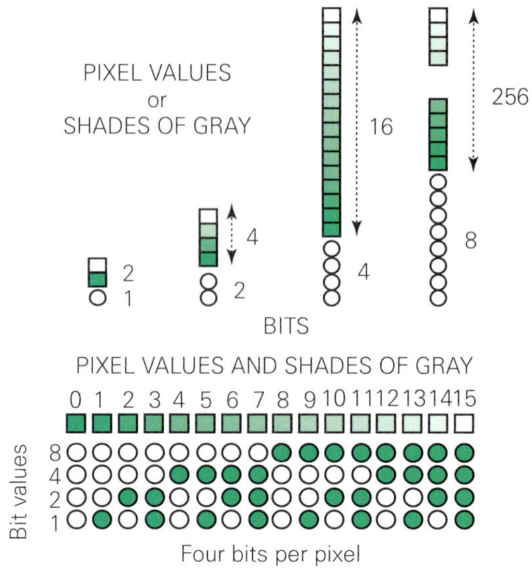

그림 9-4 **Pixel 값과 image gray scale**

수 형태에 대한 기본적 지식은 디지털 영상에 대한 저장 요구조건을 이해하는데 특히 도움이 된다.

컴퓨터, 즉 디지털 프로세서가 메모리상에 수치를 기록할 경우 특정공간에 채우거나 마킹(marking)한다. 이것은 어떤 공간을 각 수치(또는 알파벳 문자)로 할당된 형태로 채우는 인간의 행동과 유사하다. 이러한 유추를 진행시키기 위해 그림 9-3에서 10진수를 먼저 살펴보자. 10진수 숫자의 각 digit는 10의 배수를 나타낸다. 특수한 배수 수치는 전체 수내에서 digit의 포지션에 의해 결정된다.

10진수 형태에서는 그 수의 전체값은 선택된 digit과 그것이 들어간 포지션에 의해 결정된다. 예를 들어 가장 오른쪽 공간에 들어간 3이라는 숫자는 3의 값을 갖는 반면 오른쪽에서 세번째 공간에 들어간 3은 300의 값을 갖는다. 수의 값은 각 자리수의 총합이 된다.

이진수 형태에선 각 digit 포지션은 원으로써 표시된다. 각 digit 포지션의 값은 배수(제곱수)이다. 컴퓨터가 이진수를 채울때 그것은 오직 두 수치, 0과 1중 하나를 선택한다. 0은 포지션을 비워두고 1은 포지션을 채움(까맣게 칠한다)으로써 표시한다. 각 공간은 이진 digit 즉 bit로 나타낸다. 1 bit는 단지 두개의 값만을 갖는 반면 10진 digit는 10가지 다른 값을 가질 수 있다.

대부분의 디지털 장치는 bit의 그룹으로 작동한다. 8비트 그룹은 보통 byte로 자주 사용된다. 한 바이트내의 각 빈공간은 0의 값을 갖는다. 마크된 각 bit는 byte내에서 포지션으로 결정되는 값을 갖는다. 가장 우측에 있는 bit가 마크될때 그것은 1의 값을 갖는다. 가장 왼쪽의 bit는 128의 값을 갖는다. 1 byte의 전체값은 마크된 bit에 대한 값의 합이다. 1 byte는 256가지 다른 값들을 나타낼 수 있다. 모두 마크되지 않은 bit를 가진 1은 그 값이 0이다. 반대의 극단은 모두 마크될 경우로서 255의 값을 갖게 된다. 그밖에 254개의 다른 경우들이 있다.

이진수가 나타낼 수 있는 각기 다른 값들의 수는 같은 수의 digit의 십진수일 때보다 훨씬 적다. 이것은 이진 digit가 두가지 값중 하나만을 가질 수 있는 반면 십진 digit는 10개 값 중 하나를 선택할 수 있기 때문이다.

8 bit 이진수 또는 1 byte가 단지 256개의 다른 값을 가진다. 비교해 본다면 세개의 digit 십진수는 1,000개의 다른 값(0~999)을 가질 수 있다.

이진수, bit, byte에 대한 우리의 일차 관심사는 그것들이 디지털 영상에서 픽셀을 나타내는데 사용된다는 점이다. 서로 다른 byte 배치들은 픽셀내에서 각기 다른 명암의 정도를 나타낸다. 그림 9-4는 byte 배치, 픽셀값 그리고 명암간의 일반적인 관계를 보여준다.

(3) Image conversion

디지털 영상은 직접 형성되는 것이 아니므로 전환과정에 의해 만들어져야 한다. CT, MRI 및 PET에서 디지털 영상들은 scanning이나 acquisition phase 동안 수집된 데이터로부터 수학적으로 재구성된다. 초음파와 핵의학 영상에서 디지털 영상들은 transducer나 감마 카메라로부터 신호를 치리함으로써 형성된다. 디지털 방사선 사진과 fluoroscopy에서의 디지털 영상은 비디오 영상을 디지털 형식으로 전환시킴으로써 만들어진다.

변형은 아날로그-디지털(A/D) 변환기로 알려진 전자장치를 통해 이루어진다. 변환기는 비디오 영상의 각 라인을 나누어서 픽셀의 행으로 바꾼다. 각 픽셀에 대해 신호레벨 즉 밝기 정도를 측정한다. 그리고 그 값을 디지털 수치로 바꾸며 그것은 메모리에 저장된다.

3) 영상처리(image processing)

영상 데이터가 컴퓨터 메모리에 저장될때 데이터는 다양한 종류의 처리과정에 사용될 수 있다. 처리는 보통 영상의 특성을 바꾸거나 일련의 영상으로 부터 정량적인 데이터를 얻는 목적으로 수행한다.

(1) Noise reduction

어떤 연구에선 영상을 처리하여 광자 농도의 통계적인 변동에 의해 발생되는 노이즈를 감소시킬 수 있다. 뚜렷한 노이즈는 하나의 픽셀을 부근의 픽셀과 혼합시킴으로써 절감시킬 수 있다. 몇가지 수학적인 접근들이 이런 용도로 사용될 수 있으며 그림 9-5에는 특수한 한가지 예로서 nine-point smoothing process을 보여 주고 있다. 이 과정에서 컴퓨터는 old image로부터 new image를 계산한다. 각각의 새로운 픽셀에 대한 값은 old pixel과 그것을 둘러싸고 있는 여덟개의 픽셀의 가중치가 부여된 average value이다.

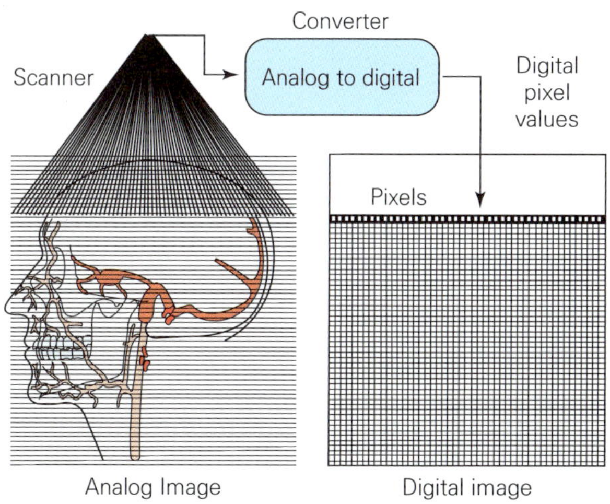

그림 9-5 아날로그 영상의 디지털 변환

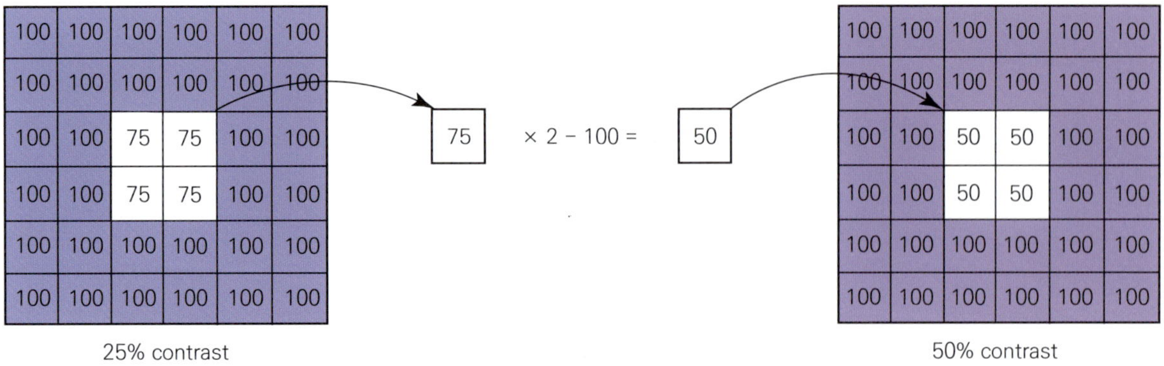

그림 9-6 대조도의 강조

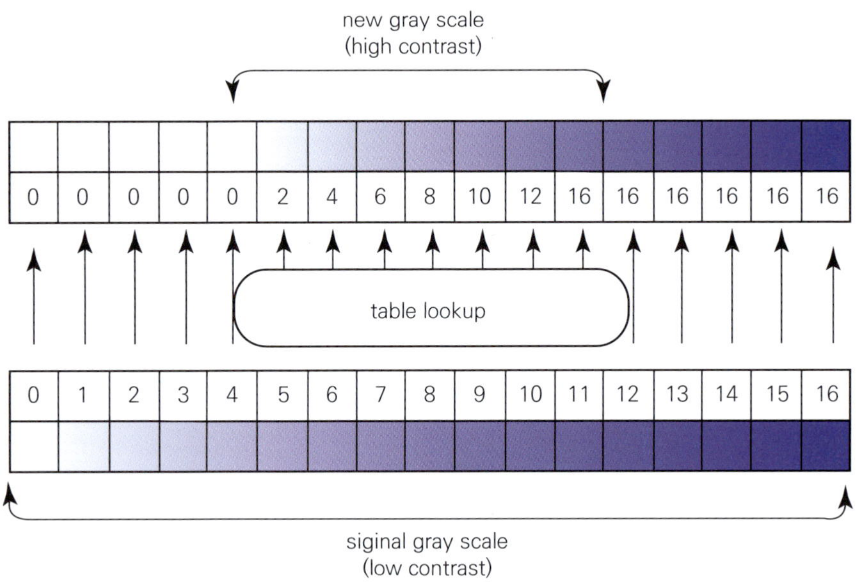

그림 9-7 영상과 수정·변경된 영상간의 관계

그림 9-6에서 보인 각 픽셀에 대해 새로운 값을 계산할 수 있다. 첫째로 원래값(중앙부분)은 4배가 된다. 처리되고 있는 픽셀의 네 변 주위에 위치한 4개 픽셀에 대한 값이 2배가 되고 코너부분 픽셀에서의 값은 1배가 된다.

이런 곱셈의 결과들은 모두 더해서 그 총합을 16으로 나누어 weighted average(가중치가 부여된 평균값)를 얻게된다. 이런 과정은 영상 영역 내에서 각 픽셀에 대해 반복된다. 노이즈를 줄이기 위한 image smoothing은 일반적으로 작은 구조물들의 섬세도와 가시도를 감소시키는 일종의 흐림과정이다.

(2) 대조도(contrast modification)

영상 대조도는 픽셀간의 수치차이에 관계된다. 대조도는 그림 9-7처럼 적당한 인수로 값을 곱해주고 일정한 값을 빼줌으로써 변경을 줄 수 있다. 일반적으로 영상에다 각기 다른 인수를 곱하도록 컴퓨터에 명령을 내릴 수 있다.

원래 영상과 수정·변경된 영상간의 관계는 그림 9-7에 있는 그래프를 통해 볼 수 있다. 이 그래프는 새로운 픽셀값과 이전 픽셀값 사이의 관계를 보여준다. 파선부분은 두가지 영상(새것과 이전것)가 같은 경우 즉 곱하는 인수가 1일 경우 두 영상의 관계를 나타낸다. 원래 영상의 픽셀값은 1보다 훨씬 큰 인수로서 곱해진다면 대조도가 증가할 것이다. 만일 픽셀값들에 1보다 적은 인수로써 곱하게 된다면 대조도는 감소하게 될 것이다. 그림 9-6에서 원래 영상은 배경 영역에서 픽셀마다 100의 평균치를 갖으며 물체의 중앙 영역은 픽셀당 75의 값을 가진다. 이것은 물체와 배경사이에 25 즉 25%의 대조도를 부여한다는 의미이다. 대조도를 증가시킨 영상은 각 값들을 2로 곱하고 100을 뺌으로써 얻을 수 있다. 새 영상에서 배경은 픽셀당 100의 값을 가지고 물체 영역은 픽셀당 50의 값을 갖는다. 이것은 50(50%)의 대조도를 준다는 의미이다. 이것은 원래 대조도의 2배이다.

그림 9-7에 보인 예는 대조도의 변화를 강조하기 위해서 노이즈를 제거한 상태이다. 그러나 노이즈는 실제 영상에 항상 존재하며 이런 방법으로 대조도를 증가시키면 노이즈를 높이게 된다. 따라서 노이즈에 대한 영상 대조도의 비율을 개선시키지 못한다.

대조도의 증가 중 한 형태는 배경을 제거시키는 것이다. 이렇게 하기 위해 컴퓨터를 이용하여 이전 픽셀값이 특정 역치(threshold value) 이하일 경우 새 영상의 픽셀값을 0으로 세팅시킨다.

(3) Image subtraction

디지털 영상들은 영상들간의 차이 또는 변화를 나타내기 위해 쉽게 제거될 수 있다. 이런 처리 형태는 어떤 타입의 디지털 영상에도 적용이 가능함에도 불구하고 가장 흔한 과정은 DSA(digital subtraction angiography)이다.

DSA의 기본원리는 그림 9-8에 설명되었다. 첫번째 영상은 contrast medium을 삽입하기 전에 얻을 수 있고, 이 영상(mask)은 정상적으로 X선 영상에 드러난 모든 해부학적인 구조물들을 포함한다. 두번째 영상은contrast medium이 촬영중인 혈관내로 투입된 후에 얻어진다. 묽은 contrast medium을 사용할 경우 혈관은 뼈와 같은 다른 구조물보다 매우 낮은 대조도를 갖게 된다.

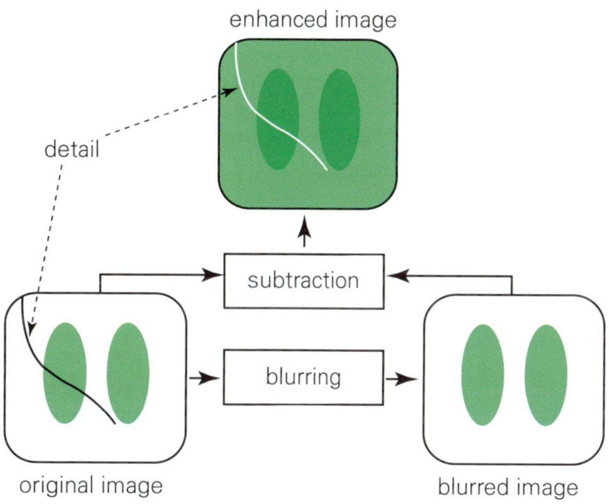

그림 9-8 **DSA의 기본원리**

두번째 영상은 이상적인 조건하에서 첫번째 영상으로부터 제거될 경우 contrast medium을 포함하는 혈관만을 보여주는 영상을 얻을 수 있다. 영상 제거(subtraction)는 일반적인 혈관 조영과정에 대하여 대조도 감도를 증가시킴으로써 저농도의 contrast medium을 갖는 혈관 구조물도 촬영 가능토록 한다. 그러나 대조도 감도의 개선은 영상 노이즈의 증가 및 인적 요소 등이 자주 수반된다. 영상 제거는 항상 영상 노이즈를 증가시킨다. DSA에서 두개의 원래 영상들은 보통 양자 노이즈를 최소화시키도록 비교적 높은 노출레벨과 더불어 얻어지게 된다.

DSA에서의 artifact의 첫번째 원인은 두 영상간의 시간간격 동안의 환자의 움직임이다. 해부학적인 구조들이 두 영상에 대해 동일한 포지션에 있지 않다면 제거(subtract) 과정은 움직이는 또는 물리적인 변위를 갖는 영상을 만들게 된다. 이것은 영상에서 artifact로써 나타난다. 움직임 artifact의 효과를 줄이기 위해 몇가지 방법이 사용된다. 어떤 영상 시스템들은 사용자가 모션(움직임)을 보상하고자 하는 시도의 일환으로서 한 영상을 이동시키거나 삭제하도록 해주는 재편집 기능을 갖는다.

또다른 과정은 일련의 mask image를 획득하고 artifact를 최소로 하는 영상을 찾도록 다른 조합을 시도해보기도 한다.

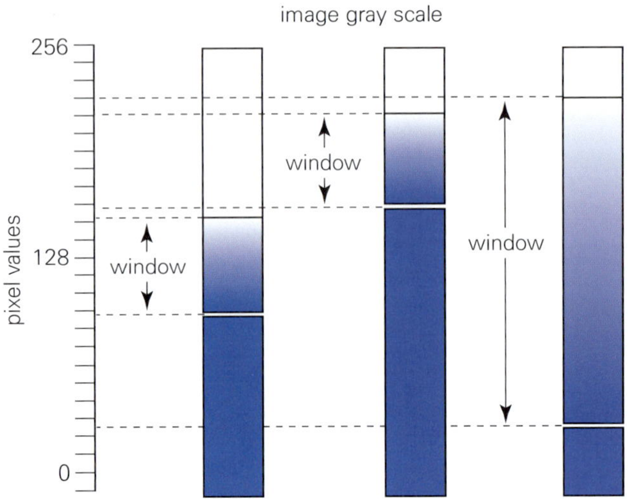

그림 9-9 Windowing 개념

4) 정량적 자료처리와 분석

(1) Profiles

영상 내의 다양한 부분들의 농도나 활동도와 같은 특성을 비교하는 능력은 profile을 만듦으로써 개선시킨다. 전형적으로 컴퓨터를 이용하여 특정 행의 픽셀을 선정하여 픽셀 값들의 그래픽 디스플레이를 만들 수 있다.

(2) Regions of interest

컴퓨터를 사용하면 영상에서 관심영역(ROI)의 outline을 작성할 수 있다. 영역내부의 전체 카운트나 평균농도와 같은 데이터를 얻을 수 있다.

ROI 내부의 활동도를 경과된 시간의 함수로서 그래픽 디스플레이로 나타낸 것은 다수의 동적인 핵의학 연구에 유용한 기능을 할 것이다. 시간-활동도 곡선은 특정 신체부위 또는 기관내의 활동도의 정량적인 증가와 감소를 살펴보는데 유용하다.

5) Display control

디지털 영상들은 직접적인 관찰에 적합하지 않다. 대개 임상에서 디지털 영상은 비디오 영상으로 전환되고 필름상에 기록되어 관찰이 가능해진다.

이러한 전환은 전자 장치에 의해 이루어진다. 디지털-아날로그(비디오) 전환기 디지털 영상을 보기 위한 대부분의 시스템은 관찰자로 하여금 gray scale 또는 brightness range로 전환될 픽셀값 범위를 선택하도록 한다. 이런 기능을 windowing이라고 한다. Window와 관계되는 두 가지 선택가능한 변수는 픽셀값의 범위(폭)와 픽셀 값 scale상의 위치이다. Windowing 개념은 그림 9-9에 설명해 놓았다.

윈도우를 특정 변수로서 세팅시켰을때 윈도우의 상한보다 더 큰 값을 갖는 모든 픽셀들은 흰색으로 디스플레이되고 윈도우 하한보다 더 낮은 모든 픽셀들은 검게 보이며 두 한계치 사이의 픽셀 값들은 gray의 full scale에 걸쳐 넓게 분포한다. 원리적으로 윈도우 세팅은 대조도 컨트롤로써 가능하다. 윈도우의 폭이 감소되면 image contrast가 증가하게 된다.

어떤 시스템은 컬러 디스플레이를 사용하고 있으며, 컴퓨터가 픽셀값을 특정 컬러로 해독한다.

3. 디지털 영상의 형성 (digital image formation)

디지털 영상 형성이란 영상처리를 위한 가장 첫 번째 단계로 영상 시스템을 통해 아날로그 신호를 디지털 신호로 변환하여 디지털 영상을 만드는 과정이다. 디지털 의료 영상의 정보는 오랜 시간동안 아날로그 형태의 정보를 필름으로 획득하여 사용하였다. 현재는 아날로그 형태로의 정보를 디지털로 변환하여 정보를 출력한다. 디지털 의료 영상의 장점은 영상의 재현성과 영상처리를 통한 정보의 다양성이다.

1) 아날로그 신호와 디지털 신호

아날로그 시스템에서는 우수한 영상을 획득하기 위해서는 영상을 획득하기 전에 엑스선의 관전압과 관전류, 노출시간을 조절하여 영상을 형성하는 스크린과 필름의 조합으로 영상을 형성할 수 있다. 그러나 디지털 의료영상은 정보를 보고자하는 목적에 따라 자유롭게 영상처리가 가능하다.

2) 아날로그 영상과 디지털 영상

디지털 신호는 시간에 따른 진폭변화의 이산적(discrete)인 값을 갖는 신호이다. 디지털 의료영상은 투과된 에너지를 이산적인 데이터로 변조하여 영상을 형성한다. 디지털 영상은 연속적으로 변화하는 그레이 스케일의 표현 혹은 밝기의 불연속인 포인트로 구성되어있다. 각 픽셀의 위치정보를 값으로 환산하기 위해서 좌표 위에 표현한다. 결국 위치함수로 표현되는 좌표는 영상의 크기와 연관되며, 가로의 화소의 수와 세로의 화소의 수이며 영상의 크기에 비례한다. 디지털 신호는 샘

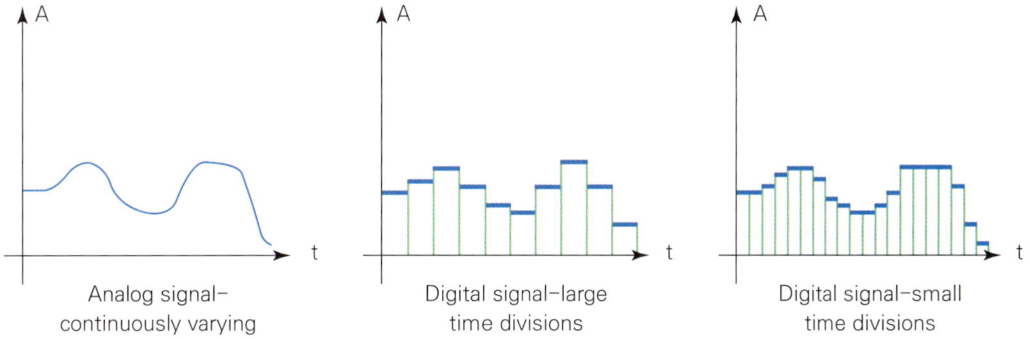

그림 9-10 아날로그 신호와 디지털 신호

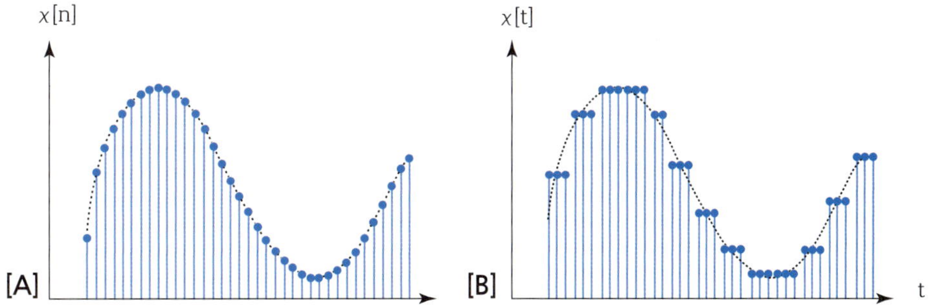

그림 9-11 [A] 이산신호와 [B] 디지털 신호

플링과 양자화를 통하여 gray scale 값이 수치배열 형태로 변환되어 나타난다. 디지털 영상의 크기에 표현되는 음영단계의 범위를 곱해주면 전체적인 픽셀수가 나타난다.

3) 디지털 영상처리의 일반적 적용

디지털 방사선 영상은 X선이 영상 형성 부분에 조사되면 조사량에 따라 발생한 신호가 ADC(analog to digital converter) 변환기를 통하여 데이터를 획득한다. 이와 같이 형성된 raw 데이터는 장비를 구동시키는 소프트웨어에서 정해진 영상처리 과정을 통하여 모니터에서 볼 수 있는 영상 데이터 포맷으로 변환되어 DICOM, bmp, tif, jpg나 기타 소프트웨어 자체에서 구동할 수 있는 파일 형태로 하드디스크에 저장되고 저장된 데이터는 병원의 중앙 서버에 전송되어 PACS(picture archiving and communication system)로 영상을 조회하거나 image viewer 소프트웨어를 통하여 원내 컴퓨터에서 조회 및 판독이 가능하다.

ADC 변환기는 주로 12 bit 혹은 16 bit의 데이터를 지원하고 있으며 ADC 변환기에서 나온 raw 데이터는 장비 구동 소프트웨어를 통하여 8, 10, 12 혹은 16 bit 데이터를 형성한다. 인간의 눈은 8비트 영상, 즉 256단계의 회색조를 가지는 경우 각 단계를 구분할 수 없어 적절한 흑화도로 촬영된 영상의 경우 8비트 영상이면 판독에 아무런 문제가 없다. 그러나 촬영 과정에서 노출 정도에 따라 과노출 혹은 저노출에 의하여 영상의 색조가 바람직하지 않은 경우 밝기와 대조도를 조절해야 하는데 8비트 영상에서는 일부 데이터 손실로 관찰이 불가능한 부위가 나타날 수 있다. 또한 디지털 영상 장비에서 필연적으로 나타나는 노이즈를 제거하는 기법도 장비 생산 업체마다 차이가 있어 지나친 흐림 현상이나 필터 영상, 지나친 sharpening 기법에 의한 영상의 왜곡 등이 발생할 수 있다.

(1) 영상 재구성(image reconstruction)

영상합성 처리는 다른 영상이나, 영상이 아닌 데이터로 영상을 형성하는 것을 말한다. 이 과정은 생성된 이미지를 목적에 부합하도록 재창조하는 과정을 말하며, 대부분의 경우에는 필요하지 않은 과정이다. 입체 영상을 분석하고 3차원으로 재구성하여 MRI, CT에서 취득된 영상을 Radon 변환, 투시 투상 기법(perspective projection) 등으로 재구성한다.

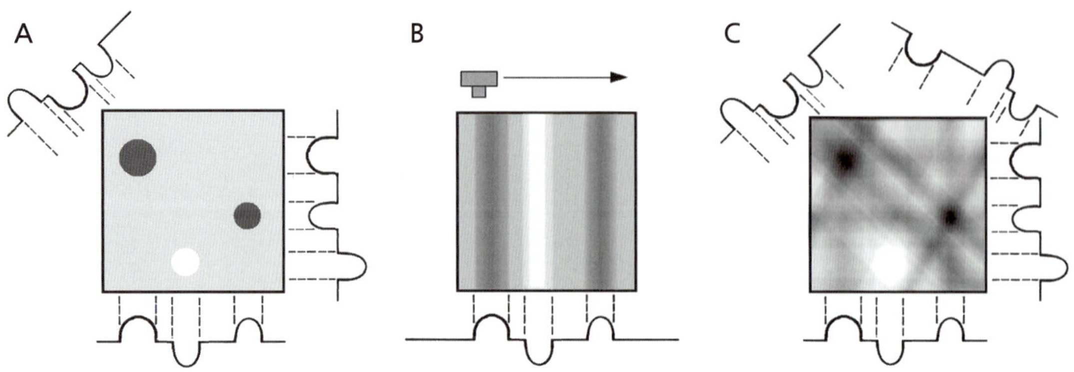

그림 9-12 CT의 역투영법에 의한 영상재구성

(2) 영상 증강(image enhancement)

영상처리는 관찰자의 입장에서 행하는 행위로 모두가 영상을 원래 보고자하는 목적에 맞게 개선시켜 디지털 영상의 질을 높이는데 목적이 있다. 과정은 중첩된 이미지의 삭제 혹은 분할, 해석에 필요하지 않은 이미지 부분의 삭제, 노이즈 제거 과정이다. 사용자가 필요로 하는 정보만을 강조하여 표현하는 분야로, 영상의 확대와 축소뿐만 아니라 영상 평활화(histogram equalization), 첨예화(sharpening), 분할(segmentation), 분류(classification), 군집화(clustering), 다중 대역폭의 정보를 융합시켜 단일 영상으로 표현하는 융합기술(image fusion) 등의 기법이 있다. 모든 영상처리는 관찰자의 입장에서 행하는 행위이므로 궁극적으로 영상을 원래의 보고자하는 목적에 맞게 개선시키는데 목적이 있다. 영상의 증강은 가장 흔한 영상처리 방법 중 하나이다. 의료영상은 화소의 밝기와 대조도로 쉽게 표현할 수 있다. 이는 PACS프로그램에서 window level과 width로 조절가능하며, 의료영상의 판독에 가장 큰 영향을 미친다. 영상처리 중 입력 영상에서 흑백은 백색으로 백색은 흑백으로 회색조는 이와 상응 하는 회색조로 변환되는 처리를 영상반전처리라 한다. 영상에 있어서 화소의 집단처리를 행하여 영상을 개선시키는데 이를 공간필터라고 한다.

요 약

영상증강

- Contrast enhancement
- Edge enhancement
- Image sharpening
- Noise smoothing or filtering
- Image magnification
- Pseudo coloring

(3) 영상 압축(image compression)

디지털 영상 압축은 획득된 영상데이터의 크기를 줄이는 것으로 디지털 영상 데이터는 많은 데이터 저장공간을 요구한다. 영상압축 처리과정은 영상을 표현하는데 필요한 데이터 내용을 감소시키는데 큰 역할을 한다. 영상 압축의 필요성은 영상을 빈번히 조회해야 하는 임상 진료과에 있어서 의료 영상의 압축은 의사의 대기시간을 단축시켜 줄 수 있으며, 이는 보다 많은 시간을 진료에 할애할 수 있게 한다. 영상 압축 프로그램의 원리는 영상데이터의 중복성을 제거하고 변화량을 정확히 기입하는 것이다. 영상 압축의 종류는 무손실 압축과 손실 압축이 있다. 표준 영상 압축 기법은 JEPG, JPEG 2000, MPEG가 있다.

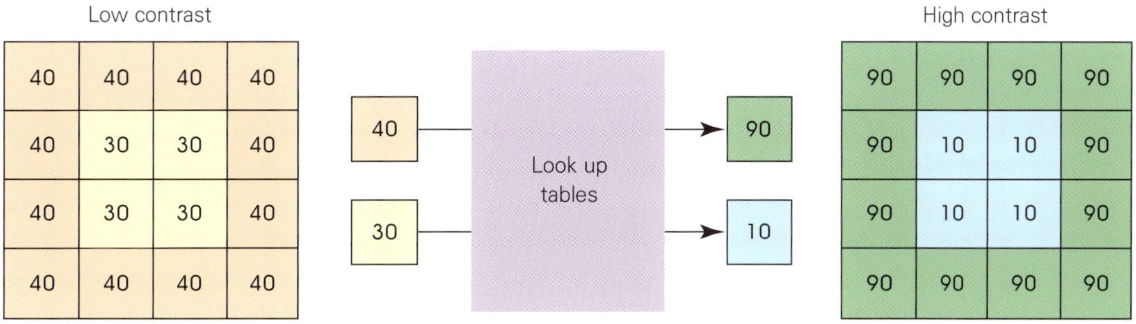

Contrast is changed by changing pixel values

그림 9-13 대조도 증강

(4) 영상 복원(image restoration)

디지털 영상 복원이란 디지털 영상 형성과정 중에 발생한 영상의 변형이나 영상 질(quality)의 저하로 인한 문제를 해결하여 영상을 복원하는 과정이다. 영상저하의 원인은 하드웨어 상의 문제로 인해 발생할 수 있으며, 대개 통계학적인 특성을 가진다. 따라서 이러한 통계학적인 특성을 분석하고 이를 수학적 모델로 만들어 해결하고자 하는 분야이다. 영상개선을 위한 영상의 처리과정에서 발생된 노이즈 및 영상 획득에서 디지털 의료장비의 특성에 의해 발생하는 일정량의 정보의 손실이나. 노이즈의 첨가로 인해 원래의 영상이 왜곡될 수 있다. 이러한 원래의 영상을 복원하는 과정이 영상 복원이다.

(5) 영상 분석(image analysis)

디지털 영상 분석이란 획득된 영상에 어떠한 해석을 하지 않고, 다양한 정보를 추출하거나 분석을 하는 처리과정으로 수치적인 측정을 수행하고 특정영역을 추출하여 인식하는 것이다. 또한 인식된 결과를 통해 상황 분석(situation assessment)을 수행할 수도 있다. 영상처리로 이루어진 영상의 질의 평가와 해석은 처리의 결과가 아니라 관찰자의 시각적 평가에서 이루어진다.

(5) 영상 변환(image transform)

영상 변환은 영상을 분석하기 위한 수단으로 영상을 기하학적으로 변환시키는 작업으로 영상의 확대, 이동, 회전하는 작업이다. 영상변환은 영상을 구성하는 화소의 재배치를 이용하여 수행한다. 주파수 공간으로 영상 변환을 위해 FFT(Fast Fourier Transform), 이산 코사인 변환(discrete cosine transformation), DCT (Discrete Cosine Transform), Wavelet과 같은 알고리즘 등이 있다.

4) 디지털 영상처리 시스템

디지털 영상처리 시스템은 입력신호를 받아 획득하고 영상을 처리하여 저장 및 영상을 표시한다. 디지털 영상처리는 의료영상의 CT, MRI, 초음파, CR, DR 등에서 적용되고 있다. 그림 9-14는 디지털 영상처리 과정이다. 이러한 디지털 영상처리에서는 하드웨어가 컴퓨터, ADC, 모니터, 저장장치가 필요하다.

(1) 디지털 영상처리 알고리즘

디지털 영상처리 알고리즘은 화소 점의 원래 값이나 화소 점의 위치를 기반으로 화소 값 변경하는 알고리즘으로 산술연산과 논리연산에 적용하는 화소 점 처리(point processing), 화소의 원래 값과 이웃하는 화소의 값을 기반으로 화소 값을 변경하는 영역 처리(area processing), 화소들의 위치나 배열을 변화시키는 방법으로 스케일(scale), 회전, 이동의 기하학 처리(geometric processing), 두개 이상의 서로 다른 디지털 영상으로 산술연산 및 논리연산 등의 조합을 통해서 새로운 화소값을 생성하는 프레임 처리(frame processing)로 분류한다.

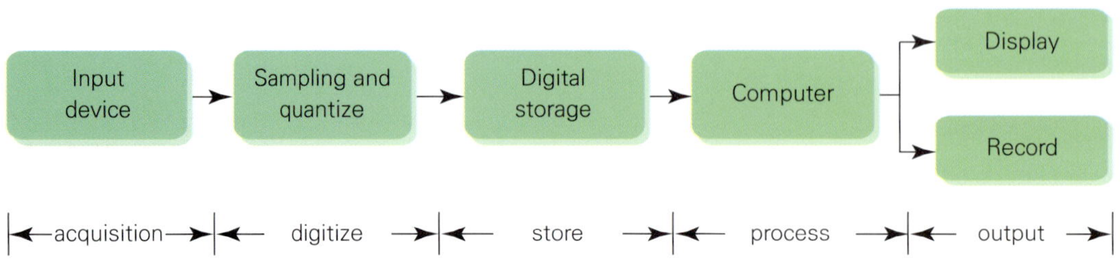

그림 9-14 디지털 영상 처리 과정

4. 영상의 디지털화

일정한 시간 간격마다 아날로그 신호의 크기를 숫자로 나타낸 것으로 신호를 일정한 간격으로 잘라 이산신호(discrete signal)를 만드는 표본화 단계(sampling step), 각 표본 신호의 크기를 숫자화 하는 단계인 양자화 단계(quantization step)와 코드화(encoding step) 단계의 과정으로 이루어진다(그림 9-15).

아날로그 신호를 디지털 신호로 변환하는 디지털화의 3단계 과정을 그림 9-16에서 보여주고 있고, 여기서 Ts는 표본화 주기이다.

요 약

영상의 디지털화는 표본화(sampling), 양자화(quantization), 부호화(coding) 순서로 이루어진다.

1) 주사(scan)

주사는 영상장치에서 영상을 분해하여 직결 데이터하고, 이를 다시 재조립하여 원래의 영상으로 재구성하는 과정이다. 디지털화에서 첫 번째 단계는 스캔과정으로 영상을 픽셀의 작은 구역으로 나누는 것이다. 컴퓨터의 표시 장치에서 영상 정보가 있는 픽셀을 밝혀 영상을 형성하는 것으로 스캐너, 광학 기술을 응용하는 장치에서 광감응 장치를 텍스트의 페이지, 사진, 도면, 그림 등 영상의 표면에 조사하여 그 표면의 밝은 영역과 어두운 면을 컴퓨터가 해석할 수 있는 2진 숫자로 변환하는 것이다(그림 9-16).

컴퓨터에서 영상을 처리하여 저장하고 영상의 취급을 용이하게 하기 위해서는 2차원의 신호를 정보를 1차원으로 변환하는 주사 방법에는 래스터 주사(Raster scan), 힐버트 주사(Hilbert scan), Z 주사가 있다.

요 약

주사(scan)

- Raster scan
- Hilbert scan
- Zscan

(1) 래스터 주사(raster scan)

래스터스캔은 차례차례로 수평방향으로 구성된 화면을 래스터 주사(raster scan)라고 한다.

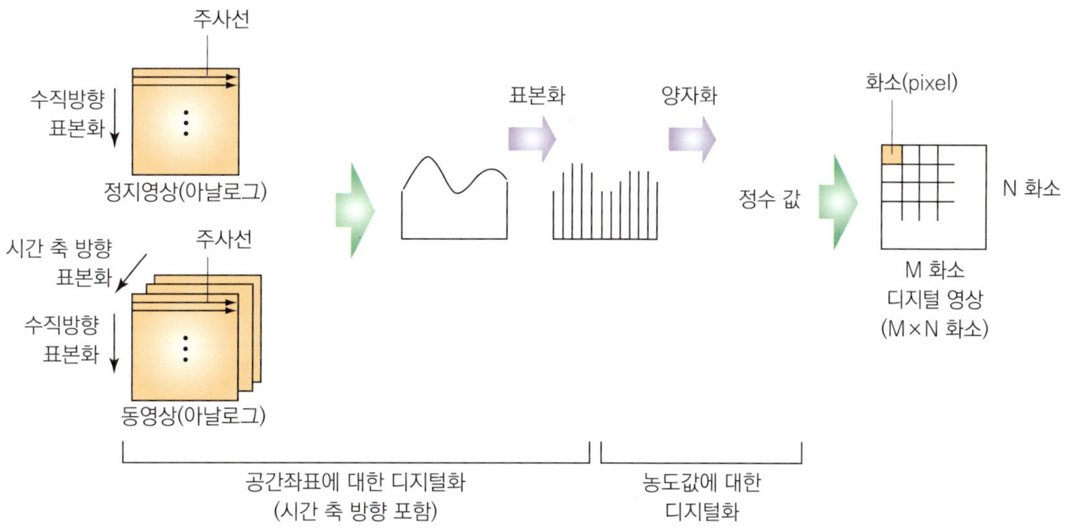

그림 9-15 영상의 디지털화

영상의 농도를 1차원으로 재배열시켜 1차원 영상정보를 작성하는 방법으로 신호의 간격마다 값을 구하여 이산적으로 값을 획득한다. 컴퓨터 출력 장치나 TV화면에 나타나는 스캔 라인의 집합, 래스터 그래픽스는 열과 행으로 배치된 화소들의 배열로 구성된 영상을 말한다.

(2) 힐버트 스캔(Hilbert scan)

힐버트가 1906년 적분방정식의 이론에 응용하기 위해 도입한 새로운 개념으로 n차원 벡터공간 개념을 무한차원으로 확장한 것이다. 힐버트 스캔은 힐버트 곡선을 이용한 2차원, 3차원 데이터의 변환방법으로 $2^n \times 2^n$의 픽셀영역을 대상으로 n을 랭크한다.

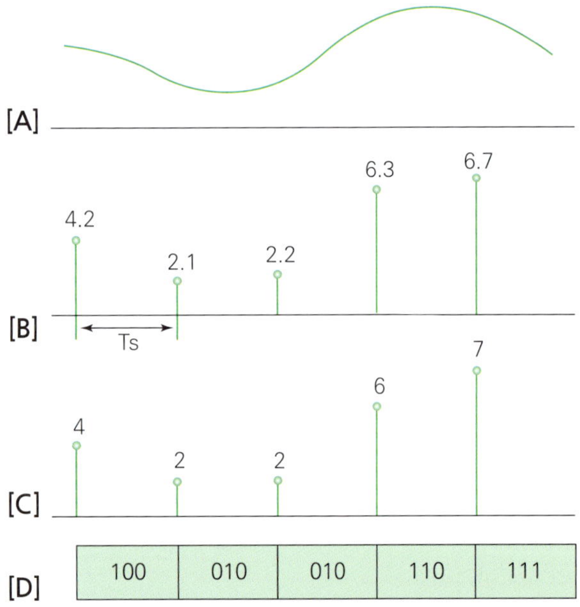

그림 9-16 디지털화의 3단계
[A] 아날로그 신호 [B] 표본화 [C] 양자화 [D] 부호화

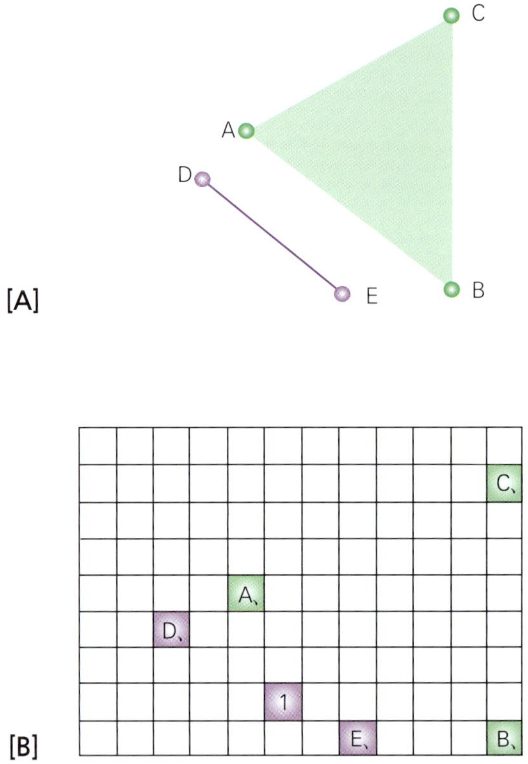

그림 9-17 스캔

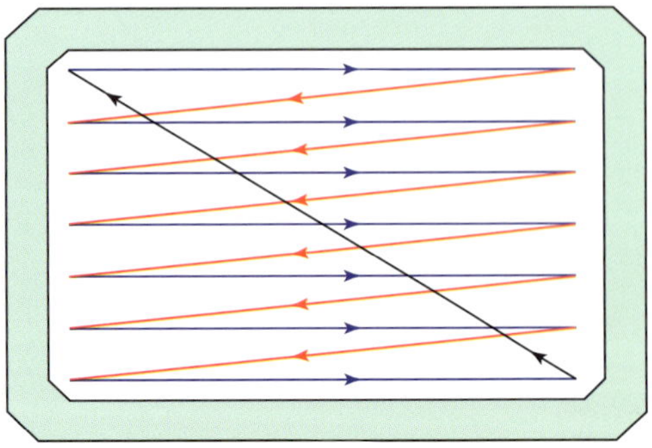

그림 9-18 래스트 주사

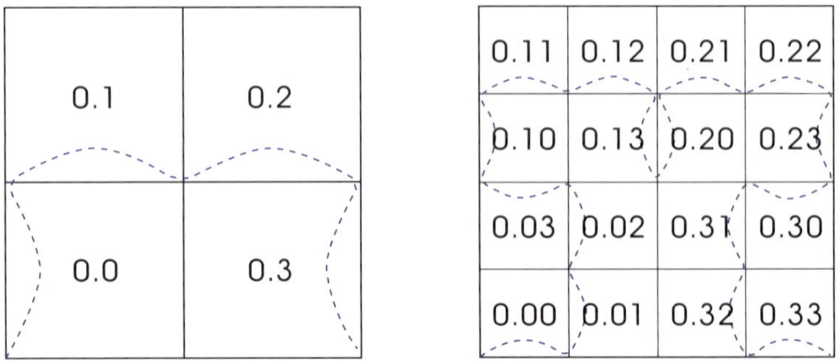

그림 9-19 힐버트 스캔의 코드

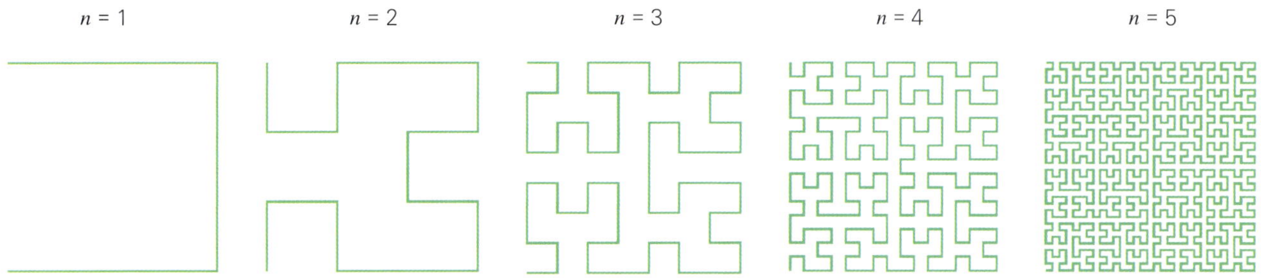

그림 9-20 **힐버트 스캔에 의한 영상 분할**

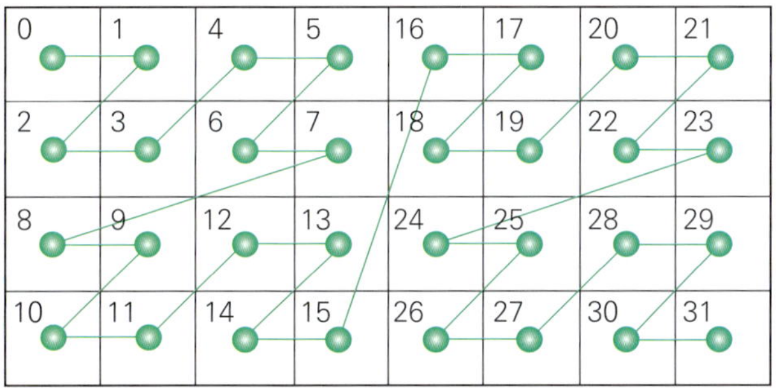

그림 9-21 **Z주사**

(3) Z주사

Z주사는 $2^n \times 2^n$의 영상 영역을 Z 형태로 왼쪽 위에서 아래 오른쪽으로 나아가는 방법이다. 간단하게 주사되기 때문에 고속주사가 가능하다.

2) 표본화(sampling)

영상의 표본화(sampling)은 공간적, 시간적으로 연속된 아날로그 영상을 주사선에 따라서 이산적인 점인 표본화 즉 화소의 집합으로 변환하는 작업으로 신호가 가지고 있는 최대 주파수의 2배 이상으로 표본화하면 전혀 정보의 손실이 없이 디지털화가 가능하다. 영상의 해상도는 표본화 간격에 따라 좌우된다.

표본화 과정은 연속적으로 변하는 아날로그 영상은 직접처리가 불가능하여 아날로그 영상의 연속적인 위치 데이터를 불연속적인 디지털 데이터로 변환하는 과정이 필요하다, 이것을 샘플링이라고 하는데, 샘플링은 시간적으로 연속된 영상을 이산적인 픽셀의 집합으로 변환하는 처리이다. 파형의 높이 값을 샘플이라 하고, 1초당 추출하는 샘플의 빈도수를 샘플링율(rate)이라 한다.

신호의 질(quality)과 디지털 데이터의 크기를 정하기 위해 표본 간격이 필요하다. 이러한 Nyquist 표본화 정리는 신호를 주파수 영역으로 표현했을 때 가장 빠른 주파수 성분을 신호 내에 있는 유효한 정보를 디지털로 모두 표현하기 위해서 적어도 2배 이상으로 표본화 해야 한다.

샘플링 이론에 의해 요구되는 비율보다 낮게 샘플링 되고, 높은 주파수를 갖는 세부항목이 디지털 영상에서는 상실되면 본래의 영상을 적절하게 표현하기에 부족한 화소를 갖게 되어 under sampling되며 샘플링 이론에서보다 더 높은 비율로 샘플링 되고, 과다한 화소가 생성, 과다한 화소는 공간 주파수에 아무런 영향도 주지를 못하면 디지털 영상으로부터 얻어지는 몇몇 특징의 정밀도를 향상시키면 over sampling된다.

Aliasing artifact는 표본수가 너무 적어 부적절한 표본화(under sampling)에 나타나는 영상 사이의 간섭으로 본래의 신호를 나타내지 못해서 생기는 현상으로 주로 영상의 고주파 성분에 의해 발생한다. 이러한 과정에서 노이즈를 증가시키고 MTF 오차가 발생한다.

요 약

표본화는 픽셀의 명암이 측정되어 시간적으로 연속되는 원래의 신호를 불연속적인 이산화과정으로 정의된다.

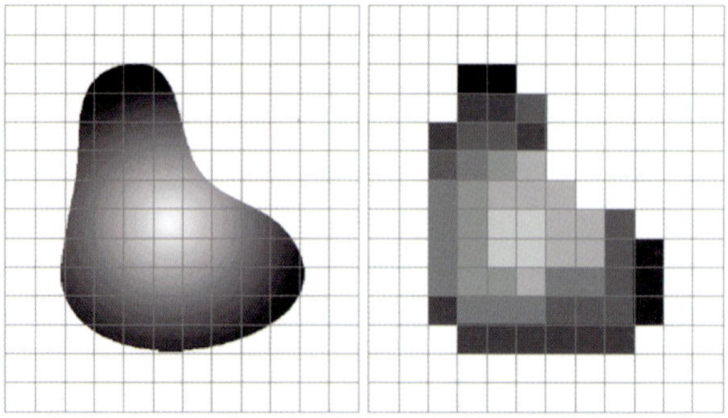

그림 9-22 **표본화와 양자화**

3) 양자화(quantization)

샘플링을 통하여 얻어진 영상은 진폭방향으로의 시간적, 이산적으로 분포된 화소로 분해되어 나타낸다. 이러한 디지털 영상을 표현하려고 한다면 밝기 값을 적용시켜야 한다. 영상의 농도의 변화 즉, 아날로그의 그레이 스케일은 연속적인 값으로 표현되어있다. 이 연속된 그레이스케일의 값을 이산적인 정수값(0, 양수, 음수)으로 변환시키는 것이 양자화이다. 양자화된 신호는 보통 0과 1의 두 개의 값으로 표현 가능하다. 영상은 표현하는 양자화 레벨에 따라 크게 달라진다. 샘플의 높이 값을 정하는 것으로 연속적인 색상 데이터를 불연속적인 디지털 데이터로 변환하는 과정이다.

표본화 과정에서 얻은 표본값을 그대로 이진데이터로 표현하는 것은 비효율적으로 표본값을디지털 장치나 컴퓨터에서 표현할 수 있는 근사값으로 변환하는 과정이다. 양자화비트수 표본값을 정밀하게 표현하는데 사용하는 비트수를 말한다.

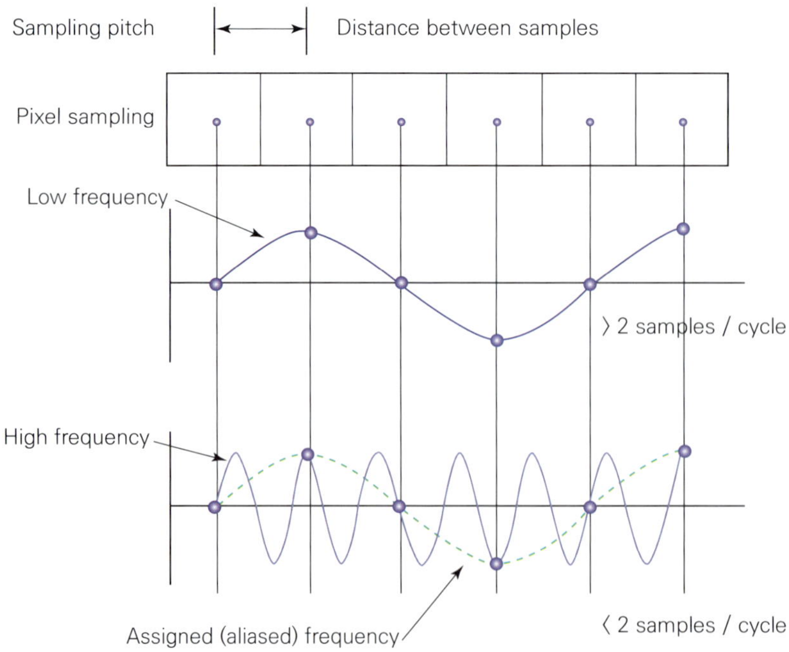

그림 9-23 **원본 영상의 복원에서 샘플링 간격에 따른 영상 차이**

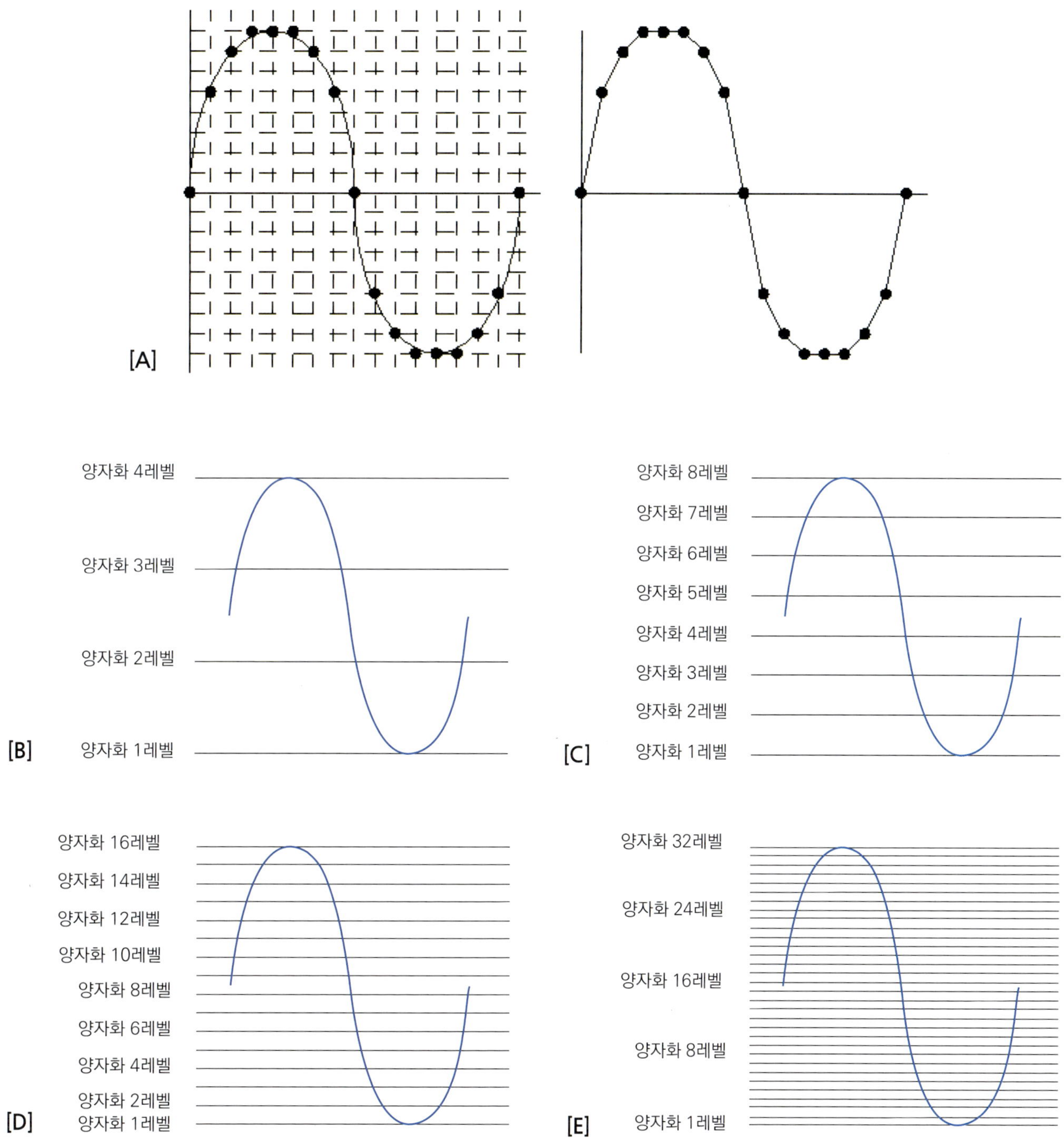

그림 9-24 양자화 비트 수에 따른 표본 값의 단계별 표현

[A] 양자화 [B] 2비트 양자화(4단계) [C] 3비트 양자화(8단계)
[D] 4비트 양자화(16단계) [E] 5비트 양자화(32단계)

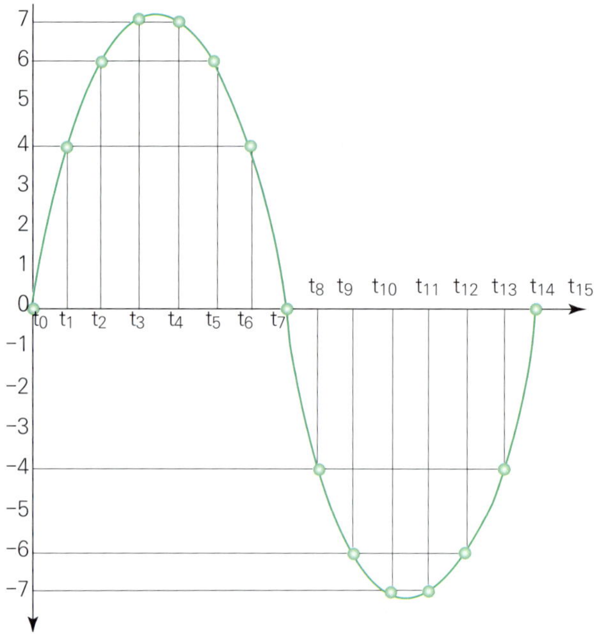

t_0	t_1	t_2	t_3	t_4	t_5	t_6	t_7	t_8	t_9	t_{10}	t_{11}	t_{12}	t_{13}	t_{14}
0	4	6	7	7	6	4	0	-4	-6	-7	-7	-6	-4	0
0000	0100	0110	0111	0111	0110	0100	0000	1100	1110	1111	1111	1110	1100	0000

그림 9-25 **부호화된 과정에서 양자화된 표본 값의 이진수 변환**

연속적인 신호를 단계화하면서 어느 정도 오차가 발생하는데, 이러한 원신호와 양자화 신호와의 오차를 양자화 오차(quantization error)라고 한다. 원신호의 왜곡을 막기 위해선 신호의 성질과 상태에 따라서 양자화하는 디지털 level의 수를 조절함으로써 적절한 수준의 양자화 오류를 유지해야 한다.

4) 부호화

디지털화의 최종단계는 부호화이다. 양자화된 표본값을 디지털정보로 표현하는 것으로 이진수로 값을 표현하는 것이다. 디지털 영상은 데이터의 양이 매우 크므로, 십진수를 바로 이진수로 변환하는 방법은 비효율적이다. 이에 보통 압축 부호화를 수행하여 십진수를 이진수로 변환하는 과정이다.

양자화된 신호들은 전송 시에 잡음에 매우 민감하므로 전송 및 처리에 적합하도록 부호화하여야 한다. 부호화에 있어서 대부분 2진 펄스의 형태가 전송 및 재생이 용이하므로 대부분의 경우 이진법에 의해 행해진다. 한 개의 비트로는 '0'과 '1'의 두 개의 상태를 표현할 수 있으며, 두 개의 2진수로는 00, 01, 10, 11의 4가지 상태를 표현할 수 있다.

그림 9-25에서 양자화된 표본 값을 이진수 4비트로 직접 변환하는 과정으로 아직 압축하지 않아 비트 수가 많음을 알 수 있다.

5. 디지털 의료영상 처리기법

디지털 영상처리에서 사용되는 영상의 종류에는 이진 영상, 그레이 영상, 컬러 영상이 있다. 이진 영상은 영상의 값들이 두 가지(흑, 백)로만 된 영상으로 문자, 지문 영상 등에서 사용되고, 값의 종류가 작으므로 처리속도가 빠르지만 정확한 경계 구분이 없는 영상에서는 영상 정보의 손실이 발생한다. 그레이 영상은 일반적인 흑백 사진을 의미하는 영상으로 영상 처리는 기본적으로 그레이 영상을 가지고 처리한다. 컬러 영상은 실세계의 영상으로 19세기 후반에 맥스웰이 모든 컬러는 적색(R), 녹색(G), 청색(B)를 이용하여 생성될 수 있음을 보여 주었고, 컬러 영상은 각각의 색이 그레이 영상과 같은 형태로 처리한다. 이러한 영상의 종류를 처리하는 기법은 여러 가지 목적에 따라 여러 방법이 있다. CT에서 filtered back projection을 이용한 재구성 방법이나, 푸리에 변환을 이용하여 영상을 만드는 MRI, 등에서 적용되고 있다. 디지털 의료영상기법에서 대조도 변환, 히스토그램 변경, 감산처리, 노이즈 둔화법, 비선형 여과, 계면 증강, 영역분활 등을 설명하기로 한다.

1) 대조도 변환(contrast stretching)

대조도 변환은 밝기의 차이를 크게 하는 것으로 영상의 가장 밝은 값을 최대 밝게, 가장 어두운 값을 최대 어둡게 설정하여 높은 명암 대비를 보이는 영상을 생성하는 것이다.

대조도 변환은 영상의 각 픽셀을 상수로 가감승제를 함으로써 영상의 선명도를 향상시키는 방법으로 sliding과 stretching이 있다. Sliding은 영상내의 모든 픽셀 상수값을 더하거나 빼는 것이고, stretching은 모든 픽셀값을 상수값으로 나누거나 곱하여 영상의 밝기 분포를 최대한 활용하도록 히스토그램을 길게 당기는 작업이다.

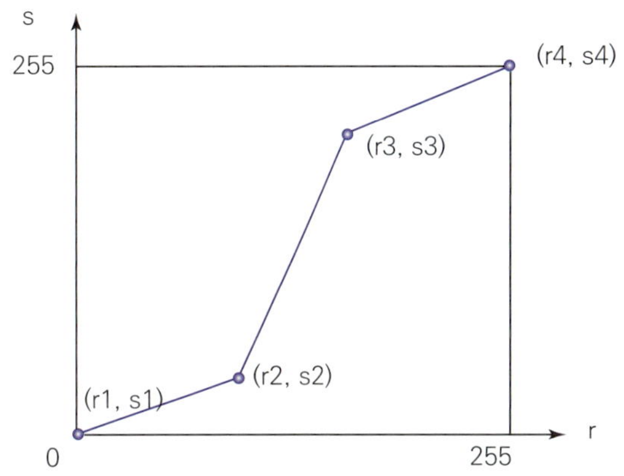

그림 9-26 **대조도 변환**

디지털 영상에서 대조도 변환 기법은 영상의 최소 단위인 화소의 그레이 레벨을 변환 하는 것으로 point processing은 입력 영상의 매 화소에서 그레이 레벨을 산술적 혹은 논리적 방법에 의해 1대1 변환하는 영상처리 기법의 일종이다.

2) 히스토그램 변경 (histogram stretching, modification)

(1) 히스토그램 정의

히스토그램(histogram)은 막대그래프나 막대모양 그림이라고도 하며, 관측한 데이터가 분포된 특징을 한눈에 볼 수 있도록 막대 모양으로 나타낸 것으로 가로축에는 레벨(level)을, 세로축에는 각 레벨의 빈도수를 표시한다. 가로축은 영상의 밝기(intensity) 값, 세로축은 가로축의 밝기 값에 대응하는 디지털 영상 내의 화소 수를 나타낸다. 관찰한 데이터의 특징을 한눈에 알아볼 수 있도록 데이터를 막대그래프 모양으로 나타낸 것으로 디지털 영상에 대한 많은 정보를 제공한다.

히스토그램은 pixel addition에 의해 이미지가 밝아지면 히스토그램은 오른쪽으로 이동하고, pixel subtraction에 의해 이미지가 어두워지면 히스토그램은 왼쪽으로 이동한다. 히스토그램은

pixel multiplication에 의해 expansion되고, pixel division에 의해 compression된다.

히스토그램 변경은 농도 대비를 향상시키는 연산으로, 낮은 농도대비를 보이는 영상의 화질을 향상시키는 방법이다.

히스토그램에 변화를 주는 것을 histogram modification 또는 histogram stretching이라 하며 영상의 히스토그램의 값이 넓으면 영상은 높은 대조도를 이루고, 좁으면 낮은 대조도를 이룬다. 반면 영상의 히스토그램의 값이 최저 값에 가까우면 어둡게 나타나고 최고 값에 가까우면 밝게 나타난다(그림 9-27).

(2) 히스토그램 평활화 (histogram equalization)

히스토그램 평활화(histogram equalization)는 영상 농도값의 분포를 나타내는 히스토그램이 균일한 분포가 되도록 하는 작업으로 너무 밝거나 어두운 영상 등을 구별하기 편하게 변환하는데 적용하는 기법이다.

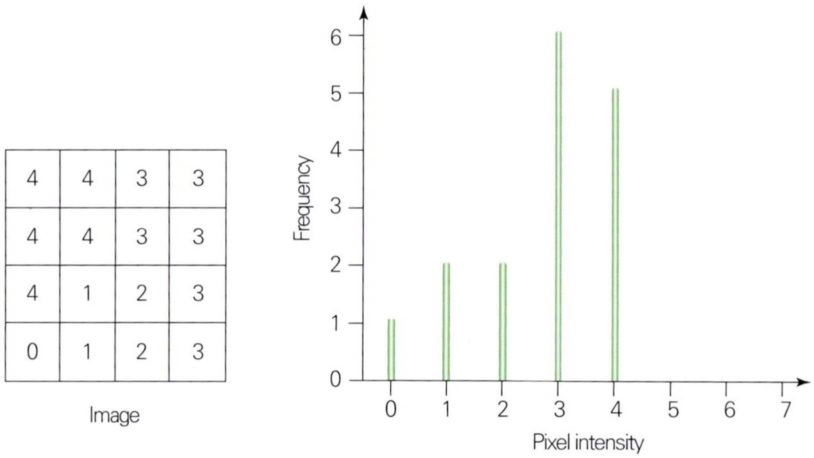

그림 9-27 히스토그램

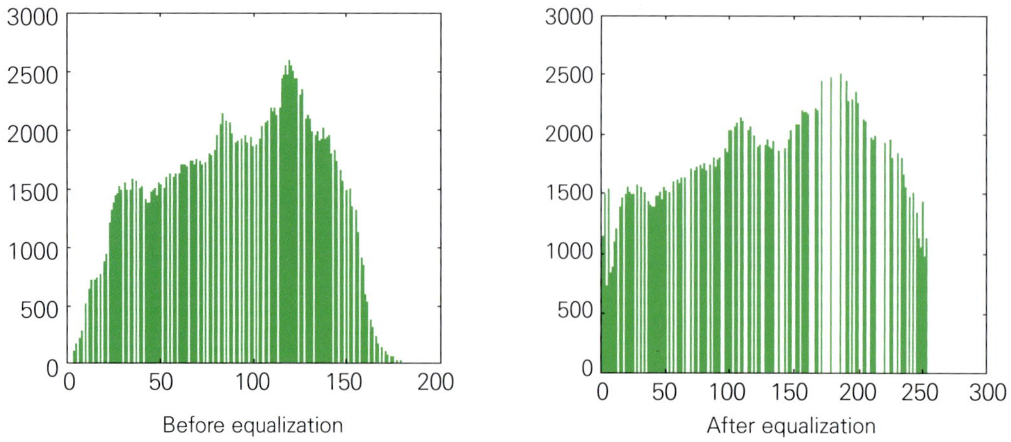

그림 9-28 히스토그램 평활화

밝기 분포를 재배열함으로써 저 대비 영상의 특성을 개선하기 위해 화소 값에 일정한 값의 오프셋(offset)을 곱하거나 나누어서 화소 값의 분포를 확장하는데 사용된다. 히스토그램 평활화는 어둡게 촬영된 영상의 히스토그램을 조절하여 명암분포가 빈약한 영상을 균일하게 만들어준다. 영상의 밝기분포를 재분배하여 농도대비를 최대화한다.

히스토그램 평활화 과정은 먼저 히스토그램을 생성하고, 히스토그램의 정규화 된 합을 계산하여 입력 영상을 변형하여 결과 영상을 생성한다(그림 9-28).

3) 영상의 감산처리(image subtraction)

혈관조영에서 조영제를 사용하여 인체에 주입하기 전과 조영제를 주입 후에 두 영상의 감산에 의해 혈관의 영상이 잘 보이는 DSA(digital subraction angiography)를 혈관조영술에 적용되고 있다. DSA는 디지털 감산기술로 고대조도 분해능에 의하여 혈관조영검사의 한 방법으로 이용되며 중심적인 검사법이 되고 있다.

CR시스템에서는 시간 감산법과 에너지 감산법이 적용되고 있다. 시간 감산법은 시간적으로 경과한 영상과 현재의 영상을 감산하거나 중복된 장기를 제거하여 진단에 유용한 영상을 만들어 내는 과정이고, 에너지 감산법은 인체를 구성하는 물질이 엑스선의 에너지에 따라 흡수 또는 산란하는 특성을 이용하여 저에너지와 고에너지의 두 종류의 에너지로 감산하여 영상을 만들어 내는 방법이다.

그림 9-29는 시간 감산법(temporal subtraction)으로 처리한 영상으로 [A]는 현재 환자의 흉부 엑스선 영상이고 [B]는 1년 전의 영상으로 시간 감산법으로 영상을 처리하여 [C] 영상에서 질환을 검출한 형상이다.

4) 노이즈 둔화법(noise smoothing)

디지털 영상 신호는 인접한 픽셀과 서로 연관된 정보를 가지고 있다. 이러한 영상 정보는 푸리에 변환을 통해 공간주파수로 변환 할 수 있다. 이웃한 화소 값과 이에 대응하는 convolution mask의 가중치를 곱한 뒤 곱한 값을 더해서 획득한다(그림 9-30).

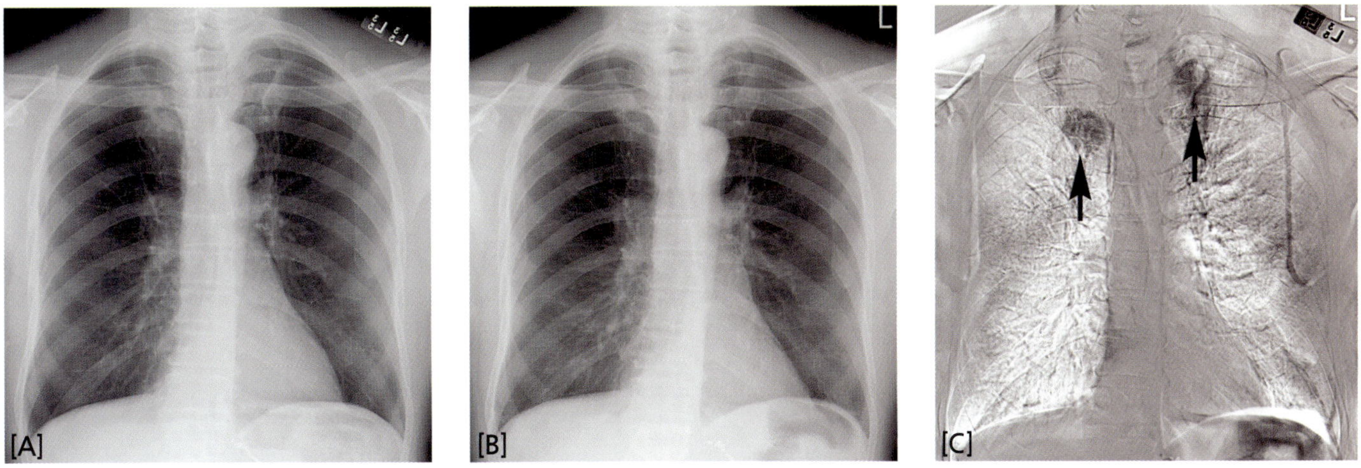

그림 9-29 시간 감산법

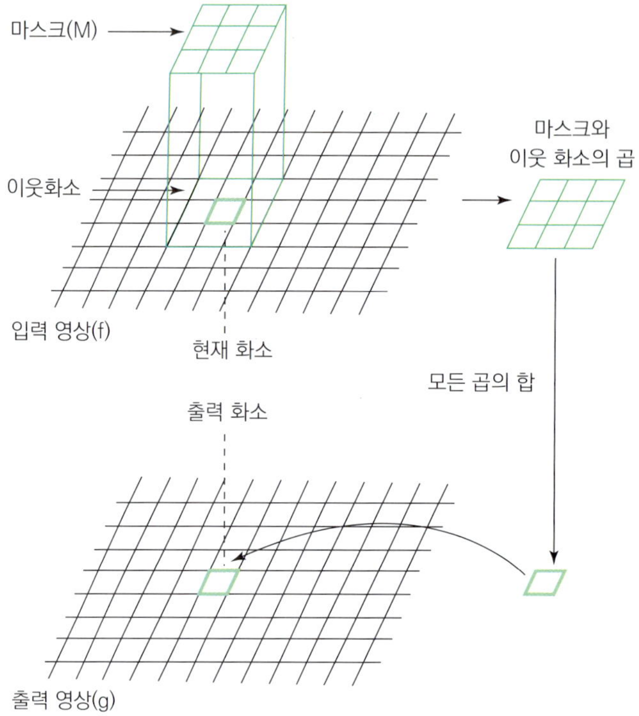

그림 9-30 디지털 영상에서 convolution 처리 과정

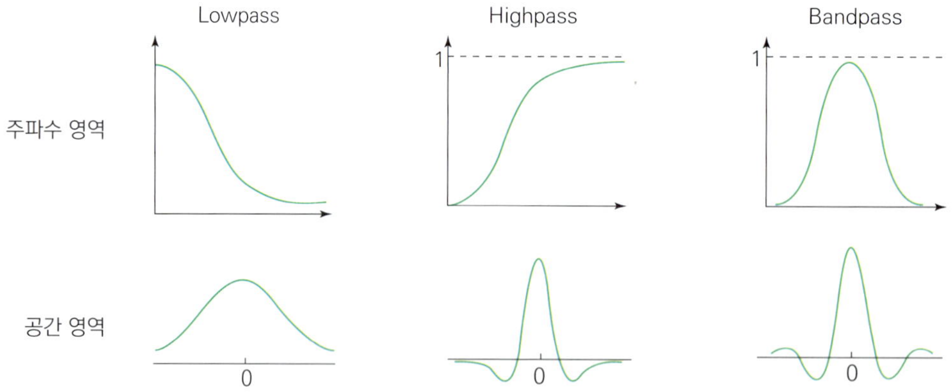

그림 9-31 주파수 영역과 공간영역

주파수 영역(frequency domain)에서 필터의 단면도와 공간 영역(spatial domain)에서 필터의 단면도를 그림 9-31에서 보여주고 있다.

5) 비선형 여과(unsharp filtering)

비선형 여과는 영상에서 저주파 통과 필터링된 결과를 뺀 결과를 보여주는 영상 처리기법으로 선형 필터로 제거할 수 없는 노이즈나 영상을 흐리게 하는 것을 개선하기 위해 적용하는 영상 처리 기법이다. 많이 사용하는 필터는 median filter로 신호의 노이즈를 제거하는데 사용되며 평균필터 등에 비해 blurring 현상이 적고 edge를 잘 보존한다(그림 9-32).

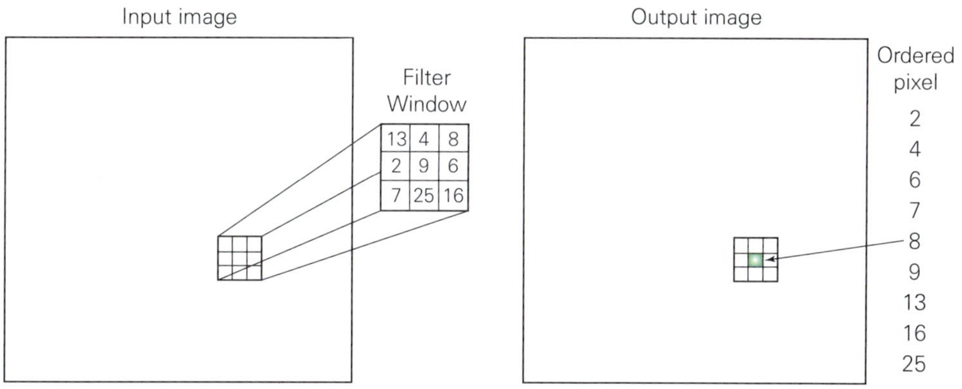

그림 9-32 Median filter

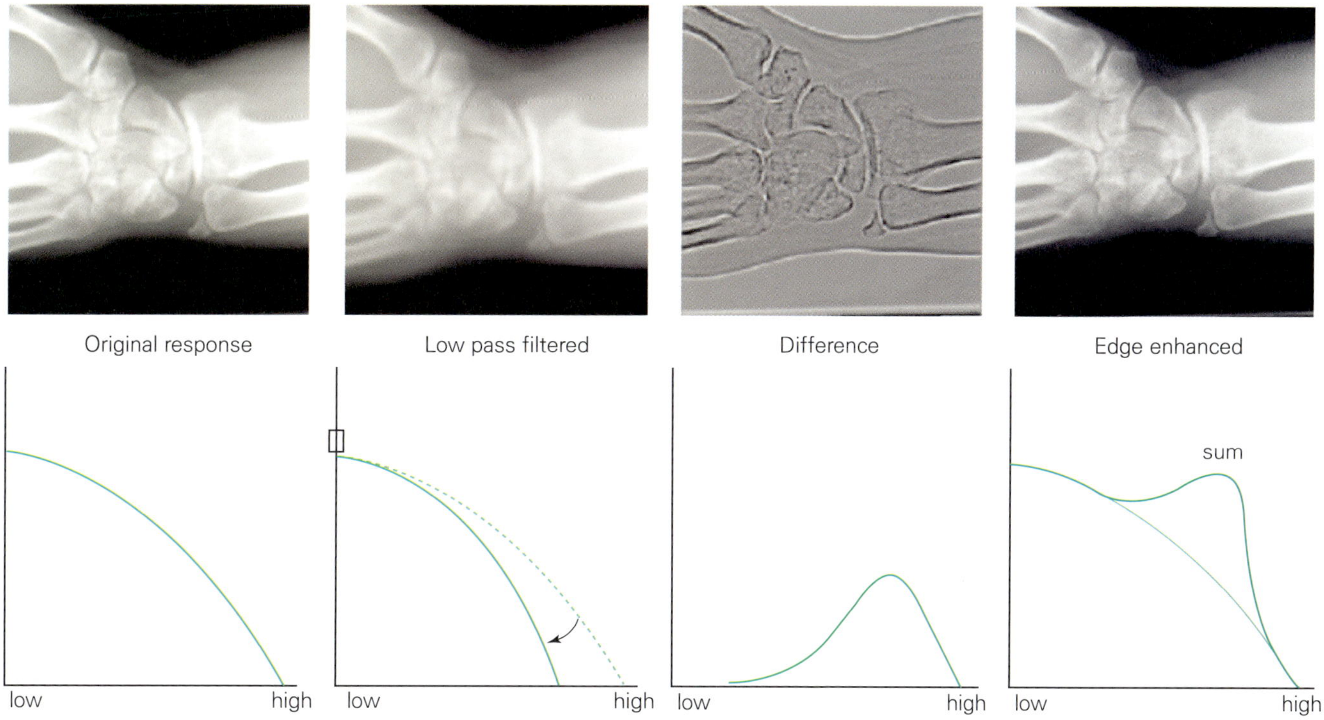

그림 9-33 계면증강

6) 계면증강(edge enhancement)

(1) 주파수 처리 (frequency domain enhancement)

High pass filter라고도 불리며, 고주파수 성분은 변화시키지 않은 상태에서 통과하게 하고 저주파수 성분은 여과함으로써 전체적으로 영상의 증강효과를 얻는 처리 방법이다.

주파수 처리는 얻어진 영상신호의 주파수 응답을 조절하는 것으로 개념은 비선예 마스크 처리와 동일하다. 그림 9-33은 주파수 응답을 조절하여 다양한 계면 증강의 영상이다.

(2) 비선예 마스크 처리 (unsharp mask filtering)

비선예 마스크 처리는 영상을 선예화 하기 위해 영상 자신으로부터 흐려진 영상을 빼주는 영상 처리 방법이다. Kernel 크기가 작으면 상세하고 직선적인 구조물의 계면을 선예화시키는데 이를 고주파수 계면증강이라 하며, kernel 크기가 작으면 저주파수 계면증강이라 불린다. 그러나 비선예 마스크 처리는 노이즈를 증가시키므로 신호대 잡음비(SNR)를 저하시킬 수 있다. 그림 9-34는 흉부영상의 비선예처리과정을 보여주고 있다.

7) 영상의 영역분할 (image segmentation)

영상의 분할은 디지털 영상을 여러 개의 픽셀 집합으로 나누는 과정을 말한다. 영상 분할은 영상분석에 있어서 가장 기본이 되는 기법으로 영상을 겹쳐지지 않는 동질영역(homogenous region)들의 집합으로 나누어 영상의 중요한 특징을 없애지 않으면서 영상을 단순화하는 영상처리 기법이다. 다양한 분야에 적용되는 영상 분석의 기본 기법으

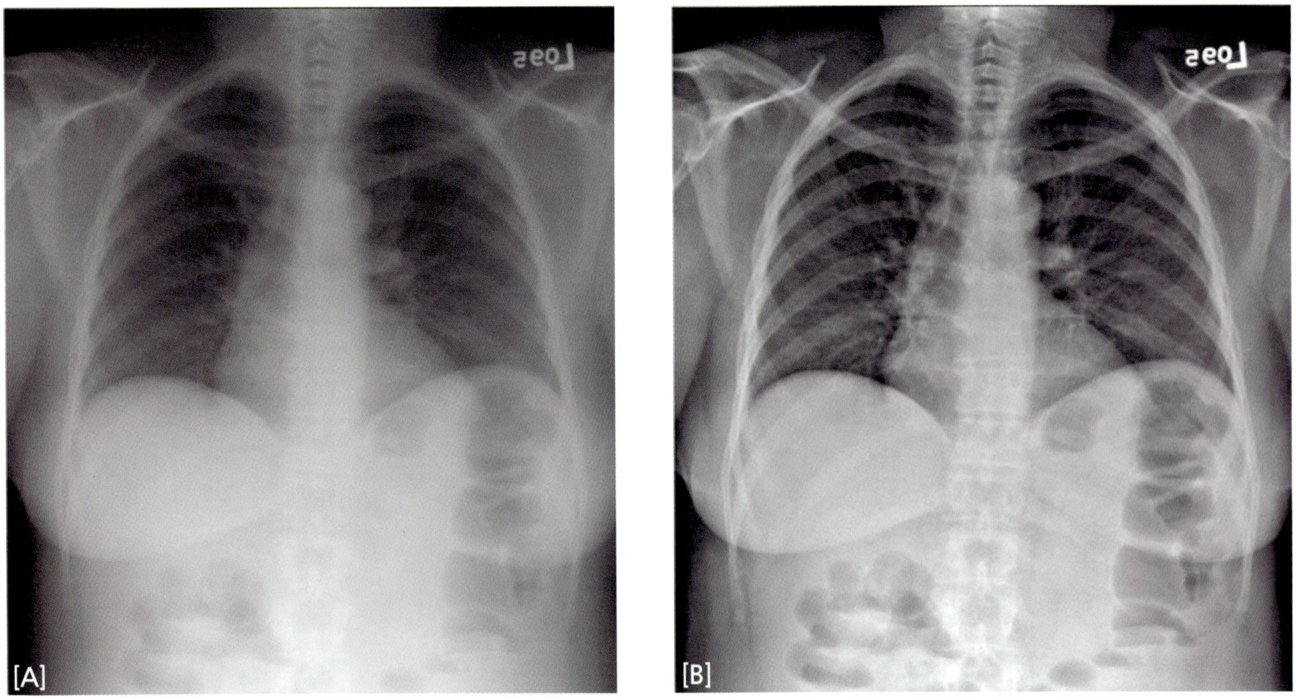

그림 9-34 비선에 마스크 처리 전의 영상[A]과 처리 후의 영상[B]

로 영상처리에 있어서 중요한 위치를 차지하고 있다. 영상 분할의 목적은 영상의 표현을 좀 더 의미있고 해석하기 쉬운 것으로 단순화하거나 변환하는 것이다. 영상 분할의 결과는 전체 영상을 집합적으로 포함하는 지역의 집합이거나, 영상으로부터 추출된 윤곽의 집합으로 영상 분할의 실용적인 응용은 의료 영상, 인식 분야 등에서 이용되고 있다. 이러한 목적을 활용하기 위한 영상 분할의 과정은 영상의 전처리(image preprocessing), 초기 물체 식별 분리(initial object discrimination), 물체 경계선 정리(object boun-dary cleanup)를 통한 과정으로 이루어진다(그림 9-35).

영상의 전처리 과정의 목적은 영상으로부터 불필요한 정보를 제거하고 물체의 중요한 특징이 상실되지 않도록 처리한다. 이러한 전처리 기법은 영상의 밝기값 분포 향상시키는 히스토그램의 contrast balancing opera-tion, 배경을 제거하는 background subtraction operation, 영상 분할 작업에 앞서 영상내 잡음들을 줄이는데 사용하는 공간 필터링이나 grouping 과정이 있다.

초기 물체 식별 분리는 영상내 각 물체들을 유사한 성질을 바탕으로 대략적인 집단으로 분류하는 과정으로 영상향상 기법이 물체 식별과정에 활용되고, 중요한 정보는 보존된다.

물체 경계선 정리는 영상내 물체의 구조를 명백하게 하는 작용으로 물체의 가장 기본적인 요소를 표현한다. 처리방법은 이진 영상을 대상으로 처리하는 이진 형태학적 처리와 명암 영상을 직접 처리하는 명암 형태학적 처리가 있다.

8) 디지털 영상처리의 한계성 (digital image processing limitations)

디지털 영상처리는 필름의 영상화에서 속박되었던 아날로그의 한계를 넘어섰지만 디지털 영상처리 과정에서 한계를 가지고 있다.

영상의 정확도 및 선예도에 영향을 미치는 검출기와 시스템 방식에 따라 다르다. 디지털 영상처리는 향상된 영상을 획득이 가능하지만 영상 처리 기술에 대한 정확한 이해와 디지털 장비 특성

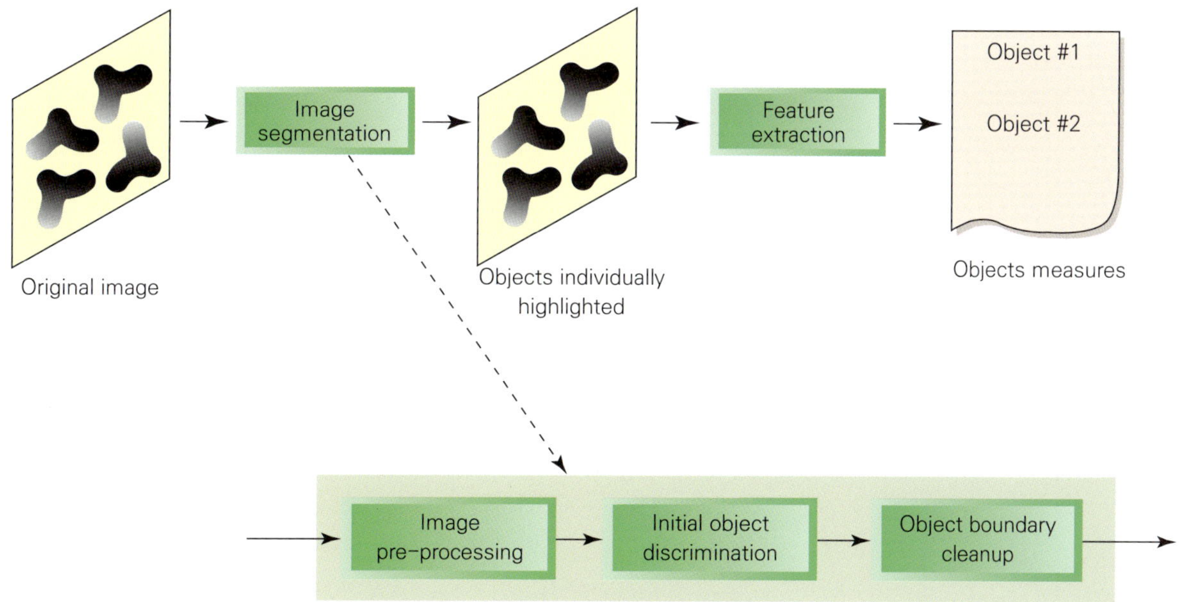

그림 9-35 영상의 영역 분할 과정

을 정확히 파악하여 디지털 영상처리가 가능하도록 디지털 장비를 항상 최적의 상태로 유지하도록 조절해야 한다. 이러한 디지털 영상에 영향을 주는 노이즈, 검출기 특성, 디지털화의 비트 수, 디지털의 단계인 gain 등의 특성을 고려해야 한다.

6. 푸리에 변환(Fourier transform)

1) 서 론

디지털 신호처리를 이용한 많은 알고리즘이 개발되고 있고, 그런 알고리즘은 대부분 디지털 제품으로 변환되었으며, 현대 산업사회는 디지털 신호처리 이론 및 응용 알고리즘을 다루고 구현할 수 있는 창의적인 전문인을 많이 필요로 하고 있다.

디지털 영상에서 인접한 화소의 밝기를 그래프로 나타내면 사진을 파동의 형태로 나타낼 수 있고, 음파나 전파와 같은 파동들을 다루는 기법들을 적용할 수 있다. 이러한 파동을 분석하는 수학적 방법은 1822년 프랑스의 수학자이자 물리학자인 푸리에(1768~1830)가 제안해 푸리에 변환이라고 불린다. 푸리에 변환은 복잡한 모양의 파동을 푸리에 변환하면 진동수나 진폭이 다른 단순한 파동들의 합으로 그림 9-36과 같이 나타낼 수 있다. 푸리에 변환을 위해선 매우 복잡한 계산이 필요하지만 요즘엔 컴퓨터를 통해 빠르게 처리할 수 있기 때문에 디지털 영상에서 많이 활용되고 있다.

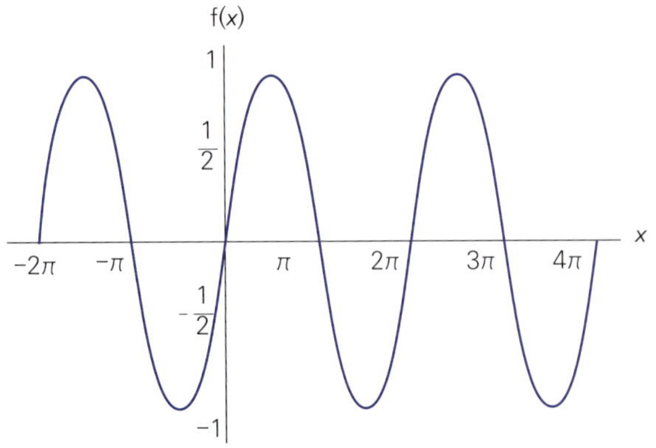

그림 9-36 주기함수

푸리에 변환(Fourier transform)은 한 함수를 인자로 받아 다른 함수로 변환하는 선형변환이다. 일반적으로 변환된 함수는 원래 함수를 주파수 영역으로 표현한 것이라고 부른다. 이때 변환(transform)은 하나의 함수를 다른 함수로 대치시키는 규칙들의 집합이다. 임의의 주기신호를 푸리에 변환을 표현하게 되면 정현파의 합으로 표현되고, 정현파는 주파수 평면상에서 스펙트럼으로 나타나게 된다. 즉 임의의 주기신호를 그냥 주파수 상에 바로 표현하기는 매우 난해하지만 그 신호를 푸리에 변환을 하면 주파수 평면에서 스펙트럼으로 표현으로 할 수 있다. 이러한 푸리에 변환은 디지털 영상 처리에서 신호를 변조하여 신호의 주파수 특성을 용이하게 구하는데 많이 사용한다.

2) 신호(signal)와 주기함수

신호는 정보를 전송하는 데 사용되며 통신로에 알맞은 형식으로 변환되어 측정되는 물리적인 양의 파형으로서 연속신호, 아날로그 신호, 이산신호, 디지털 신호의 네 종류로 구분한다. 연속신호란 시간 축의 모든 값에 대하여 신호 함수가 정의되는 신호를 말하며 그 중에서도 특히 신호의 값도 연속인 신호를 아날로그 신호라고 합니다. 모든 시간 값에 대해 연속적으로 그 값이 정의되어 있으므로 연속신호에 해당한다.

신호의 분류는 확정적 신호와 불규칙 신호(random signal)로 나눌 수 있는데, 확정적 신호는 신호파형(진폭, 위상)이 명확한 시간 함수로 표현되어 미래의 값도 예측 가능한 신호의 주기적 신호와 비주기적 신호기 있으며 정현파신호, 지수함수신호가 해당된다. 불규칙 신호는 신호파형(진폭, 위상)이 명확한 시간 함수로 표현되지 못하여 미래의 값을 예측 불가능한 신호, 통계적인 분포

(확률)를 이용하여 신호를 표현(랜덤과정, 확률과정)하는 잡음 신호가 있다.

주기적인 신호의 표현 푸리에 급수를 이용하여 표현한다. 정현파신호와 이 신호와 조화 관계 있는 몇 개의 고조파(각각의 주파수가 기본 주파수의 정수배인 정현파)를 합하여 임의의 주기적인 신호를 표현 할 수 있다.

비주기적인 함수의 푸리에 급수는 시간영역의 신호를 주파수 영역의 신호로 변환하는 푸리에 변환을 할 수 있다.

주기함수(periodic function)는 어떤 주기를 가지고 일정한 간격으로 반복되는 함수로, 함수 f(x)가 상수 $\omega(\neq 0)$에 대하여 항상 $f(x)=f(x+\omega)$인 관계를 만족할 때, f(x)는 ω를 주기로 하는 주기함수이다. 이때 주기 ω의 양의 최소값을 기본주기라고 한다. 삼각함수는 대표적인 주기함수이다.

3) 푸리에 급수(Fourier series)

푸리에 급수는 주기 함수를 삼각함수의 가중치로 분해하여 해석하는 수학적 기법으로 디지털 영상처리에 쓰인다. 푸리에 변환은 푸리에 급수에서부터 발전한 것으로. 푸리에 급수는 주기 신호를 다루는데 쓰이지만, 비주기 신호에서는 쓰이지 못한다. 그래서 푸리에 급수에 기반을 두고 발전한 푸리에 변환이라는 이론을 통해서 비주기 신호를 주파수 영역으로 관찰이 가능하다. 이러한 주기신호를 푸리에 변환을 하는 이유는 이론의 통일성을 위한 것으로 푸리에 급수를 푸리에 변환으로 보여준다.

푸리에 급수는 주기가 T인 임의의 주기함수 f(t)를 기본주기가 T인 고조파들의 선형의 합으로 표현하는 것이다. 주기함수의 시간영역의 신호를 정현파의 합으로 표시한 것으로 직교함수를 이용한 신호표현법이다. 또한 푸리에 변환(Fourier transform)은 시간영역의 함수를 주파수영역의 신호로 변환하여 스펙트럼을 해석하는 것이다.

$$f(t) = \sum_{n=0}^{\infty} (\alpha_n \cos n\omega_0 i + b_n \sin \omega_0 i) \quad (\omega_0 = 2\pi/T)$$

- f(t): 임의의 주기함수
- α_n, b_n: 푸리에 계수 f(n)에 의해 결정
- ω_0: 기본 주파수
- T: 기본 주기

그림 9-37 푸리에 급수

4) 푸리에 변환

연속신호 x(t)를 표본화하여 이산신호 x(nT)로 바꾸어 주파수 스펙트럼을 구한다. 그림 9-37과 같이 복잡한 시간신호를 푸리에 변환하였다.

푸리에 변환은 시간 정보를 주파수 정보로 변환하는 것으로 식 (9-1)로 정의하고, f(x, y)에 푸리에 변환 결과의 함수는 F(u, v)의 공간 변수의 함수를 주파수 변수의 함수로 변환한다.

$$F\{f(x, y)\} = F(u, v) = \int_{-\infty}^{\infty}\int_{-\infty}^{\infty} f(x, y)\exp^{[-j2\pi(ux+vy)]dxdy} \quad (9-1)$$

여기서 x, y는 공간변수이고, u, v는 주파수 변수이다.

그림 9-38에서 입력신호된 음성 파형을 푸리에 변환된 파형을 보여 주고 있다.

푸리에 역변환(inverse transform)은 주파수 정보를 시간정보로 다시 변환하는 것으로 식 (9-2)로 정의한다.

$$F^{-1}\{f(u, v)\} = F(x, y) = \int_{-\infty}^{\infty}\int_{-\infty}^{\infty} F(u, v)\exp^{[j2\pi(ux+vy)]dudv} \quad (9-2)$$

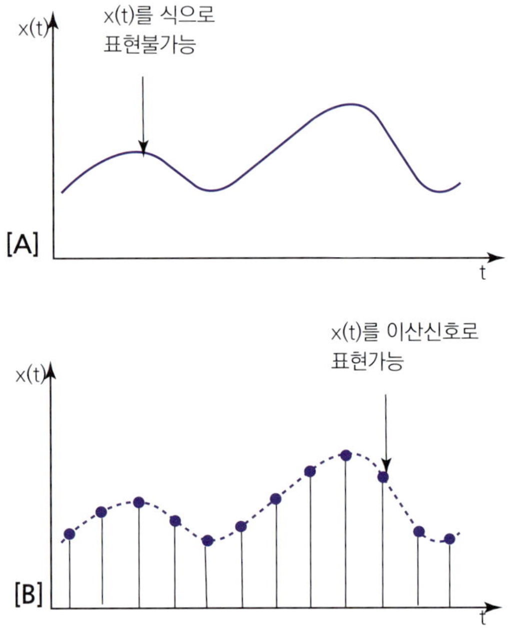

그림 9-38 **복잡한 시간신호의 푸리에 변환**

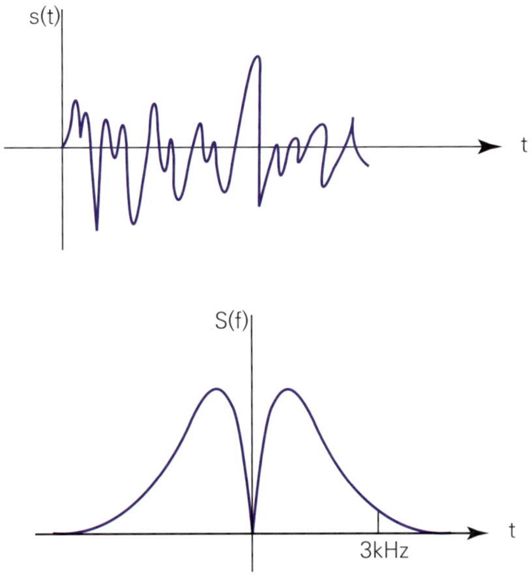

그림 9-39 **푸리에 변환된 음성 파형**

$f(t) = FT^{-1}\{F(\omega)\} \Leftrightarrow F(\omega) = FT\{f(t)\}$

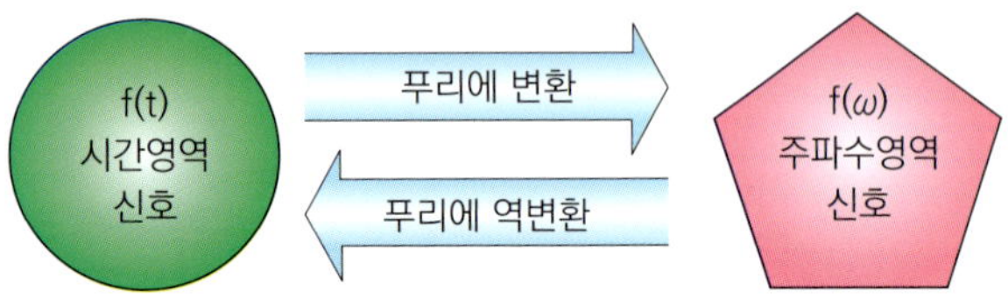

그림 9-40 **푸리에 변환과 역변환**

그림 9-40은 푸리에 변환과 역변환을 설명하고 있다.

5) 이산 푸리에 변환 (discrete Fourier transform, DFT)

이산 푸리에 변환은 디지털 신호의 주파수 영역 표현을 위해 사용하는 것으로 이산적인 입력 신호에 대한 푸리에 변환으로, 디지털 신호 분석과 같은 분야에 사용된다. 이산 푸리에 변환은 고속 푸리에 변환을 이용해 빠르게 계산할 수 있다. 이산(discrete)이라고 하는 단어는 연속성이 아니 불연속적 신호에 대한 수학적 표현을 말하는 것이다. 이산 푸리에 변환은 디지털 신호를 주파수 영역으로 변환해 준다.

그림 9-41은 이산신호를 보여주고 있으며, 모든 데이터는 규칙적인 시간 간격으로 연속신호를 샘플링하는 것을 보여 주고 있다.

디지털 영상은 아날로그 신호가 아니고 디지털 데이터이므로, 연속 푸리에 변환에 직접적으로 적용할 수 없다. 이러한 이산 푸리에 변환은 이산적인 입력 신호에 대한 푸리에 변환으로, 디지털 신호 분석과 같은 분야에 사용된다. 이산 푸리에 변환은 고속 푸리에 변환을 이용해 빠르게 계산할 수 있다.

이산 푸리에 변환식은 N개의 이산적인 복소수값 $x_0, x_1, x_2, \cdots x_{N-1}$들을 복소수값으로 변환하며 다음 식 (9-3)과 같이 정의된다.

$$X_k = \sum_{n=0}^{N-1} x_n e^{-\frac{2\pi i}{N}kn},\ k=0, \cdots, N-1 \qquad (9\text{-}3)$$

또한 역변환(inverse discrete Fourier transform, IDFT)은 다음과 같이 식 9-4와 정의된다.

$$X_k = \frac{1}{N}\sum_{k=0}^{N-1} x_k e^{\frac{2\pi i}{N}kn},\ n=0, \cdots, N-1 \quad (9\text{-}4)$$

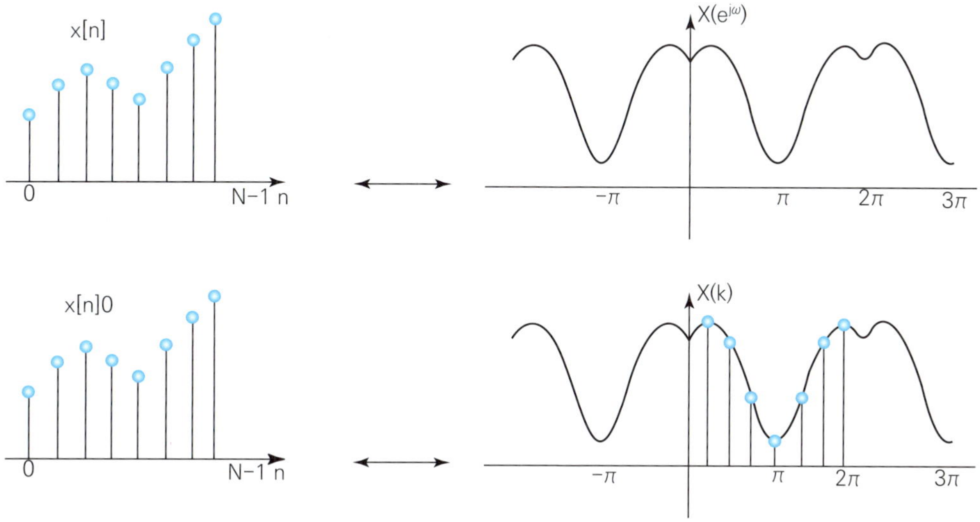

그림 9-41 푸리에 변환과 이산 푸리에 변환

6) 고속 푸리에 변환 (fast Fourier transform)

고속 푸리에 변환은 이산 푸리에 변환 값들을 변환 계산을 빠르게 수행하기 위한 효율적인 알고리즘이다. 고속 푸리에 변환은 디지털 신호처리에서 많이 이용한다. 고속 푸리에 변환은 주어진 유한 데이터 점들의 세트, 신호로부터 주기적으로 얻어지는 견본들을, 그 요소 주파수들의 형태로 표현한다. 이것은 또한 정확하게 반대인 주파수 데이터로부터 신호를 재구성하는 문제도 해결한다. 고속 푸리에 변환은 수치해석의 가장 중요한 알고리즘이다.

Gilbert strang은 고속 푸리에 변환을 가리켜, 우리 세대의 가장 중요한 알고리즘이라고 말했다. 고속 푸리에 변환은 또한 두 개의 다항식을 곱하는데 있어 점근적으로 가장 빠르다고 알려진 알고리즘을 제공한다. 고속 푸리에 변환은 이산신호의 이산 푸리에 변환을 효과적으로 계산할 수 있는 계산상의 방법이다. 계산상의 대칭성을 이용하여 결과는 같고 곱셈과 덧셈의 연산 수를 줄임으로써 그 계산 속도를 높일 수 있다.

위상인자의 대칭성과 주기성을 이용하여 이산 푸리에 변환의 계산량을 줄여 처리속도를 향상시킨 알고리즘으로 1965년 James Cooley, John Tukey에 의해 제안되었다. 시간분할(decimation in time : DIT)과 주파수 분할(decimation in frequency : DIF) 알고리즘이 이용되고, 이산 푸리에 변환에 비해 연산량이 줄어 속도가 증가한다.

가장 일반적으로 사용되는 FFT 알고리즘은 쿨리-튜키 알고리즘(Cooley-Tukey algorithm)이다. 이 알고리즘은 분할 정복 알고리즘을 사용하며, 재귀적으로 n 크기의 DFT를 $N = N_1 N_2$가 성립하는 N_1, N_2 크기의 두 DFT로 나눈 뒤 그 결과를 O(n) 시간에 합치는 것이다. 쿨리-튜키 알고리즘은 보통 크기 n을 재귀적으로 2등분하여 분할 정복을 적용하기 때문에 N = 2k인 경우에 많이 적용된다. 하지만 일반적으로 N_1과 N_2는 같을 필요가 없으며, 따라서 n이 임의의 합성수일 때에도 적용 가능하다.

쿨리-튜키 알고리즘은 DFT를 더 작은 크기의 DFT로 나누기 때문에, 뒤에 설명된 다른 FFT 알고리즘과 함께 사용될 수 있다. 정의에서 $W=e^{-2\pi/N}$라고 다시 정리하면 식 (9-5)와 같이 나타낼 수 있다.

$$f_j = \sum_{k=0}^{n-1} x_k W^{jk} \qquad j=0, \cdots, n-1 \qquad (9\text{-}5)$$

예를 들어 N=4일 때, 이 식을 행렬을

$$\begin{bmatrix} f_0 \\ f_1 \\ f_2 \\ f_3 \end{bmatrix} = \begin{bmatrix} W^0 & W^0 & W^0 & W^0 \\ W^0 & W^1 & W^2 & W^3 \\ W^0 & W^2 & W^4 & W^6 \\ W^0 & W^3 & W^6 & W^9 \end{bmatrix} \begin{bmatrix} x_0 \\ x_1 \\ x_2 \\ x_3 \end{bmatrix}$$

지수의 짝홀을 기준으로 위의 식을 다음과 같이 변형할 수 있다.

$$\begin{bmatrix} f_0 \\ f_1 \\ f_2 \\ f_3 \end{bmatrix} = \begin{bmatrix} W^0 & W^0 & W^0 & W^0 \\ W^0 & W^2 & W^1 & W^3 \\ W^0 & W^4 & W^2 & W^6 \\ W^0 & W^6 & W^3 & W^9 \end{bmatrix} \begin{bmatrix} x_0 \\ x_2 \\ x_1 \\ x_3 \end{bmatrix}$$

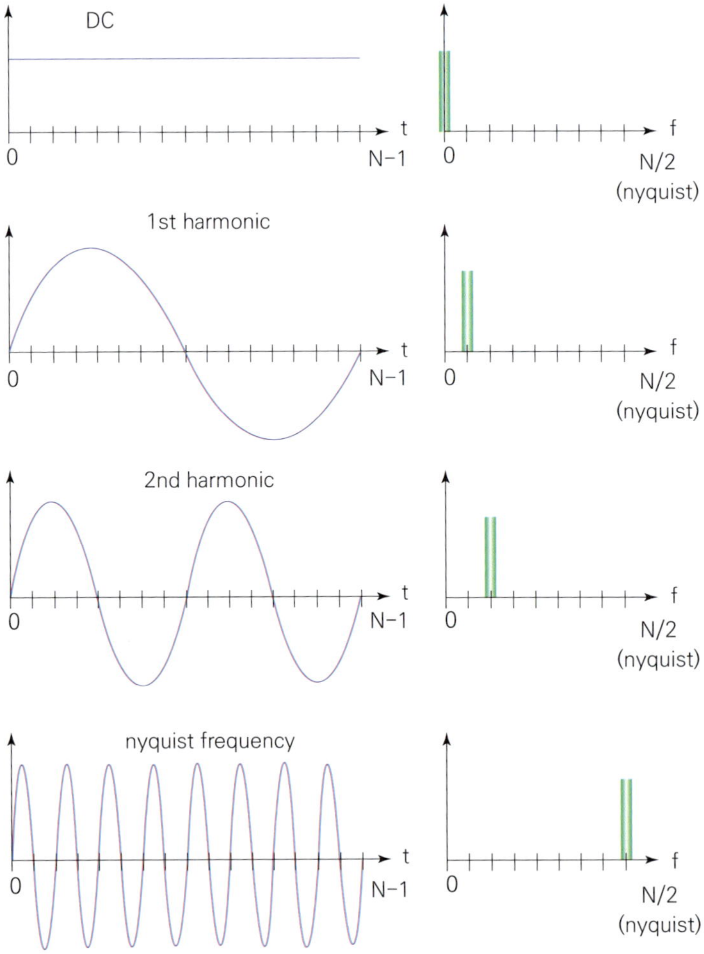

그림 9-42 **주기함수의 이산 푸리에 변환**

$$= \begin{bmatrix} W^0 & W^0 & W^0W^0 & W^0W^0 \\ W^0 & W^2 & W^1W^0 & W^1W^2 \\ W^0 & W^0 & W^2W^0 & W^2W^0 \\ W^0 & W^2 & W^3W^0 & W^3W^2 \end{bmatrix} \begin{bmatrix} x_0 \\ x_2 \\ x_1 \\ x_3 \end{bmatrix}$$

N = 4인 DFT는 N = 2인 DFT 두 개를 사용해서 계산할 수 있다.

$$= \begin{bmatrix} 1 & 0 & W^0 & 0 \\ 0 & 1 & 0 & W^1 \\ 1 & 0 & W^2 & 0 \\ 0 & 1 & 0 & W^3 \end{bmatrix} \begin{bmatrix} W_2^0 & W_2^0 \\ W_2^0 & W_2^1 \\ W_2^0 & W_2^0 \\ W_2^0 & W_2^1 \end{bmatrix} \begin{bmatrix} x_0 \\ x_1 \\ x_2 \\ x_3 \end{bmatrix}$$

이 과정을 재귀적으로 적용하면 $N = 2^k$인 DFT를 O(k N) 시간 안에 할 수 있다. 이런 분할 과정을 그림으로 작성하면 최종적으로 나비 모양의 그림이 나오기 때문에 나비 연산(butterfly operation)이라고도 한다(그림 9-44).

그림 9-45는 고속 푸리에 변환으로 영상을 구현한 흉부영상과 power spectrum을 보여주고 있다.

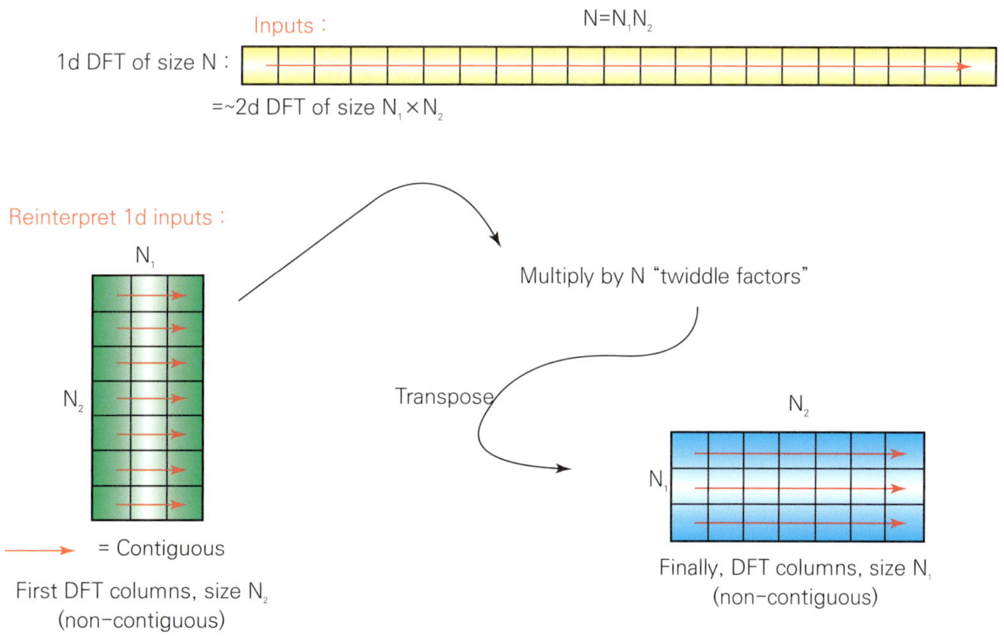

그림 9-43 고속 푸리에 변환의 쿨리-튜키 알고리즘(Cooley-Tukey algorithm)

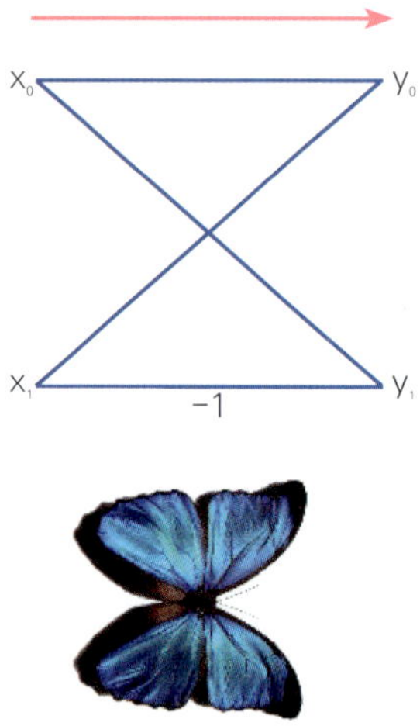

그림 9-44 나비 연산(butterfly operation) 고속 푸리에 변환

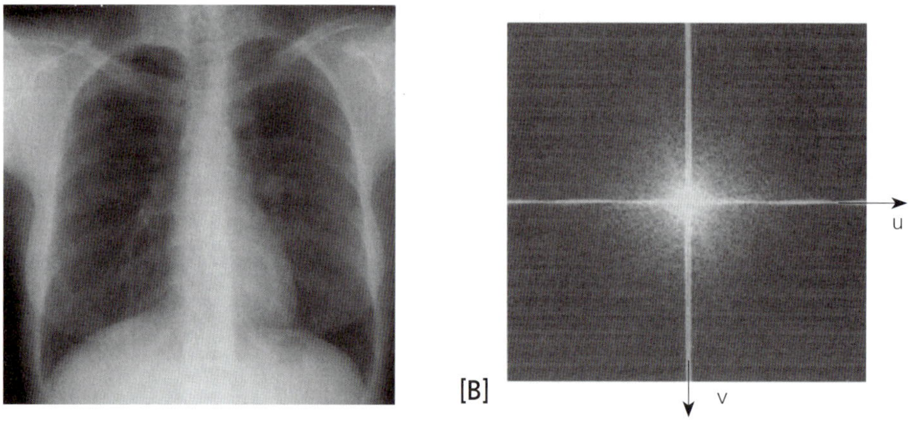

[A] [B]

그림 9-45 흉부영상의 푸리에 변환
[A] original 영상 [B] 고속 푸리에 변환의 power spectrum

CHAPTER 10
컴퓨터 단층영상

1. 컴퓨터 단층영상 장치
2. 컴퓨터 단층영상 영상화
3. 컴퓨터 단층영상 화질
4. 3차원 영상

개 요

컴퓨터 단층영상장치의 구조와 영상재구성 방법의 개념을 학습하며 CT 영상의 화질 특성과 평가법을 학습한다. CT 영상의 화질을 측정하는 방법을 이해하고 학습한다. 3D 영상에 대한 개념을 이해하여 임상적 적용 방법을 이해한다.

학습목표

- 컴퓨터 단층영상장치의 구성을 이해하고, 영상의 재구성을 설명할 수 있어야 한다.
- 화질을 정의하고 이해하며, 영상의 획득과정을 설명할 수 있어야 한다.
- 3차원 영상의 개념을 이해하고, 임상에서 적용 방법을 이해하고 설명할 수 있어야 한다.

1. 컴퓨터 단층영상 장치
2. 컴퓨터 단층영상 영상화
3. 컴퓨터 단층영상 화질
4. 3차원 영상

1. 컴퓨터 단층영상 장치

1. 단층영상, 변환, 재구성의 개념을 이해한다.
2. CT를 세대별로 설명하여야 한다.
3. CT의 구성과 기능을 이해한다.
4. CT 영상의 매트릭스, Hounsfield unit 개념을 이해한다.
5. 공간분해능, 대조도 분해능, 노이즈, 직선성, 균일성을 이해한다.

2. 컴퓨터 단층영상 영상화

1. CT 영상의 감약을 이해한다.
2. 영상의 재구성에 대해 이해한다.
3. 공간분해능, 대조도 분해능, 노이즈, 직선성, 균일성을 이해한다.

3. 컴퓨터 단층영상 화질

1. 공간분해능, 대조도 분해능, 노이즈, 직선성, 균일성을 이해한다.
2. 화질의 측정방법을 이해한다.
3. MTF를 정의하고 이해한다.

4. 3차원 영상

1. 3D 영상에 대한 개념을 이해한다.
2. 3D 영상 기법에 대해 종류별로 이해한다.

CHAPTER 10
컴퓨터 단층영상

1. 컴퓨터 단층영상 장치

1) 영상의 개요

방사선 일반촬영은 2차원 평면에 영상을 구현하지만 영상저하의 많은 요소들이 있다. 그러나 단층으로 영상을 구현하면 진단효율이 우수한 영상을 얻을 수 있다(그림 10-1).

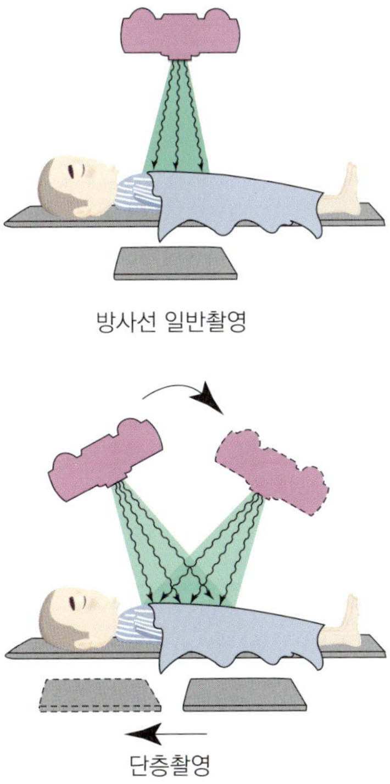

그림 10-1 **방사선 일반촬영과 고식적인 단층촬영술**

2) 컴퓨터 단층영상 장치

CT는 computed tomography의 tom(자르다)과 graphy(사진촬영술)의 합성어이다. CT는 영국 EMI사의 Godfrey Newbold Hounsfield가 1971년 세계 최초로 개발하였다. CT에 대한 이론은 이미 Alan Cormack에 의해 1950년대에 정리되었다. 이 업적으로 Hounsfield와 Cormack은 1979년 노벨의학상을 공동 수상하였다. CT 영상의 장점은 대조도를 증가시켜 인체 내 미세한 변화도 측정 가능하고, 단면 영상을 보여 주기 때문에 훨씬 정확한 진단을 할 수 있다(그림 10-2).

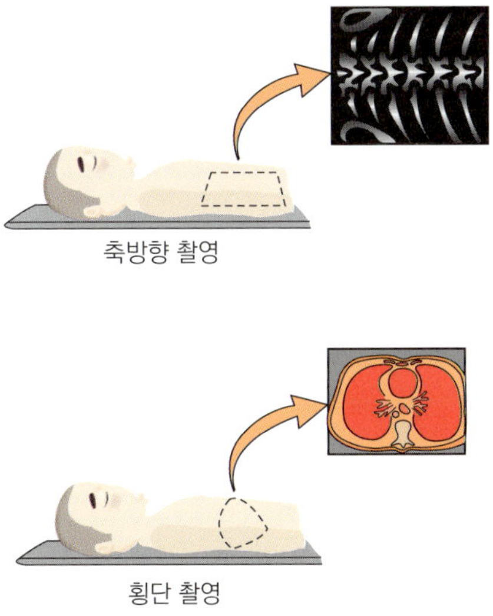

그림 10-2 **단층촬영으로 축과 횡단면 영상**

요 약

- Computed tomography(CT) : 전산화 단층촬영
- Computerized tomography(CT) : 전산화 단층 촬영
- Computerized assisted tomography(CAT) : 컴퓨터 조력 단층촬영
- Computerized axial tomography(CAT) : 전산화 축단층 촬영
- Reconstructive tomography(RT) : 재구성적 단층촬영
- Computerized transverse axial Tomography (CTAT) : 전산화 횡단층촬영
- Computerized transmission tomography (CTT) : 전산화 전송 단층촬영

3) CT의 개발

1971년 X선 CT가 세계 최초로 개발된 이래로 지금까지 많은 발전을 거듭해 왔다. Hounsfield가 개발했던 CT의 prototype(그림 10-3)과 EMI가 제작한 CT가 그림 10-4이다.

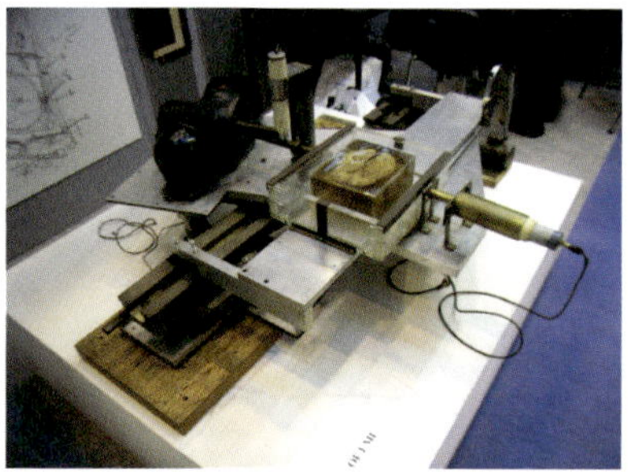

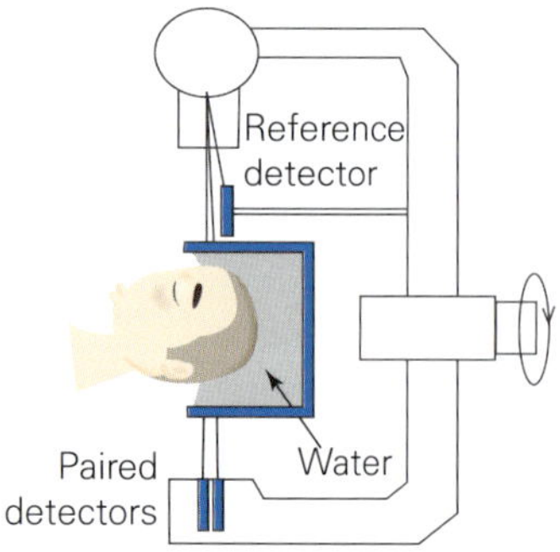

그림 10-3 Hounsfield가 개발한 세계 최초 CT의 prototype

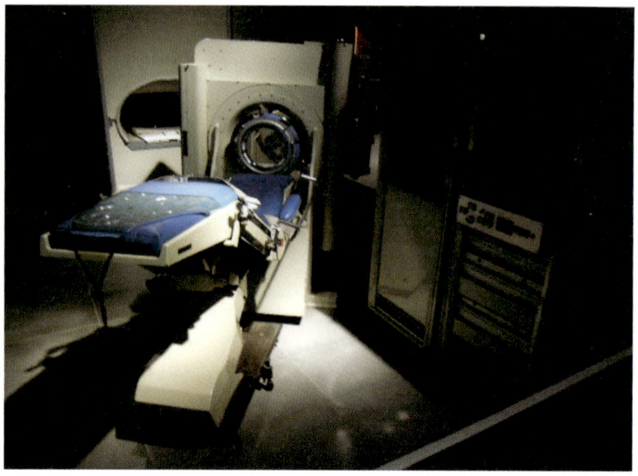

그림 10-4 EMI CT

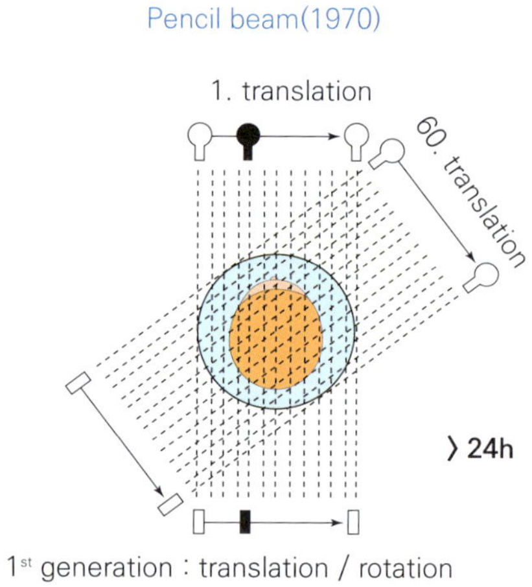

그림 10-5 Hounsfield가 개발한 CT에서의 projection data 수집 과정

CT촬영을 위해서는 X선 projection 데이터를 여러 번 받아야 한다. 그림 10-3에서 Hounsfield가 개발했던 X선 CT의 projection 데이터 수집과정을 볼 수 있다.

그림 10-5에서 X선 튜브에서 나오는 X선 빔은 collimator를 통해 가느다란 직선 모양을 하고 있다. 이를 pencil beam이라 한다. X선 튜브

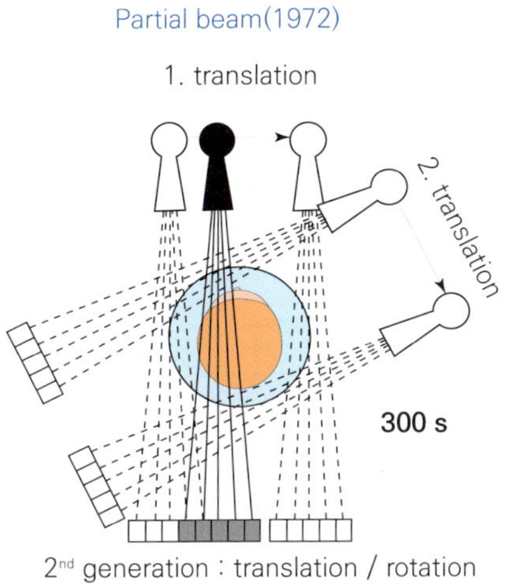

그림 10-6 **제 2세대 CT**

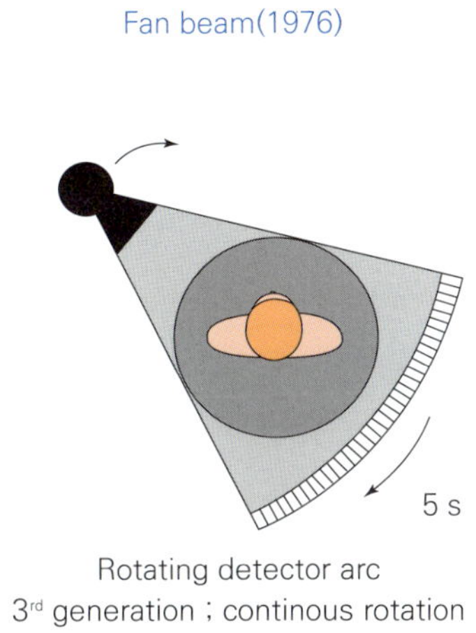

그림 10-7 **제 3세대 CT의 scanning 구조**

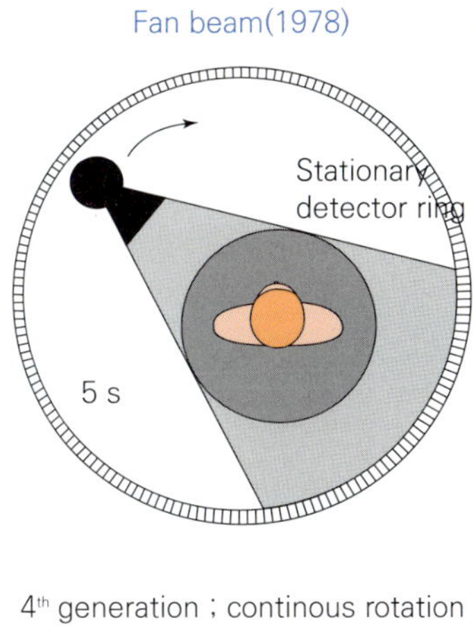

그림 10-8 **제 4세대 CT**

의 맞은 편에는 X선 detector가 놓여 있어 인체를 투과해 온 pencil beam의 선량을 측정한다.

X선 튜브와 X선 detector는 서로 마주 보는 상태에서 직선 상을 따라 움직이며 projection data를 만들어 낸다. 이때 직선상을 움직이면서 만들어지는 pencil beam을 ray라고 한다. X선 튜브와 X선 검출기는 같은 각도만큼 회전한다. 회전한 후 view에서와 같은 방식으로 ray data를 수집한다.

Hounsfield가 개발한 CT에서는 검출기 하나를 가지고 2차원 projection data set를 얻었기 때문에 2차원 스캔이 필요하고 촬영하는 시간이 수십 분에 이르렀다. 주사 시간을 줄이기 위해 여러 개의 X선 검출기를 사용하게 되었고 사용한 X선 검출기의 수에 따라 CT의 발전 단계를 분류한다(그림 10-6).

제 3세대 CT의 튜브에서 나오는 X선 빔은 부채 모양이다. 튜브 반대편에는 500~1,500개의 검출기가 배치되어 있다. 따라서 X선 튜브에서 나온 fan 모양의 X선 빔 중 인체를 통과하고 나온 빔은 동시에 detector array로 가게 된다.

Detector array에서 수집된 projection data set는 컴퓨터로 보내지게 된다. Fan beam 내에 촬영하고자 하는 부위가 모두 들어가기 때문에 제 1세대, 제 2세대에서처럼 검출기를 움직일 필요가 없다. 따라서 주사 속도를 크게 줄일 수 있다. 제 3세대 CT는 최근 병원에서 가장 많이 쓰이는 장비이다(그림 10-7).

제 4세대 CT는 1,000개 이상의 detector array가 원주상에 배치되어 있다. 따라서 검출기는 회전할 필요가 없이 고정되어 있으며 튜브만 움직이면 된다. 따라서 튜브의 회전 속도를 높일 수 있어 주사 시간을 3세대 CT에 비해 수배 정도 줄일 수 있다(그림 10-8).

제 5세대 CT는 주로 심장 촬영용으로 쓰인다. 심장 촬영을 위해서는 심장이 움직이는 속도보다 훨씬 빨리 촬영을 해야 한다. 제 5세대 CT에서는 기계적으로 움직이는 부분을 없애기 위해 scanning electron beam을 이용한다.

X선 튜브의 target 부분을 CT의 원주 위에 배치해놓고 이 target에 충돌하는 전자 빔을 자기적으로 제어하여 fan beam이 회전하도록 하고 있다.

제 5세대 CT는 심장 촬영 등 특수한 경우에 사용되고(그림 10-9) 대부분의 병원에서는 제 3세대 CT 방식이 쓰이고 있다.

요 약

· 제 1세대는 translate-rotate, pencil beam, single 검출기, 5 분 영상 획득 시간
· 제 2세대는 translate-rotate, fan beam, detector array, 30 초 영상 획득 시간
· 제 3세대는 translate-rotate, fan beam, detector array, subsecond imaging time, ring artifacts
· 제 4세대는 translate-rotate-Stationary, fan beam, detector array, subsecond imaging time, ring artifacts

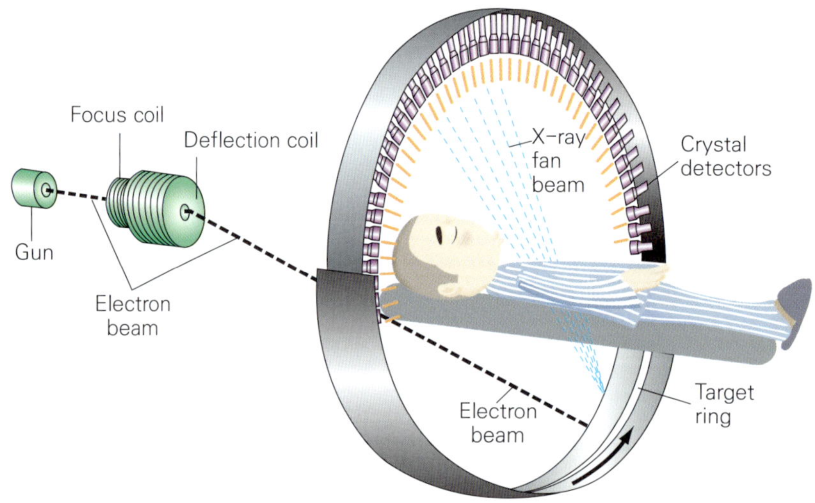

그림 10-9 제 5세대 CT의 구조

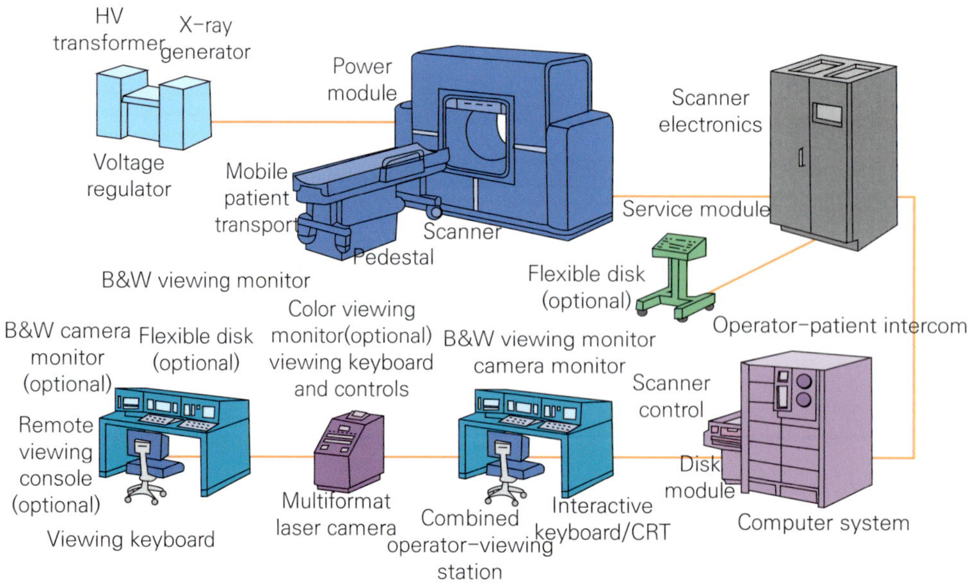

그림 10-10 CT 장치의 구성

4) CT의 구성

CT의 장비 구성은 X-ray 발생장치, 데이터 수집장치, 영상구성 장치, display 장치와 gantry에서 주사를 행하며 영상자료를 취득하는 system, X-ray tube, DAS(data acguisition system), patient table, high voltage slip ring, collimator(tube, detector) 및 bow tie filter 등으로 구성되어있다(그림 10-10).

> **요 약**
>
> **CT에서 고관전압의 사용목적**
>
> 검출기효율의 극대화, 연부조직과 뼈의 대조도 감소(선예도 증가), 감약계수의 에너지 의존성의 최소화, artifact의 감소, 선속경화 피폭선량 감소, 저 에너지 흡수, 산란선 감소, 선질 증가
>
> **CT의 구성**
>
> generator, tube, filter, collimator, PDU(power distribution unit), gantry, detector array, DAS(data acquisition system)

(1) 영상획득장치

Generator는 고관전압을 사용하며, 투과 X선량을 증가시켜 검출기 반응성을 최대화 시킨다. 필터는 X선속을 여과시켜 환자 피폭을 최소화 시킨다. collimator는 slice thickness를 조절하며 CT HU의 균일성 및 안정성을 증가시킨다.

X선관 collimator는 선속을 제한하고 조사야를 결정하며, 검출기 collimator는 산란선 제거와 단면두께를 결정한다. 산란선 제거로 피폭 선량 감소와 화질을 향상시킬 수 있다. 조사야를 제한하므로 반음영 제거 및 산란선을 억제하고 절편두께를 조절한다.

(2) 검출기(detector)

검출기는 X선 신호를 검출하여 출력하는 빛의 신호를 아날로그 형태로 변환하고, 증폭 ADC를 통해 디지털화 하여 컴퓨터로 전송하고 영상을 만들게 하는 정보로 변환 시키는 전기적 하드웨어이다.

투과 에너지의 각 광자는 그 에너지와 양에 의해 결정되며 X선 광자의 에너지를 빛으로 바꾼 후 다시 전류로 변환하는 기능이다(그림 10-11).

검출기의 사용 목적은 피사체를 통과한 선속 에너지를 측정함으로써 투과 조직 정보를 수집하여 영상을 재구성하는데 필요한 영상 정보를 제공한다.

검출기는 ① X선 흡수능력과 강도에 대한 직선성이 좋아야 한다. ② 잔광이 적어야하며 회복시간이 짧아야한다. ③ 주위의 형광체간 상호작용이 없어야 한다. ④신호변환 효율이 높아야 한다. ⑤

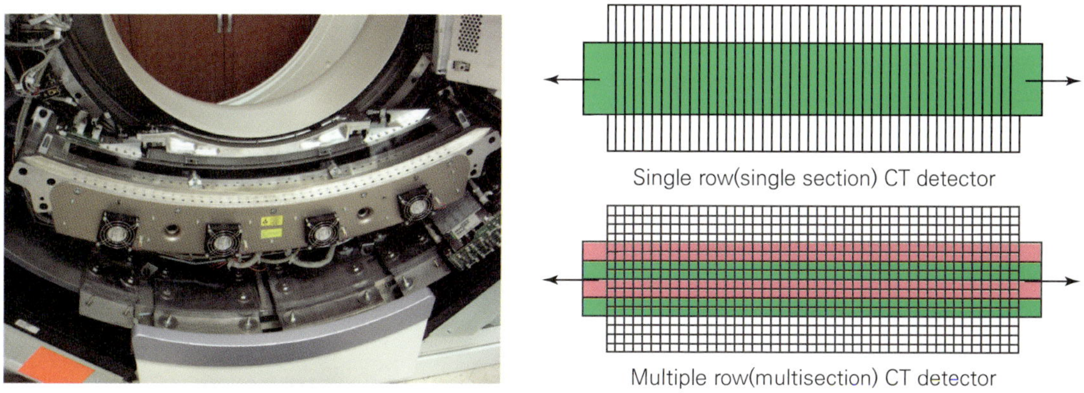

그림 10-11 **검출기**

안정성을 유지하기 위해 밀도를 높여야 한다. ⑥ 효율성이 좋아야한다. ⑦ 검출소자의 수가 많아야 한다. ⑧ 일관성과 재생성이 우수해야한다. ⑨ 불감영역이 적고 산란선 제거율이 좋아야한다.

섬광검출기(scintillation crystal photomultiplier)는 1, 2세대 장치에서 사용하며 검출효율이 높고, 잔광이 있다. 감도범위 제한을 종류로 BGO, CaF2, CsI, NaI을 사용한다.

결정체의 섬광의 발생량은 흡수된 X선 에너지에 직접적으로 비례해야 한다. 광전음극으로부터 방사된 전자의 수는 섬광의 양과 비례해야 한다.

제논가스 검출기는 잔광이 없고, NaI 보다 소형이고 감응이 우수하다. Scintillation crystal diode 검출기는 현재 사용되는 대부분의 장치인 제 3, 4세대 장치에 이용되고 있다(그림 10-12, 13).

요 약

검출부의 주요 기능

- 투과 X-선을 검출한다.
- 아나로그 신호를 전기적 신호로 변환한다.
- 변환된 전기적 신호를 증폭한다.
- 디지털로 전환한다.

검출기 특성

효율성(efficiency), 감응시간(response time), 안전성(stability), 직선성(linearity), 불감영역

(3) DAS(data acquisition system)

DAS는 검출기에서 X선 신호를 검출하여 출력하는 빛 신호를 받아 아날로그 형태인 전기신호로 변환하고 증폭한 후 ADC를 통해 디지털화하여 컴퓨터로 보내 영상을 만드는데 사용할 수 있는 정보로 변환시키는 전기적 하드웨어이다. DAS의 필요조건은 동적범위가 넓고 saturation effect가 없어야 하며 증폭과정에서 노이즈가 적어야 한다(그림 10-14).

(4) 여과(filtration)

여과판을 사용하면 연선을 흡수하여 피폭선량을 감소시키며, 선질을 증가시켜 균일한 선속경화를 통한 X선속의 균등도를 증가시킨다. 또한 투과 X선의 에너지 분포를 일정하게 경화시키기 위해 사용한다. Bowtie filter는 높은 감약계수와 낮은 감약계수를 갖는 피사체 간의 대조도 차이를 줄여줌으로써 동적범위를 넓게 선정해 DAS의 기능을 도와주는 역할을 한다(그림 10-15).

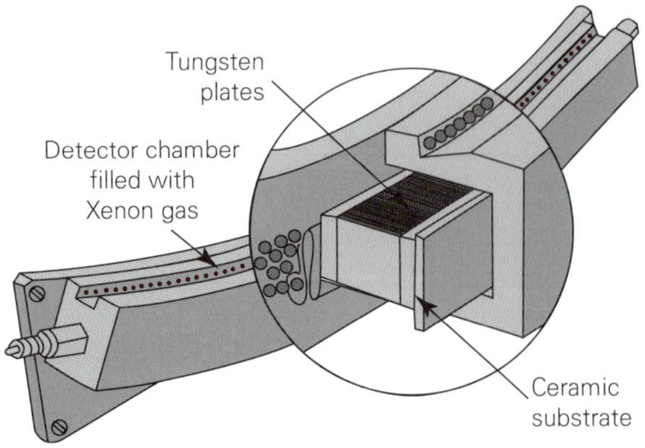

그림 10-12 제논가스 검출기

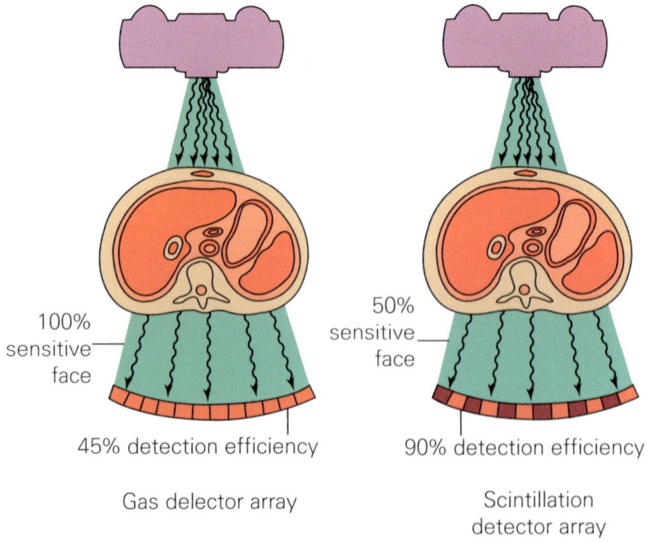

그림 10-13 가스 검출기와 신틸레이션 검출기의 효율성

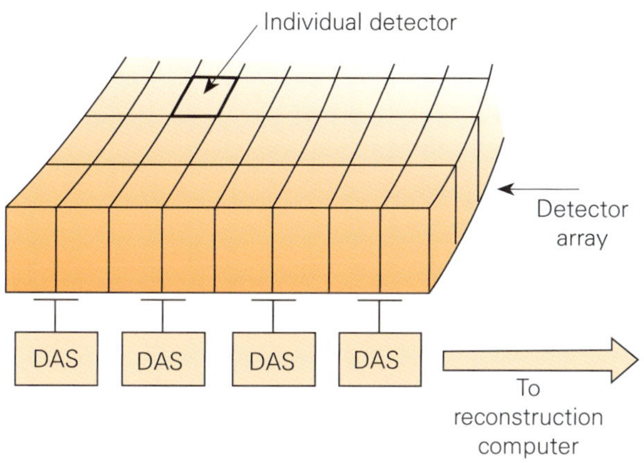

그림 10-14 두께에 따른 검출기조합의 DAS 선택

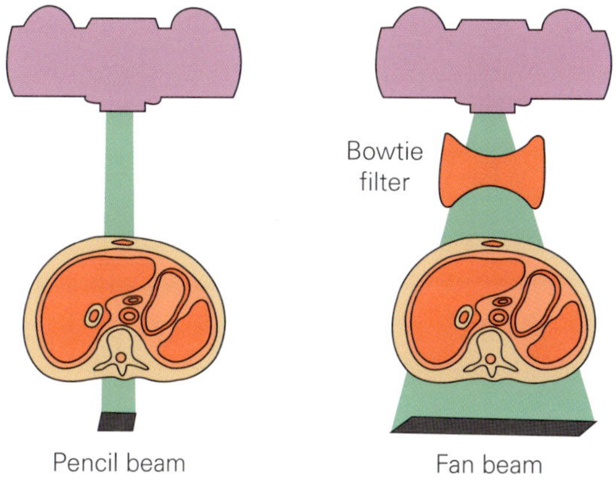

그림 10-15 빔과 필터

2. 컴퓨터 단층영상 영상화

1) CT 영상

인체의 한 단면에 X선을 투과시키면 X선이 지나간 조직들의 X선 흡수율에 따라 각각 다르게 X선을 흡수하게 되고, 결국 흡수되지 않고 남은 X선은 감약되어 인체를 투과한다(그림 10-16).

인체를 투과하고 나온 남은 X선을 X선튜브 반대편에 배열된 검출기로 측정한다. X선 튜브와 검출기를 인체 주위로 360° 회전하는 과정을 반복하여 시행한다.

여러 각도에서 측정한 검출기의 많은 데이터를 컴퓨터를 이용하여 계산하면 인체 단면의 각 픽셀에서의 X선 흡수계수를 산출할 수 있다. CT 영상은 각 화소의 X선흡수계수를 HU(hounsfield unit)라는 숫자로 표시하고, 각 화소에서 CT 번호가 큰 것은 희게, 작은 것은 검게, gray scale로 2차원 영상으로 재구성하여 화면에 나타낸 것이다(그림 10-17, 18).

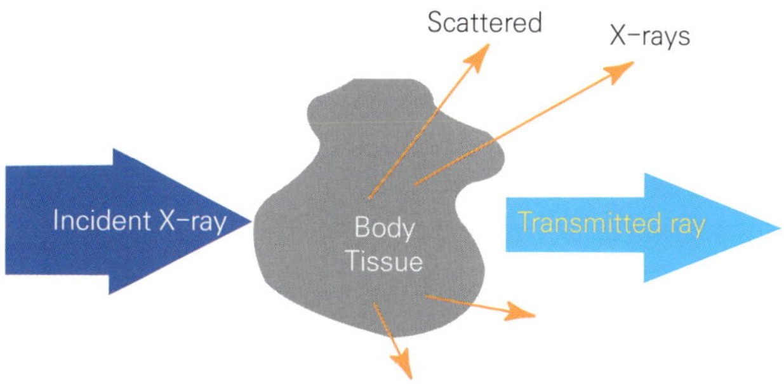

그림 10-16 X선의 감약

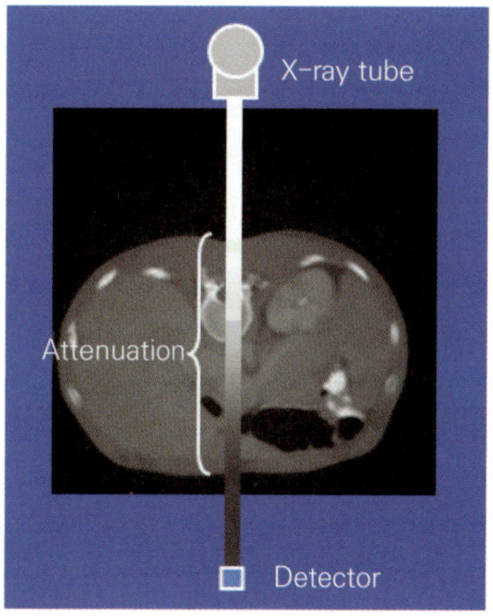

그림 10-17 X선의 감약과 검출기

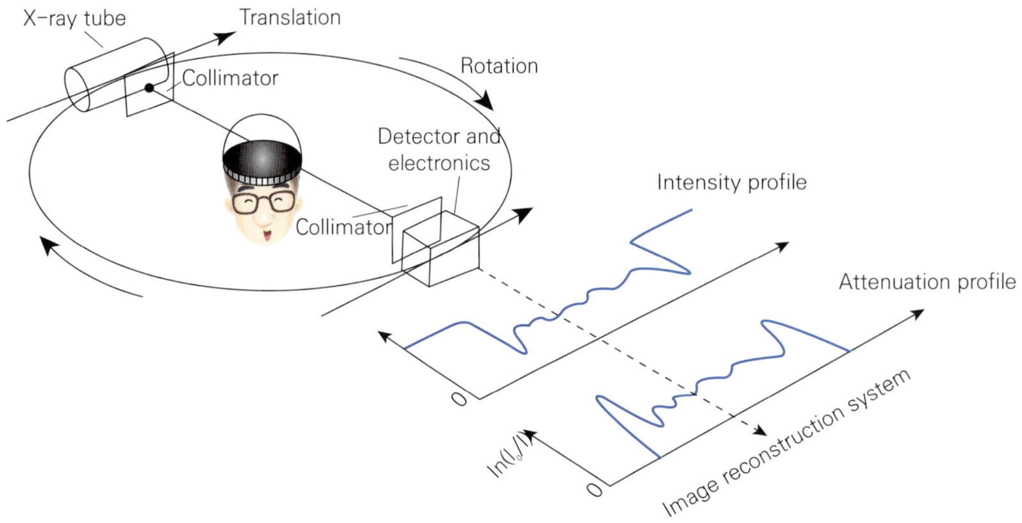

그림 10-18 **CT 영상의 구현**

(1) 영 상

Pixel은 영상을 구성하는 최소단위이며 영상을 구성하는 최소단위 픽셀수가 증가할수록 해상력은 향상된다. Voxel은 피사체를 통과한 X선의 감약계수에 의해서 재구성되는 최적요소다. Matrix는 2차원적으로 정열되어 있는 pixel의 수로 가로와 세로의 배열수이다.

구성은 X선관 고정 상태에서 slit 형태의 X선을 노출하고 테이블이 이동하며 영상을 얻는 방법으로 스캔 즉시 영상이 구성된다.

Pixel size에 영향을 주는 요소인 voxel의 크기는 D-FOV에 의해 결정된 pixel의 크기에 절편 두께의 폭만큼이 곱하여져서 결정된다(그림 10-19).

$$\text{Voxel size}(mm^3) = \text{pixel size}(mm^2) \times \text{slice thickness}(mm) \quad (10\text{-}1)$$

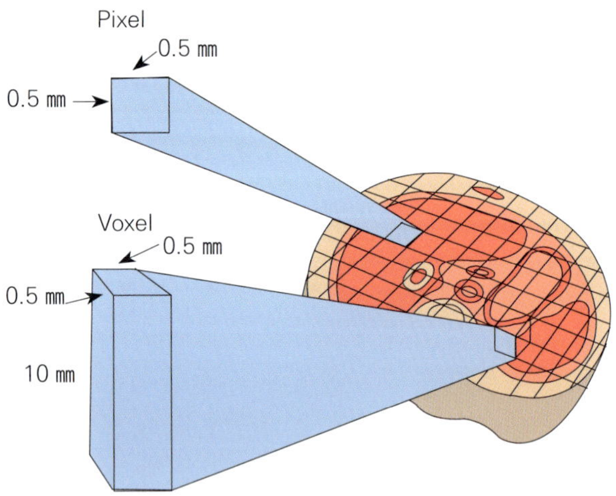

그림 10-19 **2차원 영상에서의 픽셀과 복셀**

(2) 재구성

① Projection reconstruction(투영재구성)

인체 내부에서의 선적분 혹은 면적분 값을 외부에서 계측하고 이를 이용하여 영상을 재구성하는 방식인 투영재구성 방식을 사용한다. 인체 내에서 발생하는 신호가 얻고자 하는 영상의 Fourier transform이 되도록 조작하고 이들 신호를 계측한 뒤 direct Fourier imaging 방식을 사용한다.

요 약

Reconstruction

재구성 기법을 사용하여 각 방향에서 얻은 profile data를 중첩하고 삭제하여 axial 영상을 얻어내는 방법

Reformation

재구성된 횡단면영상을 이용하여 coronal이나 sagittal 영상

Fourier transformation reconstruction

일련의 신호나 자료를 푸리에 이론을 바탕으로 하여 삼각함수의 식으로 표시하는 것으로 각종 수학적 처리를 거치면서 영상을 재구성하는 방법

② Back-projection

Back-projection 과정은 projection data를 얻은 직선을 따라 직선상에 있는 모든 점에 projection data값을 mapping을 해주는 과정이라 할 수 있다. 따라서 한점(x, y)를 지나는 projection line은 아주 많을 수 있고 그 점에 back-projection된 값은 그 점을 지나는 projection data값들을 모두 더한 값이 될 것이다.

그림 10-21에 back-projection을 하는 과정을 단순하게 나타내었다. 단순하게 back-projection을 하면 영상은 blur된다. 즉 중앙에 점 모양의 영상이 있을때 이를 단순하게 back-projection하면 blur된 영상이 형성된다.

Back-projection 과정에서 생기는 blurring 현상은 신호처리 기법으로 해결할 수 있다. Projection 데이터를 back-projection 하기 전에 적당한 필터로 처리한 뒤 back-projection을 하면 blurring 현상을 보상할 수 있다. 이러한 영상을 재구성하는 방법을 filtered back-projection이라 한다(그림 10-22, 23).

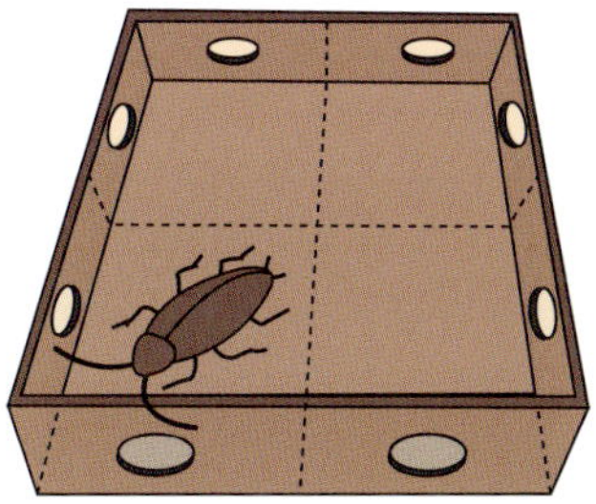

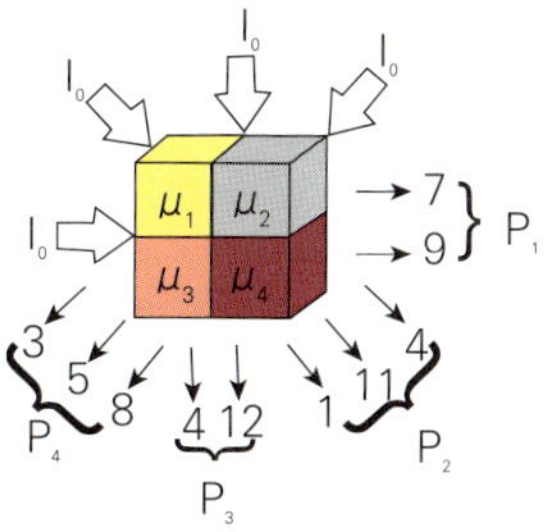

7	7
9	9

P_1

18	11
10	20

P_1+P_2

22	23
14	32

$P_1+P_2+P_3$

25	28
19	40

$P_1+P_2+P_3+P_4$

9	12
3	24

Subtract 16

3	4
1	8

Divide by 3

그림 10-20 Back-projection 개념

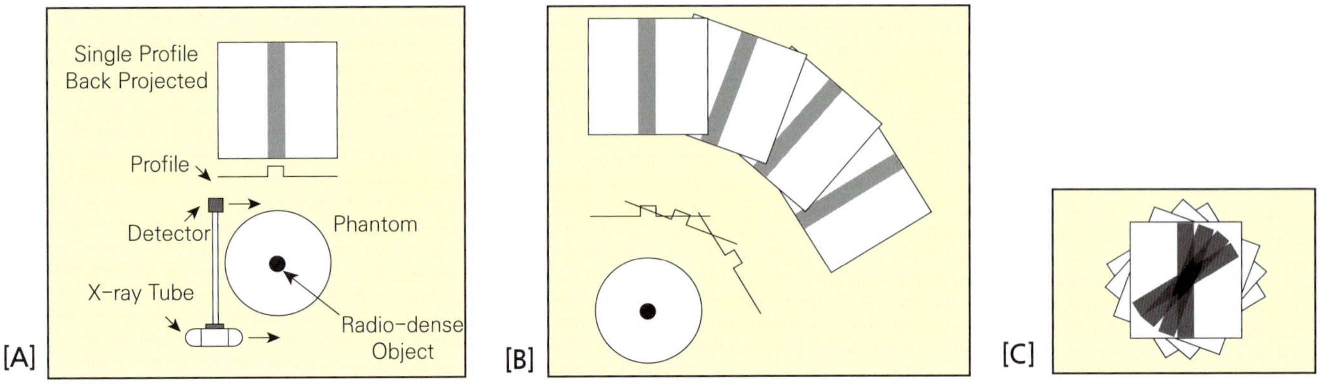

그림 10-21 Back-projection

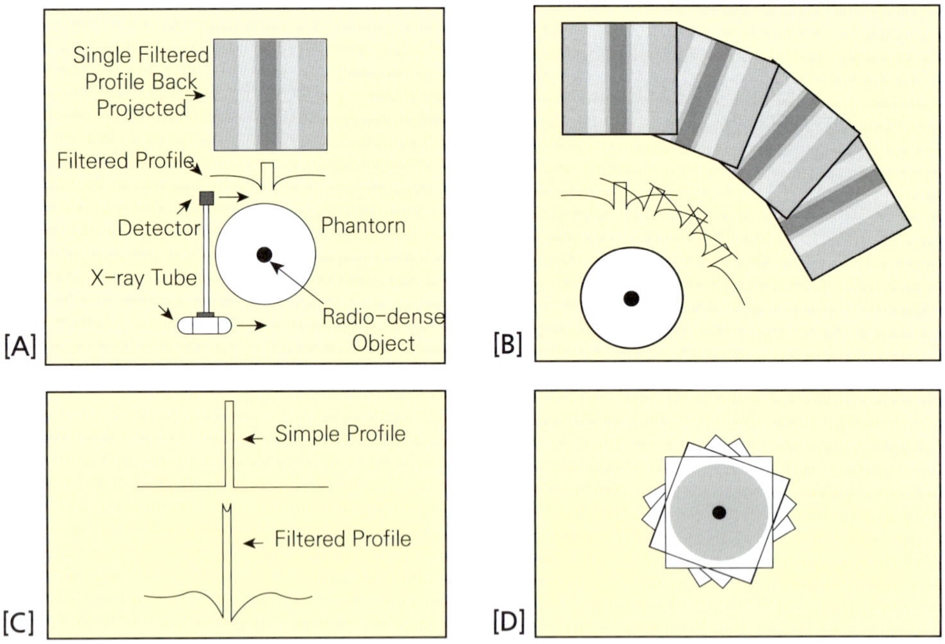

그림 10-22 Filtered back-projection

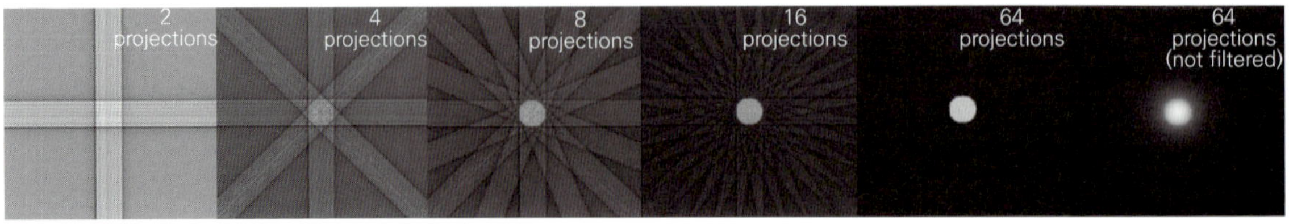

그림 10-23 Filtered back-projection 영상

(3) Algorithm

Standard algorithm은 머리, 배, 목 및 척추에서 사용한다. Soft tissue algorithm은 조직 내에 유사한 density의 물체를 구별하는데 도움이 된다. 췌장, 간장 심장, 척추 등에서 사용한다. Bone algorithm은 높은 해상력이 요구되는 검사에 적용된다. 구별능력은 저하되나 흡수차가 크고 구조형태가 복잡한 부분의 재현에 좋다. 폐, 측두골, 뼈 등에서 사용한다(그림 10-24).

(4) 자료수집

첫 번째와 두 번째 과정은 검출기에서 이루어지고, 나머지 두 과정은 DAS(data acquisition system)에서 이루어진다. 일련의 과정을 scanning이라 부르고 있으며 이때 얻어진 data를 scan data 혹은 raw data라 정의한다(그림 10-25).

요 약

자료수집과정

- Capturing transmitted X-rays
- Converting the x-rays into an electronic signal in analog form
- Amplifying the signal
- Converting the signal to a digital signal

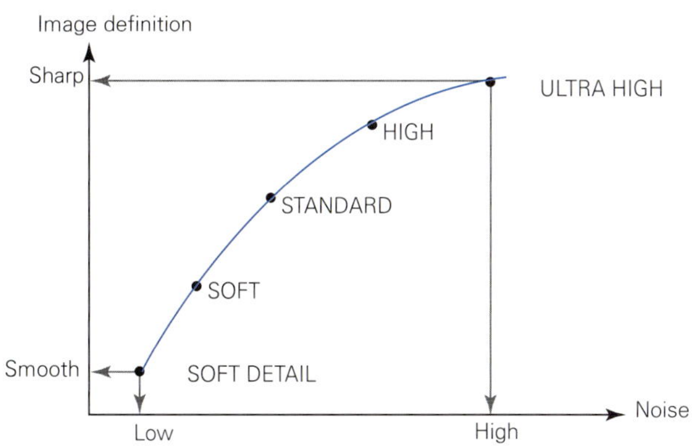

그림 10-24 알고리즘에 따른 영상의 선예도

(5) Data processing (image reconstruction)

스캔하여 획득한 raw data를 육안으로 관찰이 가능한 영상으로 재구성하기 위해선 3번째 과정인 재구성과정을 거쳐야 하고 이 과정은 다시 3단계의 과정으로 나눌 수 있다.

(6) Display(post processing)

재구성 과정을 통해서 만들어진 영상은 console에 있는 다양한 기능들(viewer, measurement, window width and level control, CT HU 분석)을 이용해 3차원영상으로 재구성하여 진단적으로 가치가 높은 영상을 구현하며 환자의 해부학적 변화를 정량적으로 보다 정확하게 파악하여 진단 할 수 있다.

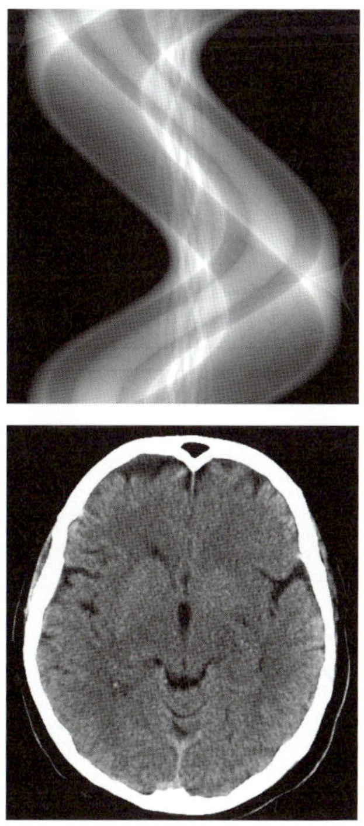

그림 10-25 Sinogram와 CT 영상

(7) CT 영상의 특징

CT 영상은 일정한 절편두께의 일정간격으로 연속해 촬영을 하여 얻기 때문에 각각의 영상은 2차원의 영상이지만 3차원의 정보를 제공하고 있으며 이들 axial 영상을 이용해 비교적 우수한 3차원 영상으로 재구성이 가능하다.

각각의 화소가 갖고 있는 CT 번호를 분석하여 관심영역의 물질을 정확하게 파악할 수 있으며, 창폭(window width)과 창높이(window level)를 조절하여 gray scale 안에 들어오는 CT Hounsfield unit 범위를 가변시켜 관심영역의 대조도를 최대로 하여 관찰이 가능하다.

일정한 절편두께의 영상을 일정한 간격으로 연속적으로 얻기 때문에 3차원 영상으로 재구성이 가능하지만 절편두께와 재구성간격에 의해 재구성 영상의 해상력에 영향을 받는다(그림 10-26).

요 약

Data 3단계 과정

① Pre-processing ② Convolution
③ Back projection

CT 영상 특징

- 일정한 절편두께를 갖는 단면상
- 일정한 간격으로 연속적으로 얻는다.
- X선를 이용한 다른 modality에 비해 대조도 분해능이 우수하다.
- 각각의 화소는 -1024부터 3071까지의 고유 CT HU를 갖고 있다.

Measurement data

DAS에서 측정되어 영상재구성을 위한 가장 기초가 되는 검출기에 흡수된 직후의 데이터이다.

Raw data

검출기에 획득된 아날로그 데이터가 디지털 데이터로 변환된 것이고, back projection 되기 전의 데이터이다.

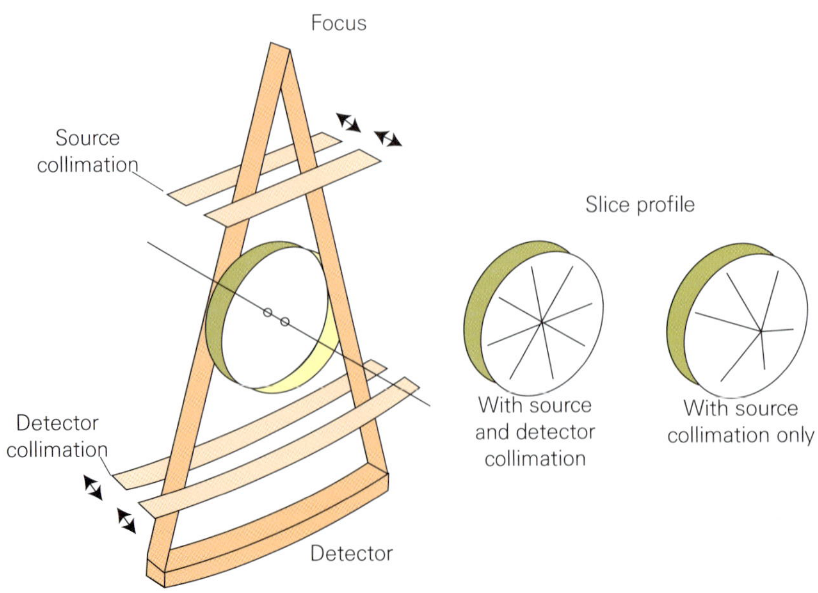

그림 10-26 CT의 두께

2) Scan

(1) Scout scan

Scout image를 얻는 주된 목적은 정확하게 스캔범위를 정해주기 위해서다. X선이 진입하는 표면에서 X선이 인체조직을 투과하고 나오는 표면까지의 X선 감쇠율에 의한 영상정보가 집적되어 얻어지는 영상이다.

(2) Trans axial scan

CT에서 스캔은 정지된 피사체를 X선관과 검출기가 회전하며 여러 위치에서의 angular projection 데이터를 획득하는 과정이다(그림 10-28, 29). 피사체를 투과하여 감약계수에 따른 흡수차에 대한 data를 얻기 때문에 projection 데이터이다. 사용자가 최종적으로 육안으로 확인이 가능한 영상을 재구성하기 전단계를 raw data라고 한다. 스캔영상은 재구성 algorithm, 매트릭스 크기, D-FOV, Slice 두께 등에 영향을 받는다.

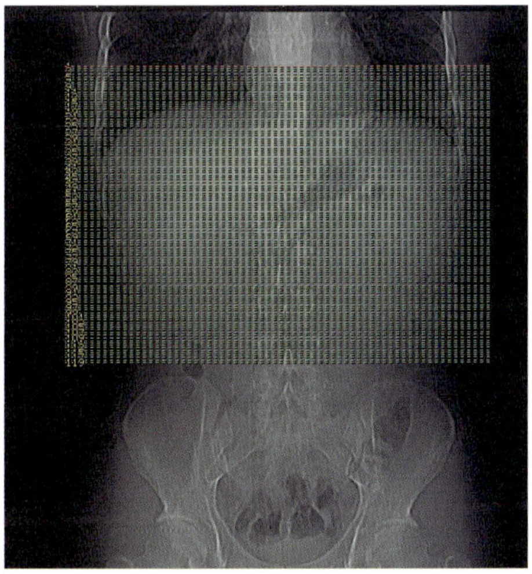

그림 10-27 복부의 scout 영상

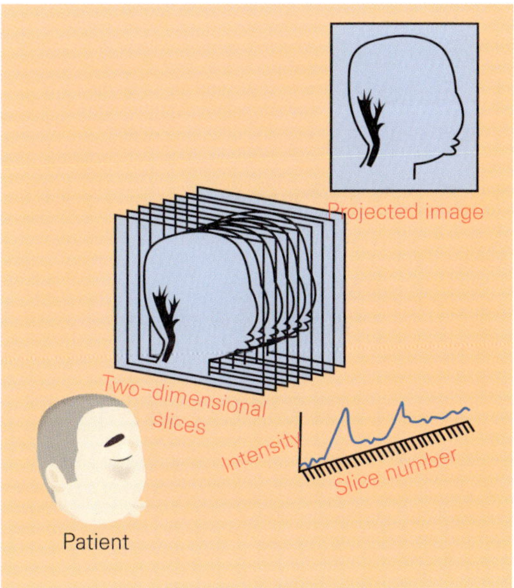

그림 10-29 Projection 영상

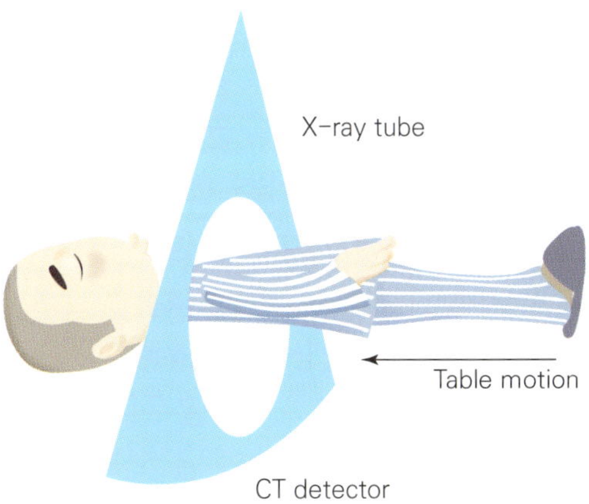

그림 10-28 Projection scan

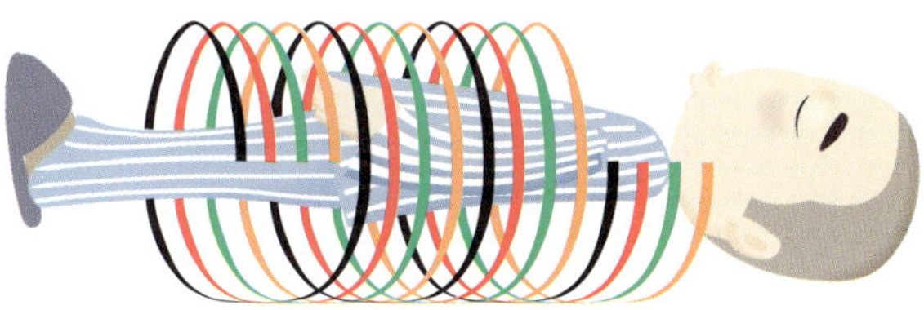

그림 10-30 나선형 스캔 CT

(3) Spiral scan

Helical scan이라고도 불리는 나선식 스캔은 slip ring technique을 도입하면서 가능하게 되었다. Helical CT에서 X선 튜브가 회전하는 동안 환자의 침대도 이동하고 있기 때문에 한 단층면의 영상을 구성하기 위한 data를 얻기 위해서는 특수한 데이터 처리가 필요하다.

Gantry내에는 tube에 고압의 관전압과 관전류를 공급하고, DAS에서 얻은 데이터와 collimator control data를 전송하는 control block으로 구성되어 있다(그림 10-30).

나선식 스캔의 특징은 정지되어 있는 피사체를 스캔 하는 고식적인 스캔 방법과는 달리, 스캔중에 피사체가 일정한 속도로 이동하며 스캔되는 방법을 말한다. 즉 X선과 검출기가 연속해서 한 방향으로 회전하며 X선을 조사하는 동안 피사체는 일정한 방향과 속도로 이동되며 데이터를 얻는다(그림 10-31).

3) Data processing (image reconstruction)

이와 같은 방법으로 얻어진 scan data는 다시 3단계를 거쳐 사용자가 원하는 영상으로 재구성되어 육안으로 관찰이 가능하다(그림 10-32).

(1) Pre-processing

X선은 관전압과 정류방식에 따라 출력강도가 다르며 이때 발생되는 X선은 낮은 energy부터 높은 energy까지 다양하게 분포하는 다색방사선(polychromatic radiation)으로 방출된다. CT에서의 경화현상은 균질한 물질로 구성된 부분에서 일어날 수 있는 capping 혹은 cupping 현상과 주변보다 밀도차가 커서 발생되는 streak artifact로 크게 구별된다. 이물질이나 bone artifact 등도 원인적으로는 X선경화 현상이 특정부위나 위치에서만 발생되는 artifact이다(그림 10-33).

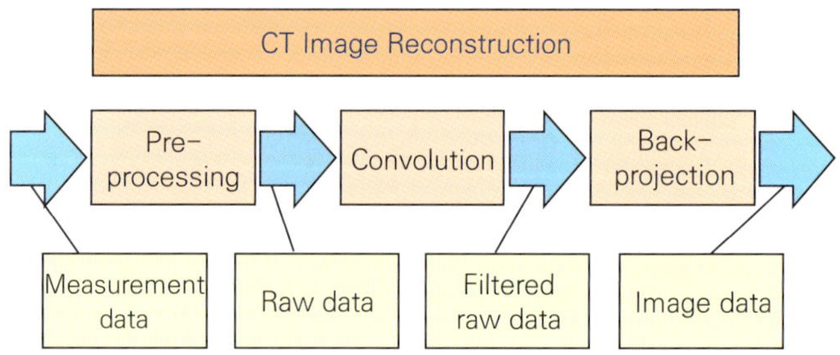

그림 10-32 영상 재구성 순서

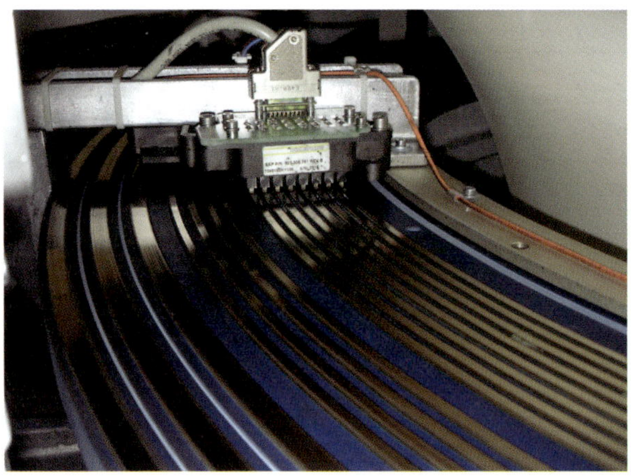

그림 10-31 Slip ring

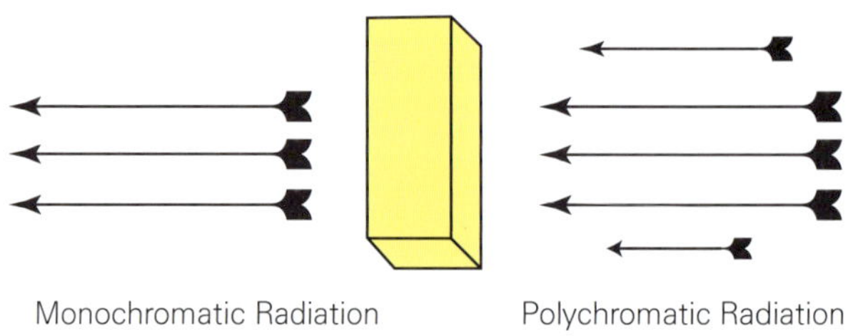

그림 10-33 artifact

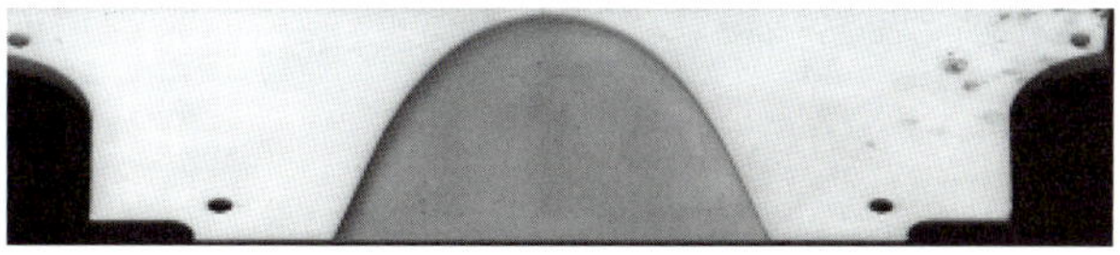

그림 10-34 Bowtie filter

스캔 중앙부가 주변부에비해서 CT HU가 낮게 나타나고 있으며 이를 cupping 현상이라 부른다. 중앙부의 X선 평균에너지가 주변부에 비해 높아지고 이런 이유로 검출기에선 주변보다 높은 signal을 내고 이 결과로 감약계수가 낮은 물질로 계산되어 CT HU 주변부에 비하여 낮게 계산되기 때문이다.

보정해주기 위해 brain을 scan 할 경우 bowtie filter를 사용한다. X선이 capping 현상을 일으키도록 하며 cupping 현상을 일으키는 두경부에서 중심부의 CT HU값이 주변부보다 낮게 왜곡되어 나타나는 cupping 현상이 발생하지 않도록 한다(그림 10-34).

(2) Convolution(algorithm)

피사체의 형테를 제대로 재현하기 위해 데이터를 원래 피사체의 profile과 같도록 보정해 주어야만 한다. 이 과정을 convolution 과정이라 부르고 기계적 장치에 의해서가 아닌 수학적 연산방법에 의해 보정해 주기 때문에 algorithm이라 불리기도 한다. 영상증강(image enhancement)의 목적은 원래의 이미지보다도 더 향상된 결과를 나타내기 위해 이미지를 처리하는 것이다. 공간영역(spatial domain)방법은 이미지를 구성하는 픽셀들의 모임으로 공간영역의 픽셀들에 대해 직접 공간적 마스크를 사용하여 조작하는 방법이며 영상의 특징을 추출하기 위해, 잡음을 제거하고, 첨예화하기 위한 처리하는 방법이다. 주파수영역필터링(frequency domain filtering)은 푸리에 변환(Fourier transform)을 사용한다.

공간 영역에서 이미지 처리 함수는 식 (10-2)로 정의한다.

$$g(x, y) = T[f(x, y)] \qquad (10-2)$$

식(10-2)에서 f(x, y)는 입력이미지, g(x, y)는 출력이미지, T는 그레이 값 변환 함수이다.

데이터를 보정하여 대조도분해능이나 공간분해능이 우수한 영상을 얻을 수 있다. 영상의 특징으로는 bone algorithm은 공간분해능은 우수하지만 대조도 분해능이 저하된 영상을 얻을 수 있고, standard algorithm은 대조도와 공간분해능이 균형을 이룬 영상을 제공해 준다.

Soft algorithm은 대조도 분해능이 우수한 영상으로 재구성하도록 data를 보정해 준다(그림 10-35).

요 약

Algorithm

Raw data를 영상으로 재구성하는데 사용되는 수학적 공식

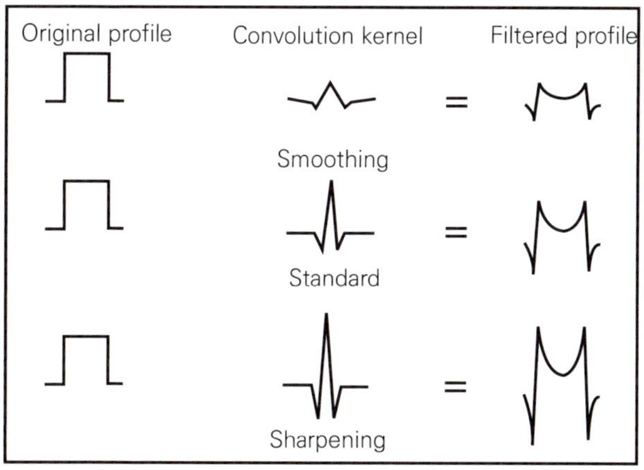

그림 10-35 영상의 재구성 과정

4) Image display

(1) Image data

Scan하여 얻은 scan data는 convolution 과정을 거치는 filtered back-projection 방법에 의해 matrix size와 D-FOV가 주어지면 각조직의 밀도차와 관련된 선 흡수계수에 의해서 -1,024부터 3,071까지 각각의 pixel에 CT value가 정해진다. Pixel은 고유한 자기주소를 갖고 있다.

(2) CT HU의 직선성

확대상수가 1,000인 장비에서 CT HU를 보면 공기(air)는 -1,000, 물(water)은 0, 뼈(bone)의 평균 CT HU는 1,000이 된다. 확대상수 1,000인 장비에서의 CT HU 분포는 -1,000부터 1,000까지 이지만 실제 대부분의 장비에서는 -1,024부터 3,071까지의 CT HU로 나타낸다. 확대상수 1,000인 장비에서 CT HU의 절대폭은 2,000이 되어야 하지만 실제로는 1배 확장시킨 -1,024부터 3,071까지 약 4,000 정도의 절대폭을 갖고 있다. 여기서 1배 확대를 -2,000부터 2,000까지로 하지 않고 -1,024부터 3,071까지로 정한 것은 인체 내에서 공기보다 X선 투과도가 높은 물질은 존재하지 않지만 뼈는 CT HU 1,000이 넘는 경우도 있고 X선 불투과도가 뼈보다 높은 인공물질이 삽입되기도 하기 때문에 CT HU가 높은 쪽으로 1배 더 연장하게 된 것이다(그림 10-36).

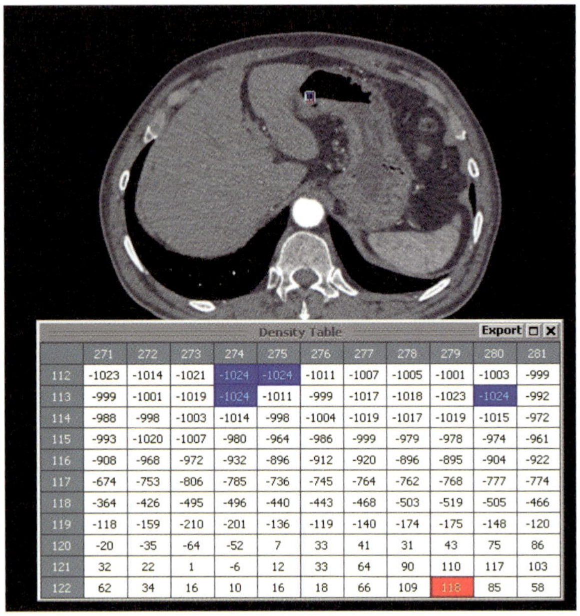

Density Table

	271	272	273	274	275	276	277	278	279	280	281
112	-1023	-1014	-1021	-1024	-1024	-1011	-1007	-1005	-1001	-1003	-999
113	-999	-1001	-1019	-1024	-1011	-999	-1017	-1018	-1023	-1024	-992
114	-988	-998	-1003	-1014	-998	-1004	-1019	-1017	-1019	-1015	-972
115	-993	-1020	-1007	-980	-964	-986	-999	-979	-978	-974	-961
116	-908	-968	-972	-932	-896	-912	-920	-896	-895	-904	-922
117	-674	-753	-806	-785	-736	-745	-764	-762	-768	-777	-774
118	-364	-426	-495	-496	-440	-443	-468	-503	-519	-505	-466
119	-118	-159	-210	-201	-136	-119	-140	-174	-175	-148	-120
120	-20	-35	-64	-52	7	33	41	31	43	75	86
121	32	22	1	-6	12	33	64	90	110	117	103
122	62	34	16	10	16	18	66	109	118	85	58

그림 10-36 Box내 있는 pixel 들의 CT HU pixel의 주소

(3) Viewing system

Pixel에 주어진 CT HU는 CRT monitor상에서 밝고 어두운 흑백으로 265단계로 나타낸다. CT HU 분포인 -1,024부터 3,071을 다 나타내려면 대조도가 낮아질 수밖에 없다. 전체 약 4,000(-1,024부터 3,071)의 절대폭을 갖고있는 CT HU의 pixel을 다 보여주기 위해선 CT HU 15 정도의 범위을 대략 1단계 gray scale로 표시할 수밖에 없기 때문이다. 관심영역의 CT HU분포범위 만큼의 창폭을 열고 창높이를 조절하여 관찰함으로써 관심영역의 영상의 대조도를 극대화시켜 볼 수 있도록 하고 있다(그림 10-37).

뇌실질은 W/W 80과 W/L 30 정도에서 설정한다. 뇌실질의 CT 번호가 약 40으로, 출혈의 CT 번호는 약 70~80 정도이다. 뇌실에 존재하는 뇌척수액은 물로 CT 번호가 0에 가까운 값으로 나타난다. 뼈는 130부터 2,000 정도까지, 폐실질은 -1024부터 -200 정도까지 분포되어 있기 때문에 이들을 gray scale로 표현하여 육안으로 관찰이 가능하게 하려면 뼈는 높은쪽으로 분포되어 있어 창높이를 높여야 되고(window width : 1,200, window level : 250), 폐실질은 낮은쪽으로 넓게 분포되어 있어 창높이를 낮추어야 한다(그림 10-37~39).

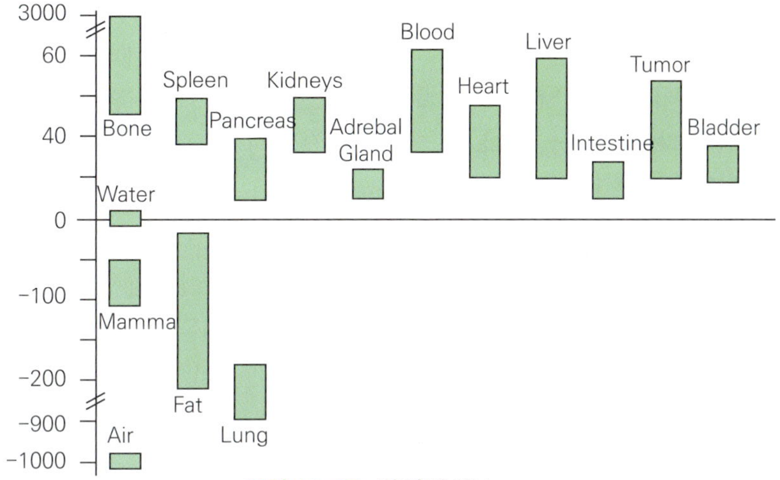

그림 10-37 장기별 HU

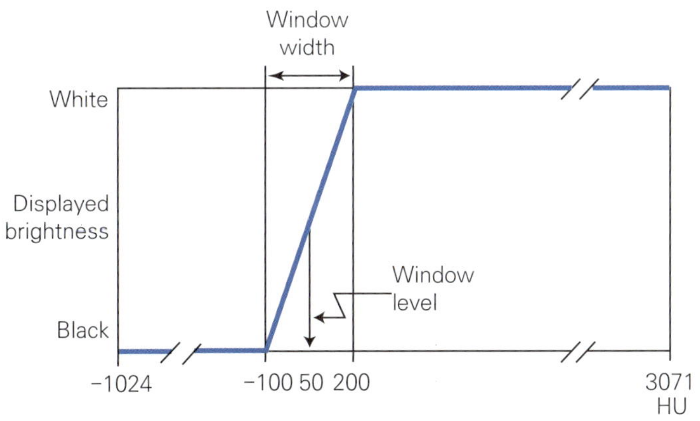

그림 10-38 HU영역에서의 window with와 level

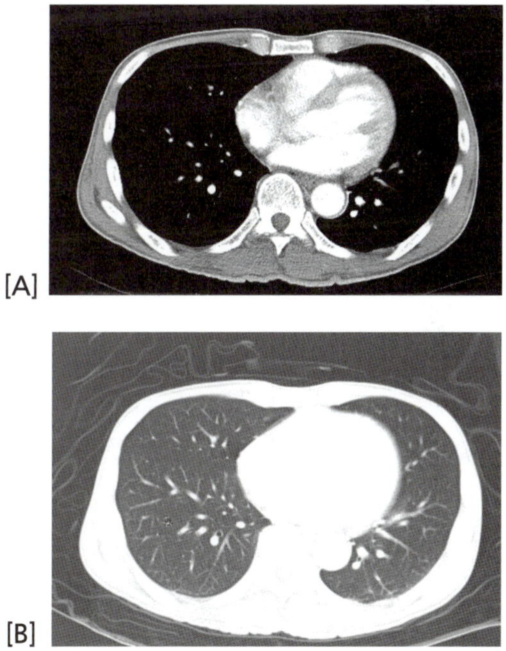

그림 10-39 [A] window width : 400, window level 25
[B] window width : 1,500, window level -700

3. 컴퓨터 단층영상 화질

1) 컴퓨터 단층영상 화질

CT는 빠른 영상 획득과 재구성이 가능하여 신경계, 호흡기계, 소화기계, 비뇨기계, 근골격계, 심장 및 혈관 질환 등의 영상의학검사에 이용되고 있는 진단 장비이다. CT에서 기본적인 측정은 피사체를 투과하여 나온 X선 선속의 선감약계수이다. 이러한 선감약계수는 물질의 밀도, 원자 구조, 광자에너지에 의존하게 된다. 일반적인 X선은 다색 방사선이므로 평균에너지 이외 다양한 에너지

스펙트럼을 나타내게 된다.

CT에서 영상의 질은 인체의 미세한 구조를 정확하게 영상으로 나타낼 수 있는 가에 의해 좌우되며, 영상의 질을 결정하는 중요한 요소는 물질의 감약 정도를 표현하는 CT 감약계수(attenuation coefficient)의 정확도, 노이즈, 균일도, 공간분해능, 대조도 분해능, 노이즈, 인공물, 선량 등이 있다.

2) 화질의 측정방법

화질을 측정하기 위한 방법으로 여러가지가 있으나 주로 MTF와 점확산함수를 사용하여 해상력을 표시한다.

(1) 점확산함수(point spread function)

점확산함수로, 피사체의 영상에서 실제의 점으로 재현하는 능력으로, 재현하지 못한 경우에는 불선예도로 나타나 영상의 공간분해능에 영향을 준다(그림 10-40).

(2) 선확산함수(line spread function)

선확산함수는 피사체에 선이나 틈이 있는 경우에 영상화를 만들때 하나의 선이나 틈을 재현하는 능력으로 주로 영상의 불선예도를 나타낸다(그림 10-41).

(3) 대조도 응답함수(contrast transfer function)

대조도 응답함수는 영상의 선명도, 대조도를 측정하는 방법으로 농도의 차이를 나타내며, 단위길이당 slits 수의 함수로서 영상 slits의 합성적 대조도를 그래프로 구한다.

(4) MTF(modulation transfer function)

CT의 공간분해능을 평가하기 위한 MTF는 변조전달함수로 PSF나 LSF를 푸리에 변환을 통해 얻으며 영상을 측정하기 위한 레스폰스 함수를 결정하는 것으로 장비의 주파수를 분석하여 선예도를 측정하는데 사용 한다. MTF는 영상의 형성 능력을 측정하기 위한 레스폰스 함수를 결정하는 것이다. 정현파의 강도 분포를 갖는 입력 데이

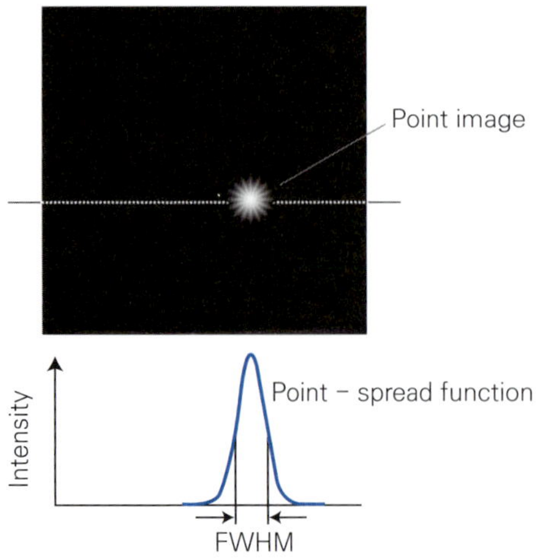

그림 10-40 점확산함수

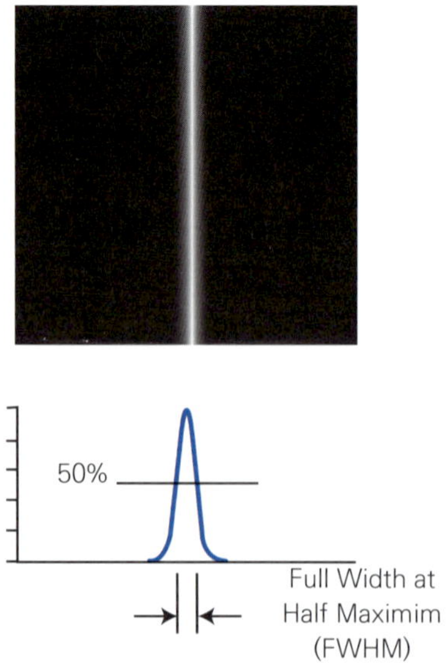

그림 10-41 선확산함수

터와 출력 데이터 사이의 진폭의 비를 공간 주파수 함수로 다음과 같은 식으로 표현한다. MTF(f) 방정식에서 M(f)는 관심영역(region of interest ; ROI)의 표준편차이고, 공간주파수(f)는 line pairs/cm 단위로 나타내며, CT plexi과 CT water는 플렉시글래스(plexiglass)와 물(water)에 포함되는 ROI 평균 픽셀 값이고, N은 영상의 노이즈를 나타낸다(그림 10-42).

$$MTF(f) = \frac{100\pi}{\sqrt{2}} \frac{\sqrt{M(f)^2 N^2}}{|CT_{plexi} - CT_{water}|} \quad (10\text{-}3)$$

MTF는 각 물질의 주파수 성분에 따른 해상력을 각각 측정하여 얻을 수 있는데, 여기에서 보면 광학농도는 영상이 얼마나 정확한가를 말하며 장비의 MTF가 1이라는 것은 피사체가 소유하고 있는 모든 정보를 최종적인 영상으로 손실없이 나타내는 것을 의미한다. MTF가 0일때는 영상으로 전혀 변환되지 않는 것을 말한다. MTF는 CT장비의 변환함수를 나타내는 기본적인 값으로서 매우 중요하다. 일반촬영용 필름의 공간분해능 단위가 lp/mm인데 비해 CT에서 공간분해능단위는 512 matrix 크기를 이용해 재구성한 영상으로 단위는 lp/cm이다(그림 10-43).

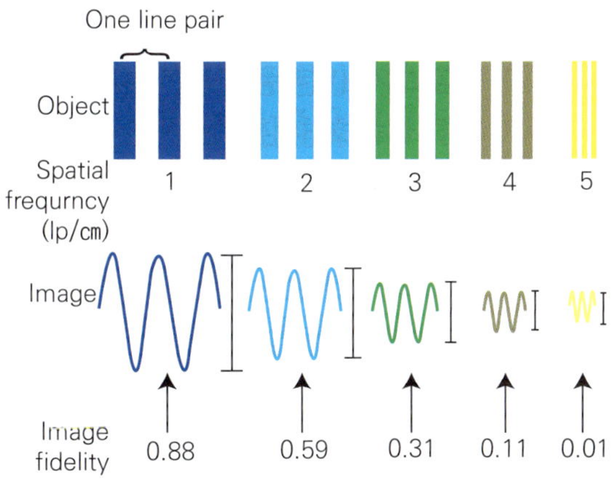

그림 10-42 **Line pair의 피사체 공간주파수와 영상충실도**

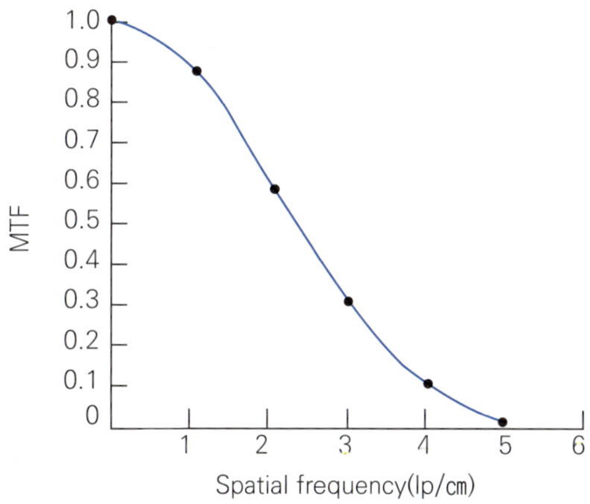

그림 10-43 **MTF**

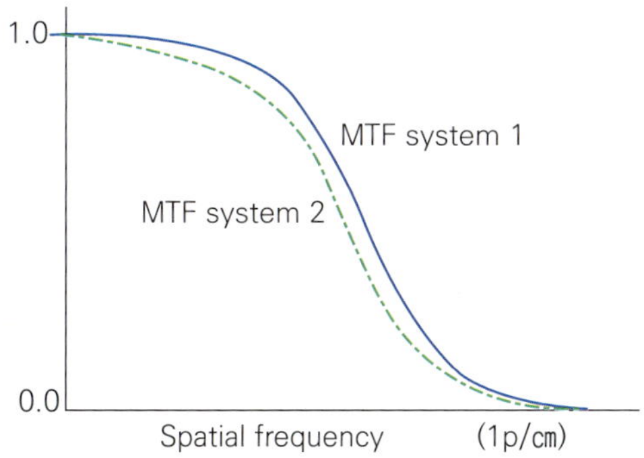

그림 10-44 **시스템에 따른 MTF**

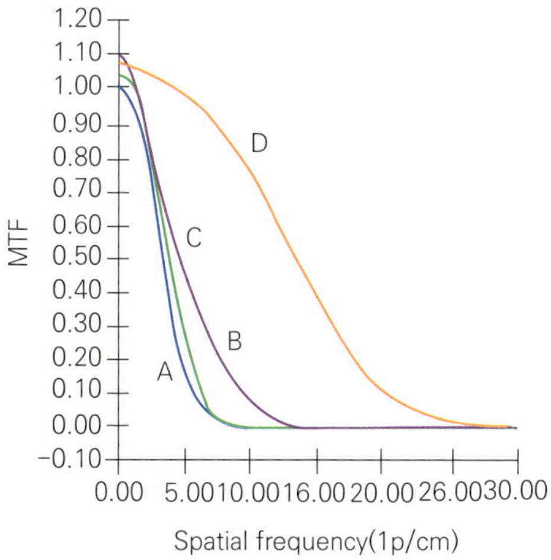

그림 10-45 **커널의 종류에 따른 MTF**

해상도는 각 주파수별로 평가를 해야한다. 주파수 개념으로 공간주파수의 개념이 적용되는데 이는 1 mm 내에 정현파 모양으로 변화하는 X선 강도 분포가 몇 회 존재하는가를 나타낸다. MTF 곡선의 그래프에서 Y축은 피사체에 대한 영상의 재현성에 대한 비를 나타내고 있다(그림 10-44, 45).

3) CT의 화질

(1) 공간분해능

공간분해능은 작은 크기의 대조도 차가 높은 물질이 인접하여 있을 때의 식별 능력이며 두 물체를 분리하여 볼 수 있는 능력으로 분해능 패턴이나 MTF를 이용하여 측정하고 있다.

(2) 대조도 분해능

대조도 분해능은 미세한 대조도 차이를 보이는 부위를 식별하는 능력으로 영상의 질에서 중요한 요소이며 팬텀에 따라 불만족 상황을 가져오므로 철저한 준비가 필요하다. 대조도 분해능에서 측정 물질에 대한 감약계수의 기준이 없어 감약계수의 차이가 큰 물질을 사용하면 불량한 장치도 대조도 분해능에 합격할 수 있다는 점에서 측정 물질간의 감약계수 차이에 관한 기준이 필요하다.

(3) 노이즈(noise)

노이즈는 잡음으로 물과 같은 동일한 물질을 스캔한 경우라도 모든 픽셀의 CT HU는 동일하지 않고 분산된 형태로 나타나는데, 이 분산되는 값을 표준편차로 표시하는 것이 노이즈이다. 노이즈는 동일한 물질을 스캔한 경우의 모든 픽셀에서 CT의 HU가 동일하지 않고 분산된 경우의 형태를 표시하는 표준편차로 표시하는 노이즈는 표준편차(σ)로 나타내고, 식으로 표시한다. 그림에서 표준편차(7.6HU)는 노이즈이고, 평균(mean)값 0.3은 CT HU이다(그림 10-46).

노이즈는 관심영역의 픽셀 값(pixel value)의 총 수를 n으로 표시하고, Xi는 독립적인 픽셀 값이고, X는 픽셀 값의 평균을 나타낸다(그림 10-47).

$$\text{Noise}(\sigma) = \sqrt{\frac{\Sigma(X_i - \overline{X})^2}{n-1}} \qquad (10\text{-}4)$$

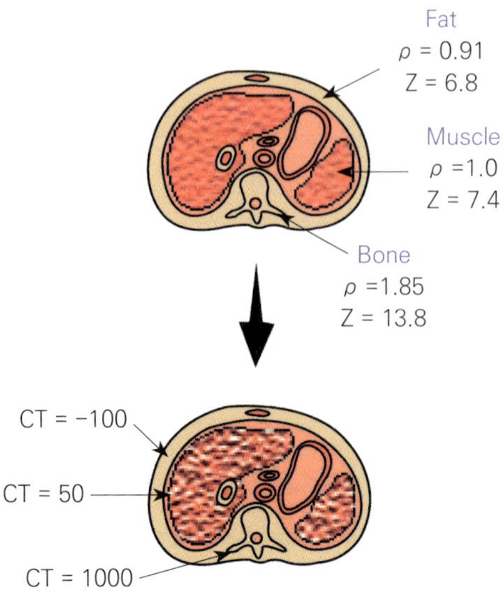

그림 10-46 뼈, 근육, 지방의 CT번호 및 노이즈

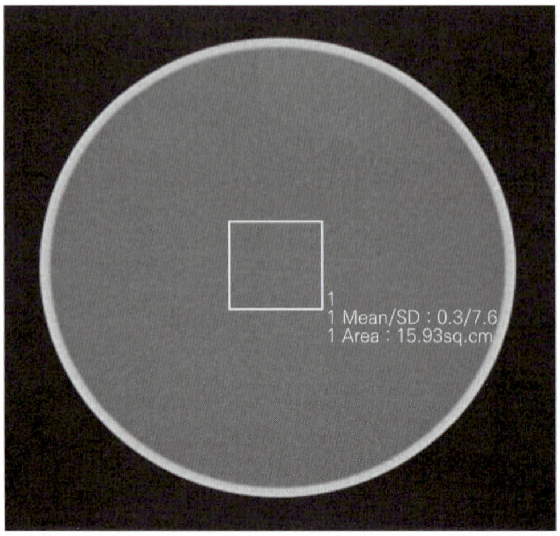

그림 10-47 스탠더드 알고리즘에서 노이즈와 CT 번호

4. 3차원 영상

1) 3D 영상

CT는 체적 영상화를 통하여 환자의 해부학적 구조를 3차원으로 구현한다. 컴퓨터 기술의 발전으로 입체적인 해부학적 묘사는 임상의에게 진단가치가 높은 영상을 제공하고 있다. 3차원 CT 영상은 2차원의 얇은 두께의 횡단면 영상을 획득하여 3D 전용 프로그램의 소프트웨어를 이용하여 입체적으로 재구성을 한 후 관심부위를 더욱 효과적으로 보기 위해 각종 작업을 행한다(그림 10-48).

영상들을 컴퓨터 그래픽 표시를 통하여 보고자 하는 영상을 여러 각도에서 고해상능으로 입체적으로 연출하며, 다양한 렌더링 방법을 통하여 영상을 제공한다. 컴퓨터 데이터의 대용량화와 고속처리기법 등의 소프트웨어 발전과 더불어 각종 영상처리 기술의 향상, 스캔 기법의 발달로 심혈관계의 진단과 중재적 치료, 3차원 시뮬레이션에도 이용되고 있다(그림 10-49).

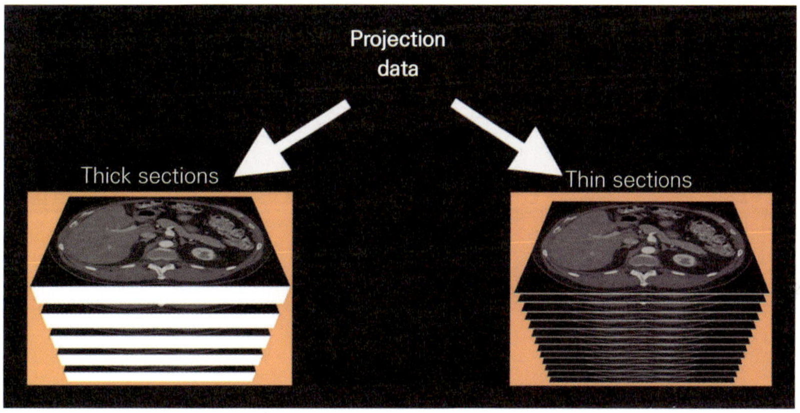

그림 10-48 두께에 따른 프로젝션 데이터

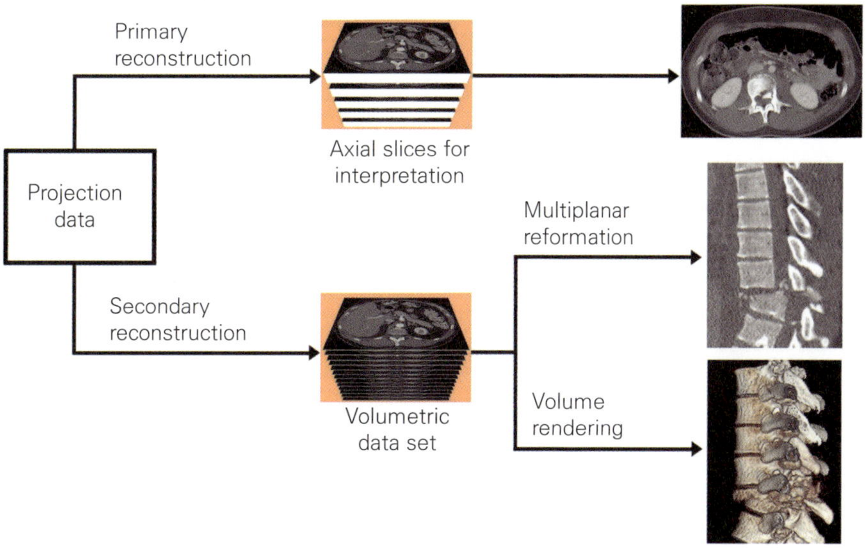

그림 10-49 프로젝션 데이터와 3D 영상 기법

성형이나 재건을 위한 수술계획의 수립과 수술 후의 평가와 영상의 합성, 로봇트 수술 계획에도 다양하게 이용되고 있다.

2) 3D 영상 기법

(1) MPR(multi-planar reformation)

3D 영상을 다양한 방향에서 재구성하는 방법으로 주변 장기와 혈관상태를 비교분석하는데 적합하다. 영상을 종합한 3D 영상은 여러 방향 즉 coronal, sagittal, oblique에서 재형성시킨 입체영상을 말한다. 혈관과 혈관주위 조직 및 해부학적 구조물들이 함께 묘출 되므로 혈관 병변과 주위장기와의 관계를 이해하는데 뛰어나다. Curved MPR 기법은 동맥 및 정맥의 혈관의 구현에 유용하게 사용되고 있다(그림 10-50).

(2) MIP (maximum intensity projection)

영상 데이터에 가상적인 광선을 조사시켜 투영되는 maximum attenuation value를 회색조 영상으로 구현하는 방법이다. MIP는 영상에서 가장 높은 값을 추출하여 재구성 하는 것을 말하며 혈관내의 조영제, 혈관조영 영상, 작은 혈관 등이 잘 나타난다. 보고자하는 관점에서 농도가 가장 높은 픽셀들만 선택하여 이를 재형성 한 영상을 보여주는 방법이다. 고식적인 혈관조영술과 비슷한 영상을 나타내며 혈관, 석회화, 스텐트의 영상을 구현하는 장점이 있다(그림 10-51, 52).

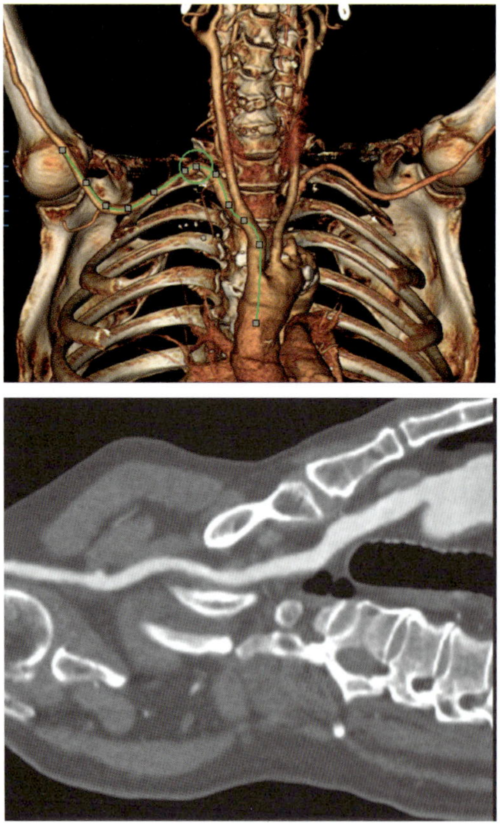

그림 10-50 쇄골하 동맥의 볼륨렌더링 영상과 curved MPR 영상

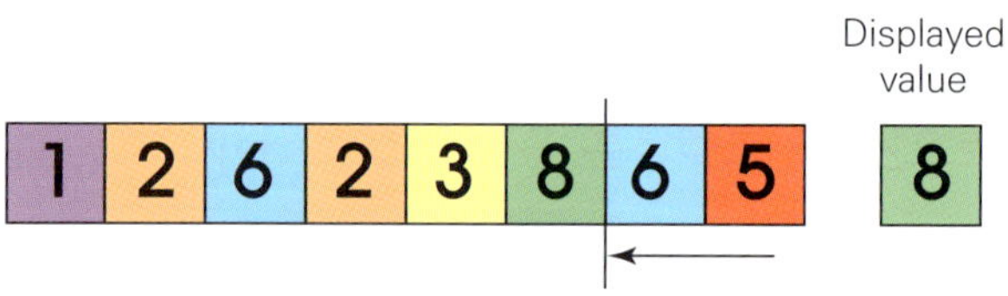

그림 10-51 MIP 영상

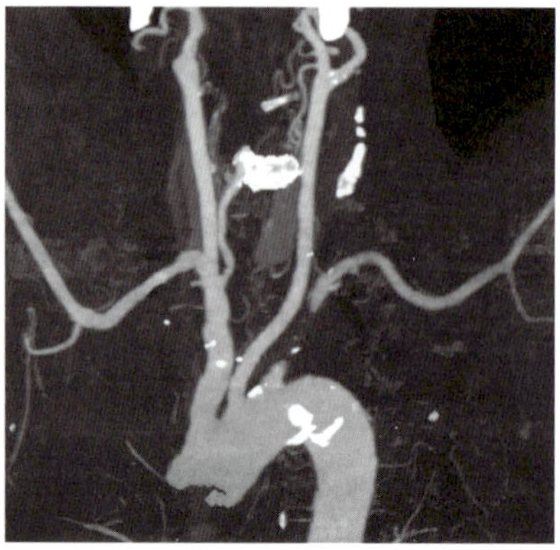

그림 10-52 목주위 혈관의 총경동맥 및 상행대동맥 MIP 영상

(3) MinIP (minimum intensity projection)

MinIP는 mininum intensity projection의 약자로, 3차원 데이터를 바라보는 시선에 따라 minimum 값을 표시하는 것을 의미한다. MinIP는 가장 낮은 HU를 선택하여 나타내는 기법으로 공기 등의 영상을 묘출하는데 유용하다(그림 10-53, 54).

(4) SSD(shaded surface display)

SSD는 사전에 정해진 문턱값의 범위 이상의 픽셀들을 계산하여 영상화하는 기법이다. 복잡한 해부학적 구조를 입체적으로 잘 나타내어 준다. 그러나 조영제로 채워진 혈관 내부와 혈관벽의 석회화를 구분할 수 없고, 혈관의 협착이나 혈전을 문턱값에 따라 혈관을 구별 하는 데는 부적합하다(그림 10-55, 56).

(5) Volume rendering

다른 기법에 비해 우수한 영상을 구현하며 관심 영역별로 복셀 자체에 각기 다른 HU의 문턱값 볼륨 정보를 갖는다. Volume rendering에서는 구조물 내부 복셀의 성질이 각각 부여되므로 특별히 어떤 부분을 선택하여 강조하거나 소멸시키는 특수기법을 적용시킬 수 있고 중복된 부분의 가시능이 우수한 장점이 있다(그림 10-57~60).

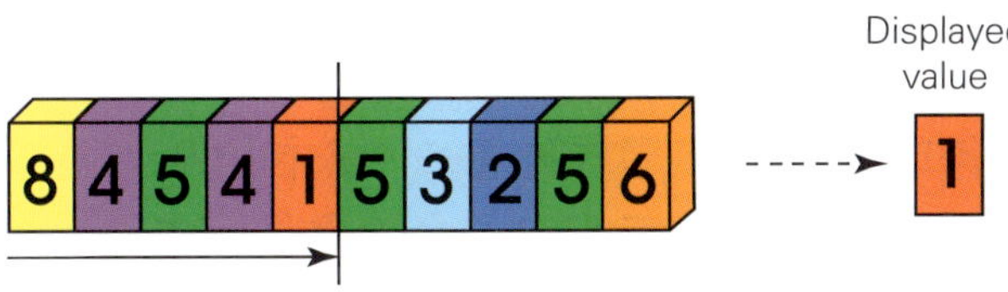

그림 10-53 MinIP 영상 기법

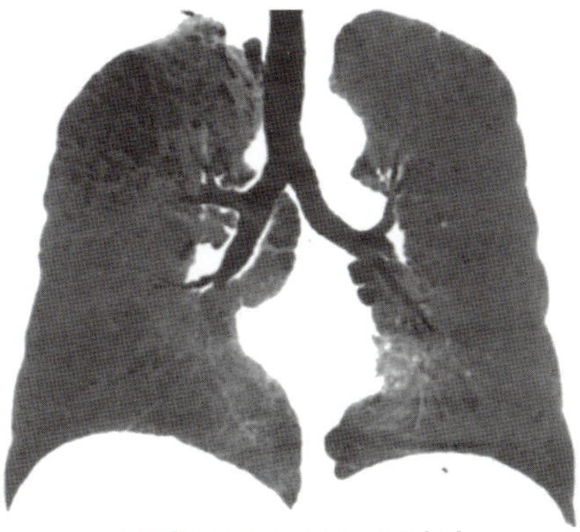

그림 10-54 MinIP 영상

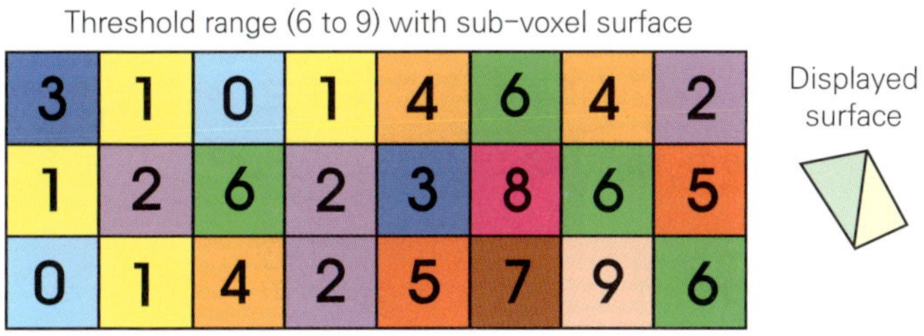

그림 10-55 SSD 영상

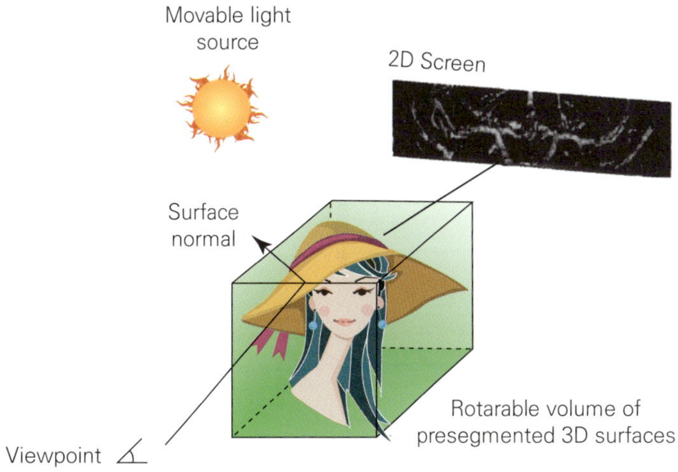

그림 10-56 SSD 영상기법

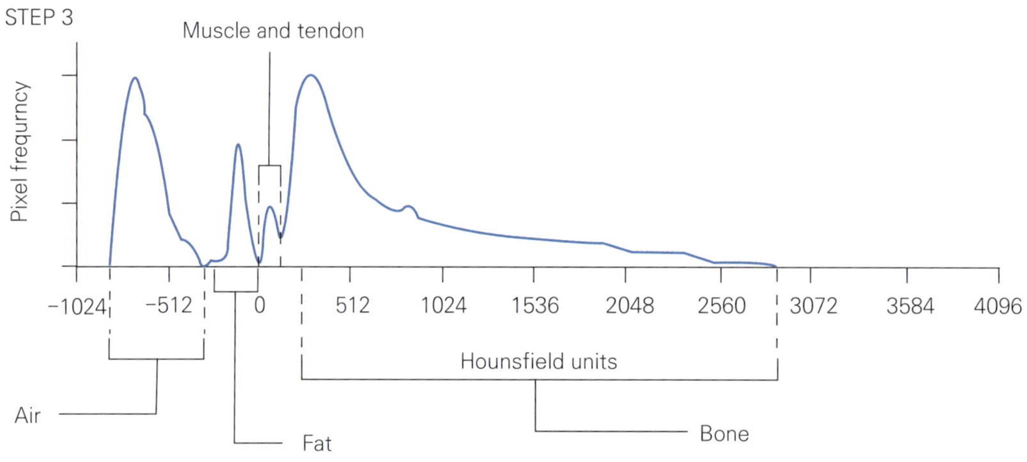

그림 10-57 볼륨렌더링 영상의 기법

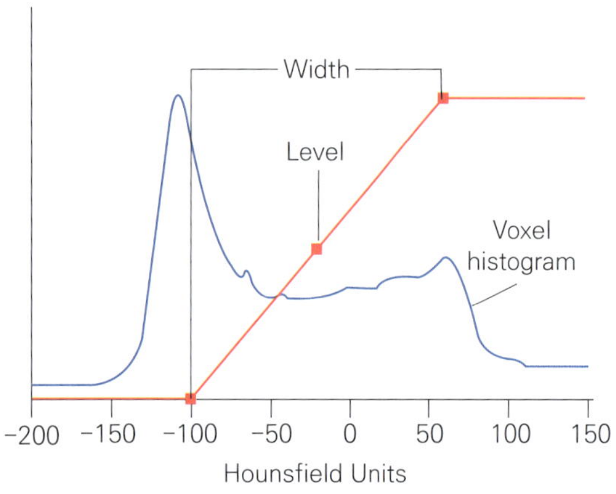

그림 10-58 볼륨렌더링 영상의 window width와 level의 조정

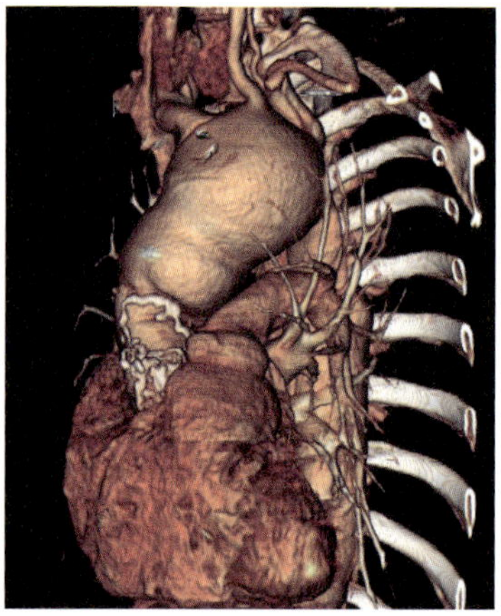

그림 10-59 동맥류를 동반한 환자의 볼륨렌더링 영상

요 약

3D 영상 기법

MPR(multi-planar reformation)
MIP(maximum intensity projection)
MinIP(minimum intensity projection)
SSD(shaded surface display)
Volume rendering

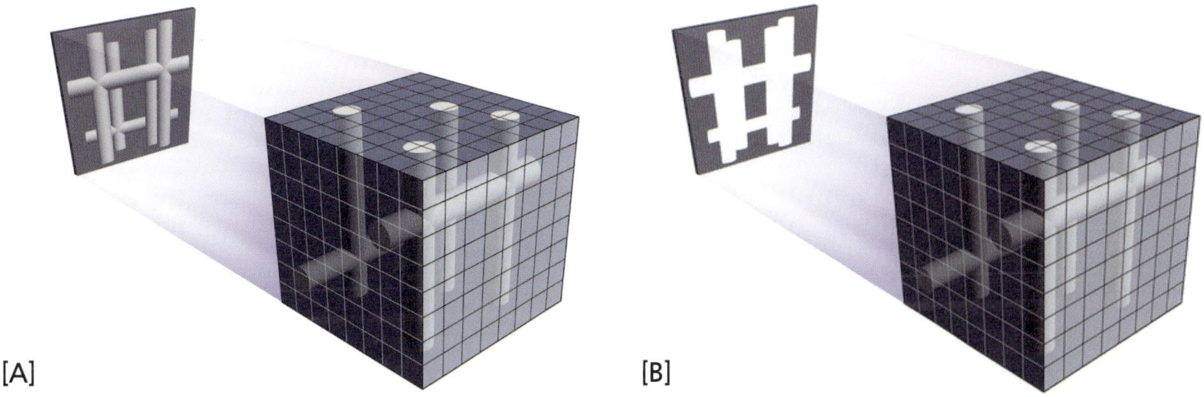

그림 10-60 볼륨렌더링(A)과 MIP(B) 기법의 비교

(6) Virtual endoscopy

CT를 이용한 가상내시경(virtual endoscopy) 기법은 비침습적이고, 장기 내부를 관찰하는 기법으로 체적 데이터를 얻어내는 CT, MRI 기술과 컴퓨터 그래픽의 급격한 발전으로 가능해졌고, 가상현실에서의 체적 데이터를 원근법과 광선 추적이라는 렌더링 기법을 통하여 실시간 영상표시를 통해 관찰자가 가상환경에서 인체 속을 항해하듯이 관찰하는 기법이다. 혈관, 기도 및 소화기관 등의 내시경 영상과 비슷하게 구현한다(그림 10-61, 62).

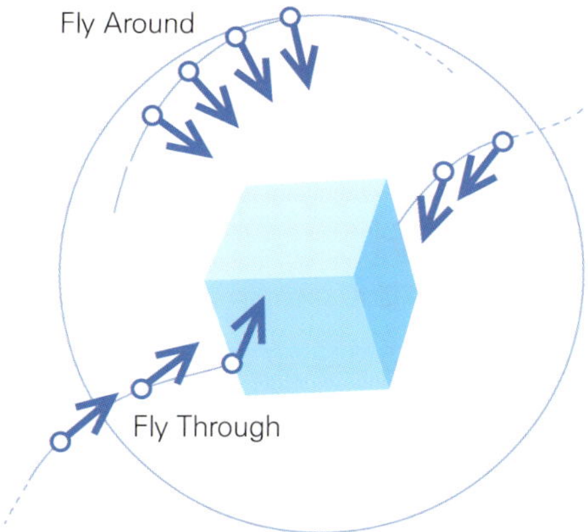

그림 10-61 가상내시경 기법

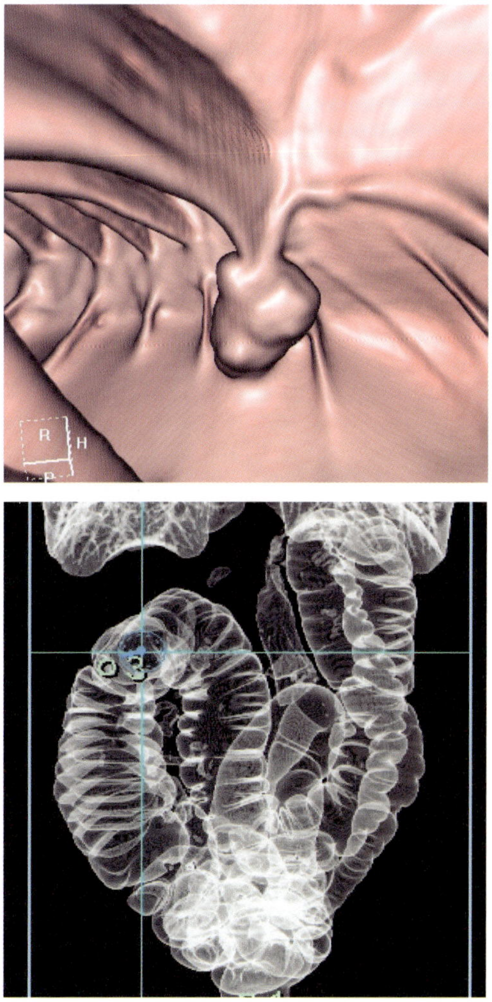

그림 10-62 가상대장내시경 CT검사의 영상

CHAPTER 11
자기공명영상

1. 자 화
2. 공 명
3. 이 완
4. 영상화
5. 신속, 혈류, 뇌기능 및 스펙트럼 영상

개 요

자기공명영상의 기본원리와 영상형성과정을 이해한다. 자기공명영상 의 기법 및 원리를 이해한다. 영상신호의 획득원리와 펄스시퀀스를 이용한 임상적용 기법을 이해한다.

학습목표

- 자기공명영상의 원리와 구조를 이해하고 설명할 수 있어야 한다.
- 자기공명영상의 영상화 과정의 기본 원리를 설명할 수 있어야 한다.
- 자기공명영상의 펄스시퀀스의 특징 및 원리를 설명할 수 있어야 한다.
- 자기공명영상의 임상적 적용 기법을 이해하고 설명할 수 있어야 한다.

1. 자 화
2. 공 명
3. 이 완
4. 영상화
5. 신속, 혈류, 뇌기능 및 스펙트럼 영상

1. 자 화

1. 자기공명영상의 장점을 이해한다.
2. 자화의 원리를 이해한다

2. 공 명

1. 공명의 원리를 이해한다.

3. 이 완

1. T_1이완, T_2이완의 원리와 특징을 이해한다.

4. 영상화

1. 영상 신호의 획득 원리를 이해한다.
2. 영상화 과정의 원리를 이해한다.

5. 신속, 혈류, 뇌기능 및 스펙트럼 영상

1. 펄스시퀀스의 특징 및 원리를 이해한다.
2. 펄스시퀀스를 임상에 적용하는 검사방법을 이해한다.

CHAPTER 11
자기공명영상

자기공명영상(MRI)은 지금까지 개발된 의료영상장치 중에서 가장 우수한 영상장치라 할 수 있다. X선 CT의 경우, 골 조직과 조영제에 의한 높은 해상도와 얇은 절편의 영상을 얻을 수 있는 장점이 있으나, 자기공명영상은 조영제를 사용하지 않고도 인체의 기관과 연부조직 사이의 대조도 우수성이 탁월하다.

또한 대부분 CT는 인체 횡단면 영상을 얻을 수 있으나, MRI는 다양한 방향의 영상단면을 획득할 수 있다. 그리고 핵의학 장비에서와 같이 연부조직의 생리, 기능적 상태를 알 수 있는 장점이 있다.

결론적으로 MRI는 비전리 방사선인 라디오파(RF)를 사용함으로서 X선이나 핵의학과 달리 인체에 대한 전리방사선의 위험이 없다는 것이다. 인체조직 내 대부분인 물 분자 중 수소 원자핵(proton)을 주요 검출 대상으로 영상화 한다.

자기공명영상(magnetic resonance imaging)은 기존의 일반촬영이나 전산화 단층촬영 등 X선에 의한 피사체 대조도 즉 X선 흡수와 투과에 의한 진단정보획득 차원을 넘어선 첨단의료장비이다. 따라서 MRI는 여러 가지 영상변수(parameter)를 가지게 되며 여기에는 스핀밀도(spin density), T_1 이완시간, T_2 이완시간, 혈류(blood flow), 화학적 이동(chemical shift), 자기감수성(magnetic susceptibility), 확산(diffusion), 관류(perfusion) 등이 있어 자기공명영상의 대조도 결정은 물론 여러 가지 진단정보를 제공하게 된다.

1. 자 화

1) 자장 : B

(1) 주자장, 정자장, 외부자장 : B_0

자기공명영상 시스템의 초전도 자석을 말하며 주자장의 방향은 인체의 장축방향으로 갠트리내의 카우치(환자 테이블)에 환자를 눕히면 수평방향으로 위치한다. 높은 자장강도와 균일성을 유지한다.

자장의 강도를 나타내는 기호는 벡터 B로 표시하며, 전기적으로 자속밀도라 한다. 단위로 Wb/m2, Tesla라 하고, 1 T = 10,000 gauss이다.

(2) 경사자장 : Bg

1973년 로터버는 일정한 자장의 세기를 유지하는 정자장에 대해 필요에 따라 자장의 세기를 바꾸어 줄 수 있는 선형적 경사자장을 고안하였는데 인체의 단면을 영상화 할 수 있게 되었다. 원통형의 자석 내부에 x, y, z 방향의 경사자장 코일과 코일에 전류를 흘려보내는 경사자장 신호증폭기로 구성된다.

(3) 라디오 주파수(RF) 자장 : B1

RF는 주자장인 외부자장에 대해서 내부자장으

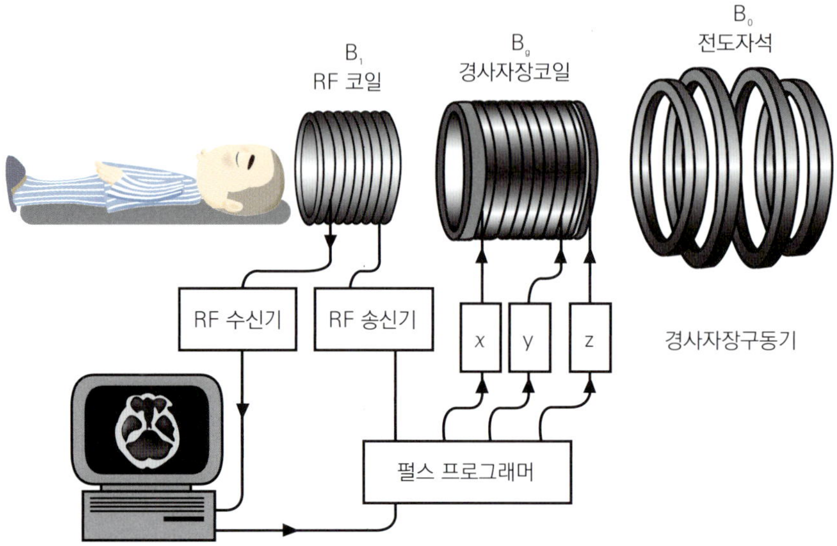

그림 11-1 자기공명영상장치의 구성

로 불리기도 하는데, 인체 내의 수소원자핵은 주자장에 의해 자화되어 라모어 주파수로 세차운동을 하게 되는데 수소원자핵의 세차주파수와 동일한 주파수의 RF 펄스를 수소원자핵에 인가하면 공명(여기)이 일어나며, 평형(기저)상태로 돌아올 때 RF 자장(pulse)의 신호를 방출하게 된다. 이 신호를 RF 코일이 수신하는 것이다.

2) 자기모멘트(핵스핀) : μ

인체 구성의 대부분을 차지하는 물 분자는 수소를 함유하고 있는데 수소원자로 핵자(nuclear)와 전자(electron)로 구성되며, 다시 핵자는 양성자(proton)와 중성자(neutron)로 구성된다. 수소원자핵은 (1H) 한 개의 양성자로 존재하면서 자전(spin) 운동을 한다.

이 회전(spin) 운동을 하는 수소원자핵(proton)은 그 중심에 자기모멘트(μ)를 갖게 되는데 그 크기와 방향이 존재하므로 벡터로 표시한다. 그 원리는 Oersted와 앙페르의 오른나사법칙에 근거한다(그림 11-2). 수소원자핵 이외의 검출 대상 핵종은 ^{13}C, ^{19}F, ^{23}Na, ^{31}P 등이 있다.

16세기만 하더라도 자기와 전기의 상호작용은 아직 알려지지 않았기 때문에 전기현상과 자기현상을 독립해서 생각하였다. 그러나 1820년 코펜하겐 대학교수 H.C. Oersted에 의해서 자침 가까이에 있는 도선에 전류가 흐름으로써 자침이 크게 흔들리는 것을 우연히 발견하였다. 이때부터

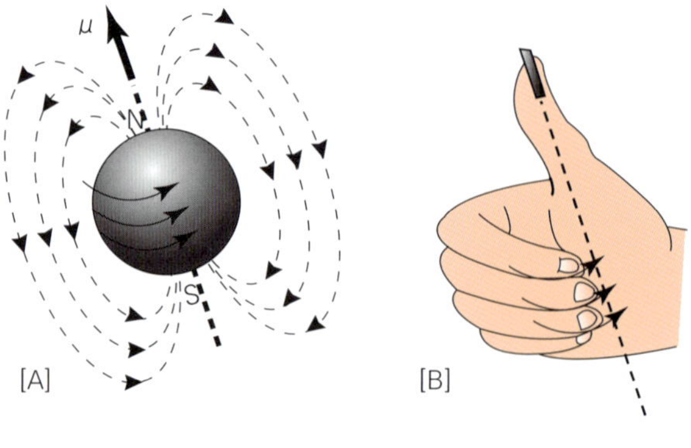

그림 11-2 [A] 수소원자핵(proton)의 자전(spin)운동과 자기모멘트(μ) [B] 앙페르의 오른나사법칙

전류와 자기는 항시 병행한다는 것을 인식하게 되었다. 따라서 전류가 흐르는 도체 주위에는 항시 자계가 형성이 되고, 그 방향은 앙페르의 오른나사법칙(Ampere's right handed screw rule)에 의한다.

오른나사가 진행하는 방향으로 전류가 흐르면 나사가 돌아가는 방향으로 자력선이 생긴다. 반대로 나사가 회전하는 방향으로 전류가 흐르면 진행하는 방향으로 자력선이 생긴다. 이 자력선은 크기와 방향을 갖는 미세자석으로 생각할 수 있으며, 이 벡터를 자기모멘트라 한다.

3) 자화(magnetization)벡터 : M

일반적으로 강한 자석 근처에 철편을 놓으면 철편에 자성이 나타나서 철편은 자석에 끌려온다. 이와 같이 어떤 물질을 자계 중에 놓았을 때 그 물질에 자성이 나타나면 그 물질은 자화(magnetize)되었다고 한다. 이러한 현상을 자기유도(magnetic induction)라고 한다.

모든 물질은 많건 적건 자성을 가지고 있고, 물질은 자화되는 것에 의해 다섯 가지로 분류하고 있다.

요 약

자기모멘트

회전하는 하전입자는 그 중심에 자기모멘트가 형성된다.

자화벡터

외부자장하에서 자기모멘트의 합벡터

(1) 강자성체

강자성체(ferromagnetic substance)는 외부자장에 의해 강한 자성을 나타내는 자성체로서 원자의 스핀(spin) 자기모멘트(자석의 길이와 자극세기의 곱)는 크기가 같고, 같은 방향으로 배열되어 있다. 이에 속하는 재료는 철, 코발트, 니켈 및 이들의 합금이다.

(2) 상자성체

상자성체(paramagnetic substance)는 외부자장에 의하여 약한 자성을 나타내는 자성체로 원자의 스핀 자기모멘트의 방향이 불규칙하게 배열되어 있고, 이 재료는 자기공명영상의 조영제인 Gd(gadolinium)과 Al, Na, Pt, Sn, O_2 공기 등이다.

(3) 반강자성체

반강자성체(antiferromagnetic substance)는 상자성체와 같이 외부자장에 의해 약한 자성을 나타내지만, 원자의 스핀 자기모멘트의 크기는 같으나 방향이 서로 반대로 평행하게 배열되어 있고, 재료는 망간(Mn)이다.

(4) 반자성체

반자성체(diamagnetic substance)는 외부 자장에 의해 반대방향으로 자화하며, 그 자화는 대단히 약하다. 이와 같은 자성은 자장에 의하여 전자의 궤도운동의 모양이 달라져 자장과 반대방향으로 자기모멘트가 유도되기 때문이다. 이와 같은 유도된 자기모멘트를 유도모멘트(induced moment)라 하고, 외부자장이 없어지면 이 모멘트가 없어진다. 이 재료는 Cu, Zn, Pb, C, Ag, H_2O, CO_2 등이다.

(5) 페리 자성체

페리 자성체(ferrimagnetic substance)는 강자성체와 같이 외부자장에 의하여 강한 자성을 나타내지만, 원자의 스핀 자기모멘트의 배열상태가 전혀 다르다. 즉 결정중의 어떤 원자의 스핀 자기모멘트와 인접하는 원자의 스핀 자기모멘트는 서로 평행한다. 그러나 그 방향이 반대로 되어 있고

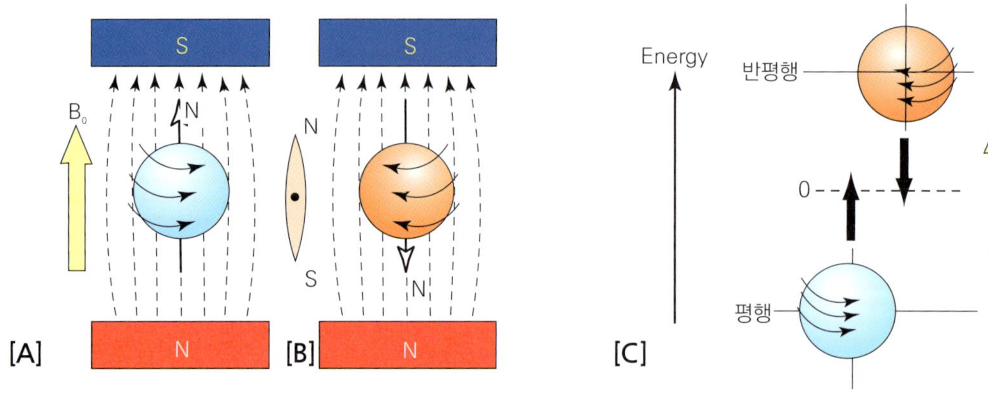

그림 11-3 [A] 낮은 에너지 상태
[B] 높은 에너지 상태
[C] 외부자장(B_0)내에서 핵스핀의 에너지 상태

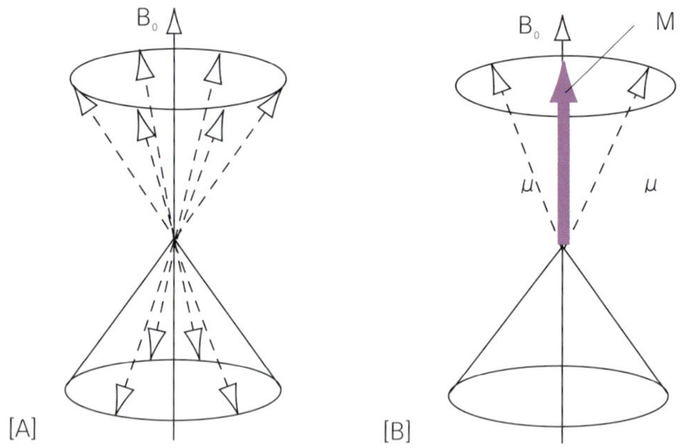

그림 11-4 [A] 외부자장(B_0)을 중심으로 세차 운동하는 각 스핀의 핵자기 모멘트(μ)
[B] 외부자장(B_0)과 평행한 핵스핀과 반대방향의 핵스핀이 상쇄되고 남은 핵스핀들

크기가 서로 다르므로 그 차이에 해당하는 자화의 세기를 나타내게 되는데, 이에 속하는 재료는 페라이트(ferrite)이다.

자기모멘트를 지닌 핵들은 외부자장(B_0)에 대하여 같은 방향으로 세차운동하는 낮은 에너지준위의 핵과 반대방향으로 세차운동하는 높은 에너지준위의 핵으로 양분된다. 즉 핵들의 배열은 자장에 평행하거나 반 평행 하는 두 가지 경우를 갖는다. 이때 핵스핀의 분포는 Boltzman 분포에서와 같이 자장과 평행인 경우가 조금 더 많다(그림 11-3[A]).

서로 반대방향으로 향하고 있는 스핀들은 핵자기모멘트가 서로 상쇄되어 외부에서 볼 때 마치 없는 것처럼 보여서 서로 상쇄되지 않은 여분의 핵 자기모멘트의 벡터 합만 관찰하게 된다(그림 11-3[B]).

이 전체 자기 모멘트를 벡터 M으로 표시하며, 개별적인 핵 자기모멘트를 μ(미세자석)벡터라 하고, 순 자화 M은 다음과 같다.

$$M = \Sigma \vec{\mu} \quad (11\text{-}1)$$

이 자화벡터를 종 자화(longitudinal magnetization)라 하며, 스핀 각 운동량을 가진 자석(magnet)처럼 행동한다(그림 11-4).

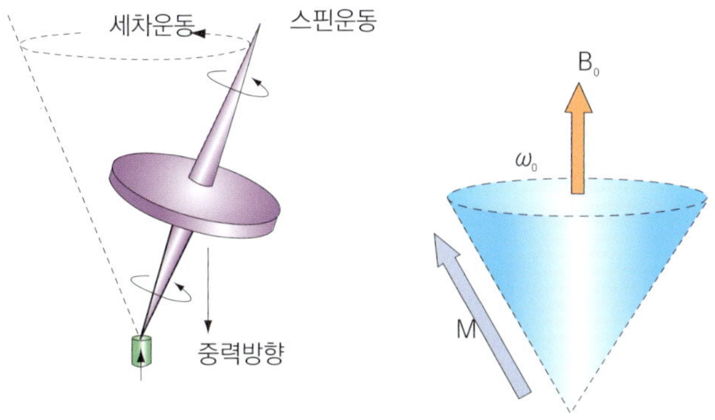

그림 11-5 세차운동과 자화벡터[M]

2. 공 명

1) 세차주파수(precession frequency)

세차운동은 지구 중력 축을 중심으로 수소원자 핵스핀의 회전(공전)운동이므로 그 빠르기를 나타날 때 회전축이 외부자장(B_0)을 중심으로 초당 회전수로 표시할 수 있으며 이를 세차주파수라고 한다. 단위는 Hz이다.

세차운동에 의한 세차주파수는 라모어 방정식(Larmor equation)에 의하여 다음과 같이 나타낸다.

$$\omega_0 = \gamma B_0$$

$$\omega_0 = 2\pi f_0 \text{ 이므로} \quad f_0 = \frac{\gamma}{2\pi} B_0 \quad (11\text{-}2)$$

ω_0 : 각속도
f_0 : 세차주파수(MHz)
B_0 : 외부자장(tesla)
γ : 자기회전 비율(gyromagnetic ratio)

세차주파수 ω_0는 외부자장의 크기 B_0와 자기회전비 γ에 비례한다. 자기회전비 γ는 비례상수로 각 원소의 자기회전율이며 Hz/gauss(MHz/T)의 단위를 쓴다. 수소원자핵의 자기회전비 γH는 여기에 가해지는 외부자기장의 크기가 1 Tesla(10,000 gauss)이면 42.57 MHz(4,257 Hz/gauss)가 된다. 이것은 수소원자핵이 1 Tesla의 자기장 내에서 초당 42.57×10^6 회전수가 되는 상당히 빠른 속도로서 세차운동을 하게 되는 것이다(그림 11-5).

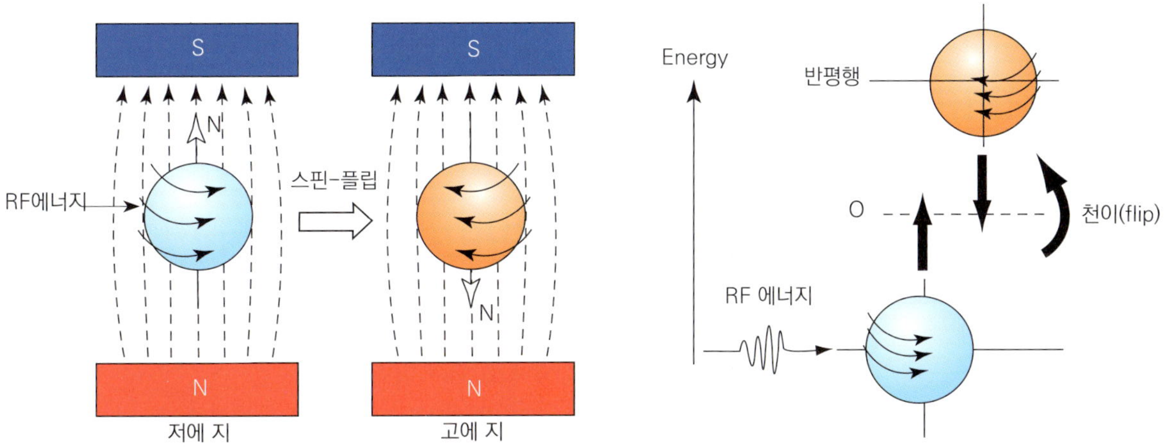

그림 11-6 RF에너지와 핵스핀의 천이(flip)

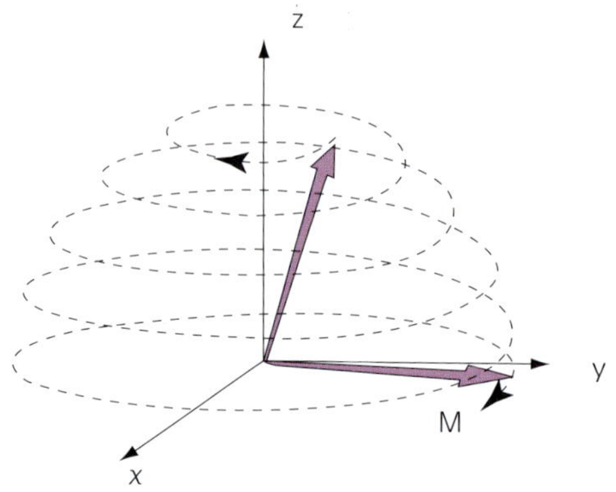

그림 11-7 숙임각 90° RF 펄스 후 고정좌표계에서 자화벡터(M)의 세차운동 궤적

2) 공명(resonance)

핵은 양전하이므로 세차운동을 하면 같은 주파수의 진동 전기장(B_1)이 나타난다. 이 주파수와 같은 라디오주파수(RF : B_1)의 파가 세차운동 중인 양성자(핵스핀)에 가해지면 RF 에너지는 흡수된다. 즉, 외부자장 내에서 자화 상태에 있는 수소 원자핵의 세차운동주파수와 동일한 주파수의 RF 파를 발사하면 낮은 에너지(반평행방향) 상태의 원자핵이 RF 에너지를 흡수하여 높은 에너지 상태로 여기(excite) 된다고 한다(그림 11-6).

RF(B_1) 펄스 인가 후 여기(excitation)상태로의 에너지 천이(flip)는 라모어 방정식에 의한 공명조건을 만족해야 하는데 즉, $\omega_0=2\pi f_0$에서 세차운동 주파수(f_0)와 라디오 주파수(f_1)가 일치하면 여기가 되므로 세차 회전각속도(ω_0)와 RF 회전각속도(ω_1)가 같아야 한다.

따라서 일반적으로 회전각 $\theta = \omega t$이며 $\omega_1 = \gamma_H B_1$이고 즉 $\theta = \omega_1 \cdot tp = \gamma_H B_0 t_p$이다. 여기서 B_1 자장의 세기는 RF 펄스의 세기이며, t_p는 RF 펄스의 인가시간이라 한다. 결국 회전각(θ)은 숙임각(flip angle)을 말하는데 숙임각의 각도는 RF 펄스의 세기와 인가시간에 의해 좌우되는 것이다(그림 11-7).

3) 자유유도 감쇄(FID) 신호의 검출

90° RF 펄스 인가 후 외부자장(B_0)에 대해 평행방향의 양성자와 여기상태의 고에너지방향(반평행방향)으로 이동한 양성자는 동 위상(in-phase)을 이루어 세차운동을 하며, 이 두 방향의 자기모멘트(μ)벡터의 합은 횡 자화(transverse)벡터(Mxy)가 된다(그림 11-8).

이 횡자화 벡터는 B_0축(z축)을 중심으로 xy축을 따라 회전(세차)운동을 하게 되어 RF 안테나의 설치지점 즉, x축 또는 y축 상(고정좌표계)에서 관측하면 멀어졌다 가까워졌다 반복하는 것으로 관찰될 것이다(그림 11-9).

외부로부터 에너지를 흡수하여 높은 에너지 상태로 이동한 핵스핀들은 RF를 끊는 순간부터 에너지를 잃기 시작하는데 시간이 지남에 따라 원래 상태(열평형상태)로 돌아가면서 에너지를 방출하게 된다.

횡자화는 감소하면서 동시에 종 자화는 증가한다. 시간이 지나면 결국 횡자화는 완전히 소멸되고 그 이후에 종자화가 회복을 계속해서 원래의 상태로 복귀한다.

한편, RF를 끊으면 그 순간부터 동 위상(inphase) 상태의 양성자들은 위상을 잃기 시작하며, 이러한

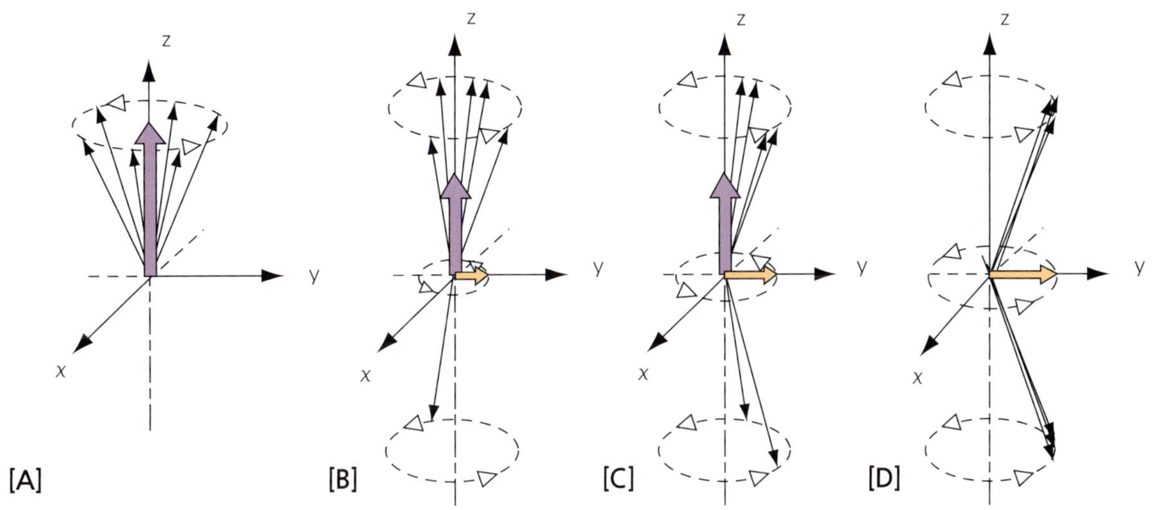

그림 11-8 외부자장(B_0)내에서 90° RF 펄스(B_1) 인가 후 핵스핀의 천이(flip)와 위상(phase) 변화

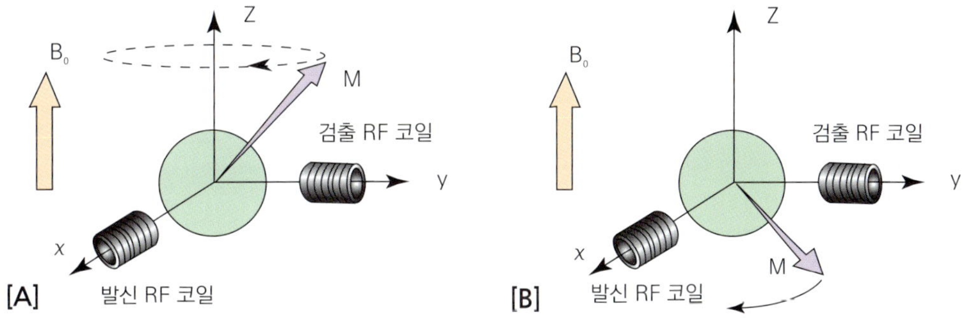

그림 11-9 [A] 발신 RF 코일의 작동 [B] 수신(검출) RF 코일의 작동

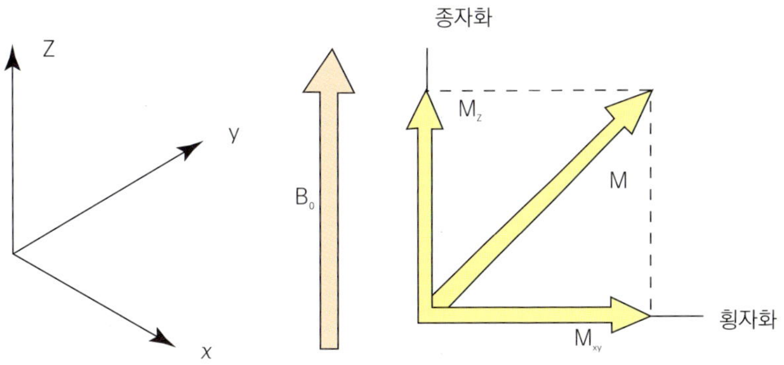

그림 11-10 M_{xy}(자화의 횡축성분) : 쌍극자(spin)의 위상(phase) 집단화(coherence)에 의해 발생
M_z(자화의 종축성분) : 두 종류의 스핀(spin) 에 지상태의 집단비율(flip)에 의해 발생

과정을 탈 위상(dephase)이라고 한다. 탈 위상 상태는 신호의 감소, 즉 결합력(coherence)의 상실을 의미한다.

이런 종류의 신호를 자유유도감쇄(FID : free induction decay)라고 하며 안테나(검출코일)에서 보면 일초에 세차운동 주파수만큼 거리가 멀어졌다 가까워졌다 하는 것처럼 보이고 자화벡터 M의 변화는 수신코일에 자장의 변화를 주어 전류를 유도시키므로 세차운동과 같은 주파수의 전기신호를 안테나에서 검출시킨다.

요 약

공명

수소원자핵의 세차주파수와 RF 펄스가 일치될 때 RF에 지 흡수로 핵스핀이 고에 지 상태로 천이(flip)와 위상이 모이는(coherent) 현상.

FID 신호

RF 펄스를 차단하는 순간 χ, y 평면상에서 위상 흩어짐(dephase) 현상(지수함수적 신호감쇄)

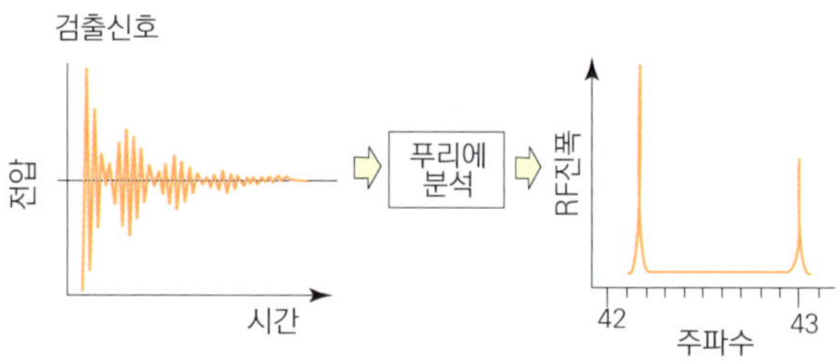

그림 11-11 검출된 NMR 신호의 푸리에 변환
시간영역의 검출신호를 주파수영역으로 분석

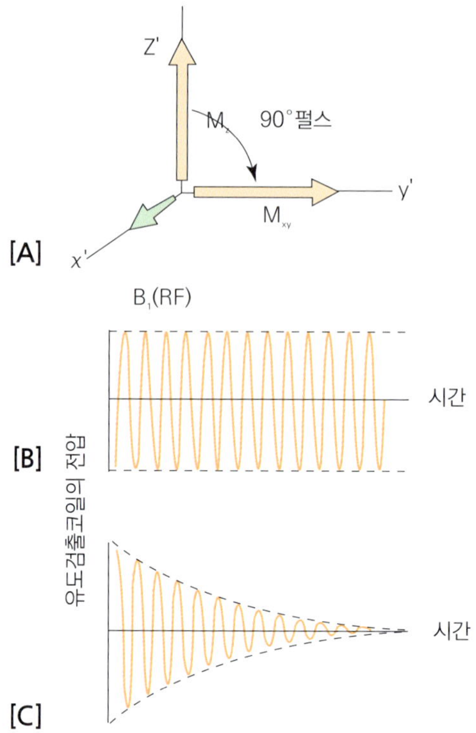

그림 11-12 [A] 90° 펄스 인가 시 회전좌표계에서 자화벡터의 행동
[B] 90° 펄스 차단 후 자화벡터가 x, y평면상을 지속적으로 회전하는 경우 검출코일에 유도된 전압파형
[C] 90° 펄스 차단 후 발생이완 된 자유유도감쇄신호의 전압파형

3. 이 완

MR신호생성에 유용한 이동성 수소원자핵 농도의 측정을 스핀밀도(spin density)라고 한다. 조직 내 이동성 수소원자핵의 농도가 높은 조직일수록 열평형상태에 있는 순자기화는 증가하고, MR신호도 증가된다. 그러나 순자기화 벡터의 Z축(종축)성분 Mz는 열평형상태(포화상태)이므로 신호가 검출되지 않으며, xy축(횡축)성분 횡축자화(Mxy)만 검출할 수 있다.

따라서 외부자장(B_0) 내에서 평형상태에 있는 양성자는 횡축자화 성분이 없으므로 MR신호를 획득할 수 없다. 그러므로 인체 내의 수소원자핵이 신호를 방출하기 위해서는 순자기화 벡터가 xy평면상의 성분을 갖도록 해야 한다.

이를 위해 순자화(종축자화)에 90° 라디오주파수 펄스(radio frequency pulse, RF pulse)를 가하면 종축자기화는 감소되고 새로운 횡축자기화가 만들어진다. 이때 인가되는 RF 펄스와 스핀들의 세차운동 주파수가 동일한 주파수일 때 공명(resonance)을 하게 되어 스핀들이 RF 펄스로부터 일정한 에너지를 흡수하고 스핀들이 저에너지 상태에서 고에너지 싱태로 여기(excitation)되어 결국 자화벡터가 횡축방향(종축자화의 90°)을 향하게 된다.

이때 RF 펄스를 중단하게 되면 횡축자기화는 결합력(coherence)이 소실되기 시작하고(횡축이완, transverse relaxation), 여기상태의 종축자기화도 여분의 열에너지를 방출하면서 원래의 평형상태로 되돌아(flip)간다(종축이완, longitudinal relaxation).

이처럼 스핀이 여기상태(exciting state)에서 평형상태(equilibrium)로 되돌아가는 과정을 이완이라고 한다. 결국 자기공명영상에서 인체조직의 대조를 좌우하는 주요변수는 T_1, T_2 이완시간(T_1, T_2 relaxation time)이라 할 수 있다.

1) T_1 이완

(1) T_1 이완시간 (longitudinal relaxation time)

평형상태에 있는 종축자기화에 라디오주파수 펄스(RF pulse)가 가하면 종축자기화가 소실되면서 새로운 횡축자기화(transverse magnetization)가 생성되고, RF 펄스가 중단되면 생성된 횡축자기화는 소실되기 시작하여

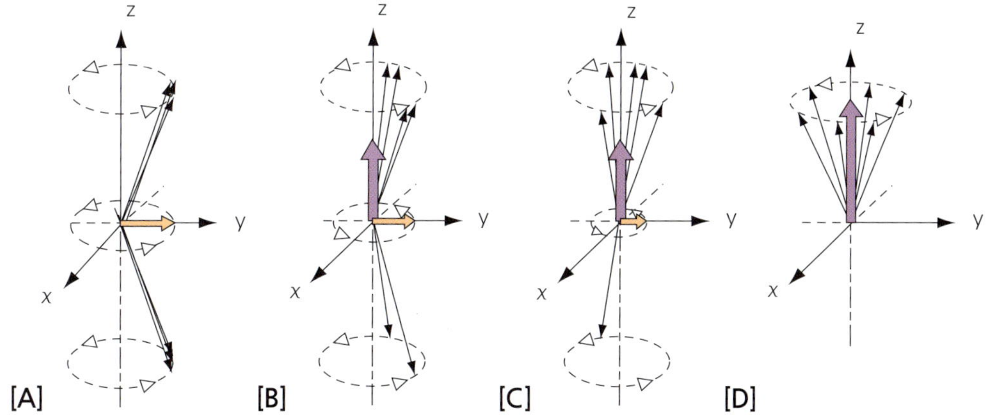

그림 11-13 90° RF 펄스 중단 후 이완과정에서 횡축자화의 감소(decay)와 종축자화의 증가(recovery)

(횡축이완, transverse relaxation) 종축자기화가 평형상태로 되돌아가는데 종축자기화가 원래대로 증가하는 것을 종축이완(longitudinal relaxation)이라 한다.

즉 평형상태에서 있던 스핀들이 공명으로 RF 펄스 에너지를 흡수하여 여기상태로 되었다가 RF 펄스를 중단하면 흡수한 에너지를 방출하면서 평형상태로 되돌아오는 것이다. 이때 방출되는 에너지는 인접하고 있는 다른 분자나 원자, 즉 격자(lattice)에게 전달된다.

스핀들의 여기상태의 고에너지 핵스핀이 열 진동 에너지로 격자에 전달되면서 저에너지상태로 천이(flip)하므로 spin-lattice 이완이라고도 한다.

이러한 변화는 좌표상의 순자기화 벡터 Mz의 축을 따라 일어나므로 Mz의 지수 함수적 증가로 나타낸다. Mz의 회복은 스핀들과 주변 격자들간의 에너지 전달을 의미하며, 여기상태의 고에너지 핵스핀이 평형상태의 저에너지핵스핀으로 복귀(flip)하는 핵스핀의 수를 말한다.

원래 종축자기화(M_0)의 63 %에 도달할 때까지의 시간을 T_1 이완시간이라 하고, 종축자기화 Mz = $M_0(1-e^{-\frac{t}{T_1}})$로 나타낸다.

예를 들어, 원래 종축자기화의 86 %에 도달하기 위해서는 T_1 이완시간의 2배, 95 %는 T_1의 3배가 걸리며 평형상태의 회복은 T_1 이완시간의 약 5배가 걸린다(그림 11-14). 스핀들이 주변 격자들과의 상호작용이 활발하면 열평형율(flip)은 빠르고 T_1 이완시간은 짧아진다.

(2) T_1의 측정 : 포화회복(saturation recovery)과 반전회복(inversion recovery)

포화상태인 순자기화 벡터의 Z축 성분 Mz는 검출안테나(RF 코일)와 직각을 이루므로 종축이완과정은 측정될 수 없다.

첫째, T_1의 측정을 위해 90° RF 펄스의 반복 펄스계열을 생각하여 보자. 90° 펄스와 90° 펄스사이의 반복 RF간의 시간을 반복시간(TR : repetition time)이라 하는데 반복시간을 충분히 길게 하면 고에너지상태의 핵스핀들은 저에너지상태의 핵스핀으로 천이하여 포화상태를 이루게 되나 그림 11-15에서와 같이 반복시간을 적절히 짧게 하여 조정함으로서 T_1의 이완과정인 종축자화의 크기, 즉 검출신호의 초기진폭의 크기가 변화됨을 알 수 있다.

둘째로는 우선 180° RF 펄스를 가하여 순자기화벡터를 반전시키면 순자기화벡터 M_0는 -Z축에서 $-M_0$가 되며 펄스가 중단되면 +Z축으로 성장하면서 평형상태로 되돌아가게 된다(그림 11-15). 그러나 신호를 검출하기 위해서는 순자기화벡터가 xy평면상의 성분을 가져야 하므로 180° RF 펄스 후에 90° RF 펄스를 인가한다.

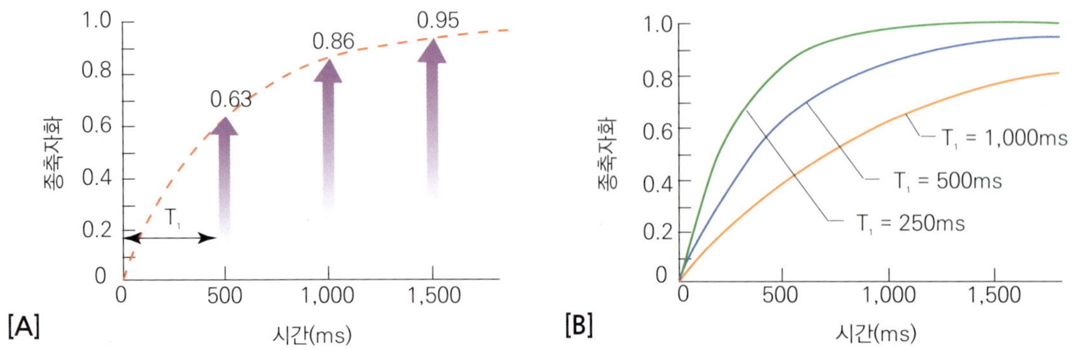

그림 11-14 [A] 종자화의 지수함수적 증가 곡선과 [B] T_1이완시간

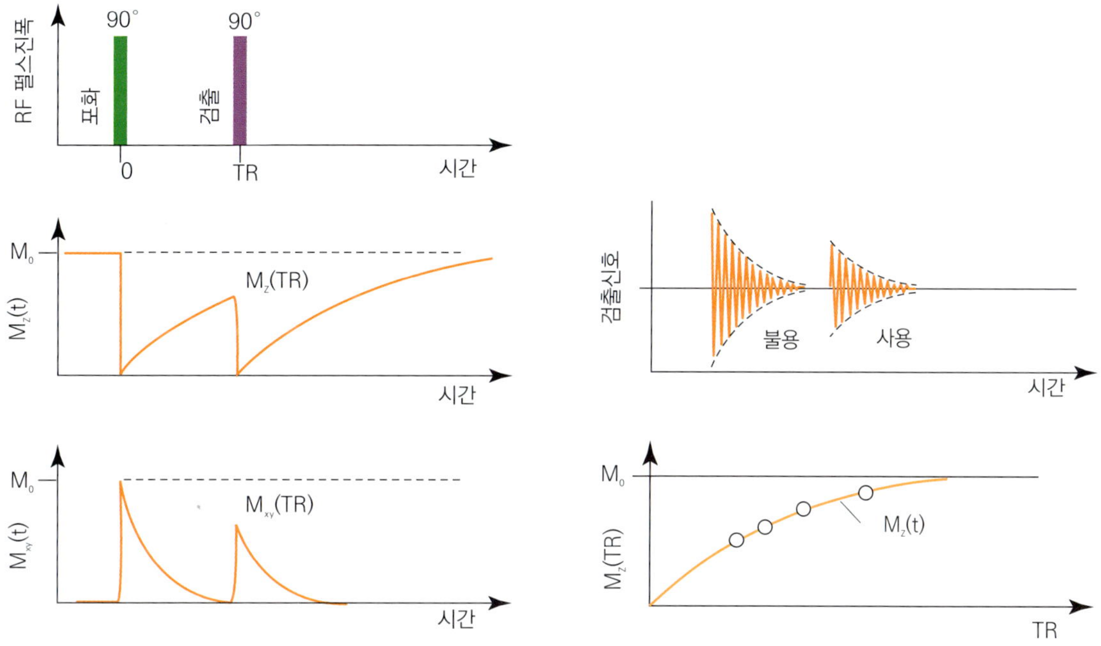

그림 11-15 포화회복펄스계열에서의 T_1의 측정

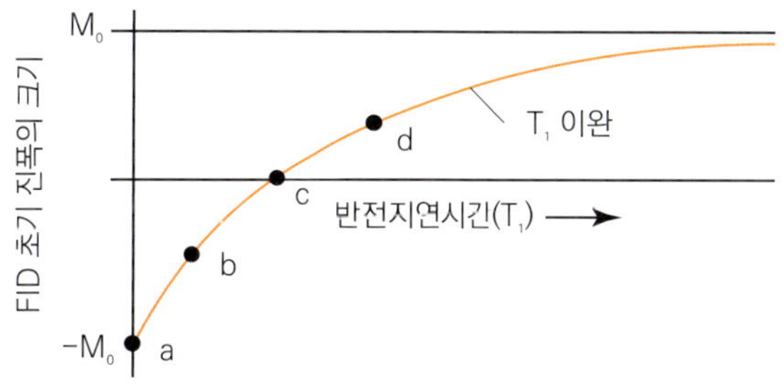

그림 11-16 반전회복펄스계열에서의 T_1의 측정

만약 180° RF 펄스 직후에 즉시 90° RF 펄스를 주지 않고 180° RF 펄스와 90° RF 펄스사이의 시간 간격(반전지연시간 TI : inversion delay time)을 Mz이 0이 되는 지점에 두면 순자기화 벡터는 T_1이완작용으로 감소하여 없어지며, 0점 이후로 반전시간을 길게 하면 다시 성장한다(그림 11-16). 이때 검출되는 FID신호의 초기진폭의 크기는 반전시간을 조절하면 변화된 순자기화 벡터(Mz)의 크기를 알 수 있다. 이러한 반복펄스는 180° RF 펄스를 가해 순자기화 벡터를 반전시키고 일정 반전시간을 두어 어느 정도 순자기화 벡터를 회복시킨 뒤 90° RF 펄스를 주어 신호를 검출하기 때문에 반전회복펄스계열(inversion recovery pulse sequence)이라고 한다.

예컨대 T_1이완시간이 긴 물 성분(fluid)과 T_1이완시간이 짧은 지방(fat)조직이 함께 존재할 때 반전시간을 물의 종자화의 크기가 영이 되는 지점에 두면 물 성분의 신호는 소거되나 지방조직은 여전히 남아있어 신호를 방출한다. 이와 같은 반전회복펄스계열을 FLAIR(fluid attenuated IR)라 하고, 반전시간을 보다 짧게 하여 지방조직의 종 자화 크기가 영이 되는 지점에 두면 지방 신호가 소실되는데 이와 같은 반전회복펄스계열을 STIR(short TI IR)라 한다.

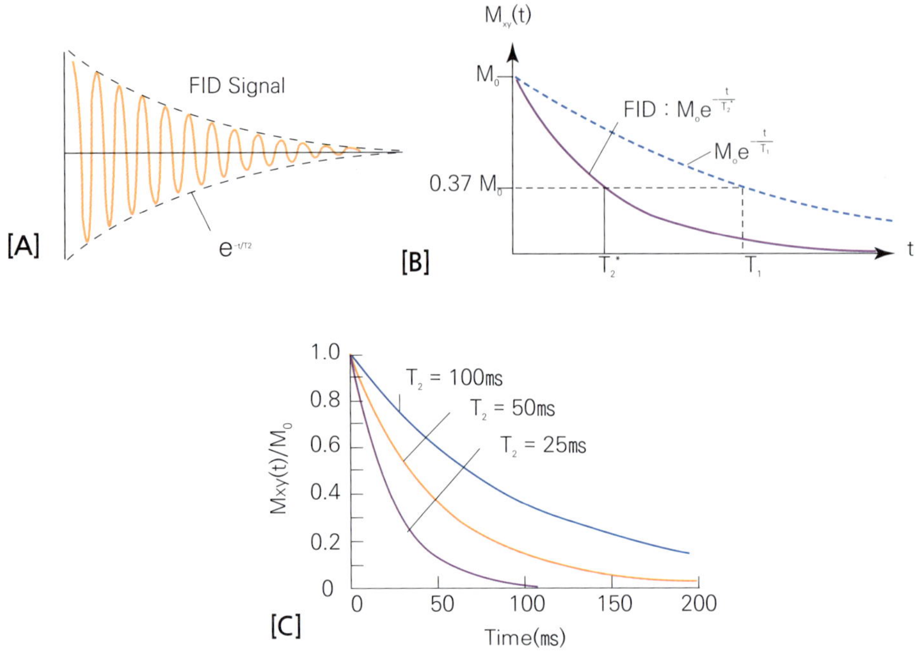

그림 11-17 [A] 검출코일에 유도된 FID신호 [B] 횡축자화의 지수 함수적 감소 곡선 [C] T_2 이완시간

2) T_2 이완

(1) T_2 이완시간 (transverse relaxation time)

열평형상태에 있는 종축자기화(longitudinal magnetization)에 90° RF 펄스를 가하면 종축자기화(Mz)는 감소되고 새로운 횡축자기화(transverse magnetization : Mxy)가 만들어 진다. 이때 개별 핵스핀들은 세차운동속도와 위상이 모두 같은상태(in phase)에 놓이게 된다.

그러나 RF 펄스를 중단하면 횡축자기화는 스핀들 간의 결합력(coherence)이 감소하기 시작하고, 스핀들이 각각 서로 다른 세차주파수를 갖게 되어 동 위상(in phase)에서 벗어나 탈위상(dephasing)을 한다.

즉 각각의 스핀들은 서로 다른 운동속도로 인해 이웃한 스핀들에 영향을 주며, 그 결과 스핀과 스핀간의 결합력을 잃게 된다. 이처럼 T_2이완은 핵스핀들 간의 결합력 손실과 관련되어 spin-spin 이완이라고 한다.

좌표 상에서는 xy평면상에서 자기모멘트 합 벡터의 지수 함수적 감소를 말하며, 평형자기화(종축자기화)에 대한 수직 또는 횡단면(Mxy)에서의 결합력 상실을 의미한다. T_2이완시간은 처음 횡축자기화(M_o)의 37%까지 소멸하는 시간으로 정의한다(그림 11-17). xy평면상에서 자기모멘트 합 벡터의 감소는 $Mxy = M_o e^{-\frac{t}{T_2}}$ 표시할 수 있다.

(2) T_2의 측정 : 스핀에코(spin echo)

스핀에코는 90° RF 펄스 후에 180° RF 펄스를 인가하는 펄스의 연속계열로 종축자기화에 90° RF 펄스를 인가하고 이를 중단하게 되면 xy평면상의 스핀들은 정 자장(B_0)의 비균일성에 의해 각각 서로 다른 세차주파수를 갖게 되어 동 위상(in phase)에서 벗어나 위상이탈(dephasing)을 한다. 즉, 시간의 경과에 따라 빠른 스핀과 느린 스핀들로 분산(dephase)된다.

180° RF 펄스를 가하면 앞선 스핀과 느린 스핀이 전후의 위치가 바뀌어 빠른 스핀은 느린 스핀의 뒤에 위치하게 되며 일정시간 후에는 재차 동위상(rephasing)에 놓이게 된다. 따라서 90° RF 펄스에 의해 생긴 FID신호는 180° RF 펄스 후 다시 MR 신호가 커지게 된다.

이러한 FID 신호와 FID의 반향신호를 스핀

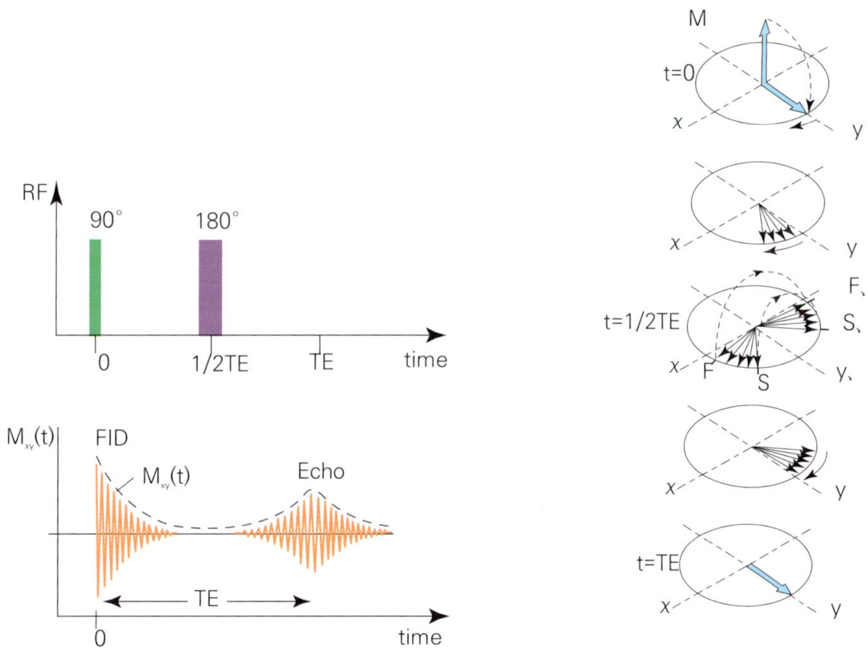

그림 11-18 스핀에코 펄스계열과 에코신호 및 90° 펄스와 180° 펄스에 의한 xy평면상에서의 스핀들의 행동

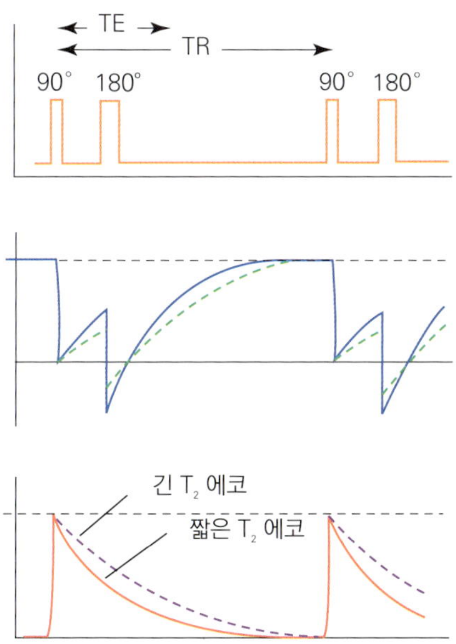

그림 11-19 스핀에코 기법에서 종자화 및 횡자화

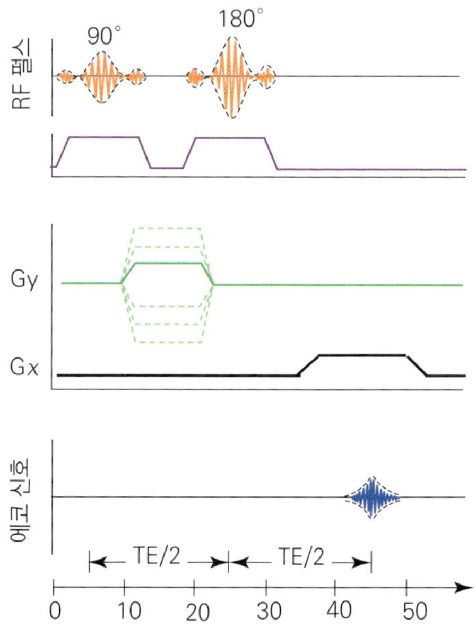

그림 11-20 스핀에코 펄스계열

에코신호(spin echo signal)라 하고, 처음 90° RF 펄스 후 에코신호까지의 시간을 TE(time to echo)라 한다. 그리고 90° RF 펄스와 180° RF 펄스사이는 TE/2가 되며, 처음 스핀에코 이후 나타나는 스핀 에코신호는 그전보다 점차 작아진다. 다중 스핀에코의 외피는 T_2 이완곡선을 나타내며, 결과적으로 180° RF 펄스는 외부자장의 비균일성을 중화시키는 역할을 한다.

스핀에코 기법에서 TR과 TE를 모두 적절히 짧게 하면 T_1 강조영상이 되며, TR과 TE를 길게 하면 T_2강조영상이 되고, TR을 길게 TE를 짧게 하면 수소농도강조영상이 된다.

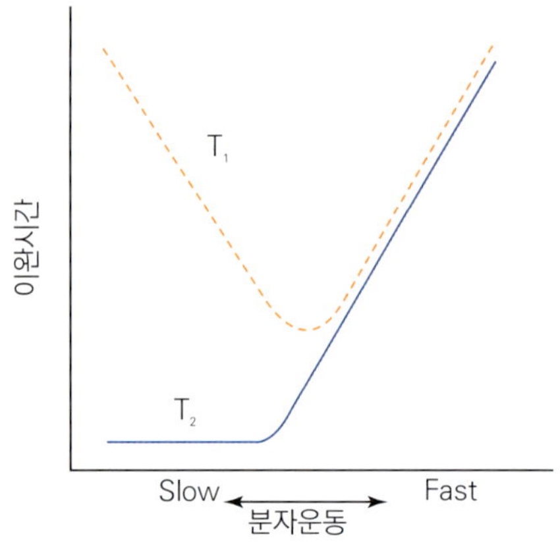

그림 11-21 이완시간과 분자운동속도와의 관계

3) 이완시간과 분자운동

순수한 물에서 분자크기가 작은 물의 운동진동수는 공명(세차)주파수보다 운동속도가 빨라서 물분자내의 스핀과 래티스(주변물질)와의 에너지의 교환은 거의 없게 된다. 근육과 같은 크기가 큰 분자도 낮은 운동진동수를 갖게 되어 마찬가지의 결과를 나타낸다.

지방과 같은 중등도 크기의 분자인 경우에 분자운동의 진동수가 라모어주파수에 가까워 에너지 전달이 효과적으로 이루어지며 종축자기화의 회복이 빨라 결과적으로 T_1이완시간이 단축된다(그림 11-21).

자장의 세기가 커지면 라모어주파수가 증가되어 본래의 분자 운동진동수보다 느려지므로 격자(lattice)로 에너지를 전달이 쉽지 않아 T_1이완시간은 길어진다. T_1강조영상에서 T_1이완시간이 짧으면 신호강도가 높게 나타나고 T_1이 길면 신호강도가 낮게 나타난다.

예컨대 액체에서는 T_2이완시간이 수 초간 계속될 수도 있지만 고체에서는 T_2이완시간이 매우 짧아서 그 신호가 몇 ms 내에 소실된다. 즉 물분자들은 분자의 크기가 작아 아주 빠르게 움직이고, 스핀들간의 국소자장($\vec{\mu}$)이 빠르게 변동하므로 내부자장의 차이가 작아지기 때문에 결합력(coherence)의 소실(decay)시간은 길어진다. 즉 상대적으로 긴 시간동안 동 위상(in phase)상태를 유지하여 T_2 이완시간이 길어진다. 그러나 분자의 크기가 큰 고체분자는 분자운동속도가 느려 스핀간의 국소자장에 큰 차이가 있게 되고, 이는 세차주파수에 큰 차이가 생기므로 결합력의 소실이 쉽게 일어나 동 위상에서 빨리 이탈한다. 즉 횡축자기화를 빠르게 분산(dephasing)시켜 T_2 이완시간이 짧아진다(표 11-1).

T_2 강조영상에서 긴 T_2 이완시간을 가진 조직은 밝게, 짧은 T_2이완시간을 가진 조직은 어둡게 나타난다.

요 약

T_1 이완시간

처음 종축자화의 63%까지 회복하는데 걸리는 시간

T_2 이완시간

처음 횡축자화의 37%까지 소멸하는데 걸리는 시간

표 11-1 인체 여러 조직의 이완시간

조직(tissue)	T_1(0.5T) (ms)	T_1(1.5T) (ms)	T_2 (ms)
지방(adipose)	210	260	80
간(liver)	350	500	40
근육(muscle)	550	870	45
백질(white matter)	500	780	90
회백질(gray matter)	650	920	100
뇌척수액 (cerebrospinal fluid)	1800	2400	160

4. 영상화

3차원 공간의 인체단면에서 영상정보를 얻기 위해서는 신호가 어떤 위치에서 생성되는지를 파악하여야 한다. 일반적인 초전도 자석은 가능하면 넓은 영역에서 자장이 균일하도록 제작되며, 외부자장(B_0)이 일정하면 원자핵스핀들로부터 이완과정에서의 방출신호는 모두 같은 주파수를 갖는다. 이 경우 단면내의 위치정보를 알 수 없다. 만일 자장의 세기가 위치마다 다르고 각 화소의 위치마다 자장의 세기가 얼마인지 미리 알고 있으면 즉, 라모어 방정식에 의해 각 화소에서 방출되는 신호의 주파수를 알 수가 있다.

1) 단면선택 경사자장(Gz, Gs : slice selection gradient)

그림 11-22와 같이 한 단면을 선택할 때에는 균등한 외부(정)자장에 또 다른 선형적 기울기를 갖는 경사자장을 부가해야 한다. 이미 아는 바와 같이 공명주파수(Lamor frequency)는 공식 ($f_0= \frac{\gamma}{2\pi} \cdot B_0$) 에서 자장의 세기에 따라서 세차주파수가 달라짐을 알 수 있다. 즉 빗금 친 부분의 주파수 대역폭을 갖는 RF 펄스를 인가한 경우, 기울기자장에 의해 선택된 단면내의 핵스핀들만이 공명(여기)된다.

선택단면의 두께는 일정한 x주파수 대역폭을 사용할 때 경사자장의 기울기가 클수록 절편두께는 얇아지게 되며, 일정한 기울기의 경사자장에서는 RF 펄스의 대역폭이 좁을수록 얇은 절편을 얻는다.

2) 위상 부호화 경사자장 (Gy, Gp : phase encoding gradient)

Z축 방향의 경사자장을 걸어주는 동안에 90° RF 펄스를 인가하면 절편단면내의 모든 핵스핀들은 xy평면으로 넘어질 것이다. 이들은 동일한 위

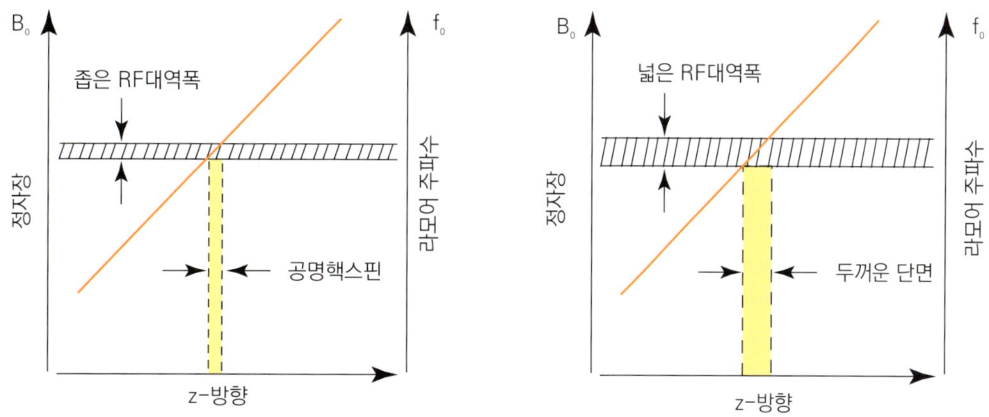

그림 11-22 RF 대역폭과 단면 두께

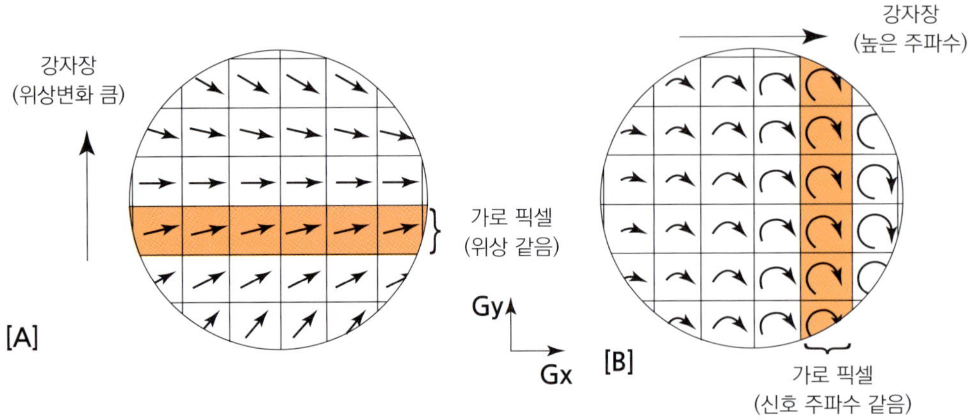

그림 11-23 [A] 위상부호화 경사자장(Gy) [B] 주파수부호화 경사자장(Gx)

상(phase)과 주파수(frequency)로 xy평면에서 세차운동을 한다. 이때 y축 방향으로 경사자장을 걸어주면 경사자장의 크기가 큰 위치의 핵스핀들은 경사자장의 크기가 작은 위치의 핵스핀들보다 더 빨리 세차운동을 할 것이다.

이 과정은 y축 방향의 경사자장의 크기 변화에 따라 각 스텝마다 반복시간(TR)이 인가되어 K공간에 축적되는데 이때 인가되는 경사자장의 크기에 따라 신호강도가 달라진다. 경사자장의 크기가 상대적으로 큰 스텝에서는 위상변화가 커져서 탈위상이 되므로 신호강도가 작게 되고, 경사자장의 크기가 작은 경우 이와는 반대가 되는데 이 처럼 경사자장에 따라 핵스핀의 위상변화는 스텝마다 위치정보를 제공한다.

그림 11-23의 [A]에서 동일한 자장의 세기를 경험하고 있는 핵스핀들은 가로줄(row)에서 구분을 할 수가 없게 된다. 일반적으로 더 빨리 세차운동을 하는 핵스핀들은 더 늦게 세차운동을 하는 핵스핀에 비해서 양의 위상을 갖는다고 한다.

만약 y축 방향으로 경사자장을 걸어주면 다른 세로줄(column)에서의 핵스핀들은 Y-gradient를 걸어주는 동안에 다른 자장의 세기를 경험할 것이다. 따라서 서로 다른 주파수로 세차운동을 하며 인접된 세로줄에서의 핵스핀들의 위상은 각각 달라진다.

3) 주파수부호화 경사자계 (Gx, Gr : frequency encoding gradient)

RF pulse와 거의 동시에 Z-gradient에 의해 선택된 단면에서 핵스핀들은 선택적으로 여기(공명)된다. RF 펄스를 중단하면 모든 핵스핀들은 원래의 평형 상태로 되돌아가고 모든 핵스핀들은 같은 주파수를 가진 FID신호로 나타낼 것이다.

따라서 y축 방향의 경사자장을 인가한 이후 신호가 발생하는 동안 x축 방향으로 주파수부호화 경사자장을 인가하면 각 위치에서의 공명주파수의 차이에 따라 신호가 검출되는데 이때 검출되는 신호는 시간영역에서 검출되는 신호이므로 중복되어 나타난다.

이 중복신호를 푸리에 변환이라는 수학적 알고리즘을 적용하여 주파수 영역으로 분리하면 x축 방향에서 각 픽셀 위치의 수신 신호정보를 파악할 수 있어 판독(read out)경사자장이라 하며, 분리된 주파수의 진폭크기는 각 픽셀의 대조정보를 포함한다.

요 약

경사자장코일

- Z축방향의 경사자장 : 단면선택(위치) 및 두께 결정(G_s)
- 위상부호화 경사자장 : 선택된 단면내의 세로축 화소수 결정(G_p)
- 주파수부호화 경사자장 : 선택된 단면내의 가로축 샘플링 수 결정(G_f)

푸리에 변환

시간영역에서의 중복 신호를 주파수영역으로 분리 변환하는 수학적 알고리즘.

5. 신속, 혈류, 뇌기능 및 스펙트럼영상

1) 신속영상기법

MR 신호 검출 방법 중 가장 높은 신호 대 잡음비(S/N)를 획득하는 스핀에코기법은 가장 기본적으로 사용되는데 T_2강조영상과 수소농도강조영상의 획득 시 긴 반복시간(TR)으로 인해 검사시간이 길어지는 단점이 있다. 이를 극복하기 위해 관심영역 감소(rectangular FOV), 신호수집 반으로 감소(half-Fourier) 기법 및 반복시간을 줄여 영상획득시간을 단축하기 위한 경사에코(gradient echo)기법을 이용한 T_1, T_2 강조영상기법이 도입되었으나 자기감수성 효과(susceptibility effect), 낮은 신호 대 잡음 비(S/N) 등의 문제점이 있다.

(1) 터보 스핀에코기법(fast SE)

터보 스핀에코기법은 한 번의 반복시간(TR)내에서 여러 번의 재초점화(re-phasing) 180°펄스를 인가하여 에코신호를 발생시키며, 이 에코마다 위상부호화를 변화시킴에 따라 한 번에 여러 K-공간을 채워 나가는 것으로 180° pulse 횟수(echo train length : ETL)만큼 데이터 획득시간이 감소하여 검사시간이 단축된다.

그 특징은 높은 매트릭스 사용 시 더욱 효과적이고, RF 흡수율(SAR)이 증가하고, 자화감수성 효과가 스핀에코기법 보다 감소하며, T_2강조영상에서 스핀에코기법 보다 지방 신호가 증가되어 출혈 및 강한신호에 대한 정보해석이 어렵다. 터보(turbo) 스핀에코기법은 검사시간이 긴 반전회복(IR)기법에도 응용되어, 효과적인 T_1강조영상을 얻을 수 있고, 반전시간(TI : inversion time)을 적절히 조절하여 지방소거(STIR), 물 소거(FLAIR) 기법, 혈류 감별기법으로도 이용되고 있다.

신속영상기법 중 half fourier acquisition single-shot turbo spin echo(HASTE)은 호흡정지 검사, 간담도계 검사 등에 적용된다. 이는 터보 스핀에코기법에서 위상부호화 데이터는 반만 획득하고 나머지는 소프트웨어에 의해 단시간에 영상을 얻게 된다. 그러나 이 기법은 주로 T_2^*강조영상을 얻으며 단면두께 및 관심영역(FOV)의 변화가 어렵고, 혈류보상이 요구되는 단점이 있다.

(2) 경사에코기법(gradient echo)

해부학적 특정신호의 MR 혈관영상(angiography) 및 심장동영상(heart cine) 등을 실행할 수 있는 필수적인 방법으로 사용되며, 검사시간의 단축, 낮은 RF 흡수율, T_1 · T_2강조의 대조변화 등의 장점과 자화감수성(magnetic susceptibility) 발생, 자장 비균일성이 증가되는 단점이 있다.

경사에코기법은 스핀에코에서 처음 90° RF 펄스 대신에 90°보다 작은 숙임각(flip angle)을 사용하며, 180° RF 펄스 대신 반전경사자장을 사용하여 핵스핀을 재초점화하고 에코신호를 발생하는 기법으로 반복시간과 에코시간을 짧게 하여 검사시간을 단축할 수 있다.

핵스핀들의 안정(steady state) 상태의 잔류 횡자화 성분을 분산시키는 소거(spoiling)방법(FLASH, SPGR, MPGR)과 재초점화 시키는 방법(FISP, GRASS)으로 구분할 수 있다.

후자의 방법은 대조도 측면에서 True $T_2(T_2^*)$ 신호를 얻기 위해 정상상태에서 긴 에코시간(longer TE)를 사용한 반전(reversed) FISP 기법으로 기기 제조회사 별로 PSIF, Steady State with Free Pression(SSFP), contrast enhanced FLASH로 불리는데 잔류 횡자화 성분만 신호로 획득하여, 신호 대 잡음비는 감소되고 물성분신호가 증가되어 자화감수성에 민감한 출혈성 병변의 감별에 용이하고 담낭이나 뇌척액(CSF)부위에 주로 이용된다. 또한 GRASS(T_1) 성분과 FLASH(T_2)성분을 함께 묘사하는 dual echo steady state(DESS)기법으로 근골격계의 활액(synovia)과 연골(cartilage) 구조를 관찰할 수 있다.

경사에코기법은 데이터 얻는 시간이 짧아 2차원(2D) 영상보다 신호 대 잡음비가 높은 3차원(3D) 영상데이터를 획득하는데 용이하고, 저 자장 영역에서는 보다 강조된 T_2 영상 획득에 많이 이용된다.

2) 초신속 영상기법(echo planar imaging)

EPI는 펄스기법 중에서 가장 빠른 방법이며, 터보스핀에코에서 180° RF 펄스 대신에 음양의 반전 경사자장을 적용한다. 스핀에코와 경사에코, 반전회복기법의 변형이 있으며, 스핀에코 EPI 는 180° 펄스를 인가하여 주자장의 비균일성을 최소화하고 T_1과 T_2강조영상을 얻는다. 경사에코에 의한 EPI는 심장 동영상(cardiac cine)에 매우 유용하며, 부정맥에 영향을 받지 않는다.

이러한 EPI는 일반 시스템보다 강한 경사자장 펄스를 필요로 하므로 강한 외부자장과 높은 성능의 A/D변환기가 요구되며, 다른 영상법과 비교해 해상도가 낮고, 신호 대 잡음비가 낮은 것이 단점이다.

EPI는 뇌에서 물 성분의 미세한 움직임의 변화를 확산영상(diffusing image)으로 관찰할 수 있으며, 관류(perfusion)영상, 뇌의 기능영상(functional imaging), 심장의 해부학적, 기능적 영상, 그리고 복부의 호흡정지 T_2강조영상을 얻기 위한 방법으로 사용된다.

3) 혈류, 혈관 및 심장영상

2D, 3D 각각의 혈류의 속도변화(TOF : time of flight), 위상변화(PC : phase contrast)를 이용하는 기법이 있으며, TOF는 절편단면내의 핵스핀(혈류)의 속도변화를 경사에코기법을 이용하면 혈류 신호가 증가되는 현상을 이용하는 방법으로 사전 포화(presaturation)펄스를 사용하여 혈류흐름에 의한 인공물을 제거하는 기법이며, PC는 경사자장 내의 스핀이동에 의한 위상변화를 음과 양의 서로 다른 경사자장을 이용하여 감산(subtraction)영상을 얻어 혈관이외의 배경신호를 감소시키는 기법이다. 이는 검사부위 특성 및 혈류속도 질환의 특성에 따라 검사방법을 선택한다.

이 방법은 높은 매트릭스 수의 직사각형 관심영역(rectangular FOV)의 설정, 자화전이(MT : magnetization transfer)효과를 이용한 배후 잡음 제거, 다면중첩(multioverlap) 및 경사자장에 의한 스핀의 신호보강, 2D의 이동 포화(travelling saturation)기법을 이용하여 높은 해상도와 신속검사 방법으로 정착되었다.

혈류속도부호화(velocity encoding) 데이터의 획득으로 혈류의 속도와 방향을 알 수 있으며, 혈관질환을 판별하는데 이용된다. 또한 심장의 단축과 장축방향의 원하는 데이터를 얻어 심실과 심근에 관한 정보를 얻을 수 있다.

4) 확산 및 관류영상(diffusion & perfusion image)

확산과 관류는 농도가 높은 쪽에서 낮은 쪽으로 물질의 분자가 이동되는 미시적 현상과 거시적 현상을 각각 의미한다. 확산운동은 비등방성

(anisotropy)의 운동으로 움직이는 물 분자에 포함된 양자는 강한 경사자장(EPI)하에서 횡자화의 위상변화(phase shift)를 일으켜서 신호감소를 초래하고 확산이 잘 안 되는 고체와 같은 물질은 강한 경사자장에도 위상이 바뀌지 않으므로 상대적으로 강한신호를 나타낸다.

조직의 확산정도를 확산계수라 하고, 단위시간 당 분자가 움직인 거리(mm^2/sec)로 나타낸다. 이상과 같이 확산현상에 강한 경사자장을 부가하여 복셀 내에 불규칙 운동이 세포내 물 분자의 유입과 같은 조직의 환경변화에 따라 달리 나타나는 과정을 포착하는 기법이다. 대상 질환부위는 뇌의 급성경색, 뇌막질의 확산정도 및 낭종(cyst)의 병리학적 판별이 있다.

관류(perfusion)현상은 모세혈관 내 혈류의 미소 순환을 말하며, 검사 기법으로는 조영제 투여 후 EPI기법이 이용되며, 이는 조영제가 들어 있는 혈관 부위는 자기감수성(magentic susceptibility)의 차이로 인해 T_2가 짧아져서 신호 강도가 감소된다.

자기감수성은 조직의 자화율이 다른 두 조직 즉, 핵스핀이 주위조직보다 적거나 없는 부비동, 내이도, 출혈성 병변, 석회화 병변 등에서 자화율의 차이로 인해 신호가 감소된다.

국소 혈류량을 영상으로 나타내는 방법이 SPECT와 비슷하다고 할 수 있다. 적용 부위는 신장, 심장, 뇌가 주된 대상이고, EPI 또는 터보 FLASH의 신속영상기법에서 그 효과를 나타내며, 이는 일반 자기공명영상에서 나타나지 않는 분자 수준의 미세한 운동을 영상화하므로 허혈성 뇌병변의 조기발견, 예후판정 등에 이용된다.

5) 기능영상(functional MRI)

뇌의 활성화 정도에 따른 신호변화를 시각적으로 나타내는 기술로 뇌 신경계의 구조와 기능 및 병리간의 관계를 이해하는데 도움을 주며, fMRI를 적용하여, 간질 환자와 뇌종양환자의 수술 전 중요한 뇌의 각 기능을 파악하여 수술의 성공 유무를 예측할 수 있고, 수술 후 신경후유증을 최소화하여 수술 결과를 향상시킬 수 있다.

fMRI 는 대뇌피질의 국소혈류 증가에 그 바탕을 두고 있으며, 가장 기본적인 방법으로 혈액 내 헤모글로빈의 산소결합정도(BOLD : blood oxygen level dependent)에 따른 T_2^*의 변화, 즉 뇌의 인지기능이 작동을 하면 혈류증가에 의한 산소유입량 증가로 활성 시에 모세혈관 및 정맥 내 상자성물질인 산화혈색소(oxyhemoglobin)의 증가로 신호강도가 증가된다.

이러한 fMRI는 강자장과 EPI 또는 GE를 이용한 신속영상기법, 분석기법 소프트웨어 준비, 여러 가지 자극 방법에 필요한 보조기구의 개발이 필수적이며 시각피질(visual cortex), 운동피질(motor cortex), 감각(somatosen-sory), 언어(language)의 중추를 검사하는데 각각의 기능에 따라 적절한 활성화 자극방법을 결정한다.

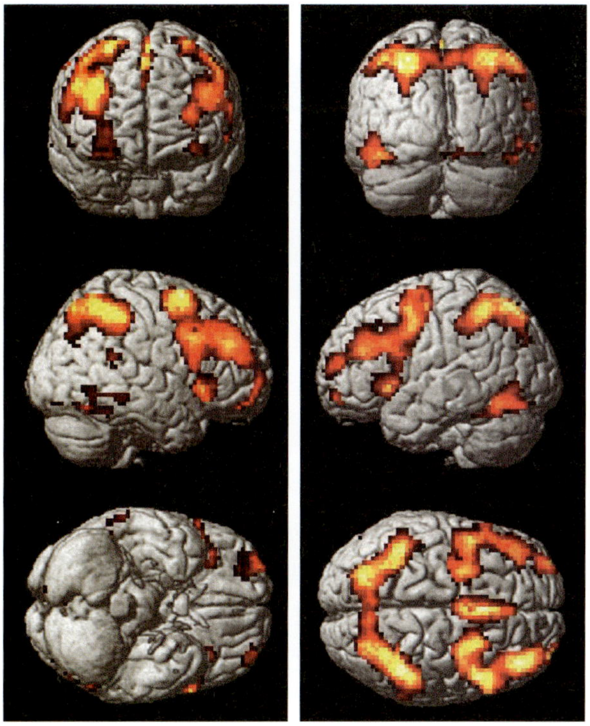

그림 11-24 fMRI

6) 화학적 이동(chemical shift)과 스펙트럼 영상(MR spectroscopy)

수소 원자가 탄소와 결합하면 지방($-CH_2$)이 되고, 이는 지질(lipid)이라는 거대분자로 구성되어 있다. 또 수소원자는 산소와 결합하여 물(H_2O)이 된다.

전기음성도란 분자 내에서 원자가 전자를 끌어당기는 상대적인 능력 즉, 전자친화력이라 할 수 있는데 탄소보다 산소원자의 전기음성도가 커서 물 분자의 경우 수소가 느끼는 외부자장(B0)의 세기는 지방분자의 전자밀도(구름)가 높은 수소가 느끼는 자장의 세기보다 크며, 이러한 외부자장(B0) 차폐효과는 라모어 방정식에 의해 주파수 차이가 1.5T에서 220 Hz이고 화학적 이동은 3.5 ppm이다.

이 주파수 차이는 지방과 물이 같이 있는 곳(안구, 신장, 자궁)에서 주파수 부호화방향으로 화학적 이동 인공물(chemical shift artifact)을 만든다.

MR spectroscopy(MRS)는 강한자장 하에서 수소(^1H), 인(^{31}P) 등을 여기시키는 고유한 주파수의 RF를 부여하면 그 원자에서 전자파 신호가 발생되어 이 신호를 퓨리에 변환시켜 주파수 영역의 정보를 스펙트럼으로 분석하는 방법이다.

이러한 현상에 의해 여러 스펙트럼으로 분리되어 나타난 신호의 위치와 모양을 근거로 대사과정이나 생화학적 정보차이로 정상조직과 병변조직 간에 서로 다른 스펙트럼으로 나타난다. 주로 수소(^1H)와 인(^{31}P)이 MR S의 주요 원소이며 뇌에서는 수소가 더 많이 이용되고 있다. MRS는 적어도 1.5 T 이상의 강자장과 높은 자장균일도, 물 신호 소거로 그 효과를 발휘할 수 있으며, 데이터 획득 방법 분류상 싱글복셀 방법과 멀티복셀(화학적 이동 영상) 방법으로 대별된다.

수소의 자기공명분광법에서는 두부에서 나타나는 N-acetyl aspartate(NAA), creatine/choline, lactate 등과 glutamate/glutamine myo-inositol 등의 대사산물, 그리고 골 관절 계통 및 심장근육 계통에서 나타나는 인에서 PCr(phosphocreatine), ATP 그룹의 각각 α, β, γ 인산기 등의 대사활동을 관찰하여 뇌종양, 뇌허혈증, 뇌경색, 간질 및 퇴행성 질환 등의 악성도 판정, 수술 및 방사선 치료 후 잔류 종양의 존재 유무, 악성종양의 재발과 방사성괴사의 감별 치료 경과 및 임상적 예후 판정 등을 위한 진단 자료로 이용된다.

요 약

- **신속영상기법 :** 반복시간(TR), 매트릭스, 여기횟수(NEX), 부가인자 중 검사시간을 줄이는 방법
  scan time = TR × matrix × NEX
- **혈류영상 :** MR angiography
- **자기감수성 :** 신속영상기법(GE)를 사용한 출혈성병변의 감별
- **화학적이동 :** MR spectroscopy
- **확산영상 :** 급성 뇌경색 진단
- **관류영상 :** 혈류 역학적 평가
- **뇌기능 영상 :** 인지자극에 의한 뇌의 활성화지도

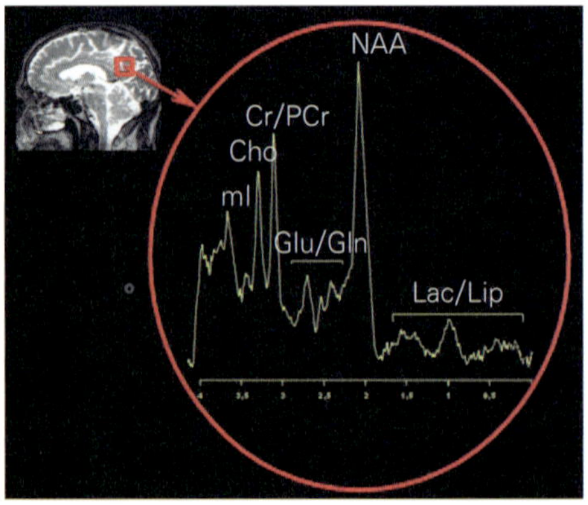

그림 11-25 MR spectroscopy 영상

CHAPTER 12
초음파영상

1. 초음파의 발생과 상호작용
2. 초음파 원리와 전달
3. 초음파영상의 형성원리
4. 초음파 장치
5. 허 상
6. 초음파 검사의 방법

개 요

초음파의 발생원리와 상호작용 및 영상형성원리를 이해하고 장치의 종류와 특성을 파악한다. 임상 초음파의 허상을 잘 이해하여야 한다. 초음파 검사방법을 이해하고 습득해야 한다.

학습목표

· 초음파의 발생원리를 설명할 수 있어야 한다.
· 초음파 영상형성원리를 설명할 수 있어야 한다.
· 초음파 장비와 장치 특히 프로브의 특성을 설명할 수 있어야 한다.
· 초음파의 허상을 이해하고 설명할 수 있어야 한다.
· 임상 초음파의 실제검사방법을 설명할 수 있어야 한다.
· 태아 초음파의 측정 및 검사방법을 설명할 수 있어야 한다.

1. 초음파의 발생과 상호작용
2. 초음파 원리와 전달
3. 초음파영상의 형성원리
4. 초음파 장치
5. 허 상
6. 초음파 검사의 방법

1. 초음파의 발생과 상호작용

1. 초음파의 발생과 상호작용을 이해한다.
2. 초음파의 구조를 이해한다.

2. 초음파 원리와 전달

1. 초음파의 발생원리와 전달을 이해한다.

3. 초음파형상의 형성원리

1. 초음파 영상의 형성원리를 이해한다.
2. 초음파 영상의 표시방법 기법을 이해한다.

4. 초음파 장치

1. 초음파 장치의 종류와 특성을 이해한다.
2. 프로브의 종류를 이해한다.

5. 허상

1. 초음파의 허상 원리를 이해한다.

6. 초음파 검사의 방법

1. 임상 초음파의 검사방법을 이해한다.
2. 산과 초음파의 특성을 이해한다.
3. 태아 초음파의 측정 원리를 이해한다.

CHAPTER 12
초음파영상

1. 초음파의 발생과 상호작용 (ultrasound production and interactions)

1) 초음파(ultrasound)

인간이 들을 수 있는 소리의 가청주파수는 20~20,000 Hz인데, 그 이상의 높은 주파수를 가진초음파를 초음파라한다. 초음파를 이용한 인체의 진단은 체표면에서 초음파를 발생시키면 인체조직의 밀도와 경도에 따라 형성되는 음향저항의 차이로 인체 조직에서 형성되는 초음파의 반사음을 탐지하여, 인체 내부의 형상을 영상화함으로써 진단에 적용하는 것이다.

진단에 이용되는 초음파의 범위는 2~10 MHz의 범위에 있으나, 복부진단용 초음파는 3~5 MHz이고 유방이나 갑상선과 같은 표재성 장기에는 6~8MHz의 주파수가 사용된다.

초음파는 종파이고 물질을 통한 역학적인 진동의 전달이다. 인체의 연부조직을 매질로 한 초음파의 평균 진행속도는 1,540 m/sec이다. 모든 장기의 속도는 표 12-1에서와 같이 다르지만, 평균 속도의 10% 이내에 있는 것을 알 수 있다.

인체내의 액상물질이나 눈의 유리체 등에서는 초음파가 감쇠없이 잘 전달되고, 간조직과 같은 연부조직에서는 매질의 밀도에 따라 약간의 감쇠가 있으나 잘 전달된다. 그리고 뼈, 공기, 지방 등은 초음파의 진행을 방해하여 전달을 불가능하게 한다.

표 12-1 물질에서의 초음파의 속도

매질	음의 전파속도(m/s)	매질	음의 전파속도(m/s)
혈액	1.275±11	뼈	3.183±618
뇌	1.565±10	유방	1.430~1.570
지방	1.450	복막	1.490
피하	1.478±9	심장	1.571±19
간	1.604±14	근육	1.581±8
연부조직	1.540	공기	33
피마자유	1.500	압전물질	4.000
물	1.480		

초음파는 고주파수 일수록 생체내에 흡수가 증가하여 심부장기까지 도달이 어려우므로 6~8 MHz의 고주파는 체표면에 위치한 장기를 진단하는데 이용되고, 심부장기는 3~5 MHz의 저주파가 사용된다.

소리는 한 지점에서 다른 지점으로 에너지를 전달하는 물리적인 현상이다. 이런 관점에서 그것은 X선 방사선과 유사하다. 그러나 소리는 매질을 통해서만이 전달된다는 점에서 X선과 다르다. 이것은초음파가 물질을 통과하는 진동현상이기 때문이다. 만약 매질이 없다면 진동도 일어나지 않게 되고 소리는 존재할 수 없다. 소리의 가장 중요한 특성 중 하나는 음원과 매질이 진동하는 속도인 소리의 진동수(주파수)이다. 진동수에 대한 단위는 초당 진동수인 헤르쯔(Hz)이다. Pitch는 진동수의 동의어로서 흔히 사용한다.

인간의 귀는 모든 음의 진동수를 감지할 순 없다. 정상적인 젊은이가 들을 수 있는 주파수 범위는 약 20 Hz~20,000 Hz(20 kHz) 정도이다. 초음파는 이런 범위를 넘어서는 진동수는 갖는다. 1 MHz(초당 백만 사이클)~15 MHz 범위의 진동수는 진단용 초음파에서 사용된다. 초음파는 인체내로 들어갈 수 있는 작고 선명한 빔으로 포커스될 수 있으므로 진단용 도구로 사용된다.

초음파 영상 시스템의 기본구성은 그림 12-1에 제시되었다. 초음파 펄스의 근원은 transducer이며 그것은 펄스 발진 회로로부터의 전기적인 펄스에 의해 활성화된다. 초음파 펄스 또는 빔은 인체로 들어가서 다양한 내부구조로부터 반사된다. 반사된 펄스 즉 반향(echo)은 transducer에 잡혀서 전기 펄스로 다시 바뀐다. 적정 증폭이 이루어진 후 전기 신호는 display 장치에 image를 만드는데 사용된다.

요 약

초음파의 감쇠는 전달과정에서 일어나는 흡수, 산란, 반사에 의한 현상이다. 따라서 초음파 진단에서 초음파의 전달이 불가능한 인체 내부 조직을 진단하기 위하여 액체나 연부조직을 통한 음향창(acoustic window)효과를 활용한다.

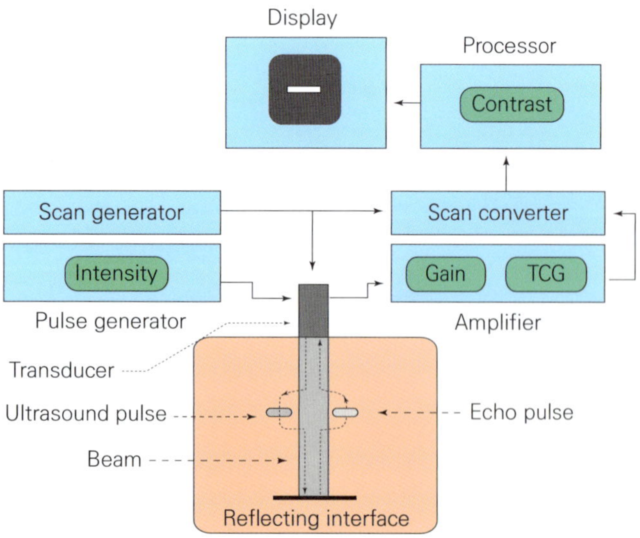

그림 12-1 초음파 영상 시스템의 기본 원리

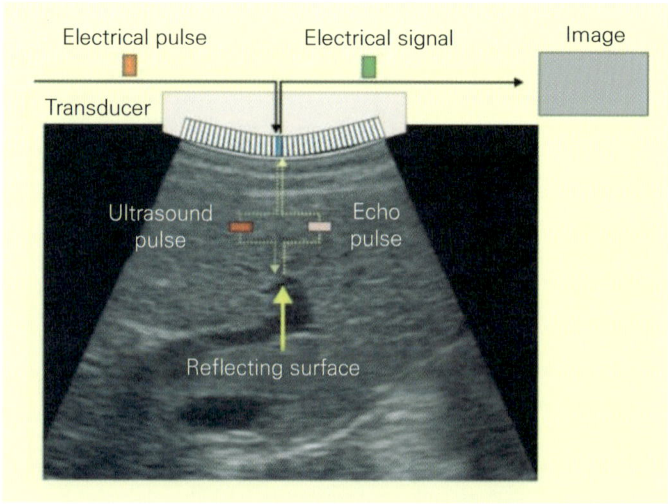

그림 12-2 초음파의 영상 과정

2) 초음파의 특성 (ultrasound characteristics)

초음파는 진단용으로 사용하려면 필히 고려해야 할 몇 가지 물리적 성질이 있다.

(1) 주파수(frequency)

소리전달의 기본원리는 그림 12-3에 설명하였다. 간단히 하기 위해 물질 내부 입자들이 일렬로 나열되었다고 가정해보자. 음원은 transducer crystal과 같이 진동하는 물체이다. 진동원은 첫 번째 줄의 입자들과 접촉하고 있으므로 그 입자들이 진동하게 된다. 그 입자들은 두번째 줄의 입자들과 접촉하고 있으므로 이 입자들은 또한 진동하기 시작한다. 이 과정은 계속되며 진동이나 sound는 첫 열의 입자에서 다음 열의 입자로 전달된다. 그 입자들이 앞뒤로 진동하는 속도는 sound의 진동수이다. 진동이 열간의 이동속도는 소리의 속도이다.

대개의 진단용 초음파 시스템에서 소리는 연속적인 진동흐름이라기 보다는 펄스의 형태로 발산된다. 어느 순간에라도, 그 진동들은 그 물질의 상대적으로 작은 체적 내에 포함된다. 초음파 펄스로 불리는 것이 바로 진동하는 물질의 체적이다. 그 진동들이 그 물질의 한 층에서 다른 층으로 지나갈 때, 그 물질이 아닌 초음파 펄스는 음원으로부터 멀어져간다. 펄스의 지름은 transducer의 특성에 의해 결정된다. Transducer surface에서 펄스의 지름은 진동하는 crystal의 지름과 크기가 같다. 그 펄스가 인체를 뚫고 지나갈 때, 그 지름은 일반적으로 변하게 된다. 이것은 transducer의 집속 특성(focusing characteristics)에 의해 결정되며 다음에 다루기로 한다.

그림 12-3에서 초음파 펄스가 움직인 공간은 일반적으로 빔이라 부른다. 진단시스템에서 펄스들은 약 초당 1,000 m의 비율로 발산된다. 펄스 속도(초당 펄스의 발산되는 수)는 펄스 내에서의 입자 진동율인 진동수와 혼동해서는 안 된다.

소리의 진동수는 음원에 의해 결정된다. 예를 들면, 피아노에서, 음원은 진동하는 현에 해당한다. 피아노의 각 현은 특정 진동수로 진동하도록 조율해야 한다. 진단용 초음파 장치에서는 그 소리가 transducer라고 불리는 장치에 의해 발생된다.

(2) 진동자(transducer)

Transducer내의 주요 구성 원소는 원하는 진동수로 진동하도록 고안된 크리스탈이다. 크리스탈 물질의 특별한 성질은 그것이 압전(壓電)적이라는 것이다. 이것은 전기가 공급될 경우 결정(크리스탈)이 훼손될 것이라는 점을 의미한다. 따라서 전기 펄스가 크리스탈에 공급될 경우 피아노현을 때리는 것과 동일한 효과를 갖게 된다. 크리스탈은 진동하게 된다. Transducer가 단일 전기 펄스에 의해 활성화될 경우 transducer는 진동 즉 짧은 시간동안 울리게 된다. 이것은 연속적인 초음파에 대하여 초음파 펄스를 만든다. 대부분의 진단 과정은 펄스화된 초음파를 사용한다. 초음파 펄스는 transducer와 접촉하고 있는 물질을 통과하여 지나가고 그림 12-3과 같이 transducer 표면에서부터 멀어져간다. 주어진 transducer는 공명주파수라고 불리는 오직 하나의 주파수에서

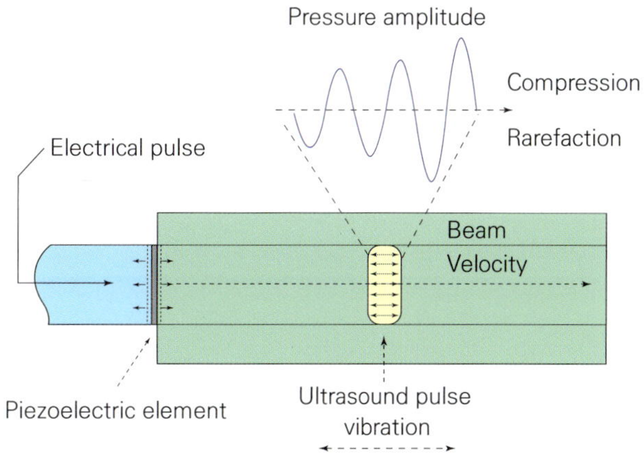

그림 12-3 초음파 펄스

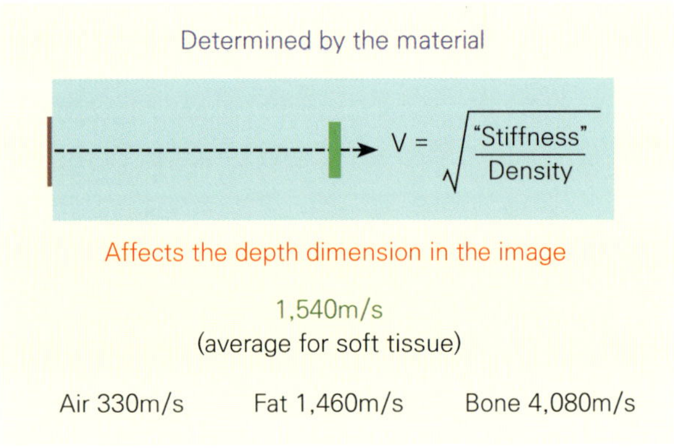

그림 12-4 초음파 펄스의 속도

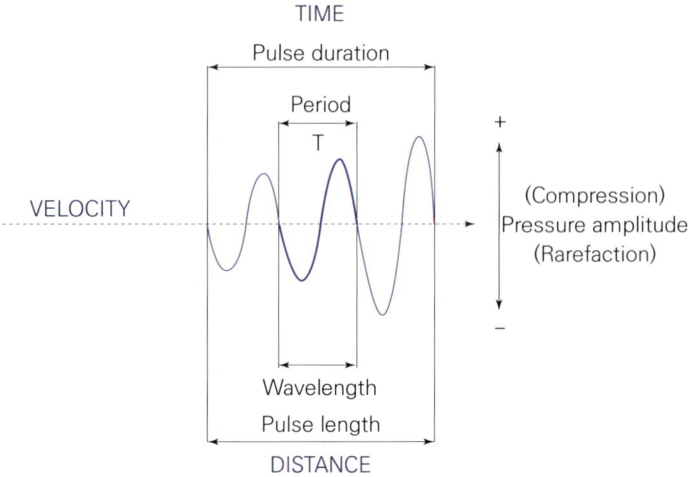

그림 12-5 초음파 펄스의 특성

만 진동한다. 따라서 초음파 진동수를 바꿀 수 있는 유일한 길은 transducer를 교환하는 것이다. 어떤 류의 검사에는 특정 주파수가 다른 것들보다 더욱 적당하다.

(3) 속도(velocity)

소리가 매질을 통과하여 지나갈 때의 속도는 소리가 아니라 그 매질의 특성에 의해 결정된다. 펄스의 진행 방향에 관한 진동의 방향에 따라 몇 가지 유형의초음파가 있다. 연조직 및 액체물질에서는 진동의 대부분이 소리가 움직이는 진행방향과 같다. 이런 류의 진동은 길이 방향(longitudinal wave)이라고 한다. Shear wave는 진동이 소리의 진행 방향에 수직으로 나아갈 때 존재한다. 액상 매질에서의 longitudinal sound wave의 속도는 다음과 같다.

$$속도 = \sqrt{\frac{E}{\rho}} \qquad (12\text{-}1)$$

여기서 ρ는 물질의 밀도, E는 물질(매질)의 탄성(탄력성)과 관계되는 요소이다. 뼈와 같은 몇 가지 고체 매질들은 shear wave로 소리를 전달한다.

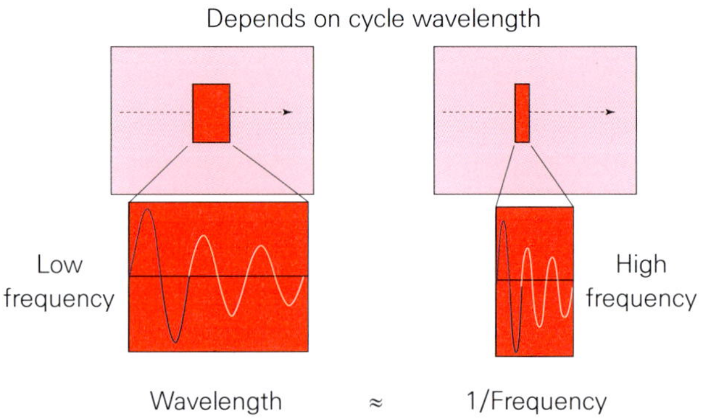

그림 12-6 파장과 주파수

(4) 파장(wavelength)

한 번의 진동이 진행되는 동안 소리가 이동한 거리를 파장 λ라고 한다. 파장은 속도 및 진동수와 다음과 같은 관계에 있다.

$$파장 = \frac{v}{f} \qquad (12\text{-}2)$$

환언하면 파장은 간략히 진동수에 대한 속도의 비이다. 이것은 초음파의 파장이 transducer(frequency)와 소리가 지나가는 물질(velocity)

의 특성에 의해 결정됨을 의미한다. 파장이 주어진 초음파 펄스의 유일한 특성이 아님에도 불구하고 초음파의 형태는 다소간에 소리의 파장에 의해 결정되므로 다소 큰 중요성을 지닌다.

(5) 진폭(amplitude)

개별 입자들이 초음파 펄스가 지나갈 때 진동하는 폭을 초음파 펄스의 진폭(amplitude)이라고 한다. 일반적으로 말해서 진폭은 초음파 펄스의 에너지 함량 즉 "시끄러움"에 관계된다. 펄스의 진폭은 transducer를 떠날 때 크리스탈이 전기펄스에 의해 얼마나 강한 충격을 받느냐에 의해 결정된다. 대부분의 시스템은 전기 펄스 사이즈와 초음파 펄스 진폭을 변화시키는 pulse generator 회로에 대한 컨트롤 장치를 갖고 있다. 제조업체마다 명칭이 다르긴 하지만 이것을 일단 강도 컨트롤(intensity control)이라고 부른다.

진단에서는 초음파 펄스들의 상대적인 진폭만 알면 된다. 예를 들어 어떤 펄스가 일정한 두께의 조직을 통과할 때 그 진폭 A가 어느 정도 감소하는지 알 필요가 있다. 두 초음파 펄스들의 상대적인 진폭 또는 한 펄스가 진폭의 변화가 있은 뒤의 상대적인 진폭은 다음과 같이 일정비로써 표현할 수 있다.

$$\text{상대진폭(비)(relative amplitude(ratio))} = \frac{A2}{A1} \qquad (12\text{-}3)$$

상대적인 펄스 진폭은 진폭비에 대수를 취한 형태(로그함수형태)로써 표현한다. 이때 상대진폭은 데시벨(dB) 단위로 표현한다. 데시벨 단위의 상대 진폭은 실제 진폭비에 비례한다.

$$\text{상대진폭(dB)} = 20\log\frac{A2}{A1} \qquad (12\text{-}4)$$

진폭비가 1보다 클 때 상대적인 펄스 진폭은 양(positive)의 데시벨값을 갖는다. 반면 비가 1보다 작으면 음(negative)의 값을 갖게 된다. 다시 말해 펄스의 진폭이 어떤 원인에 의해 증가되면 데시벨(decibel)이 올라가고 감소되면 데시벨이 내려간다.

그림 12-7은 데시벨값을 펄스 진폭비에 비교한 것이다. 처음 두개 펄스는 1 dB 정도의 진폭차를 보인다. 두번째 펄스를 처음 것과 비교해 보면 이것은 0.89의 진폭비, 즉 약 11%의 감소에 해당한다. 진폭이 또다시 11% 감소하게 되면 처음 필스보다 2 dB 작게 된다. 그 펄스가 또 다시 11%(79%의 11%)로 진폭감소를 겪게 되면

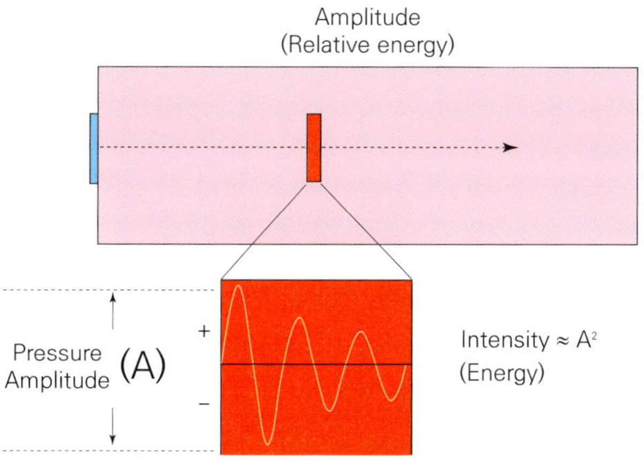

그림 12-7 초음파 펄스의 진폭과 강도와 에너지

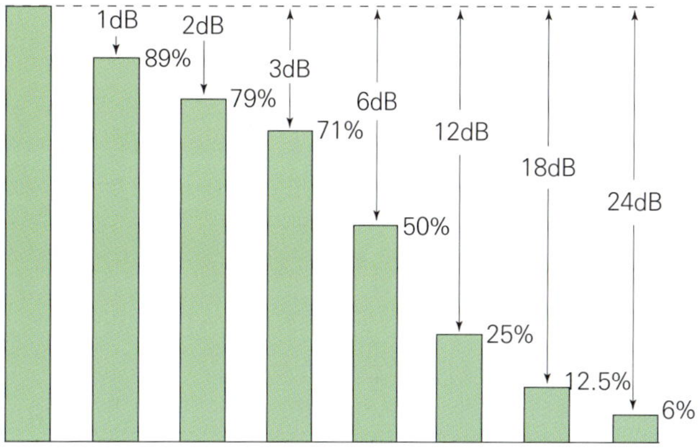

그림 12-8 데시벨값의 펄스 진폭비와의 비교

0.71:1의 진폭비(처음 것에 대하여)를 보이게 된다. 즉 3 dB의 감소를 일으킨다.

6 dB의 진폭감소는 진폭을 절반(50%)으로 만들어 버리며, 펄스 진폭이 두 배가 되면 6 dB이 증가한다. 펄스의 수명이 다다를 때까지 펄스(초음파펄스)는 진폭에 있어서 다수의 감소를 겪게 된다. 매번 감소 시의 양을 데시벨 단위로 알 수 있다면 전체 감소는 매번 감소 시 소실된 데시벨을 합산하여 알 수 있다. 이것은 그림 12-8에 나타낸 바와 같이 여러 진폭비를 곱하는 것보다 훨씬 쉽다. 여기서 펄스는 진폭에서 세 번의 감소를 겪는다. 어느 점에서든 상대적인 펄스의 진폭은 데시벨 손실을 더해보면 알 수 있다. 다양한 비율을 곱하는 과정에 대해 이런 방식이 유의한 점은 뒤로 갈수록 더 분명해질 것이다.

펄스 진폭에 대한 다음 논의에서 독자는 데시벨과 진폭비를 왔다갔다 하면서 혼잡을 일으킬 필요 없이 데시벨 단위로 생각하도록 안내를 받을 것이다. 펄스 진폭 변화를 계산하는 데는 데시벨 방식을 사용하는 것이 훨씬 쉽다.

(6) 강도(intensity)

강도는 초당 특정영역을 통과하는 에너지 총량이고 제곱 센티미터당 와트단위로 표시된다. Transducer 표면에서 대부분의 진단용 초음파 빔들의 강도는 1제곱 센티미터 분의 수 밀리와트 정도이다. Intensity는 개별 펄스의 진폭과 관계되며 펄스 속도에 관계된다. 펄스속도는 대개 시스템에서 고정된 값이므로 빔의 intensity는 진폭이 데시벨 단위로 표현될 때 펄스 진폭에 비례한다.

3) 초음파와 매질과의 상호작용 (interaction of ultrasound with matter)

초음파 펄스가 인체와 같은 매질을 통과할 때 그것은 몇 가지 방식으로 매질과 반응한다. 이 반응들 중 몇은 초음파 영상을 형성하는데 필요한 반면 다른 것들은 상당량의 초음파에너지를 흡수하고 진단용 검사에는 부적합하다. 초음파 검사의 결론을 이끌어내고 판독하는 능력은 초음파 반응에 대한 전체적인 이해도에 달려 있다.

(1) 감쇄(attenuation)

초음파 펄스가 매질을 통과할 때 그것은 연속적으로 에너지를 잃는다. 이것은 일반적으로 감약(attenuation)이라고 불린다. 몇가지 요소들이 이러한 에너지 감소에 기여한다. 가장 중요한 요소 중 하나는 열로 전환될 매질에 대한 초음파 에너지의 흡수이다. 초음파 펄스는 매질을 통과할때 연속적으로 에너지를 잃는다. 이것은 "one-shot" 광전 또는 콤프턴 반응에서 한꺼번에 에너지를 잃어버리는 X선 광자와는 다르다. 산란반응 및 회절반응은 펄스로부터 약간의 에너지를 제거하고 전체 감약에 기여한다.

초음파 펄스가 감약되는 속도는 일반적으로 두 요소에 의존한다. ① 펄스가 지나가는 매질, ② 초음파의 진동수. 감약 속도는 1센티미터분의 데시벨 단위인 감약계수로써 나타낸다. 조직 내에서의 감약은 진동수와 더불어 증가하므로 감약속도가 주어질 때 진동수를 결정하는 것이 필요하다. 매질의 두께, X를 통과하는 중의 감약은 다음과 같다.

$$\text{Attenuation(dB)} = (\alpha)(f)(x) \qquad (12\text{-}5)$$

여기서 α는 감약계수(1 MHz에서 센티미터당 데시벨 단위)이고 f는 초음파의 진동수(MHz 단위)이다. 다양한 매질에 대한 감약계수의 근사치를 표 12-2에 제시했다.

표 12-2에 주어진 감약계수값들로부터 매질에 따라 감약 속도의 차이가 크다는 점을 알 수 있다. 이들 값들의 중요성을 지금 살펴보게 된다. 리스트(list)된 매질 중에서 물은 감약 정도가 가장 낮다. 이것은 물이 초음파의 매우 좋은 매질임을 의미한다. Cyst나 bladder와 같은 체내의 물은 내

부 구조가 쉽게 영상화되는 "window"를 형성한다. 인체의 대부분의 연부조직들은 지방질이나 근육을 제외하고는 단위 MHz당 cm당 1 dB 정도의 감약 계수값을 갖는다. 근육은 근섬유에 대한 초음파의 방향에 의존하는 값들의 범위를 갖는다. 폐는 공기나 연조직보다 훨씬 높은 감약계수를 나타낸다. 이것은 허파꽈리의 작은 공기 주머니들이 초음파에너지를 산란시키는데 매우 효과적이기 때문이다. 이러한 이유로 정상 폐 구조는 초음파가 통과하기가 대단히 어렵다. 체내 연조직과 비교해 볼 때 뼈는 감약계수가 비교적 높다. 사실 뼈는 초음파가 쉽게 뚫지 못하도록 인체의 일부를 보호하고 있다.

표 12-2 다양한 매질에 대한 감약계수의 근사치

Material	Coefficient(dB/cm MHz)
water	0.002
fat	0.66
soft tissue(average)	0.9
muscle(average)	2.0
air	12.0
bone	20.0
lung	40.0

(2) 반사(reflection)

인체 내부 구조물에 의한 초음파 펄스의 반사는 초음파 영상을 만들어내는 반응이다. 초음파 펄스의 반사는 두가지 서로 다른 물질간의 경계면에서 일어난다. 반사면을 형성하기 위해 두가지 물질은 acoustic impedance Z로 알려진 물리적 특성이 달라야 한다. 임피던스를 나타내는 기호인 Z는 원자번호의 그것과 같지만 두 물리량은 아무런 관계도 없다. Acoustic impedance는 물질의 밀도 및 탄성과 관계되는 물질의 특성이다. 속도는 동일한 물질의 특성들과 관계되므로 조직 임피던스와 초음파 속도간에는 일정한 관계가 있다. 그것은 임피던스가 속도 v와 밀도 ρ의 곱으로 나타내어짐을 말한다.

$$\text{Impedance} = (\rho)(v) \qquad (12\text{-}6)$$

체내 경계면들 대부분에서는 초음파 펄스의 일부만이 반사된다. 그 펄스는 두개의 펄스로 나누어지고 하나는 음원 방향으로 반사되고 다른 하나는 다른 물질로 계속 진행한다. 초음파 영상의 화질은 반사 즉 echo의 강도에 의존한다. 이것은 또한 두 물질의 acoustic impedance 가 얼마나 다른가에도 영향을 받는다. 입사 펄스에 대한 반사 펄스의 비율(진폭비율)은 조직 임피던스에 관계된다.

$$\text{Reflection loss(dB)} = 20 \log \frac{(Z_2-Z_1)}{(Z_2+Z_1)} \qquad (12\text{-}7)$$

대부분의 연부조직 경계면에서는 매우 적은 비율의 펄스만이 반사된다. 따라서 반사과정은 transducer로 반사되는 펄스의 진폭을 감소시킨다. 몇 가지 다른 경계면에서 반사되는 동안의 펄스 진폭의 감소치를 표 12-3에 실었다. 펄스의 진폭은 감약 및 반사 소실(reflection losses)에 의해 감소된다. 때문에 transducer로 되돌아오는 echo는 transducer가 만드는 원래 pulse보다 훨씬 작다.

표 12-3 펄스 진폭의 감소치

Interface	Amplitude loss(dB)
ideal reflector	0.0
tissue-air	-0.01
bone-soft tissue	-3.8
fat-muscle	-20.0
tissue-water	-26.0
muscle-blood	-30.0

2. 초음파 원리와 전달

초음파는 양면에 은의 전극이 붙어있는 석영(quartz)을 고온 절연유에 담그고 전극간에 직류 고전압을 수시간 가해서 분극처리를 실시하면 압전성이 생기는데, 이러한 석영 조각의 양면에 전압이 공급될때 두께의 변화가 생기면서 초음파가 발생하게 된다. 이러한 현상은 1880년 Curie형제에 의하여 발견되었고 이를 압전효과(Piezoelectric effect)라 하며 이러한 효과를 발생시킬 수 있는 물질은 압전물질 또는 진동자(탐촉자, probe) 등으로 명명된다(그림 12-9).

압전물질은 일렬 또는 환상으로 배열되어 프로브를 구성하고 있는데 압전물질(piezoelectric element)의 전면에는 압전물질이 환자와 접촉되는 면으로 음의 에너지가 전달 될 수 있도록 도모하는 결합층(cover and matching layer)이 있고, 압전물질 후면에는 후방음을 흡수하여 거리분해능을 개선하기 위한 흡음층(backing material)으로 구성되어 있다(그림 12-10).

진동자로부터 발생되는 초음파의 주파수(λres)는 진동자의 두께(Tpiezo)에 따라 결정되며 특정 고유주파수에 최대감도를 갖게 되어있는데, 이것이 진동자의 공진주파수이고, 진동자의 결정체가 두꺼울수록 저주파수를, 얇을수록 고주파수가 발생하게 된다.

진동자에 전류를 가하면 두께에 따른 일정한 주파수의 초음파가 발생되고, 반대로 진동자에 초음파를 가해서 진동시키면 전류를 발생한다(그림 12-11). 따라서 진동자는 초음파를 발생시키고 수신하는 두 가지의 기능을 함께 갖고 있어 초음파 검사를 할 때에 진동자가 인체내부의 발신과 수신을 동시에 하게되고 진동자의 배열이 linear switched arrary의 전자적 주사방식으로 실시간 영상(real time image)을 표시할 수 있다.

또한 진동자가 초음파를 발신할 때에 항상 일정한 주파수를 발신하는 것은 아니고 일정한 범위 내에서 발신을 하는데 이것을 대역폭이라 한다.

진동자에는 대역폭이 좁아서 주파수의 변동이 적은 균질한 초음파를 발신하는 것과 대역폭이 넓어 주파수 변동이 많은 비균질한 초음파를 발신하는 것이 있다.

이것을 초음파의 Q-factor라 부르고, Q-factor가 높으면 대역폭이 좁아 주파수 변동이 적은 균

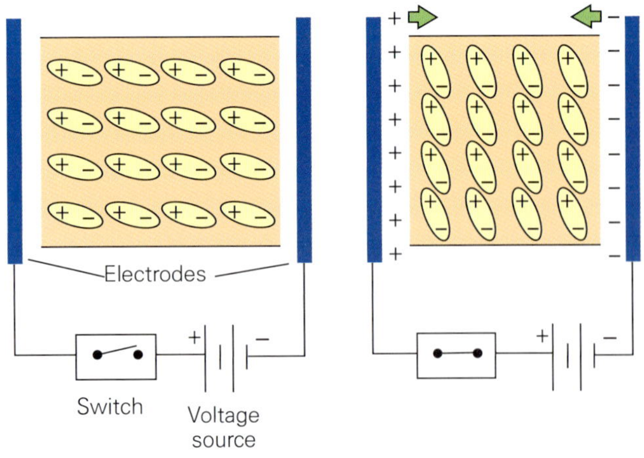

그림 12-9 압전효과에 의한 압전물질의 용적이 변화되는 상태

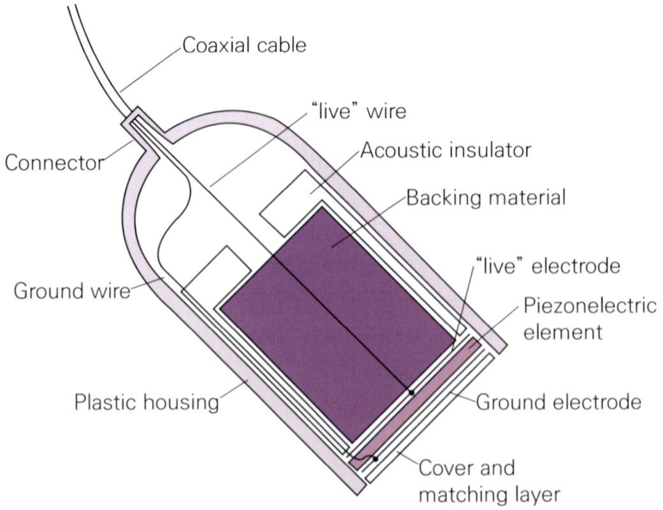

그림 12-10 프로브의 구조

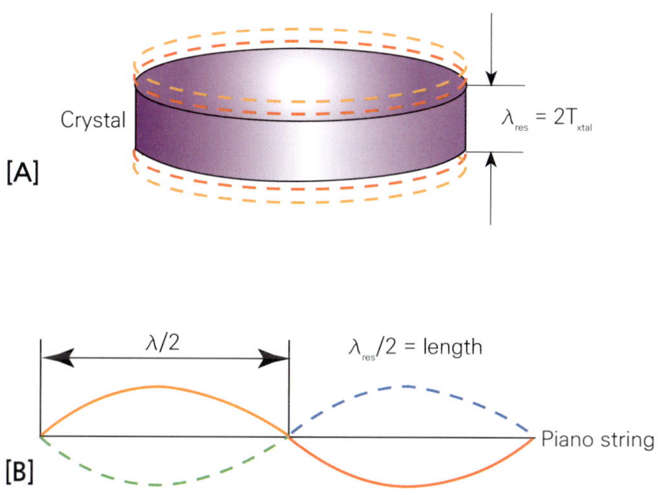

그림 12-11

공명현상으로 [A]는 압전결정체 두께에 고정파 공명이 있고 결정두께 T_{xtal}는 물질내에서초음파 파장의 반이 된다. [B]는 양끝이 고정된 현에 있어서 기초적 고정파 공명, 파장은 현 길이의 2배가 되며 공명주파수는 현이 팽팽할 때 성립

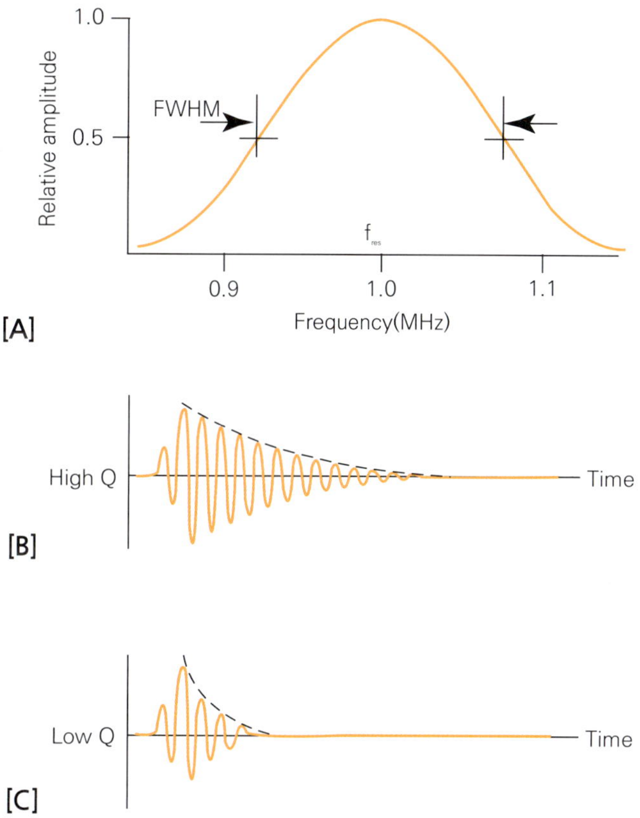

그림 12-12

Q값은 공명의 선명성을 평가하는데, [A]는 대역폭과 음의 순수성을 표시하고 [B]는 음의 지속성을 표시

질한 초음파, 즉 청음을 발신하고, Q-factor가 낮으면 대역폭이 넓어 주파수 변동이 많은 비균질한 초음파, 즉 탁음을 발신하는 것이다.

Q-factor는 또한 음의 지속시간과도 관계가 있는데 고 Q-factor진동자는 음의 지속시간이 길고, 저 Q-factor진동자는 음의 지속시간이 짧다. 따라서 고 Q-factor진동자는 송신 프로브에, 저 Q-factor진동자는 수신 프로브에 적합하다.

진동자에서 방출된 초음파 빔의 폭과 모양은 진동자의 크기, 모양 등에 의해 정해지는데, 진동자에서 방출된 어떤 크기와 모양을 가진 초음파 빔이라 할지라도 어느 정도의 거리를 지나면 폭이 확장된다.

이러한 빔의 확장은 분해능을 저하시켜 해상력의 저하를 초래하는데 초음파의 이러한 점을 보상하기위해 폭이 좁고 확산을 방어할 수 있는 집속 방법이 이용된다.

진동자로부터 거리가 멀어짐에 따라서 초음파 빔의 직경이 감소하는 영역까지를 근거리영역(near field)이라 하고, 근거리영역을 지나면서 초음파 빔의 직경이 증대되며 확장하는 영역을 원거리영역(far field)이라고 한다. 이때 초음파 빔에서 최소의 직경 또는 면적을 이루는 부분을 집속영역(focal region)이라 하며 진동자로부터 집속영역까지의 거리를 focal length, focal zone이라 한다.

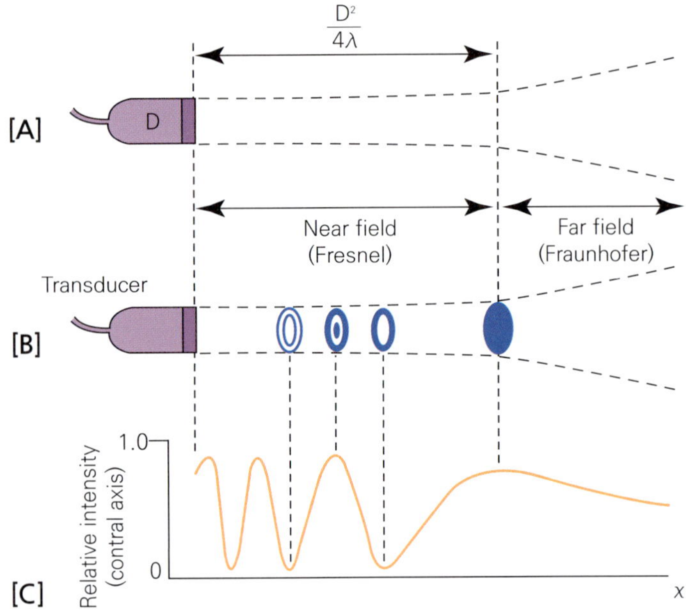

그림 12-13 근거리음역과 원거리 음역의 형성

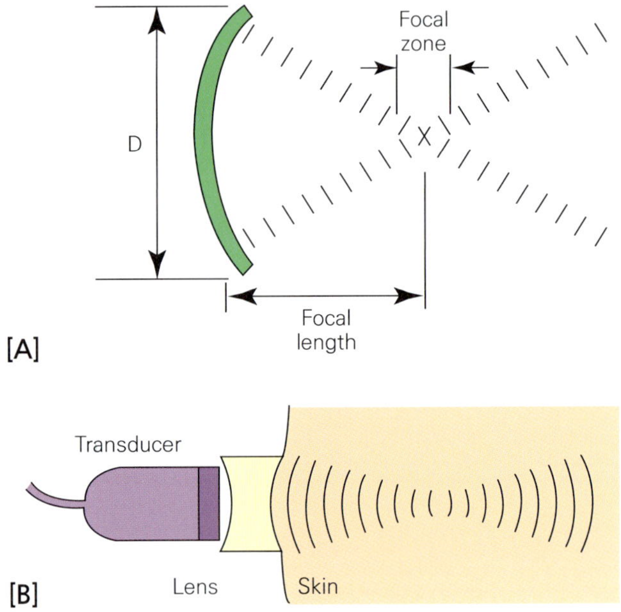

그림 12-14 음의 집속과 초점

3. 초음파영상의 형성원리

프로브에서 발신된 초음파는 생체조직으로부터 반사되어 수신된 초음파를 초음파 장치에서 증폭, 보상, 압축, 복조, 제파의 과정을 거쳐 모니터에 표시한다.

초음파영상의 표시방법에는 진폭을 표시하는 A-mode(amplitude mode), 휘도를 표시하는 B-mode(brightness mode), 움직이는 반사체의 거리를 시간적 진행으로 표시하는 M-mode(motion mode) 등이 있다.

그 외에 물체가 움직이고 있을때 이 운동 물체에서 반사된초음파는 그 운동 속도에 비례하여 주파수의 변화를 받게되는데, 움직이는 물체를 향하여 처음 발신된 초음파의 주파수와 변화되어 돌아온 주파수의 차이를 도플러변위(Doppler shift)라 하며 이 도플러변위를 측정하므로서 움직이는 물체의 속도, 방향, 물체의 량 등을 표시하게 되는데 이 방법은 도플러모드라고 한다.

도플러초음파에서 도플러변위는 식에 의해 산출되는데 이때, 초음파 진단에 사용되는 주파수는 대개 2~10 MHz를 사용하기 때문에 주파수(f)값은 미리 결정된다. 음의 전달속도(c)는 인채 내부에서 1,540 m/sec라고 계산하기 때문에 2 /c를 상수로 계산하기도 한다.

혈류속도 측정에서 초음파방향이 혈류방향과 정반대일 때, 즉 cos 0°일때 +1로 최대의 positive 도플러변위가 나타나고, 초음파방향이 혈류와 같을 때 cos 180°일 경우 -1로 최대의 negative 도플러변위가 나타난다.

초음파의 방향이 혈류의 방향과 직각일 경우 cos 90°는 0이므로 도플러변위는 일어나지 않으므

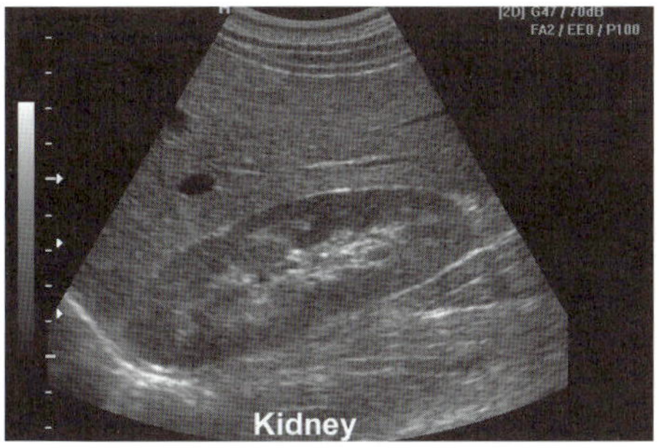

그림 12-15 B-mode(kidney)

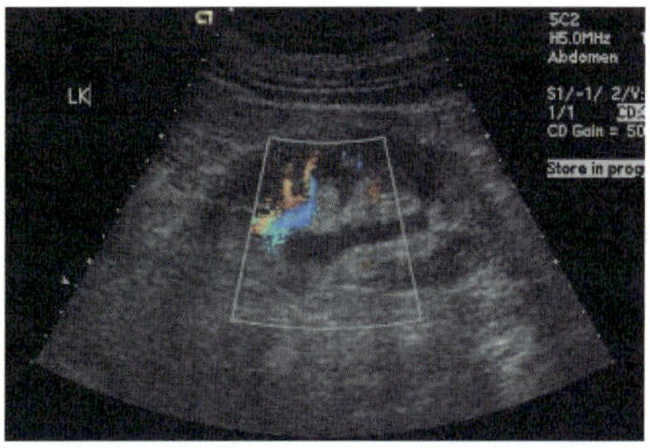

그림 12-16 Color Doppler 상(kidney)

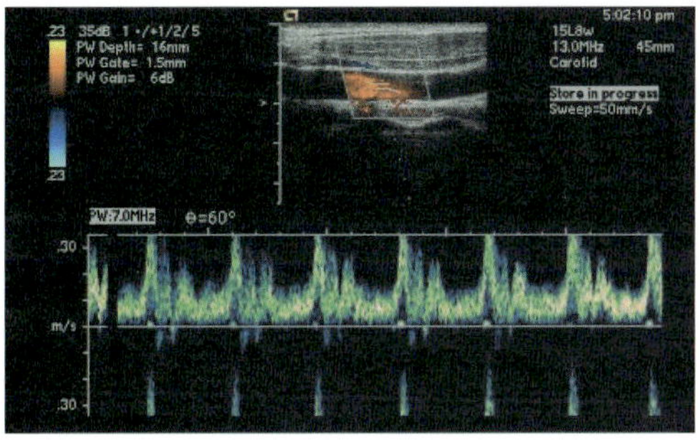

그림 12-17 Duplex scan(comon carotid artery B-mode와 Doppler-Mode)

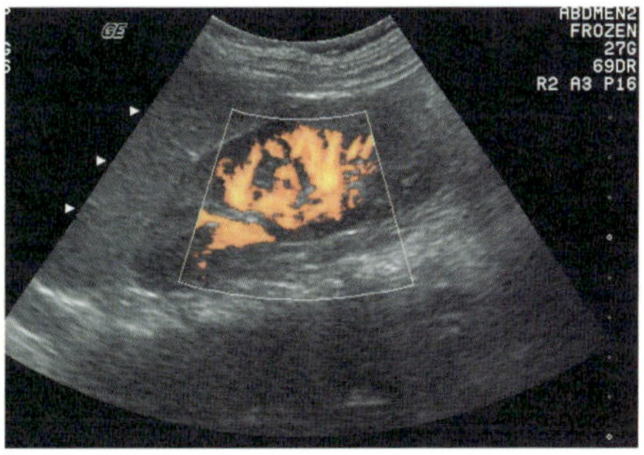

그림 12-18 Power Doppler(kidney)

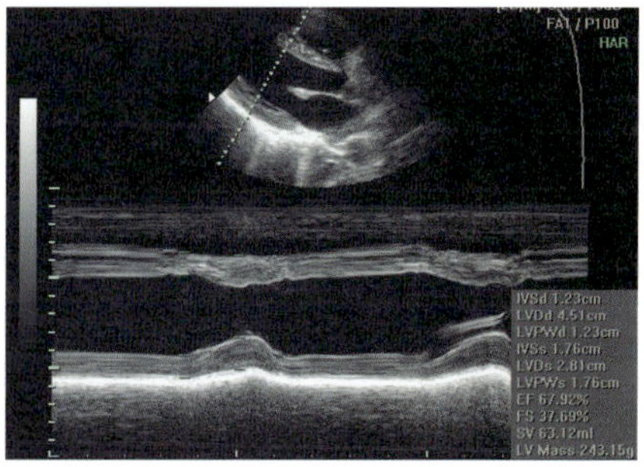

그림 12-19 B-mode와 M-mode

로 측정이 불가능한 것이다. 따라서 25° 이하에서는 초음파가 혈관을 통과할 수 없고, 60° 이상에서는 도플러변위가 커져 오차가 많아 도플러 검사에 부적합하여 입사각은 30°~60° 범위가 이상적이다.

$$f_d = f_0 - f_r = \frac{2V\cos\theta}{C} f_0 \qquad V = \frac{f_d c}{2f_0\cos\theta} \tag{12-8}$$

f_d : 도플러 변위　　f_r : 반사파주파수

f_0 : 입사주파수　　V : 혈류속도

C : 음의속도

도플러 초음파에서 영상표시방법에는 spectrum으로 표시하는 S-mode, B-mode와 S-mode를 동시에 표시하는 duplex scanner, Doppler color imaging 등의 기법이 이용된다.

4. 초음파 장치

초음파 장비는 본체에 여러 종류의 프로브를 연결하여 이용하는데, 진단목적에 따라 linear probe, sector probe, convex probe, transrectal probe, endoscopic probe, transverginal probe 등이 다양하게 이용되고 있다(그림 12-20).

초음파 장치에서의 화상의 조정은 조정판 스위치에 의하여 휘도(brightness), 해상도(resolution) 등이 조절되는데, 초음파검사에서 주요 스위치인 gain은 수신된 전기신호를 증폭하여 휘도를 최적의 상태로 조정하고, TGC(time gain control)는 검사 시에 어떤 깊이에서의 보정이 필요한 경우 깊이에 따라 임의적 조정을 가능하게 하고, dynamic range는 가장 높은 진폭에서 낮은 진폭까지를 여러 개의 명암층으로 다양하게 대비시켜 그에 따른 여러 가지의 에코(echo)레벨을 얻을 수 있도록 조정하는 역할을 한다.

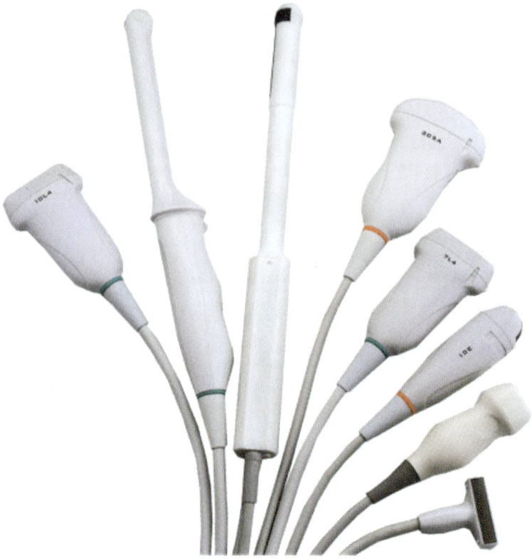

그림 12-20 다양한 프로브의 종류

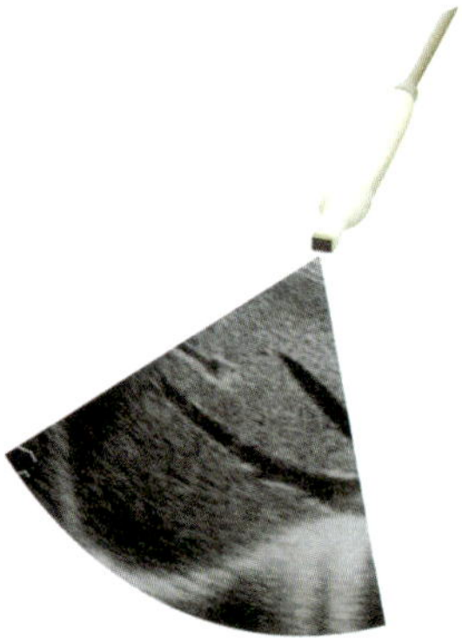

그림 12-21
Trapezoid scan

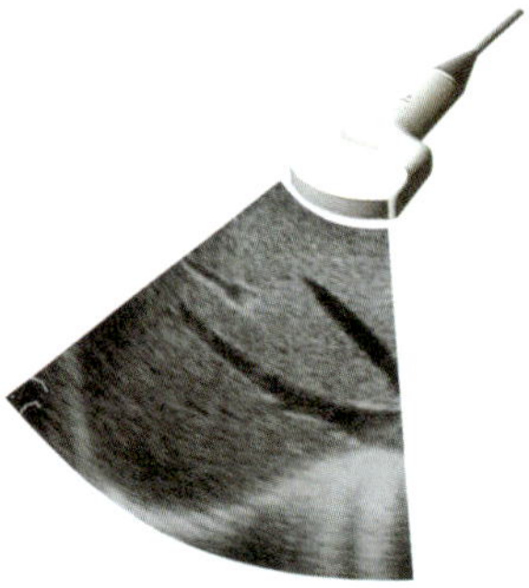

그림 12-22
Convex scan

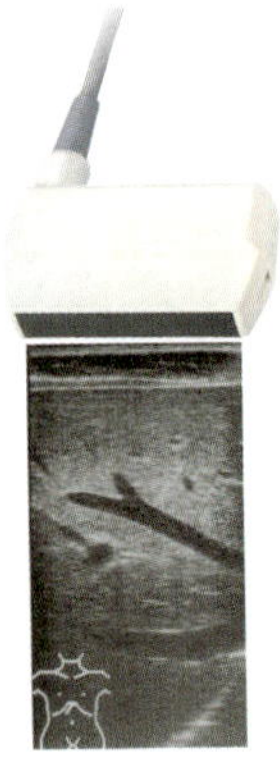

그림 12-23
Linear scan

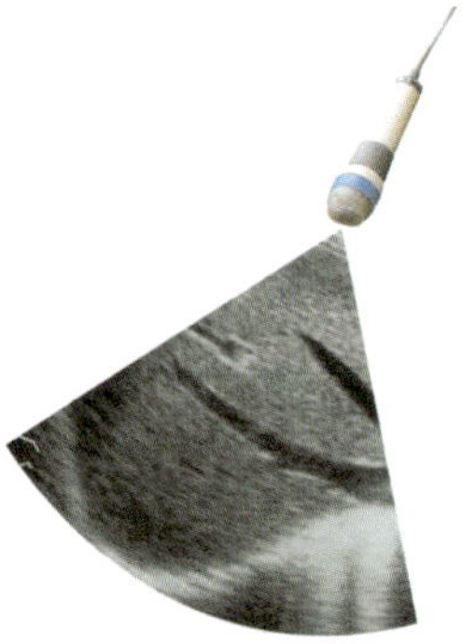

그림 12-24
Sector scan

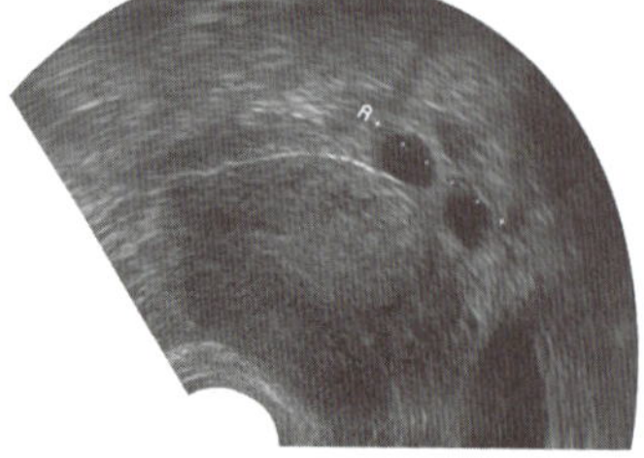

그림 12-25
Endovaginal scan

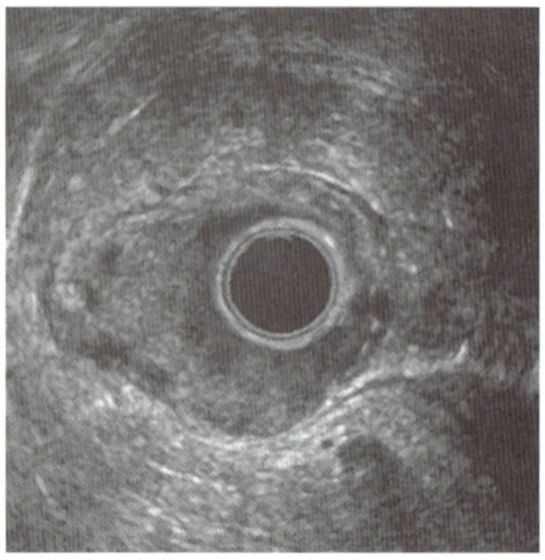

그림 12-26
Rectal scan

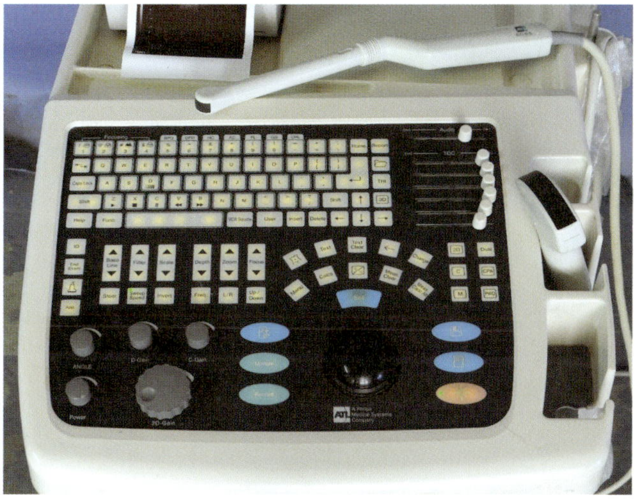

그림 12-27 초음파 장치의 조정판

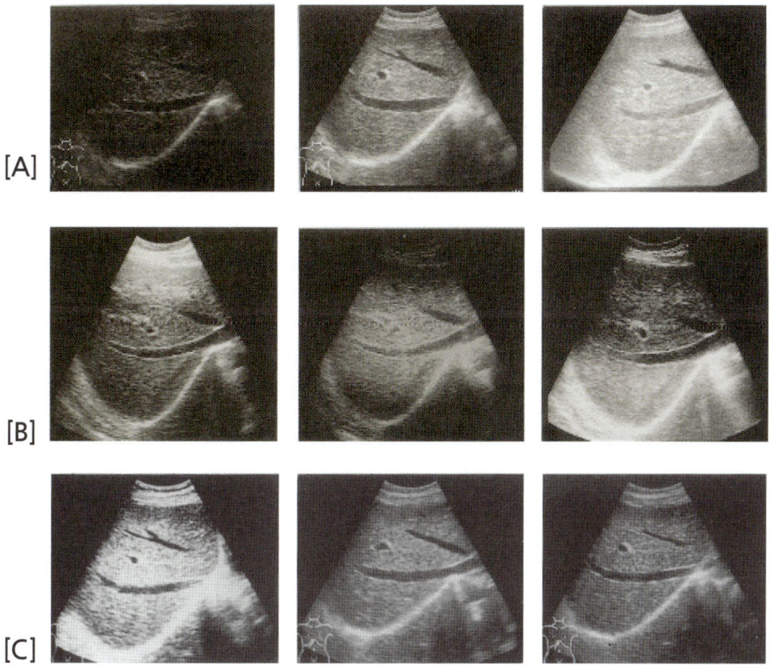

그림 12-28 화질 조정
[A] Gain [B] TGC [C] Dynamic range

5. 허상(artifact)

초음파는 다른 영상 진단법에 비하여 허상의 종류가 다양하고 정확한 진단을 위해서는 허상의 종류와 발생 원인에 대하여 아는 것이 매우 중요하다.

허상의 종류로는 다음과 같은 것들이 있다.

요 약

허상의 종류

다중방사, 측파(side lobe), 빔 두께(beam thickness), 후방음향증강, 후방음향감소, 측방음영, 경면현상

① 다중반사(reverberation artifact)

초음파 빔이 진동자와 반사되는 경계면 사이에서 왕복반사로 인한 추가적인 반사 때문에 수신시간이 길어지는 경우가 있는데, 이러한 반사는 초음파 빔에 직각을 이루며 피부 표면과 평행한 경계면이 있을때 형성된다. 이렇듯 2회 이상의 왕복반사가 있을때 마다 진동자에 반사에코가 수신되어 그에 해당되는 시간에 허상이 형성되는데 이것을 다중반사(reverberation artifact)라 한다.

② 측파 허상(side lobe artifact)

진동자에 수신되는 초음파 빔은 주엽의 빔만으로 초음파 진단장치에 프로그램되어 있다. 만일 탐촉자에 수신되는 빔이 측엽에서 반사된 초음파 빔일지라도 초음파 진단장치는 주엽과 측엽을 구별할 수 없고 주엽에서 반사된 빔으로 받아들여 화상에 표시한다. 이렇게 형성된 허상을 측파에 의한 허상(side lobe artifact)이라고 한다.

③ 빔 두께에 의한 허상 (beam thickness artifact)

초음파 빔은 얇은 단면 같으나 실제로는 일정한 두께가 있는 빔이 압축되어 화면에 나타나는 것이다. 하나의 초음파 빔 안에 같은 거리에 있는 두 개의 물체가 있다면 초음파 장치는 이들을 구별하지 못하고 두 개의 물체를 한 화면에 동시에 압축하여 겹치는 허상을 만드는데, 이 경우를 빔 두께에 의한 허상(beam thickness artifact)이라 한다.

④ 경면현상(mirror artifact)

경면현상(mirror artifact)은 빛의 굴절 반사에 의한 경우로 거울을 볼때 거울 밖의 물체가 거울 안쪽에 있는 것 같이 투영되어 보이는 현상과 같기 때문에 경면현상이라 한다.

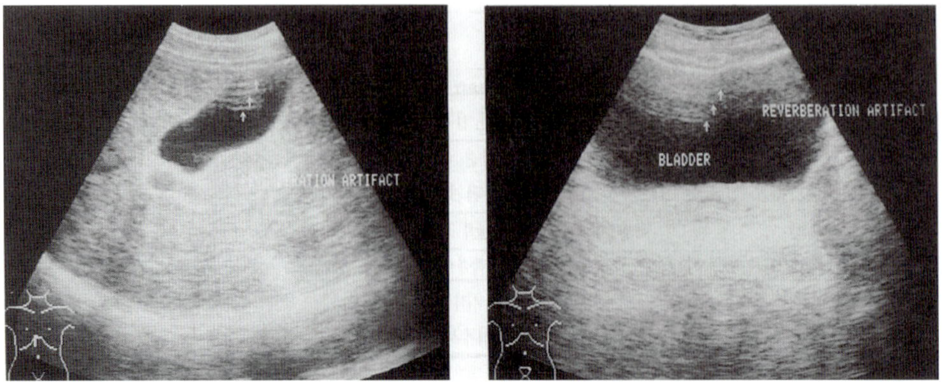

그림 12-29 다중반사에 의한 허상

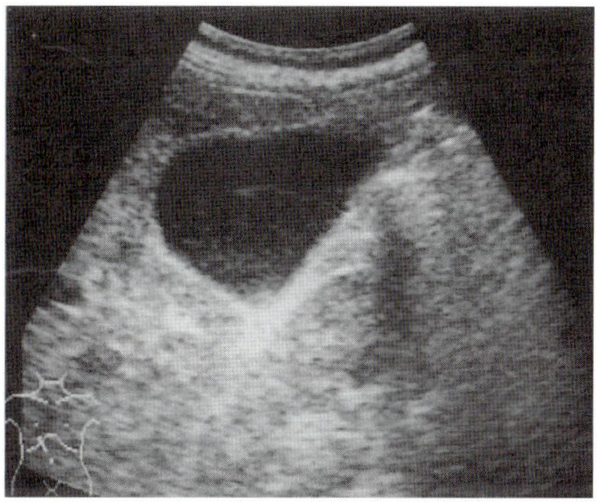

그림 12-30 측파에 의한 허상

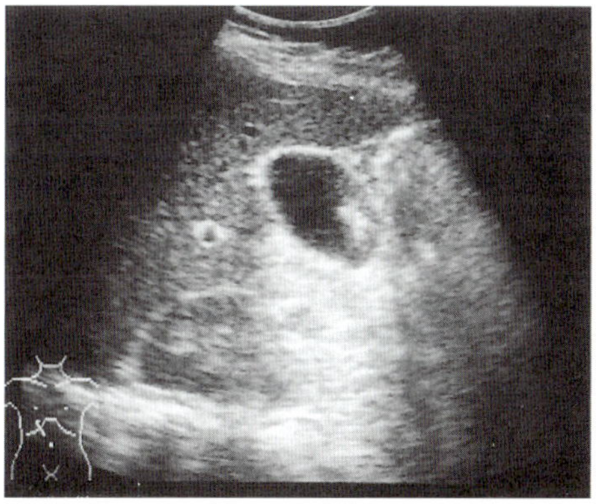

그림 12-31 빔 두께에 의한 허상

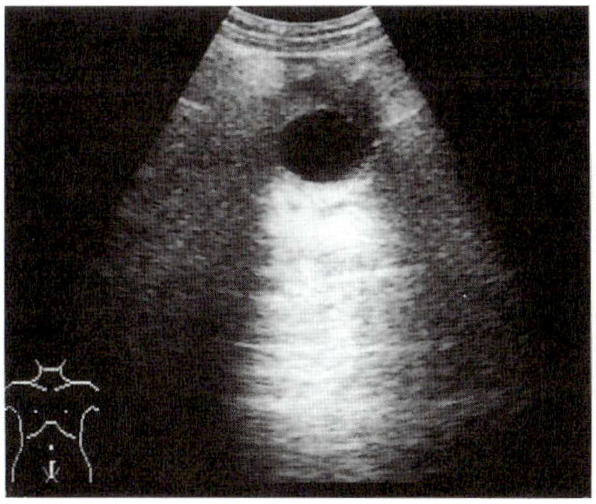

그림 12-32 후방음향증강에 의한 허상

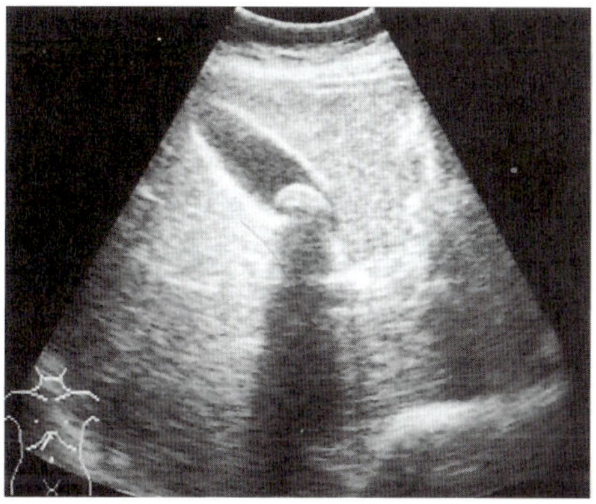

그림 12-33 후방음향감소에 의한 허상

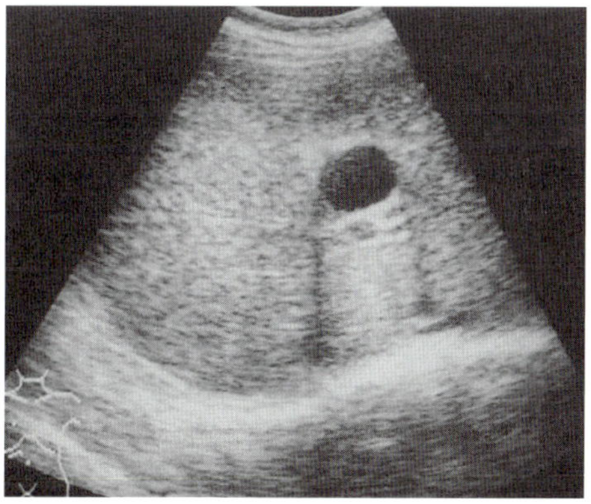

그림 12-34 측방음영에 의한 음영

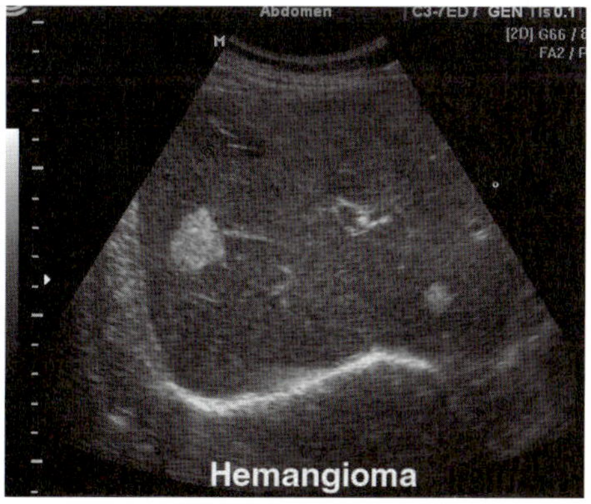

그림 12-35 경면현상에 의한 허상

⑤ 렌즈효과(lenz artifact)

렌즈효과(lenz artifact)는 linear probe를 사용하여 상복부에서 횡주사를 실시하면 상장간막동맥과 복부대동맥이 이중으로 나타나는 경우가 있다. 이는 렌즈모양을 한 복직근과 복막전체의 지방에 의하여 초음파 빔이 굴절하기 때문에 이중으로 보이는 현상이다.

⑥ 음향증강(acoustic enhancement)

음향증강(acoustic enhancement)은 신체내 연부조직에서 초음파 빔이 전달될때는 일정한 거리를 지날 때마다 일정한 세기의 손실이 있게 된다. 초음파 장치에는 이러한 에코 세기의 감소를 보정하기 위해 일정한 깊이의 증가에 따라 일정한 증폭이 높게 미리 설정되어 내장되어 있는데, 세기 감소가 없는 강한 에코에다 원거리에 맞는 높은 증폭이 이루어지므로 강한 에코가 원거리에서 산출되어 화상에는 매우 밝게 증강되어 표시되는 현상인데, 이러한 음향증강이 있는 경우 그 전면의 구조물이 에코의 손실이 없는 액체임을 알 수 있다.

⑦ 음향음영(acoustic shadow)

반면 음향음영(acoustic shadow)은 연부조직 내에 뼈와 같은초음파의 전달속도가 빠른 고밀도의 물질이 있다면 초음파 진행에서 후방쪽으로 에코 전환시간을 변형하기 어렵게 만들 수 있다. 즉, 일부는 흡수되고 대부분 반사되어 후방으로 초음파 빔이 전달되지 않아 검은 그림자가 형성되는 현상으로 결석이나 뼈와 같은 밀도가 높은 물질이 있음을 암시하고 있다.

⑧ 측방음영(lateral shadow)

측방음영(lateral shadow)은 평탄한 표면과 음속이 다른 매질을 가진 점거성 병변을 초음파 빔이 통과할 때 Snell's의 법칙에 의해 굴절하게 되어 병변이나 장기의 가장자리를 지나가는 초음파 빔은 굴절되어 후방으로 음향음영이 형성되는데 이 현상을 말한다.

6. 초음파 검사의 방법

초음파 영상은 CT 영상처럼 신체 내부의 절단면을 보는 것이지만, 예정된 절단면을 보는 것과는 다르게 프로브의 시야 만큼을 실시간 단면상으로 시작화하는 것이다.

복부 초음파검사는 3~5 MHz의 프로브를 사용하여 횡단면(transvers section), 종단면(longitudinal section), 늑간주사(intercorstal scan), 늑궁하주사(subcostal scan) 등이 적용된다.

검사전 환자의 준비사항은 초음파 검사를 방해하는 3대 인자 중에 가스를 배제 시키기 위해 복부초음파는 검사전 8시간 이상 금식을 하여 소화관의 음식물과 가스를 배제시켜 검사하는 것이 검사의 정확한 진단을 위한 필수 사항이고 또한 담낭의 수축을 막으므로 담낭의 상태를 검사하는데 중요하다.

골반강검사, 즉 방광, 자궁, 전립선등의 검사에서는 소변으로 방광을 충만시켜, 방광내부와 액체에 의한 음향창효과를 이용하여 자궁과 전립선등의 골반강내부 장기의 진단능력을 향상시키고 있다.

환자체위는 앙와위(supine position), 측와위(decubitus position), 복와위(prone position), 좌위(setting position) 등이 진단목적의 영상을 묘출하기 위해 이용된다.

상복부초음파 검사에서 환자의 호흡조절은 중요한 요소인데, 늑골에 의해 둘러쌓인 간, 신장, 비장의 일부는 폐의 공기로 인하여 관찰에 어려움이 있는데, 이런 경우 환자의 호흡을 조절하면서 검사를 진행하므로서 신체 내부의 진단적 효율을 최대화 할 수 있는 것이다.

표재성장기 초음파검사로는 갑상선, 유방, 음낭 등의 표재장기에 적용되는데 고주파 7.5 MHz의 linear probe를 사용하므로 만족스러운 해상도를 유지할 수 있다. 따라서 초음파검사의 진단적 가치가 다른 어떤 검사에 비하여 가장 유용하게 적응되어 질 수 있다.

표재성장기 검사에서는 특별한 전처치는 필요하지 않으며 장신구 등 검사에 장애가 되는 물질만 제거하면 된다.

산과에서 전리방사선의 이용에 문제가 제기되는 만큼 초음파는 임신과 태아의 진단에 필수적인 검사 방법으로 등장되고 있다. 임신 여부의 상태, 태아의 상태, 태령측정, 기형의 여부 등 태아의 전반적인 진단에 응용된다.

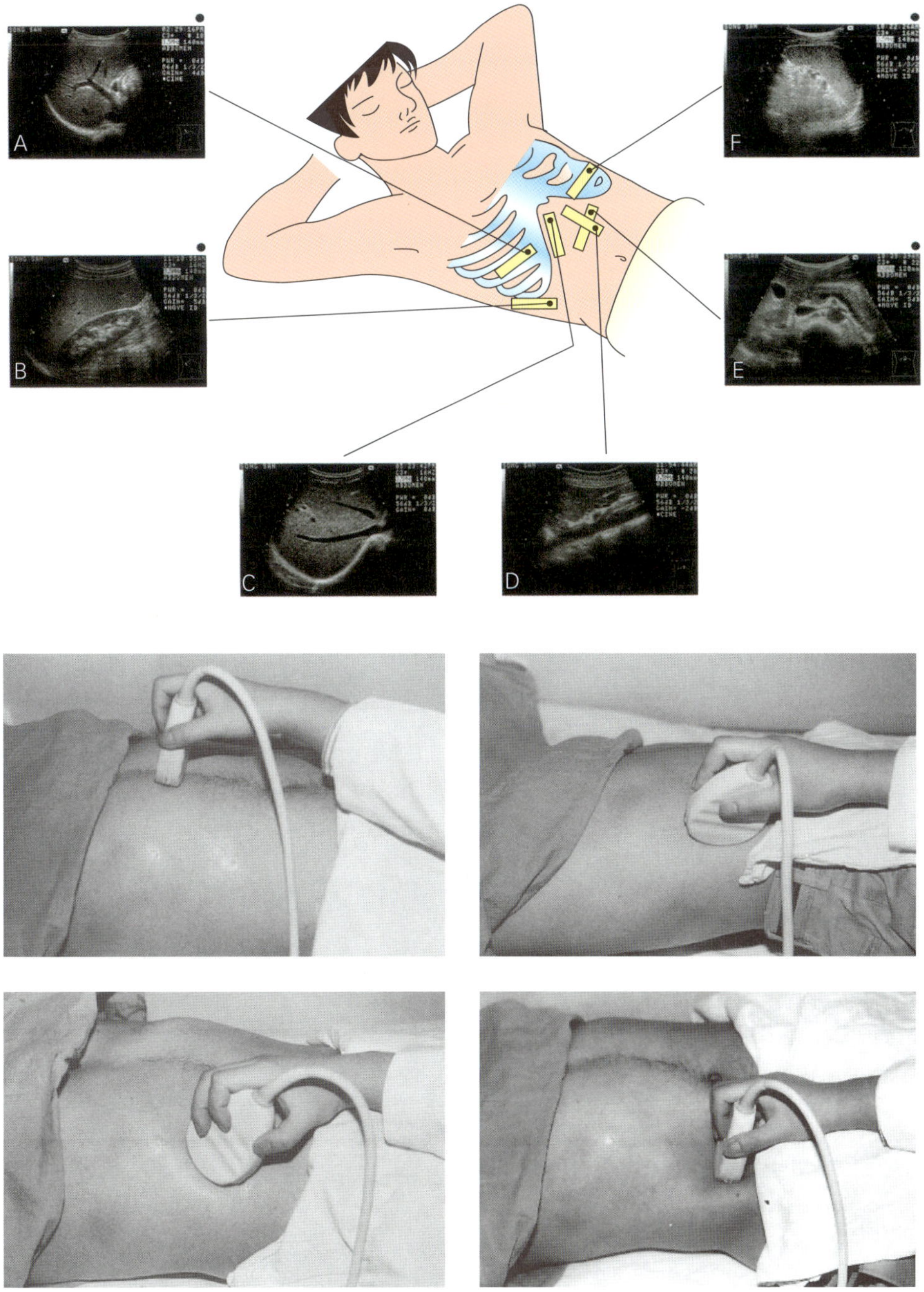

그림 12-36 상복부 초음파검사의 기본 주사방법과 영상

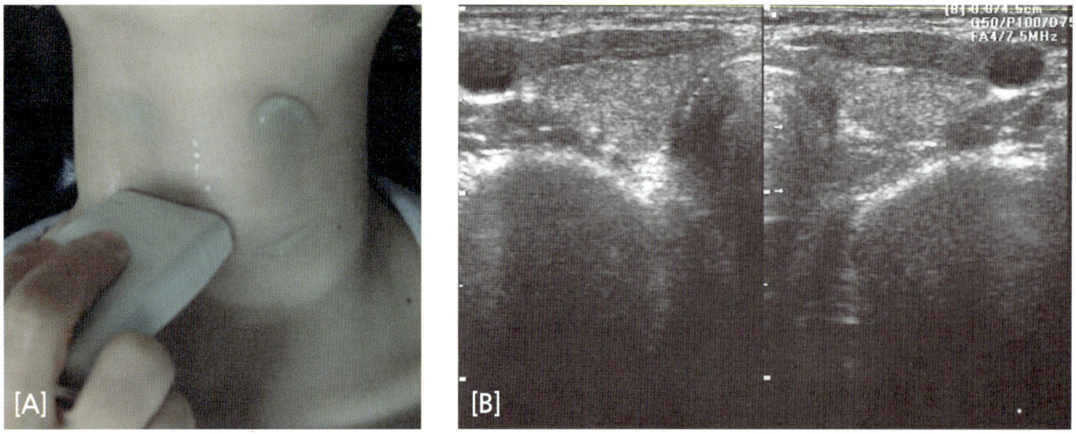

그림 12-37 [A] 갑상선의 횡단주사 자세 [B] 갑상선 횡단상(dual image)

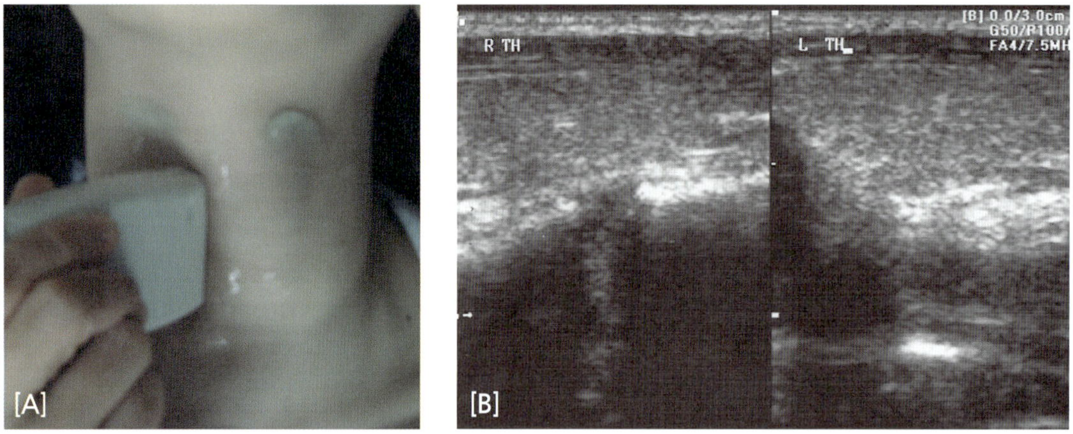

그림 12-38 [A] 갑상선의 종단주사 자세 [B] 갑상선의 종단상(dual image)

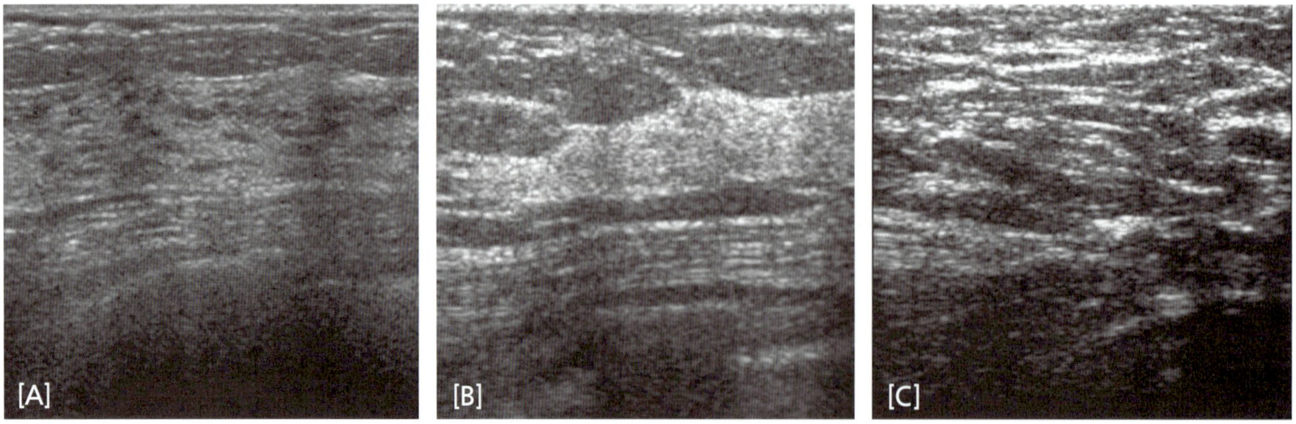

그림 12-39 유방의 초음파상
[A] 유방 횡단초음파상 [B] 유방 종단초음파상 [C] 유방 축위초음파상

그중 태령측정에는 first trimester에서 crown rump length(CRL), biparental diameter(BPD), gestational sac, yolk sac을 관찰할 수 있고, second third trimester에서는 BPD, abdominal circumference(AC), fetal length(FL), head circumference(HC) 등이 측정된다.

산과검사에는 경복부식초음파와 경질식초음파 검사가 이루어진다. 경복부식초음파검사는 골반강내의 전반적인 상태의 진단에 유리하며 검사전 방광에 소변을 가득 채워 음향창효과를 이용해야만 좋은 진단결과를 획득할 수 있고, 경질식초음파는 골반강내 장기를 더욱 고선예하게 묘출할 수 있는 장점이 있는데 이때는 탐촉자가 질내에 삽입되므로 방광에 소변을 채우지 않은 상태에서 검사가 진행된다.

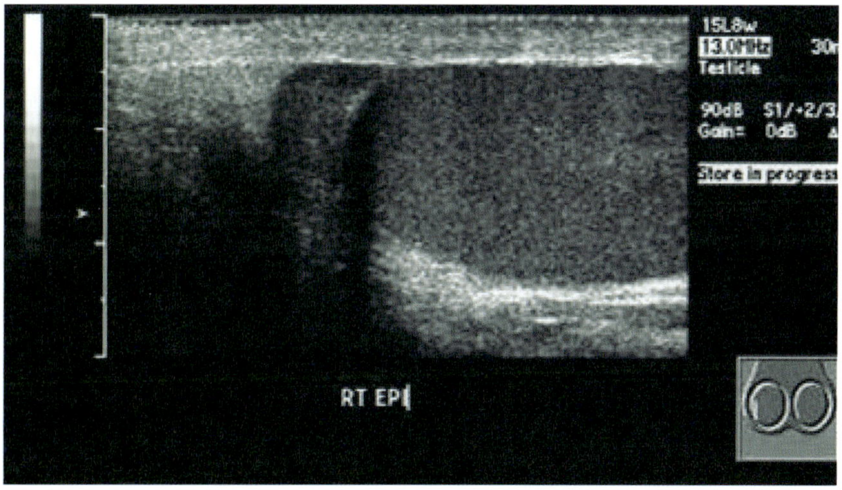

그림 12-40 음낭의 초음파상

[A]
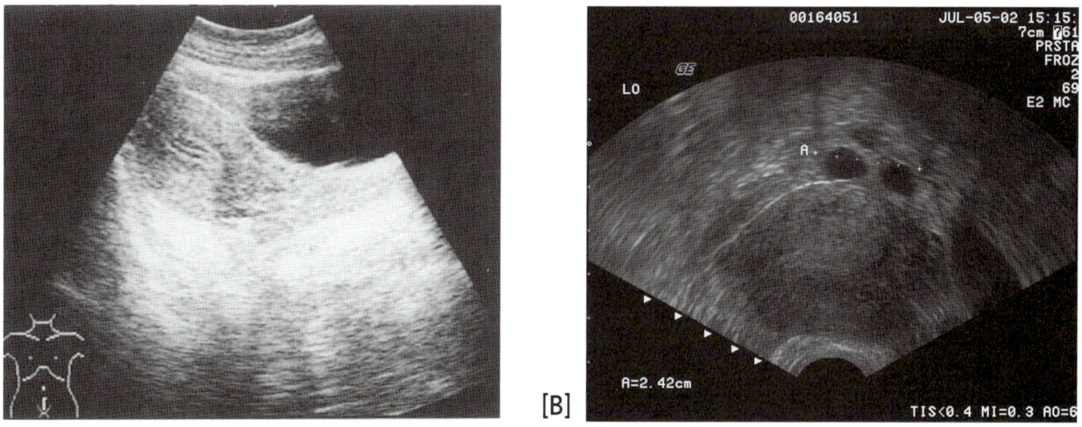

[B]

그림 12-41 [A] 경복부식 초음파상(3.5MHz convers probe)
[B] 경질식초음파상(6.5MHz endoverginal probe)

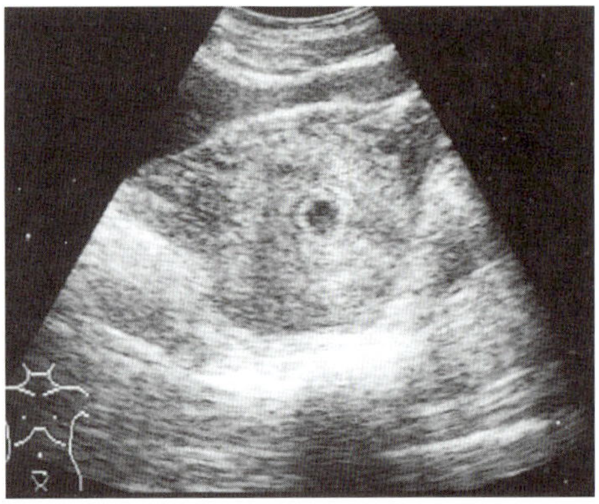

그림 12-42 임신5주된 태낭의 횡단상

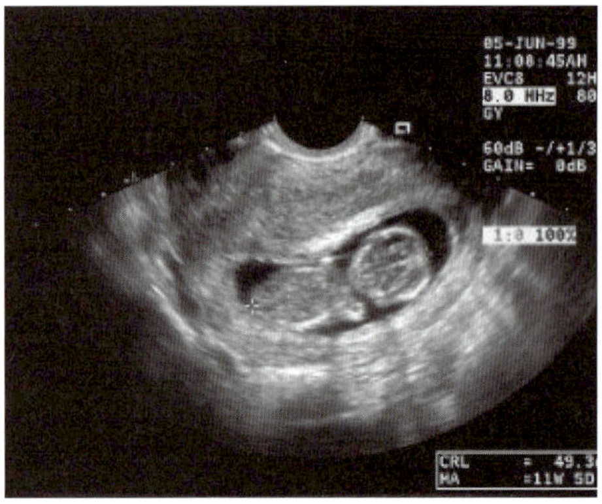

그림 12-43 crown rump length(CRL)

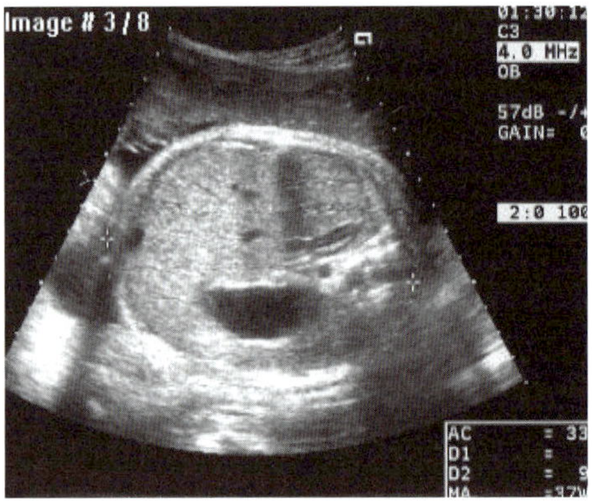

그림 12-44 abdomen circumference(AC)

CHAPTER 13
핵의학 영상

1. 방사성의약품
2. 감마선 영상 기기(감마카메라)
3. 감마선 영상 기기(다양한 영상 기기)

개 요

핵의학 분야는 방사성의약품을 추적자로 사용하여 환자에게 주사한 후 인체의 해부학적, 생리학적 또는 기능적 영상을 획득한 후 정성적으로 또는 정량적 방법을 이용하여 진단하고 치료하는 의학적 분야이다.

학습목표

- 핵의학영상의 개요를 설명할 수 있어야 한다.
- 방사선의약품의 특성 및 생성과정을 설명할 수 있어야 한다.
- 핵의학 검사 장비를 설명 할 수 있어야 한다.
- 단열광자 방출 촬영장치의 원리와 영상 특성을 설명할 수 있어야 한다.
- 양전자 방출 촬영장치의 원리와 영상특성을 설명할 수 있어야 한다.
- PET/CT의 특성과 영상 특성을 설명할 수 있어야 한다.

1. 방사성의약품

1. 방사성의약품의 특성 및 생성과정을 이해한다.
2. 방사선량의 측정기기 및 방법을 이해한다.
3. 방사성의약품의 정도관리를 이해한다.
4. 방사능의 변환에 대해 이해한다.

2. 감마선 영상 기기(감마카메라)

1. 감마카메라의 구성, 영상 물리 및 원리를 이해한다.
2. 감마카메라의 임상응용에 대해 이해한다.
3. 감마카메라의 영상평가에 대해 이해한다.
4. 감마카메라의 정도관리에 대해 이해한다.

3. 감마선 영상 기기(다양한 영상 기기)

1. 단일광자 방출 촬영장치(SPECT), 양전자 방출 촬영장치(PET), PET-CT의 기기 및 영상물리와 원리를 이해한다.
2. 심장 핵의학 원리 및 응용을 이해한다.
3. 다양한 영상기기의 임상응용에 대해 이해한다.

CHAPTER 13
핵의학 영상

1. 방사성의약품 (radiopharmaceuticals)

이 단원에서는 진단에 유용할 뿐만 아니라 안전하고 값이 효율적인 방사성의약품의 특징들을 보여준 다음 두 단원에서는 인체 외부로부터 감마선을 검출하는 기술과 그들로부터 영상을 만들어 내는 기술에 중점을 두었다.

1) 방사성의약품의 이상적인 특성들

(1) 방시성핵종의 basics

방사성핵종(radionuclide)으로부터의 영상 획득의 필수적인 요소는 조직에 따른 집적정도이다.

방사성 원자는 표지를 함으로써 표적장기로의 이동이 가능하고 적절한 에너지의 감마선 광자를 방출해야만 한다. 감마선 광자의 에너지 범위가 70~500 keV 일 때 사람의 체내에서 방출되기 쉬워지고 장비를 이용한 외부 검출이 쉬워진다.

검출되는 방사선은 단일 에너지 감마선이 유용하고 산란선은 에너지 분별과정(energy windowing)을 통해 제거되어야 한다.

미립의 방사성 물질들은 조직내에서 수 mm (베타 입자) 또는 수 ㎛(알파 입자)를 이동하는데 모든 에너지를 소비하여 체외에서 검출되지 않고 인체내부에 축적되는 단점이 있다.

또한 방사성핵종은 이용이 쉬워야 한다. 실제적으로 발생기(generator)를 통해 합리적인 가격으로 필요할 때 지속적으로 획득이 가능해야 하고 화학적 성질이 우수하여 표지가 쉬워야 한다.

방사성의약품으로서의 제조가 빨라야 상업적으로 이용이 가능하다. 주사기에 적절한 양의 방사성의약품을 넣고 우물형 계수기(well counter)로 방사능을 측정하여 환자의 몸에 주사한다. 그 후 시간이 조금 지나면 영상을 얻을 수 있다.

방사성동위원소(radionuclide)와 화학적 변화를 주는 약품이 합쳐져 만들어진 방사성의약품은 체내 진단용(in vivo)와 체외 진단용(in vitro)로 나눠진다.

반감기(half life)[1]는 검사에 사용하기 위하여 충분히 길어야 하지만, 검사가 완료된 후에 환자의 몸에서 최대한 남아있지 않도록 하기 위해서는 적당히 짧도록 고려해야 한다.

요 약

대부분의 방사성핵종은 입자의 충격 또는 핵분열을 시켜 핵의 중성자와 양성자의 비를 변하게 하여 불안정한 동위원소를 만들거나 발생기(generator)를 이용하여 만든다. 중성자 충격이나 분열은 원자로(reactor), 전하를 띄는 입자충격은 사이크로트론(cyclotron)에서 일어난다.

1) 특정 방사성핵종의 원자수가 방사성 붕괴에 의해서 원래의 수의 반으로 줄어드는 시간

표 13-1 발생기의 방사성핵종

모핵종(반감기)	딸핵종(반감기)
Mo-99 (67시간)	Tc-99m (6시간)
Sn-113 (115일)	In-113m (100분)
Y-87 (3.3일)	Sr-87m (2.8시간)
Ge-68 (280일)	Ga-68 (68분)
Rb-81 (4.7시간)	Kr-81m (13초)
Te-132 (80시간)	I-132 (2.3시간)

(2) 방사 평형(radioactive equilibrium)

^{99m}Tc는 감마선만을 방출하고 140 keV의 에너지 peak를 가져 인체 내에서 방출되기 쉽고 감마카메라를 사용한 검출에 효율적이다. 6시간의 반감기는 검사에 사용하기에 적절하고 화학적 변화를 주는 약품이 다양하여 여러 물질에 표지할 수 있다. 또한 매일매일 구매가 가능하고, 발생기를 통해 습식이나 건식방법으로 얻을 수 있다.

방사 평형(radioactive equilibrium)에는 영속평형(secular equilibrium)과 과도 평형(transient equilibrium)이 있다. 66.7시간의 반감기를 가진 ^{99}Mo이 6시간의 반감기를 가진 ^{99m}Tc로 붕괴하는 것은 과도 평형의 예이다. 과도 평형이란, 모핵종의 반감기가 딸핵종보다 몇 배 길 때 딸핵종이 모핵종의 붕괴상수에 비례하여 붕괴하면서 딸핵종의 붕괴율이 모핵종의 반감기와 같아지는 것이다(그림 13-1).

과도평형 상태에서는 딸핵종의 방사능이 λ_2 / (λ_2 - λ_1) 만큼 모핵종보다 강해진다. 평형 다음은 모핵종의 붕괴상수에 따라 감약되어 간다.

발생기로부터 나온 ^{99m}Tc는 75%가 영상에 쓰이고, 양전자방출을 하는 방사성동위원소들은 PET 검사에 사용되며 많은 수의 다른 방사성동위원소들은 체외 진단용 또는 정도관리(quality assurance, QA)에 사용되거나 치료 목적으로 사용된다.

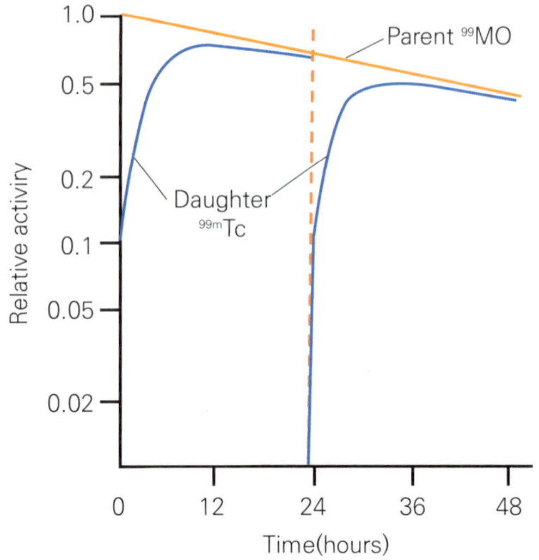

그림 13-1 ^{99}Mo - ^{99m}Tc 발생기의 T-A curve

요 약

과도 평형에서의 딸핵종의 방사능은 조건이 $T_1 > T_2$ 또는 $\lambda_1 < \lambda_2$의 조건일 때

$N_1\lambda_1 = N_2(\lambda_2 - \lambda_1)$, $A_1 = A_2 - N_2\lambda_1$

$\therefore A_2 = A_1 + N_2\lambda_1$

2) 방사성 의약품의 정도관리 (quality assurance, QA)

핵의학 시설에 중요한 방사능은 방사성의약품의 제조 준비를 위하여 철저한 정도관리가 유지되어야 한다. 방사성핵종은 높은 순도를 유지해야 하며 ^{99m}Tc의 경우 핵 관리 위원회(nuclear regulatory commission, NRC) 규칙에 따라 ^{99}Mo의 포함비율이 0.1% 미만의 값이 되어야 한다. 그리고 ^{99}Mo를 주입 총양이 환자에게 5 μCi(약 0.2 MBq)를 넘지 않아야 한다.

실제로는 1%~10%의 한계치가 허용된다. 이것은 다른 방사성핵종으로 인한 불순도를 검사하는

데 있어 필수적이다. 또한 방사성핵종과 화학적 변화를 주는 약품의 결합은 instant thin layer chromatography(ITLC)로 검사 되어야 한다.

요 약

$$\text{방사화학적 순도} = \frac{\text{요구된 방사능량}}{\text{총 방사능량}} \times 100$$

3) 우물형 계수기를 통한 방사능량의 측정

발생기로부터 추출된 물질의 방사능량이나 환자들에게 주입될 방사성 물질의 방사능량은 전리함 또는 그림 13-2와 같은 우물형 계수기에 의해서 측정된다. 검출기 그 자체의 정밀도는 밀봉 선원인 ^{57}Co, ^{60}Co, 그리고 ^{137}Cs과 같이 이미 방사능을 알고 있는 동위원소들을 통하여 정기적인 교정을 해야 한다.

Geiger 계수기는 기체검출장비에서 가장 민감하다. 이것은 작동이 쉽고, 안정적이며, 신뢰성이 있고 상대적으로 가격이 저렴하다. 또한 사람들이나 환경에 대한 방사선오염의 조사와 같은 방사선 방호업무에 널리 쓰이고 있다. 하지만 이러한 방사선 조사에 대한 장점에도 불구하고, 계산의 속도가 느리고 감마선 영상장비를 사용하는데 가장 필수적인 능력인 광자 에너지들에 대한 구별능력이 없다. 우물형 계수기, 환경 방사선 측정기, 그리고 감마카메라에서 일반적으로 사용되는 섬광계수기는 이러한 결함들에 큰 영향을 받지 않는다.

우물형 계수기와 같은 섬광계수기는 전형적으로 NaI crystal에 Tl과 같은 다른 물질들이 crystal의 형광적인 특성을 강화하기 위해서 도핑 되어있다[NaI(Tl)].

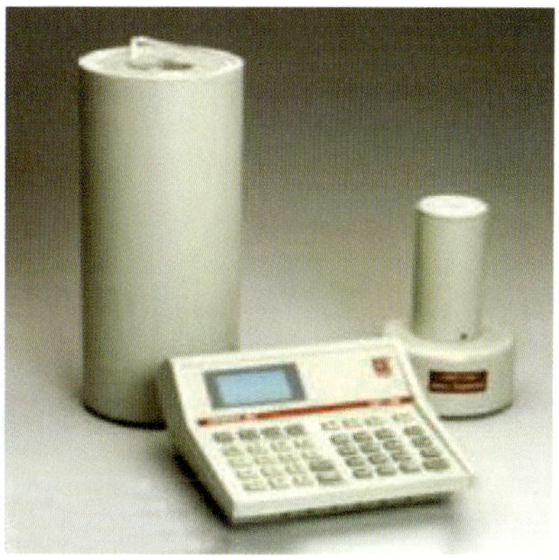

그림 13-2 우물형 계수기의 사용
시료측정 장치로서 인체로부터의 혈액, 조직, 배설물 등을 채취하여 그 속에 포함되어 있는 방사성동위원소의 양을 계수하는 장비이다. naI(Tl)형광체가 이용되고 있고 액체시료 측정용 장치이며 체외검사 장치이다.

요 약

- 섬광검출기의 특징은 고밀도, 높은 유효원자번호, 높은 빛 출력이다.
- 가장 흔히 사용되고 있는 형광체인 naI(Tl)은 무기형광체로서 검출효율이 크고 에너지 선별이 우수한 반면 온도와 습도에 민감하다.
- 광전자증배관(PMT)는 형광체로부터 입력된 섬광에 의해 전자를 발생시켜 증폭시킨다.

Crystal에서 방출된 빛은 광전자증배관(PMT)의 배열에 의해서 관찰된다. 광전자증배관은 각각의 형광체(scintillator)에서 일어나는 빛의 총량을 추정할 수 있도록 검출기로부터 나오는 모든 전자를 증폭 시킬 수가 있다. 그러나 전자 증폭의 강도는 감마선의 에너지에 비례적이고, 감마선 에너지는 방사성동위원소에 따라 다르다. 이러한 에너지 특수성은 감마카메라가 동위원소로부터 나오는 섬광(scintillation)을 선택적으로 받아들일 수 있도록 해준다.

방사선핵종의 양전자의 광전 peak는 그 자체의 감마선 에너지에 의해서 결정된다. 광전 peak의 넓이는 일반적으로 반치폭(full width at half maximum, FWHM)이나 % 에너지분해능(% energy resolution)으로 나타내며, % 에너지 분해능은 다음과 같이 정의된다.

% 에너지 분해능
= (반치폭 / peak energy) × 100 (13-1)

단일한 에너지의 감마선으로부터의 peak energy 펄스의 넓이는 매우 좁게 나타날 것으로 예상된다. 그러나 NaI/PMT 섬광검출기에서 140 keV의 ^{99m}Tc 감마선의 반치폭은 약 20 keV, 14%의 에너지 분해능을 나타낸다(그림 13-3). 이와는 대조적으로 ^{60}Co으로부터 나오는 1332 keV 광자는 약 80 keV의 넓이와 6 %의 에너지 분해능을 가진다. 그러나 Ge 반도체 다이오드 디텍터를 이용하여 얻을 때에는 이러한 방사선핵종들의 광전 peak의 넓이는 거의 20배 좁아진다. 따라서 광전 peak의 넓이는 감마선의 에너지와 검출기 물질의 특징에 의존하는 것을 알 수 있다.

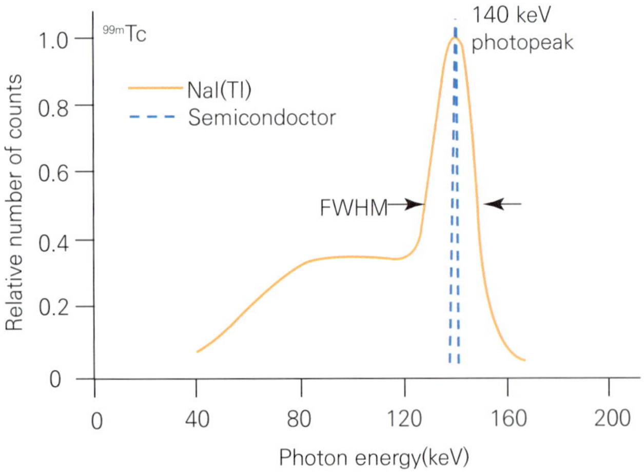

그림 13-3 ^{99m}Tc의 감마선 스펙트럼

요 약

에너지 분해능은 감마카메라에서 입사되는 감마선을 각 에너지별로 특정범위의 에너지만을 선택적으로 검출하는 성능을 평가하는 지표로서 %가 작을수록 분해능이 좋은 것을 의미하게 된다.

(1) 광전 peak의 반치폭(FWHM)

검출기 내의 광전자의 발생에 의해서 야기되는 전압펄스의 높이는 감마선의 흡수와 함께 유리된 최초의 광전자수에 의해서 결정된다. 이것들은 섬광검출기와 반도체 다이오드 검출기 두 가지 경우 모두에 해당한다.

섬광 검출기에서는 광전자증배관의 광전음극(photo-cathode)에서 1~5개 사이의 광전자들이 방출되며, 평균적으로 감마선 에너지의 1,000 eV가 섬광 crystal에 흡수된다. 이것은 광전자증배관의 특성과 디자인형태에 영향을 받는다.

전자들의 수는 결국 광전자증배관의 마지막 다이노드(dynode)에 다다르게 되며 백만 배 정도 커지게 된다. 하지만 제일 중요한 전자를 방출하는 것은 광전음극에서 일어난다는 것을 기억해야 한다.

예를 들면, 섬광 검출기의 광전음극으로부터 흡수된 감마선에너지의 매 1 keV당 평균적으로 3개의 광전자들을 방출한다고 가정하여 보자. 이때 ^{99m}Tc에 의하여 140 keV 광자의 흡수가 완성되면서 약 420개의 광전자들이 생성될 것이다.

$$3\ \text{electron/keV} \times 140\ \text{keV} = 420\ \text{electrons} \quad (13\text{-}2)$$

이는 대략적으로 계산한 값이며, 특정한 140 keV 감마선의 흡수와 함께 방출된 전자들의 수는 420의 주위 값이 될 것이다. 이러한 유리된 전자들의 수의 실제 분포는 포아송 통계에 의거하여 나타내어진다.

유리된 광전자들의 수에 대한 표준편차는 $\sqrt{420}$ = 20.5이며, 대응하는 에너지의 분산은 20.5 × 1 keV / 3 electrons = 6.8 keV이다. 만들어진 빛 광자의 수에 대한 임의의 편차와 crystal로부터 방출하기 위한 빛에너지의 양, 그리고 다른 펄스 높이 결정의 양상은 측정된 % 에너지분해능을 다소 증가시킨다.

그러나 모든 것을 고려하여 볼 때, 이러한 통계학적인 논쟁들은 광자에너지와 검출기 디자인에 대한 광전 peak 반치폭의 의존성으로 정확히 설명된다.

^{99m}Tc에서 감마선 광자들은 섬광 검출기에 흡수되고, 전압 펄스 높이의 포아송 분포는 그림 13-3에서 보이는 바와 같이 광전 peak로써 보인다.

요 약

반치폭(FWHM)은 에너지 분해능을 나타내는데 폭이 좁을수록, 높을수록 좋은 분해능을 나타낸다.

(2) 에너지 분별(energy windowing)

일반적으로 광전 peak의 중심에 가까이 위치한 펄스를 계수하고 조작하는 것이 유리하다. 에너지 분별은 두 가지 장점이 있다. 첫째, 감마카메라에서, 광자의 산란으로부터 발생한 화질의 저하를 크게 감소시킨다. 둘째, 핵의 붕괴에 반응하는 것들만을 계수하고 다른 방사성동위원소나 전기적인 잡음에 영향을 받은 신호들은 받아들이지 않는다.

그림 13-3에서 나타난 낮은 에너지에서의 compton plateau는 형광체와 환자에서 일어나는 컴프턴 산란(compton scattering)현상에 의존된다. 이것은 하나 또는 여러 개의 산란현상 후에 부수적인 감마선의 에너지들이 산란 광자로써 형광체에서 탈출하게 되는 것을 말한다. 또한 산란 전자에 의해 나누어진 것들만이 가시광선 에너지로 변환 할 수 있다. 산란된 전자들은 그들 자신이 에너지 범위(거의 0 keV에서 최대 자신의 광전 peak 에너지보다 조금 아래까지)를 가지고 생산된다.

방사성핵종 스펙트럼은 아마도 큰 각도를 통해 산란되고 방호적인 금속 방어막과 같은 것의 외부에 의한 검출기 형광체 안의 광자에 기인된 "후방산란[2] peak"로 나타낼 수 있을 것이다.

(3) 기관섭취(organ uptake)

기관섭취는 갑상선의 기능을 평가한다(^{131}I 0.4 MBq 경구 투여). 복용 후 며칠 후에 섬광검출기에 의해서 환자의 목의 방사능(activity)를 측정하여 기준치(reference sample)와 비교한다. 그리고 다시 섭취율을 산출한다. 정상값은 2~4%이며 적을 경우 갑상선 기능저하증, 클 경우 갑상선 기능항진증을 나타낸다.

레노그램(renogram)은 신장의 동적기관 섭취(dynamic organ uptake)검사로써 방사성의약품의 섭취가 시간에 따라 어떻게 진행되고 있는지를 알 수 있다. 방사성동위원소를 인체에 투여하여 체내의 각종 장기에서의 방사성동위원소의 순환, 집적, 확산, 배설 등의 시간적인 변화를 연속적으로 측정하는 것이다. 이것으로 시간-방사능곡선(T-A curve)을 얻을 수 있다. 그림 13-4는 우측 신장과 좌측 신장의 T-A curve을 나타내고 있다.

요 약

레노그램은 제1기인 순환단계, 2기인 분비단계, 3기인 배설단계로 해석이 되어 3가지 상으로 묘기된다.

2) 방사선 산란과정에서 입사각에 대하여 90° 이상의 각도로 방향을 바꾸는 것

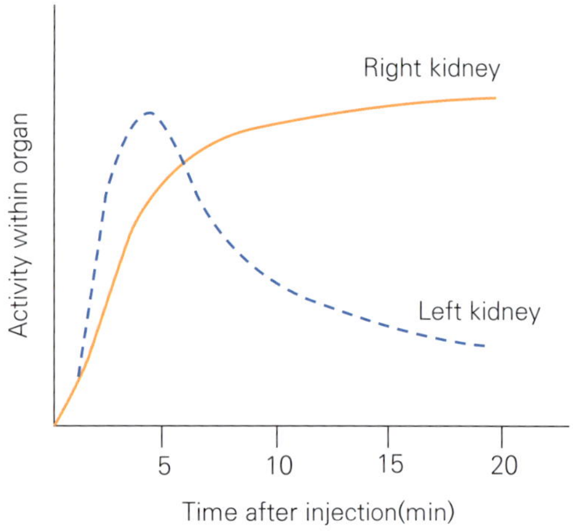

그림 13-4 **우신과 좌신의 시간-방사능 곡선를 나타낸 레노그램. 위 그래프의 좌신의 모양과 같이 시간에 따라 방사능이 축적되다 떨어져야 하지만, 우신을 보면 정상적이지 않은 모습을 볼 수 있다.**

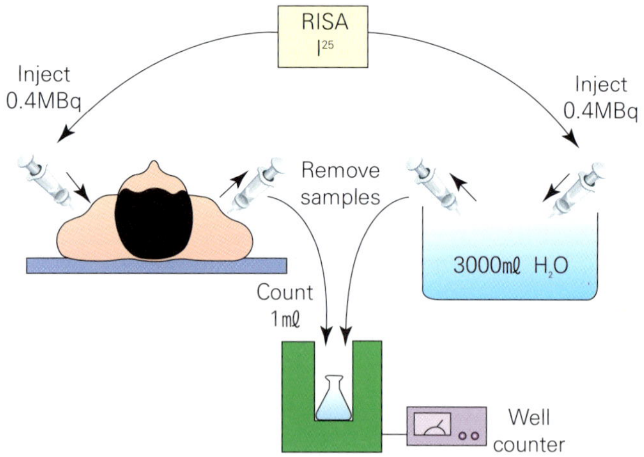

그림 13-5 **혈장풀의 방사능 희석과정**

(4) 방사능 희석(activity dilution)

혈액풀(blood pool)의 혈장의 체적(Vpool)은 방사능 희석 연구로부터 알 수 있다. ^{125}I를 표지시킨 RISA (radio iodinated serum albumin)에 나타난 정확한 0.4 MBq(10 μCi)를 정맥주사한다(그림 13-5). 10분 후에 환자의 혈액을 섞고 원심분리시켜 가벼운 혈장은 제거한다.

이때의 방사능(Asample)과 체적(Vsample)과 Vpool의 관계는 다음과 같다.

$$\frac{A_{sample}}{V_{sample}(MBq/mL)} = \frac{0.4(MBq)}{V_{pool}(mL)} \qquad (13-3)$$

이 방법에는 체내 검사 방법과 체외 검사 방법이 있는데, 체외 검사 방법이 효율이 높지만, 무균실에서 진행해야 하므로 체내 검사 방법을 많이 사용한다.

4) radioactive transformations

(1) 알파입자 방출

불안정한 원자핵이 양성자 2개와 중성자 2개의 합에 해당하는 알파입자를 방출하는데 다음과 같은 식으로 표시할 수 있다.

$$^{A}_{Z}X \rightarrow\ ^{A-4}_{Z-2}Y + \alpha \qquad (13-4)$$

^{226}Ra(Z=88)이 ^{222}Rn(Z=86)으로 되는 과정에서 알파입자가 방출되는 것이 대표적이 예이다.

94.6%의 Ra는 4.782 MeV의 에너지를 가진 알파입자를 방출하고 나머지 5.4 %의 Ra은 4.596 MeV의 에너지를 가진 알파입자를 방출한다.

$$^{226}_{88}Ra \rightarrow\ ^{222}_{86}Rn + \alpha(4.782\ MeV) \quad (13-5)$$

$$^{226}_{88}Ra \rightarrow\ ^{222}_{86}Rn^{*} + \alpha(4.596\ MeV) \quad (13-6)$$

*표시는 딸핵종의 핵이 들뜬상태가 되는 것을 뜻한다. 알파 스펙트럼은 선스펙트럼분포를 가진다.

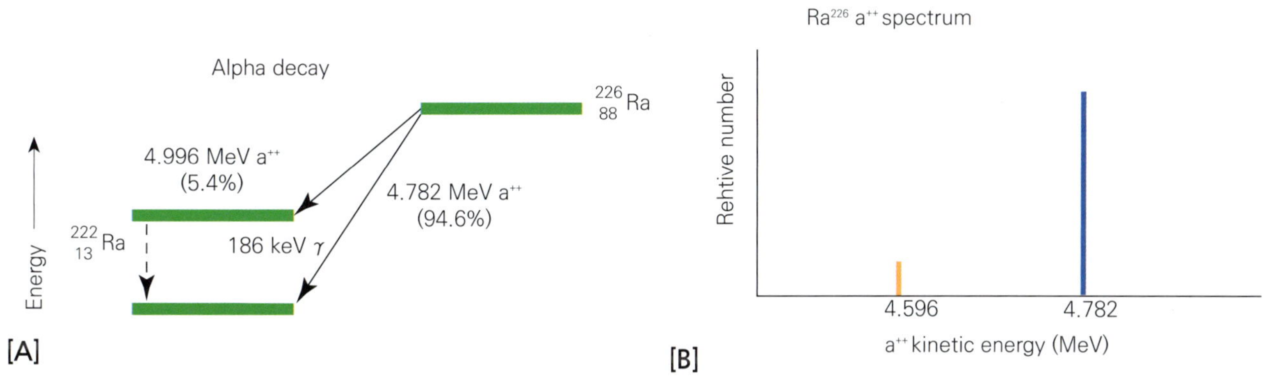

그림 13-6 알파붕괴
[A] 알파붕괴의 도식도. 94.6%는 4.782 MeV, 5.4%는 4.596 MeV의 에너지를 가진 알파입지가 방출된다.
[B] 알파 스펙트럼

① 알파입자방출 후 즉시 일어나는 감마선방출

몇몇의 Ra의 핵들은 4.596 MeV의 알파입자를 방출하고, 여기된 Rn의 딸핵종은 186 keV(0.186 MeV)의 감마선을 방출하며 빠르게 안정상태로 간다.

$$^{226}_{88}Rn^{*} \rightarrow {}^{222}_{86}Rn + \gamma(0.186\ MeV) \tag{13-7}$$

이 과정은 그림 13-6[A]의 화살표로 표시되어 있다.

^{222}Rn가 알파붕괴나 감마방출을 통해 소멸하면 낮은 에너지의 상태로 된다. 그러나 안정상태라 할지라도 ^{222}Rn는 안정하지 않다. 붕괴를 더 함으로써 더 안정한 상태로 진행될 것이다. ^{222}Rn는 그 자체만으로도 방사성을 띄며 많은 생성물들을 만들어낸다. 방사성핵종 중 ^{238}U의 붕괴는 ^{226}Ra과 ^{222}Rn에 의해 일어나며 안정된 동위원소 ^{226}Pb으로 된다.

② 전자평형(electron equilibration)

알파방출은 핵뿐만 아니라 원자의 궤도전자 분열에도 관련이 있다. 딸핵들은 2개의 적은 양성자를 포함할 것이며, 모전자구름은 궤도전자 2개를 방출하여 새로 구성되고 완전히 다른 원자배열을 정착시킨다. 하나 또는 더 많은 특성X선 광자들의 방출을 동반할 것이다(그림 13-7). 이와 같은 X선은 궤도전자와 충돌하여 오제전자(auger electron)을 방출할 것이다.

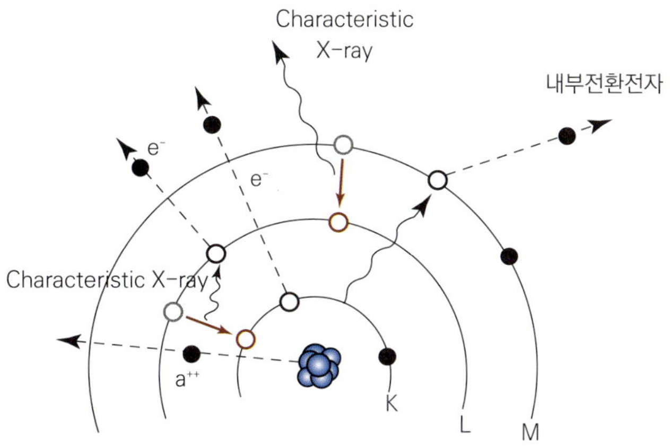

그림 13-7 붕괴 후 원자의 전자구름의 재배열

오제전자(Auger electron)
characteristic X-ray가 궤도전자를 전리시켰을 때 전리된 전자

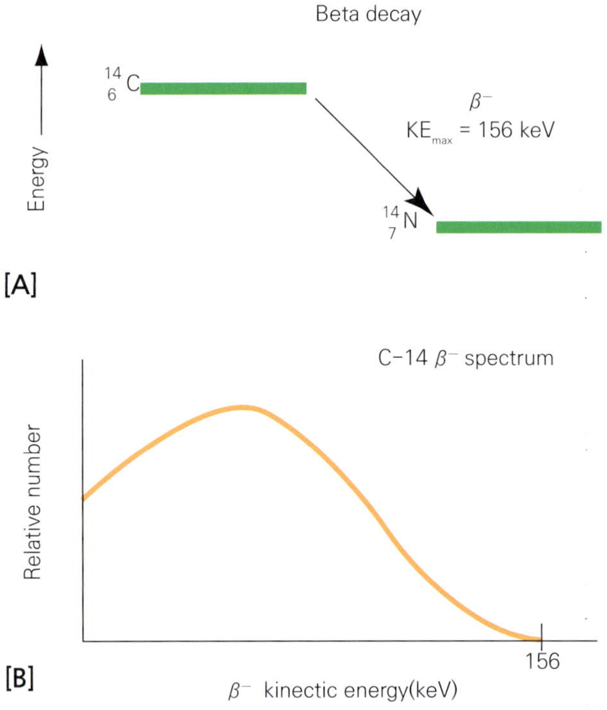

그림 13-8 β⁻ 붕괴
[A] C-14가 N-14로 바뀌는 과정
[B] C-14의 β⁻ 연속스펙트럼

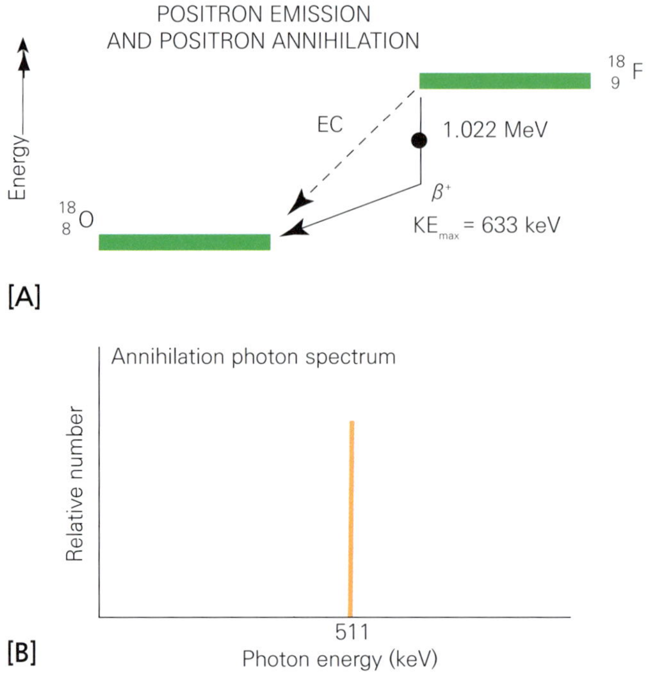

그림 13-9 양전자방출과 양전자소멸
[A] F-18가 O-18로 바뀌는 과정
[B] 소멸 광자 스펙트럼. 511 keV의 선스펙트럼의 형태

(2) 베타 입자와 양전자방출 및 전자포획 (electron capture)

① β^- 붕괴

중성자가 과잉인 불안정한 원자핵에서 주로 발생하며, 중성자가 양성자로 변환되면서 β^- 입자와 반중성미자(antineutrino)를 방출하는 것을 말한다.

방출되는 β^- 입자와 반중성미자는 방출되는 붕괴에너지를 나누어 가짐으로 인하여 연속스펙트럼 분포를 나타낸다. ^{14}C가 ^{14}N로 바뀌어 최대 156 keV의 에너지와 함께 β^-를 방출하는 것이 그림 13-8에서 보는바와 같이 대표적인 예이다.

$$^{14}_{6}C \rightarrow {}^{14}_{7}N + e^- + \overline{\nu} \qquad (13\text{-}8)$$

② 양전자방출

양성자가 과잉인 불안정한 원자핵에서 주로 발생한다. 양성자가 중성자로 변환되면서 β^+ 입자와 중성미자(neutrino)를 방출한다.

$$^{A}_{Z}X \rightarrow {}^{A}_{Z-1}Y + \beta^+ + \nu \qquad (13\text{-}9)$$

방출되는 β^+ 입자와 중성미자는 방출되는 붕괴에너지를 나누어 가짐으로 인하여 연속스펙트럼 분포를 나타낸다. ^{18}F이 ^{18}O로 바뀌어 최대 633 keV의 에너지와 함께 β^+를 방출하는 것이 그림 13-9에서 보는바와 같이 대표적인 예이다.

$$^{A}_{Z}X \rightarrow {}^{A}_{Z-1}Y + \beta^+ + \nu \qquad (13\text{-}10)$$

그림 13-9[A]를 보면 원자일 경우 궤도전자의 손실을 고려하여 0.633 MeV + 1.022 MeV의 에너지 준위, 핵일 경우 0.633 MeV + 0.511 MeV의 에너지 준위에 위치한다.

③ 전자포획(electron capture)

전자포획은 양전자방출과 마찬가지로 양성자 과잉핵종에서 주로 발생된다. 전자포획이란, 원자핵 내의 양성자수가 많은 경우 원자핵 외의 궤도전자를 포획하여 보다 안정한 원자핵으로 변환되는 것을 말한다.

주로 K-각의 전자를 포획하며 원자핵에서 중성미자를 방출한다. 포획으로 발생된 궤도전자의 공동을 외각의 전자로 채우는 과정에서 특성 X선 또는 오제전자를 방출할 수 있다.

$$ {}^{A}_{Z}X + e^{-} \rightarrow {}^{A}_{Z-1}Y + \nu \qquad (13\text{-}11)$$

$$ {}^{18}_{9}F + e^{-} \rightarrow {}^{18}_{8}O + \nu \qquad (13\text{-}12)$$

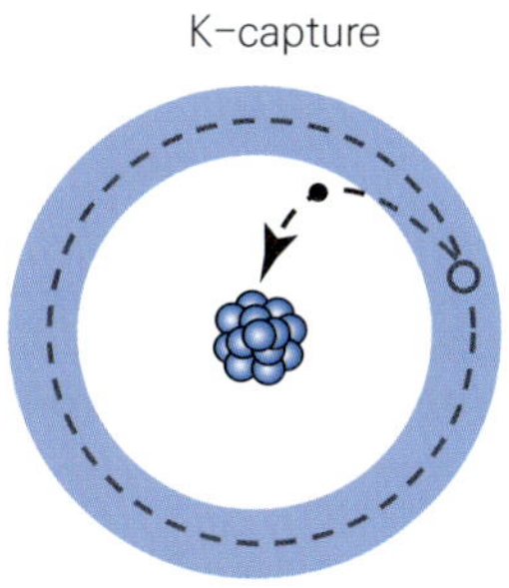

그림 13-10 K-각의 궤도전자를 통한 전자포획

(3) 감마선 방출

감마선의 방출은 불안정한 원자핵이 입자를 방출하지 않고 에너지를 전자파의 형태로 방출하는 것이다. 알파 붕괴, 베타 붕괴에 수반하여 여기된 핵에서 에너지가 방출되며 원자번호나 질량수에 변화가 없다.

$$ {}^{A}_{Z}X^{*} \rightarrow {}^{A}_{Z}Y + \gamma \qquad (13\text{-}13)$$

감마 스펙트럼은 매우 날카롭고 불연속적인 선으로 되어있다.

① 준안정상태(metastable)의 방사성핵종

α나 β 또는 전자포획 사건들에 따르면 몇몇의 방사성핵종들은 감마 방출 전에 상당한 시간동안 여기된 상태로 머물러 있는다.

10^{-6}s보다 더 긴 여기된 상태를 가진 방사성핵종을 핵이성체(isomer)라 부른다. 이것은 ^{99m}Tc와 같이 'm'으로 표시되는 준안정상태의 의미를 가진다.

2,500여 가지의 핵종들이 있고 거의 반 이상의 핵이성체들이 감마선을 방출하면서 안정상태로 가기 전에 준안정상태로 존재한다. 표준 핵의학의 방사성핵종들은 준안정상태일 때 사용된다.

앞에서 언급했듯이 ^{99m}Tc은 ^{99}Mo으로 추출하여 방사성의약품으로 만들어진다. 발생기로부터 나온 ^{99m}Tc의 추출하며 이것은 순수한 단일 140 keV 감마선 광자의 형태로 에너지를 방출한다(그림 13-11).

$$ {}^{99m}_{43}Tc \rightarrow {}^{99}_{43}Tc + \gamma \qquad (13\text{-}14)$$

${}^{99m}_{43}$Tc의 붕괴의 딸핵종은 모핵종과 같은 수의 양성자와 중성자를 가진다.

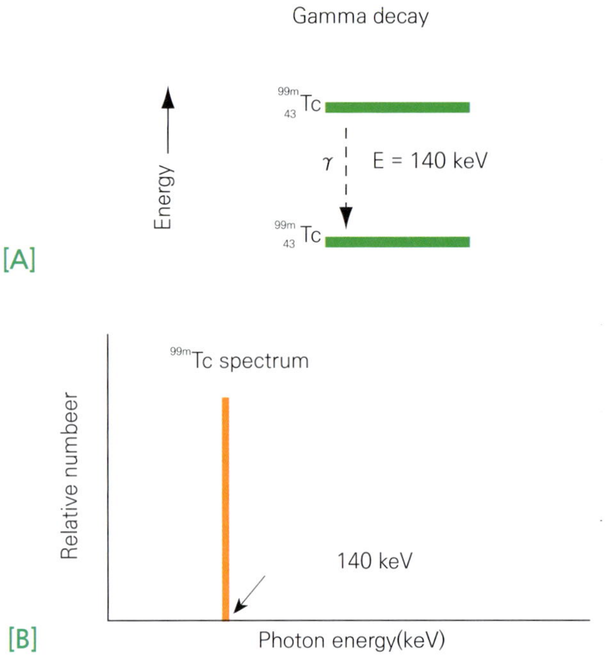

그림 13-11 감마 방출. 에너지 준위의 도식과 ^{99m}Tc의 감마선 방출 스펙트럼

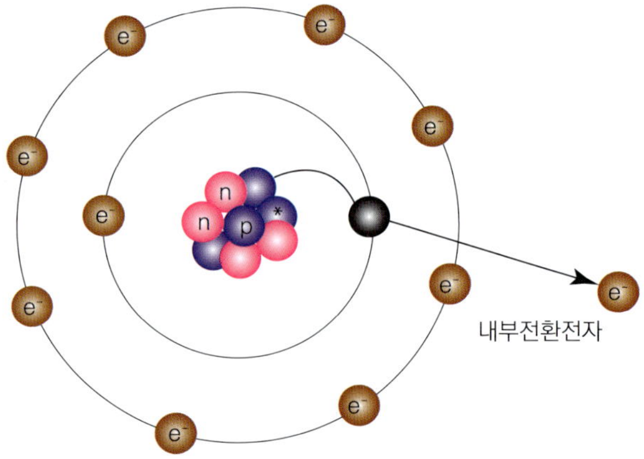

그림 13-12 전자의 전환

② 전환전자(conversion electrons)

여기상태의 원자핵은 감마선을 방출하고 안정된 상태로 전이하지만, 어떠한 원자핵은 감마선을 방출하는 대신 감마선의 에너지를 궤도전자에 주어 궤도전자를 전리시키기도 하는데 이를 내부전환(internal conversion)이라고 한다. 이는 원자핵의 여기에너지가 감마선의 방출을 수반하지 않고 자신의 원자의 궤도전자에 에너지를 주어 전자가 원자 밖으로 방출하는 경우이다.

그림 13-12에서 보듯이 이때에 발생하는 전자를 내부전환전자라 하며 내부전환은 내측 궤도전자일수록, 원자번호가 클수록, 방출에너지가 낮을수록 잘 일어난다. 또한 내부전환은 어떤 일정한 비율의 확률로 발생되는 현상으로 K각 전자의 방출 확률이 가장 높다. 어떤 원자핵이 감마 전이할 때에는 감마선 방출과 내부전환전자의 방출이 일정한 비율로 일어난다. 그 비율은 내부전환계수(coefficient of internal conversion)로 나타낼 수 있는데 다음과 같은 식으로 정의된다.

$$\alpha = N_e / N_\gamma \qquad (13\text{-}15)$$

여기서 Ne는 내부전환전자의 수를 나타내고 N_γ (N gamma)은 감마선으로 방사되는 수이다. 이 값은 핵종에 따라서 고유한 값을 가진다.

내부전환이 생긴 다음에는 궤도전자의 공간이 생기므로 특성X선이 발생한다.

요 약

붕괴의 형태

- α 붕괴 : $^{A}_{Z}X \rightarrow {}^{A-4}_{Z-2}Y + \alpha$
- β^- 붕괴 : $^{A}_{Z}X \rightarrow {}^{A}_{Z+1}Y + \beta^- + \overline{\nu}$
- β^+ 붕괴 : $^{A}_{Z}X \rightarrow {}^{A}_{Z-1}Y + \beta^+ + \nu$
- EC : $^{A}_{Z}X + e^- \rightarrow {}^{A}_{Z-1}X + \nu$
- γ 전이 : $^{A}_{Z}X^* \rightarrow {}^{A}_{Z}Y + \gamma$

2. 감마선 영상 기기

1) 감마카메라(gamma camera)

Anger camera라고도 불리는 감마카메라는 1950년대 후반 Hal Anger에 의해서 구현되었다(그림 13-13[A]). 수백 개의 조준기 구멍에서 획득된 집적 정보는 직선 이동형 스캐너 몇 개에서 획득된 집적 정보 보다 훨씬 더 많은 양을 가지고 있으며 이로 인하여 감마카메라는 더욱 유용하고 효과적인 기기라고 할 수 있겠다.

감마카메라는 영상 획득 시간을 상당히 단축시킬 뿐만 아니라 환자에게 주입되는 방사성 의약품의 양을 줄여주기도 한다. 또한 감마카메라는 시간에 의존하는 현상에 대한 연구 등 전체적인 해부학적 관심 영역의 기능을 지속적으로 관찰할 수 있을 뿐만 아니라 심장의 박동까지도 관찰할 수 있다.

일반카메라가 가시광선을 영상화 한다면 감마카메라는 감마선을 검출하고 이를 영상화 한다. 감마선은 가시광선처럼 광선의 집속(focusing)이 불가능하다. 이러한 이유로 감마카메라에서 일반카메라에서 렌즈의 역할을 하는 것이 바로 다공형 조준기(multi hole collimator)이다.

다공형 조준기는 수백 개의 작은 원형 채널로 이루어져 있으며 서로 얇은 납 박으로 분리되어 있다(그림 13-13[B]). 직선이 아닌 감마선 즉, 산란된 감마선은 납에 흡수된다. 이 원리는 마치 일반촬영에서의 격자(grid)의 원리와 흡사하다.

[A] 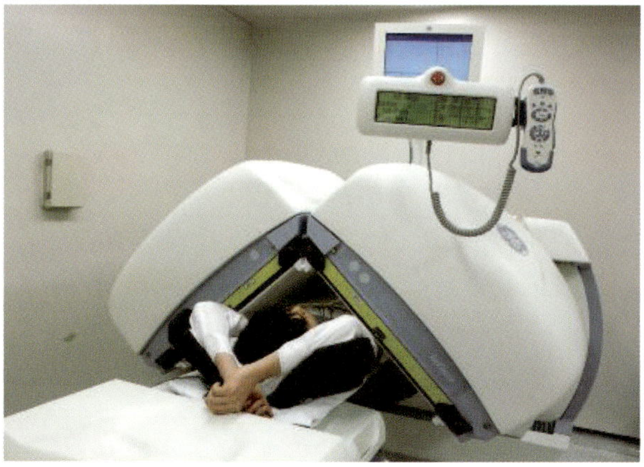

[B] 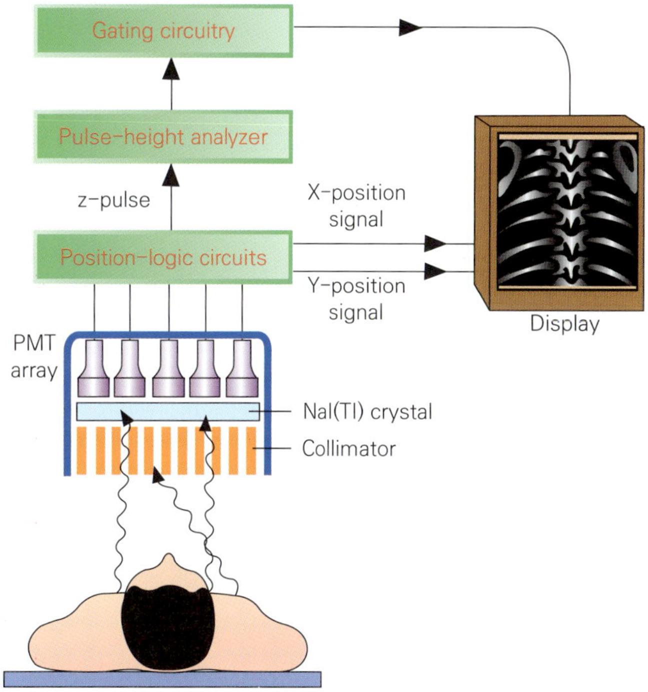

그림 13-13 현대식 감마카메라

[A] 2개의 검출기가 있는 SPECT 기기. 각각의 검출기마다 단순한 평면 영상을 획득하는 감마카메라의 기능을 한다.

[B] 기기의 검출기 부분은 조준기와 얇은 형광체(NaI(Tl)), 그리고 광전자 증배관(photomultiplier tubes, PMTs)을 포함하고 있다. 감마선이 naI(Tl) 섬광체와 상호작용하면 형광체에서는 가시광선(섬광)이 방출된다. 이 가시광선은 근처에 있는 광전자 증배관들에게 검출되며 섬광의 위치는 위치연산회로(position-logic circuit)에 의하여 계산되어 영상으로 나타난다.

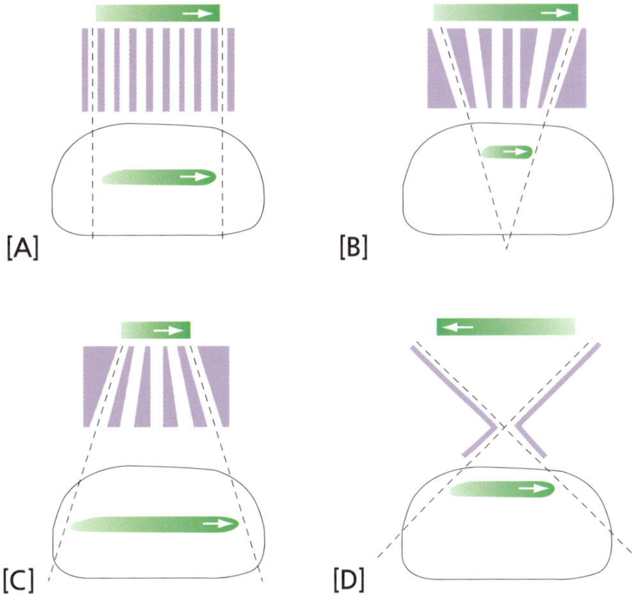

그림 13-14 감마카메라의 조준기들

[A] 평행 다공형 조준기 [B] 집속형 조준기
[C] 확산형 조준기 [D] 바늘구멍형 조준기

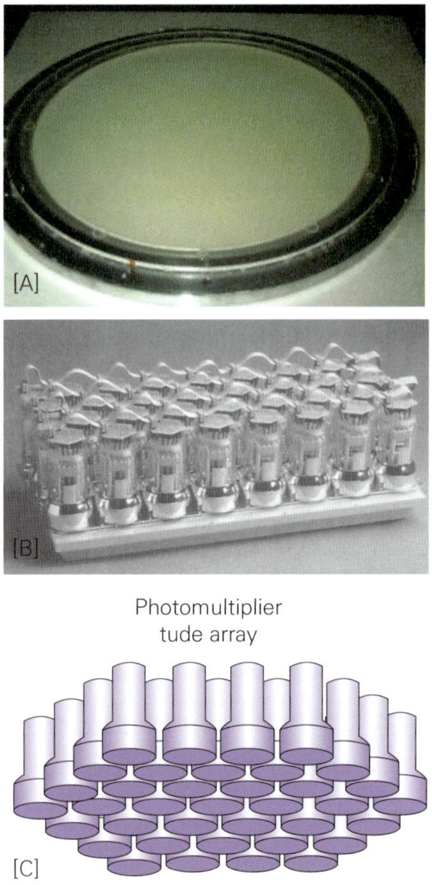

그림 13-15 감마카메라의 표면의 뒤쪽

[A] naI(Tl) 섬광 형광체
[B] 광전자 증배관의 배열
[C] 37개의 광전자 증배관의 기하학적인 배치

조준기(collimator)에는 여러 가지 종류가 있는데 이 중에서 평행 다공형 조준기(그림 13-14[A])를 가장 많이 사용한다. 집속형 조준기(그림 13-14[B])는 영상을 확대시킬 때 주로 사용하며 카메라의 검출기 부위보다 큰 장기를 영상화할 때는 확산형 조준기(그림 13-14[C])를 주로 사용한다.

몇몇개의 조준기는 설치 방향을 바꾸어 줌으로써 집속형 모드와 확산형 모드를 겸용으로 사용할 수 있다. 바늘구멍 조준기는 상의 크기가 조준기와 관심 장기와의 거리에 의존하며 영상이 거꾸로 묘사된다. 이는 구멍이 하나밖에 없기 때문에 통계적으로 매우 낮은 성능을 보이며 이러한 조준기의 형태는 영상의 화질에 매우 강하게 영향을 미친다.

조준기의 뒤쪽으로는 naI(Tl) 형광체가 위치하고 있다(그림 13-15[A]). 조준기의 구멍을 통과한 감마선만이 이 형광체와 상호작용을 통하여 가시광선을 만들어낸다. 형광체의 섬광은 벌집모양(그림 13-15[B])이나 원형(그림 13-15[C])으로 만들어진 광전자 증배관을 통하여 관찰할 수 있다. 각각의 광전자 증배관은 근처에서 발생한 섬광을 검출할 수 있다.

감마선의 검출 및 영상의 형성 원리에 대하여 다음과 같이 정리해 볼 수 있겠다. 조준기의 구멍을 통과한 감마선은 형광체와의 상호작용을 통하여 섬광을 만들어 낼 수 있고 이 섬광들은 근처에 있는 광전자 증배관들에서 전압 파고들을 유도해 낸다(그림 13-16).

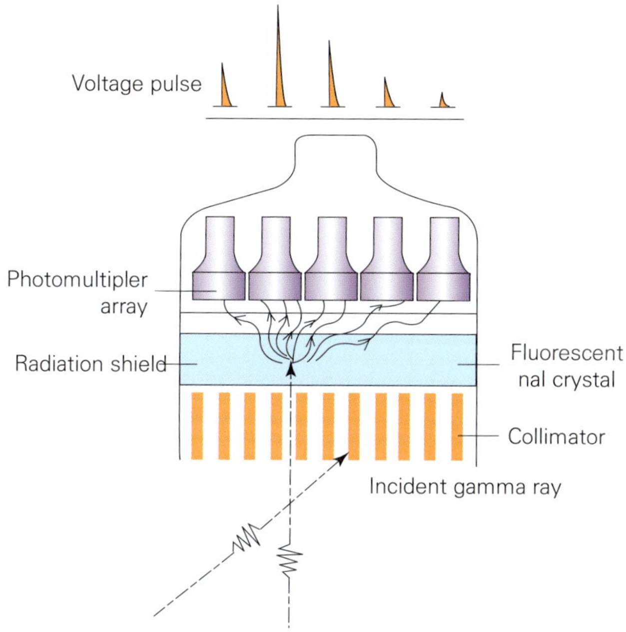

그림 13-16 **감마선이 NaI 형광체를 여기시킴으로써 발생한 섬광으로부터 광전자 증배관까지의 거리에 의존하여 전압 파고의 증폭치가 결정된다.**

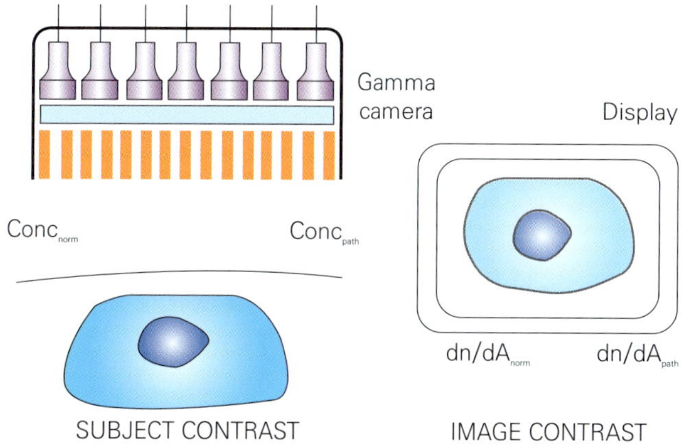

그림 13-17 **피사체 대조도(subject contrast)**
환자의 정상조직과 병리학적 조직의 방사성 물질의 농도들로 표현되고 화면에 표시된 단위 면적 당 방사능의 계수로 나타나는 영상의 대조도(image contrast)와 연관관계가 있다.

섬광에서 가까운 위치의 광전자 증배관일수록 더 많은 빛들과 더 큰 전압 파고들을 형성시킨다. 섬광 위치 결정 회로는 각각의 광전자증배관들의 위치와 그들로부터의 응답 등을 비교함으로써 실제로 어느 위치에서 섬광이 발생하였는지를 알아낸다.

요 약

감마카메라는 직선 이동형 스캐너에 비하여 영상 획득 시간을 상당히 단축시킬 뿐만 아니라 환자에게 주입되는 방사성 의약품의 양을 줄여주기도 한다.

2) 영상평가(image quality)

핵의학 영상의 질은 다음의 세 가지 요소에 의하여 결정된다.

첫 번째, 여러 장기에서의 방사성 의약품의 집적 정도의 차이와 양.

두 번째, 중복되거나 인접한 조직에 서의 감마선의 감쇄와 산란의 허용 정도.

세 번째, 검사의 지속기간과 기기의 특성.

(1) 대조도(contrast)

질병이 있는 장기의 핵의학 영상 피사체 대조도는 위에서 언급한 세 가지 요소 중 오직 첫 번째 요소만을 반영한다. 이것은 보통 방사성물질의 농도에 대한 상대적인 차이 또는 병리학적인 조직과 정상 조직 간의 국소적 방사능의 차이로서 표현한다(그림 13-17). 피사체 대조도는 아래와 같은 식으로 나타낼 수 있다.

$$c_{subject} = \frac{(conc_{norm} - conc_{path})}{conc_{norm}} \qquad (13\text{-}16)$$

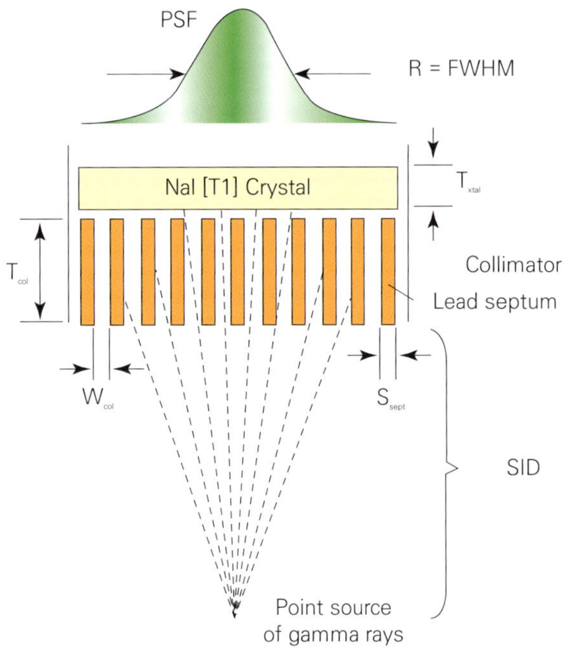

그림 13-18 감마카메라의 분해능(복원능)
점 분포 함수 또는 선 분포 함수의 반치폭이라는 용어로 나타낼 수 있다. 이것은 조준기의 특성과 형광체, 광전자 증배관, 섬광 위치결정 회로의 특성에 의하여 결정된다.

피사체 대조도, 중첩된 조직에 의한 감쇄, 산란, 기기적 특성, 환자의 움직임, 검사시간 모두는 영상의 대조도를 결정한다. 영상의 대조도는, 정상조직과 병리조직에서의 단위 면적당 검출된 방사능의 개수(dn/dA)의 상대적인 차이를 의미하며 다음과 같은 식으로 나타낼 수 있다.

$$c_{image} = \frac{[(dn/dA)_{norm} - (dn/dA)_{path}]}{(dn/dA)_{norm}} \quad (13\text{-}17)$$

에너지 조절창과 조준기 모두 환자의 몸 안에서 생성된 산란된 방사선의 대부분을 제거하는 역할을 하지만 제거되지 않은 산란된 방사선은 방사선 영상에서 대조도를 저하시킨다. 하지만 일반 방사선 영상과는 다르게 핵의학에서는 영상의 대조도는 영상화하고자하는 체내 장기의 깊이에 매우 큰 영향을 받는다.

(2) 공간분해능(spatial resolution)

감마 카메라의 해상도 또는 복원능(R)은 보통 선 분포함수 또는 점 분포함수의 반치폭으로 표현한다(그림 13-18).

$$R = \text{FWHM of PSF} \quad (13\text{-}18)$$

이에 따라 큰 값의 R은 나쁜 해상도를 나타낸다. 때때로 해상도는 단위, 길이, 당, 선, 쌍의 개수로 나타내기도 한다. 기기의 분해능은 형광체와 광전자 증배관의 영향을 받는 내인성 공간 분해능과 조준기에 영향을 받는 조준기 분해능에 의해서 결정된다. 이 두 가지 요소의 영향은 독립적으로 고려된다.

내인성 공간 분해능(R_{intr})은 조준기가 없는 상태에서 NaI 형광체와 광전자 증배관, 위치 연산 회로만의 점 분포 함수/선 분포 함수의 반치폭을 의미한다. NaI 형광체에서의 광전자의 비정은 수 mm 이하이기 때문에 영상의 해상도에 큰 영향을 미치지 않는다.

내인성 공간 분해능은 광전자 증배관으로부 터 자연적으로 발생하는 무작위적 전압 파형의 높이의 분산에 의하여 나타난다. 풀어서 말하면 감마선 하나하나가 충분히 흡수되었고 그들이 모두 형광체의 정확히 동일한 위치에서 반응하였다고 하더라도 전압 파형의 X축의 값과 Y축의 값들은 동일한 값으로 나타나지 않을 것이다. 왜냐하면 형광체의 발광효율의 변동, 위치 결정 회로에서의 전압의 요동 및 선원에서의 잡음 등이 존재하기 때문이다.

내인성 공간 분해능은 광자의 에너지를 증가시킴으로써 개선할 수 있으며 검출기의 형광체 두께가 두꺼워질수록 가시광선이 광전자 증배관에

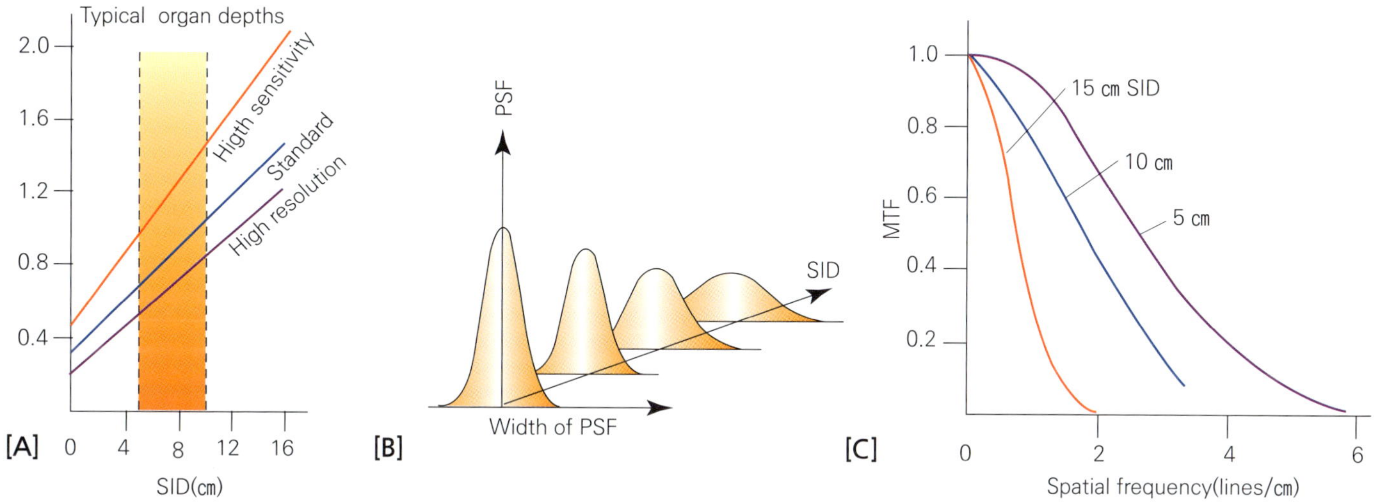

그림 13-19 선원-검출기간 거리의 증가에 따른 분해능 손실을 알아볼 수 있는 3가지 방법

[A] 환자의 체내에 있는 기관의 일반적인 깊이에서 세 종류의 평행다공형 조준기에 대한 분해능. 분해능은 막대 팬텀(bar pattern) 또는 점 분포 함수/선 분포 함수의 반치폭으로서 결정되며 그 단위는 lp/mm, cm 등이다.

[B] 표준형 조준기에서 깊이에 따른 점 분포 함수의 차이

[C] 표준형 조준기에서 선원-검출기간 거리가 15cm, 10cm, 5cm일 때의 변조 전달 함수(modulation transfer function, MTF)

닿기 전에 더 확산되기 때문에 분해능은 나빠진다. 현재 감마카메라의 내인성 공간분해능은 보통 3~5 mm 혹은 3~6 line pair/mm 정도이다.

평행 다공형 조준기의 조준기 분해능(R_{col})은 조준기의 두께(T_{col})와 채널의 넓이(W_{col}), 형광체의 두께(T_{xtal}), 그리고 환자의 체내에 있는 선원에서 검출기 전면의 조준기까지의 거리(source to image receptor distance, SID)에 의해서 결정된다.

$$R_{col} = (W_{col} / T_{col})(T_{col} + SID + T_{xtal}) \quad (13-19)$$

장기로부터 감마카메라의 전면까지 거리의 분해능의 경사는 그림 13-19[A]와 같이 묘사될 수 있다. 또한 분해능은 점 분포 함수/선 분포 함수 곡선의 구조와도 서로 관계있으며(그림 13-19[B]) 변조전달함수(그림 13-19[C])로도 나타낼 수 있다.

일반적으로 선원-검출기간 거리가 멀어질수록 감마카메라의 복원능은 저하된다(그림 13-20). 또한 위와 같은 경우 확산형 조준기를 사용한 영상은 집속형 조준기를 사용한 영상에 비해서 해상도가 더 떨어지게 된다.

기기의 분해능(R_{sys})은 내인성 공간 분해능(R_{intr})과 조준기 분해능(R_{col})의 계산식으로 표현할 수 있으며 그 계산식은 다음과 같다.

$$R_{sys} = [(R^2_{intr}) + (R^2_{col})]^{1/2} \quad (13-20)$$

기기의 분해능은 내인성 공간 분해능 또는 조준기 분해능보다 저하된 값을 가지지만 가장 현실적인 분해능이다.

(3) 민감도(sensitivity)

감마카메라의 민감도 혹은 검출 효율은 검출기

와 조준기 모두에게 영향을 받는다. 형광체/광전자 증배관 시스템의 광자 검출 효율은 100 keV까지의 에너지의 감마선에 대해서는 거의 100 %에 가까우며 100 keV 이상의 에너지에서는, 형광체의 두께에 크게 의존한다. 조준기 민감도(collimator sensitivity, S_{col})는 다음과 같은 식으로 나타낼 수 있다.

$$S_{col} = K[W^2_{col} / (T_{col}(W_{col} + S_{sept}))^2] \quad (13\text{-}21)$$

위 식 3에서 Ssept는 조준기 채널 사이의 격벽의 두께이며 K 는 일반적으로 0.25 정도이다. 격벽의 두께는 감마선 에너지에 따른 분해능을 충분히 향상시키기 위해 필요하다. 감마카메라 조준기의 분해능과 민감도 사이에는 정량적인 관계가 있다. 식 1에 의하면 조준기 분해능(R_{col})은 W_{col}/T_{col}에 비례하여 증가한다. 그리고 식 3에 의하면 조준기 민감도는 $(W_{col}/T_{col})^2$에 거의 비례한다. 이들을 비교해보면 다음과 같은 식이 유도된다.

$$S_{col} \sim R_{2col} \quad (13\text{-}22)$$

상용화된 조준기들은 에너지 또는 얻고자 하는 영상의 목적에 따라 저에너지용 조준기, 고에너지용 조준기, 고분해능 조준기, 고민감도 조준기 등으로 분류된다. 분해능과 민감도는 하나를 얻기 위해서는 하나를 희생해야만 하는 상호 트레이드 오프(trade off)의 관계를 가지고 있다.

요 약

영상의 질(image quality)를 평가할 수 있는 요소로는 대조도(contrast), 공간분해능(spatial resolution), 민감도(sensitivity)가 있다.

3) 정도관리(quality assurance)

핵의학 분야는 반드시 영상 기기의 성능을 유지하기 위한 정기적인 관리 절차를 가지고 있어야 한다. 감마카메라와 부속 컴퓨터 시스템의 표준검사는 아래의 사항들을 검사하는 과정을 포함한다.

(1) 평면 물 팬텀은 형광체에 균일하게 방사선이 조사되는 방식을 이용하여 조사야 균일도(uniformity)를 측정한다. 조준기를 장

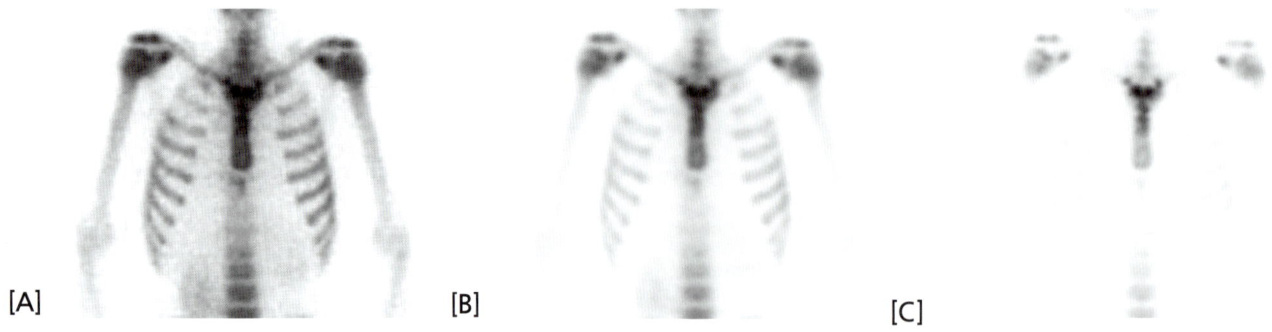

[A] [B] [C]

그림 13-20 선원-검출기간 거리에 따른 영상의 질의 차이
[A] 감마카메라 전면에서 획득한 영상
[B] 선원-검출기간 5cm(2인치) 거리에서 획득한 영상
[C] 선원-검출기간 12cm(5인치) 거리에서 획득한 영상

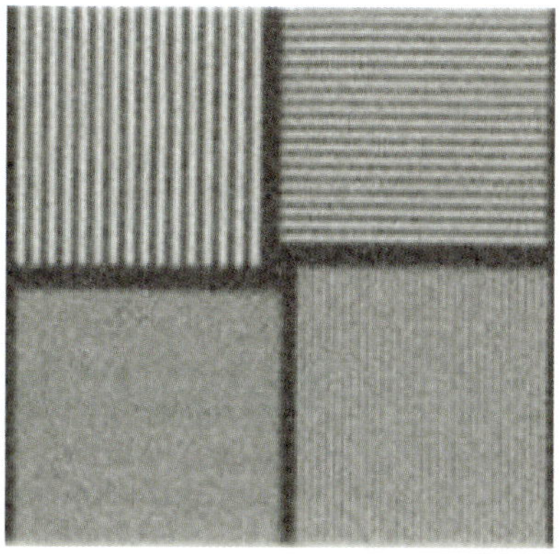

그림 13-21 막대 팬텀(bar pattern)
평면 물 팬텀과 카메라 전면사이에 끼워서 사용하며 분해능이나 직선성에 대한 정보를 제공해준다.

착했을 때와 장착하지 않았을 때 모두에서 측정하며 개개의 광전자 증배관의 반응 정도들은 조금씩 불균일할 것이기 때문에 이것을 보정하지 않으면 어두운 영역, 왜곡, 분해능의 손실을 유도할 것이다.

(2) 카메라와 물 팬텀 사이에 그림 13-21과 같은 막대 팬텀(bar pattern)을 위치시켜서 분해능을 측정한다. 분해능을 측정하기 위한 다른 방법으로는 아주 얇은 관에 방사성 물질을 넣고 선 분포 함수를 획득하여 반치폭(FWHM)을 구하거나 변조 전달 함수(MTF)를 구하는 방법도 있다.

(3) 길고 얇은 관에 방사성 물질을 채워 넣어서 선 분포 함수의 영상을 획득함으로써 공간 왜곡을 확인할 수 있다. 또한 선 분포 함수의 넓이와 모양은 감마카메라 전면으로의 선 선원의 위치와 직선성에 독립적이어야 한다.

(4) 에너지 분별-에너지 분별창의 중앙에 방사선의 광전 피크가 올 수 있도록 설정해야만 신호대잡음비(signal-to-noise ratio, SNR)가 최적화된다.

(5) 계수 효율 또는 민감도 ^{57}Co, ^{137}Cs 등과 같이 이미 방사능을 알고 있는 동위원소를 이용하여 상대적으로 비교하여 계산해낸다.

(6) 환경(background) 방사능 계수-환자나 팬텀 등이 없는 상태에서 감마카메라에 측정되는 방사선의 계수.

4) 적용분야

대다수의 검사에 사용되는 방사성물질의 방사능은 40~400 MBq(1~10 mCi) 사이이다.

(1) 간

80~200 MBq(2~5 mCi) 정도의 ^{99m}Tc를 사용한다. 직경 0.5㎛의 sulfur colloid입자들을 표지시켜서 정맥 주사한다. 입자들은 망상내피세포에 의하여 집적되며 간, 비장, 골수에 골고루 분포된다. 이러한 장기들에서 방사성 물질의 집적도가 감소한 부분은 종양이 정상조직을 침범한 것으로 볼 수 있다(그림 13-22).

(2) 비 장

8~10 MBq(0.2~0.3 mCi)의 ^{51}Cr에 열로 손상된 적혈구를 표지시켜 사용한다.

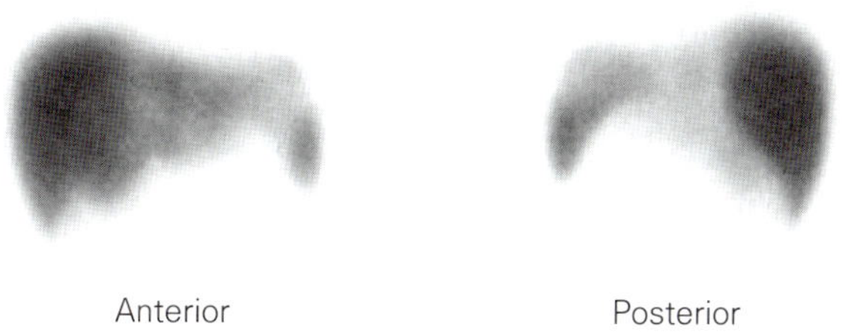

그림 13-22 5mCi의 ^{99m}Tc-sulfur colloid를 주입시켜서 획득한 60세 남성의 간과 비장의 영상

(3) 갑상선

요오드 혹은 TcO_4^-을 40~80 MBq(1~2 mCi)사용한다. 종양화된 갑상선 결절의 경우 Tc의 집적이 이루어지지 않으며 영상에서 냉소로 나타난다.

(4) 뼈

400~800 MBq(10~20 mCi)의 MDP(methylene diphos-phonate)가 표지된 ^{99m}Tc을 사용한다. 인화합물이 표지된 ^{99m}Tc은 뼈에 대하여 예민하고 높은 해상력의 영상을 나타내므로 널리 사용된다. 뼈 스캔은 뼈의 생리적인 변화를 영상으로 만들기 때문에 골 전이의 조기발견에 유용하게 사용된다. 그림 13-23은 뼈스캔의 대표적인 그림을 보여주고 있다.

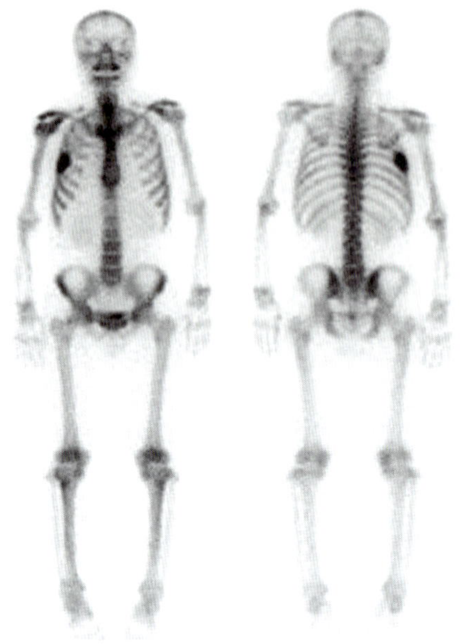

그림 13-23 전신뼈스캔영상기기에서 15분간 획득한 영상

(5) 뇌

400 MBq(10 mCi)의 DTPA(diethylene triamine pentaacetic acid)를 표지시킨 ^{99m}Tc를 사용한다. 상해 또는 종양으로부터의 뇌혈관 손상과 뇌 혈류 장벽(blood brain barrier)의 파손은 영상에서 열소로 나타난다.

(6) 신 장

400 MBq(10 mCi)의 ^{99m}Tc-DTPA를 사용한다. 신장 종양, 신장 내 물주머니 등은 냉소로 나타난다. 집적도의 동적 검사(renogram)는 신장 이식 수술의 성공 여부를 조기에 알려줄 수 있다.

(7) 췌 장

10 MBq(0.25 mCi)의 ^{75}Se을 사용한다.

(8) 폐

폐를 보고자하는 핵의학적 검사는 폐전색증, 폐쇄성질환, 폐암 등을 진단하는데 주로 사용되고 있으며 특히 폐전색증의 진단에 가장 많이 이용되고 있다.

폐의 모세혈관에 거대입자(MAA)를 표지시킨 ^{99m}Tc을 정맥주사하면 이 ^{99m}Tc-MAA는 폐 모세혈관을 통과하지 못하고 색전을 일으켜 폐 내에 머물게 된다. 여기서 장애가 있는 부위는 영상에서 냉소로 표현된다.

폐 환기 스캔의 경우 환자는 감마카메라의 앞쪽에 가까이 앉은 상태에서 ^{133}Xe가스를 들이마신 후 정상적인 경우 폐 전체적으로 ^{133}Xe가스가 분포하게 되고 비정상적인 경우 ^{133}Xe의 분포가 감소되게 된다. 정상인의 폐 환기 스캔 영상은 그림 13-24[A]와 같다.

(9) 종양 또는 농양

200 MBq(5 mCi)의 ^{67}Ga을 사용한다. 또한 암에 특이적으로 사용되며 특히 다음에 소개될 PET

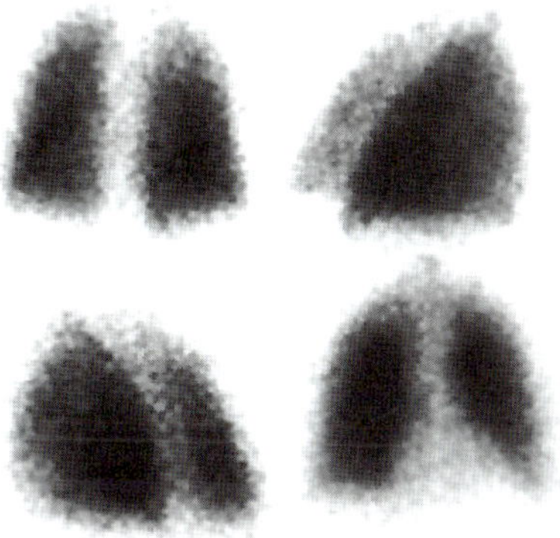
[A]

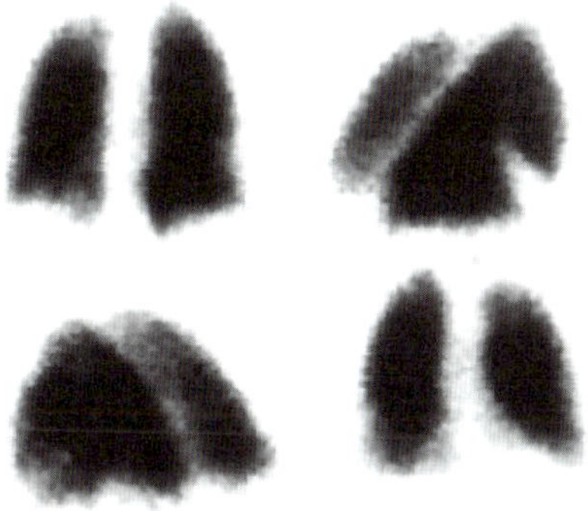
[B]

그림 13-24 폐 환기/관류검사
[A] 이 환기 검사는 폐를 통과한 Xe가스에서 방출되는 감마선의 정상적인 분포를 보여준다.
[B] ^{99m}Tc-MAA(macroaggregated albumin)를 사용한 폐 관류 검사에서 결손상들은 병소부위를 나타낸다.

에서 주로 사용된다.

(10) 심 장

K^+의 교환 작용을 이용하여 ^{201}Tl이 심근에 집적되는 것을 영상화한다. 관상동맥질환이나 심근경색의 경우 ^{201}Tl의 집적이 다른 부위에 비해 상대적으로 냉소로 나타난다. 심근 관류 영상을 위해서는 60 MBq(1.5 mCi)의 ^{201}Tl을 사용한다.

또한 적혈구나 세럼 알부민(serum albumin)이 표지된 ^{99m}Tc은 보통 심장 혈액 풀 스캔에 사용되기도 한다. 심장의 동적 영상의 경우 컴퓨터의 사용에 크게 의존하고 있으며 이는 뒤에 자세히 소개하도록 하겠다.

이상 핵의학에서 많이 사용하는 몇몇의 검사에 대해서 소개하였다. 하지만 여기에 기록된 방사성 의약품과 방사능은 일반적인 것일 뿐 병원의 임상적인 환경과 상황에 따라서 다르게 적용될 수 있을 것을 유념해야 한다.

3. 감마선 영상 기기 (다양한 영상 기기)

현재 표준화된 많은 검사들은 컴퓨터 없이는 간단히 이루어내기 불가능하다. 예를 들면 단일 광자방출 단층촬영(single photon emission tomography, SPECT)와 양전자방출 단층영상(positron emission tomography, PET)으로부터의 영상의 표시와 재구성을 위해서는 컴퓨터가 필수적인 요소이다.

CT와 마찬가지로 SPECT와 PET도 조직의 각각의 단면의 영상화를 가능하게 하고 2차원 그리고 3차원 형태의 정보를 전달해 줄 수 있다.

심장의 기능적인 정보를 비침습적인 방법으로 제공해주는 등 컴퓨터는 심장 핵의학 분야에서도 중심적인 역할을 수행하였다.

1) 컴퓨터를 통한 Data의 획득

감마카메라 및 SPECT 또는 PET를 포함하여 어떤 현대의 핵의학 기기라도 각각 그들의 컴퓨터 시스템과 연계되어있지 않은 기기는 없을 것이다.

섬광의 위치 정보들은 어떻게 사용되느냐에 따라 list mode와 frame mode 두 가지 방식으로 저장된다.

(1) list mode

이 방식의 데이터 저장방식은 각 섬광의 발생으로부터의 위치정보(x, y, z)를 순차적으로 수집하여 연속적으로 저장한 후 촬영이 끝나면 컴퓨터에서 재배열하는 방식이다(13-25[A]).

(2) 정적 frame mode

영상 입력의 가장 일반적인 형태로서 matrix mode라고도 한다. 섬광의 발생으로부터의 위치 정보를 수집함과 동시에 그 계수치를 각 화소(x, y)에 할당하는 방법이다(13-25[B]). List mode에 비하여 훨씬 적은 저장 공간을 필요로 하며 평면영상 정보 획득이 끝나고 바로 영상을 표시할 수 있다. 만약 검사를 수행하는 동안 영상의 변화가 없다면 정적 frame mode가 적당하다. 그러나 관심 영역에서 영상의 변화가 있을 때는 동적 frame mode를 사용하는 것이 좋다.

(3) 동적 frame mode

미리 선택한 기간 동안은 1개의 frame에서 계수를 하고 그 frame을 저장함과 동시에 즉시 새로운 frame에 대한 계수를 시작한다. 이 방법은 검사가 종료될 때까지 계속 된다(그림 13-25[C]).

예를 들면 그림 13-26[A]는 간과 담즙 영상(liver and bile scan)을 나타낸 것으로 15개의 frame 평면 동적 영상에서 세 번째와 여덟 번째 frame이다. 간에 집적되고 난 후의 방사성 의약품들은 담낭과 담도를 거쳐 소장으로 들어간다. 관심 영역의 방사능은 시간에 따른 기능을 보여주고 그림 13-26[B]와 같은 곡선으로 나타나며 이를 통하여 간 기능의 정량적인 분석을 가능하게 하였다.

요 약

컴퓨터를 통한 data의 획득은 그 목적에 따라 list mode와 frame mode두 가지 방식으로 저장된다.

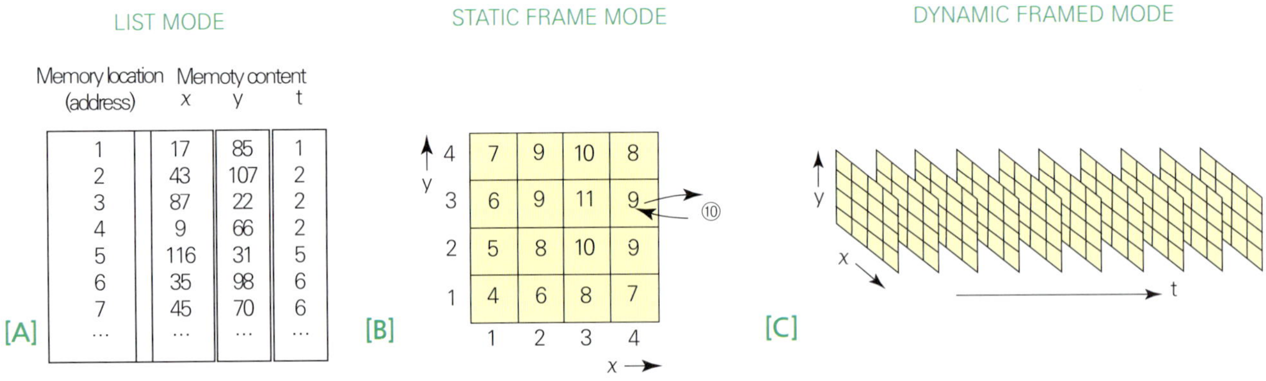

그림 13-25 섬광 정보의 저장 방법

[A] 각각의 발생에 대한 완전한 정보를 저장하는 list mode

[B] 정적 frame mode는 영상의 정보를 frame의 각 화소에 해당되는 계수치을 넣어서 저장한다.

[C] 동적 frame mode는 미리 정해놓은 기간 동안 하나의 frame에 정보를 저장하고 그 기간이 끝나면 즉시 다음 frame에 정보를 저장하는 방식이다.

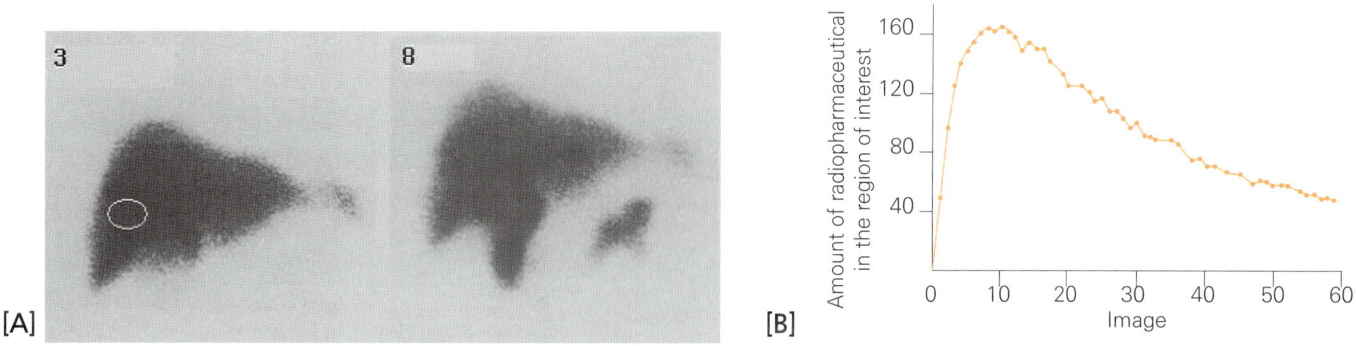

그림 13-26 간과 담즙의 동적 평면 검사. 15개의 영상 검사 중 두 가지 영상

[A] 환자에게 간에 집적되는 물질을 주입하였으며 이 방사능의 집적은 담낭과 담도를 통하여 소장으로 사라졌다.

[B] 관심영역의 방사능은 위와 같은 곡선으로 그려진다.

2) SPECT

단일 광자 방출 단층 촬영(single photon emission tomography)은 핵의학에서의 CT라고도 할 수 있다. 대조도 분해능과 공간분해능이 높은 CT는 해부학적 단층 영상을 잘 나타내는 반면 SPECT는 비록 낮은 분해능을 가지지만 신체적 기능을 나타내는 단층 영상을 표현할 수 있다(그림 13-27).

표준감마카메라를 넘어선 SPECT의 명백한 장점은 바로 3차원으로 장기의 관찰이 가능하다는 것이다. CT처럼 각각의 단면영상은 물론, 어떤 각도의 영상일지라도 획득이 가능하다. 1~3개의 검출기를 가진 감마카메라들은 갠트리(gantry)를 장착하고 있다(그림 13-28).

갠트리와 카메라의 검출기들은 환자주변을 회전하고 32, 64 또는 128의 각도에서 투사되어 data를 획득한다. 획득된 data들은 여과 역투영법(filtered back projection) 또는 반복적 재구성 방법(iterative methods)을 사용하여 영상으로 재구성된다.

SPECT의 재구성 알고리즘들은 CT에 비하여 더욱 복잡하고 인공물(artifact)의 영향을 많이 받는다. 왜냐하면 부분적인 위치에 적은 양의 광자

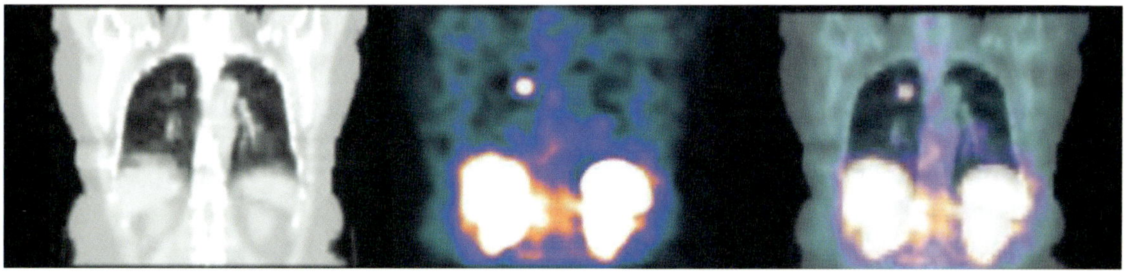

그림 13-27 SPECT 스캔 영상

SPECT 스캔 결과는 그레이 색이나 음영으로 나타날 수 있고 체내의 세포들은 다양한 음영들과 색들로 나타나 의사에게 방사선 추적자를 다소 흡수한 체내세포로 보여주게 된다.

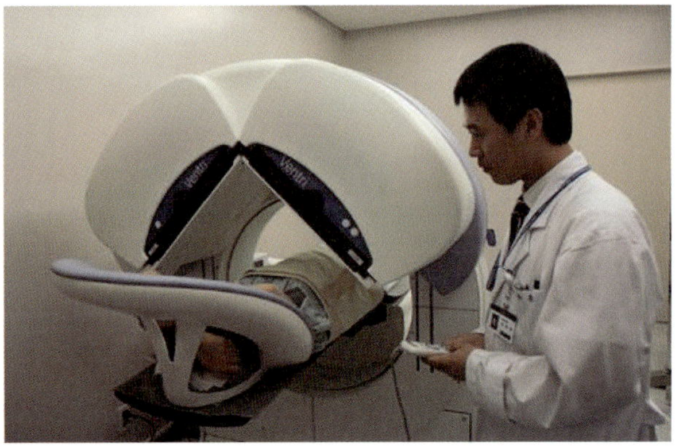

그림 13-28 SPECT를 이용하여 검사하는 모습

들만이 검출되기 때문이다. 또한 검출된 신호들은 목적장기(target organ)안의 물질에서 방출되는 감마선의 분포에 의존할 뿐만 아니라 다른 신체 조직들에 의한 광자의 흡수 역시 일어난다.

환자로부터 방사능이 감마카메라까지 방출될 때 환자의 다른 조직에 의한 감쇄로 인하여 영상의 화질이 저하된다. 이는 특히 지나치게 살찐 환자 또는 보디빌더와 같은 운동선수, 또는 큰 유방을 가진 여성들을 진단할 경우 문제가 된다.

조직의 감쇄 보정을 위한 알고리즘은 지속적인 연구로 인하여 향상되고 있다. 검사의 종류에 따라 차이가 있지만 SPECT 영상 형성을 위해서는 약 100,000~ 500,000의 계수(counts)를 획득하여야 하며 일반적인 공간 분해능의 범위는 7~15 mm이다.

128×128 매트릭스의 영상은 64×64 매트릭스의 영상보다 높은 분해능을 가지지만 화소 당 계수 값이 줄어들기 때문에 더 낮은 신호 대 잡음비 값을 가지기도 한다.

SPECT는 CT 또는 일반 감마카메라 영상에 비해 더욱 정도관리와 유지에 철저해야한다. 조사야 균일도와 검출기의 회전 중심축에 대한 정확한 움직임은 더욱 중요한 요소이다.

SPECT는 심근허혈 및 경색의 영상화를 포함하여 악성 종양, 양성 종양 부위의 분포, 뇌 혈류의 정량성 검사 등 다양한 분야의 검사에 효율적으로 적용되고 있다. 근래 다수의 핵의학 기관들이 새 감마카메라를 구입하려할 경우 약간의 비용을 더 들이는 대신 SPECT를 구입하는 것도 놀라운 일만은 아니다.

요 약

SPECT의 일반적인 목적은 방사능의 양적 분포를 획득하여 공간적인 데이터를 여과하여 영상에 포함된 잡음(noise)을 제거한 단면영상을 획득하는 것이다.

3) 심장 핵의학(nuclear cardiology)

심장질환은 미국인들의 사망의 대다수를 차지하고 있으며 살아가면서 발생할 수 있는 모든 암들과 관계되어있다. 관상동맥질환을 평가하기위한 심장 핵의학 검사가 1년에 천만 번 이상 수행되고 있으며 이 검사를 선택하는 기관은 점차 증가하고 있다.

심장 핵의학 영상에 사용되는 검사방법에는 일반적으로 두 가지가 있다. 첫 번째는 혈액 풀 검사로서 이것은 심장의 혈액 펌프작용에 대한 정보를 제공해준다. 두 번째는 심근 관류 스트레스 검사로 이것은 심근 경색과 심근의 국소적 관류를 상대적으로 보는 것이다.

(1) 혈액 풀 검사(blood pool study)

혈액 풀 검사에는 게이트 혈액 풀 검사(MUGA)와 동적 심장 스캔(first-pass study) 두 가지 종류가 있다.

① MUGA

일반적으로 MUGA 검사라고도 불리는 게이트 혈액 풀 검사는 적혈구 또는 세럼 알부민을 표

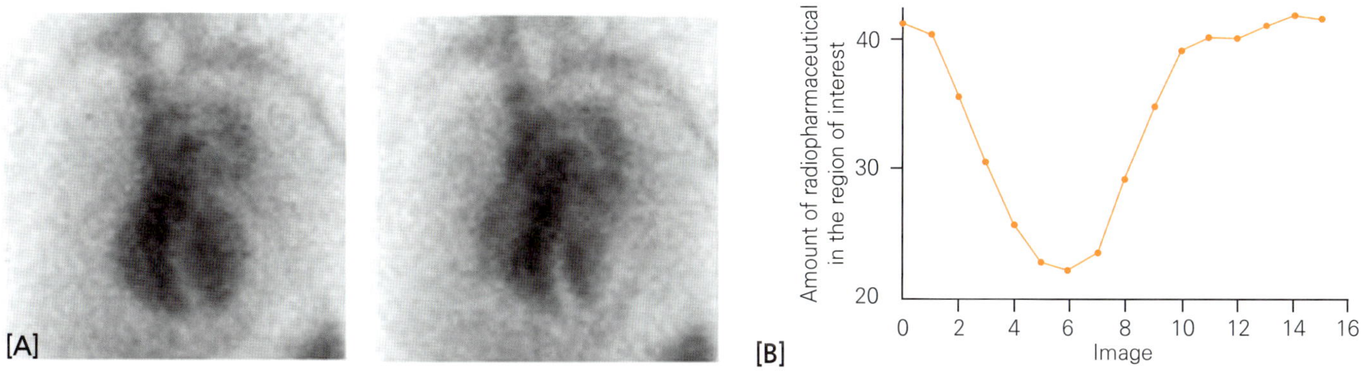

그림 13-29 평면 게이트 혈액 풀 검사

[A] 심박동 기간 동안의 15개의 영상에서 확장기 종료시점 영상과 수축기 종료시점 영상
[B] 좌심실에 관심영역을 그리고 그 부분의 혈액 부피의 상대적인 값을 그린 그래프

지한 ^{99m}Tc를 사용한다. 이 검사는 심전도를 연결하여 심장의 주기를 기준으로하여 심장의 수축과 확장에 대한 동적 영상을 수집하여 심장 내의 혈액 풀의 변화를 보는 방법이다. 국소적인 심벽의 움직임과 두께는 심장의 펌핑 효율과 상태의 중요한 지표이며 이를 관찰함으로써 심장의 기능을 평가할 수 있다. 좌심실에 대해서는 전면, 좌전사위, 측면의 세 각도의 MUGA 평면 영상으로 충분히 심박출율과 심벽 운동을 볼 수 있다(그림 13-29[A]).

그림 13-29[B] 예시의 경우 15개의 영상들은 각각 50 ms의 시간간격을 가지고 있고 1분당 80번의 심박동이 측정되었다. 15개의 영상의 좌심실에는 관심영역이 그려져 있으며 이의 상대적인 혈액의 부피를 그래프로 나타낸 것이 그림 13-29[B]이다. 이 경우 심박출 계수는 약 (41-22) / 41 = 0.46이므로 46%라고 할 수 있다.

② 동적 심장 스캔(first-pass study)

MUGA 검사는 우심실벽의 움직임도 나타날 뿐만 아니라 우심실의 심박출계수를 정량화하는 등의 문제가 발생하기도 한다. 심지어 좌전사위에서도 우심실과 우심방은 어느 정도 겹쳐있으며 완벽하게 분리되어 나타나지 않는다. 이러한 문제는 동적 심장 스캔(first-pass study)으로서 해결할 수 있다(그림 13-30).

고농도의 방사성 의약품을 순간 주사하여 이것이 심혈관계(cardiovascular system)를 이동하는 과정을 일정시간(약 30~60초)에 대하여 지속적으로 촬영한다.

심장 판막의 질환 여부, 비정상적인 심실 기능, 불규칙적인 폐순환 등에 의해 영향을 받는 순환계는 다양한 부분의 순간주사를 시행하여 그 흐름을 통하여 순환시간, 심장 구조물들의 용적 및 우심실과 좌심실 사이의 단락, 심박출량 등을 알 수 있다.

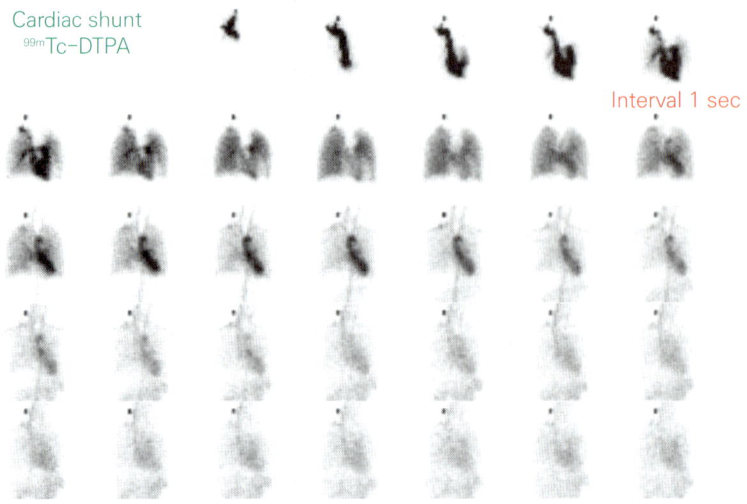

그림 13-30 동적 심장 스캔
우심실을 통해서 ^{99m}Tc의 순간주사과정을 보여주는 영상이다. 각 frame들의 data는 1초 이상의 시간 동안 획득한 것이다. 이러한 정보 분석은 심박출량을 측정하는데 이용된다.

(2) 심근 관류 부하 검사 (myocardial perfusion stress study)

관상동맥이 75~80%가 막혔을 때도 휴식상태의 심근은 아마도 기능들을 적절하게 유지하기 위하여 펌핑 작용을 통하여 그들 스스로 충분한 혈액을 공급할 것이다. 하지만 심근이 부하(stress)를 받았을 경우는 심근은 더 많은 산소가 포함되어있는 피를 요구하게 된다. 그리고 폐쇄된 혈관으로부터 부분적으로라도 혈액을 공급받는 기관들은 불충분한 산소로 인한 협심증자극에 의한 고통에 대하여 두려움을 느낄 것이다.

동맥의 폐색이 더욱 심각한 경우 심근 경색이 일어날 수 있으며 이 폐색된 동맥의 영향을 받는 심근세포는 매우 작은 양의 혈액, 즉, 산소를 받게 되며 결국 그들은 세포사하게 된다. 이러한 심장의 상태는 SPECT MPI 검사(myocardial perfusion imaging)나 심장 부하검사(cardiac stress)로 확실하게 알 수 있다.

일반적으로 관류 부하검사는 2개의 게이트 SPECT 검사를 비교한다. 하나는 환자가 휴식기 상태일 때의 검사이고 다른 하나는 휴식이 끝나고 10~20분 후에 운동량을 증가시켜 부하를 주거나 디피리다몰(diphyrida-mole)과 같은 약물을 주입시켜 심장에 부하를 준 상태에서의 검사이다.

^{99m}Tc-tetrafosmin나 ^{99m}Tc-sestaMIbI와 같이 작은 양(10 mCi)의 Tc 기반의 방사성 의약품을 심근에 주입하여 검사하기도 하며 ^{201}Tl도 심근 관류부하검사에 사용된다. Tl이온들은 물리학적으로 칼륨과 비슷한 작용을 하고 심근 세포 안에 집적된다. 하지만 이 집적량은 혈액 흐름의 감소에 따라 확연하게 감소한다.

^{201}Tl은 반감기가 3일정도로 길며 에너지가 높지 않기 때문에 환자의 체외에서 많은 수의 ^{201}Tl이 검출되지 않는다. 그래서 아주 작은 양의 ^{201}Tl 주입도 환자에게는 많은 양의 피폭선량을 전달한다. 하지만 ^{201}Tl은 높은 신호대 잡음비를 가지는 영상을 형성하기위해서 반드시 필요하므로 여전히 많이 사용되고 있다.

일반적으로 정상 심근의 휴식기의 영상은 그림 13-31[A]와 같이 나타나기도 한다. 두 번째 SPECT 영상은 여러 시간이 지난 후에 운동을 하여 심근에 부하를 준 직후에 20~25 mCi의 ^{99m}Tc을 주입하여 획득한 영상이다. 만약 SPECT 영상이 부하 시에도 정상이라면 환자의 심근은 빠르게 원래의 형태로 돌아간다.

만약 휴식기가 아닌 부하 시에만 병리학적인 적응증이 있다면 심근은 손상을 입어서 스스로의 힘으로 원래의 형태로 돌아갈 수 없다(그림 13-31[B]). 그러므로 외과적 또는 의학적 시술이 중요한 것이다.

요 약

Nuclear cardiology에는 크게 혈액 풀 검사(blood pool study)와 심근 관류 부하 검사가 있다.

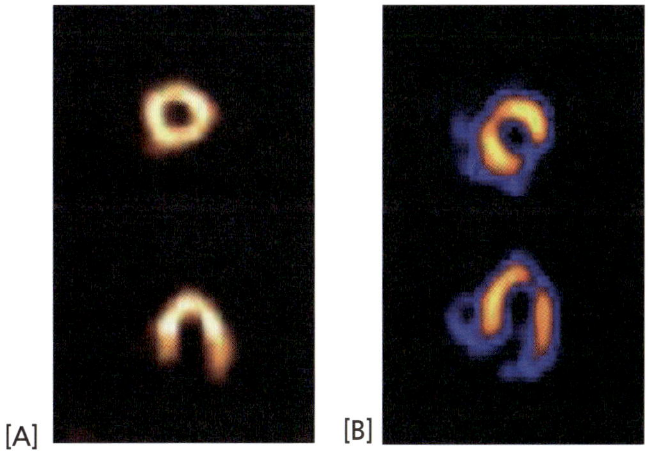

그림 13-31 심근 관류 부하 검사

[A] 이 영상은 휴식기에서 영상으로서 3 mCi의 ^{201}Tl을 사용하였으며 에너지 조절창은 70 keV를 중심으로 20%의 넓이로, 164 keV를 중심으로 15%의 넓이로 설정해주었다. 이 두 개의 영상들은 심근의 관심영역이 정상으로 나타난다.

[B] 이 영상은 부하기의 영상으로서 25 mCi의 ^{99m}Tc을 사용하였으며 에너지 조절창은 140 keV에서 15%의 넓이로 설정해주었다. 운동 중 저조한 집적이 나타나는 부분들은 부분적으로 관상동맥이 폐쇄되어있다고 생각할 수 있겠다.

4) PET

양전자방출 단층촬영(positron emission tomography, PET)은 핵의학의 중요한 분야이다. 이것은 당대사율의 변화를 보여주기 위하여 주로 사용한다. 최근에 PET는 심장학을 비롯한 다양한 분야에서 종양의 진행상황을 관찰하고 종양의 위치를 찾을 수 있는 임상 적용분야에서 중요한 역할을 하고 있다.

기존의 핵의학 기기 또는 SPECT, PET는 고에너지 광자의 검출을 포함한다. 하지만 그중에서도 PET는 약간의 다른 점이 있다. 첫째 PET는 광자가 핵종에서 직접적으로 방출되는 것이 아니다. 두 번째로 PET의 검출 에너지는 511 keV로 다른 핵의학 장비에 비하여 매우 높다. 마지막으로 PET는 언제나 한 쌍의 감마선이 동시에 방출되며 그 감마선의 검출 역시 동시에 한 쌍으로 이루어진다. 이러한 이유로 PET는 SPECT와 비교하였을 때 높은

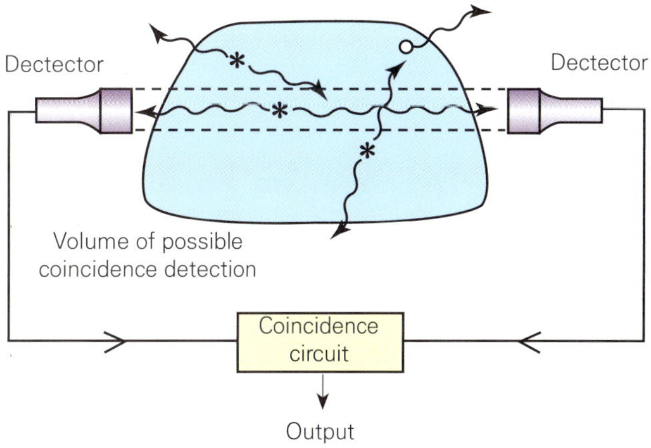

그림 13-32 방사성 물질로부터 양전자가 방출된 즉시 이것은 전자와 충돌한다. 이들은 서로를 소멸시키고 결과적으로 두 개의 고 에너지 광자를 동시에 반대 방향으로 방출해 낸다. PET 카메라의 반대편 두 검출기에 동시에 검출되고 나면 처음의 양전자는 두 개의 광자가 검출된 장소를 이어준 선상에 위치했었다는 것을 증명해준다.

공간 분해능과 좋은 신호대 잡음비를 가질 수 있었다.

PET는 양전자를 방출하기 위하여 몇 개의 방사성 동위원소 성질을 이용하였다. 양전자와 전자는 서로 반물질/반입자이다. 전자와 양전자는 서로 결합하면서 언제나 서로를 소멸시킨다. 그들은 모두 사라지면서 그들의 질량을 순간적으로 2개의 511 keV 소멸 광자의 형태로 에너지를 변환시킨다. 그리고 2개의 소멸광자는 거의 정반대 방향으로 방출된다(그림 13-32).

표 13-2는 주요 양전자 방출 동위원소들을 목록화한 것이다. 표 13-2에 있는 원소들 중 두 개를 제외한 나머지는 사이클로트론에서 안정한 핵에 양자 또는 중양자를 충돌시켜서 생성해낸 것이다. 예를 들면 ^{18}F는 고점도의 양자가 네온가스와의 충돌을 통하여 생겨난 것이다.

$$^{20}Ne + {}^{2}H \rightarrow {}^{18}F + {}^{4}He \quad (13\text{-}23)$$

다른 방법으로 ^{18}O를 양자와 부딪치게 하는 방법도 가능하다.

$$^{18}O + {}^{1}H \rightarrow {}^{18}F + {}^{1}n \quad (13\text{-}24)$$

단순한 물과 ^{3}He도 ^{18}F를 생성할 수 있다.

$$^{16}O + {}^{3}He \rightarrow {}^{18}F + {}^{1}H \quad (13\text{-}25)$$

일반적으로 양전자 방출 동위원소들은 ^{11}C의 반감기가 20분, ^{13}N의 반감기가 10분, ^{15}O의 반감기가 2분인 것처럼 매우 짧은 반감기를 가지는 경향을 가지고 있기 때문에 이들의 방사선 화학은 어렵다 볼 수 있다. 그렇기 때문에 많은 PET검사를 수행하는 기관에서는 사이클로트론을 갖추고 있거나 사이클로트론에서 가까운 지역에서 검사를 수행하여야 한다는 단점이 있다. 그러나 양전자를 방출하는 동위원소 ^{68}Ga과 ^{82}Rb은 ^{99m}Tc처럼 발생기를 통해서 생성해낼 수 있다. 이러한 동위원소들과 ^{18}F들은 상업적으로 쉽게 얻을 수 있기 때문에 사이클로트론에 대한 지역적 한계를 해결할 수 있다.

PET의 가장 흥미로운 점 중 하나는 양전자를 방출하는 동위원소들은 신체 물질과 생화학적 관련이 있는 탄소, 질소, 산소 그리고 다른 요소들을 포함한다는 것이다. 이 들은 PET 검사를 위하

표 13-2 511 keV의 소멸광자들을 만들어낼 수 있는 몇 가지 주요한 양전자 방출 동위원소들은 PET의 영상을 만드는데 사용된다.

z	nuclide	half-life	possible production methods
06	carbon-11	20.3min	cyclotron : $^{14}N + p \rightarrow {}^{11}C + {}^{4}He$ $^{12}C + p \rightarrow {}^{11}C + p + n$
07	nitrogen-13	10.0min	cyclotron : $^{13}C + p \rightarrow {}^{13}N + n$
08	oxygen-15	2.1min	cyclotron : $^{15}N + p \rightarrow {}^{15}O + n$ $^{14}N + d \rightarrow {}^{15}O + n$
09	fluorine-18	110min	cyclotron : $^{20}Ne + d \rightarrow {}^{18}F + {}^{4}He$ $^{16}O + {}^{3}He \rightarrow {}^{18}F + p$ $^{18}O + d \rightarrow {}^{18}F + n$
29	copper-64	12.7h	cyclotron : $^{64}Ni + p \rightarrow {}^{64}Cu + n$
31	gallium-68	68min	generator : ^{68}Ge(270days) $\rightarrow {}^{68}Ga$
37	rubidium-82	1.3min	generator : ^{82}Sr(25days) $\rightarrow {}^{82}Ru$

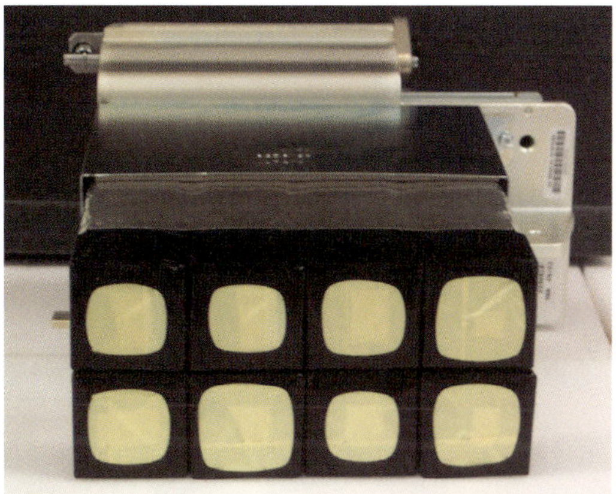

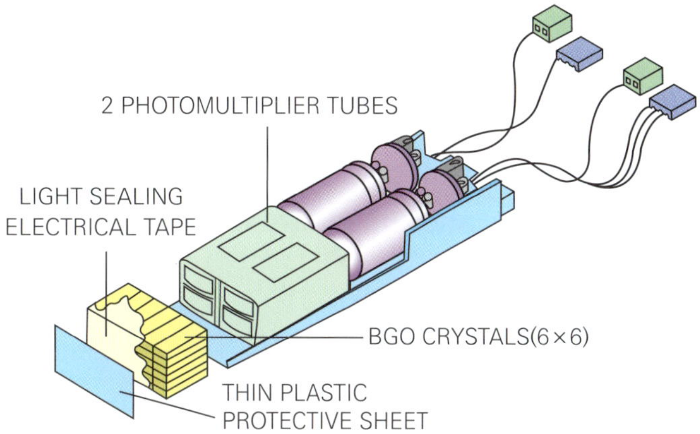

그림 13-33 PET의 광전자증배관의 모듈과 형광체/광전자증배관 시스템의 내부구성

여 기체상태의 산소, 물, 일산화탄소, 이산화탄소, 이산화물의 형태로 이용된다. 예를 들면, 뇌와 심장 그리고 암에서의 혈액의 흐름과 산소의 신진대사를 관찰하기 위하여, 각각 ^{15}O 원자 하나를 포함하는 물과 산소 분자를 사용한다. 당류나 아미노산, 지방산과 심지어는 신경전달물질 등과 같은 큰 결합 분자들도 더 복잡한 생화학적 경로를 추적하기 위하여 사용되기도 한다.

PET는 매우 민감하여 10^{-12} mole의 생화학물질이 표지된 방사선도 검출해 낼 수 있다. 이것은 매우 적은 양의 생화학적 물질의 투약을 허용함으로써 환자의 신체적 변화의 생성을 최소화 한다. 그림 13-33과 같은 PET에서의 광전자증배관 모듈은 매우 적은 양의 생화학적 물질에도 검출할 수 있도록 도와준다.

임상적으로 PET에 사용되는 방사성 의약품으로는 FDG(^{18}F-fluorodeoxyglucose)가 가장 보편적이다. ^{18}F는 반감기가 110분으로 양전자를 방출하는 동위원소로서 반감기가 매우 긴 편이고 FDG는 기존의 당류와 비슷한 역할을 한다. 즉 당류를 세포로 전달시켜주는 것이다. 그러나 정상의 당류는 세포에 의하여 소비되고 물이나 이산화탄소와 같은 대사물질은 완전히 제거되지만 FDG의 경우는 fluorine이 세포에 남아있음으로써 방사선을 방출하여 영상을 만들어 낼 수 있다.

(1) PET의 응용분야

대부분의 암세포는 정상세포들보다 더 많은 당류들을 소비한다. FDG 영상은 뇌와 두경부, 유방, 폐, 간, 결장, 그리고 다른 조직들안에서 악성 종양들의 검출이나 관찰에 있어서 매우 귀중한 정보를 전달해준다. 그림 13-34는 알츠하이머병과 정상의 뇌의 영상이다. 폐암의 병기 결정 등과 같이 많은 종양 영상에 있어서 PET는 CT에 비하여 민감하고 특이적으로 정보를 획득할 수 있다.

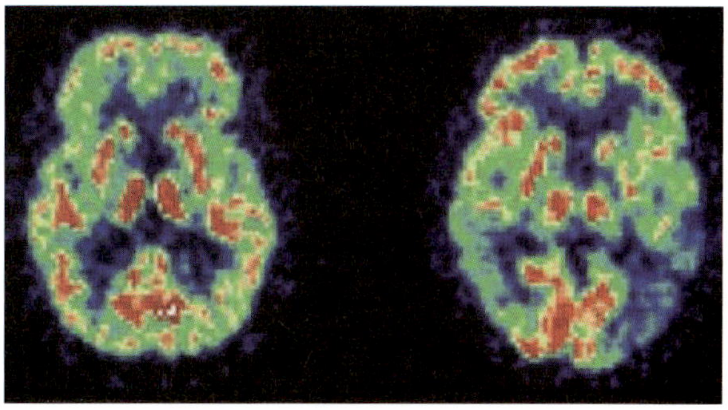

그림 13-34 PET을 이용한 알츠하이머병(오른쪽)과 정상인의 뇌 영상(왼쪽)의 비교

이전의 PET는 뇌의 기능적인 영상을 제공할 수 있는 유일한 수단이었지만 fMRI의 출현으로 현재는 상호보완적으로 정보의 교환이 가능해졌다. 예를 들면, ^{15}O가 표지된 물은 뇌혈류의 흐름의 연구를 할 수 있게 해주었으며 비슷한 예로 FDG를 이용한 검사는 뇌조직 대사의 정보를 제공해준다. FDG와 같은 당류는 뇌혈류장벽을 통과할 수 있고, 뇌의 뉴런이 소비하는 1차 에너지원이 된다.

이와 같은 검사들을 통하여 정신적인 또는 물리적인 자극에 대한 정상 뇌의 영역의 많은 연구를 이끌어 낼 수 있었다. 이와 유사하게, 파킨슨병이나 알츠하이머병, 간질, 정신분열증과 같은 비정상적인 뇌의 에너지 사용 경향이 뇌에 미치는 영향 등의 연구 역시 수행될 수 있었다.

(2) PET 기술

PET기기의 검출기 구성원리는 앞에서 설명한 SPECT기기의 검출기 구성 원리와는 약간 차이가 있다. PET는 동시에 방출되는 한 쌍의 광자를 반대편에 위치한 검출기에서 동시에 검출하고 그 광자는 매우 높은 에너지를 가지고 있다. 검출기는 작은 섬광 검출기들의 원형 배열로 이루어져 있으며 이를 갠트리(gantry)라고 한다. 환자는 검출기의 갠트리 안으로 마치 CT와 같이 누워서 들어간다. 환자 안에서 양전자의 소멸이 일어났을 때 두 개의 소멸 광자는 갠트리의 반대편에 위치한 두 개의 검출기에 의하여 동시에 검출된다.

PET검출기는 조준기를 가지고 있지 않기 때문에 상대적으로 높은 민감도를 가지고 있다. 환자 횡단면의 분해능은 각각의 형광체의 크기에 의하여 1차적으로 결정된다. 그리고 양전자는 소멸 방사선을 만들어내기 전에 환자의 체내에서 약간의 비정을 가지며, 511 keV의 소멸 방사선 광자들은 정확히 반대방향으로 방출되지 않기 때문에 실질적으로 획득할 수 있는 분해능의 한계가 생긴다. 최종적으로 획득할 수 있는 분해능은 약 2 mm 정도이다.

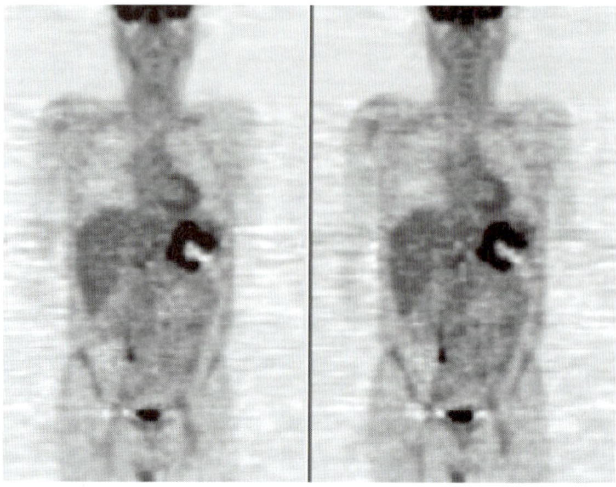

그림 13-35 **필터링 후 역투영법으로 재구성한 영상**

SPECT의 재구성처럼, PET도 역시 필터링 후 역투영법 또는 반복적 재구성 방법을 사용한다(그림 13-35).

영상을 형성하는 과정에서 환자의 체내에서 감쇄된 광자에 대한 감쇄보정과 산란된 광자에 대한 산란보정이 이루어져야만 재구성된 영상은 정확한 정보를 전달해 줄 수 있다.

요 약

PET이란, 양전자를 방출하는 방사성동위원소에 표지시킨 약제를 피검자에게 정맥 주사나 흡입으로 투여한 후 양전자에서 방출된 소멸 방사선을 영상화하는 생리적인 영상기법이다.

(3) 최근의 개발

PET는 획기적이고 생산적인 기기지만 가격이 비싸다는 단점을 가지고 있었다. 표준 PET기기는 평범한 CT의 가격에 비하여 약 2~3배의 가격이다. 그러나 현재 대부분의 병원들은 나선형 CT(spiral ST) 또는 다중 검출기형 CT(multidetector CT, MDCT)를 구입하는데 이 들의 가격에 비해 PET가 그리 비싼 가격은 아니다.

과거 PET에서의 다른 경제적인 문제점은 양전자 방출 동위원소의 짧은 반감기로 인한 경제적 손실이었다. 짧은 반감기를 가지는 양전자 방출 동위원소를 생산하기 위해서는 이들을 생산하기 위한 장소가 병원 내에 필요했으며 매우 복잡하고 비싼 사이클로트론이 필요했다. 그리고 방사선 물질을 다룰 수 있는 허가증을 소유하고 있는 고급 인력이 사이클로트론과 방사성화학물질을 관리하고 유지하여야 했다.

하지만 암의 영상화를 위한 PET 사용의 급속한 증가로 인하여 현재 많은 화학회사들은 FDG를 지역적으로 매일 배달하고 있다. 이것은 병원이 더 이상 사이클로트론이나 방사선화학물질을 작동시키고 관리하지 않아도 된다는 것을 의미한다. 또한 정부기관들은 PET의 임상적인 가치를 인지하고 건강보험에 PET 수행 금액을 보조하는 것을 승인한다. 이것은 병원과 물리학자들에게 핵심적인 경제적 동기부여가 되었다.

또한 제조업자들은 더욱 유용한 PET기술개발의 필요성을 인지하게 되었다. 예를 들면 Tc나 Tl의 충분한 공급과 함께 계속 사용될 PET-CT기기에 적당할 뿐만 아니라 양전자 소멸로부터 발생하는 고에너지 광자에도 적당한 두께의 NaI형광체를 개발해 냄으로써 SPECT와 PET이 결합된 기기를 생산해 낼 수 있을 것이다.

비슷한 예로, 현재 그림 13-36과 같은 PET-CT기기가 급속히 사용되고 있다. 환자는 침대위에 누워있고, CT와 PET검사를 함께 받는다. 한 검사가 끝나는 즉시 다른 하나의 검사를 수행하며 영상획득 시 환자가 침대로부터 이동하는 과정을 없앰으로써 환자 움직임의 변화를 최소화 하였다.

PET-CT기기로 얻은 영상은 핵의학영상의 한계점인 해부학적인 정보의 부족 및 종양의 진단에 있어서의 국소진단의 어려움을 극복할 수 있는 면을 보여준다.

PET-CT기기는 PET으로부터 기능적이고, 생리학적인 정보와 CT로부터 해부학적인 정보를 제공받을 수 있기 때문에 정밀한 융합(fusion)영상으로 나타냄으로써 우수한 해부학적 분해능력을 통하여 병소부위를 정확하게 진단할 수 있게 해준다(그림 13-37). 또한 감쇄지도를 만들기 위한 투과영상(trans-mission image)를 얻을 목적으로 이용할 수 있는 특징을 가지고 있다.

현재는 PET/MRI도 상용화 단계에 있다.

표 13-3 PET에 이용되는 양전자방출핵종의 특징

핵 종	반감기	평균비정	이 용	대표 의약품
^{11}C	20분	1.7mm	아미노산, 지방산 대사	^{11}C-methionine, ^{11}C-acetate
^{13}N	10분	2.0mm	혈류	$^{13}NH_3$
^{15}O	2분	2.7mm	혈류	$^{15}O-H_2O$, $^{15}O-CO_2$
^{18}F	110분	1.4mm	당대사	^{18}F-FDG

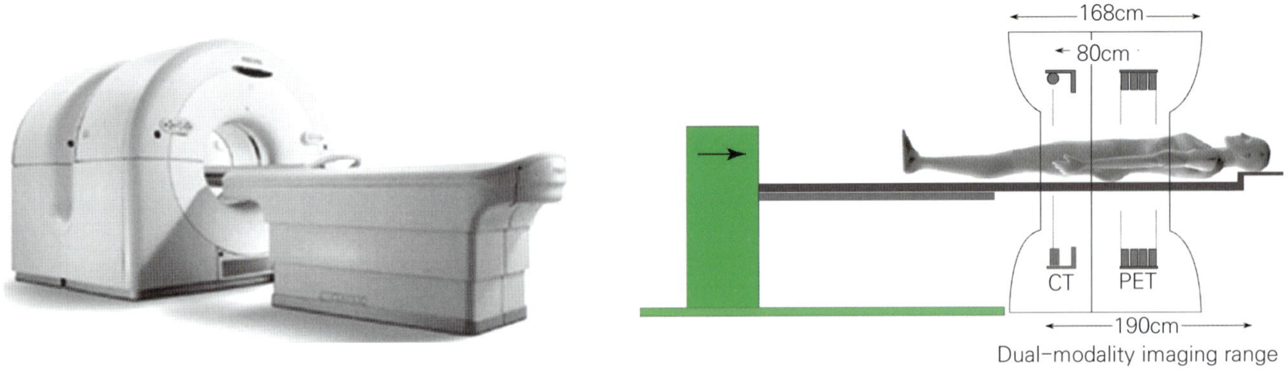

그림 13-36 PET-CT기기와 내부구조

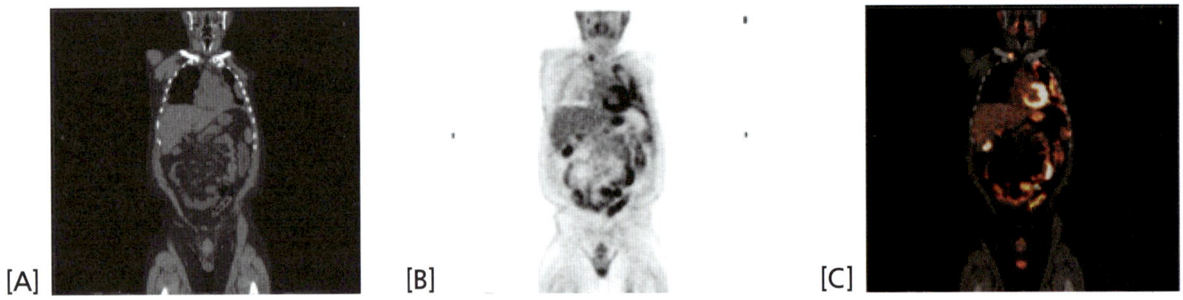

그림 13-37 PET-CT기기에서 측정한 CT 영상[A], PET영상[B] 및 융합영상[C]

CHAPTER 14
DICOM, PACS 및 CAD

1. DICOM의 개념
2. DICOM 표준과 기술적 개요
3. PACS의 개념
4. PACS의 시스템 및 구성
5. PACS와 의료 시스템의 연동
6. PACS display QC
7. PACS의 미래
8. CAD

개 요

디지털 의학영상 표준인 DICOM을 기반으로 한 PACS는 촬영된 영상을 저장, 전송하여 네트워크를 통해 실시간적으로 조회하고 판독하며 병원 정보 시스템(HIS)과 연계된 종합적인 영상저장 및 전송 시스템이다. CAD 시스템의 개념 기반기술을 이해하고, 임상적 진단과정을 학습한다.

학습목표

· DICOM의 정의와 역사를 설명할 수 있어야 한다.
· DICOM 표준과 기술적 상호 연계성을 설명할 수 있어야 한다.
· PACS의 개념과 시스템 및 구성을 설명할 수 있어야 한다.
· PACS와 의료 시스템의 연동을 설명할 수 있어야 한다.
· CAD 시스템의 개념 및 기반기술을 설명할 수 있어야 한다.
· CAD 시스템의 구성요소 및 진단과정을 설명할 수 있어야 한다.

1. DICOM의 개념
2. DICOM 표준과 기술적 개요
3. PACS의 개념
4. PACS의 시스템 및 구성
5. PACS와 의료 시스템의 연동
6. PACS display QC
7. PACS의 미래
8. CAD

1. DICOM의 개념

1. DICOM의 정의에 대하여 이해하고 설명한다.
2. DICOM의 역사에 대하여 이해하고 설명한다.

2. DICOM 표준과 기술적 개요

1. DICOM의 표준에 대하여 이해하고 설명한다.
2. DICOM의 기술적 개요에 대하여 이해하고 설명한다.
3. DICOM data format과 DICOM conformance에 대해 이해한다.

3. PACS의 개념

1. PACS의 정의를 이해하고 설명한다.
2. PACS의 도입배경을 이해한다.
3. PACS의 발전과정 및 방향을 이해한다.
4. PACS 도입의 기대효과를 이해하고 설명한다.

4. PACS의 시스템 및 구성

1. PACS 시스템의 구성에 대해 이해한다.
2. 영상획득 시스템과 원리에 대해 이해한다.
3. 영상저장 및 데이타베이스에 대해 이해한다.
4. 영상조회에 대해 이해하고 설명한다.
5. 네트웍의 구성과 원리에 대해 이해한다.

5. PACS와 의료 시스템의 연동

1. DICOM을 이용한 PACS/OCS 연동방식에 대해 이해한다.
2. DICOM worklist에 대해 이해한다.
3. RIS에 대해 이해한다.
4. IHE의 역할에 대해 이해한다.

6. PACS display Q/C

1. PACS display 장치에 대해 이해한다.
2. PACS display Q/C에 대해 이해한다.

7. PACS의 미래

1. 실시간적 방사선 진단에 대해 이해한다.
2. HIS/OCS/EMR의 통합에 대해 이해한다.
3. 3D display 및 CAD에 대해 이해한다.
4. Tele-PACS 및 internet-PACS에 대해 이해한다.

8. CAD

1. CAD 시스템의 개발역사 및 요성을 이해한다.
2. CAD 시스템의 개념 및 구성요소 기술을 이용해 임상적 진단의 정확성을 이해한다.

CHAPTER 14 DICOM, PACS 및 CAD

1. DICOM의 개념

1) DICOM의 정의

DICOM이란 digital imaging and communications in medicine의 약자로, 의료영상, 파형, 그리고 부수적인 의료정보의 전송을 위한 응용계층의 네트워크 프로토콜로써 방사선 영역의 영상을 서로 간에 주고받을 수 있도록 고안된 영상 정보 및 통신표준이다.

1970년대 RSNA에서는 각각 다른 디지털영상 포맷을 만들어 내는 다양한 제조업체 장비들 간의 영상 및 정보전송에 관한 표준화의 필요성을 인식하였다. 이에 ACR(American College of Radiology)과 NEMA(national electrical manufacturers association)는 의료분야에 있어서의 디지털 영상과 통신을 위한 표준을 개발하기 위해 합동 위원회(working group)를 조직하였다.

그 후 미국 내 표준기구인 IEEE, HL 7, ANSI, 유럽의 CEN TC 251, 일본의 JIRA 등의 다른 표준화 기구와의 연계 하에서 DICOM 3.0으로 정립되어 현재 국제규격화 되고 있다.

DICOM의 특징은 첫째 CT, MRI, US, NM을 비롯한 각종 디지털영상장비가 만들어낸 영상정보를 전송할 수 있고, 둘째로 CD와 같은 디지털 기록매체를 이용하여 영상정보 교환이 가능하다. 또한 연결된 영상출력 장비와도 정보교환이 가능하여 매우 높은 관용도를 지니고 있다.

DICOM의 또 다른 특징으로 표준화와 디지털화를 들 수 있다. DICOM의 표준화로 인해 서로 다른 기계의 영상정보가 받아들여질 때 총체적인 관리가 가능하며, 서로 다른 회사 제품 간에 호환성이 가능하다.

표준화로 인해 관련 산업이 발전하고 그에 대한 확대가 가능하므로 그 수익이 기업에게 돌아가게 되며 이와 동시에 소비자는 자신이 진단받은 영상정보가 고스란히 다른 병원으로 전송되어 이용 될 수 있기 때문에 이익을 볼 수 있게 된다.

DICOM의 디지털화는 병원간의 의료투자 수준차이를 극대화하고, 보안상의 문제가 있기는 하지만 여러 가지 장비를 구입해야 하는 단점이 해소되고, 또한 의료영상장비 구축만으로도 여러 진단이 가능하게 된다.

또한 영상장비에 관여하는 기계인 CT, MRI, 초음파 등의 장비가 규격화되고 이에 적응하지 못하는 업체는 도태되므로 자연스럽게 질 높은 장비가 의료계에 공급되게 되고 결과적으로 이를 사용하는 소비자의 의료 질이 높아지게 된다.

DICOM 표준은 매우 적응성이 강하여 영상을 만들어 내는 다른 전문분야(병리학, 내시경, 치과)에서도 DICOM을 채택하게 되었다. 많은 의료

영상기기 제조업체들이 글로벌 업체라는 사실은 DICOM의 국제적인 관심을 불러일으키는 계기가 되었다.

2) DICOM의 역사

70년대에 CT(computed tomography)나 또 다른 디지털 진단영상 Modality의 도입과 함께 임상적용에 컴퓨터의 사용이 증가함에 따라 디지털영상 저장시스템이 발달 하였다. 의료영상 장비로부터 영상정보의 획득은 PACS(picture archiving and communication system) 성공의 필요조건이다. 그러나 영상 획득 장비에서 PACS로의 영상 전송은 필요조건이지 충분조건은 아니었다.

PACS는 RIS(radiology information system)나 HIS (hospital information system)로의 연결 시 이들 사이에 데이터의 손실 없이 보전해야 하며 일관성이 있어야 한다. 이것은 의료 시설의 올바른 기능을 위해 매우 중요한 요건이 되었다. 또한 의료영상 획득 장비들은 영상정보뿐만 아니라 환자의 검사정보와 함께 저장장비를 통하여 영상데이터와 그와 관련한 정보를 전송할 수 있어야 했다. 이러한 요구에 대처하기 위해 모든 사람이 이해하는 영상포맷과 공통의 통신 프로토콜이 필요해졌다.

또한 의료시설들은 다수의 업체들로부터 제공되는 영상장비들을 선택하기 위해서 모든 장비 업체에 지원되는 통신프로토콜을 받아들여야 했다. 이러한 필요성을 가지고 1983년에 ACR과 NEMA는 다양한 업체들에 의해 만들어진 장치들이 지원하는 각각의 다양한 디지털 영상포맷에서 벗어나 의료영상과 그와 관련된 정보를 전송하기 위한 표준을 발전시키기 위해 공동의 위원회를 설립했다.

이러한 노력으로 1985년에 ACR-NEMA 300이 나왔다. ACR-NEMA 300-1985 표준안에서는 점 대 점 통신 프로토콜, 명령어 메시지 집합, 그리고 영상 통신을 위한 데이터 사전 등을 정의했다. 대응하는 영상 장치사이나 영상 장치와 네트워크 인터페이스 사이에 직접 연결을 위한 16비트 병렬 전기 인터페이스가 사용되었다. 이렇게 여러 업체들이 호환이 되는 물리적인 인터페이스가 고안되었으며 이를 바탕으로 표준안의 두 번째 버전, ACR-NEMA 300-1988이 1988년도에 출판되었다.

하지만 50핀 인터페이스에 기반으로 한 ACR-NEMA 300-1988 표준안은 크게 성공하지는 못했다. PACS의 기본으로써 이 표준안을 사용하고자 시도했던 창시자들은 ACR-NEMA 300-1988의 몇 가지 치명적인 약점을 밝혀냈다. 먼저 이 표준안은 통신 서비스를 위해 통신 산업계에서 넓게 사용하고 있는 ISO(international standards organization)-OSI(open systems interconnection) 참조모델에 적합하지 않았다. 또한 ACR-NEMA 300-1988은 점 대 점 연결만 지원하기 때문에 일치 확인 수단을 제공하지 않으며, 다수의 업체들이 호환이 가능한 제품을 만들기에는 심각한 애매모호함을 포함하고 있었다. 그리고 PACS의 제조업자들의 관심이 HIS나 RIS와의 통합에 있었기 때문에 이 표준안의 확장이 인식되었다.

전 버전의 문제점을 수정하고 국제적인 협력을 조성하기 위해 표준안은 전 버전과의 분리를 위해 새로운 이름, DICOM이라고 부르게 되었으나 표준의 전 버전과의 연속성의 의미에서 3.0을 붙이기도 한다.

DICOM 3.0에서는 전 버전의 50핀의 커넥터로 연결된 점 대 점 연결에서 네트워크 기반의 환경으로 발전되었으며, 단순한 데이터 전송에서 응답에 대한 부분을 첨가시켰고, 또한 최소 레벨에서 다른 레벨의 confor-mance가 명시될 수 있도록 하였다.

1991년에 DICOM 3.0의 part 1과 Part 8이 나왔고 1992년에는 RSNA(Radiological Society of North America) InfoRAD에

서 Part 8에 관한 데모가 있었다. 1993년에는 DICOM Part 1~Part 9가 승인을 받았으며 그 후 매년 RSNA InfoRAD에서는 DICOM 3.0 파트에 대한 데모가 열리고 있다. 1994년에는 처음으로 DICOM 특성이 상품으로 나온 시기로 CT, MR, secondary 그리고 몇 가지 초음파 영상 등의 영상 전송이 실행되었다. 그리고 소수의 실행이 query/retrieve를 지원하였다.

또한 심장의 X선 cine 필름을 대체할 목적으로 ACC (american college of cardiology)는 ACR-NEMA와 연합하여 매체 상호교환을 위한 표준안, 즉 Part 10-media storage and file format을 제정했으며, 1995년 초기에 JPEG 비손실 영상저장을 이용해 CD-R에 심장 X선 영상들이 저장한 제품들이 공개되었다(Part 10, 11, 12). 또한 CEN과 JIRA/Medis DC와도 광범위한 협력발전을 가졌다. 1996년을 거쳐 1997년도에는 정보시스템과 영상획득장치와의 통합을 가능하게 한 "modality worklist management"가 나왔으며 SCAR에서 전시가 있었다.

또한 네트워크 보관과 믿을만한 저장을 가능하게 한 "storage commitment"도 나왔다. 지금도 각 파트에 대한 첨가와 개정뿐만 아니라 새로운 것들이 supplement 형태로 계속 추진되고 있다. 현재는 지금까지 나온 DICOM part 1~part 18 및 116개가 넘는 supplement를 종합하여 새로 개정된 DICOM 표준이 나왔다.

2. DICOM 표준과 기술적 개요

1) DICOM 표준의 이해

(1) DICOM 표준은 크게 DICOM file format와 DICOM communication protocol로 나누어 이해 할 수 있다.

(2) File format는 영상정보를 digital 화하는 방식, 영상데이터에 대한 정보를 헤더에 입력하고 구분하여 tag로 붙이는 방법이 있으며 환자의 영상은 독특한 ID 정보를 가짐으로써 세계적으로 유일한 code를 갖게 된다.

(3) Communication protocol은 각 기기와 기기간의 통신을 위한 명령어라고 볼 수 있고 TCP/IP(transmission control protocol/internet protocol), OSI (open systems interconnection) 기반 위에 다음과 같은 기능을 수행한다.

① association
② verification(*C_ECHO*)
③ query/retrieve
(*C_FIND, C_GET, C_MOVE*)
④ storage(*C_STORE*)

2) DICOM의 기술적인 개요

DICOM 3.0 표준은 병원 내부에서나 외부와의 전송을 위해서 의료영상과 그와 관련된 정보를 데이터 상호 교환 프로토콜, 디지털 이미지 포맷, 그리고 파일 구조를 정의하고 있다. DICOM 인터페이스는 디지털 영상 장치들의 상호연결을 위해 유용하다. DICOM 3.0에서는 정보 오브젝트와 서비스 클래스 정의에 따른 응용의 표준화를 하였으며 접속 프로토콜을 네트워크 기반으로 확장 시킨 점이 가장 큰 특징이다.

(1) DICOM network model

그림 14-1은 DICOM 3.0에서 데이터의 상호교환을 위해서 발전된 통신모델을 보여주고 있다. ACR-NEMA 2.0에서 지원된 point-to-point 프로토콜은 DICOM 3.0에 와서는 TCP/IP와 ISO-OSI(international standards organization open systems interconnection)에 기반을 둔 네트워크 환경으로 발전하였다.

표 14-1 Patient level keys for patient root / ret

Description	Element Tag	Type
patient name	(0010, 0010)	F
patient sex	(0010, 0040)	O

표 14-2 SOP classes supported as an SCU

SOP class name	UID
standard CR image storage	1.2.840.10008.5.1.4.1.1.1
patient root query / retrieve – FIND	1.2.840.10008.5.1.2.1.1

표 14-3 Presentation context table

Abstract Syntax		Transfer Syntax		Role
Name	UID	Name	UID	
patient root query / retrieval – FLND	1.2.840.10008.5.1.4.1.1.1	implicit VP little endian	1.2.840.1008.1.2	SCU

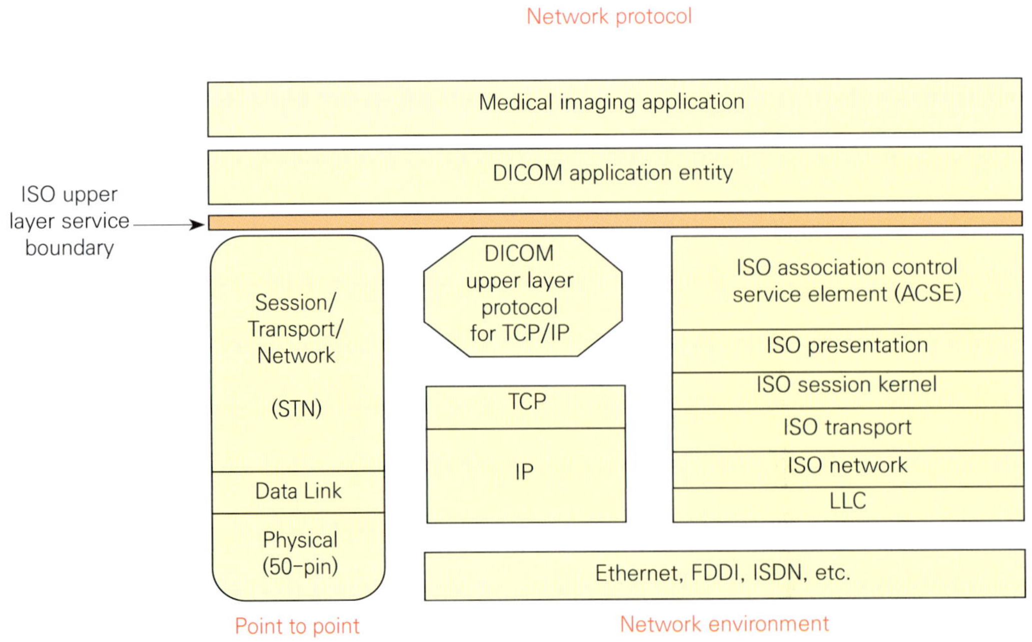

그림 14-1 DICOM network model

그림 14-1에서 upper layer boundary는 첫째, DICOM 메시지전송과 통신 지원 부분을 분리시키고 둘째, 대응하는 어플리케이션 실체들 사이에서association을 시작하여 메시지를 보내고, 마지막으로 association을 끝내는 것을 지원한다. 덧붙여서 어떠한 통신 스펙을 사용하던지 간에 메시지를 전달할 수 있도록 하는 것도 upper layer boundary의 일이다.

DICOM은 다중 문서로 이루어져 있는데 이것은 새로운 특징들에 대한 첨가를 간단하게 해 줌으로써 급격히 변화하는 환경에서 표준화의 확장과 발전을 쉽게 해 준다.

DICOM 표준은 다음과 같이 총 15개의 파트로 구성되어 있다.

- **DICOM 표준**
  - Part 1 – introduction and overviews (서론 및 개요)
  - Part 2 – conformance (적합성)
  - Part 3 – information object definitions (정보 객체 정의)
  - Part 4 – service class specifications (서비스 클래스 명세)
  - Part 5 – data structure & semantics (데이터 구조와 의미)
  - Part 6 – data dictionary (데이터 사전)
  - Part 7 – message exchange protocol (메시지 교환)
  - Part 8 – network communication support for message exchange (메지지 교환을 위한 네트워크 통신 지원)
  - Part 9 – point to point communication support for message exchange (메시지 교환을 위한 일대일 통신지원)
  - Part 10 – media storage and file format (매체교환을 위한 매체 저장과 파일 형식)
  - Part 11 – media storage application profiles (메체 저장 응용 프로파일)
  - Part 12 – media formats and physicals media (매체교환을 위한 매체형식과 물리적 매체)
  - Part 13 – print management point to point (프린트 운용 일대일 통신 지원)
  - Part 14 – grey scale display function standard (흑백 표시함수)
  - Part 15 – security profiles (보안 프로파일)

(2) DICOM 표준의 상호 연계성

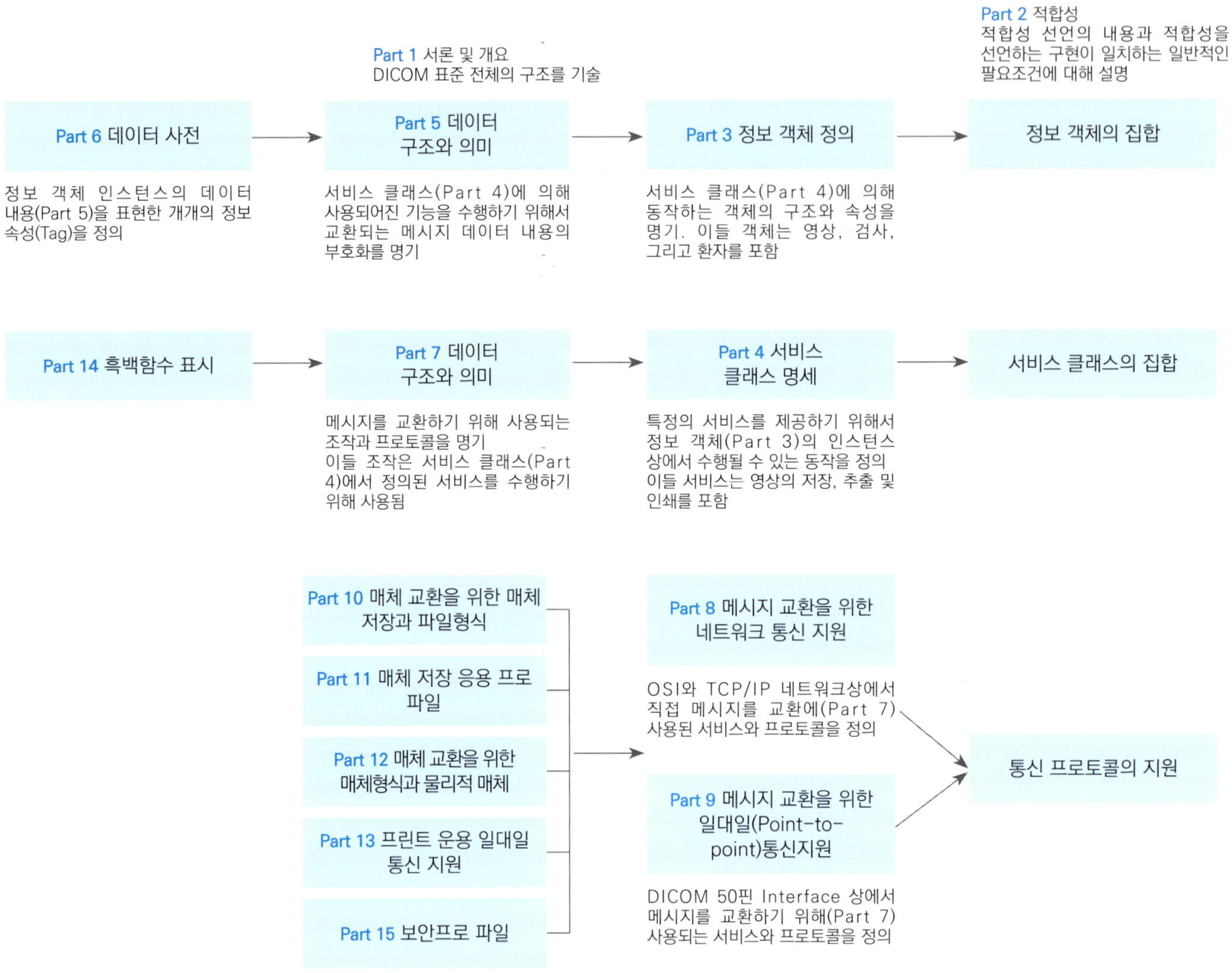

그림 14-2 **DICOM 표준의 상호 연계성**

(3) DICOM application entity

그림 14-1에서 application entity 부분은 어플리케이션이 네트워크에서 의료 영상과 그에 관련된 정보를 교환하는 절차를 정의한다. 어플리케이션 실체부분에서 알아야할 주요 개념에는 다음과 같은 것 들이 있다.

① Information object definitions (data object definitions)

IOD(information object definitions)는 DICOM의 객체지향 디자인에서 추상적인 데이터 객체(교환되는 정보)의 포맷과 내용을 자세히 설명한다. 저장을 위해, 각 영상획득장비는 그 자신의 정보객체를 정의한다. 예를 들어 이 IOD는

MRI, CT, NM 등과 같은 이미지데이터 객체와 curves, overlay, 그리고 RIS 정보처럼 이미지와 관련된 데이터 객체를 설명하는 메커니즘을 제공한다.

② DICOM message service element service (method)

객체지향의 디자인에서는 데이터객체뿐만 아니라 그 객체 위에서 운영되는 서비스도 정의한다. "영상을 저장하라" 또는 "환자정보를 얻어라" 같은 서비스들을 정의함으로써 DICOM에서는 이 개념을 사용하는데 '영상', '환자정보'는 정보, 즉 데이터객체에 해당되고, '저장하라', '얻어라' 같은 서비스들은 데이터객체(IOD)에서 수행되는 operation이나 notification에 해당된다.

③ Service – object pair(SOP) classes

DICOM service - object pair(SOP) Class는 그림 14-3에서 보이는 것처럼 특정한 정보 객체(IOD)와 주어진 목적(예를 들어 저장을 할 것인

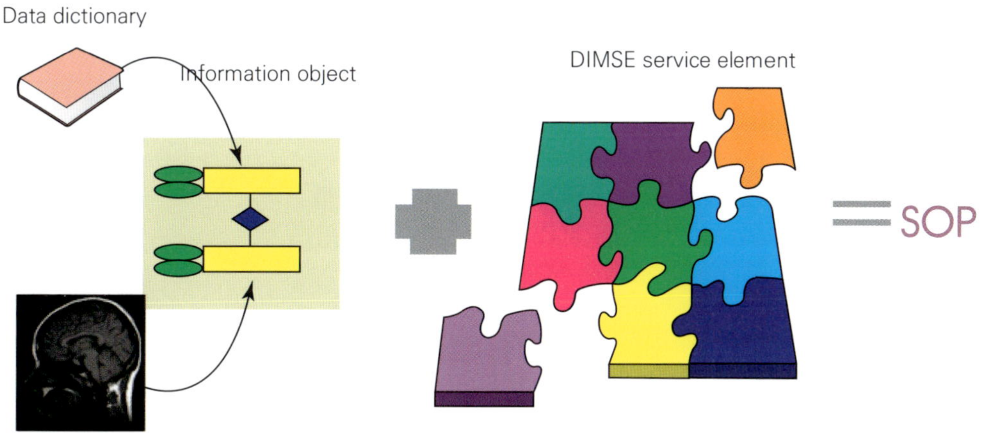

그림 14-3 SOP Class

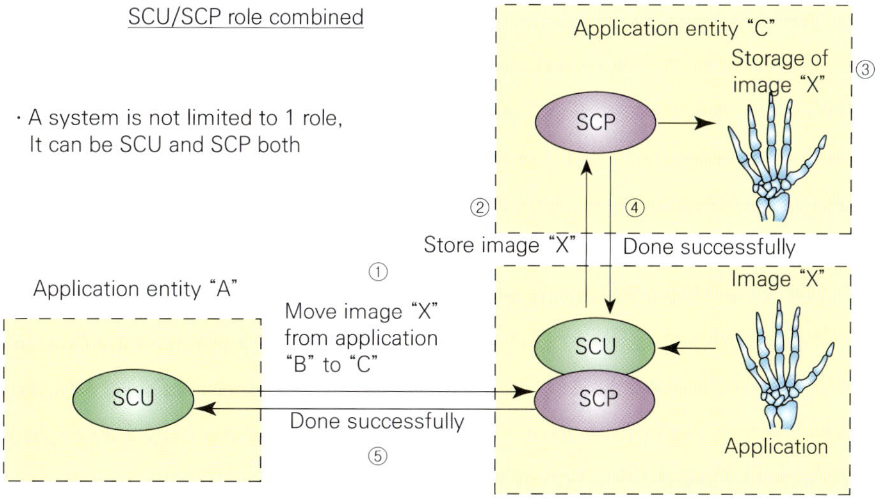

그림 14-4 SCU/SCP role combined

지, 질의를 할 것인지)을 위해 쓰여 지는 서비스의 집합(DIMSE service group)들을 결합을 일컫는다.

Composite 서비스를 쓰는 SOP 클래스는 composite SOP class이며, normalized 서비스를 쓰는 SOP 클래스는 normalized SOP class이다.

SOP class는 추상적인 개념이고, SOP class 안의 속성들이 실제의 값으로 채워졌을 때는 SOP class instance라고 한다.

④ Service classes (A set of related SOP classes)

서비스클래스는 대응하는 어플리케이션 실체 사이에서 수행되어지는 특별한 기능들을 제공하며 관련이 있는 SOP classes의 집합들로 이루어져 있다. 서비스클래스에서는 하나의 어플리케이 션 실체가 다음 두 가지 중 하나의 역할들을 수행하도록 정하고 있다(그림 14-4).

a. Service class user(SCU) - 연결이 되고난 후 SCP가 operation을 하도록 하며, SCP의 operation 후에 그 연산에 대한 결과를 수행하는 것으로써 통신에서 client개념과 일치한다.

b. Service class provider(SCP) - 연결이 되고난 후 SCU의 지시를 받아 operation을 수행하고 그에 대한 결과를 SCU에게 보낸다. 통신에서의 Server 개념과 일치한다.

⑤ Association negotiation

이 부분은 DICOM 포맷의 의료영상과 이에 관련된 정보를 보내기 전에 대응되는 어플리케이션 실체들 사이에서 교환되는 데이터 타입과 그 데이터를 어떻게 인코딩해야 할 것인가를 협상하는 일종의 "계약 동의서" 이다.

(4) Unique identifiers(UIDs)

세계 여러 vendor 환경에서 만들어진 SOP class instance를 구분하기 위해서 unique identifiers가 만들어 졌다. unique identifiers는 전 세계적으로 유일하며 나라(countries), 기업(vendors), 의료장비(equipment)에 있어서 유일함을 보증한다.

DICOM에서 UID는 SOP 클래스, 이미지객체, 그리고 네트워크 협상 파라미터와 같은 항목들을 확인하기 위해 사용된다. UID의 구성은 ISO 표준에 기초하며 회사는 그들의 회사의 UID 구성요소를 등록해야만 한다. UID는 숫자의 나열로 분리 숫자를 포함하여 최대 64개까지이다.

(5) DICOM data format

DICOM 메시지는 명령부분과 데이터, 즉 information 객체로 구성되어 있다. 각각의 데이터 element는 하나의 속성(attribute)에 해당되며, 각각의 속성들은 그룹(group) 부분과 요소(element)로 구성된 태그라는 걸로 구분하며 각각의 데이터 타입에 맞추어 값을 넣어준다. 속성의 인코딩과 길이는 VR(value representation)에 의해 정의된다.

예를 들어, 환자 IOD의 속성 중 하나인 환자 이름에는 (0010,0010) 12 HONG GIL DONG이 들어간다. VR(value representation)은 속성들의 값들에 대한 데이터 타입과 포맷을 정의한다.

(6) DICOM conformance

실제로 구현된 어플리케이션 실체들을 설명하는 모델로써 이것의 목적은 실제로 제품을 사서 연결을 한 다음에 제품이 DICOM의 어떠한 기능을 제공하고 있는지에 대해 알아보지 않고도 conformance statement만 보더라도 사고자 하는 의료장비가 DICOM의 어떠한 기능을 수행하는지 알 수 있도록 하는데 있다.

DICOM에서는 다음과 같은 순서로 적을 것을 요청하고 있다.

① problem statement - 구현된 어플리케이션의 영역을 설명한다. 예를 들어, storage service class인지 query/retrieve service class 인지 아니면 모두를 지원하는지 구체화 한다.

② detailed specification of each application entity

a. 제공되는 SOP classes

b. 대응하는 어플리케이션 실체들 사이에서 연결을 시도할 때와 받아들일 때의 정책들

③ presentation contexts

④ SOP Options

⑤ 지원되는 통신 프로토콜 - TCP/IP, ISO-OSI

⑥ specification 연결을 하기 위한 최대 시간 설정, 최대 PDU 크기 등

3. PACS의 개념

1) PACS의 정의

Computer & communication 기술의 눈부신 발달은 사회전반에 걸쳐 정보화라는 새로운 패러다임을 주도하고 있다. 이러한 정보화 추세는 의료환경에도 많은 영향을 미쳐 문자 데이터관리 중심의 병원정보시스템(hospital information system ; HIS)을 비롯하여 방사선과에서의 문자정보를 다루는 시스템(radiology information system, RIS), 의료영상저장 및 전송시스템(picture archiving and communication system ; PACS) 등 의료정보 시스템에 대한 많은 관심과 수요를 창출하고 있다. 이러한 의료 정보 시스템은 선진국을 중심으로 의료환경에 많은 변화를 가져오고 있으며 우리나라 역시 예외는 아니다. 이러한 의료정보 시스템 중에서도 PACS는 첨단 의료 정보시스템의 총아로 여겨지며 많은 시도가 행해지고 있다.

PACS는 의료영상을 획득하여 기존의 필름 대신 디지털 데이터로 저장하고 저장된 영상 및 검사정보를 워크스테이션에서 조회하여 진료하는 시스템이다.

X선은 물론 CT, MR, DSA, 초음파검사, 핵의학검사 등 첨단 진단 장치로부터 얻은 영상들을 디지털화하여 컴퓨터에 저장하고 전송망을 통해 병원 내 어디서나 방사선학적 영상들을 촬영 직후 즉시 여러 부서에 동시 검색해 볼 수 있는 시스템이다.

PACS는 1990년대부터 전 세계적으로 확산되고 있는 추세로 병원들이 PACS를 단순히 필름에 대한 대체재로 간주해왔던 시각에서 벗어나 의료의 질을 향상시키는 필수재로 인식을 전환한데서 기인한 것이다. PACS는 그 원어에서도 알 수 있듯이 의료영상(picture)을 저장관리(archiving)하고 전송(communication)하는 system 이다.

필름대신 파일로 저장하므로 보관 및 관리가 용이하고, 환자의 현재와 과거 영상을 자유롭게 조회하여 판독에 활용할 수 있으며, 화질보정 등을 통해 판독의 질을 강화하는 효과도 있다. 이에 더하여 영상을 병원외부로 전송하여 2차 판독의 도움을 받을 수 있어 병원 네트워크와 의료전달체계의 확립에도 기여할 수 있고, 하나의 영상을 수십 명의 의사가 원격으로 공유하면서 회의를 할 수 있어 의학교육의 발전에도 커다란 기여를 할 수 있다.

(1) Picture(영상)

의료영상(picture)은 과거에는 CT, MR, DSA, 초음파 검사, 핵의학 검사 등의 진단방사선과 정

지 영상을 의미하였으나, 최근 들어 심혈관에서 사용되는 동영상은 물론, 핵의학 검사, 내시경 검사, 관절경 검사, 조직병리검사, 안저 검사, 초음파 검사 등의 대부분의 임상에서 사용하는 칼라 영상을 모두 포함한다.

(2) Archiving(저장)

저장(archiving)은 의료 영상들을 디지털 상태로 받아 컴퓨터에 저장하는 것으로 저장에는 archiving과 backup의 개념이 있다. 저장 장치는 조회 빈도와 저장 기간에 따라 단기 저장 장치와 장기 저장 장치로 구분된다. 장기 저장장치는 주로 광디스크와 디지털 테이프 jukebox를 사용한다. Archiving과 backup 모두 같은 저장장치를 사용하므로 외견상 분별이 안 되지만 기술적으로 archiving과 backup는 큰 차이가 있다.

Archiving은 의료영상이 생성되면 소프트웨어적으로 데이터베이스를 갖고 장기 저장장치에 차례로 저장이 되며, 의료진이 필요할 경우 조회를 원하면 중간에 사람 손을 거치지 않고 자동으로 단기저장장치나 워크스테이션으로 옮겨와 조회가 되는 것을 말한다.

반면에 backup은 기술자나 관리자가 일정기간이 되어 쌓인 영상들을 한 번에 모아서 장기저장장치로 복제하는 것을 말한다. 따라서 backup를 사용할 경우는 일정기간 이전의 영사들을 의료진이 워크스테이션에서 자동으로 조회할 수 없고, 반드시 중간에 기술자나 관리자가 backup 저장된 영상들을 찾아 미리 단기저장장치나 워크스테이션에 옮겨 주어야 하므로 빠른 시간 내에 자동처리가 불가능하기 때문에 조회하려면 수십 분에서 수 시간 심지어는 날짜를 넘기는 경우도 발생한다.

그러나 최근에는 PACS의 단기저장장치로만 사용되던 magnetic disc array의 가격이 떨어지면서 disk를 이용한 대용량 장치들이 보급됨에 따라 archiving 기술의 fetching 또는 pre-fetching 기술의 중요성이 감소하고 있다.

(3) Communications(전송)

의료영상에서는 DICOM(digital imaging and communications in medicine)을 지원하는 통신 프로토콜을 준수하여야 한다. DICOM은 1970년대 CT장비가 digital image를 만들면서부터 network이 시작되었으며 이로 인해 발전하기 시작했고 1983년 ACR과 NEMA는 의료분야에 있어서의 digital 영상과 통신을 위한 표준을 개발하기 위해 합동위원회를 조직했고, 이 DICOM 표준은 NEMA의 절차에 따라 개발되었으며 유럽의 CEN TC251 및 일본의 JIRA 등의 다른 표준화 기구와의 연계와 IEEE, HL 7, ANSI 등의 미국의 다른 기구의 검토를 거쳐서 개발 되었다.

DICOM을 사용하므로 영상장비들 간의 연결이 가능하고 국제적으로 공인된 표준 PACS protocol이므로 높은 호환성을 보장할 수 있고 타 회사의 PACS와 teleradiology간의 호환성이 가능할 뿐만 아니라 개방형 PACS와 teleradiology와의 연결과 확장이 가능하고, 시스템 확장시 업체선정 및 활용성에 대한 이점이 있고, 향후 DICOM을 지원하는 장비로부터 자료를 받은 후 다시 자기 고유의 형태로 데이터 전환하는데 있어 효율적이다. 다소 복잡한 DICOM 표준은 의료장비와의 연계, 데이터 접근방식, 필름 프린트 방식, HIS로부터 예약환자 리스트를 받는 방식, 동영상 처리방식과 압축방식 등 기술적으로 중요한 요소들이 있다.

(4) System(시스템)

PACS는 의료장비와 같이 단순한 장비나 제품이 아닌 시스템으로 많은 의료진들이 PACS를 소프트웨어 보다는 눈에 띄는 장비나 제품적인 측면만 고려하여 도입하는 경향이 있다. 일반 컴퓨터나 의료장비 차원에서 보면 PACS는 컴퓨터 하드웨어, 소프트웨어, 네트워크로 구성된다. 소프트웨어 부분에는 OS(operating system), DBMS(data base management system), 개발 tool, 그리고 응용프로그램이 있다.

OS, DBMS, 개발 tool들은 외국에서 수입되는 부분이고, 국내 PACS 업체들은 주로 PACS 응용프로그램을 개발한다. 이렇게 개발된 프로그램을 어떤 하드웨어와 소프트웨어 그리고 네트워크 구성을 하는가에 따라 시스템의 구성이 달라진다. 또한 PACS와 의료장비 및 HIS와 연계하기 위한 시스템 통합기술과 인터페이스 기술이 필요하다. 또한 의사, 간호사, 방사선사, 파일관리자 등에 대한 교육과 시스템에 쉽게 적응할 수 있도록 적절한 서비스가 뒤따라 주어야 한다.

2) PACS의 도입배경

최근 우리생활 환경은 인터넷의 급속한 발전에 따라 u-Seoul, u-Korea 등 범국가적, 범세계적 정보화로 나아가고 있다. 국내에서는 의료산업선진화 위원회 활동과 함께 의료정보화 사업단이 활발하게 활동하고 있는 시점이며, 미국, 영국, 캐나다에서는 EHR(electronic health record)의 범국가적인 사업을 추진하며 PACS가 주요 서비스 사업으로 포함되어 있다.

의료분야의 정보화는 질병관리의 틀에서 건강관리인 e-health 또는 u-health의 개념으로 매우 빨리 변화되고 있어 이제는 질병관리의 개념에서 건강관리의 개념으로 국민들의 요구가 증가되고 있다. 또한 의료정보화의 궁극적인 방향은 네트워크를 통한 의료정보의 공유와 새로운 지식 창조에서의 유기적인 연계로 생각한다.

효율적인 PACS의 도입은 영상판독의 수준을 향상시키고, 부족한 전문 인력난을 해소함은 물론, 국가전체의 통합된 건강관리사업을 실행하여 병원들의 전반적인 질을 향상시킬 것으로 확신한다. 또한 선진국 수준의 질병 없는 국민 건강 수준에 이르도록 기여하며 향후 국내 유수 병원의 활성화에도 크게 기여할 것이다.

질병을 검진/치료하고 환자의 생명을 다루는 의료 행위에서 질병 유무와 이상 상태를 파악하는 진단 영상 분야는 의료 시스템에서 중요한 역할을 하고 있으며, 현대 의학의 발전과 촬영 장비 및 컴퓨터 통신 기술의 발전은 의사가 정확한 임상 진단을 하는데 많은 도움을 주고 있으며 그의 역할은 더욱더 증대될 것이다.

의료영상기술의 발전으로 DR(digital radiography), 혈관촬영(angiography), 고자장 MRI(high tesla magnetic resonance imaging), 다검출기 CT(multi-detector computed tomography), PET(positron emission tomography), PET-CT 등의 최첨단 영상 장비들이 개발되어 질병을 진단하고 치료하는데 유용하게 활용되고 있다.

이로 인하여 과거보다 훨씬 방대한 양의 영상 데이터(필름 또는 디지털 데이터)가 발생되고 있다. 따라서 필름을 사용하는 병원의 영상의학과에서는 필름의 제작, 보관, 정리, 분배/대출 등에 많은 인력, 공간, 그리고 비용을 사용하고 환경문제를 일으키고 있으며, 필름은 원본이 하나인 경우가 많아서 필름이 분실되거나 대출되어진 경우 이들을 찾기 위하여 시간을 소모하고 환자들은 적절한 진료의 기회를 놓치게 된다.

또한 병원을 설계할 때 필름 보관실의 늘어나는 공간을 잘못 예측하여 설계한 경우 시간이 경과할수록 환자 수의 증가에 비례하여 늘어나는 방사선과 필름을 보관관리하는 문제는 필름을 사용하는 병원에서 공통적으로 해결하여야할 중요한 과제이다.

1970년대 디지털 검출기 기술과 컴퓨터 기술의 비약적인 발전으로 의료 영상을 디지털로 획득하고, 저장, 전송, 조회하는 PACS가 개발되어 초기에는 연구목적 또는 특수의료분야에 사용되었으나 1990년 중반 이후 선진 외국병원 및 국내 대형병원을 중심으로 도입을 시작하여, 현재는 국내 종합전문병원은 약 91%, 종합병원은 약 79 %, 그리고 일반병원은 약 23 %의 PACS 도입율을 나타내어 평균보급률은 47 %를 나타내고 있다.

하지만 아직까지 많은 병원들이 초기시설 투자비 때문에 기존의 필름체계를 고수하고 있는 실정이다. 이제는 국내 의료환경에서 PACS 도입이 보편화되고, 안정적인 발전을 하고 있으며, PACS 도입의 일반적인 유용성 및 효과는 널리 알려져 있다.

정보화 시대의 도래와 함께 현대의 병원들에 있어서 정보시스템은 빼놓을 수 없는 병원내 주요 기반시설로서 등장하게 되었다. 정보시스템의 효과적인 도입은 병원내 업무운영 효율의 혁신적인 향상을 가져올 수 있으며 따라서 운영경비의 절감과 함께 환자에 대한 양질의 서비스를 제공하는 것이 가능해지기 때문이다.

이와 같은 정보 시스템의 도입효과를 극대화하기 위해서는 부분적인 전산화 수준에서 벗어나 병원내 모든 정보를 통합 관리하는 전 병원적인 규모의 정보시스템 구현이 요구되고 있다. 따라서 병원내 영상정보의 관리를 담당하는 PACS는 현대화된 병원정보시스템에 있어서 필수적인 구성요소로 등장하고 있다.

3) PACS의 발전과정 및 동향

(1) PACS의 발전과정

1980년대 동안에 PACS 분야는 심한 기복을 겪어왔다. PACS의 개발은 일찍이 80년대 초부터 시작되었으며 의료장비 업체들이 집중적인 개발에 힘입어 80년대 중반에 이르러서는 상용화된 제품들이 출시되기 시작하였다. 이 시기의 PACS는 당시의 상용화된 컴퓨터 제품으로는 만족시킬 수 없는 특별한 성능의 구현을 위해서 군수용 등으로 사용되던 고가의 기술과 장비를 사용하였다. 따라서 가격 면에 있어서도 일반병원에 수용할 수 없는 수준의 고가였으며 기술적인 검증도 이루어지지 않은 상태였다.

그럼에도 불구하고 PACS 업체들은 PACS가 기존의 방사선과업무를 일시에 혁신시킬 수 있는 시스템이라고 소개했으며 당시 병원들은 PACS 열풍에 휩싸였었다. 그러나 실제로 병원에 도입되었던 십여 개의 제품들은 병원내 사용자들의 기대를 크게 밑돌았으며 결국 철수되어야 하는 시련을 겼었다. 그 이후로 PACS에 대한 병원관리자들의 시각은 회의적인 것으로 바뀌었으며 이에 따라 PACS 개발에 투자했던 업체들은 큰 타격을 겪어야 했다.

1990년대에 들어서는 기존의 대형 시스템 접근방식이 가져왔던 문제점들을 피하고자하는 새로운 시도들이 이루어졌다. 즉 적은 투자로서 구현이 가능하며 점진적으로 확장, 통합이 가능한 소형의 부분적인 시스템(mini-PACS)이 선을 보였다. 이와 같은 방식은 기술적으로 검증되고 안정된 개방형 시스템을 기반으로 하였기 때문에 가격이 낮추어졌을 뿐 아니라 투자에 대한 실패의 우려를 크게 감소시켰고 부분적으로나마 PACS의 장점을 경험할 수 있게 해 주었기 때문에 1990년대 초부터는 꽤 활발한 움직임이 있었다.

이 시기에 보급된 mini-PACS는 용도에 따라 크게 두 종류로 나누어진다.

첫 번째는 IHIDS(in-house image distribution systems)로 불리는 것으로서 방사선과내의 필름 사용여부와는 관계없이 병원내 타 진료과로의 디지털 영상전송을 목적으로 한다. 그 구성은 필름 스캐너와 파일 서버, 영상표시 스테이션 등으로 이루어지며, 필름 사용이 많고 분실 등의 문제가 심한 응급실, ICU, CCU 등에 필름을 보내는 대신 스캐너에 입력된 디지털 영상을 정송하여 영상표시 모니터 상에서 조회하게 하는 것이다.

두 번째는 modality-cluster PACS라고 하는 부류로서 디지털 영상의 획득이 용이한 CT, MRI 등 일부 장비만을 네트워크로 연결하고 이들로부터 생성되는 영상데이터를 중앙 저장장치에 일괄 저장관리하는 것이다. 이 경우 CT, MRI, 초음파 등의 장비에서는 개별적으로 저장관리할 필요가 없으므로 환자진료의 throughput을 높일 수 있고 보다 저렴한 저장 미디어를 사용함으로써 저장 비용을 대폭 낮출 수 있다. 과거 데이터에 대한 요구가 발생할 시는 필름 또는 인화지에 이를 출력할 수 있는 기능이 제공되었다.

이와 같은 mini-PACS의 보급과 함께 대단히 활성화된 것은 teleradiology이다. 대형 PACS에 대한 병원관계자들의 회의적인 반응과는 달리, 훨씬 간단하고 저렴하면서도 실익을 가져다주는 teleradiology에 대한 관심은 급증하여 미국 내에만 대략 2,500여대가 설치되었다. IHIDS가 병원내의 영상전송 서비스를 위한 것이라면 teleradiology는 이것을 병원 밖으로까지 확장시킨 것으로서 크게 보면 이 시기에 발달한 mini-PACS의 한 범주에 속한다.

Teleradiology에 있어서도 그 용도에 따라 호출형(on-call) 시스템과 원격판독 네트워크(over read networks)가 있다. 호출형 시스템은 방사선과 의사의 집과 병원 간을 연결하여 퇴근 시 또는 주말에 긴급한 의견을 요하는 경우 방사선과 의사가 다시 병원으로 되돌아올 필요성을 없애주는 것이며, 주 진단(primary diagnosis)을 위한 것이 아니고 다음날 가서 원본 필름을 확인할 수 있으므로 저해상도 영상에 의한 긴급 조회 기능의 제공이 목적이다. 따라서 VGA 또는 SVGA 등의 일반 PC와 CT, MRI 등의 비디오 포착 보드등 시스템 구성이 간단하며 주로 일반 전화선이 사용된다.

원격판독 네트워크는 원격지에 있는 방사선과 전문의에게 원본 수준의 고화질 영상을 전송하고 이에 대한 주진단을 의뢰하는 서비스이다. 이는 도심의 대학병원과 시골의 병원 간 또는 그룹시술을 하는 방사선 영상센터들 간에 타 세부전문 분야에 대한 진단의뢰 서비스 등에 활용되고 있다. 이 경우는 원본수준의 고화질 유지를 위해서 송신단에는 고성능 필름스캐너가 사용되며 수신단에는 고화질 모니터가 요구된다. 송수신을 위한 네트워크도 ISDN 또는 TI 회선 등 고용량 회선이 사용된다.

1990년대 후반에는 mini-PACS의 성공적인 도입과 운용의 결과 병원들에서는 소규모 수준에서 쌓여진 경험과 지식을 바탕으로 이를 전 병원적인 규모로 확장하자하는 시도가 재개되기 시작하였다. 대형 PACS에 대한 이와 같은 자세변화의 원인은 그간 개방형 컴퓨터 시스템 기술이 널리 확대되었고, 정보처리 및 통신 장비들의 성능이 대폭 향상되어 PACS에 요구되는 대량의 정보처리 능력을 갖추기 시작했으며, 병원 내에서도 컴퓨터와 통신에 관련된 경험을 갖춘 기술 인력들이 늘어나게 되었기 때문이다.

이와 더불어 일어나고 있는 PACS에 대한 접근방식의 중요한 변화가 있는데, 그것은 과거에는 PACS가 방사선과내의 문제를 해결하는 방사선과의 해결책으로 간주되었으나 지금에 와서는 PACS가 방사선과에만 관련된 것이 아니라 전 병원에 관련된 문제로 받아들여진다는 것이다. 즉 PACS를 이제까지와 같은 병원전체에 혜택을 주는 정보 시스템의 하나로서 간주하며 그 도입과 운용에 있어서도 이와 같은 전 병원 규모의 접근이 시도되고 있다. 그림 14-5는 한국에서의 PACS 발전 동향을 보여준다.

IIIM(integrated information and image management)이라 불리는 새로운 접근방식은 문자위주의 병원정보시스템과 영상데이터 중심의 PACS를 하나로 통합시킴으로써 사용자에게 보다 효과적인 환자정보의 접근기능을 제공하자는 것이다. 이와 같은 접근방식은 환자진료에 있어서 정보 활용의 중요성에 대한 인식이 높아지고 있

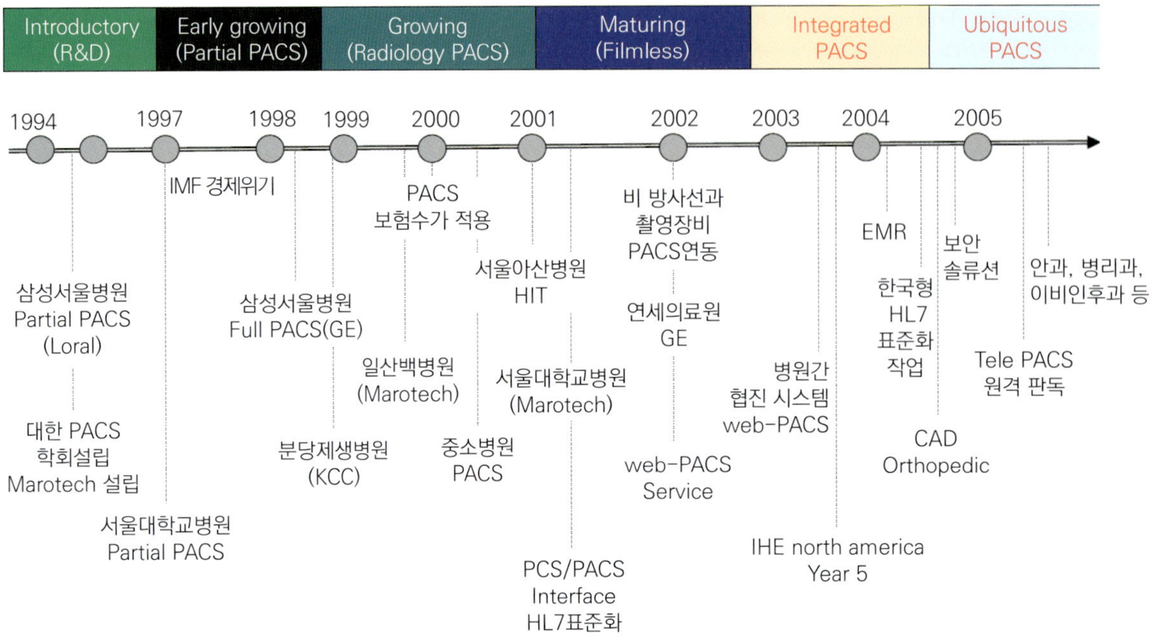

그림 14-5 PACS history in Korea

는 시대적인 추세와 관련된 것으로서 차세대 병원 정보 시스템의 모델로 정착된 전망이다. 이에 따라 PACS와 병원정보 시스템간의 통합, 각 mini-PACS들 간의 통합 등에 관한 연구가 활발하게 진행되고 있다.

(2) PACS의 발전동향

① 대용량의 CT, MRI가 개발 보급됨에 따라 영상처리용량의 대형화가 진행되어, 이에 적합한 새로운 저장시스템으로서 NAS(network attached storage)나 SAN(storage area network)과 같은 분산 저장시스템의 도입이 활성화 되고 있다.

② 관련 의료기기가 복잡화, 다양화 되고 여러 가지 형태의 영상이 생성됨에 따라 국제의료영상 표준인 DICOM이 더 복잡, 풍부하게 발전하여, PACS 기업들로 하여금 DICOM에 대한 지속적인 연구를 필요로 하게 한다.

③ 신속한 영상처리를 위해 압축방식이 기존의 JPEG 방식에서 JPEG2000 방식으로 옮겨가고 있으며, 이러한 압축 방식이 DICOM 표준에 정의됨으로써, 압축된 영상에 대해서도 상호 호환성을 요구하고 있다.

④ PACS와 OCS, RIS 등 여러 가지 의료정보시스템이 하나로 통합되며, 이를 위해 DICOM과 HL 7 표준이 더욱 광범위하게 사용되며, 새로운 표준 프로토콜로서 CCOW(clinical context object work-group)가 IHE(integrating the healthcare enterprise)에 의한 채택이 유력화 되고 있어, DICOM, HL 7과 함께 새로운 표준으로서 집중적인 관심과 연구를 필요로 하고 있다.

⑤ 미국 HIPPA(health insurance portability and accountability act)법의 영향으로 의료정보 보안에 대한 수요가 늘어 시스템 관련 기술이 크게 각광받고 있다.

⑥ 의료기간과 네트워크 구축의 필요성이 증대됨에 따라 Web 환경에서 PACS를 구현하는 web-PACS의 개발이 가속화되고 있다.

⑦ 기존의 방사선과 영역의 영상만 취급하던 PACS에서 심장내과, 정형외과, 해부생리과 등 특수 전문과에서 생산되는 전문영상에 특화된 PACS가 개발되고 있다. 예를 들면 동영상을 처리해야 하는 cardiac PACS, implant에 대한 의사결정을 지원하는 orthopedic PACS, 정밀칼라영상을 지원하는 pathologic PACS 등이 있다.

⑧ 기존의 단순 판독기능을 벗어나 진료지원 기능을 수행하는 방향으로 기술개발이 진행되고 있으며 일부는 이미 상품화되어 출시된 상태다. 즉 3 차원 입체영상을 지원하는 3D 기능과 자동판독기능을 수행하는 CAD(computer aided detection), 완전 입체영상을 지원하는 hologram, 수술에 필요한 위치정보를 제공하는 surgery guide 기능 등이 그것이다.

이상에서 보듯이 PACS는 의료영상을 디지털로 처리함으로써 의료영상 분야에 일대 혁신을 가져왔으며, 이는 방사선과의 업무흐름은 물론 병원 경영전략에도 많은 변화를 초래하고 있다. 일반 IT 기술의 발단, 의학의 발전, 그리고 의료 환경의 변화에 따라 PACS 기술도 급속하게 변화하고 있다. 따라서 병원의 이러한 기술방향에 적합한 PACS를 도입하여 투자실패의 위험을 최소화하여야 한다.

4) PACS 도입의 기대효과

최근 일부 병원들은 필름을 포함한 재료비와 인건비를 절감할 수 있는 대안으로 PACS 도입을 추진하였고 이러한 PACS의 도입과 확산의 배경에는 디지털 방식 의료영상, 컴퓨터와 주변 기기의 가격 인하 등이 있다. 특히 1999년 11월 15일에는 PACS의 보험 수가가 인정됨에 따라 PACS의 경제성이 긍정적으로 평가되기 시작하였다.

• 기존의 필름체제에서의 문제점
- 사업량 증가에 따른 업무상 문제점
- 소모품 비용, 암실작업 등에 소요되는 인력과 시간의 투자비용 증가
- 필름자동현상기 등의 고장 및 노후로 인한 손실 및 정도관리 문제
- 특수의료장비의 설치 및 운영에 관한 규칙에 의거 필름자동현상기 관리에 대한 정도관리를 매일 시행
- 암실 공간 확대, 필름자동현상기의 추가 도입, 필름창고의 확대 및 보관 문제(의료법에 의거 5년 이상 보관하여야 함)
- 오후 업무시간의 대부분을 필름정리, 결과입력, 결과 확인 작업 등에 소요 하는 비효율적인 업무의 지속
- 늘어나는 환자로 인한 내원자 대기시간 지연 등 민원 발생
- 촬영 필름의 분실 및 repeat로 인한 재촬영에 따른 손실
- 판독시간과 판독 전후 필름정리에 따른 인력, 시간적인 손실 등

(1) 경제적 측면

① 직접비용

a. 필름 제작 관련 재료비 및 관리 비용 - 재료비와 관련하여 필름 구입비용 및 보관 공간이 절약되고 필름 현상액, 정착액, 봉투 구입비용이 절감 된다.

b. 방사선과 관련 인건비 - 병원의 필름 체계에서 부분 PACS로 운영 체계를 전환으로 필름을 찾는 임상의들 시간 낭비를 막고 필름 시스템의 수작업으로 인한 업무 중복 및 지연을 감소시켜 예약, 촬영, 판독 및 영상 분배 등의 방사선과 업무수행을 효율적으로 실현

하는 환경을 만들 수 있다.

c. 필름 보관 공간 비용 - 선진화되는 의료시장에 따라 늘어나는 환자수와 촬영건수에 따른 필름보관 공간 확보는 절실하게 되었다. PACS를 운영하는 병원에서는 영상보관을 위해 고밀도 광디스크나 압축으로 인해 기존 필름 보관실을 다른 용도로 활용함으로써 공간 비용을 절감하는데 경제성이 아주 높다.

② 간접비용

a. 필름 관련 의사 인건비 - Eero Saarinen 등에 의하면 임상의가 년 간 약 2주일(약 84시간)을 Bernard Cywinski 등에 따르면 방사선과 의사들은 일과 중 7~11%의 시간을 필름을 찾아 정리하고 진료 후 필름을 반납하는 과정에 소비한다고 한다. 국내 조사 자료를 참조로 하여 임상의의 진료 참가 시간을 보편적인 기준인 연간 274일(2,192시간), 월 23일(183시간), 일 8시간으로 정하고 계산할 경우 필름 취급과 관련된 의료진의 손실 시간은 연간 84시간, 월 7시간, 일평균 18분으로 산정 할 수 있으며 국내 여건상 Eero Saarinen 등의 보고 내용 중 70 % 만을 적용하여도 연간 59시간, 월 4.9시간, 일평균 12.6분이 된다.

b. 고객 만족 - 기존 필름 체계에서는 환자를 촬영 후 필름 현상 시간과 의사에게 영상이 전해지는 시간들로 인한 환자의 입장에서 불필요한 기간적 손실이 있었다. 하지만 PACS의 운영은 촬영즉시 디지털화 된 영상을 획득하여 단시간에 진료가 판독을 할 수 있고 뿐만 아니라 여러 과의 의사들이 동시에 영상을 공유할 수 있어 필름으로 인한 지연을 막을 수 있다. 또한 내원 환자의 진료 시에도 사전에 필름을 준비하는 노력과 불편이 해소되고 판독 중에도 window level 조정과 여러 가지 영상처리가 가능하기 때문에 환자에 대한 질병에 대한 정확하고 이해 빠른 정보를 제공한다.

c. 판독의 정확성 및 영상 분실 방지 - PACS는 언제라도 쉽게 조회가 가능하고 진료업무를 효율적으로 지원하여 진료 처리업무를 향상시켜 진료시간 단축으로 인한 병원시스템을 원활하게 해준다. 또한 디지털영상 처리기법의 발전은 정확한 진단과 여러 진료의 들의 정보공유로 인해 정확하고 신속한 진단을 하게 되었다. 기존의 필름관리의 문제점 중의 하나는 빈번한 분실이다. 환자는 재촬영을 하거나 진료의 차질이 생길 수 있다.이는 환자의 재촬영을 유발하고 이 와중에 진료의 차질을 발생시킬 수 있고, 곧 의료 분쟁까지 발전 될 수 있다. 하지만 PACS의 도입으로 인해 판독의 정확성과 영상분실을 예방할 수 있다.

(2) PACS 사용 전·후 업무흐름 비교

병원의 진료는 우선 외래진료와 입원진료로 구분하며, 외래진료의 환자는 초진과 재진 환자로 구분할 수 있다. 초진환자는 진료를 받은 후 담당의사의 처방에 따라 방사선과 검사를 실시하게 되는데, 방사선과 검사는 당일검사와 예약검사로 나누어 실시한다.

당일검사의 경우는 검사 후 당일 결과를 확인하거나 또는 재진예약을 하고 귀가하며, 예약검사는 검사예약 후 해당 예약 일에 검사를 실시하게 된다. 재진환자는 예약된 진료 일에 검사 필름과 함께 판독된 필름자료의 결과가 관리실로 보내지게 되면, 관리실에서 해당 환자의 진료 일에 맞춰 외래진료과로 배분하게 되고, 외래진료 담당의사로부터 이렇게 배부된 필름과 검사결과지 등을 가지고 진료를 받는다.

입원환자의 경우 입원진료에 필요한 방사선 촬영은 입원 전 검사와 입원 후 검사로 나눌 수 있는

데, 입원 전의 경우는 우선 외래진료 시 검사를 실시하고 지정된 날짜에 입원한 후, 필름자료 관리실에서 각 입원병동으로 배분된 해당환자의 필름 및 검사결과를 보고 진료를 하게 된다. 입원 후의 경우는 환자가 입원을 하고 나서 방사선과검사를 하게 되고 담당의사는 검사된 필름을 보며 진료를 하게 되므로 입원환자의 필름은 환자가 퇴원하기까지 계속 준비되어 있어야 한다.

이러한 모든 과정은 신속하고 정확하게 이루어져서 환자의 편의성뿐만 아니라 수혜자의 질 높은 서비스가 제공되는 의료의 질적 향상을 위한 병원의 경쟁력 강화가 필수적이라 하겠다.

이에 필름, 스크린 시스템에서의 방사선과 일반촬영실의 방사선촬영과 그와 연관된 필름 자료 관리실에서의 필름 대출업무, 그리고 판독실의 업무 흐름 변화를 파악하고, 전자 처리 방식을 도입함으로써 업무의 흐름이 보다 효율적으로 변환된다고 판단되는 PACS 설치 후의 업무 흐름과 영상 흐름을 그림 14-6에서 비교할 수 있다.

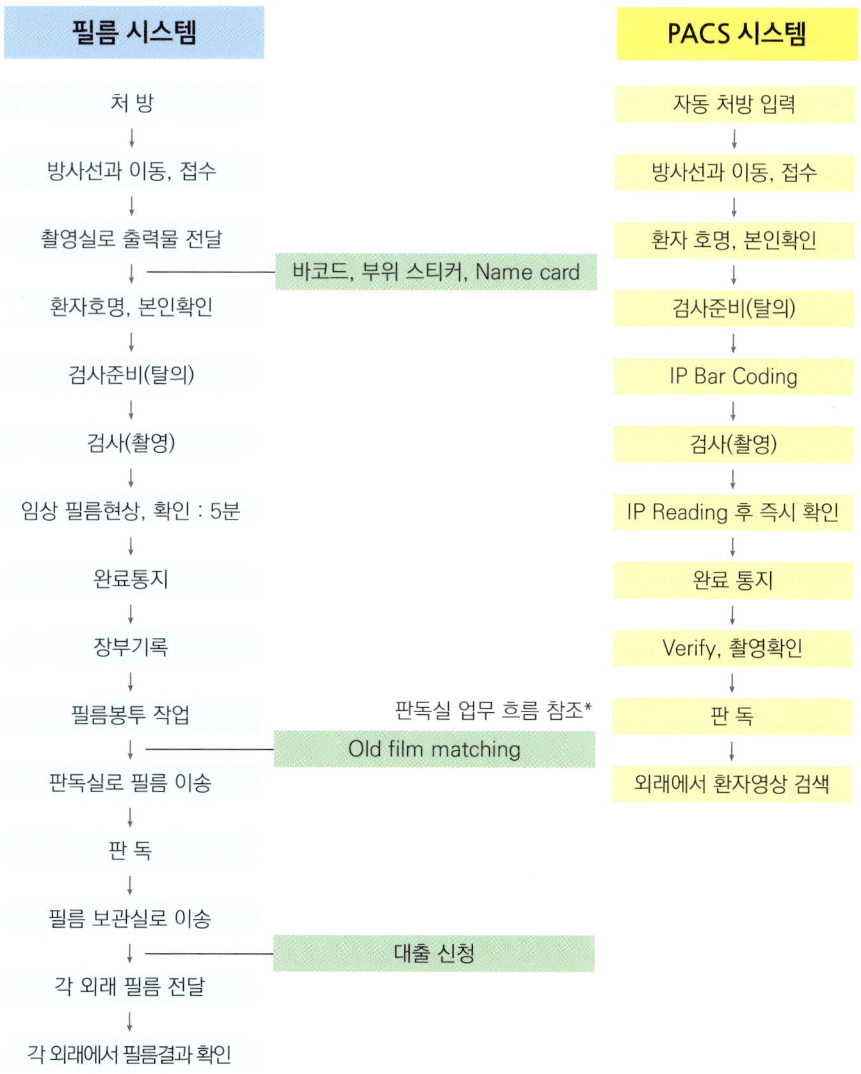

그림 14-6 **PACS와 필름, 스크린 시스템의 촬영업무의 흐름 비교**

4. PACS의 시스템 및 구성

1) PACS의 시스템

(1) 구축형 PACS

각 지부마다 하나의 PACS server나 DB(database), 클라이언트를 구축하는 것으로 각 지부 자체적 PACS 시스템을 사용, 운영하므로 판독이나 진료의사에게는 매우 편리하고 보안상으로도 비교적 안전한 시스템이지만, 원격 판독을 위해서는 별도의 시스템을 구축하여야 하고 향후 각 지부별 구축비용이 중복되고 관리비용을 소비해야 하는 등 전체 비용이 web-PACS보다 월등하게 많이 소요된다는 단점이 있다.

(2) web-PACS

지부별 PACS 시스템에서 발생한 영상 데이터를 인터넷을 이용하여 준 실시간으로 모두 중앙 PACS 센터에 전송/저장하고 판독의사는 모두 하나의 web site를 통해 영상을 판독하고 조회하는 시스템이다. 이는 각 지부마다 모든 PACS 장비를 갖추는 기존의 시스템보다는 각 지부마다 서버 및 소프트웨어(솔루션) 구입비, 관리 인력의 인건비 등을 절감할 수 있어 비용이 적게 들고 중앙에서 모든 자료를 관리하므로 각 지구별에서 운영상 편리한 점이 있으나 지부간의 네트워크가 일정 속도 이상 구축되어 있지 않을 경우에는 아직까지는 용량의 문제로 영상전송 속도를 장담 할 수 없다는 단점이 있다.

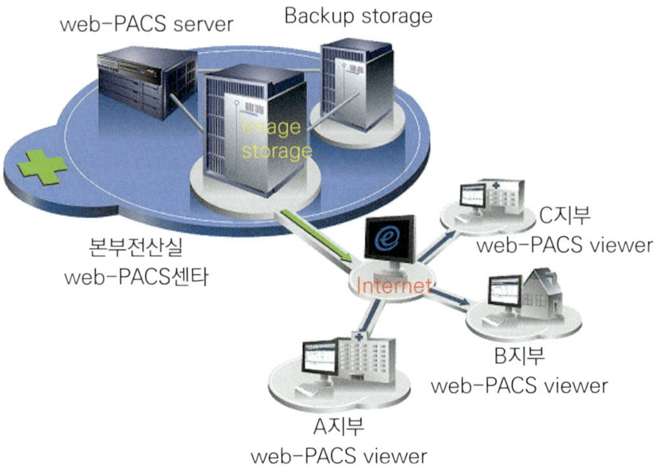

그림 14-7 예상되는 web-PACS의 구성도

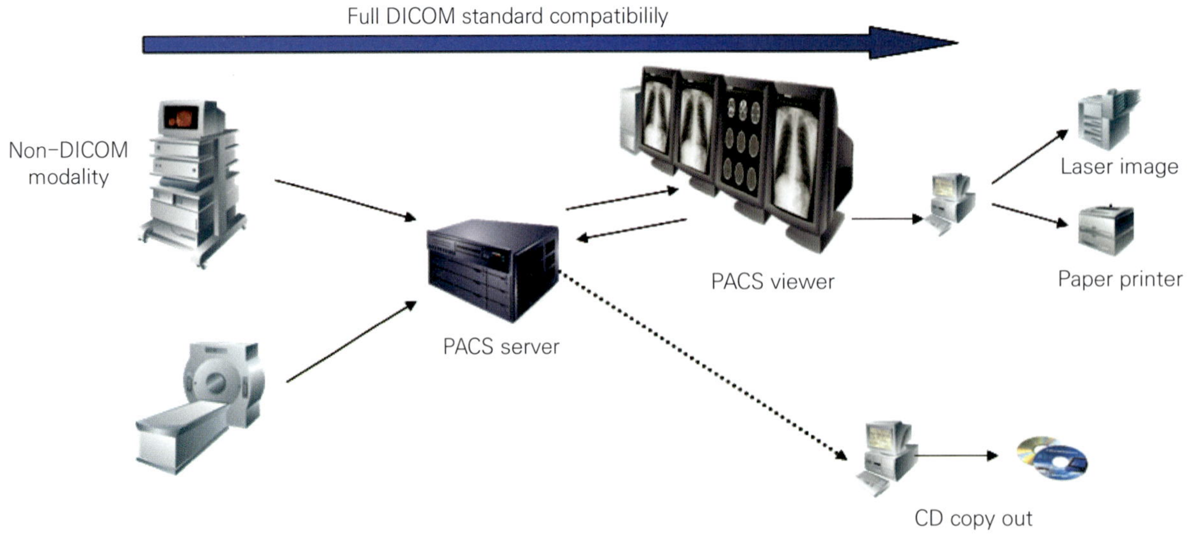

그림 14-8 예상되는 구축형 PACS의 구성도

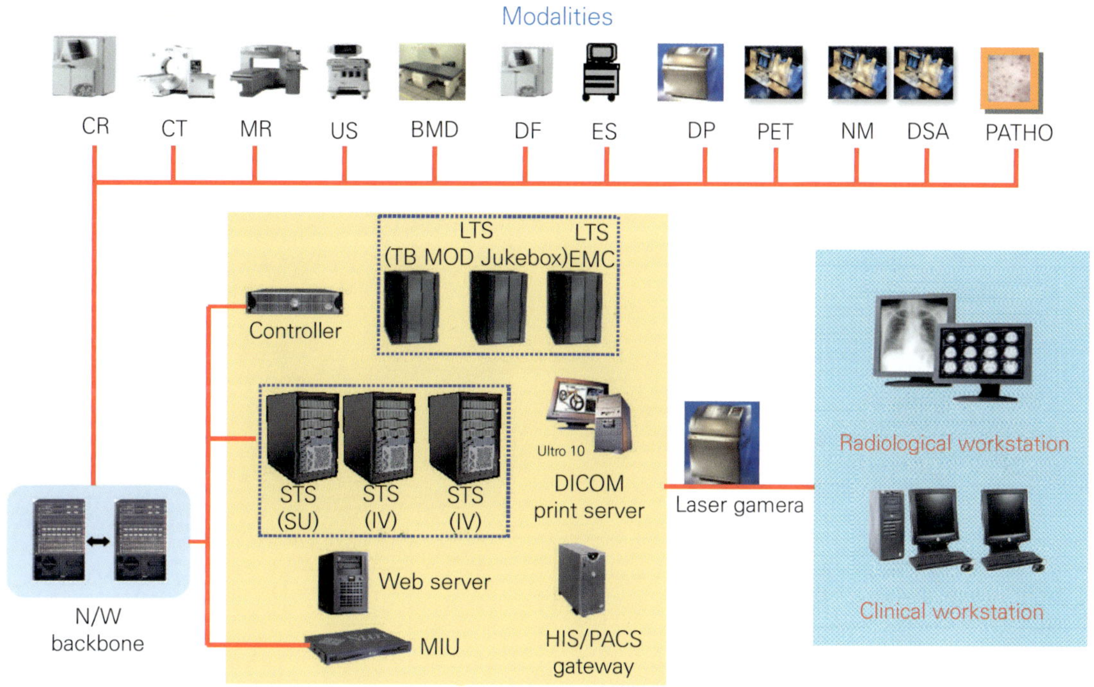

그림 14-9 A 병원의 PACS 구성도

(3) 구축형 PACS + web-PACS의 혼합형

궁극적으로 사업의 목적을 위해서는 웹브라우저를 이용한 ASP(application service provider) 방식이 가장 적합하나 현재의 법적 환경과 기술 수준, 일반적 정서 등을 고려하여 이들을 절충하여 가장 합리적인 방식을 도출해야 할 것이다. 만약 이미 PACS를 도입하여 운영 중인 병원이 우선적으로 구축된 web-PACS 체계 안에서 환자 발견을 위한 판독체계를 활용할 수 있도록 하는 동시에 구축방식의 PACS 체계를 별도로 운영한다면 중앙 집중형 web-PACS의 실현이 가능하고 앞으로 그러한 방향으로 나아가기 위한 대책을 마련해 나가는 것으로 기존 구축 방식과 웹 방식의 두 가지 방식을 병행할 수 있다.

따라서 판독의가 상주하는 병원의 경우에는 자체적으로 구축형 PACS를 도입하여 자체 저장 및 판독이 이루어 질 수 있다. 판독의가 상주하지 않는 병원의 경우에는 구축형 PACS가 되어 있는 병원의 서버와 연결되어 이미지를 전송한 후 web을 이용한 viewer를 이용하여 영상 및 판독 결과를 조회할 수 있다.

단계적으로 보면 중앙 영상 판독 및 정보 센터는 실시간 원격 판독 및 검진 환자영상의 정보를 공유하고 중앙 집중식 PACS 서버 관리 방안만 마련 할 뿐 아니라 환자, 타 병원 관리 의사의 영상 및 결과 조회 web page 구현한다.

병원별 판독센터에서는 현재의 PACS 구조와 동일한 형태로 도입하여 지역 거점 판독센터의 역할 수해 및 중앙 센터와 연동 구현하고 실시간 원격 판독 및 자문을 위한 환경 구축하거나 원할 경우 web을 기반으로 한 시스템을 도입하여 보건소, 건강검진센터, 결핵관리센터 단위의 향후 PACS 구축에 대한 표준 제안 시스템의 시범 구축으로 운영하여 향후 중앙집중식 web-PACS를 구축할 수 있는 법적 제도적 환경이 되었을 때 실현 가능한 시스템 구축을 준비한다.

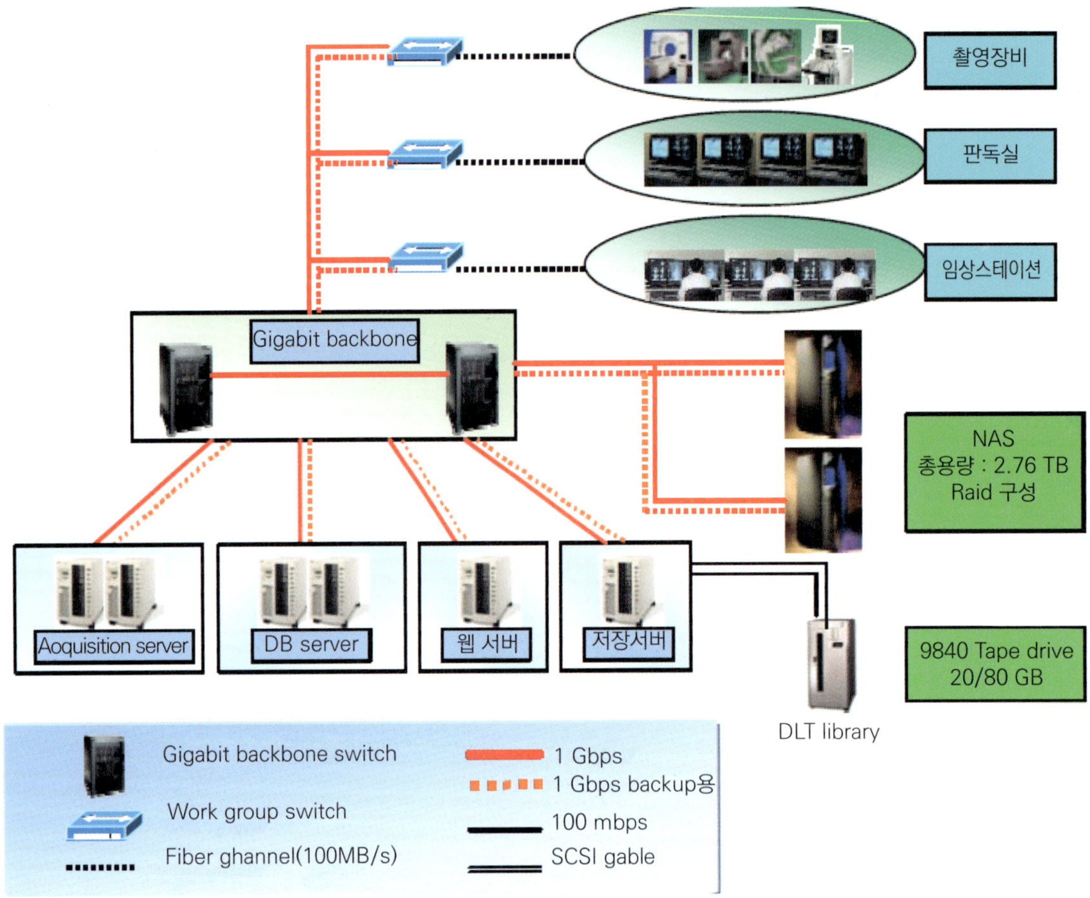

그림 14-10 server의 구성

2) 영상획득(image acquisition)

진단방사선과의 의료장비들로부터 영상 데이터를 획득하여 영상저장부에 전송하고 해당 영상 데이터의 정보를 데이터베이스 서버에 저장한다. 기본적으로 DICOM 3.0 protocol을 이용하여 영상데이터의 정보를 데이터베이스 서버에 저장한다. PACS, teleradiology 등에서 가장 기본이 되는 영상 장치와의 연결을 말한다.

즉 CT, MRI, US 등의 영상 발생 장치로부터 영상을 컴퓨터로 가져오는 방법과 장치를 말하며 video capture와 digital interface 두 종류로 구분하면 이 사이에는 그 활용도와 영상의 질, 사용방법에 현격한 차이를 보인다.

일반적으로 시스템 구축에서 기술적, 현실적으로 가장 난해한 부분이 된다. 이론적으로는 전혀 문제가 되지 않으나 영상 장치 업체가 다양하고 그들의 시스템은 다양하므로 쉬우면서도 까다로운 일이다.

최악의 경우 획득 장치에 들어가는 비용이 사용자 터미널 보다 고가가 되는 수도 있으며 획득 과정에서 많은 업무 부담과 장애에 부딪히는 경우도 생긴다.

(1) DICOM gateway

DICOM gateway는 표준 DICOM을 지원하지 못하는 촬영장비의 영상 데이터를 디지털로 변환해 주는 역할을 하는 장비이다. 보통 초음파와 같은 video signal 출력을 디지털 데이터로 만들어 주는 secondary capture와 장비의 컴퓨터에 저장되어 있는 디지털 데이터를 표준 DICOM으로 변환시켜 주는 digital gateway 류가 주를 이루고 있다.

DICOM gateway는 촬영 장비의 일부로 분류하기도 하고 PACS의 구성 요소 중의 일부로 분류하기도 한다. 주로 IBM 호환 계열의 PC와 video capture card와 네트워크 카드가 장착되어 있고 DICOM 전환을 위한 특별한 소프트웨어가 구동된다.

(2) Server

여러 촬영장비에서 DICOM 형식으로 데이터를 네트워크를 통해 전송하면 이를 받아 압축, 저장하고 데이터베이스에 등록하고 사용자 단말기에서 요청하면 데이터를 서비스해 주는 일련의 일을 담당하는 것이 서버이다.

서버는 다음과 같이 3가지로 나눌 수 있다.

① **Acquisition se rver** : 영상을 획득, 압축 및 데이터베이스 등록을 담당

② **Storage server** : 저장 장치에 저장된 영상 파일을 서비스하는 업무담당

③ **Database server** : 환자, 검사, 영상 정보에 관련된 DB 정보를 서비스하는 담당

PACS는 병원의 업무특성상 반드시 무정지 시스템이어야 한다. 서버 부분에서는 무정지 시스템을 구현하기 위해 clustering 이라는 기법을 사용한다.

Clustering은 보통 2개 이상의 서버가 각각의 업무를 수행하다가 하나의 서버가 문제가 발생을 시키면 다른 서버가 해당 서버의 업무를 받아서 수행함으로써 전체적으로는 서버를 통해 수행되고 있는 작업들이 하나도 정지하지 않도록 하는 기법이다.

3) 영상저장 및 데이터베이스 (image storage and database)

PACS에서 관련한 모든 자료를 보관하고 이를 사용자에게 서비스 하는 핵심은 역시 storage와 database이다. DB서버는 획득한 이미지의 양에 따라 저장 용량을 계획하고, 안정성과 이미지 손실을 막기 위해서 단기저장용과 장기저장용 서버로 구성된다. 그리고 종합병원 급에서는 DBMS로 oracle 8x, 일반병원에서는 MS-SQL을 많이 사용한다.

(1) 단기 저장장치(short-term storage)

PACS 데이터는 크게 두 가지로 나뉜다. 하나는 DICOM 영상 파일이고 다른 하나는 이들 영상에 대한 index와 환자, 검사 정보들이 정리되어 있는 DB 정보이다. PACS에서 영상 정보는 DB 정보에 비해월등하게 많은 양의 데이터를 갖고 있기 때문에 보통의 경우 영상 정보와 DB 정보를 분리하여 저장한다. 특히 영상 정보는 대부분 file 형식으로 저장한다.

네트워크를 통해 online으로 바로 단말기에서 조회 할 수 있도록 하는 영상 파일을 저장해 두는 곳이 단기 저장 장치이다. 일반적으로 array를 사용하며 RAID라는 기법을 이용하여 기계적인 disk 오류에도 데이터 무결손을 유지하도록 하고 있다. RAID 0, 1, 3, 4, 5 중 RAID 5가 가장 일반적으로 많이 사용하고 있다.

보통의 array는 서버에 SCSI나 fiber channel로 연결시킨 후 네트워크를 연결하여 말단 단말에 파일을 서비스하는 구조를 가지고 있다. 이러한 전통적인 서버 disk array 구조에서는 동시에 여러 사용자가 파일 서비스를 요청할 경우 disk array 보다 서버에 병목이 생겨서 서비스가 지연되는 상황이 많이 발생한다. 이러한 문제를 해결하기 위해 disk array가 네트워크에 직접 연동되도록 하는 장비가 고안되었는데 이를 NAS(network attached storage)라고 한다.

서버간의 저장장치를 원활하게 공유하고 서버와 저장장치간의 데이터 전송이 공용네트워크 망에 부하를 주지 않도록 하는 기법으로 SAN(server area network)라는 기법이 사용되기도 한다. 최근 저장장치의 저장기술 증가로 인해 보통 장기 저장 장치를 이용한다.

(2) 장기 저장장치(long-term storage)

장기 저장장치는 전통적으로 MOD jukebox가 가장 많이 사용되었고, 최근에는 DLT library, DVD jukebox, CT jukebox 등이 많이 사용되고 있다.

장기저장장치는 최소한 2년간의 영상에 액세스 할 수 있도록 충분한 온라인 보관저장용량을 지원해야 하고 2년이 지난 영상은 사람이 직접 저장 매체를 시스템에 삽입시켜 액세스가 가능하도록 하고 오프라인 된 과거 자료의 접근방법을 기술하고 과거 자료에 대한 사용자 인터페이스 지원이 가능해야 한다.

또한 장기저장장치를 위한 무 손실 압축 알고리즘과 손실 알고리즘 지원이 가능해야 한다. 장기 저장 장리의 종류는 다음과 같은 구성을 가지고 있다.

① Robot Arm이 장착된 jukebox 또는 library
② Multiple media drivers
③ Media(MOD, DLT, DVD, CD)
④ Jukebox 구동 소프트웨어
⑤ Jukebox 제어용 서버

(3) 데이터베이스(datebase)

데이터베이스는 PACS의 정교한 구성요소이다. 대부분의 시스템이 다루는 기본적인 객체는 검사를 담당하는 반면, 데이터베이스는 병원의 영상운영(imaging operation)을 담당한다. 데이터베이스는 PACS의 다른 시스템에서 질의를 할 수 있도록 영상에 색인을 붙이는 데 그 방법은 무수히 많다.

데이터베이스 시스템이 갖추어야 할 기능과 구성요건은 다음과 같다.

① 사용자와 사용자 그룹에 대해 그들이 하는 일에 따라 특권 부여.
② 사용자와 사용자 그룹에 따라 접근 통제와 특권 메커니즘 제시.
③ 모든 이벤트와 상태의 모델화 기술.
④ 시스템 데이터베이스의 용량 기술.
⑤ 용량 계산을 위한 기초 제시.
⑥ Worklist 질의 기능.
⑦ DICOM 속성에 따른 질의 지원.
⑧ 자동 데이터베이스화 백업 절차.
⑨ 시스템 관리기능.

4) 영상조회(image display)

영상 조회는 진단용과 임상용 또는 영상 보정 및 PACS 관리용으로 구분하여 각각 용도에 맞게 사양을 달리 할 수 있다. 진단용 viewer는 방사선과 전문의들이 사용하는 것으로 PC의 사양이 높고 모니터는 2 K 정도의 해상도를 갖는 2대의 모니터 workstation이 일반화 되었다. 임상용 viewer는 전체 시스템의 경제성을 고려하여 HIS용 PC를 사용하고 있고 화질을 잘 보기 위해서는 고가의 고해상도 흑백 및 칼라 겸용 모니터를 사용하기도 한다.

영상 조회를 위해서 PACS 서버기능에는 관계형 데이터베이스를 이용한 PACS의 서버를 직접 접속하는 경우와 웹서버를 이용하여 조회하는 경우가 있다. 전자의 경우 viewer에 중앙 서버를 접속하기 위한 데이터베이스 클라이언트를 설치하며, DICOM 통신 및 데이터베이스 접속을 위한 IP address를 설정한다. 후자인 웹 기술을 사용하는 경우는 중앙 웹 서버를 접속하기 위한 웹 브라우저를 viewer에 설치함으로써 인터넷이 지원되는 병원 안팎 어디서나 가능하다.

Viewer를 통한 영상조회는 환자정보(성명,

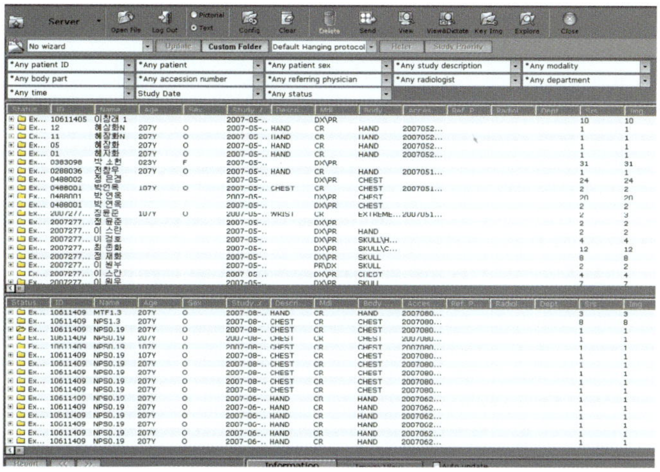

그림 14-11 PACS database folder and search screen

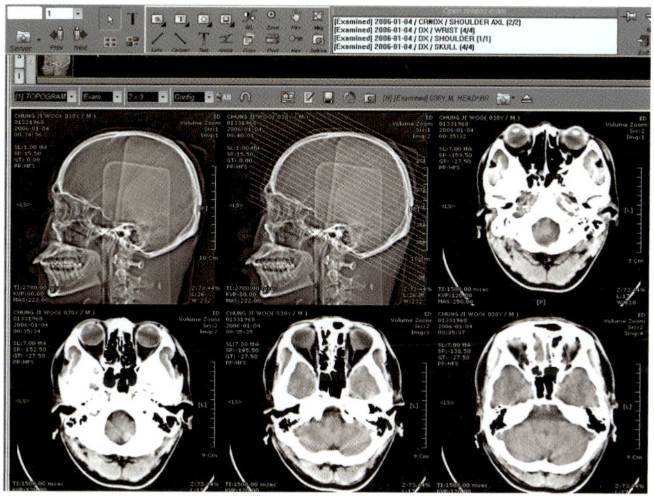

그림 14-12 display screen of viewer

표 14-4 판독용 및 임상(조회)용 컴퓨터 시스템 비교

	판독용 컴퓨터 시스템	임상(조회)용 컴퓨터 시스템
모니터 해상도	일반촬영 또는 디지타이저 필름 판독용 : 2,048 × 2,560 이상(14 × 17"기준) CT/MRI/DSA/Digital fluoroscopy : (1,200 × 1,600 또는 1,600 × 1,200 이상) 초음파/핵의학 검사 : 1,280 × 1,024 이상(Color 모니터 허용)	1,200 × 1,600 또는 1,600 × 1,200 이상 (LCD 사용 시 1,024 × 768 이상)
모니터 밝기	65 fL 이상(초음파/핵의학: 65 fL이하 허용)	
모니터 크기	20 inch equivalent 이상 CT/MRI/초음파/핵의학: 19 inch 이하 허용	19 inch(LCD 17 inch 이상)
모니터 떨림	70 Hz(수직주파수) 이상	수직주파수 70 Hz 이상(LCD 60Hz 이상) Color모니터 지정된 해상도에서 24 bit true color의 표현이 가능하여야 함
모니터 수	최소한 하나의 컴퓨터 당 2개 이상이어야 한다. 연간 방사선과 검사기준 50,000건 당 2,048 × 2,560 해상도의 모니터 수가 2개 이상이어야 한다.	

ID, 성별, 나이) 와 검사 정보의 조회가 가능하여야 한다. 검사 장비별, 검사일자별, 임상과별, 주치의별, 병동이나 외래별 등에 따라 조회 가능하다. 백업이 필요한 경우 환자별 또는 검사군 별로 영상과 데이터베이스를 CD나 MOD 등의 저장매체에 복사 가능하다.

Window level setting, 영상 확대, 축소 그리고 결과 조회가 가능하고 한 화면에 여러 영상을 볼 수 있는 분할 기능 등 여러 검사를 동시에 비교 가능하고 3D 기능 등의 동영상 기능도 가능해야 한다. 또한 이미지의 크기, 상하 좌우 조절, zoom 기능, 이미지 대칭전환 기능 등 DB나 이미지에 관련된 모든 자료를 자유롭게 조정, 변형하여 다룰 수 있어야 한다.

5) 네트워크(network)

네트워크는 영상전송의 역할을 할 뿐만 아니라 데이터베이스 질의나 다른 명령어 및 제어기능을 위한 통로이다. 또한, 네트워크는 PACS 안의 여러 시스템을 연결할 뿐만 아니라 영상진단장치 및 병원정보시스템이나 방사선정보시스템과 같은 외부 시스템과도 연결이 되어야 한다.

이러한 목적을 위해 모든 PACS는 통신을 위해 산업 표준안의 네트워크를 필요로 하는데 저속의 ethernet, FDDI, 그리고 고속의 ATM과 gigabit이 많이 이용된다.

시스템 구축 후 network 관리를 위하여 NMS (network management system) software를 구입하여 운영하는 것이 일반적이며 일반적인 네트워크 관리에 필요한 기능을 아래와 같이 나열할 수 있다.

(1) Configuration management

네트워크 구성 상태를 관리함으로써 회선 우회라든지 장애 시 위치 파악 등이 용이하다.

(2) Fault management

network 운영 중 고장 발생 시 경고발생, 원인 추적, 히스토리 관리를 통해 고장 방지 대책 강구 및 신속한 처리 지침을 제공한다.

(3) Performance management

네트워크를 통해 송수신된 data 양을 port별로 체계적으로 관리하여 용량 증설이나 통신망 확장시의 시기를 예측할 수 있다.

(4) Security management

네트워크 사용 관리자를 관리함으로써 네트워크 보안 관리를 해야한다.

Network subsystem에서 설계 시 중요시 되는 사항은 network 장비인 hub의 전원은 반드시 UPS 선로를 이용하여 순간 정전에 대비하여야 하고 복수개의 power를 제공하는 switch가 있으므로 전원 설치 시 고려하여야 한다는 것이다.

Network 운영 중의 관리에 있어서 IP 관리가 원활하지 않을 경우 같은 address를 사용하게 될 가능성이 높고 동일한 IP address를 가지고 있는 client는 동작이 되어 지지 않고 특히 동일한 IP가 server의 IP인 경우에는 전체 시스템에 영향을 주므로 특히 유념해야 한다. 그 때문에 의도적으로 10번 이하의 IP address의 경우 server 관련 IP로 관리함으로써 동일 address 부여의 실수로 인한 server의 장애를 줄 일 수 있다.

또한 병원 환경에서는 설치 장소의 잦은 변경이 일어날 수밖에 없는 것이 현실이다. 장소 변경에 따른 재시공에 따른 경비를 예상하여 여유 port를 설계시 고려하여야 한다.

5. PACS와 의료 시스템의 연동

현대사회에서는 여러 가지 디지털 의료장비와 각종 의료정보시스템, 인터넷의 활용에 따라 다양한 종류의 의료정보와 지식이 무수히 증가하고 있고, 최선의 진료환경을 위해서 이러한 지식과 정보들을 통합 관리하려는 필요성과 요구가 증가하고 있다.

그러나 이러한 요구들은 기존의 종이로 된 차트나 필름 등의 기법에서는 물론이고, 여러 가지 독립적인 전산시스템, 병원정보시스템(HIS), 처방전달시스템(OCS), 의료영상저장전송시스템(PACS), 의무기록의 전산화(EMR) 등을 통해서도 충족되기 어려운 것이 현실이다.

그 이유는 기존에 설치된 의료정보시스템들은 대체로 독자적인 처리방식과 내부구조를 가지고 있기 때문에 서로 다른 의료정보시스템 간에 정보

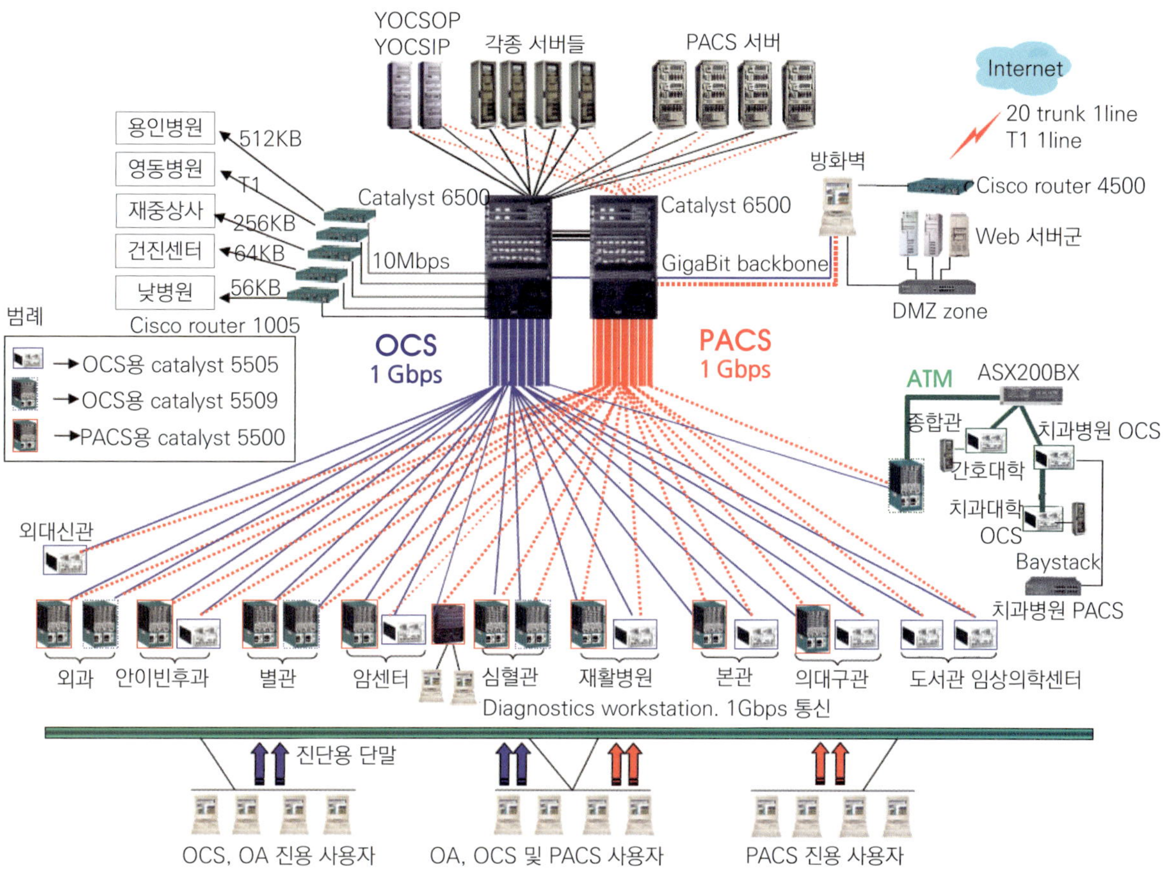

그림 14-13 A 병원의 network 구성도의 예

를 교환한다는 것이 사실상 매우 어렵거나 심지어 불가능한 경우가 있기도 하기 때문이다.

따라서 이러한 의료정보들을 최대한 유기적으로 활용하기 위해서는 여러 가지 의료정보시스템들을 완벽히 통합하는 것이 필수적이고 이러한 통합의료정보시스템이 비로소 진료에 있어서의 의사결정 과정에 중추적으로 활용될 수 있다.

1) DICOM을 이용한 PACS/OCS 연동방식

PACS의 국제 표준인 DICOM에서는 1996년 supplement 10에서 basic modality worklist management service를 추가하여 DICOM 표준에 의한 PACS/OCS 연동을 가능하게 하는 길을 열어주었다. 이는 CR 등의 영상장비가 DICOM modality worklist management service의 SCU로서 동작하고, OCS 또는 RIS가 같은 서비스의 SCP를 구현하여 영상장비가 OCS로부터 환자정보, 검사정보 등을 DICOM 프로토콜을 이용하여 직접 전송 받는 것을 의미한다.

DICOM modality worklist management service를 이용하여 전달 받는 정보에는 환자이름, 환자번호, 검사장비, 검사일자 등의 단순한 환자정보, 검사정보의 수준을 넘어서 검사처방에 대한 상세한 절차까지 포함시킬 수가 있다. 그래서 OCS에서의 검사처방이 영상장비 조작자의 개입 없이 그대로 영상을 촬영하는 데에 사용될 수 있다.

2) Worklist gateway

(1) DICOM modality worklist

Management service를 실제 현장에 적용하기 위해서 worklist gateway가 개발되었다. worklist gateway는 다음 그림 14-14과 같이 DICOM modality worklist management service의 SCP 기능을 구현하는 부분과 OCS와 연동하는 부분으로 구성되어 있다.

Worklist gateway는 병원의 OCS 등의 전산시스템에서 필요한 정보를 가져와서 이를 DICOM modality worklist management service에서 지정하는 형식으로 가공하여 영상장비에 전달하는 역할을 한다.

DICOM 인터페이스 부분은 국제 표준이기 때문에 모든 병원, 모든 장비에 공통이지만, OCS 인터페이스 부분은 병원에 따라 전산시스템이 상이하기 때문에 수정이 필요한데, worklist gateway에서는 이를 최소화하기 위해 ODBC 방식의 데이터베이스 인터페이스 또는 DLL 인터페이스 등의 표준화된 방식을 사용하였다.

그림 14-15는 worklist gateway를 통해 OCS와 영상장비가 연동하는 것을 보여주는 것이다.

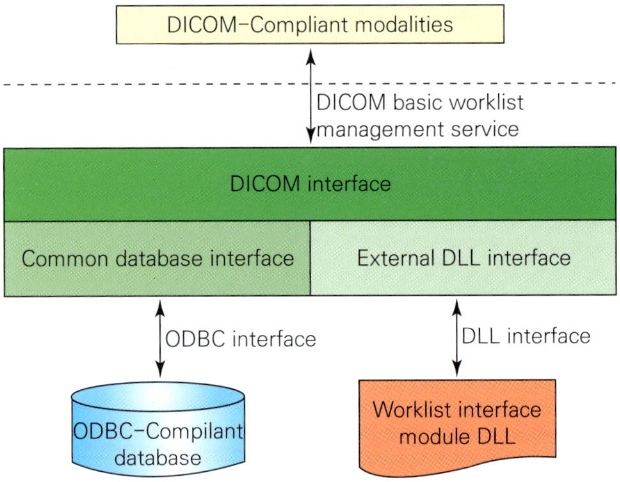

그림 14-14 worklist gateway의 구조

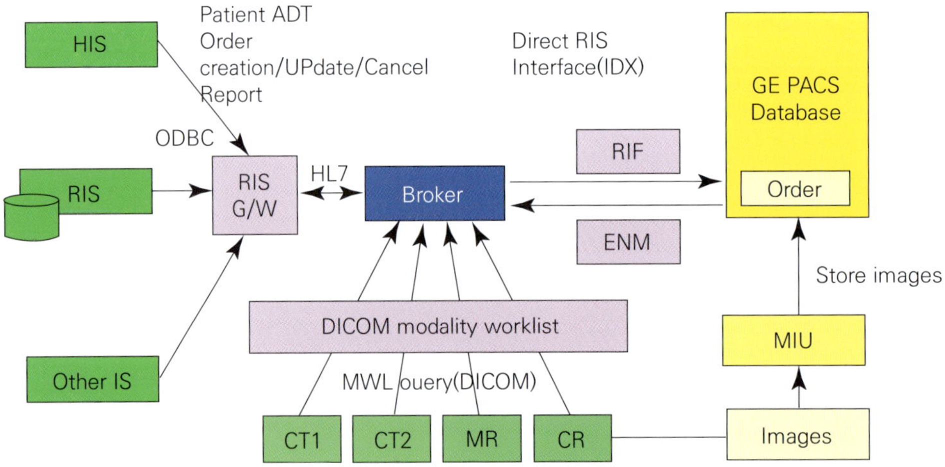

그림 14-15 Worklist gateway를 이용한 PACS/OCS 연동

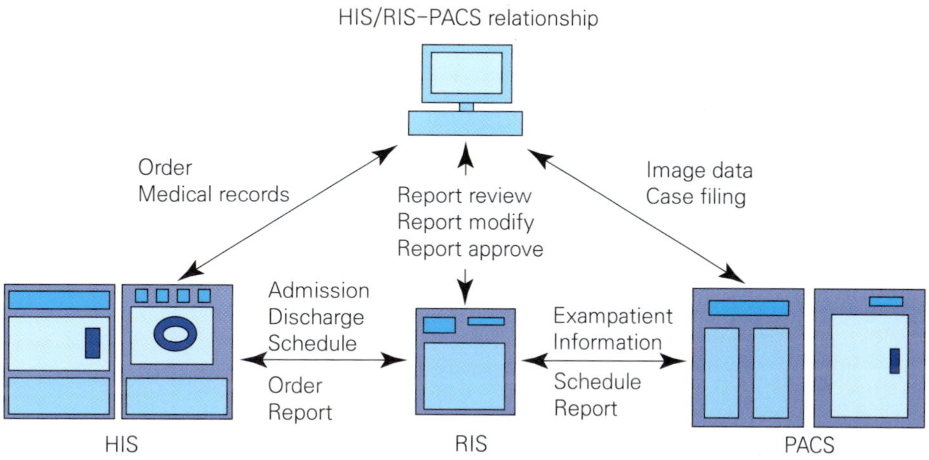

그림 14-16 **PACS와 HIS/RIS의 관계**

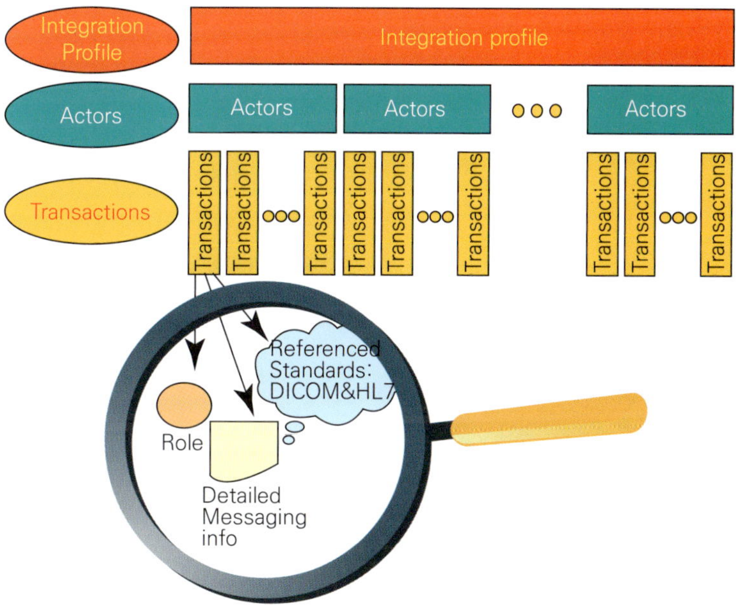

그림 14-17 **IHE 기술적 프레임워크**

(2) RIS(radiological information system)

RIS는 전형적인 부분 시스템(departmental system)으로서, HIS에서 만족시켜주지 못하는 방사선과 내의 특수한 요구를 수용하기 위하여 등장하게 되었으며, HIS와 달리 사용자가 수십 명에서 수백 명 정도이므로 미니컴퓨터를 사용하는 것이 일반적이다. 미니컴퓨터는 메인프레임 급에 비해 보다 개방적이므로 LAN을 통해 접근할 가능성이 높아 통합의 수용여지가 많다.

RIS의 주요 기능으로는 환자 접수, 예약, 보고서 작성, 필름 추적, 교육용 자료화일, 소모재료 관리 등이 있다. 특히 보고서 작성 기능은 RIS에서 중요한 기능의 하나로서 진보된 RIS의 경우에는 판독 구술 시스템(dictation system)과의 통합 운영을 지원한다.

3) IHE의 역할

IHE(integrating the healthcare enterprise)는 1998년 11월부터 HIMSS(healthcare information and management systems society)와 RSNA(radiological society of north america)가 공동으로 추진하고 있으며, 최적의 환자 진료를 지원하기 위하여 보건의료전문가, 의료영상기기업체 그리고 IT관리자들과 함께 DICOM(digital imaging communication systems in medicine), HL7(health level 7)과 같은 기존의 사업통신표준들을 사용하여 여러 병원정보시스템들과 의료영상기기들 사이에 의료정보의 공유를 촉진하는 선도(initiative) 또는 운동(movement)이다.

IHE의 목적은 보건의료 정보시스템을 통하여 획득한 모든 환자 정보를 의료진이 공유할 수 있는 방안을 제공하는 것이다. IHE는 의료영상과 정보시스템 사용자, 개발자, 그리고 설치자를 위하여 여러 병원정보시스템들과 의료영상기기들 사이에 의료정보를 공유/통합을 촉진하고 상호운용성(interoperability)을 향상시키기 위하여 기술적 프레임워크(technical framework), 통합 프로파일(integration profile), 트랜잭션(transaction)들과 같은 문서를 개발하여 제공하고 있다.

또한, 실제 환경에서 의료정보시스템이 IHE에서 정의한 문서들에 따라서 공유/통합하는지 검증하고 테스트하는 것을 "connection"이라 하며, 그 결과를 공개된 장소에서 발표하고 시연하는 행사를 "demonstration"이라 한다. IHE와 일치하여 개발한 시스템은 보다 원활하게 교신하며, 설치가 쉬우며, 의료진에게 보다 효과적으로 정보를 공유할 수 있는 방안을 제공한다.

6. PACS display Q/C(quality control)

PACS의 도입과 더불어 기존의 필름을 사용하던 방식에서 디지털 영상 데이터를 전자식 영상표시장치(electronic image display device)를 사용하여 판독하고 임상에 사용하고 있다.

국내 대부분의 종합 병원이 전자식 영상표시장치를 사용하여 의료 영상을 판독하고 진료에 사용하고 있지만, 국내에는 아직 구체적인 의료용 영상표시장치에 대한 성능평가 및 정도관리 시험방법 및 기준이 제시되지 않고 있다.

그러나 유럽, 미국, 일본과 같은 선진국에서는 이미 영상 표시장치에 대한 정도관리 항목 및 검사 실행자 기준안을 제시하여 영상을 판독하고 진료하는데 있어 일괄적으로 통합하여 판독환경의 질적 향상을 가져오고 있다.

국내에서도 의료용 영상표시장치의 성능검사(정도관리) 항목(기하학적 왜곡, 장치반사, 휘도반응, 휘도 공간 및 시야각 의존, 장치 분해능, 장치 노이즈, 베일링 글레어, 장치색도)을 명시하고, 또한 주기별 정도관리 항목들을 개발하고 검사 실행자 기준을 제시하면 진단, 임상의 판독의 정확성을 높여 의료 서비스의 질적인 향상을 이룰 것이다.

7. PACS의 미래

1) 실시간적 방사선진단 (real-time radiology)

서비스의 실시간적 제공이 기본이 되는 디지털 사회 환경에서 의료기관이 생존하려면 적어도 준실시간적인 의료서비스를 제공할 수 있어야 하며, 따라서 병원 내에서 실시간적 방사선 진단에 대한 요구수준은 높아갈 수밖에 없다.

따라서 21세기 환경에서 단지 PACS가 있다는 것은 더 이상 의미를 주지 못하고 PACS를 통해 얼마나 진료의 효율성을 높이고 있는가, 즉 PACS라는 기술의 도입과 함께 내부적인 프로세스 리엔지니어링을 통해 실시간적 방사선진단을 실현하였는가가 PACS 구현의 성패를 판가름하는 척도가 될 것이다. 그러므로 PACS에서 실시간적 방사선 진단을 지원하는 기능들이 강화될 것이다.

또한, 워크스테이션에서 신속한 판독을 지원하는 다양한 영상조작기능이 질병분야별로 특화될 것이다. 단축키로 불러낼 수 있는 메뉴 판독 또는 디지털 녹음 기능이 내장되어 판독시간을 단축 시켜 줄 것이며, 판독된 정보는 즉시 임상과에 전달될 것이다.

미국에서는 음성인식 기능이 보편화될 것이고, 국내에서는 완전한 음성인식은 어렵다 하더라도 몇 가지 키워드를 불러주면 이를 인식하여 리포트를 만들어내는 지능적 판독 생성기 등이 등장 할 것이다.

2) HIS/OCS/EMR의 통합 및 관계

실시간적인 방사선 진단을 가능하게 하는데 있어 PACS와 RIS/HIS와의 통합은 더욱 중요하게 된다. OCS에서의 검사오더는 DICOM worklist를 통해 오타 없이 직접 촬영장비에 전달되고 PACS에 전송된 검사는 workflow에 따라 해당 판독대로 가며 판독이 끝나면 오더(order)된 임상의의 폴더로 전달될 수 있는 표준 정보유통 절차가 실현될 것이다.

RSNA와 HIMSS가 공동으로 추진하고 있는 IHE 프로젝트의 성과로 PACS와 HIS와의 관계는 인터페이스의 수준을 넘어서 가상적으로 통합된 EMR 시스템을 추구하는 방향으로 진전이 이루어 질 것이다.

ACR에서 제정한 DICOM 표준이 심장내과, 안과 등 모든 의학영상분야의 표준으로 파급되듯이 PACS는 방사선과만의 PACS가 아니라 전 병원의 imaging information의 flow를 커버하는 visual data channel 로서 위상이 증대될 것이다.

3) 3D display 및 CADx

Multi-spiral CT의 등장과 함께 MR angio, 3D angio, 3D sono 등 3차원 영상의 활용이 매우 활발해 지고 PACS에서도 MIP, MPR, volume rendering 등 3D display 기능이 제공되어 대화식 3차원 탐색이 가능해 지고 cross sectional image의 판독 중 상당부분은 3D display를 통해 이루어 질 것이다.

또한 10년 넘게 진보를 거듭해온 지능적 영상처리 기술은 향후 더욱 성숙단계로 들어 설 것으로 전망되며 PACS workstation에 내장되어 일련의 흉부 사진에서 차이만을 보여주는 temporal subtraction, mammography에서의 calcification 자동 추출, 유방이나 간의 초음파에서 tumor, tissue characterization 등 실용화 되는 단계에 있다.

4) tele-PACS 및 internet-PACS

PACS를 설치한 병원수가 일정한 비율에 이르게 되면 가속도가 붙게 되어 그 확대속도는 기하급수적으로 늘어나게 될 것이다. 현재보다 적어도 10배 이상 빨라진 인터넷과 PACS가 연결되고 DICOM의 보안기능이 강화 되고나면 다수의 병원 간에 PACS끼리 연결하여 연동하는 일이 흔하게 될 것이다.

환자의 transfer시에 필름을 복사해 가는 일은 드물게 될 것이고 환자가 가입한 사이버 건강센터의 계정에 DICOM 영상의 전송하거나 특정병원으로 직접 전송하게 될 것이다.

PACS간 연동이 손쉽게 됨으로써 병원간 sub-specialty의 교차 판독협력이 일상화 될 수도 있고 여러 병원이 공동으로 teaching file이나 research case를 공유하여 교육 및 연구의 생산성을 높이는 일도 흔히 볼 수 있을 것이다.

인터넷을 통한 PACS간 연동이 수월하게 되면 다수의 방사선과 sub-specialty 전문가를 보유한 방사선 진료그룹이 생겨나서 특정 병원에 소속되지 않고 네트워크를 통한 판독만을 전문으로 하는 비즈니스가 국내에서도 시작될지 모르는 일이다.

인터넷의 안정성과 속도가 높아짐으로써 아예 PACS를 web 서비스로 전환하는 업체들이 늘어날 것이다. 각 병원에는 PACS 서버를 두지 않고 데이터의 저장과 관리는 업체에서 관리하는 데이터 센터에서 대신하고 각 병원에서는 단순히 web 사이트 접속해서 가져다 보는 새로운 개념의 서비스 시작 될 것이다.

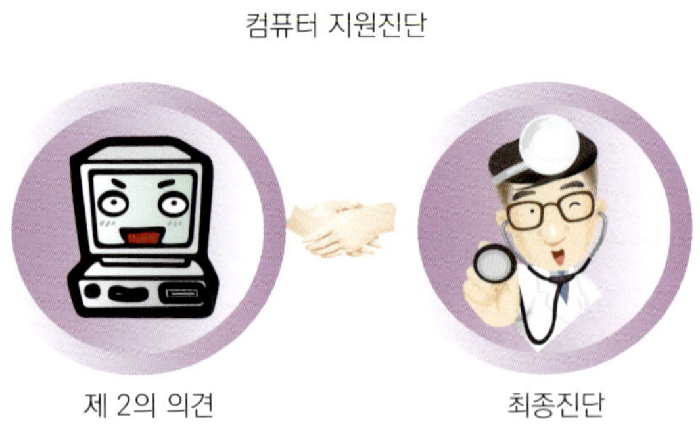

그림 14-18 CAD의 개념도
컴퓨터의 해석결과를 의사는 제 2의 의견으로 이용

8. CAD

CAD(computer aided detection)는 컴퓨터가 영상정보의 정량화 및 분석을 하고 그 결과를 "제 2의 의견"으로 받아 의사가 영상진단에 적극적으로 이용하는 진단의 보조 수단이다. 물론 의사는 컴퓨터의 분석결과(CAD)를 참고로 자신의 경험이나 지식을 바탕으로 영상을 분석하여 최종진단을 하게 된다.

컴퓨터의 분석결과는 병소예상음영의 위치를 모니터에 표시된 영상에서 화살표 등을 이용하여 지시하거나 또는 혈관의 협착율과 같이 병소에 대한 정량적 척도의 측정결과를 표시한다든지 하여 의사에게 전해진다. 이러한 컴퓨터의 분석결과는 의사가 내리는 최종진단에 커다란 영향을 제공할 수 있을 것으로 예상된다.

만약 컴퓨터가 자주 틀리는 분석결과를 나타낸다면 영상진단에 악영향을 미치게 되므로 그와 같은 시스템은 임상에서는 사용하지 않을 것이다. 그러나 신뢰할 수 있는 CAD 시스템은 영상진단의 정확도를 개선할 수 있다. 실제 통계적으로 지금까지 많은 연구자에 의한 ROC 판독실험의 결과에서 CAD 시스템을 사용한 영상진단 쪽이 시스템을 사용하지 않은 종래의 판독보다 진단정확도가 높게 나타나고 있다.

예를 들어 폐암집단검진에서 하루에 수십 매의 흉부사진판독을 의사 한 명이 한다고 가정했을 때, 대부분의 사진을 병변을 갖지 않은 정상영상으로 판독하기는 하지만, 판독의사의 피로 등에 의하여 폐암음영을 빠뜨리는 일이 일어날 수 있다.

그러나 폐암음영을 고정밀도로 검출하는 컴퓨터 영상해석의 결과를 참고로 판독할 경우에는 빠뜨리고 있던 음영을 감지할 가능성이 높아진다. 만일 폐암이 아닌 혈관 등의 정상적인 해부학적 구조를 컴퓨터가 폐암으로 잘못 검출해낸다 하더라도 지금까지 축적된 의사의 경험에 의하여 폐암 가능성은 부정되어 잘못 검출된 상황이 의료사고를 초래하는 경우까지 빚지는 않는다.

이와 같이 CAD는 판독의사의 역할을 대치하는 것이 아니라 어디까지나 의사의 판독을 지원하는 것이 목적인 것이다. 따라서 CAD의 기본개념은 과거에 자동진단이라 부르는 것과는 근본적으로 상이하다는 것에 주의할 필요가 있다.

CAD는 방사선영상정보의 정량화의 최초의 기획으로, 1964년 Meyers 등에 의하여 검출된 흉부투시상의 디지털 영상으로부터 흉곽비가 자동계측 되었다. 그 후 1970년대 전반에 Kruger 등을 중심으로 흉부사진에 있어 농도분포의 통계량을 사용하여 광부 진폐증의 중증도를 자동분류하는 연구가 많이 이루어졌다.

그러나 그 당시 의료용 영상은 아날로그 영상이 중심이고, 컴퓨터는 고가이며 연산속도가 늦어 임상에서의 실용화는 이루어지지 않았다. 그 후 1980년대의 DSA나 CR로 대표되는 디지털 방사선영상의 급속한 발전에 따라 CAD 분야에서도 실용화를 강력하게 지향한 새로운 전개가 시작되었다.

특히 시카고 대학의 Doi 등은 1985년이래 흉부영상, 유방영상 및 혈관조영영상에 관한 폭 넓은 CAD연구를 계속해 왔으며 이미 유방영상에서의 유방암검출 CAD 시스템은 실용화의 수준에 도달하게 되었다.

현재 디지털 영상의 전송기술이 발전하고 또 컴퓨터가격이 매우 저렴하게 보급이 되고 있으므로 많은 group이 여러 가지 디지털 방사선영상을 대상으로 한 CAD의 연구를 하고 있다.

CAD 시스템의 실현을 위해서는 고도의 software(알고리즘)가 필요하다. CAD 시스템으로 사용하는 software에는 대상으로하는 병소음영을 고정밀도로 검출하기 위한 다양한 영상처리나 패턴인식기술이 포함된다. 이때 사용하는 영상처리 알고리즘은 화질개선을 위한 영상처리와는 달리 특정음영의 특정의 영상특징을 강조하기위한 처리인 것이다. 예를 들면 원형의 종류음영만을 강조하는 처리 또는 선상의 음영만을 강조하는 처리 등이다.

또한 neural network 등 인공지능적인 수법도 요소기술로써 이용된다. 이는 대상 질환의 음영 중 어떠한 특정 부분을 영상처리에 의하여 구해야 되는가를 결정하여야 한다. 이상음영검출 알고리즘의 개발을 위해서는 방사선의학자, 방사선사, 의학물리학자, 의공학자 등이 모두 대상영역의 정상적인 해부학적 지식을 알고 있어야 한다. 따라서 CAD연구는 의학, 공학의 복잡하게 얽힌 영역의 연구라고 할 수 있다.

본 장에서는 유방 X선사진 및 흉부단순 X선사진에 관한 CAD기술을 해설하고자 한다. 유방사진에서 최근 선진국에서 증가하고 있는 유방암의 음영인 미소석회화 음영과 결절상 음영검출의 CAD기술에 대해 기술한다. 또 흉부사진에서 폐암의 특징적 음영인 결절상 음영의 검출과 영상진단이 곤란하다는 간질성 폐질환 검출의 CAD가 포함돼있다.

CAD에 관하여 가장 최첨단 분야는 유방 X선사진(이하 mammographhty)분야이다. 우선 CAD의 정의부터 시작하여, 개발역사 CAD 기술 등에 대하여 mammography CAD를 예로서 설명한다. 이와같은 내용을 이해하면 mammography CAD에 관한 기초적인 지식의 학습뿐만 아니라 각종영역 영상의 CAD연구에 대한 이해도 가능하리라 기대한다.

CAD는 방사선 영상을 비롯한 의료영상에 대하여 컴퓨터로 정량적으로 해석한 결과를 제2의 의견으로써 판독의사가 이용하는 것이다. 최종진단은 반드시 의사가 하고 소위 자동진단과는 전혀 다른 개념인 점에 주의가 필요하다. 왜냐하면 CAD 시스템의 성능이 향상되었더라도 의사가 영상의 최종 체크를 하지 않는다면 오진을 초래할 수 있는 위험이 있기 때문이다.

CAD에서는 컴퓨터로 자동검출한 병소의 후보를 컴퓨터의 display화면에 참조영상으로써 화살표 등으로 표시하여 의사가 미처 발견하지 못한 병소를 보여주어 오진 확률을 감소할 수 있다. 이것은 진단의 정확도 향상에 기여한다. 특히 집단검진과 같은 대량의 영상판독의 현장에서는 그 효과가 훨씬 크다.

또 의사의 판독경험의 차이로 인한 병소검출의 판독결과에 대한 의사간의 이견도 감소하고 보다 높은 수준의 진단을 유지할 수 있다는 효과도 있다. 또한 CAD의 이용에 따른 판독시간의 단축(생산성 향상)도 장점 중 하나이다.

실제로 CAD에서는 병소의 양 악성감별과 같은 주관적인 판단이 어려운 경우에 컴퓨터가 분석한 정량적인 수치를 의사에게 제시하므로서 의사의 객관적인 판단을 가능하게 하고 진단의 정확도가 향상된다.

이와같이 CAD에는 판독에 대한 정확도 향상과 시스템의 성능향상에 의한 판독시간단축을 기대할 수 있다. 21세기는 CAD 시스템으로 여러 가지 영역의 영상진단이 가능하여 보급이 증가될 것으로 예상된다.

1) CAD의 개발

현재의 정보 기반 사회에서 미래의 방사선학 분야는 컴퓨터가 진단을 도와주는 CAD가 주요한 역할을 하고 있다. PACS와 MIS를 통한 의료정보의 활성화는 CAD 시스템의 기능을 가능하게 하였다.

CAD는 컴퓨터를 사용하여 진단에 도움을 주는 방법으로 정의되며, 컴퓨터에 의해 분석된 결과를 토대로 특정 요건을 만족하는 이상부위를 표시함으로써 의사에게 판독의 과다한 업무를 줄여주고, 정상부위와 차별적 요소를 가진 영상에 대해 정량적 분석결과를 제공하여 의사가 최종 진단을 내리는데 도움을 주는 진단 시스템이다.

컴퓨터의 발달과 영상처리기법의 발전으로 최신의 첨단 의료장비들은 기존 장비보다 월등한 고해상도의 다차원, 다중기법 영상들을 표현하나, 컴퓨터 처리의 도움 없이는 영상 하나하나 해석하고 진단하는데 많은 어려움을 겪고 있는 상황이다. 이러한 이유로 의료 영상 분야에서 컴퓨터를 통한 영상처리 및 영상 인식 기술의 발전이 가속되고 있으며, 의사의 지식과 경험을 접목한 높은 수준의 영상 보조 진단 시스템이 개발되고 있다.

CAD는 컴퓨터에 의한 정량적인 판단으로 의사가 영상을 판독하고 진단하는 과정에서 여러 외부 요인들의 영향으로 발생할 수 있는 오진을 줄이기 위한 보조적 역할을 수행하며, 판독자의 상태 또는 경험에 관계없이 특정 조건을 만족하는 특징을 미리 영상에 표시하여 판독의사가 병변을 찾는데 보다 더 신중을 기하여 실수를 줄일 수 있게 해주는 장점을 가지고 있다. 또한 CAD software는 폐암, 대장암, 유방암 초기의 작고, 미세한 병변 등을 검출하는데 효과적으로 도움을 주며 CT, CR, 초음파, PET 등의 진단영상에의 적용에 이용된다.

CAD 시스템의 개발로 판독의사의 육안적 인식과 판별능력의 한계와 환경적 장애요인 등으로 나타나는 진단의 불확실성이 상당부분 개선되고 있으며, 참고의견(second opinion), 이중판독(double reading) 등의 기능을 제공함으로써 의사들이 효율적으로 이미지를 판독하고 정확한 진단을 내릴 수 있도록 도와주고 있다.

방사선 의학진단과 관련된 연구가 한층 높아진 가운데 유방암은 여성의 암 중에서 1위를 차지하고 조기에 진단하고 치료하기 위한 국가적인 노력이 필요한 시점이다. 여성들의 유방암 발생빈도수가 급증하면서 대두 되고 있는 것이 조기진단방법인 mammography와 초음파진단이다. 검사의 진단에 수반되어 발생하는 오진률 역시 많은 연구가 진행 되고 있다.

첨단 의료 장비들은 이전에 비할 수 없는 고해상도의 다차원, 다중기법 영상들을 생성해내기 때문에 고도의 지능적인 컴퓨터 처리의 도움이 없이는 일일이 해석과 진단에 어려움을 겪는 문제가 대두되고 있다.

현재 미국에서는 R2 Technology(Hologic)사가 개발한 유방촬영술에서 CAD를 이용한 병변 발견 프로그램이 1998년 미국 식약청(FDA)의 공인을 얻었으며 2000년에 일본 후생성으로부터도 승인을 받아 CAD가 실제 환자진료에 이용되고 있다.

미국방사선의학회 American College of Radiology (ACR)는 mammography screening의 sensitivity and specificity가 적어도 85%와 95% 이상이어야 한다고 규정하고 있다. 그러나 유방촬영기술의 발전과 판독 경험의 증가에도

불구하고 유방촬영검진은 증상이 없고 임상적 의심이 매우 낮은, 다수의 여성들을 대상으로 하는 검사이기 때문에 detection error가 충분히 일어날 수 있어 높은 false negative rate가 보고되고 있어 때로는 사회적 이슈가 되기도 한다. 실제로 breast cancer 환자의 previous mammography를 이용한 연구에 의하면 암환자의 43~75%에서 그 전 필름에 trace abnormality가 있고 그 부위에서 암이 생긴다고 한다.

이러한 human observer의 한계를 극복하기 위하여 double reading이 주장되기도 하며 double reading으로 유방암 발견을 15%까지 높일 수 있다고 한다. 그러나 실제 double reading이 이루어지기는 어려우며 이를 대치한 방법으로 CAD는 여러 방면에서 연구되고 있다. 초기의 연구들은 false negative rate를 50~70%가량 낮출 수 있다고 보고하고 있으나 아직 확립되지 않았다.

요 약

CAD는 컴퓨터가 정량적으로 분석한 결과를 토대로 이상 부위를 표시하는 진단 시스템

2) CAD의 개념

CAD의 개념은 computer aided diagnosis (보조진단)이지만 현재 CAD는 computer aided detection (보조검출)이란 명칭으로 사용되고 있다. CAD의 장점은 판독의사에게 second opinion (참고 의견)을 제시함으로써 이중 판독(double reading)의 효과를 거두어 판독오차를 줄일 수 있다는 점이다.

현재 미국에서 상용화시킨 CAD 시스템을 공급하는 R2 Technology 사의 Image Checker 제품은 1998년 미국 FDA에서 screening용으로 공인을 받았다.

판독의사의 업무량과 숙련도에 따라 판독결과가 달라지지만, CAD의 장점은 판독결과의 객관성(objectivity)과 재현성에 있다.

PACS를 기반으로 광대한 의료영상DB 축적 및 전송이 가능해진 점과 컴퓨터비전(computer vision) 기술과 인공지능(artificial intelligence) 기술의 도움으로 의료 지식의 컴퓨터의 구현이 현실적으로 가능해진 덕분으로 일부 분야에서는 상용화에 성공적으로 활용되고 있다.

앞으로 국내 뿐 아니라 전 세계적으로 CAD의 기술은 screening용으로 2010년 이내에 보편적으로 크게 활용될 것으로 예측되고 있으며, 이후에는 임상의학의 모든 분야에서 진정한 의미의 CAD기술이 보편화될 것으로 예측된다.

의료정보 강국인 우리나라는 전세계적으로 진단에 일조하고 있는 CAD에 국가적 관심과 지원이 필요하며, 한편으로는 CAD분야에 의사 및 방사선사들의 관심과 지속적인 연구가 필요하다.

인간의 지각은 대상을 인식하기 위해 감각적으로 획득한 정보를 선택, 조직화, 해석하는 과정을 거치게 된다. 지각의 과정 중에서 주관적인 의미를 대상에 부여하게 됨으로써 객관적인 현실상황과 주관적으로 지각된 상황과의 차이가 생길 수 있으며, 어떠한 사실 보다는 지각된 바에 따라 현실 상황에 대한 관점을 갖고 이를 판단의 근거로 삼는 경우가 발생한다.

이와 같이 의사들이 의료영상을 판독할 때에도 개인의 경험과 상황에 근거한 주관적인 판단으로 자칫 그릇된 결정을 내릴 수가 있다. 그러나 컴퓨터는 정량적이고 객관적인 정보의 분해, 추출, 분석능력을 가지고 있으며 외부의 영향 없이 일정 조건을 만족하는 대상을 추출하는 능력이 있어 인간의 주관적 지각과정에 객관적인 지표를 제공하는 보조적인 수단으로서 여러 분야에서 활용되고 있으며 이것을 시스템화한 것이 바로 CAD이다.

이러한 인간의 지각에 영향을 미치는 요인으로는 첫째, 지각을 하는 사람, 둘째, 지각의 대상, 셋째, 지각이 이루어지는 상황으로 구분된다. 이러한 영향 요인에 의해 같은 대상의 영상을 사람에 따라 각각 다르게 지각하는 현상이 나타난다.

이러한 이유로 같은 영상이더라도 각각의 판독의사의 주관적 판독으로 서로 다른 진단을 내릴 수 있기 때문에 컴퓨터에 의한 정량적 분석으로 의사가 최종진단을 내리는데 객관적 지표가 되어주는 CAD가 필요한 이유이다(그림 14-19).

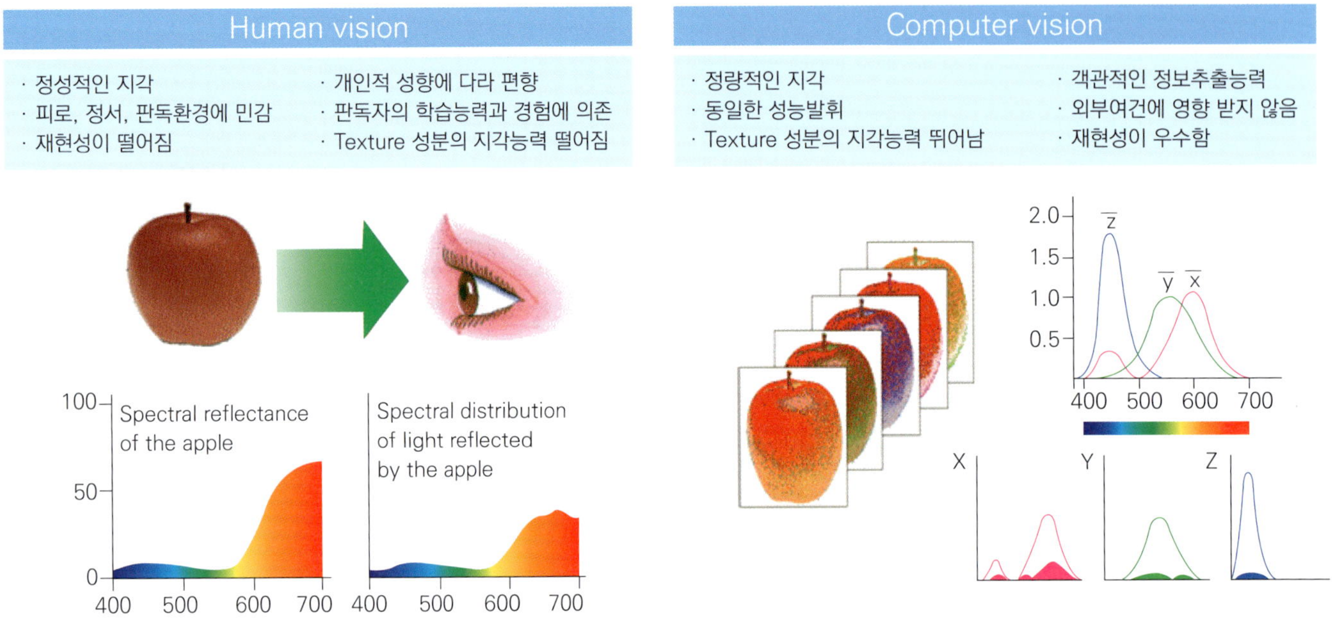

그림 14-19 인간의 지각과 컴퓨터 지각의 비교

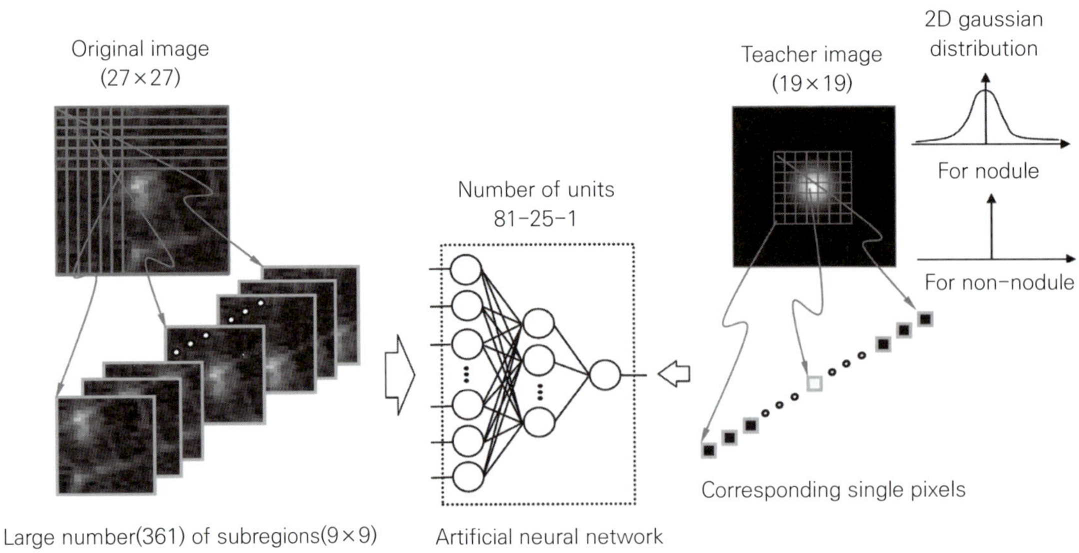

그림 14-20 인공신경망의 기본 구조에 의한 CAD 시스템

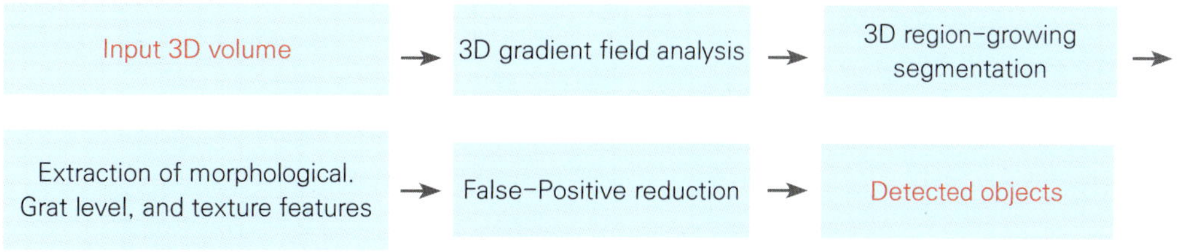

그림 14-21 CAD 시스템 검출과정

3) CAD 기술

CAD구현하는데 요구되는 기술은 다음과 같이 요구된다. 컴퓨터 시각(computer vision), 신경망, 퍼지(fuzzy)의 인공지능(artificial intelligence, AI), 디지털영상처리(digital image processing), 의공학(biomedical engineering) 등의 기술이 필요하다(그림 14-20). 또한 CAD 분야는 의학과 공학의 합동연구가 필요하다.

CAD 시스템 기술에 필요한 구성요소에서 인공지능을 분류하면 다음과 같다.

첫째, 인공신경망(artificial neural network)을 필요로 한다. 인공신경망은 생체의 신경망을 모방하고, 수치 데이터에 적합하며, 사전 지식이 없는 경우에 적합하다.

둘째, 퍼지로직(fuzzy logic)을 필요로 하다. 퍼지로직은 인간의 사고방식을 모방하고, 언어 데이터 및 사전 지식이 있는 경우에 적합하다.

셋째, 진화연산(evolutionary computing) 기술이 필요 한데, 적자생존 등 생태계의 진화과정을 모방한다. 유전자 알고리즘(genetic algorithm, GA)이 대표적이며, 진화연산은 최적화 문제에 적합(optimal solution problem)하다.

CAD 시스템은 영상에서 찾아진 관심영역(region of interest, ROI)으로 적합한 특징을 뽑아서 기존의 여러 영상 DB로 구축된 인공 지능 판단을 통하여 악성, 양성을 구분 하고, 구별할 수도 있다. 컴퓨터가 올바른 판단을 못한 영상이 발생하면 컴퓨터의 지식을 update 시키는 과정이 요구된다. 기본적으로 CAD는 의사 결정 보조 시스템 개념으로, 최종 판단은 역시 판독 전문의에게 달려 있다.

CAD 시스템의 과정은 다음과 같이 입력과 분석 및 검출단계로 이루어진다(그림 14-21).

X선, 초음파, CT, MRI, DSA, CR 등의 의료영상 분야는 컴퓨터의 발전과 함께 발전되었다. 디지털 영상 처리 기법들이 다양해지고 발전함에 따라 관련 기술들의 의료영상분야로의 확대가 이루어지고 있으며, 의료영상의 디지털화가 확산됨으로써 최근 PACS 및 CAD 시스템에서 많은 연구와 개발이 지속적으로 진행되고 있다.

4) CAD 기술의 역사

Mammography에 있어서 CAD 연구의 세계 최초로 꼽히는 논문은 1967년의 Radiology지에 게재된 Winsberg이다. 그 당시 영상 농도의 표현 수는 16정도(16계조)로 종류음영의 검출을 좌우의 유방X선 영상을 비교처리하는 기법으로 시행하였다.

그 후 약 30년 이상 시카고대학의 도이(Doi)교수를 비롯하여 세계에서 많은 연구 group이 개발하고 있으며 실용화 시스템이 나오고 있다.

상용화된 CAD 시스템에는 mammography에 이어 2001년에 성공한 흉부단순X선 사진을 위한 CAD 시스템이 있다. 현재는 이와 같은 2개의 진

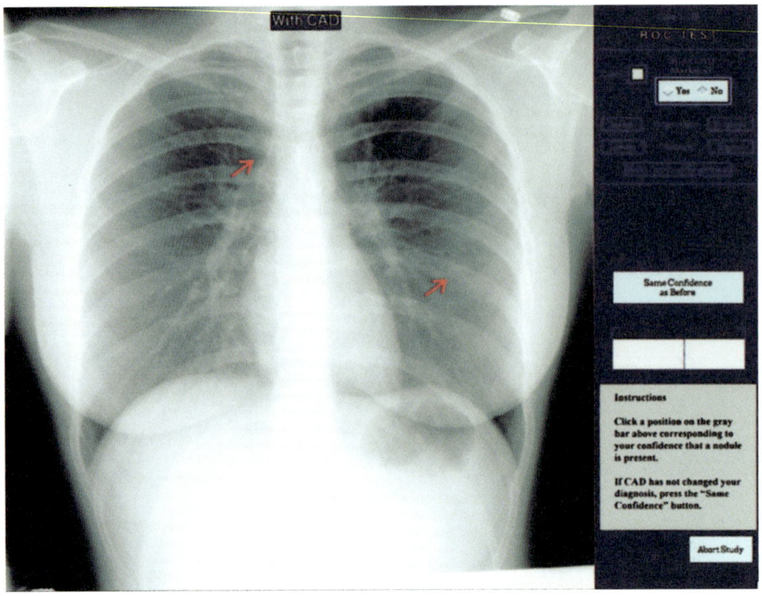

그림 14-22 흉부영상의 CAD 시스템 적용

단영역에 한하지 않고 흉부 X선 CT 영상에서의 폐암검진을 위한 CAD 시스템, X선 CT 영상의 대장영역에서의 polyp 검출을 위한 CAD 시스템, 위장 X선 영상의 CAD 시스템 등 특히 집단검진 영역을 중심으로 널리 확대되고 있다.

그림 14-22는 CAD 시스템을 적용하여 흉부영상의 질환 검출을 보여주고 있다.

5) CAD 시스템의 임상적 적용

(1) 유방촬영술에서의 CAD 시스템

방사선 판독 의사가 환자에 대한 유방 방사선 촬영의 결과를 판독하기 위해서 CAD가 활용되고 있다.

미국식품의약안전국(FDA)은 CAD를 1998년도에 승인하였는데, CAD 방사선 유방영상에서 암 부위로 의심되는 부분을 강조하여 보여주고 판독전문 의사는 이러한 정보를 이용하여 유방암 진단의 정확도를 향상시키는 보조도구로 사용하였다. 이에 따라서 CAD는 각각의 유방 방사선의 영상에서 평균적으로 4개의 의심스러운 부위들을 보여주고 있다.

CAD는 second reader로서 calcification은 1 mm 이하의 microcalcification이 0.5 cm 2~3개 이상 모여 있을 때 mass 혹은 architectural distortion(6~32 mm 크기)에 삼각형, asterisk, 또는 원형 등으로 표시를 해 주는데 이는 second reading이지 자동판독은 아니므로 그 표시된 부위에 대한 임상 판독의사의 판단에 따라 무시될 수도 있고, 의미 있는 병변으로 생각되어 재 판독을 하게 될 수도 있다.

눈에 잘 띄는 대형 종괴의 발견 여부는 CAD performance를 결정하는데 영향을 미치지 않는다. 따라서 diagnostic setting이 아니라 screening setting에서의 mass, calcification의 true positive rate는 각각 75~85%, 94~99%이며 psuedomarks의 수는 2.9~4.3개/case(four views) 정도 된다고 알려져 있다.

요 약

CAD 시스템의 요구 기술

컴퓨터 시각(computer vision), 인공신경망, 퍼지(fussy)의 인공지능(artificial intelligence, AI), 디지털 영상처리(digital image processing), 의공학(biomedical engineering)

Shingo Kakeda 등은 2004년 AJR에서 CAD 시스템을 적용하였을 경우 true positive rate는 0.986이었고, 적용하지 않았을 때는 0.924이었다고 한다. 판독의 정확도는 CAD 시스템을 적용하였을 때 ROC 곡선에서 유의하게 정확도가 높다는 연구를 발표하였다(그림 14-23).

또한 Freer 등이 2001년 Radiology에 발표한 연구에 의하면 12,860명에 대한 screening mammography에서 CAD가 19.5%의 암 발견율 증가, 초기암(stage 0-1) 발견율이 73%에서 78%로 증가시키는 효과를 보였다고 하였다.

그러나 유방암의 진단을 돕기 위해 컴퓨터 자동판독프로그램을 사용하게 되면 방사선 유방영상의 판독 정확성을 저하시키며, 또한, 컴퓨터가 유방암 병소 부위로 판단한 유방의 부위를 최종적으로 조직검사를 실시하였을 때 실제와 다른 경우가 있기 때문에 방사선 유방 촬영기를 통하여 외과적 수술 없이 유방암을 진단하는 원래의 취지를 벗어나는 경우들이 증가한다.

Mammography에서 종양의 검출과정을 그림 14-24과 같이 표시하고 있다.

CAD 시스템에서 종양에 대한 표시는 그림 14-25에서 종양이 중심에 없어 방사형의 라인이 표시되고[A], 종양이 중심에 있으면 방사형으로 나타난다[B]. 종양이 중심에 없는데도 불구하고 방사형의 마크가 [C]와 같이 표시된다.

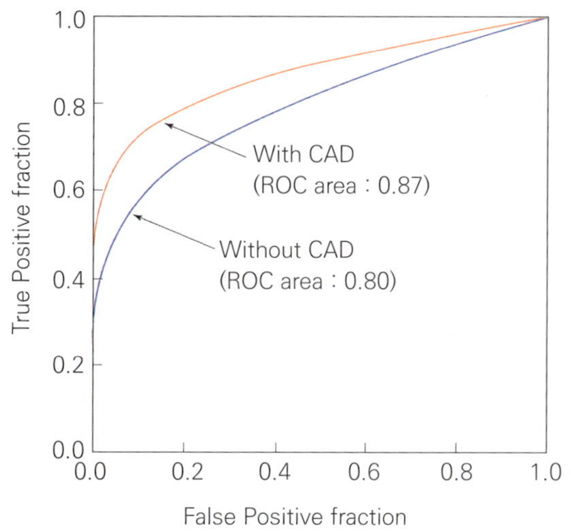

그림 14-23 CAD 시스템의 ROC 평가

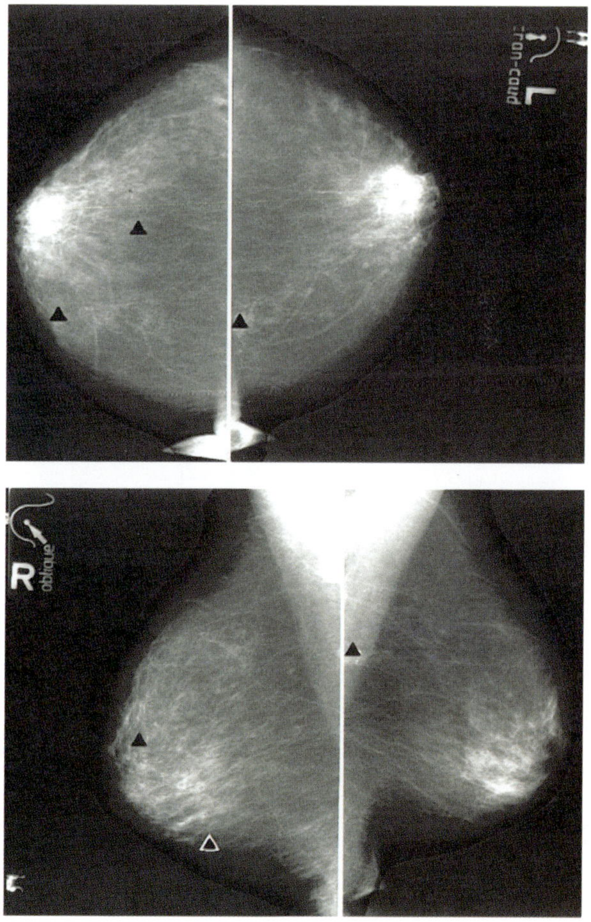

그림 14-24 CAD 시스템을 적용한 Mammography 영상

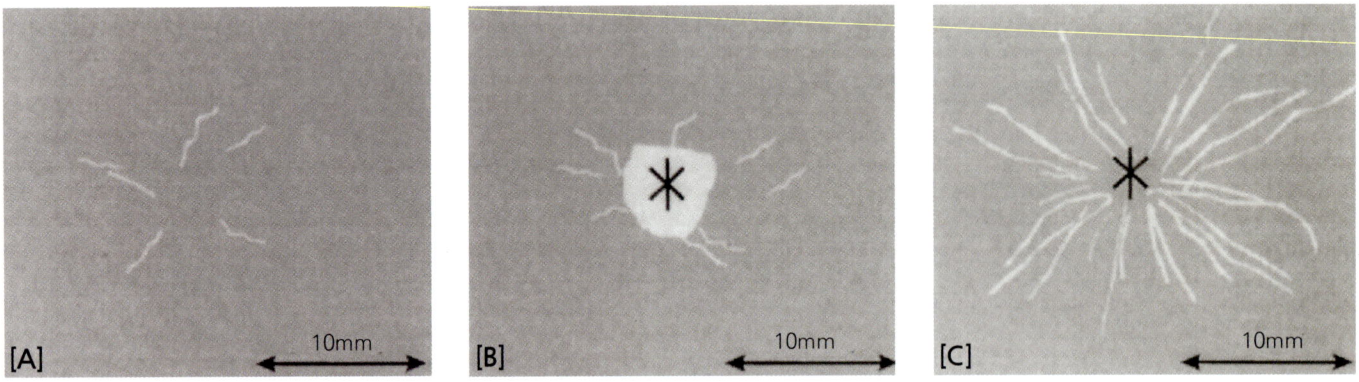

그림 14-25 CAD에서 종양의 표시

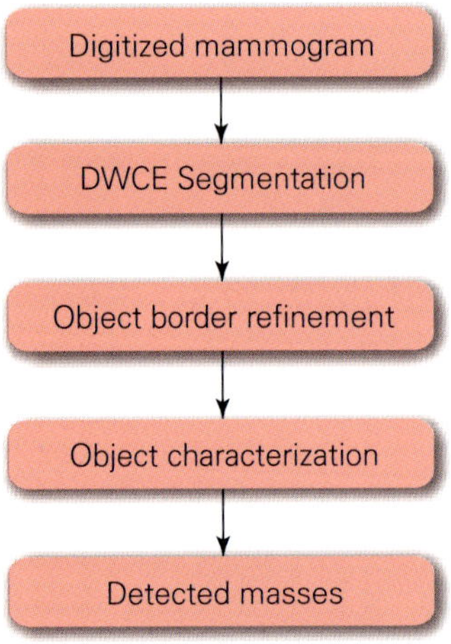

그림 14-26 Mammography의 종양 검출 흐름도

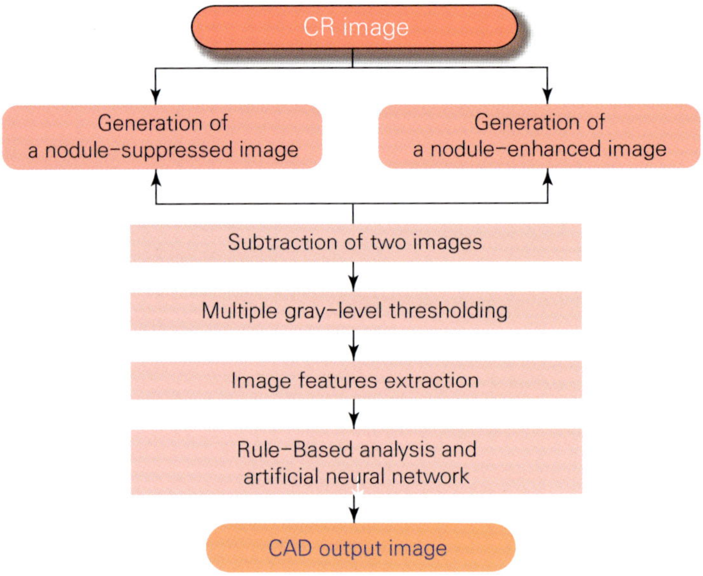

그림 14-27 흉부 CT에서 nodule의 검출 과정

CAD의 임상적용은 미국의 R2 Technology사가 가장 앞선 것으로 평가되고 있으며, 국내에서는 여러 연구 기관에서 관심을 갖고 연구를 추진 중에 있다.

(2) CT의 CAD 시스템

유방촬영 뿐만 아니라 CT에서는 흉부 및 복부에서 임상적으로 적용되고 있으며, 민감도 및 특이도가 높다.

그림 14-27에서는 흉부에서의 nodule 검출을 CAD 시스템을 적용하는 경우에 검출되는 순서를 보여주고 있다. 그림 14-28에서는 CT 영상에서 CAD 시스템을 적용하여 병변을 검출하는 영상을 보여주고 있다.

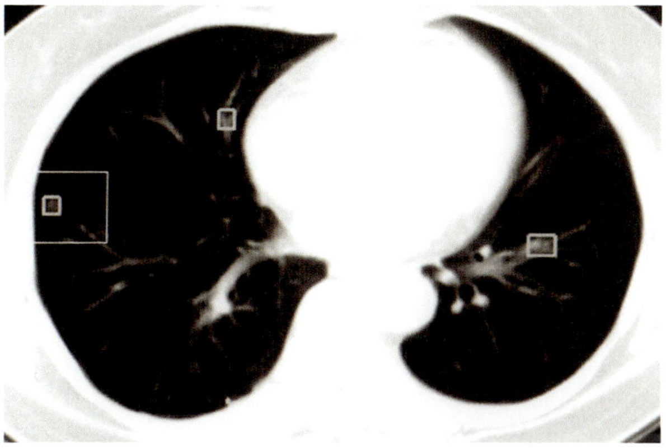

그림 14-28 CT에서 CAD 시스템을 이용한 질환의 검출

(3) MRI의 CAD 시스템

MRI에서도 PACS 시스템의 활성화에 따른 디지털 환경으로 CAD 시스템을 적용하고 있다. MR 혈관조영술에서 CAD 시스템을 적용하여 동맥류를 검출하고 있다(그림 14-29).

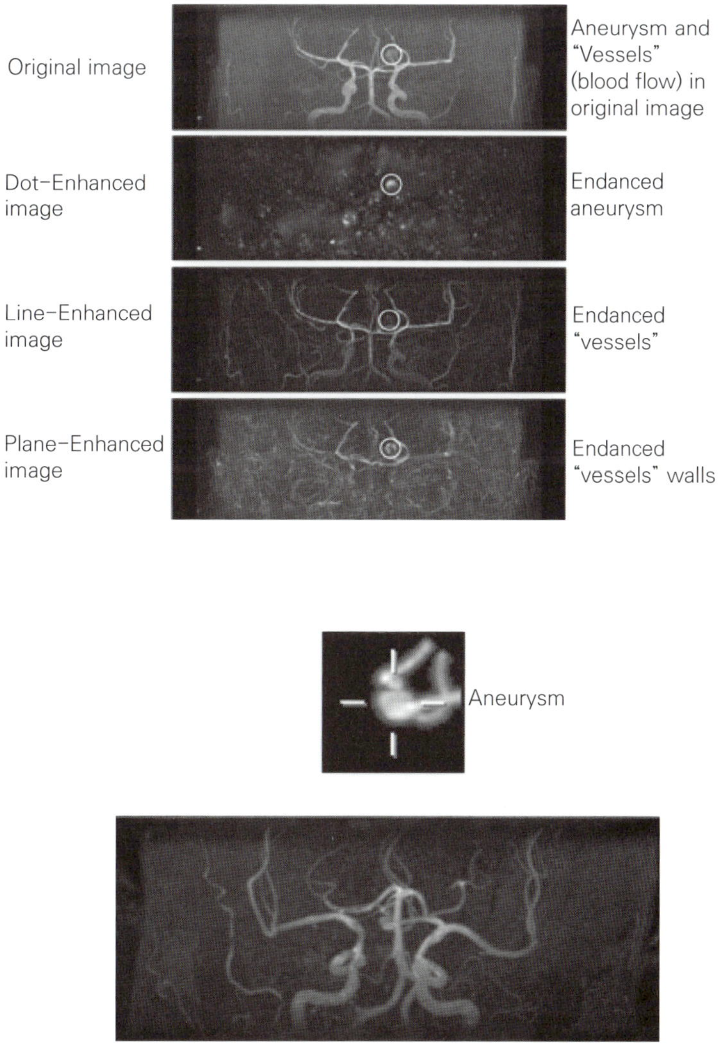

그림 14-29 MRI 영상에서의 동맥류 검출

찾아보기

ㄹ

ㅁ

ㅂ

ㅅ

ㅎ

기타

INDEX

J

K

L

M

N

O

P

Q

R

S

- 저 자 -

김희중(연세대학교) 강은보(동의과학대학교) 권대철(신한대학교) 김갑중(송호대학교)
김기복(한서대학교) 김대홍(을지대학교) 김연래(춘해보건대학교) 김영근(광주보건대학교)
김창수(부산가톨릭대학교) 류영환(동강대학교) 박병섭(김천대학교) 박영순(서해대학교)
박영준(제주한라대학교) 박지군(한국국제대학교) 신영순(대전보건대학교) 신정섭(선린대학교)
안병주(남부대학교) 안정희(마산대학교) 여진동(서라벌대학교) 유병규(원광보건대학교)
유세종(대전보건대학교) 이규수(한려대학교) 이승재(동서대학교) 이용문(극동대학교)
이후민(동남보건대학교) 임인철(동의대학교) 임재동(대원대학교) 장영일(광양보건대학교)
장현철(수성대학교) 장혜원(충북보건과학대학교) 전병규(대구보건대학교) 조광호(백석문화대학교)
조무성(호산대학교) 지태정(가야대학교) 최준구(극동대학교) 한용수(한림성심대학교)
한재복(동신대학교) 홍동희(신한대학교) 홍찬규(목포과학대학교) 홍철표(대구가톨릭대학교)

의료영상정보학

2008년 8월 20일 초판 발행
2010년 8월 30일 제2판 발행
2020년 3월 10일 제3판 발행
2022년 3월 10일 제3판2쇄 발행

지은이 : 의료영상정보연구회
펴낸이 : 이상태
펴낸곳 : 청구문화사
(03706) 서울특별시 서대문구 성산로11길 15
전 화 : 02-332-0541(代) FAX : 02-337-9577
등 록 : 1990년 11월 2일 제9-247호

가격 50,000원

ISBN 978-89-5616-819-7 93510